人体解剖学
Human Anatomy

改訂第42版

藤田恒太郎　著

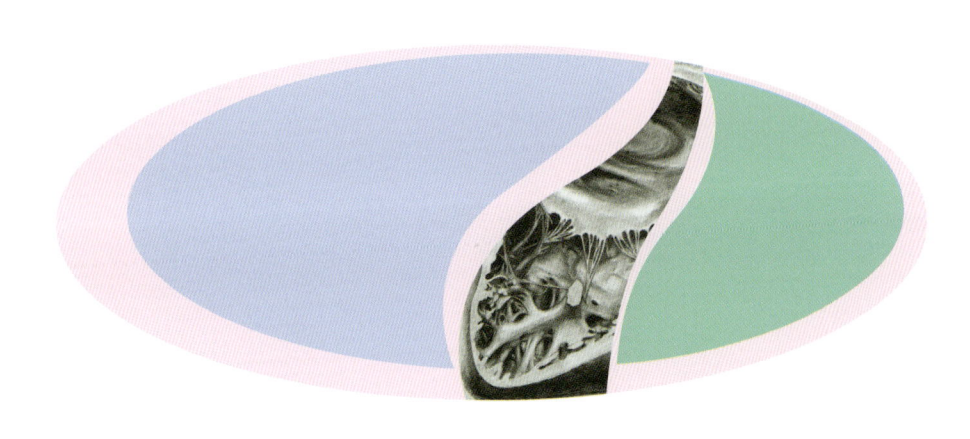

南江堂

改訂第 42 版の序

　『人体解剖学』の初版が出たのは敗戦後まもない 1947 年 2 月で，すでに五十余年の歳月が流れた．いま 赤い表紙の初版本をひもとくと，物資も技術も極度に不足していた当時の世情を反映して，紙も印刷も じつに みすぼらしい．もちろんカラーの図は一葉もないし，それより悲しくも懐かしいのは，一部の図のタカリ(引出線で示す図中の名称)が活字でなく手書きの字になっている．そして著者である父が，食卓の一隅で引出線やタカリをていねいに手書きしている姿を，学生だった私が眺めていた記憶が鮮やかに蘇ってくる．

　戦後の復興とその後の経済成長に伴って，紙や印刷の質が向上し，なにより読者諸子の温かい支持を受けて，本書の内容は充実・発展することができたが，改訂増補第 12 版の出版(1964 年)後まもなく，父は世を去った．

　その後は，父と同じ解剖学の領域を歩むことになった私が，この本の改訂に努めてきた．とくに 1993 年，解剖学と関連諸分野の進歩を取り込んで，記述をかなり大幅に改め，また CT や MRI の画像を掲載し，カラーの図を増やした．これが改訂第 41 版であった．

　今回の改訂は，それをさらに上回る大規模なもので，今日の学問の発展に合わなくなった記述を改め，医学の諸分野における新しい概念や知見を取り入れた．図は新たに約 40 葉を作製したが，これによって 読者の理解が いっそう助けられることを期待している．

　緒論の中の「形態の意味づけ」の項は，現代の医学と生物学の展開の中では，古典的な「形態学」の素朴な考え方は ほとんど無意味であるとの視点から，完全に書き改めた．畏友 長野 敬氏に この項の原稿を批判的に読んでもらい，貴重な情報と示唆をいただいたことを感謝する．

　免疫学，および 胸腺をはじめとする リンパ性組織の記述を大きく改訂したが，この領域については，新潟大学 安保 徹教授から有益なご示唆をいただいた．

　脳脊髄液の循環については，橋本一成先生のご教示をいただいて，新しい学説に基づく改訂を行なうことができた．

　自律神経の系統発生学的理解と血管との関係に関しては，薬理学者 重井達朗先生に温かいご教示をいただいた．重井先生は亡父が本書の初版を作りつつあった時期に，

医学生として（後に父の教室に入室された同級生 寺田春水先生とともに）父の教授室に足繁く出入りしておられ，初版の索引作りや校正にも協力しておられたことを思い出すと，ありがたいご縁を思わずにいられない．

　学術の進歩とともに長年 改訂を重ねてきた本書は，記述も図も かなりの部分が変わったが，からだの構造の基本的な理解をめざす姿勢は，初版の頃から いささかも変わらない．この本を通じて亡父が医学生に伝えようとしたメッセージは，今も変わらず伝えられ受けいれられるものと信じている．この改訂版が読者諸子の勉学に，今までにも増して役立つことがあれば，改訂者の大きな喜びとするところである．学生諸君，教師諸氏，さらに解剖学に限らず さまざまな領域の方々から，本書の内容の不備や あやまりについて，忌憚ないご叱正，ご教示を頂ければ幸いである．

　この改訂では，上に挙げさせて頂いたほかにも，多くの方々の温かいご協力を頂いた．走査電顕写真をご提供下さった村上宅郎，大谷 修教授をはじめ，貴重な標本・写真等の作製ないし提供にご協力下さった方々に感謝申し上げる．

　新しい図の作製は，主として鈴木佳恵さんの労作である．従来の版と同様に，校正を本間渓子さんに見て頂いた．

　南江堂出版部の宮本一枝さんには，長年にわたって 拙い本づくりの仕事の相棒としてご苦労をかけているが，今回は別格のお骨折りをいただいた．また同部企画担当の外舘あさひさん，そして本郷允彦社長に心から御礼を申し上げ，南江堂が半世紀以上にわたって本書の出版にご尽力下さったことに，深甚の敬意と感謝を捧げる．

　　2003年7月7日

藤 田 恒 夫

改訂増補第12版の序

　この本は初めて解剖学を学ばれる医学生諸君を目あてに書かれたものである．それで私はこの本のなかでは，まず人体の構造を全体として頭に入れてもらうこと，それから，もろもろの器官の形や組み立てとその機能とを一体として理解してもらうことに努めた．それには私自身の学生時代の体験の思出が随分助けになったと考えている．「解剖学とても暗記する学問ではなくて，理解する学問である．」これが解剖教師としての私の信念であって，私は平素の講義もこの主義に基づいてやっており，この本もまたなるべくこの趣旨に沿うように努めたつもりである．

　重ねていうが，この本は学習書であって，決して高学年の学生諸君や専門のきまった医師諸兄の参考書ではない．私はこの両者ははっきりと区別されるべきものと信じている．それで内容はできるだけ簡略にしてあり，ことに初学者諸君の最も頭痛の種になる解剖学名は思いきって省いた．学生諸君に細かい学名やその記載の重荷を負わすことは諸君の頭脳を硬化させる以外に何の役にも立たないと考えるからである．

　諸君はまずこの本によって人体解剖学の基礎知識だけを会得していただきたい．各論の記載はできるだけ簡略にしておきながら，総論の取り扱いに過重なほどの力を入れたのもそのためである．基礎さえしっかりしておれば，あとは自然にのびて行くのであって，将来各専門に応じて必要な個々の事がらは，それぞれの参考書によって容易に理解できるであろう．

　この本が生まれたのは戦後の社会的，経済的混乱のはげしい時期であった．それで，当初はその内容も体裁もともに不備不足なものであったが，それにもかかわらず，学生諸君から意外の歓迎を受け，版を重ねることここに12回，その間度々の修正増補と3回の改訂を行なって，初期の面目を一新するに至った．

　このたびの第12版では，1960年の国際解剖学会によって修補されたP.N.A.とそれに応じて日本解剖学会で改訂された新解剖学用語を採用して，時運におくれをとらないように努めた．それに加えて挿図を増強し，記述を補正して学生諸君の要望に応えたつもりである．しかし，これを以て充分というわけではない．読者諸君の希望をよく聴いて，よりよきものを作り上げるべく念願して止まない．

　終りに，畏友 勝又 正教授を始め同僚諸兄の貴重な御助言と学生諸君からの数多い誤謬の指摘に対して厚くお礼を申上げる次第である．なおこんどの新版を出すに当

たっては，あらゆる面で教室の木村邦彦講師と島崎三郎助手の大きな手助けを受けた．停年退職を前にしての繁忙な私には，これなくては，この改訂は不可能であったと思う．両君のご援助に衷心から感謝の意を表したい．

1964年3月6日

藤田 恒太郎

凡　例

　(1) 人体各部の名称(以下「用語」という)は日本語名に続いてラテン語，さらに必要に応じて英語，ドイツ語の用語を付した．英語名のあとに e.，ドイツ語名のあとに d. と記してある．ラテン語名のあとには，とくに必要と思われる場合にだけ l. と記した．

　(2) 用語は P.N.A.(ラテン語)と，これを基にして日本解剖学会がつくった「解剖学名」を用いた(これらの用語の歴史などは 14 頁を参照せよ)．しかし 必ずしも それにこだわらず，本書の趣旨に従って易しい用語に改変したり，(有名なものに限り)人名を冠した名称を加えたりしてある．大和ことば(「おとがい」など)は平仮名で表記した．

　(3) この本の趣旨として，掲載する用語は なるべく少なくしてあるが，それでも かなり多数にのぼる．そこで 重要と思われる用語に ＊ をつけて，読者諸君の学習の一助とした．

　(4) 頻用されるラテン語は，次のように略記されている．

	(単　数)		(複　数)	(日本名)
a.：	arteria	aa.：	arteriae	動　脈
art.：	articulatio	artt.：	articulationes	関　節
c.：	cartilago	cc.：	cartilagines	軟　骨
ggl.：	ganglion	ggll.：	ganglia	神 経 節
gl.：	glandula	gll.：	glandulae	腺
lig.：	ligamentum	ligg.：	ligamenta	靱　帯
ln.：	lymphonodus	lnn.：	lymphonodi	リンパ節
m.：	musculus	mm.：	musculi	筋
n.：	nervus	nn.：	nervi	神　経
pl.：	plexus	pll.：	plexus	叢
proc.：	processus	procc.：	processus	突　起
r.：	ramus	rr.：	rami	枝
v.：	vena	vv.：	venae	静　脈

　(5) 画像診断として，コンピューター断層撮影(CT：computed tomography)と核磁気共鳴映像法(MRI：magnetic resonance imaging)の画像が示されている．MRI の原理の概略は 399 頁に示されている．

　(6) CT や MRI による人体の横断像を図示するときは，臨床家の間のとりきめに従って，その横断面を下から仰ぎ見る形で示してある．また患者が仰臥位(あおむけ)に寝てい

るとみなして，脊柱を下に向けて示してある．しかし，解剖学での体幹の横断像は上面から見，四足動物と比較しやすいように，脊柱を上に向けるのが一般である．横断像の示し方の このくいちがいは，学習者には不便であり，一つの書物の中での統一性を損なうので，近い将来，関連領域の動向をみながら改善したい．

目　次

緒　論

- 解剖学 …………………………………… 2
- 細胞と組織 ……………………………… 2
  - 上皮組織 …………………………… 3
  - 支持組織 …………………………… 4
  - 筋組織 ……………………………… 6
  - 神経組織 …………………………… 7
- 器官と器官系 …………………………… 8
  - 骨格系 ……………………………… 8
  - 筋　系 ……………………………… 8
  - 消化器系 …………………………… 8
  - 呼吸器系 …………………………… 8
  - 泌尿器系 …………………………… 9
  - 生殖器系 …………………………… 9
  - 内分泌系 …………………………… 9
  - 脈管系 ……………………………… 9
  - 神経系 ……………………………… 9
- 感覚器 …………………………………… 10
- 形態発生 ………………………………… 10
  - 個体発生 …………………………… 10
  - 系統発生 …………………………… 10
- 形態の意味づけ ………………………… 11
- 解剖学用語 ……………………………… 14
- 人体の外形と部位 ……………………… 16
  - 体　幹 ……………………………… 18
  - 上　肢 ……………………………… 18
  - 下　肢 ……………………………… 19
- からだの方向用語 ……………………… 19
- 体部の形態に関する名称 ……………… 20
  - 骨その他の器官の部位に関する名称 …… 20
  - 突出部に関する名称 ……………… 21
  - 陥凹部・管・空洞などに関する名称 …… 21
  - 線に関する名称 …………………… 22

骨格系

総　論

- 骨格の構成 ……………………………… 27
- 骨の構造 ………………………………… 28
  - 骨　質 ……………………………… 28
  - 軟骨質 ……………………………… 29
  - 骨　髄 ……………………………… 29
- 骨　膜 …………………………………… 29
- 自然の骨と晒した骨 …………………… 30
- 骨の建築学的構造 ……………………… 31
  - 海綿質の骨柱の排列 ……………… 31
  - 緻密質内における結合組織線維の排列 …… 31
- 骨の顕微鏡的構造 ……………………… 32
- 骨の発生と成長 ………………………… 33

結合組織性骨 ………………………… 35
　　置換骨 ………………………………… 35
骨の連結 …………………………………… 37
　　不動性の結合 ………………………… 37
　　可動性の結合 ………………………… 37
関節の構造 ………………………………… 38
関節の種類 ………………………………… 39
　　球関節 ………………………………… 39
　　蝶番関節 ……………………………… 39
　　車軸関節 ……………………………… 40
　　楕円関節 ……………………………… 40
　　鞍関節 ………………………………… 41
　　平面関節，半関節など ……………… 41
骨の血管と神経 …………………………… 42

各　論

頭　蓋　42
頭蓋骨 ……………………………………… 43
顔面骨 ……………………………………… 48
頭蓋の全体的観察 ………………………… 53
　　頭蓋の上面 …………………………… 53
　　頭蓋の後面 …………………………… 54
　　頭蓋の側面 …………………………… 55
　　頭蓋の前面 …………………………… 57
　　頭蓋の下面 …………………………… 61
　　頭蓋腔 ………………………………… 63
頭蓋の連結 ………………………………… 66

　　頭蓋の縫合 …………………………… 66
　　泉門 …………………………………… 66
　　顎関節 ………………………………… 67
脊　柱　68
椎骨 ………………………………………… 69
脊柱の連結 ………………………………… 73
頭蓋と脊柱との連結 ……………………… 73
脊柱の全体的観察 ………………………… 76
胸　郭　77
胸椎 ………………………………………… 77
肋骨 ………………………………………… 77
胸骨 ………………………………………… 78
胸郭の連結 ………………………………… 79
胸郭の全体的観察 ………………………… 81
上肢の骨格　82
上肢帯の骨 ………………………………… 82
上腕の骨 …………………………………… 83
前腕の骨 …………………………………… 85
手の骨 ……………………………………… 86
上肢骨の連結 ……………………………… 87
下肢の骨格　90
下肢帯の骨 ………………………………… 91
大腿の骨 …………………………………… 92
下腿の骨 …………………………………… 93
足の骨 ……………………………………… 94
下肢骨の連結 ……………………………… 96
骨盤 ………………………………………… 99
上肢骨と下肢骨との比較 ………………… 102

筋　系

総　論

筋の顕微鏡的構造 ………………………… 109
筋の形態 …………………………………… 109
腱と筋膜 …………………………………… 110
筋の付属器 ………………………………… 111

　　滑液包 ………………………………… 111
　　腱の滑液鞘 …………………………… 112
　　種子骨 ………………………………… 112
　　滑車 …………………………………… 112
筋の起始と停止 …………………………… 112
筋の作用 …………………………………… 113

屈　曲 ……………………………… 113	胸部の筋膜 …………………………… 136
伸　展 ……………………………… 113	**腹部の筋** 136
内　転 ……………………………… 114	前腹筋 ………………………………… 137
外　転 ……………………………… 114	側腹筋 ………………………………… 138
回　旋 ……………………………… 114	後腹筋 ………………………………… 138
対抗筋と協力筋 ………………………… 114	腹部の筋膜 …………………………… 139
筋の神経 ………………………………… 114	**上肢の筋** 139
	肩甲筋 ………………………………… 139

各 論

	上腕の筋 ……………………………… 141
	屈　筋 ……………………………… 141
頭部の筋 116	伸　筋 ……………………………… 144
顔面筋 ………………………………… 116	前腕の筋 ……………………………… 147
頭蓋表筋 …………………………… 117	屈　筋 ……………………………… 147
耳介周囲の筋 ……………………… 118	伸　筋 ……………………………… 147
目の周囲の筋 ……………………… 118	手の筋 ………………………………… 148
口の周囲の筋 ……………………… 119	母指筋 ……………………………… 149
咀嚼筋 ………………………………… 121	小指筋 ……………………………… 149
頭部の筋膜 …………………………… 123	中手筋 ……………………………… 149
頸部の筋 123	上肢の筋膜・滑液包・滑液鞘 ……… 150
皮下頸筋 ……………………………… 123	**下肢の筋** 151
側頸筋 ………………………………… 124	骨盤筋（＝寛骨筋）…………………… 152
前頸筋 ………………………………… 125	内骨盤筋 …………………………… 152
舌骨上筋 …………………………… 125	外骨盤筋 …………………………… 153
舌骨下筋 …………………………… 126	大腿の筋 ……………………………… 153
後頸筋 ………………………………… 127	伸　筋 ……………………………… 153
斜角筋 ……………………………… 127	内転筋 ……………………………… 154
椎前筋 ……………………………… 127	屈　筋 ……………………………… 160
頸部の筋膜 …………………………… 127	下腿の筋 ……………………………… 160
背部の筋 128	伸　筋 ……………………………… 160
浅背筋 ………………………………… 128	腓骨筋 ……………………………… 161
深背筋 ………………………………… 130	屈　筋 ……………………………… 161
上後鋸筋，下後鋸筋 ……………… 131	足の筋 ………………………………… 162
固有背筋 …………………………… 131	足背筋 ……………………………… 162
背部の筋膜 …………………………… 131	母指筋 ……………………………… 163
胸部の筋 132	小指筋 ……………………………… 163
浅胸筋 ………………………………… 132	中足筋 ……………………………… 163
深胸筋（＝固有胸筋）………………… 134	下肢の筋膜・滑液包・滑液鞘 ……… 163
横隔膜 ………………………………… 135	

内臓学

総論

器官の構造 …………………………… 174
  実質器官 ………………………… 174
  中空器官 ………………………… 175
腺 ……………………………………… 177
漿膜 …………………………………… 179

各論

I. 消化呼吸器系（または腸系） ……… 180

消化器   180

口腔 …………………………………… 182
歯 ……………………………………… 183
口蓋 …………………………………… 189
舌 ……………………………………… 192
唾液腺 ………………………………… 198
  小唾液腺 ………………………… 198
  大唾液腺 ………………………… 200
扁桃 …………………………………… 202
咽頭 …………………………………… 203
食道 …………………………………… 205
胃 ……………………………………… 207
小腸 …………………………………… 211
大腸 …………………………………… 217
肝臓とその付属器 …………………… 222
  肝臓 ……………………………… 222
  胆路 ……………………………… 227
  胆囊 ……………………………… 227
膵臓 …………………………………… 228

呼吸器   231

外鼻 …………………………………… 233
鼻腔 …………………………………… 233
  副鼻腔 …………………………… 234
  鼻粘膜と嗅器 …………………… 235
咽頭 …………………………………… 237
喉頭 …………………………………… 237
  喉頭軟骨 ………………………… 238
  喉頭粘膜と喉頭腔 ……………… 240
  喉頭筋 …………………………… 242
気管と気管支 ………………………… 242
  気管 ……………………………… 242
  気管支 …………………………… 243
肺 ……………………………………… 245
胸膜（肋膜） ………………………… 250
縦隔 …………………………………… 252

II. 泌尿生殖器系 ……………………… 252

泌尿器   254

腎臓 …………………………………… 254
尿管 …………………………………… 259
膀胱 …………………………………… 261

生殖器   262

●男の生殖器 ……………………… 263

精巣と精巣上体 ……………………… 264
  精巣（睾丸） …………………… 264
  精巣上体（副睾丸） …………… 264
  陰囊と精巣・精巣上体の被膜 … 266
精管と精索 …………………………… 267
付属生殖腺 …………………………… 268
  精囊 ……………………………… 268
  前立腺 …………………………… 268
  尿道球腺 ………………………… 269
陰茎 …………………………………… 269
尿道 …………………………………… 271

●女の生殖器 ……………………… 272

卵巣 …………………………………… 272
卵管 …………………………………… 276
子宮 …………………………………… 277
腟 ……………………………………… 280

尿　道 …………………………………… 282	**IV. 内分泌腺** ……………………………… 293
女の外陰部 ……………………………… 282	甲状腺 …………………………………… 294
会陰と会陰筋　　　　　　　　　284	上皮小体（副甲状腺） ………………… 296
	副腎（腎上体） ………………………… 297
III. 腹　膜 ………………………………… 286	

脈 管 系

総　論

血管系の構成 …………………………… 303	大動脈弓 ………………………………… 334
血管壁の構造 …………………………… 308	総頚動脈 ………………………………… 334
リンパ管系の構成 ……………………… 310	内頚動脈 ………………………………… 335
血液とリンパ …………………………… 314	外頚動脈 ………………………………… 336
血　球 …………………………………… 315	鎖骨下動脈 ……………………………… 338
造血と血球の分化 ……………………… 315	腋窩動脈 ………………………………… 340
リンパ球の分化 ………………………… 316	上腕動脈 ………………………………… 340
リンパ性器官 …………………………… 317	胸大動脈 ………………………………… 342
リンパ節 ………………………………… 318	臓側枝 ………………………………… 342
	壁側枝 ………………………………… 342
	腹大動脈 ………………………………… 343
## 各　論	臓側枝 ………………………………… 343
	壁側枝 ………………………………… 347
心　臓　　　　　　　　　　　　319	総腸骨動脈 ……………………………… 347
位置と形態 ……………………………… 319	内腸骨動脈 ……………………………… 348
心臓の区分 ……………………………… 319	臓側枝 ………………………………… 348
心臓の弁装置 …………………………… 321	壁側枝 ………………………………… 349
心臓壁の構造 …………………………… 324	外腸骨動脈 ……………………………… 349
刺激伝導系 ……………………………… 326	大腿動脈 ………………………………… 349
心臓の脈管 ……………………………… 328	正中仙骨動脈 …………………………… 351
心臓の神経 ……………………………… 329	●**静脈系** ………………………………… 351
心　膜 …………………………………… 330	上大静脈 ………………………………… 352
肺循環の血管系　　　　　　　　331	腕頭静脈 ………………………………… 353
肺動脈 …………………………………… 331	内頚静脈 ………………………………… 353
肺静脈 …………………………………… 331	頭蓋と頭蓋腔の静脈 …………………… 353
体循環の血管系　　　　　　　　331	鎖骨下静脈 ……………………………… 355
●**動脈系** ………………………………… 332	上肢の静脈 ……………………………… 356
上行大動脈 ……………………………… 333	深静脈 ………………………………… 356
	浅静脈 ………………………………… 356

奇静脈と半奇静脈	356	脾　臓	363
脊柱の静脈系	356	胸　腺	365
下大静脈	358	**リンパ管系**	**368**
門　脈	358	胸　管	368
総腸骨静脈	360	頚リンパ本幹とリンパ節群	369
下肢の静脈	360	鎖骨下リンパ本幹とリンパ節群	371
深静脈	360	気管支縦隔リンパ本幹とリンパ節群	371
浅静脈	360	腸リンパ本幹とリンパ節群	373
胎生期の循環系	**361**	腰リンパ本幹とリンパ節群	374

神 経 系

総　論

神経系の構成	379	第4脳室	403
神経系の素材	381	中　脳	403
神経細胞の微細構造	381	中脳蓋	403
神経細胞の突起	381	大脳脚	404
ニューロンの連絡	382	中脳水道	405
神経膠細胞（グリア細胞）	384	間脳と下垂体	405
神経系の微細構造	384	視床脳	405
神経の変性と再生	387	視床下部	407
		下垂体	408

各　論

		第3脳室	410
I. 中枢神経系	**388**	大脳半球	410
脊　髄	**388**	外　套	411
脊髄の外景	388	嗅　脳	412
脊髄の内景	391	側脳室	413
脊髄の構造	393	脳の内部構造	413
灰白質	393	脳　幹	413
白　質	394	小　脳	423
脳	**395**	大脳半球	423
延　髄	397	大脳皮質の諸中枢とその機能	426
後　脳	399	**脳室系・髄膜・髄液**	**431**
橋	399	中心管と脳室系	431
小　脳	401	四つの脳室	431
		脊髄の中心管	433
		脈絡組織	434
		脊髄と脳の被膜	434

硬　膜 …………………………… 434	脊髄神経の後枝 ………………………… 470
クモ膜と軟膜―広義の軟膜 ………… 437	脊髄神経の前枝 ………………………… 470
脳脊髄液 …………………………………… 440	頸神経叢 ………………………………… 470
中枢神経系の脈管　　　　　　　　442	皮　枝 …………………………… 470
脊髄の血管 ………………………………… 442	筋　枝 …………………………… 472
脳の動脈 …………………………………… 443	腕神経叢 ………………………………… 472
内頸動脈 ………………………… 443	胸背部と上肢帯に行く筋枝群 ……… 472
椎骨動脈 ………………………… 444	自由上肢への神経群 ……………… 476
大脳動脈輪 ……………………… 445	肋間神経 ………………………………… 476
皮質枝 …………………………… 446	腰神経叢 ………………………………… 477
中心枝 …………………………… 448	仙骨神経叢 ……………………………… 483
脳の静脈 …………………………………… 448	尾骨神経 ………………………………… 484
脳のリンパ管 ……………………………… 449	**自律神経系**　　　　　　　　　　　484
	●**交感神経系** ……………………………… 486
II. 末梢神経系 …………………………… 449	頭頸部 …………………………………… 487
脳神経　　　　　　　　　　　　　449	胸　部 …………………………………… 488
嗅神経 ……………………………………… 449	腹　部 …………………………………… 489
視神経 ……………………………………… 449	骨盤部 …………………………………… 489
動眼神経 …………………………………… 450	●**副交感神経系** …………………………… 490
滑車神経 …………………………………… 450	**神経系の伝導路**　　　　　　　　　490
三叉神経 …………………………………… 451	反射路 …………………………………… 491
眼神経 …………………………… 453	求心性伝導路 …………………………… 494
上顎神経 ………………………… 455	知覚伝導路 ……………………… 494
下顎神経 ………………………… 457	味覚伝導路 ……………………… 498
外転神経 …………………………………… 459	平衡覚伝導路 …………………… 499
顔面神経 …………………………………… 459	聴覚伝導路 ……………………… 500
内耳神経 …………………………………… 462	視覚伝導路 ……………………… 500
舌咽神経 …………………………………… 462	嗅覚伝導路 ……………………… 501
迷走神経 …………………………………… 463	遠心性伝導路 …………………………… 502
副神経 ……………………………………… 466	錐体路 …………………………… 502
舌下神経 …………………………………… 466	錐体外路 ………………………… 503
脳神経の総括的考察 ……………………… 466	自律神経系の伝導路 …………………… 507
脊髄神経　　　　　　　　　　　　467	交感神経系の主な伝導路 ……………… 508
脊髄神経 …………………………………… 467	副交感神経の主な伝導路 ……………… 511

感 覚 器

外　皮　516
　皮　膚 …………………………… 516
　皮膚腺 …………………………… 520
　角質器 …………………………… 522
視覚器 524
　眼　球 …………………………… 525
　　眼球の外郭 …………………… 525
　　眼球の内容 …………………… 531
　副眼器 …………………………… 532
　　眼　瞼 ………………………… 532
　　結　膜 ………………………… 534
　　涙　器 ………………………… 534
　　眼　筋 ………………………… 535
平衡聴覚器 536

　外　耳 …………………………… 536
　　耳　介 ………………………… 536
　　外耳道 ………………………… 537
　中　耳 …………………………… 538
　　鼓　膜 ………………………… 538
　　鼓　室 ………………………… 539
　　耳小骨とその筋 ……………… 539
　　耳　管 ………………………… 540
　　中耳の粘膜 …………………… 540
　内　耳 …………………………… 540
　　骨迷路 ………………………… 541
　　膜迷路 ………………………… 543
　音響感受の機序 ………………… 545

　　日本名索引 ……………………………………………………… 547
　　欧名索引 ………………………………………………………… 578

緒論

1 解剖学

解剖学 anatomy e., Anatomie d. とは **生物体の正常な形態と構造**を研究する学問である．そこで 植物解剖学と動物解剖学とが分けられるが，医学における解剖学は 後者の一部をなす**人体解剖学** human anatomy e., Menschenanatomie d. である．

解剖学を 単なる事実の記載の学問のように思っている人があるが，実はそうではない．生物体の形態や構造は すべて いわゆる生物学的法則に支配されているものであって，解剖学は形態の奥にひそむ この法則性を発見し，個々の形態学的事象を整理し 系統だてるところに その本領がある．すなわち 解剖学は医学の基礎知識を提供するだけでなく，それ自体が生命科学の もっとも重要な一部門をなすものである．このような立場から，科学としての解剖学を とくに**形態学** morphology e., Morphologie d. とよぶことがある．

解剖学が正常体の形態を研究するのに対して，その機能（はたらき）を扱うのが生理学である．とは言っても，一般に機能をはなれた形態はないし，形態をしらべることによって生体や器官の機能が判明することも多い．解剖学と生理学の境界はないのである．

解剖学には その**記述の体系**によって 系統解剖学と局所解剖学とが区別される．**系統解剖学** systematic anatomy e., systematische Anatomie d. というのは，人体を骨格系・筋系・神経系 その他の諸系統に区別し，それらを別々に 記述するものであり，**局所解剖学** topographic anatomy e., topographische Anatomie d. は，人体の各部位における諸系統相互の関係を扱うものである．局所解剖学は臨床医学，とくに外科学に対する重要な予備知識を提供するから，**応用解剖学** applied anatomy e., angewandte Anatomie d. あるいは**外科解剖学** surgical anatomy e., chirurgische Anatomie d. ともいう．

つぎに **研究方法**のちがいによって，解剖学を **肉眼解剖学** gross anatomy or macroscopic anatomy e., makroskopische Anatomie d. と**顕微解剖学** microscopic anatomy e., mikroskopische Anatomie d. とに区別する．前者は 主として 肉眼によって剖出と観察とを行なう解剖学であり，後者は 各種の顕微鏡の助けをかりて 人体の微細構造を明らかにする．歴史的に言って 肉眼解剖学は ギリシャ医学以来の歴史をもつ古いもので，顕微解剖学は 17 世紀に光線顕微鏡の発明以後 発達し，さらに電子顕微鏡の実用化が進んだ 1950 年代から新しい発展を遂げた．肉眼解剖学と顕微解剖学は，実際には境界をはっきり区別することは出来ないし，また区別すべきものでもない．一つの対象を解剖学的に明らかにするには，肉眼と顕微鏡の両方面から研究して行くことが多いのである．

最後に **研究対象**のちがいによって 解剖学のなかに組織学・発生学・比較解剖学・人類学などの諸部門が区別される．これらについては 後に説明することにする．

2 細胞と組織

からだの生物学的構成単位は**細胞** cellula, cell e., Zelle d. である．最下等の動物では からだをつくっている各細胞は ほぼ同様の構造と機能を もっているが，動物が高等になる

にしたがって，次第に細胞の間に分化が起こり，各種の生活機能を分担するとともに，これに適した形態をとるようになる．このように分化(分業的特殊化という意味)した細胞とその産生物質で出来た構造物を **組織** tissue e., Gewebe d. という．さまざまな種類の組織を研究する解剖学の部門を **組織学** histology e., Histologie d. という．また 細胞に興味の焦点をあてる場合は **細胞学** cytology e., Zytologie d. という．

組織学と細胞学は 主として顕微鏡を用いて研究が行なわれるために，顕微解剖学の同義語として用いられることが多いが，厳密に言えば それぞれ対象への迫り方に相違がある．組織学に関しては別に成書があり，医学部における講義も系統解剖学から切り離して行なわれるのが 普通であるから，本書でも 組織の記載は本文の理解に必要な程度に止めておく．

組織には つぎの4種類が区別される．

1. 上皮組織 epithelial tissue e., Epithelgewebe d.

からだの表面・体腔の内面・器官の空洞面など すべての自由表面をおおう組織で，原則として膜状の形態をなす．すべての組織のうちで もっとも原始的状態を保っているもので，内胚葉性のもの(腸の上皮など)，外胚葉性のもの(皮膚の上皮—表皮という—など)，中胚葉性のもの(腎臓の上皮など)がある．上皮のうちには，体表または器官の表面から おちこんで 腺をつくっているものがあり，また 感覚器をつくって刺激の受容を担当するものもある．上皮細胞が肝臓のような腺をつくったり，病的に増殖して癌になったりすると，膜状の構造は失われるが，**細胞が密集して細胞間質(次頁)が乏しい**という性質は保たれている．これが細胞集団としての上皮組織の本性である．上皮の基底面は結合組織(後述)に接し，ここに **基底膜** basement membrane e., Basalmembran d. という特殊な物質層がある．

上皮は それをつくる細胞の形にしたがって，つぎの4種類に分けられる．

① **扁平上皮** squamous epithelium e., Plattenepithel d.： 鱗状の扁平細胞から成る上皮で，単層のものと重層のものとがある．**単層扁平上皮** simple squamous ep. e., einfaches Plattenep. d. は肺胞壁・漿膜などに見られる．**重層扁平上皮*** stratified squamous ep. e., geschichtetes Plattenep. d. は数層ないし十数層の細胞(深部のものは多面体，表面に近いものは鱗状)から成る．体表(全身の皮膚)・口腔・食道・直腸下部・腟などのように機械的刺激の強い場所は，いずれも重層扁平上皮で おおわれる．

血管やリンパ管の内面を裏づける単層扁平上皮を **内皮** endothelium e., Endothel d. とよぶ．これは構造と機能(自由表面をおおう)の両面から見て立派な上皮と言えるものであるが，その発生の由来が結合組織(後述)であるために，正真の上皮と認めない約束になっている．

② **円柱上皮** columnar or cylindrical epithelium e., Zylinderepithel d.： 円柱状とは言っても 実は六角柱の細胞から成る上皮で，機械的刺激に対する抵抗は弱いが，これに反して 物質の吸収や分泌を いとなむ性質がある．そのため 胃や腸のような消化管部の空洞面は，ふつう 円柱上皮でおおわれ，また 腺の主部も円柱上皮細胞から出来ている．円柱

上皮に単列のものと多列のものとがある．

円柱上皮の丈の低いものを**立方上皮** cuboidal epithelium e., kubisches Epithel d. として区別することがある．しかし両者の間に はっきりした境界はない．

③ **移行上皮** transitional epithelium e., Übergangsepithel d.： 重層扁平上皮に一見似ているが，その表面の細胞が比較的厚く，多くの場合，全層の細胞が細長い突起で基底面に達している．もっぱら尿路(腎盤・尿管・膀胱)の粘膜に見られ，尿の充満度に応じて著しい伸展と収縮を行ないうる特性がある．

④ **線毛上皮** ciliated epithelium e., Flimmerepithel d.： 線毛をそなえた円柱細胞の集まったものである．生体では 線毛は絶えず一定の方向に運動して，その表面についた分泌物や異物などを運び去る作用をもつから，呼吸器・精路・卵路などの粘膜は 多く この種の上皮によって おおわれる．

2. 支持組織 connective tissue e., Stützgewebe d.[1)]

身体の支柱と結合をいとなむ組織で 種々のものがあるが，いずれも中胚葉性の由来をもっている．この組織は 一般に組織固有の細胞と その間を充たす**細胞間質**とから出来ている．支持組織の細胞間質は その量が非常に多く，その性状が組織の機能的特性を決定している(強さ，硬さ，弾性，変形能など)．どの種類の支持組織にも共通の点は，細胞間質が**線維を多量に含む**ことである．

この点は上皮組織と大いに趣を異にしている．上皮組織にも細胞間質はあるが，一般に至って微量で，組織の特質を規定するものは細胞そのものである．

支持組織は その基質の相違によって つぎの3種に大別される．

① **結合組織** connective tissue e., Bindegewebe d.[2)]： 結合あるいは充塡(じゅうてん)をなす組織で，固有の細胞を**線維芽細胞** fibroblast e., Fibroblast d. といい，細胞間には多量の線維がある．線維には **膠原線維** collagen fiber e., kollagene Faser d. と **弾性線維** elastic fiber e., elastische Faser d. の2種類がある．結合組織を その線維の排列状態によって さらに **疎性結合組織** loose connective tissue e., lockeres Bindegewebe d. と **定形結合組織** geformtes Bindegewebe d.[3)] に分ける．

疎性結合組織は 線維の走向がまばらで一定しないもので，肉眼的には 水に浸した真綿のような感じである．皮膚や粘膜の裏打ち(皮下組織・粘膜下組織)，器官の表面のおおい(外膜)や仕切り(葉間および小葉間隔壁)などは これでつくられている．**脂肪組織** adipose tissue or fat tissue e., Fettgewebe d. も疎性結合組織の変形で，結合組織細胞のなかに脂肪がたまって**脂肪細胞**となったものである．

定形結合組織は線維の排列が密なもので，そのため たいへん強靱(じん)で，しかも組織そのも

---

1),2) 英語の connective tissue という用語は，狭義には「結合組織」，広義には「支持組織」の意味に使われる．
3) 英語には これに相当する用語はない．

のが一定の形態を保っている．定形結合組織のうちで 線維の方向が縦横無尽で 一定しないものを **交織結合組織**（真皮・粘膜固有層・筋膜・骨膜・軟骨膜など），線維の方向が一定して織物または細糸の束のように見えるものを**平行線維性結合組織**（腱・靱帯・腱膜など）という．なお 結合組織の一種に **細網組織** reticular tissue e., retikuläres Gewebe d. とよばれるものがある．これは 星状の**細網細胞** reticular cell e., Retikulumzelle d. が たがいに細い突起で連絡し，これに**細網線維**（細く未成熟な膠原線維）が寄りそって 網状をなしたものである．この網の目の中には，リンパ球や そのほかの遊走細胞の密集していることが一般である．リンパ小節・扁桃・脾臓・骨髄などは この組織から出来ている．これらの組織をまとめて **リンパ性組織** lymphoid tissue e., lymphoides Gewebe d. とよぶ．

　　血液とリンパは，骨髄・リンパ節をはじめとする細網組織でつくられるので，結合組織として取扱われる．

　② **軟骨組織** cartilaginous tissue e., Knorpelgewebe d.： 支柱の用をなす強靱な組織であるが，骨より軟らかく，メスで切ることが出来る．外力に対して柔軟に ひずみを生じるが，弾性があるから 外力を去ると再び原形にかえる．軟骨の最大の性質は圧力に対する抵抗性で，大きな力で押されても つぶれない．骨の関節面・肋骨端をはじめ，耳介・外鼻・喉頭・気管・気管支などの支柱は，いずれも軟骨で出来ている．顕微鏡的には**軟骨細胞**とその周囲を充たす**細胞間質**（**軟骨基質**）から成る．軟骨細胞は ふつう 2～3 個ずつ群をなして**軟骨小腔**のなかにある．基質は多量の線維と，これを埋めるゼラチン状の物質（蛋白質と特殊な粘液多糖類）から成る．骨の基質（後述）とちがって 石灰塩類を含まない．

　基質の性質によって 軟骨組織を さらに 3 種に分ける．

　硝子（ガラス）軟骨 hyaline cartilage e., hyaliner Knorpelgewebe d.： 肉眼で見ると 乳白色または淡青調を帯びた半透明性の軟骨である．基質に多量の膠原線維を含むが，この線維は非常に細いので 普通の染色では染めだされず，基質が顕微鏡で見ても ガラスのように均質に見える．関節軟骨・肋軟骨・鼻軟骨・喉頭軟骨の大多数，気管・気管支の軟骨などは いずれも この種の軟骨である．

　弾性軟骨 elastic cartilage e., elastischer Knorpel d.： 基質中に弾性線維を含むもので，弾性が強い．耳介と外耳道の軟骨・喉頭蓋軟骨 そのほか 若干の喉頭軟骨・耳管軟骨の一部などが その例である．肉眼的には黄色を帯びているのが その特徴である．

　線維軟骨 fibrocartilage e., Faserknorpel d.： 軟骨と結合組織との中間形あるいは混合体のような組織で，容易に染めだせる多量の膠原線維の間に，少量の軟骨細胞と基質を含むものである．椎間（円）板・恥骨結合・下顎小頭の軟骨部などが これで出来ている．

　③ **骨組織** bone tissue e., Knochengewebe d.： 歯のエナメル質と象牙質を除けば人体中もっとも硬い組織で，骨の主体をなしている．顕微鏡的には **骨細胞** osteocyte e., Osteozyt d. とその間を充たす**基質**とから成る．基質としては，まず多量の細い膠原細線維が，力学的に目的にかなう整然とした排列をなしている．この線維排列が周期的にくり返

されることによって **骨層板** bone lamella e., Knochenlamelle d. が出来ている．線維の間を埋めるものは，燐酸石灰・炭酸石灰などの無機成分と，蛋白と多糖類の有機成分である．基質の中には 多数の紡錘形の**骨小腔** bone lacuna e., Knochenhöhle d. がある．骨細胞は 1個ずつ 骨小腔の中で生き，小腔間に伸びる**骨細管** bone canalicules e., Knochenkanälchen d. の中に多数の突起を出して，たがいに連絡している．

3. 筋組織 muscular tissue e., Muskelgewebe d.

線維状の細胞の中で，アクチンとミオシンの両分子の結合と離解によって，一定の収縮と弛緩の機能をいとなむ組織で，これに つぎの2種を区別する．

① **平滑筋組織** smooth muscular tissue e., glattes Muskelgewebe d.： **平滑筋線維** smooth muscle fiber e., glatte Muskelfaser d. とよばれる 細長い紡錘形の細胞から成る．この細胞の長さは20～200μm，太さは径4～7μm．細胞の中心部に1個の核があり，細胞質には細胞の長軸と並行して筋原線維（アクチンとミオシンを含む）が並んでいる．平滑筋組織の運動は ミミズが はうように緩慢である．この組織は血管やリンパ管の壁・内臓諸器官（胃腸・胆嚢・膀胱・尿管など）の壁・眼球内部の筋・立毛筋などに見出される．

② **横紋筋組織** striated muscular tissue e., quergestreiftes Muskelgewebe d.： 敏速で強力な収縮のために分化した横紋筋線維から成り，骨格筋組織と心筋組織に分けられる．前者をつくる**骨格筋線維** skeletal muscle fiber e., Skelettmuskelfaser d. は長い柱状の多核細胞で，胎生期に多数の筋芽細胞という細胞が融合して生じる．その長さは ふつう5～12cm，太さ30～80μmである．多数の核は細胞の表面に近く存在し，細胞質は縦に並行に走る多数の**筋原線維** myofibril e., Myofibrille d. とその間を充たす**筋形質** sarcoplasm e., Sarkoplasma d. とから成っている．筋原線維は複屈折性の暗い部分と，単屈折性の明るい部分とが交互に連なったもので，しかも 1個の筋線維の中で すべての原線維の暗帯と明帯が同じ位相で排列しているから，筋線維全体として観察すると，繊細な横の縞模様が認められる．これを**横紋** cross-striation e., Querstreifung d. といい，「横紋筋」の名はここからでている．横紋筋線維の運動は敏速で，通常は意志の命に従うから，**随意筋組織** voluntary muscular tissue e., willkürliche Muskulatur d. ともよぶ．すべての骨格筋は横紋筋組織から出来ているが，内臓を構成する筋としても，咽頭・喉頭・食道上半などには横紋筋組織の存在を見る[1]．

心筋組織 cardiac muscular tissue e., Herzmuskelgewebe d. は心臓壁にあって心臓の拍動にあずかる．心筋線維は 分岐して隣りの線維と連結しているので，心臓全体が 網状に

---

1) 平滑筋組織と横紋筋組織とは，出来上がった状態では，形態の点でも 機能の点でも 全く別物のようであるが，その発生過程や体内の分布状態，各種動物の比較などから考えると，両者のあいだにははっきりした境界はない．横紋筋組織は 平滑筋組織より さらに進化した形態で，心筋組織はその中間段階である．

ひろがる心筋線維から成ると言える．しかし 心筋線維には 竹の節のような仕切りがみられ，**心筋細胞** cardiac muscle cell e., Herzmuskelzelle d. がその節の一つずつを構成している．その細胞質を縦走する筋原線維は，骨格筋の場合と同様の横紋をもっているが，核が1個，細胞の中軸部に位置する点で 平滑筋に似ている[1]．

4. 神経組織 nervous tissue or nerve tissue e., Nervengewebe d.

神経系すなわち脳・脊髄・末梢神経などを構成する組織で，さらに つぎの2種類に区別される．

① **神経細胞** nerve cell e., Nervenzelle d.： 生体の統御・調節機能をいとなむ細胞で，人体の細胞中 もっともよく分化している．神経細胞は細胞体と これから発する2種の突起(**樹状突起** dendrite e., Dendrit d. と **神経突起** neurite e., Neurit d.)とから成っている．細胞体と突起をあわせて，すなわち まるごと1個の神経細胞を **ニューロン** neuron e., d. ともいう[2]．

細胞体は 一般に大きくて 径10～150μm，外形は円形・長円形・錐体形・星状など さまざまである．核は球形で大きく，核小体が明瞭で，染色質に乏しい．

突起は細胞質の延び出したもので，一般に樹状突起は刺激を細胞体に向かって導き，神経突起は細胞体の興奮を末梢に伝える．これらの突起の長さは いろいろであるが，長いものは1mを超える．このように線維状に長くなった突起を**神経線維** nerve fiber e., Nervenfaser d. という．神経線維の太さは径1～20μmである．

神経線維は完全に発達していれば，軸索・髄鞘・シュワン鞘の3部で出来ている．**軸索**(じくさく) axon e., Achsenzylinder od. Axon d. は中軸にある線維状の部で，神経細胞の突起そのものであり，刺激や興奮を伝導する本体である．**髄鞘**(ずいしょう) myelin sheath e., Markscheide d. は軸索を さやのように とりまく 脂質に富む物質から成り，**シュワン鞘** sheath of Schwann e., Schwannsche Scheide d. は さらに その外を包む **シュワン細胞** Schwann cell e., Schwannsche Zelle d. の薄層である．神経線維のなかには 髄鞘のある**有髄線維** myelinated fiber e., markhaltige Faser d. と，これのない**無髄線維** unmyelinated fiber e., marklose Faser d. が区別される．前者は 迅速に興奮を伝達することが出来るが，後者は 伝達速度がおそい．

② **神経膠**(こう)**(グリア)細胞** neuroglial cell e., Gliazelle d.： 中枢神経系の神経細胞を支持し栄養を与えるなど，神経の興奮伝達には 直接関係しないが，重要な働きをしている．**グリア細胞**には種々の型があり，形態と機能を異にしている．

---
1) 前頁の脚注参照．
2) Neuron（ドイツ語ではノイロン）は，もともと神経系の構造と機能の単位としての神経細胞とその突起に対して，ドイツの解剖学者 Waldeyer が提唱した言葉だった．今日もその意味で用いることもあるが，むしろ細胞の種類として神経細胞と同義に使われることが多い．

3 器官と器官系

　大なり小なり からだの部分をなし，かつ **一定の形態と機能**をそなえた構造物を**器官** organ e., d.[1) とよぶ．多数の器官が集まって一定の連結をなし，生体機能の一部門をいとなむものを**器官系** organ system e., Organsystem d. という．たとえば 毛・爪・骨・筋・歯・胃・肺・脳・眼球などは器官であり，消化器・呼吸器・循環器などは器官系である．

　どれだけの範囲を一つの器官と定めるかは，必ずしも容易ではない．眼球を例にとると，これがさらに角膜や水晶体（レンズ）や網膜などに区別され，そのおのおのが立派な器官といえる．舌も それ自身一つの器官であるが，その中には さらに舌腺・扁桃・舌乳頭などの器官が含まれており，舌乳頭の中には典型的な器官とみなすべき味蕾が見出される．

　系統解剖学では，身体を構成するすべての器官を つぎの 10 器官系に分類する．

1. 骨格系 skeletal system e., Skelettsystem d.

　からだの支柱をなす「骨ぐみ」で，多数の**骨**と**軟骨**から構成される．これらが多くは関節によって可動的に連結され，さらに多数の靱帯によって繋がっている．この骨格にはつぎに述べる筋系が密接に結びついて，骨の運動をいとなむ．そういう意味で骨格は受動運動の器官系でもある．

2. 筋　系 muscular system e., Muskelsystem d.

　「筋」という器官の集合体である．筋は 収縮によって運動の原動力を供給するもので，その大多数は 骨格に結びついて これを動かす．それで 骨格系と筋系とをあわせて **運動器系**と総称することがある．

3. 消化器系 digestive system e., Verdauungssystem d.

　栄養分を取りこむ器官系で，言いかえれば，からだの成長と保持に必要な物質（構成材料）と身体の活動に必要なエネルギー源（燃料）とを取り入れるのが消化器の役割である．

　消化器は口腔・咽頭・食道・胃・小腸・大腸などから構成された**消化管**と，これに付属する唾液腺・肝臓・膵臓などの**消化腺**とから出来ている．

4. 呼吸器系 respiratory system e., Atmungssystem d.

　これは空気中から酸素をとるとともに，からだの中に発生した炭酸ガスを空気中に放出する器官系である．呼吸器で摂取した酸素は，消化器から吸収した栄養分を燃焼させて身体活動のエネルギーを発生させるために使われるものであり，放出される炭酸ガスは，こ

---

1) 器官のことを「臓器」ということもあるが，器官と臓器は必ずしも同義ではない．「臓器」は いわゆる内臓に属する器官をさすから，たとえば胃や腸は器官といっても臓器といってもよいが，筋や骨や毛のような器官には，臓器の語はそぐわない．しかし，近年「臓器移植」という言葉の普及とともに，従来より多くの器官を「臓器」とよぶ傾向がみられる．

の燃焼の結果 生じた分解産物の一つにほかならない．

　呼吸器の主体は**肺**であるが，これに**気道**すなわち空気の通路として鼻腔・咽頭・喉頭・気管・気管支などが所属している．

5. 泌尿器系 urinary system e., Harnorgane d.

　栄養分の燃焼によって生じる分解産物のうち，炭酸ガス以外の物質(主として窒素化合物)を尿として体外に出す器官系である．

　泌尿器の主体は**腎臓**で，尿はここで生成される．これに尿管・膀胱・尿道などの**尿路**が付属している．

6. 生殖器系 genital system e., Geschlechtsorgane d.

　子孫の増殖をはかる器官系である．ヒトをはじめ 多くの動物には雌雄の区別があり，そのため，男女ないし雌雄のからだを区別する もっとも本質的な形態学的特徴は 生殖器に見られる．

　男の生殖器の主体をなすものは，精子を生産する**精巣**(睾丸)で，これに精液の副成分をなす種々の分泌物をつくる**付属生殖腺**，精液を運搬する**精路**，精液を女の生殖器内に注入する**交接器**すなわち陰茎が付属している．

　女の生殖器の主体をなすものは 卵子をつくる**卵巣**と，受精した卵を胎児にまで育てあげる**子宮**で，これらに**交接器**としての腟と外陰部とが付属している．

7. 内分泌系 endocrine system e., Innersekretionssystem d.

　その分泌物質すなわちホルモンを，血管ないしリンパ管によって全身に循環させ，特定の器官または細胞に特定の作用を及ぼし，その機能や発育の調節を行なうものである．

8. 脈管系 vascular system e., Gefäßsystem d.

　これは身体内部における「物質運搬の交通網」である．脈管系に**血管系**と**リンパ管系**が区別される．これらの管系のなかを通って 物質が身体の一部から他部に運搬されるので，脈管系のことを また**循環系**ともいう．体液循環の原動力をなすのが **心臓**である．

9. 神経系 nervous system e., Nervensystem d.

　身体内部の「通信網」をなすのが神経系である．すなわち 神経系は 一方では感覚器官と密接に連絡して 外界の情報を集め，他方では ひろく器官や細胞に分布して，筋の運動や腺の分泌を支配し，身体各部の はたらきの調節と連絡をはかる．

　神経系は**中枢神経**と**末梢神経**の2部に分けられる．中枢神経は脳と脊髄で，身体の内外から 求心性末梢神経によって集まってくる刺激を綜合して 適当な反応を起こし，これを

興奮として，遠心性末梢神経によって 筋や腺に伝達する．

10. 感覚器 sensory system e., Sinnesorgane d.

これは 外界の刺激を受け取って，それを神経に伝える器官で，ゆえに求心性神経の終末装置をなしている．

感覚器は 形態学的には 外皮・味覚器・嗅覚器・視覚器・平衡聴覚器の五感器を代表とするが，感覚の種類は五つに限られるわけではない．

　器官系の分類は 決して上の 10 系統に分けると決まっているわけではない．内分泌系を独立させないで，各内分泌器を その発生由来に相当した系統に分属させる人もある．また 発生学や比較解剖学の立場から 消化器と呼吸器とをあわせて「消化呼吸器系」としたり，泌尿器と生殖器とをあわせて「泌尿生殖器系」とすることもある．

4 形態発生

生物の形態は一刻も静止することなく，たえず 動的変化を いとなみつつある．この変化は原則として，つねに簡単なものから複雑なものへという方向に行なわれ，これを**形態発生** morphogenesis l., e., Morphogenese d. という．形態発生は個体発生と系統発生という二つの様式で行なわれる．

1. 個体発生 ontogeny e., Ontogenie d.

受精卵という一つの細胞から，分裂と分化とによって複雑な個体が形成される形態変化である．この過程を研究する領域を **発生学** embryology e., Embryologie od. Entwicklungsgeschichte d. という．脊椎動物の個体発生は ほぼ同一の基本設計の下に行なわれる．ここでは その詳細は述べないが，要するに 受精卵細胞は分裂をくりかえして，まず **桑実胚**(そうじつ) morula e., d. という細胞塊となり，内腔を生じて **胞胚** blastula e., d. となり，その一方 すなわち植物極の方から陥入が起こって **内胚葉** entoderm e., d. と **外胚葉** ectoderm e., d. の 2 層から成る腸胚に発達し，さらに 両胚葉のあいだに **中胚葉** mesoderm e., d. が分化して 3 胚葉性の幼体すなわち **胚** embryo e., d. となる．ここまでの過程は 動物の種類によって かなりの変異がある．3 胚葉が出来てからは，さらに発芽・陥入・癒着・分離・管腔形成など，種々の形態変化によって 複雑な器官や器官系がつくられていく．

各胚葉から由来する主な体部を表示すると つぎの通りである．

　(1) 外胚葉→神経系・表皮とその変形物・感覚器の主要部(感覚上皮). (2) 中胚葉→骨格・支持組織・平滑筋と横紋筋・脈管系・泌尿生殖器系の主要部・漿膜. (3) 内胚葉→消化器系と呼吸器系の上皮.

2. 系統発生 phylogeny e., Phylogenie d.

各種の生物が その最初の祖先(単細胞生物)から 今日の状態にまで変化してきた過程，

すなわち各種生物の進化の歴史をいう．ゆえに 系統発生という現象は 地球上に存在する各生物が ただ一回 歩んできた道程であって，この点が 同一時期に各個体の数だけ反復される個体発生と 大いに異なるところである．

　系統発生を明らかにするためには，まず過去に生存した生物の遺体すなわち化石を研究する方法がある(**古生物学** palaeontology e., Palaeontologie d.)．しかし 過去に生存した生物が すべてそのままの形態で化石化しているわけではないから，系統発生を究明するための補助的な方法として **比較解剖学** comparative anatomy e., vergleichende Anatomie d. がある．これは現生の生物を比較研究して原始的なものから分化したものへと系統的に分類し，この系列から推して生物進化の過程をうかがおうとするものである．さらに近年勃興した遺伝子分析によって，絶滅した生物の遺体や現生の生物の遺伝子(DNA塩基配列)を比較することによって，それらの祖先関係を探ることが可能になった(**遺伝子系図学** gene genealogy)．

　人類学* anthropology e., Anthropologie d. は広義に解すれば人類に関する一切の事がらを取り扱うものとされているが，狭義には いわゆる **形質人類学** physical anthropology e., physische Anthropologie d. の意味に用いられ，解剖学の重要な一部門をなしている．形質人類学は「人類の比較解剖学」と言いかえることも出来る．すなわち 現生および過去の諸人種の形態学的比較研究を行ない，ひいて「人種の発生史」を明らかにしようとするものである．

5　形態の意味づけ

　生物の形態，人体の構造は，あるいは精緻をきわめ，あるいは機能を果たす目的に みごとに かなっている．それらの形態が「どうして そうなっているのか」を問いかけ，解答を求めて研究することは，解剖学の本領と言えるだろう．しかし「形態の意味」の問いかけ様は，時代とともに多彩に変貌してきた．その歴史を ざっと振り返ってみよう．

　さきに 科学としての，つまり 医学への応用のためのものでなく，学問そのものとしての解剖学を **形態学** とよぶことがあると述べた(2頁)．この Morphologie d.(morphos は「形」，logia は「学」を意味するギリシャ語)という言葉は，ドイツの大詩人であり独創的な科学者でもあった ゲーテ J. W. von Goethe(1749〜1832)によって創られた．

　　花弁や しべ が葉の変形であるという 植物学の重要な学説を提唱したゲーテは，同じ発想から，サルや多くの四足獣の上顎骨の前部にある 顎間骨(切歯骨)が，ヒトでも 胎児から幼児に一過性に現われることを発見し(48頁)，また 脊椎と頭蓋は相同(本質的に同一)であるとする「脊椎論」を提唱して，頭蓋にひそむ分節性を探し求めた．

　ゲーテ流の「形態学」は，生物の多彩な器官が，一つの基本的，代表的な **型** Typ d.(植物の葉，分節状の脊椎など)から派生したものであると考える **類型学** typology　e.,

Typologie d. の立場にもとづいている．そこでは**相同** homology e., Homologie d. と**相似** analogy e., Analogie d. の概念が重要な思考の尺度となっていた．前者は 二つの形象が本質的に（何が「本質的」かは 学派により 時代により異なるが）同じであること，後者は似ているが本質的に異なることを意味する．こうして，体内の一見 異なる形象（頭蓋と脊椎，肋骨と腰椎の横突起，手と足の骨など）を比較して その相同関係を検討することや，異なる動物の構造を比較して 器官の相同関係や その変化の意義を考察すること（比較解剖学）が，形態学者の主要な仕事となった．動物のかたちや器官の構造は多様であるが，造物主は 一つの「基本設計」のもとに それらを創ったにちがいない．その設計図─「造物主の意図」を探り出そうというのが，形態学の目標であった．

　比較解剖学 comparative anatomy e., vergleichende Anatomie d. はフランスのキュヴィエ G. Cuvier(1769～1832)を頂点として発展し，化石動物と現生動物の比較研究も盛んになった．これとは別に，スウェーデンのリンネ C. von Linné(1707～1778)は動物と植物のすべての種を「二名法」で命名し分類して，「自然の体系」を著した．この体系は 比較解剖学の情報を取りこみながら，版を重ねるごとに正確で合理的なものになり，ついに第 10 版(1758)で，霊長目(Primates)という動物群のなかに，ヒトが *Homo sapiens* と命名されて登場する．

　しかし これら多彩な動物が 天地創造とともに出現したものではなく，単純な生物からより高等な動物へ，そして ヒトへと長い時間をかけて変化したとの考えが確立するには，ダーウィン Charles R. Darwin(1809～1882)の進化論（「種の起源」の出版は 1859 年）の普及をまたねばならなかった．

　ドイツの動物学者ヘッケル Ernst Haeckel(1834～1919)は いち早くダーウィンの進化論を受け入れ，無脊椎動物の比較形態学的な知見にもとづいて，海綿動物，腔腸動物から昆虫や哺乳類に至る進化の道程を示す系統樹を創った．ヘッケルはさらに「個体発生は系統発生の簡略な反復である」という大胆な命題を **生物学の根本原理** biologisches Grundgesetz d. と銘うって提起した．個体発生と系統発生の この関係は，なぜ そうなるかを解明することは困難なまま，少なくとも大綱においては 諸現象をよく説明しうるので，研究者の発想の大きな よりどころとなり，近代生物学，形態学の発展の推進力になった．

　からだの諸構造は その特定の機能を果たすという目的に，おどろくほど適合している．こうして機能との関係に着目して「形態の意味づけ」を行なう**機能解剖学** functional anatomy e., funktionelle Anatomie d. の分野が 20 世紀初頭に発展し，今日も盛んである．「存在する形態には きっと機能的な意味がある．」「機能があるところには それを支える形態があるにちがいない．」この発想が，今日も形態学や生理学の発見を促すことが多い．しかしこれは，もはや単純に「造物主の意図」を探る いとなみとは言いにくい．突然変異（遺伝子に起きた偶然の変化）によって生じた動物体や その器官，細胞のうち，適者生存という選択（自然淘汰）を生きのび，繁栄したものなればこそ，機能的目的にかなった形態が存

在するに過ぎないのである．これが 今日の生物学の考えである．

　これに対して，ダーウィンより早く「動物は進化する」ことを唱え，その理由が獲得形質の遺伝にあるとした フランスの大博物学者ラマルク J.B.P. Lamarck（1744～1829）の「用不用説」は，つねに生物学の主流派から退けられてきた．しかし また今日まで，たえず少数の学者によって支持されてきたことも事実である．

　一方，生物が 必ずしもつねに独自の変化と生存競争だけで進化してきたのではないことも，近年 明らかになってきた．他の生物との共生は，寄生虫や共生動物（助け合い生物）のような個体レベルから，細胞や細胞内小器官のレベルまで，偶然 共生に「成功」した一群の動物の形態や代謝系を大きく変えたと考えられる．そればかりでなく，異種の生物のあいだで遺伝子の一部が移行することさえ知られるようになった．

20 世紀末に至って**遺伝子研究**の進歩が，形態学の領域にも新しい局面を開くことになった．昆虫のからだの分節構造を支配するホメオボックス homeobox 遺伝子は，脊椎動物にも見いだされ，脊椎の分節性をはじめ，上肢・下肢の分節構造までを支配していることが判明した．ゲーテの脊椎論は，彼が想像もしなかった広汎な動物界で，遺伝子の相同性の問題として姿を変えた．

　近年 スイスの生物学者 ゲーリング W.J. Gehring らは，マウスに二つの眼球をつくる遺伝子，Pax 6 を特定したが，やがて 同類の遺伝子が ショウジョウバエの眼球をもつくる働きがあることが判明した．ちなみに昆虫の目は根本的に設計の異なる複眼であって，脊椎動物の目とは（相同でなく）相似の関係にあると，従来の生物学は厳しく教えてきたものである．パックス遺伝子は，さらには 最も原始的な動物の一つである プラナリアの目さえも つくることが，明らかにされつつある．

このように 21 世紀には，進化の道すじを遺伝子レベルで，実験によって確かめながら研究することが可能になった．しかし これで「形態の意味づけ」の問題が解決するというわけではない．

ある特定の遺伝子の存否が，どのようにして特定の形質をつくりだすのであろうか．ある酵素が発現するか否かといった，代謝にかかわる場合は説明しやすいが，形態的な形質の発現プロセスは，今日の知識では ほとんど説明不可能なことが多い．遺伝子と形態とのギャップを研究することは，21 世紀の形態学の大きな課題の一つとなるであろう．

1 個の受精卵が どのようなメカニズムで 特定の複雑な構造をもった生物体になるのか，どのようにして異なる器官・組織・細胞がつくり分けられるのか，という**発生機序** Entwicklungsmechanik d. が解明されると，その面からの「形態の意味づけ」が可能になってくる．

　1930 年代にドイツのシュペーマン Hans Spemann（1869～1941）の一派は，発生中の両生類の胚を糸でしばるなどの実験から，原口背唇とよばれる部分に，オタマジャクシの形態形成の司令塔があることを示し，これを**オーガナイザー** organizer e., Organisator d. とよんだ．しかし その化学的本態（オーガナイザーのどんな物質が器官の発生を誘導するか）

緒　論　*13*

は不明のまま60年が経った．

1990年代に浅島 誠は，アクチビンactivinという既知の蛋白性ホルモンが オーガナイザーの本態であることをつきとめ，原口背唇のみならず，発生中の胚のさまざまな場所で，さまざまな濃度のアクチビンが 特定の器官の分化を誘導していることを明らかにした．その後，試験管内にとりだした胚の組織に特定の濃度のアクチビンを加えて，腎臓，膵臓，眼球など，特定の器官を分化させることにも成功している．

このような実験発生学の成果が，遺伝子と形態のすきまを埋めるアプローチの一つになることは，まちがいないだろう．

以上，さまざまな立場からの「形態の意味づけ」の仕方を，時代を追いながら紹介した．しかし これは 本書の改訂の時点での，改訂者の主観的選択によるもので，ここに書かれていない立場で形態の謎解きをしている学者(ないし学派)もある．「形態の意味づけ」は，研究者や学生が 生物や人体の不思議に出会ったとき，自由で個性的な発想によって 試みるべきことである．

そのさい 遺伝子や発生機序といった現代生物医学のキーワードに，必ずしも とらわれることはない．古いストラテジーが かえって有効なこともある．ゲーテの洞察やヘッケルの直観もよい．あるいは反主流のラマルクの ひそみにならうのも面白い．からだの構造という奥の深い自然は，どのような仮説に対しても，それが正しいか どうかの答えを返してくれるはずである．重要なことは，形態の不思議に驚き，問いを発し，自分の眼と脳を使って答えを追求することであろう．

6 解剖学用語

系統解剖学の肉眼的形象に対しては，ラテン語の解剖学用語が定められていて，これがだいたい 万国共通になっている．ところが 顕微解剖学・組織学・発生学・人類学など，新しく発達した領域には ラテン用語は少なく，各国 独自の用語が用いられている．

系統解剖学のラテン用語も，はじめは自然の発達に委ねられていたので，語法的に無秩序であり，また多数の同義語が並び用いられていることもあった．それで，1895年(明治28年)スイスのBaselで開かれたドイツ解剖学会(Anatomische Gesellschaft)で第1回の統一が行なわれた．これがBasler Nomina Anatomica(バーゼル解剖学名)であって，略してB. N. A. という．

ところが 年を経るにしたがい，B. N. A. には用語上の誤りや 解剖学的事実に対する矛盾，解剖学の進歩に合わない不備などが多くなってきたので，約10年にわたって検討のすえ，1935年(昭和10年)Jenaで開催されたドイツ解剖学会で改訂用語が決定された．これがJenaische Nomina Anatomica(イエナ解剖学名)で，I. N. A. と略称されている．

I. N. A. は いろいろの点で B. N. A. より優れていた．しかし あまりに理論に走りすぎ

て，実用の面を無視した うらみが ないでもなかった．それでも ドイツや日本では，新刊の解剖学書には ほぼ全面的に I. N. A. が採用された．その他の諸国では学術用語に対する態度が消極的で，英米両国では B. N. A. またはそれを英語化した用語が使われ続け，フランスでは古くから B. N. A. もあまり採用されず，自主的な用語が多く用いられていた．

　第二次世界大戦が終わって 1950 年，オクスフォードで開かれた国際解剖学会は，あらたに国際的な解剖学名を制定する申し合わせを行なった．これにしたがって各国委員で協議立案した新用語が 1955 年，パリの国際解剖学会で決定された．これを P. N. A. (Pariser Nomina Anatomica の略)という．P. N. A. は だいたい B. N. A. を根幹として つくられたものではあるが，新しい面も加味されており，また I. N. A. から採用された用語も少なくない．この P. N. A. に対しては，1960 年のニューヨークの国際解剖学会などで何度か修正が行なわれて 今日に至っている．

　わが国の解剖学用語はどのようにして出来たか．その歴史はおよそ 230 年の昔にさかのぼる．蘭学事始めで有名な杉田玄白は その著「解体新書」(1774 年)でかなりの基本語を造っており，その後 大槻玄沢(重訂解体新書 1798 年)，宇田川玄真(医範掲綱 1805 年)らの努力によって わが解剖学名は ますます整備された．明治になって西洋医学が新しく輸入されるにおよび，文部省［解体学語箋 1871 年(明治 44 年)］，村松矩明［解剖訓蒙 1872 年(明治 5 年)］，田口和美［解剖攬要 1877 年(明治 10 年)］，奥山虎章(解剖生理学語部 1881 年(明治 14 年)］などによって 近代解剖学用語に対する日本名が 次第につくりあげられてきた．

　しかし 現在われわれが使用する統一された解剖学用語は，鈴木文太郎が その生みの親である．氏はヨーロッパにおいて B. N. A. が創定されたのを受けて，在来の日本用語を参照しながら，その日本語訳をつくったのである．この日本用語を B. N. A. と対照させた「解剖学名彙」が世に出たのは 1905 年(明治 38 年)のことであった．この用語は今から見ると ずいぶん むつかしい字が多く，不備な点も見出されたので，鈴木の歿後，日本解剖学会は委員会を設けてその改訂を委ね，1932 年(昭和 7 年)に「改訂解剖学名彙」が完成した．これが わが国最初の公定用語である．

　しかし この公定用語は，その後いく年も経ないで再び改訂されることになる．それは 上に記したように，ドイツ解剖学会で B. N. A. に代わって I. N. A. が公定されたからである．このたびの日本用語改訂の委員は 1940 年に発足し，1943 年には すでにその改訂原案を完成したのであったが，大戦中 印刷事情悪化のため，ようやく戦後 1947 年になって「解剖学用語」という書名で丸善書店から発刊された．

　ところが 1955 年 P. N. A. が現われ，日本解剖学会も これを採用することに決定したので，その影響を受けて 日本学名も三たび改変の必要に迫られた．日本解剖学会が 新しい委員会の努力によって「解剖学用語」の改訂版を出したのは 1958 年である．その後 1960 年の P. N. A. の修補にともない，日本用語はまた相当の改変を行ない，「解剖学用語」1963 年版から それが載せられている．

　以上のように記すと，日本の用語は いつもラテン用語に追随していて，いかにも自主性がないように見える．しかし，われわれが国際用語として公認されたラテン用語を採用する以上，日本用語が原則として その日本語訳となることは，むしろ当然のことである．どの場合においても，盲目的な追随でなくて，独自の立場で冷静な判断が下されていること，また それと並んで わが国語に対する社会の進運と いつも同調が保たれてきたことを強調しておきたい．

16　緒　　論

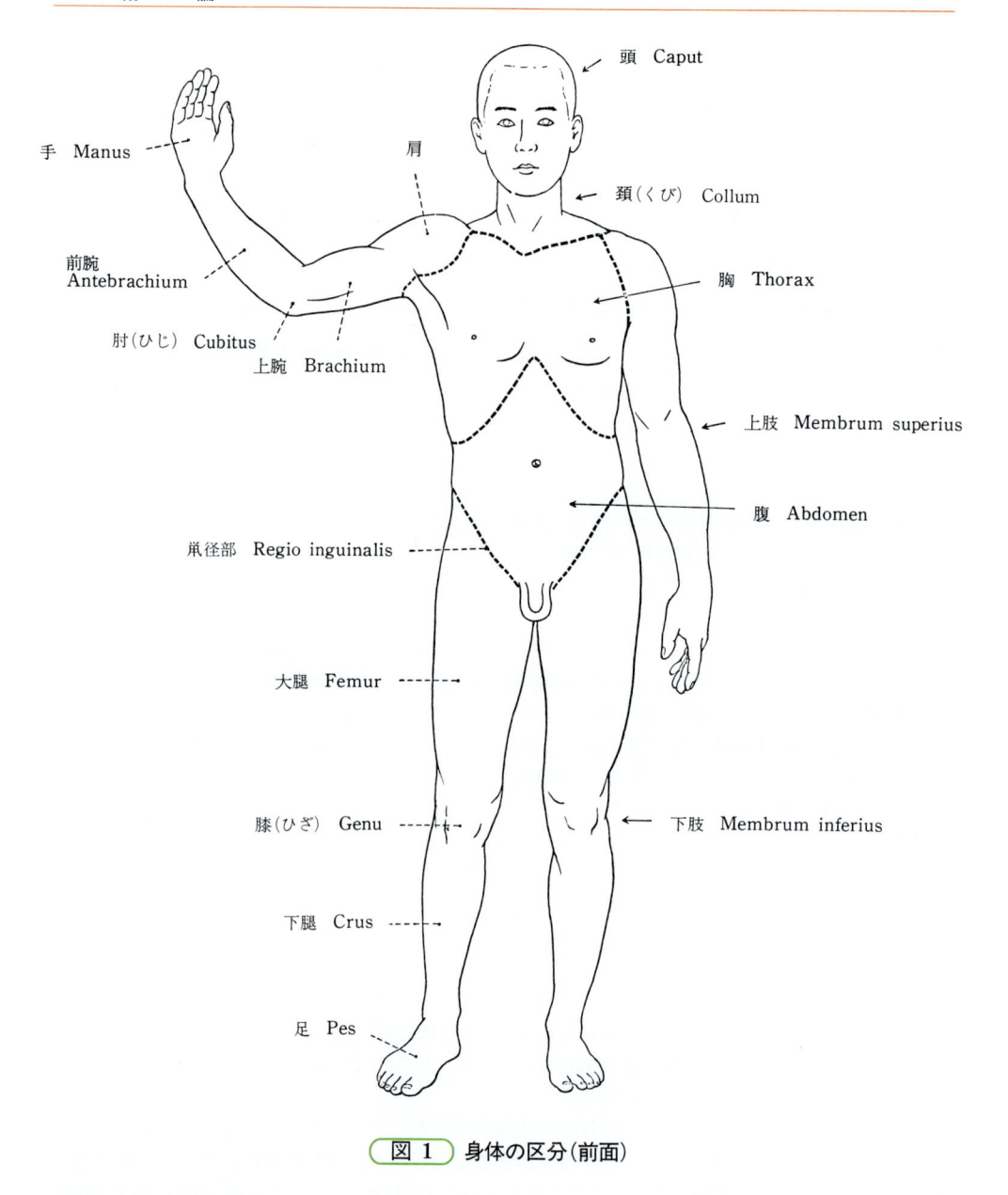

図1　身体の区分（前面）

7　人体の外形と部位

　人体は，脊椎動物の一般体形にしたがって，**左右対称形**である．からだの中央を通る 正中面によって左右両半に分けられるが，その他の いかなる方向の断面によっても これを切半することは出来ない．内部構造には 消化器や心臓のように 左右非対称性のものが少なくないが，これらは 発生の初めには やはり左右対称的につくられるのであって，ただ二次的に対称性を失ったものにすぎない．

　人体は 外形からも内部構造からも**体幹**と**体肢**に分けられる．体幹は 身体の中軸をなす

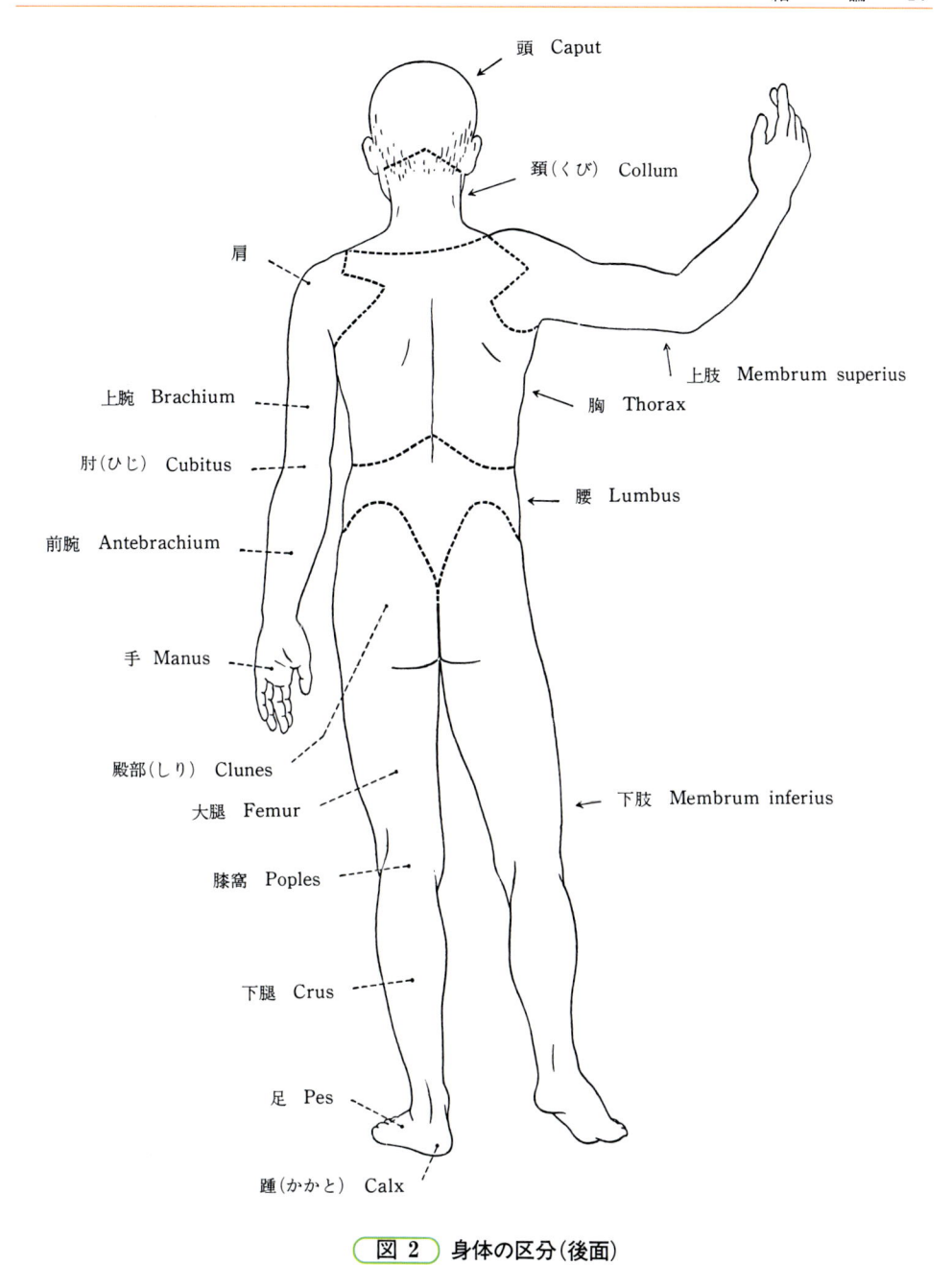

頭 Caput
頸（くび）Collum
肩
上肢 Membrum superius
上腕 Brachium
胸 Thorax
肘（ひじ）Cubitus
腰 Lumbus
前腕 Antebrachium
手 Manus
殿部（しり）Clunes
下肢 Membrum inferius
大腿 Femur
膝窩 Poples
下腿 Crus
足 Pes
踵（かかと）Calx

図 2 身体の区分（後面）

部分で，体肢は これから左右に出た棒のような 2 対の突起（**上肢**と**下肢**）である．

　体幹と体肢は その組み立てと機能が 全くちがっている．体幹は内部に内臓と中枢神経とを収め，生命の維持に必要な諸器官は すべてここに集まっていると考えてよい．したがって その構造も極めて複雑である．これに反して，体肢は運動器官として体幹から伸び出した骨格とこれを動かす筋肉，それに脈管と神経が分布しているにすぎない．

1. 体　幹 truncus, trunk e., Stamm d.

体幹は さらに つぎの4部に分けられる．

① 頭（あたま）caput, head e., Kopf d.
② 頚（くび）collum, neck e., Hals d.
③ 胸（むね）thorax l., e., chest e., Brust d.
④ 腹（はら）abdomen l., e., Bauch d.

これら各部の間には一応 境界線が規定されている．図1,2に示したように，頭と頚とは下顎の下縁から顎関節と乳様突起を経て 外後頭隆起に達する線，頚と胸とは 胸骨の上縁から鎖骨の上縁に沿って肩峰に達し，さらに第7頚椎の棘突起におよぶ ほぼ水平に走る線，胸と腹とは 前面正中線上の剣状突起から右左の肋骨弓に沿って下方に凸弯し，第12胸椎の棘突起に達する線が その境をなしている．

頭は さらに狭義の頭と**顔** facies, face e., Gesicht d. に分けられ，目と耳を結ぶ線がその境である．頚の後面を**項**（うなじ）nucha, nape of the neck e., Nacken d. という．体幹の背面のうち，頚・胸・腹の3部の範囲にある部分を まとめて**背**（せなか）dorsum, back e., Rücken d. という．その左右の広がりは 体表の上では はっきりしないので，便宜的に胸腹部では 左右の肩甲骨に はさまれた範囲とされている（胸と腹とを あわせて**胴** torso e. ということがある．便利な言葉であるが，正式の解剖学名ではない）．腹の後外側部で脊柱の両側の部位を**腰** lumbus, loin e., Lenden d. という．

2. 上　肢 membrum superius, upper limb e., obere Extremität d.

上肢は さらに，

① 上腕（にのうで）brachium, upper arm e., Oberarm d.
② 前腕（まえうで）antebrachium, forearm e., Vorderarm d.
③ 手 manus, hand e., d.

の3部に分けられる．

上腕と体幹との移行部で肩関節を包んでいる範囲を**肩** shoulder e., Schulter d. というが，その広がりは はっきり規定されていない．肩の下面で胸壁と上腕との間に はさまれたくぼみを**腋窩**（わきのした）axilla, armpit e., Achselhöhle d. という．また上腕と前腕との移行部で肘関節に相当した場所を**肘** cubitus, elbow e., Ellenbogen d. といい，その前面で 上腕と前腕の境にある浅く くぼんだ部位を**肘窩** fossa cubitalis, cubital fossa e., Ellenbogengrube d. という．手は さらに **手根**（てくび）carpus, wrist e., Handwurzel d. と**中手** metacarpus l., e., Mittelhand d. と**指**（ゆび）digiti, fingers e., Finger d. に区別され，手根と中手の前面を**手掌**（てのひら）palma manus, palm e., Handteller d., 後面を**手背**（てのこう）dorsum manus, back of the hand e., Handrücken d. という．

3. 下　肢 membrum inferius, lower limb e., untere Extremität d.

下肢も さらに，
① 大腿（ふともも） femur, thigh e., Oberschenkel d.
② 下腿（すね） crus, leg e., Unterschenkel d.
③ 足 pes, foot e., Fuß d.

の3部に区分される．

　大腿と腰との間にあって 後方に大きく膨らんだ部位を **殿部**（しり）clunes, buttocks e., Gesäß d. といい，下腿の移行部で下肢の折れ曲がるところを **膝**（ひざ）genu, knee e., Knie d.，その後面で少しくぼんだところを **膝窩** poples, popliteal fossa e., Kniekehle d. という．足も手と同様に **足根**（あしくび） tarsus l., e., instep e., Fußwurzel d. と **中足** metatarsus l., e., Mittelfuß d. と **指** digiti, toes e., Zehen d. の3部に区分され，足根と中足の下面を **足底**（あしのうら） planta, sole e., Fußsohle d.，上面を **足背**（あしのこう）dorsum pedis, dorsum of the foot e., Fußrücken d. という．

8　からだの方向用語

　解剖学では，体部の記載を正確明瞭にするために，方向を示す用語が規定されている．その主要なものを示す．

　矢状 sagittalis, sagittal e., d.：　身体を前後に貫く水平線の方向（つまり からだを正面から矢が貫く方向）を矢状といい，この線をふくむ鉛直面を **矢状面** sagittal plane e., Sagittalebene d. という．矢状面は無数にある．矢状面のうちで体を左右に切半するものをとくに **正中面** median plane e., Medianebene d. といい，その面の方向を **正中** medianus, median e., d., 正中面と体表面との交線を **正中線** median line e., Medianlinie d. という．

　前頭 frontalis, frontal e., d.：　矢状面に垂直な鉛直面を **前頭面** frontal plane e., Frontalebene d. といい，その方向を前頭という．前頭面も また無数にある．

　水平 horizontalis, horizontal e., d.：　直立位において地面に並行な面を **水平面** horizontal plane e., Horizontalebene d. といい，その面の方向を水平という．水平面もまた無数にある．水平面・前頭面・矢状面の3者は たがいに直交する．

　内側 medialis, medial e., d. と **外側** lateralis, lateral e., d.：　2点のうちで正中面に近いものを内側，遠いものを外側という．

　内 internus, internal e., inner d. と **外** externus, external e., äußer d.：　2点のうちでからだ あるいは 器官の中心に近いものを内といい，遠いものを外という．これを **深** profundus, deep e., tief d. および **浅** superficialis, superficial e., oberflächlich d. ということもある．いずれの場合に内外，深浅を用いるかは 習慣と好みの問題であって，両者の間に はっきりした区別はない．

　前 anterior l., e., vorder d. と **後** posterior l., e., hinter d.：　直立位で からだの前面に近

い方を前，後面に近い方を後という．ところが この概念は四足獣では あてはまらないし，また病床に臥したり，手術台に横たわっている病人に対した場合には，錯覚を起こしやすい．それで I. N. A. では anterior を ventralis（「腹側」の意）に，posterior を dorsalis（「背側」の意）にしたが，日本名はこれに追随しなかった．P. N. A. では B. N. A. にもどって anterior, posterior 方式をとった．

上 superior l., e., ober d. と **下** inferior l., e., unter d.： これもまた直立位での上下である．それで「前」・「後」の所で述べたと同じ理由から，I. N. A. ではこれを cranialis（「頭側」の意），caudalis（「尾側」の意）と改称したが，P. N. A. と日本名は もとの通りである．

近位 proximalis, proximal e., d. と **遠位** distalis, distal e., d.： 主として体肢に用いられる．2点のうちで，体幹に近い方を近位，遠い方を遠位という．

9 体部の形態に関する名称

解剖学では 一定の形態を有する体部に対して 一定の名称が与えられている．以下その主要なものだけを解説しよう．

1. 骨その他の器官の部位に関する名称

体 corpus, body e., Körper d.： 骨 または 器官の中央部を占める主部をいう．例： 上顎体・胃体・子宮体など．

頭 caput, head e., Kopf d.： 骨あるいは その他の器官の端の円く肥厚した部分．例： 上腕骨頭・大腿骨頭・膵頭など．頭の小さいものを **小頭** capitulum l., e., Köpfchen d. という．例： 上腕骨小頭．

頸 collum, neck e., Hals d.： 他部よりくびれて細くなっている場所．例： 下顎頸・大腿骨頸・歯頸など（子宮頸だけは collum とよばずに cervix とよぶ．また人体の頸部（くび）は この両者 どちらを使ってもよい）[1]．

尖 apex l., e., Spitze d.： 器官の とがって細くなった部分．例： 歯根尖・肺尖など．

底 basis, base e., Basis d.： 器官の上面・下面を問わず，ほぼ水平に広がっているところ．例： 頭蓋底・胃底・子宮底など．

面 facies, surface e., Fläche d.： 器官の表面．例： 骨の関節面・肺の肋骨面・横隔面・縦隔面など．

縁 margo, edge or border e., Rand d.： 2面の相交わる線．例： 肩甲骨の内側縁・上縁・外側縁など．

壁 paries, wall e., Wand d.： 空洞の外を囲む面．例： 鼻腔の内側壁・外側壁・上壁・下壁など．

---

[1] だから頸神経は Nn. *cervicales* といい，頸横神経は N. transversus *colli* という．

葉 lobus, lobe e., Lappen d.： 器官を大きく区分したとき その各部をいう．例： 肺の上葉・中葉・下葉，脳の前頭葉・頭頂葉・側頭葉など．

門 hilus l., e., Hilus d.； porta l., e., Pforte d.： 器官の表面の一部で導管・脈管・神経などが出入するところ．ふつう その部は少しくぼんでいる．例： 肺門・腎門・肝門など．

2. 突出部に関する名称

突起 processus, process e., Fortsatz d.： 表面から突き出している部で，多く骨に用いられるが，内臓その他の軟部に対しても使われることがある．例： 乳様突起・鈎状突起（膵臓）など．

果(か)(顆) condylus, condyle e., Höcker d.： 肥厚している（盛りあがっている）突起．例： 後頭果(顆)・大腿骨や脛骨の内側果・外側果など．

結節 tuberculum, tubercle e., Höckerchen d.： 周囲から比較的はっきりと区別された肥厚部．例：おとがい結節・耳介結節など．

隆起 protuberantia, protuberance e., Protuberanz d.： 骨の小さい突出部．例：おとがい隆起・内外後頭隆起など．

粗面 tuberositas, tuberosity e., Tuberosität d.： 骨において 周囲から多少 隆起したザラザラした面で，一般に筋の付着部である．例： 脛骨粗面・橈骨粗面・尺骨粗面など．

棘(きょく) spina, spine e., Dorn d.： バラのとげのような小突出部で，ふつう骨に用いられる．例： おとがい棘・坐骨棘など．

稜(りょう) crista, crest or ridge e., Kamm d.： 長く連なる隆起．例： 腸骨稜・膨大部稜など．

ひだ(襞) plica, fold e., Falte d.： 膜状の構造が折れて 隆起しているもの．以前には「皺(すう)襞(へき)」といった．例： 輪状ひだ・舌下ひだ など．

乳頭 papilla l., e., Papille d.： ちくび状の突出部で 軟部の形象に用いられる．例：舌乳頭・腎乳頭など．

3. 陥凹部・管・空洞などに関する名称

窩(か) fossa l., e., pit or depression e., Grube d.： 表面から陥凹している場所．例： 側頭下窩・犬歯窩・腋窩・卵円窩など．なお fovea というラテン名も「窩」と訳されているが，これは fossa より浅いものをさすことが多い．

切痕(せっこん) incisura, cut or notch e., Einschnitt d.： 骨または器官の辺縁が刀でえぐったように弯入している部．例： 下顎切痕・坐骨切痕・肺の心切痕など．

裂(れつ) fissura, fissure e., Spalte d.： 裂け目のような狭い間隙．例： 上下眼窩裂・外側大脳裂など．

溝 sulcus, groove or furrow e., Furche d.： 細長い陥凹部，みぞ．例： 顎舌骨神経溝・分界溝など．

孔 foramen, hole e., Loch d.： 骨にも軟部にも用いられる．例： おとがい孔・舌盲孔など．

管 canalis, canal e., Kanal d.： 孔の長くなったもので，骨にも軟部にも用いられる．例： 下顎管・脊髄中心管など．このほか ductus, duct e. も「管」と邦訳されるが，これは 分泌物その他の液を通す，軟組織で出来た管をいう．例： 胸管・蝸牛管などをはじめ，すべての腺の導管[1]．

道 meatus l., e., Gang d.： 管の太いもの（例： 内外耳道）または周囲から多少境された通路（例：鼻道）．

洞（どう）sinus l., e., Höhle d.： 広い空洞の意味で，次のような さまざまな対象に用いられる．(1) 上顎洞・前頭洞・蝶形骨洞などは副鼻腔であって，なかに空気を容れている．(2) 硬膜静脈洞は脳硬膜の両葉の間の間隙で，なかに静脈血が通っている．(3) リンパ洞・脾洞などのように脈管がとくに拡張して，なかに血液またはリンパを容れているもの．

腔（くう）cavum, cavity e., Höhle d.： 体内にある空間または室．例： 頭蓋腔・口腔・腹膜腔など．

前庭 vestibulum, vestibule e., Vorhof d.： 玄関の意味で，ある室の手前の室をいう．例： 口腔前庭・腟前庭など．

4. 線に関する名称

線 linea, line e., Linie d.： 線状をなしている体部で，骨にも軟部にも用いる．例： 顎舌骨筋線・白線など．

弓 arcus, arc or arch e., Bogen d.： 弓形の体部．例： 頰骨弓・口蓋舌弓・口蓋咽頭弓・大動脈弓など．

わな ansa, loop e., Schleife d.： 縄のわなのようなU字状の体部をいう．以前には「係蹄」といった．例： 頚神経わな・ヘンレのわな など．

輪 circulus, circle e., Kreis d.； anulus, ring e., Ring d.： 環状の体部で，いろいろの物に用いられる．例： 大脳動脈輪・鼡径輪など．

角 angulus, angle or corner e., Winkel d.： 2線が交差して生じた幾何学的な角をいうことがあり，また漠然と「かど」の部分を指すこともある．例： 下顎角・胸骨角・口角など．

枝 ramus, branch e., Ast d.： ふつう脈管・神経などの枝に用いるが，下顎枝や恥骨枝のように 骨が細長く伸び出た部分をさすこともある．

叢（そう）plexus l., e., Geflecht d.： 多数の すじ状の構造が錯綜したものに用いる．例：静脈叢・神経叢など．

---

1) それでラテン名では *canales* semicirculares と *ductus* semicirculares, *canalis* nasolacrimalis と *ductus* nasolacrimalis の使いわけが出来るが，日本名では 骨の管と その中にある軟部の管との区別をするには，何かの説明をつけなければならない．

骨格系

24　骨　格　系

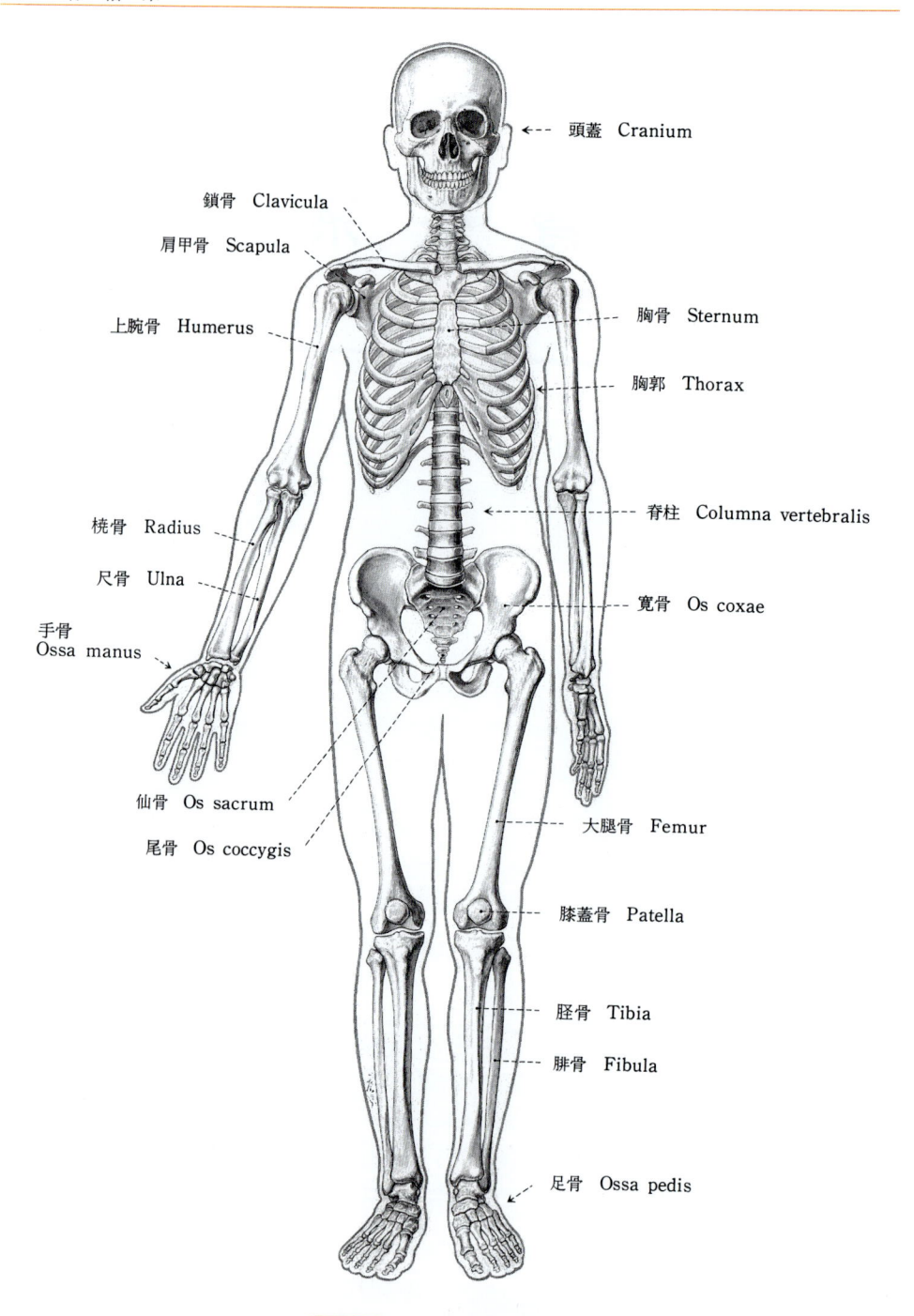

頭蓋　Cranium
鎖骨　Clavicula
肩甲骨　Scapula
上腕骨　Humerus
胸骨　Sternum
胸郭　Thorax
橈骨　Radius
尺骨　Ulna
脊柱　Columna vertebralis
寛骨　Os coxae
手骨　Ossa manus
仙骨　Os sacrum
尾骨　Os coccygis
大腿骨　Femur
膝蓋骨　Patella
脛骨　Tibia
腓骨　Fibula
足骨　Ossa pedis

図 3　骨格の全景（前面）

骨　格　系

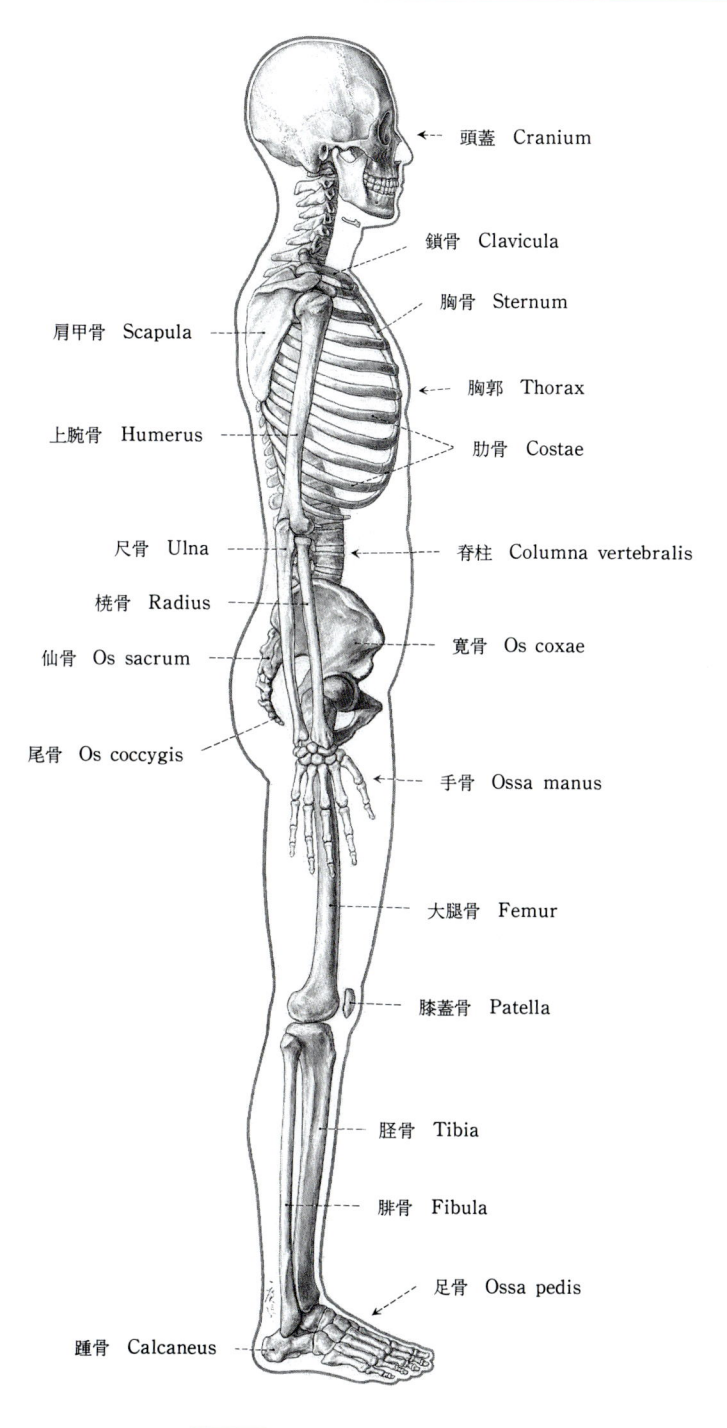

頭蓋　Cranium
鎖骨　Clavicula
胸骨　Sternum
肩甲骨　Scapula
胸郭　Thorax
上腕骨　Humerus
肋骨　Costae
尺骨　Ulna
脊柱　Columna vertebralis
橈骨　Radius
仙骨　Os sacrum
寛骨　Os coxae
尾骨　Os coccygis
手骨　Ossa manus
大腿骨　Femur
膝蓋骨　Patella
脛骨　Tibia
腓骨　Fibula
足骨　Ossa pedis
踵骨　Calcaneus

図 4　骨格の全景（側面）

26　骨　格　系

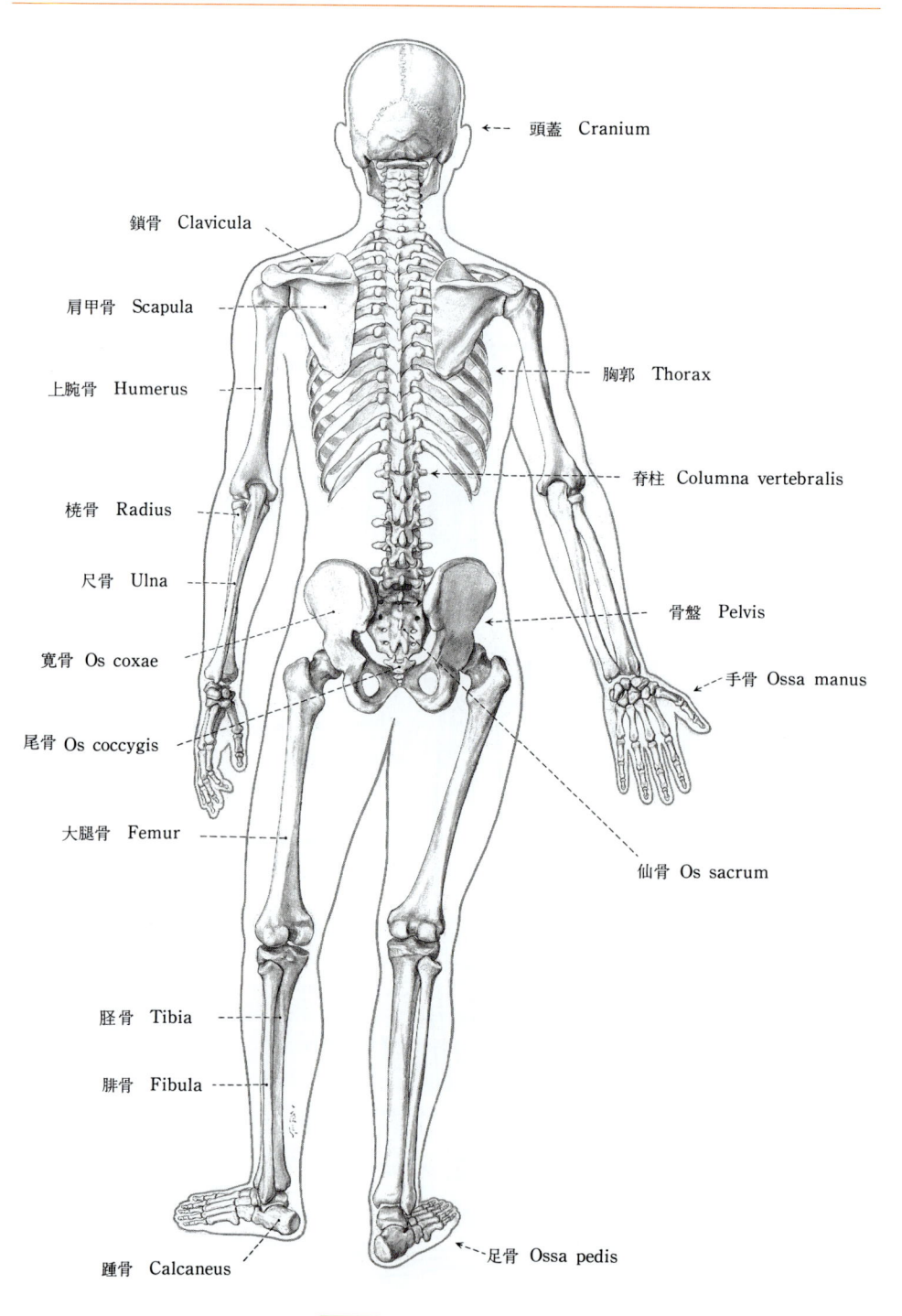

頭蓋　Cranium
鎖骨　Clavicula
肩甲骨　Scapula
上腕骨　Humerus
胸郭　Thorax
橈骨　Radius
脊柱　Columna vertebralis
尺骨　Ulna
寛骨　Os coxae
骨盤　Pelvis
尾骨　Os coccygis
手骨　Ossa manus
大腿骨　Femur
仙骨　Os sacrum
脛骨　Tibia
腓骨　Fibula
踵骨　Calcaneus
足骨　Ossa pedis

図 5　骨格の全景（後面）

総　論

　単細胞動物は言うにおよばず，多細胞動物でも体制が簡単なものは，全身が軟組織ばかりから出来ている．しかし 動物が進化して 複雑で大きいからだをもつようになると，軟組織だけでは からだを支えられなくなって，**骨格*** skelton, skeleton e., Skelett d. という支柱をもつようになる．骨格が発達すると 筋がこれに付着するから，骨格は単なる**支柱**としてばかりでなく，同時に **受動的運動器官**として 重要な役割を果たすようになる．つまり骨格は いくつかの部分に分かれて，各部が たがいに動き得るようになっている．

　骨の存在理由として忘れてならないのは，骨が生体の活動に最も重要な物質のひとつ，カルシウムの貯蔵場をなしていることである．一見 静止して不変の建造物のようにみえる骨を顕微鏡でしらべると，骨のいたるところで骨質の沈着（骨芽細胞―後述―による新生）と吸収（破骨細胞による破壊）が起きており，この二つの相反する活動のバランスによって，血中に遊離するカルシウムと 骨に貯えられるカルシウムの平衡が保たれている．

1　骨格の構成

　骨格には 昆虫や甲殻類に見られるような **外骨格**と，脊椎動物にみられるような **内骨格**がある．内骨格の構成単位をなすものは **骨*** os, bone e., Knochen od. Bein d. という器官で，人体では骨の全数は 200 あまり[1]である．これらが主として**結合組織**，とくに**靱帯** ligament e., Band d. によって連結されて骨格をつくるのであるが，骨格の構成には なおいくつかの**軟骨*** cartilago, cartilage e., Knorpel d. が関与している．

　骨は骨格を構成する要素であって，しかも それぞれが一つの器官である．したがって 骨には その存在の場所によって，それぞれ一定の形がある．

　骨の形は千差万別であるが，およその共通点をとらえて，**長骨・短骨・扁平骨・不規則形骨**などに分類する．上腕骨や大腿骨は長骨，手根骨や足根骨は短骨，頭頂骨や前頭骨は扁平骨，椎骨や下顎骨は不規則形骨の例である．しかし これらの区別は あくまで便宜上のものであって，すべての骨を これらの分類にあてはめることは困難である．

　また篩骨・上顎骨・側頭骨などのように，内部に空洞があって 生体で その中に空気を容れているものを**含気骨** os pneumaticum ということがある．このように骨の内部に空気を容れているのは，骨を軽くする目的からであると思われる．含気骨のもっともよく発達しているのは鳥類である．

　体肢の長骨は内部に骨髄を容れる**髄腔***（ずいくう） cavum medullare があって，管状をなしている．

---

[1] 全身の骨の数を正確に言うことはむつかしい．尾骨や手足の種子骨の数をはじめ，あらゆる点で変異を示すことが一つ，耳小骨のような特殊の骨を 骨格の中に数えるかどうかが また一つの問題である．

このような**管状骨**の中央部を**骨幹*** diaphysis，両端部を**骨端*** epiphysis という．管状骨は体肢の長骨に見られるのみで，鎖骨や肋骨のような長骨では，内部は やはり海綿質で充たされている．

　人体では，ほとんどすべての骨が隣りの骨と関節をいとなんでいる．したがって，そのような骨には **関節面**（後述）があるわけで，この部は軟骨層でおおわれて 自由表面をもっている．

2 骨の構造

骨は一般に つぎの4種類の組織から出来ている．

1. 骨　質

　骨の主部をなすもので，組織学的には骨組織（すなわち骨細胞とこれを取りまく基質）で出来ている．骨質に**緻密質*** substantia compacta と**海綿質*** substantia spongiosa とが区

関節軟骨　Cartilago articularis
骨端線　Linea epiphysialis
海綿質　Substantia spongiosa
骨膜　Periosteum
骨髄　Medulla ossium
緻密質　Substantia compacta
骨膜　Periosteum

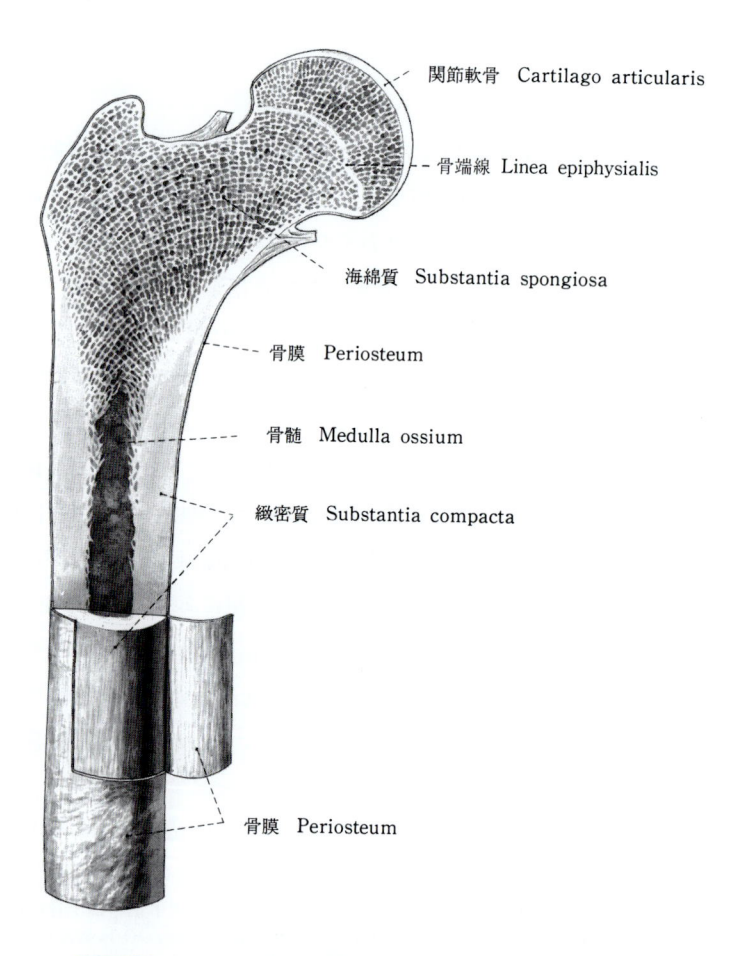

図 6　骨の内部構造（大腿骨）

別される．前者は骨の表層部を占め，後者は内部にみられる．管状骨では骨幹は厚い緻密質から成り，骨端は主に海綿質で，その表層だけが薄い緻密質の層で出来ている．

　　頭蓋冠を形成する扁平骨では，2枚の緻密質板の間に海綿質がはさまれている．この海綿質層を**板間層** diploë という．また 鼻腔壁などにみられる薄い骨板は 海綿質を欠き，緻密質だけから成っている．

2. 軟骨質

骨が別の骨と関節をつくるところでは，弾性の緩衝帯として 軟骨の層に おおわれている．これを**関節軟骨*** cartilago articularis, articular cartilage e., Gelenkknorpel d. という．また 骨端と骨幹の境界には軟骨の層がある．これは 骨の長軸方向への成長をいとなむ層で，**骨端軟骨*** cartilago epiphysialis, epiphysial cartilage e., Epiphysenknorpel d. という．関節軟骨も骨端軟骨も組織学的には硝子(ガラス)軟骨である．成長線の軟骨質は骨の発育が止まると骨化してしまうが，その部は生涯 海綿質の骨柱の排列がちがっていて，緻密質様の構造を示すから，断面を肉眼でみるか(図6)，X線写真を撮れば よくわかる(図12)．管状骨では このような 骨端軟骨の骨化した痕を **骨端線*** linea epiphysialis, epiphysial line e., Epiphysenlinie d. という．

3. 骨　髄* medulla ossium, bone marrow e., Knochenmark d.

海綿質の骨柱の間の小腔と管状骨の髄腔とを充たしている軟組織で，組織学的には細網組織である．骨髄は 造血作用をいとなんでいるものは赤いが(**赤色骨髄**)，その作用を失ったものは脂肪化していて黄色くみえる(**黄色骨髄**)．骨髄の脂肪化は生理的現象であって，脂肪化して行く順序と年齢とは だいたい一定している．成人では 体肢の管状骨の骨髄はほとんど黄色骨髄となっているが，体幹の骨は 一般に生涯 赤色骨髄をもっている[1]．

　　骨髄は骨に必要な構成要素ではない．骨髄のない骨は小型動物(ことに魚類)には いたる所にみられ，造血は脾臓や肝臓で行なわれる．人体でも，耳小骨のような小骨や鼻腔壁の薄い骨片は骨髄を欠いている．人体の大きな骨でも，頭蓋骨では骨髄の代わりに空気を入れているものがある(含気骨)．これは骨格を軽くするためで，鳥類では体幹にも含気骨がよく発達している．

4. 骨　膜* periosteum l., e., Periost d.

骨膜は 骨の表面に密着して これを包む薄い膜で，組織学的には交織結合組織で出来ている．ただし 骨の関節面には骨膜はない．

骨膜は 胎生期から青年期に至るまでは，骨の表面に骨質を新生することによって **骨の太さの成長を** いとなんでいるが，骨の成長が止むと 多数の細血管を骨質の中に送りこん

---

[1] 臨床で骨髄の組織学的検査をするための穿刺には，ふつう胸骨や腸骨(の腸骨稜，91頁参照)が選ばれるが，両骨が 1) 皮下に浅く存在すること，2) 緻密質が薄いから穿刺が容易なこと，3) 両骨では骨髄が生涯 造血機能を行なっていることによる．

で，その栄養を助けている．しかし成人においても，骨折や手術で骨に損傷や欠損が起こると，骨膜は若返って再び造骨機能を取りもどし，**骨質の新生**を行なう．

骨膜と骨質との結合は至って強固で，丈夫なピンセットを使っても，剥がしにくいことが多い．それは骨膜が骨の表面に密着しているだけでなく，その結合組織線維が釘を打つように 骨質の中に進入しているからである．これを **シャーピー線維*** Sharpey's fiber e., Sharpeysche Faser d. とよぶ(図7)．一方，骨膜には筋の腱が進入しているから，骨膜は筋と骨の結合の媒介をしている．

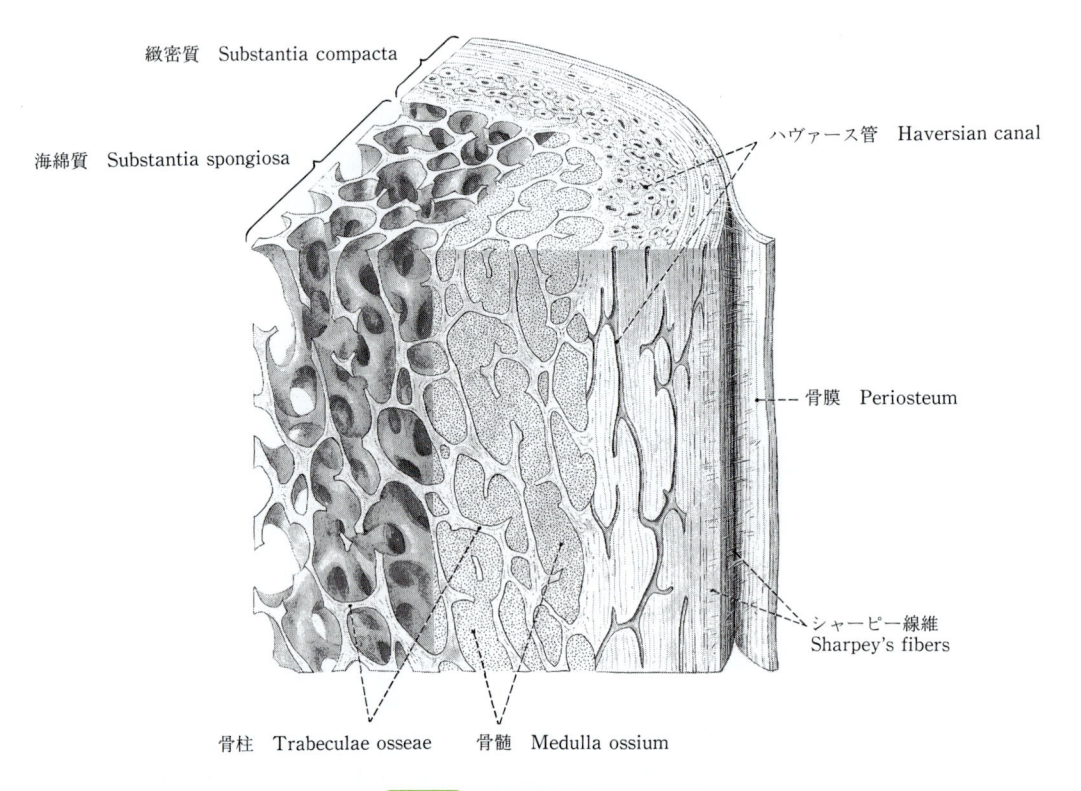

図 7 骨の構造を示す立体図
右半では骨膜を剥がしてシャーピー線維を示してあり，左半では骨髄を除いて海綿質の模様を明らかにしてある．

緻密質　Substantia compacta
海綿質　Substantia spongiosa
ハヴァース管　Haversian canal
骨膜　Periosteum
シャーピー線維　Sharpey's fibers
骨柱　Trabeculae osseae
骨髄　Medulla ossium

3 自然の骨と晒した骨

自然の骨には，すでに述べたように骨髄・骨膜・関節軟骨などの軟組織が付属しており，さらに神経や血管が分布している．器官としての骨は，これらの付加物をも含めた全体をさすのである．ところが骨は，その自然の状態から軟組織を取り去っても，形態が本質的には変わらない．骨から軟組織を取り去ることを**浸解**(または**晒す**) maceration e., Mazerieren d. という．もっとも軟組織を完全に除去したら，骨はボロボロに砕けてしまうのであって，ふつうに標本用に晒された骨は 適度の基質線維を保存し，また 関節軟骨も ひか

らびたまま残っている．適度に晒した骨は臭気もなく，腐敗したり脂肪が滲み出したりもしないので，取扱いに便利であり，標本として保存するのに適している．

自然の骨と晒した骨とは，その外形に ほとんど変わりはないというものの，細かい点では両者の間に著しい差のあることを承知しておき，書物の図や写真を見る場合にも，それらが どの状態の骨を対象としているかを，いつも念頭においている必要がある．

骨を晒す いちばん簡単で しかも成績のよい方法は，メスで死体から出来るだけ軟組織を取り去り，骨格を水をいれた容器のなかで腐敗させるのである．気温の低い季節，あるいは仕上げを急ぐ場合には，加熱し，その上 苛性カリまたは苛性ソーダなどを加えることがある．

> 地中に埋められた骨は，一定時間の後に軟組織の大半を失って，人工的に晒したのと同じ状態になるが，さらに長く放置すると 軟組織を失い過ぎて もろくなる．ことに地下水に炭酸を含む場合には，永年の間には骨質が白墨のようになり，ついには崩壊して その形を失う．

4 骨の建築学的構造

骨格は からだの支柱であるとともに，筋によって受動的な運動を行なうものであるから，その構成要素である骨の内部には，みごとな建築学的構造がみられる(図6)．

1. 海綿質の骨柱の排列

骨柱は一見 無秩序の網状排列をなすようであるが，注意深く観察すると，骨に作用する外力の力線の方向に並んでいる．そして このような力線が密に集合した場所が 緻密質に相当しているのであるから，海綿質と緻密質とは一連の建造物をなしていると言える．骨柱のこのような力学的排列は さらした骨の断面で観察できるが，骨のX線像にもみることが出来る(図77, 88)．

2. 緻密質内における結合組織線維の排列

骨の基質のなかには 一般に ごく細い膠原線維(4頁)が密に織り込まれているが，この線維は 骨質緻密質(と海綿質)のなかで力学的な目的に沿って排列している．すなわち 線維排列の主方向は，その骨部にはたらく外力の力線に一致している．骨質の硬さをつくっている石灰塩分(炭酸カルシウムなど)は，外から作用する圧迫に抵抗するものであり，膠原線維は外から加わる引っ張りに抵抗するものであって，両者が あいまって骨の強靱さをつくっているのである．建築物にたとえるならば，石灰塩分はコンクリート，基質線維は鉄筋である．

骨の膠原線維の走向を観察するには，骨を酸の中に漬けて脱灰したのち，その表面を円い錐(きり)で刺す．すると孔が線維の走向に一致した裂け目を示す．骨の表面を密に穿刺し，これに墨汁を塗って余分のものを拭いとると，美しい標本がえられる(図8)．このような裂け

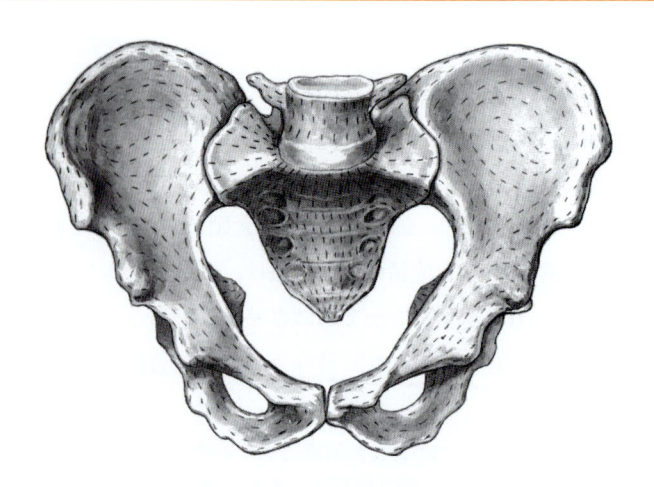

図 8 骨盤における裂隙線の排列［Benninghoff］

目の並んだ状態を**裂隙線**（れつげき）split line e., Spaltlinie d. という．

5　骨の顕微鏡的構造

　骨の もっとも骨らしい部分として，長管骨の緻密質の構造の あらましを述べよう．

　骨の硬い実質は，前述のように 豊富な膠原線維と そのすきまに埋めこまれたカルシウム塩（燐酸カルシウムや炭酸カルシウムのアパタイト結晶）から成る．これは **骨芽細胞** osteoblast e., Osteoblast d. がつくった物質であって，木の年輪のように厚さ 5μm ほどの層を重ねた層板構造になっている．骨の内外の表層部では 骨表面に平行に排列し，内および基礎層板 external and internal basic lamellae e., äußere und innere Grundlamellen d. とよばれる．骨質の内部は骨の長軸方向に走る多数の円柱構造から成り，骨の構成単位という意味でオステオン osteon e., d. または **ハヴァース系** Haversian system e., Haversches System d. （図 9）とよばれる．その中心の**ハヴァース管** Haversian canal e., Haverscher Kanal d. は骨質を養う血管を通している．ハヴァース管が縦走するのに対して，それを横に結び，また骨の内・外面と連絡するのがフォルクマン管 Volkmann's canal e., Volkmannscher Kanal d. である（図 9）．

　骨をつくる骨芽細胞は，左官屋のように層板を塗りながら自身をも塗りこめてゆくので，層板のあいだに **骨細胞** osteocyte e., Knochenzelle d. として閉じこめられる．

　骨を破壊する細胞は **破骨細胞** osteoclast e., Osteoklast d. とよばれる大型の多核細胞である．自身が産生する塩酸と蛋白融解酵素によって骨質を侵食する．

　破骨細胞は骨の形のとりなおし（remodelling）に活躍する（36 頁）だけでなく，完成して一見 安定している骨でも，あちらこちらに毛虫のように取りついて，層板系を侵食する．すると 欠損部は再び骨芽細胞によって 新しい層板系で埋められる．このような破壊と新

骨 格 系 33

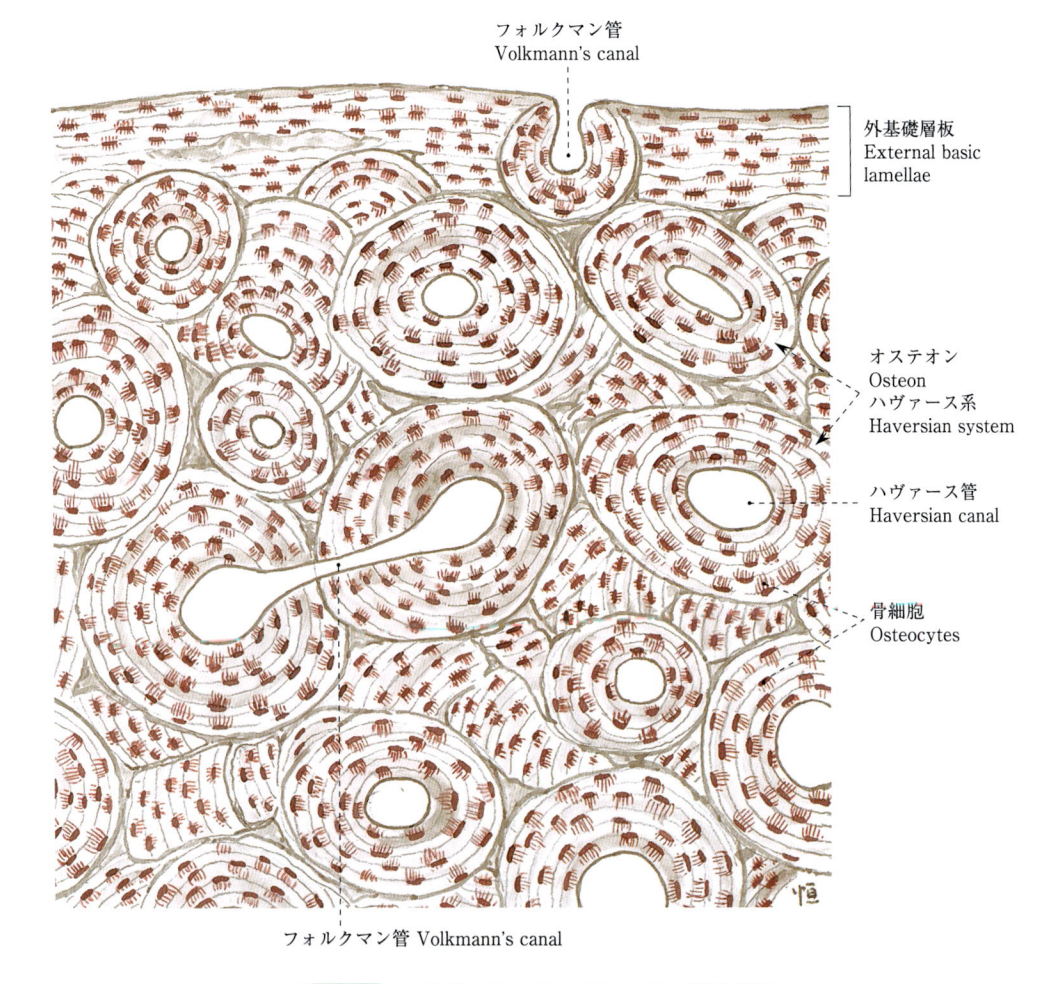

図 9 長管骨の緻密質の構造を示す顕微鏡図
若い男の脛骨の横断，研磨標本をカルボールフクシンに浸した．

ラベル：
- フォルクマン管 Volkmann's canal
- 外基礎層板 External basic lamellae
- オステオン Osteon
- ハヴァース系 Haversian system
- ハヴァース管 Haversian canal
- 骨細胞 Osteocytes
- フォルクマン管 Volkmann's canal

生にさいして，カルシウムが骨から血中に流出したり，血中から骨に貯蔵されたりして，血液のカルシウム濃度が ほぼ一定に保たれる．

　老化やホルモンの失調(女性の閉経後のエストロジェン低下など)によって，骨の侵食が進みすぎ，顕微鏡的にも 肉眼的にも 骨質が減少してスケスケになり，骨折を起こしやすくなった状態が骨粗鬆症[1] osteoporosis l., e. である．

6　骨の発生と成長

　骨は中胚葉に由来する未分化な結合組織(これを間葉という)から発生する．その発生様

---

[1] 骨粗鬆症という むずかしい「業界用語」が，高齢化によって広く用いられるようになったことは，国民にとって はなはだ迷惑である．「松」の字のつくり「公」は(この木の葉が細いので)向こうがよく見えることを意味する(「情報公開」のように)．つまり「松」の字だけで 十分に 骨のスケスケの状態を意味し，音も表現されている．「髟」は長いかみの毛やひげ，ぶらさがっている地衣類などを意味するが，これは切り捨てても，「鬆」の意味を本質的に変えることはない．

式に次の2種がある．すなわち 1)胎生期に 皮膚の深層の結合組織から 直接に発生するもの(**膜性骨，結合組織性骨** membrane bone e., Bindegewebsknochen d.)と，2)まず軟骨が発生し，この軟骨が二次的に骨組織に置きかえられるもの(**置換骨** cartilage bone e., Ersatzknochen d.)である．頭蓋冠，顔面の骨，鎖骨は前者に属し[1]，頭蓋の底部・脊柱・胸郭・体肢の骨は後者に属する(図10)．

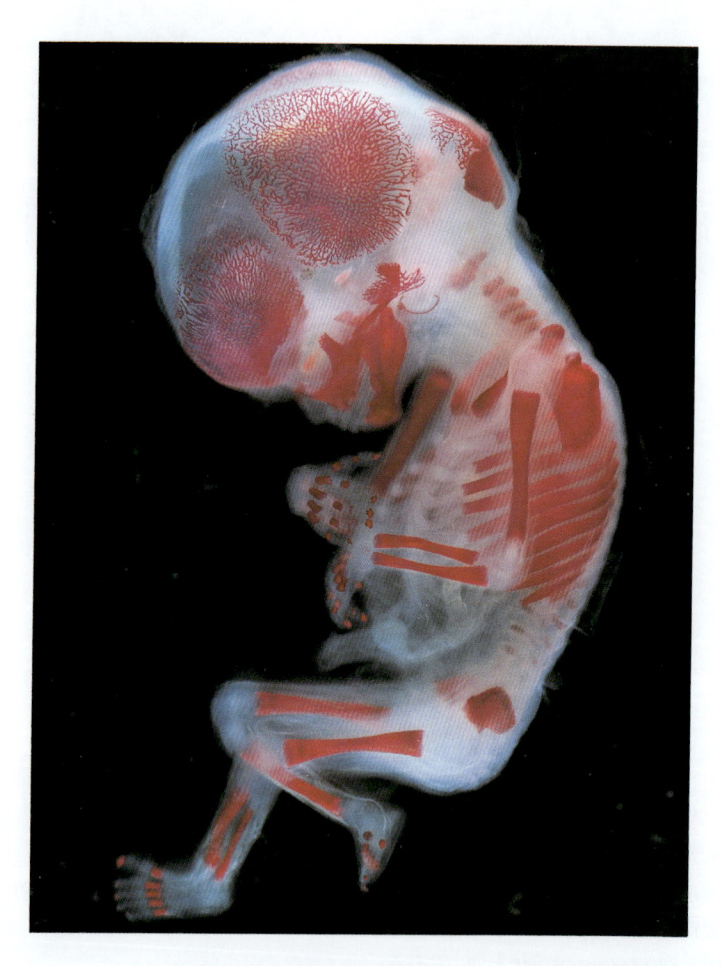

図10 胎齢第16週の胎児の骨格

アリザリンによる染色．石灰化した骨部が赤黒く染まっている．冬緑油で組織が透明にしてある．長管骨は骨幹部だけが石灰化している．頭蓋冠の骨では石灰化が網状にひろがりつつある．
[富山医科薬科大学 金澤寬明助教授作製の標本を日本歯科大学新潟歯学部 熊倉雅彦講師が撮影]

1) 動物の骨格に内骨格と外骨格があることを述べた(27頁)．膜性骨は外骨格に相当し，全身を外骨格で包まれた古代の魚類，甲冑(かっちゅう)魚(カブトウオ類)の頭部・顔面の骨格が，脳などの保護のために残ったものとされる．節足動物(昆虫，カニ，エビ)の外骨格は，骨質でなく，キチン質で出来ている．

1. 結合組織性骨

結合組織性骨の発生は簡単である．間葉組織の細胞が 将来 骨の発生すべき場所で分化して **骨芽細胞** osteoblast e., d. となり，この細胞が 自分の周囲に骨基質をつくってゆく．この骨基質に 次第に石灰塩分が沈着して 硬い骨質になるのである．骨芽細胞は骨質の中に埋まって**骨細胞** osteocyte e., Osteozyt d. となる．

2. 置換骨

置換骨は **まず軟骨として発生**を始める．間葉細胞が分化して軟骨細胞となり，将来の骨の形をした軟骨の小塊をつくる．この軟骨塊の中央部（骨幹部）にカラーを巻いたように骨質が出来る．この部分の軟骨膜が，骨を形成しはじめるからである．以後 **骨の太さの成長**はここで行なわれる．やがて その中央部から血管が侵入し，芯の軟骨組織を吸収して そこに**原始骨髄腔**をつくる．軟骨塊は成長し，原始骨髄腔も拡大され，その骨端とのさかいの部分に，さかんに骨組織がつくられるようになる（図11）．こうして **骨の長さの成長が**ここで行なわれる．

このようにして，はじめ 軟骨の塊だった 骨の ひな型は，骨幹の表層と内部に 骨質の構造をもつようになり，骨端部だけが軟骨質のまま とどまる．この骨端部の軟骨にも，のちに**骨化点** ossification center e., Ossifikationspunkt d. が現われて これが大きく拡が

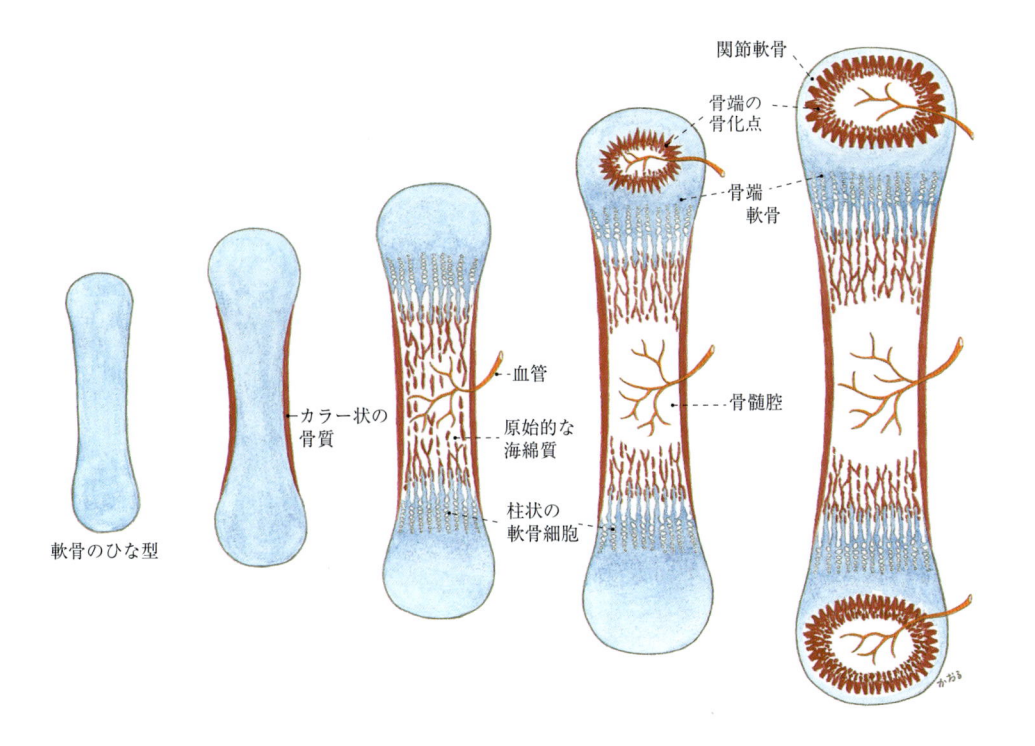

図 11　骨の発生を示す模型図

る．いまや軟骨は，骨端部の表層を除いては 骨幹と骨端の両骨化部の間にだけ残る．そして ここで軟骨細胞が骨幹に向けて盛んに増殖して，基質が骨質に置き換えられていく．この軟骨層を **骨端軟骨*** epiphysial cartilage e., Epiphysenknorpel d. といい，骨の長さの成長をいとなむ(図11, 12)．骨端軟骨の活動は**下垂体の成長ホルモンの支配**を受けている．青年期にこのホルモンの分泌が低下すると，骨端軟骨は活動を停止し，骨質で置き換えられて，前述の**骨端線** として残る(図6)．

　骨は発育にあたって，上に記したように骨質が次から次へと堆積するだけではない．一度生じた骨質も，**改築**が必要になれば 破骨細胞が現われて吸収してしまう．骨髄腔の大きくなるのは そのためであり，また複雑な形の骨が成長しつつその形態を整えて行くのも，不要部分の吸収と必要部分の付加によって可能となる．

　骨組織の成長で注意すべきことは，常に骨質がまわりから付け加えられて行く**付加成長** appositional growth e. だけが起こり，内部で細胞が増殖したり，間質が増大したりすることによる間質性成長 interstitial growth e. がないことである．ところが軟骨には この

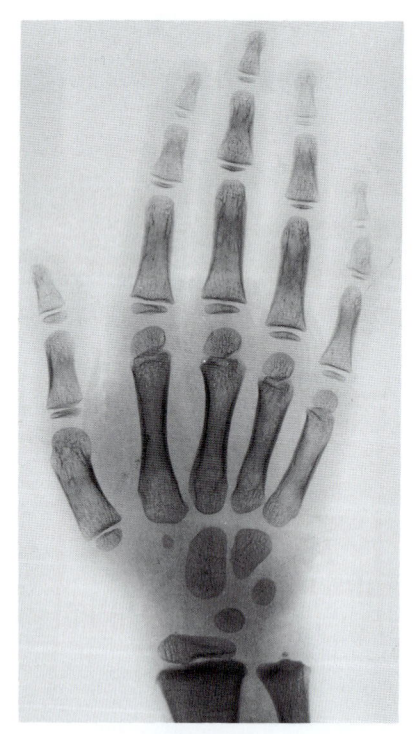

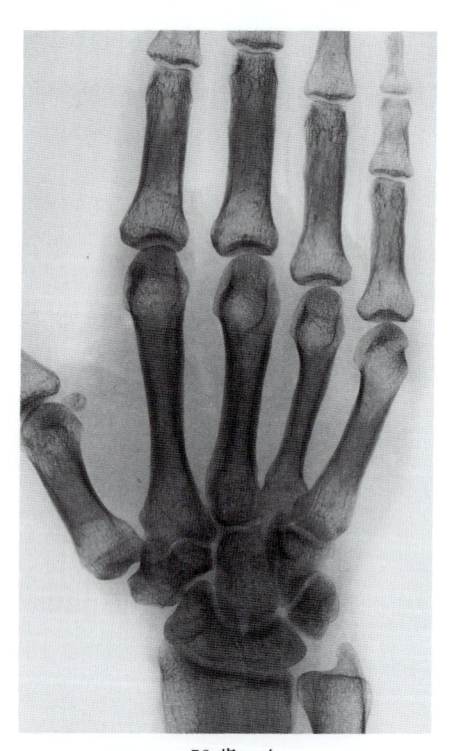

6歳 男　　　　　　　　　53歳 女

図 12 **手骨のX線写真**［木村］
　子供の手では手根骨は5個しか骨化を始めておらず，前腕骨・中手骨・指節骨にはすべて骨端軟骨が残っている．

間質性成長がみられるのである．

　骨化点の出現や 骨端軟骨の骨化は，それぞれの骨によって ほぼ一定の時期に起こる．したがって これらは個体の年齢推定に重要な役割を果たす(図10，12)．

7　骨の連結

骨の連結には 不動性の結合と可動性の結合の 二つの様式がある．

1. 不動性の結合

　二つの骨が ひとつづきに連結し，両者の間に空間がないもので[1]，両骨の間の可動性は存在しないか，あるいは至って小さい．両骨を結合する組織の如何によって，さらに つぎの3種に分けられる．

　① 線維性の連結

　骨が結合組織で連結されているもので，これをさらに**靱帯結合** syndesmosis と**縫合*** sutura, suture e., Naht d. に区別する．靱帯結合は人体では至って少なく，脛骨と腓骨の遠位端の間の結合がその例である．縫合は頭蓋骨の連結にだけ見られるもので，両骨の連結部が長くて 波状にかみあい，あいだを充たす結合組織は，骨の連結面に直角の方向にシャーピー線維の形で走っている(図34)．

　② 軟骨性の連結

　骨が軟骨で結合されているものであるが，この軟骨が硝子軟骨の場合を**軟骨結合** synchondrosis といい(例：蝶後頭軟骨結合)，線維軟骨の場合を**線維軟骨結合** symphysis (例：恥骨結合)という．

　③ 骨結合 synostosis

　骨が骨質によって結合されているもので，したがって 結果としては 1個の骨にみえる(例：寛骨・仙骨・尾骨など)．骨結合は通常 幼時には軟骨結合であって，これが後に骨化したものである．

2. 可動性の結合

　滑膜性の連結 または**関節*** articulatio, joint e., Gelenk d. であって，これは2骨の連結面の間に腔間(関節腔)が存在するもので[2]，したがって 両骨間の可動性は 前者に比べてはるかに大きい．関節において 2骨を一定の距離内に つなぎとめているものは，関節包とその外部の靱帯組織(膠原線維)である(図13)．

---

[1] 不動性の結合は，系統発生学的には可動性の結合より古い様式で，下等脊椎動物における骨の連結は主としてこの様式によっている．哺乳類でも，発生の初期にはみな不動性の結合で，後に骨端間に腔所が発生して可動性の結合となるのである．

[2] これは人体ないし脊椎動物を扱う解剖学における関節の定義であるが，動物学が扱う無脊椎動物の関節では，関節腔の存在は関節の必須の条件ではない．

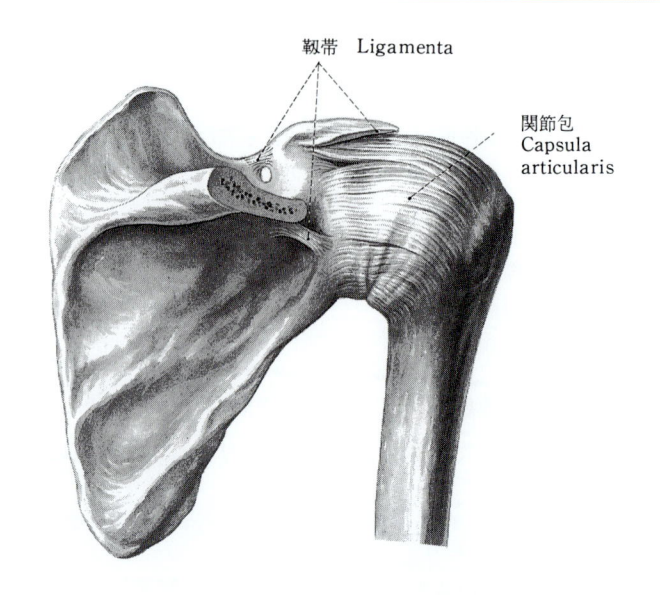

図 13　関節の外観（肩関節の後面）

8　関節の構造

　関節をつくる両骨端は　ふつう一方が凸面，他が凹面をなしているので，前者を**関節頭*** caput articulare, Gelenkkopf d., 後者を**関節窩*** fossa articularis, Gelenkpfanne d. という．これらの表面すなわち**関節面*** facies articularis, Gelenkfläche d. は薄い軟骨層すなわち**関節軟骨*** cartilago articularis, articular cartilage e., Gelenkknorpel d.[1] でおおわれているから，極めて平滑で弾性がある．両者を連結する結合組織は　さやのように関節部を取り巻いて**関節包*** capsula articularis, articular capsule e., Gelenkkapsel d. をなし，関節包で包まれた閉鎖腔を**関節腔*** cavum articulare, joint cavity e., Gelenkhöhle d. という（図14）．

　関節包の内面は**滑膜*** membrana synovialis, synovial membrane e., Synovialmembran d. でおおわれ，その分泌物である**滑液*** synovia は，潤滑油のように関節腔の内面をうるおして摩擦を軽減している．滑膜からは関節腔に向かって輪状の　ひだを生じることがあり，このようなものを**関節半月*** meniscus articularis という．関節半月は　ときによく発達して円板状となり，関節腔を完全に二分することがある．これを**関節円板*** discus articularis という（図14）．

　関節半月や関節円板は，関節頭と関節窩の間のすき間を充たす　構造で，関節の運動にゆとり

---

[1]　骨は関節軟骨の部分だけが自由表面をもち，その他の部分は必ず骨膜におおわれて，他の組織（筋・結合組織・粘膜など）と癒着しているか，あるいは軟骨と続いている．言いかえれば，骨質は体表や体腔に露出していることは決してない．

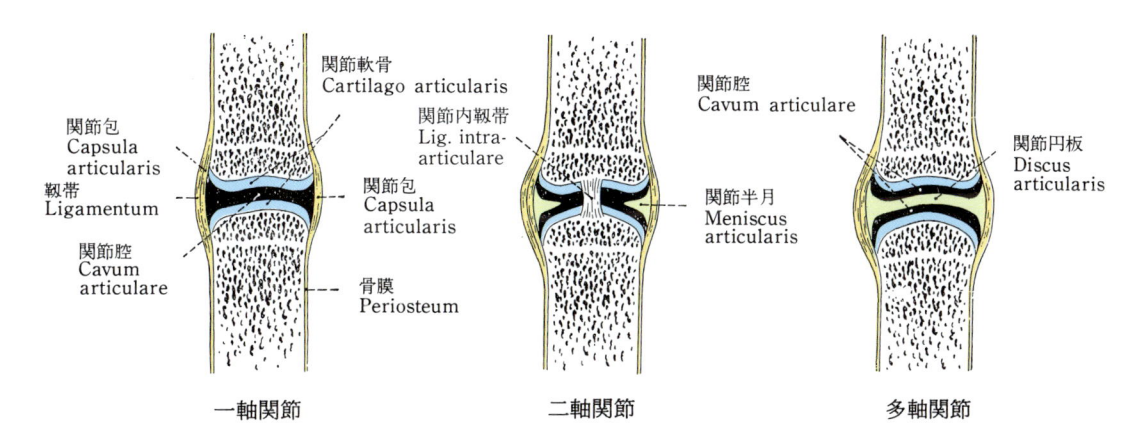

図 14　関節の内部構造を示す模型図

を与えるため，多少は変形しうる軟組織が用いられている．また関節円板はその両面の曲率がちがっていて，一つの関節に二通りの運動を可能にしている（「顎関節」の項参照）．

　関節の結合は 関節包のほかに なお靱帯・筋・皮膚などによって助けられている．また関節腔は つねに陰圧になっていて，関節の結合に一役を演じている．**靱帯*** ligamentum, ligament e., Band d. とは 膠原線維の ひも状の束で，関節をはさむ両骨の間に張っている（図13）．靱帯と関節包は一般に癒着していて，両者を きれいに分けることは 困難なことが多い．靱帯のうちで 関節腔内にあるものを とくに**関節内靱帯**という（図14）．靱帯の役割は，引っ張り強さの著しい膠原線維の特性によって，関節での骨の結合を確保し，運動を制限することである．関節での運動の方向や範囲は，適所に配置された靱帯に負うことが多い．

9　関節の種類

　関節は 機能と形態の上から 次の 5 型に分類される（図15）．

1. 球関節* articulatio spheroidea, ball-and-socket joint e., Kugelgelenk d.（図 15 a）
　関節頭と関節窩が球面の一部に相当するもので，肩関節・股関節・中手指節関節・中足指節関節などは これに属する．この関節では，球の中心を通る あらゆる方向の線を回転軸として運動しうるので，**多軸関節** とよぶことが出来る．

2. 蝶番関節* ginglymus, hinge joint e., Scharniergelenk d.（図 15 b）
　関節頭と関節窩が円柱面（正しくは任意の曲線を一つの軸のまわりに回転させて生じる曲面）の一部に相当するもので，ふつう 円柱（回転体）の軸は骨の長軸と直角の方向をなしている．膝関節・肘関節・指節間関節などは これに属する．この種の関節では 運動は円柱軸の周囲にだけ行なわれるから，機能的には**一軸関節** である．この型の関節の側面には

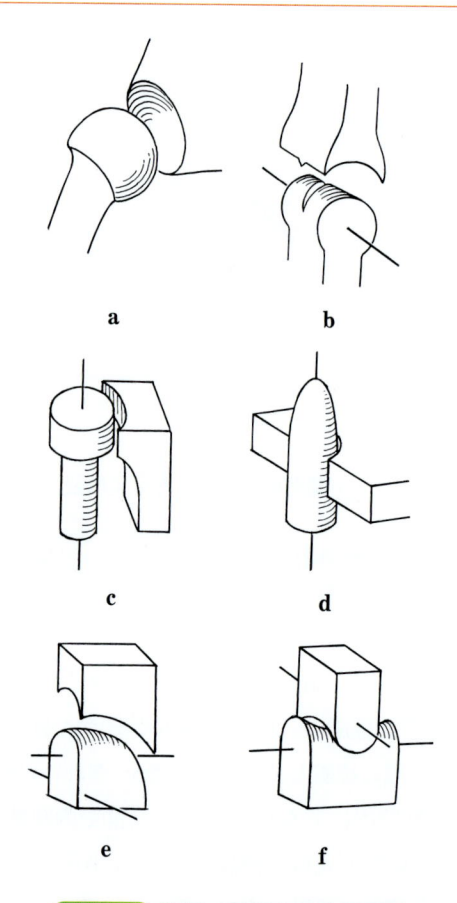

図 15 関節の種類を示す模型図
a：球関節，b：蝶番関節，c, d：車軸関節，e：楕円関節，f：鞍関節

丈夫な**側副靱帯**があって両骨を繋ぎ，軸に平行する方向の外力から関節を守っている．

3. 車軸関節 articulatio trochoidea, trochoid joint e., Radgelenk d.（図 15 c, d）
　関節頭が円柱状で，その側面に対応する関節窩のなかで，長軸を軸として回転する．これも一軸関節である．橈骨と尺骨の上端部の関節，軸椎の歯突起と環椎の間の関節に見られる．

4. 楕円関節 articulatio ellipsoidea, ellipsoid joint e., Ellipsoidgelenk d.（図 15 e）
　関節面が長円体（楕円体）面の一部に似ているもので，環椎後頭関節・橈骨手根関節はその例である．この種の関節では，長円の長軸と短軸とを回転軸として運動するから**二軸関節**である．両軸を中心とする回転が組み合わされると斜めの方向にも回転できるが，回旋運動（コンパスを回す運動）が出来ない点が球関節と異なる．

5. 鞍関節 articulatio sellaris, saddle joint e., Sattelgelenk d.（図15 f）

関節頭と関節窩が鞍の背面（双曲面）に相当するもので，母指の手根中手関節はその例である．これもまた **二軸関節**に属する．

6. 平面関節 articulatio plana，**半関節** amphiarthrosis **など**

以上掲げたもののほか，**平面関節**といって 関節面が平面に近いもの（例：椎間関節），**半関節**といって関節面が不規則形をなし，可動性の極めて限局されているもの（例：仙腸関節）などがあり，また いずれの部類にも分類しにくい複雑なものもある（例：顎関節）．

関節面は厳密に数学的なものではない．球関節の関節面は正確な球面ではないし，楕円関節や鞍関節の関節面も，楕円体面や双曲面に似た形をしているという意味にすぎない．機能の上からみても，一軸性・二軸性・多軸性の別は それほど厳密なものではない．一軸関節でも その回転軸は わずかながら動揺しており，二軸関節でも いくらかは多軸性の運動をする．

1個の関節は2個の骨の間に いとなまれるのが ふつうであるが（**単関節** articulatio simplex），ときには3個以上の骨が関係するものがある（例：肘関節）．この種のものを**複（合）関節** articulatio composita という．

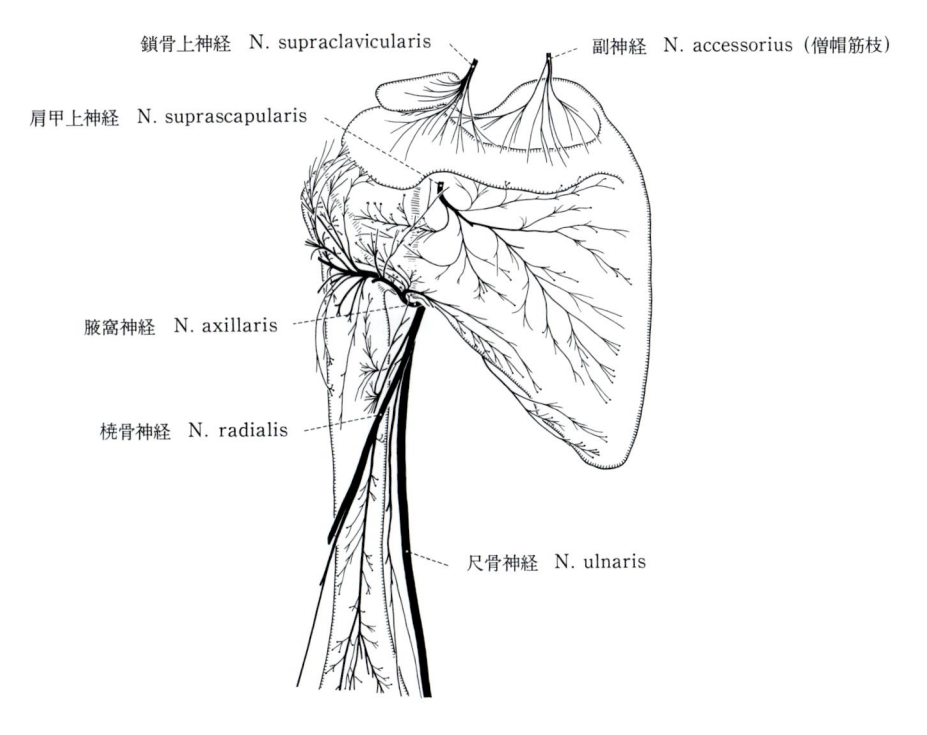

図 16 骨膜と関節包に分布する神経 ［阪］
微細なピンセットで入念に解剖した肩関節の周辺を一例として示す．

🔟 骨の血管と神経

骨の栄養をいとなむ**動脈**は2系統から成る．一つは最寄りの大きい動脈から分かれて出た細枝で，これが まず骨膜に分布し，その先が いたるところでフォルクマン管を通って緻密質にはいり，ハヴァース管を通って骨質を灌漑する．もう一つは いわゆる**栄養動脈** a. nutricia で，**栄養孔*** foramen nutricium を通って直接 骨髄に達し，その栄養をつかさどる．静脈は それぞれ動脈に伴行して還る．

骨の神経は おもに骨膜に分布する．これは知覚神経で，最寄りの脳脊髄神経からの細枝である(図16)．骨膜への侵襲が強い痛覚を起こすのは そのためである．神経はハヴァース管の中には見られるが，骨質そのものの内部には神経は証明されていない．関節包には骨膜より はるかに豊富な知覚神経の分布を見る．痛覚のほかに とくに深部知覚を伝えるものと考えられる(図16)．

骨の自律神経については，まだ詳しいことは分かっていない．交感神経の末梢は血管に沿って骨の内部に分布するが，これは おもに 直接に血管を支配しているものであろう．

各 論

人体の諸骨は，たがいに連結されて 一連の骨格を形成している．骨格は その全景が身体の外形と ほぼ一致しているので，これを**体幹の骨格**と**体肢の骨格**に大別することが出来る．前者はさらに頭蓋・脊柱・胸郭の3部に，後者は上肢・下肢の骨格に分けられる．

A. 頭 蓋

頭蓋*(とうがい)[1] cranium, skull e., Schädel d. は身体の最上部に位置する極めて複雑な骨格で，脳・視覚器・平衡聴覚器を容れているほか，消化管と気道の起始部を囲んでいる．頭蓋は一つの骨から出来ているのではなくて，これを分解してみると15種23個の頭蓋骨と顔面骨から成り立っている[2]．

---

1) 医学，解剖学では「とうがい」と読むことに定められているが，世間一般のように「ずがい」と読んでも さしつかえない．この種の「業界用語」(この場合はよみ方)を医学生に押しつけるのは，ナンセンスであると考える．
2) 頭蓋を分解するには つぎのようにする．青年または少年の頭蓋をさらし，大後頭孔から大豆を頭蓋腔に充たし，木の栓をして，外表を縄であらゆる方向にしばり，全体を水中に漬けておく．すると大豆が水を吸収して その強い膨張力が たがいにからみ合った縫合部を壊し，各個の骨がバラバラになる．若い人の材料を使うのは，成人の骨では縫合が骨化する傾向を示すからであり，外からしばるのは，大豆の膨張圧を出来るだけ平等に頭蓋腔の全壁に作用させるためである．

1 頭蓋骨 ossa cranii

① **後頭骨*** os occipitale, occipital bone e., Hinterhauptbein d.：　不対性．後頭部にある木の葉のような形の骨である．前下部に**大後頭孔*** foramen magnum（延髄・椎骨動脈・副神経が通る）があり，これを囲んで後上方に**後頭鱗*** squama occipitalis，側方に**外側部** pars lateralis，前方に**底部** pars basilaris がある．外側部は**舌下神経管*** canalis hypoglossi（舌下神経が通る）で貫かれている（図17，35，36，43，44）．

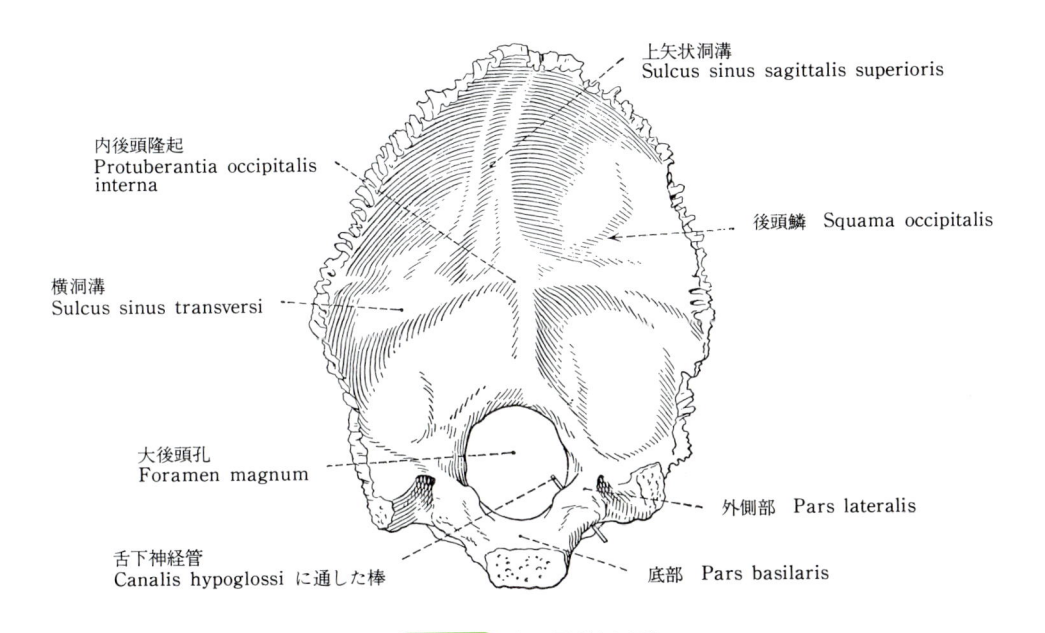

図 17 後頭骨（前上面）
左の舌下神経管には棒を通してその位置と方向とが示してある．

② **蝶形骨*** os sphenoidale, sphenoid bone e., Keilbein d.：　不対性．頭蓋底を占めている骨で，蝶が羽をひろげた形をしているのでこの名がある[1]．これに中央部の**体** corpus と，これから左右に出る1対の**大翼*** ala major と**小翼*** ala minor，そして下方に伸びる1対の**翼状突起*** proc. pterygoideus（内側翼突筋・外側翼突筋・口蓋帆張筋が起始する）を区別する．体の内部には1対の**蝶形骨洞*** sinus sphenoidalis という空洞があり，副鼻腔の一つをなしている．体の上面は浅く鞍状にくぼみ，これを**トルコ鞍*** sella turcica, Turkish saddle e., Türkensattel d.（下垂体を容れる）という．小翼の基部は**視神経管*** canalis opticus（視神経・眼動脈）で前後に貫かれ，その外下方，小翼と大翼の間には細長い**上眼窩裂*** fissura orbitalis superior（動眼神経・滑車神経・眼神経・外転神経・上眼静脈）がある．大翼は1列に並ぶ3個の孔 すなわち**正円孔*** foramen rotundum（上顎神経），**卵円孔***

---

[1] sphenoidalis は くさび形の という意味で，sphenoid bone も Keilbein も「楔状骨」も その直訳である．新用語で「楔状骨」を「蝶形骨」に変えたのは，足根にも楔状骨があるので，混同を避けるためであった．ちなみに 古く この骨を「胡蝶骨」とよんだことがある．

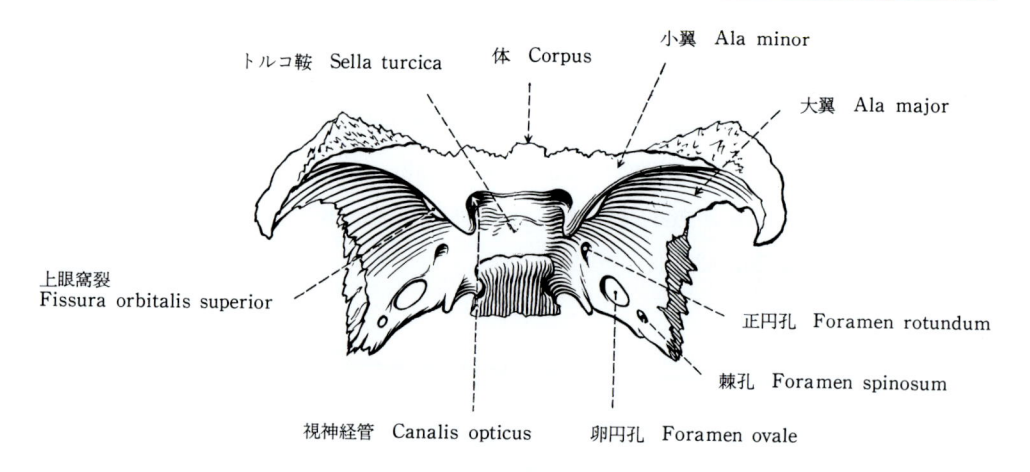

図 18 蝶形骨の上面

図 19 蝶形骨の前面

foramen ovale (下顎神経)，**棘孔*** foramen spinosum (中硬膜血管・下顎神経の硬膜枝)で貫かれ，また翼状突起の基部は，ほぼ水平に走る**翼突管** canalis pterygoideus (翼突管血管・翼突管神経)によって前後に貫かれている（図 18，19，37，43，44）．

③ **側頭骨*** os temporale, temporal bone e., Schläfenbein d.： 対性．頭蓋の外側面のほぼ中央部にある 複雑な形の骨である．その外側面の やや下部に**外耳道*** meatus acusticus externus, external acoustic meatus e., äußerer Gehörgang d. があって，その上の方には**鱗部*** pars squamosa，後方には**岩様部*** pars petrosa があり，その内側部は**錐体*** pyramis となって前内方に向かって突出している．また 外耳道の周囲を**鼓室部*** pars tympanica という．鱗部からは外耳孔の前上部から前方に向かって水平に**頬骨突起*** proc.

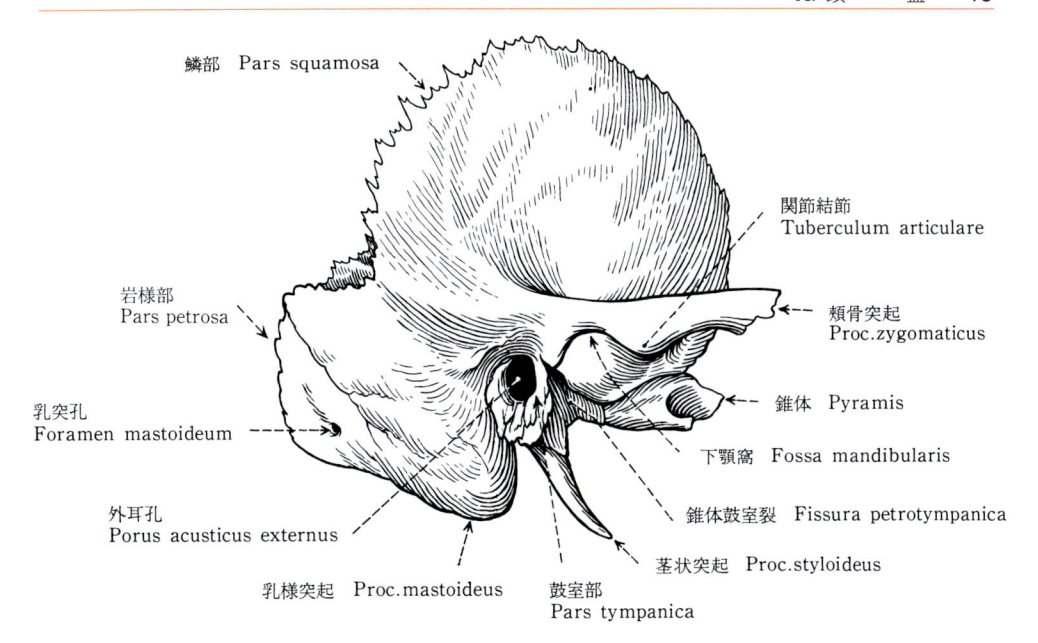

図 20 側頭骨（右側）の外側面

鱗部 Pars squamosa
関節結節 Tuberculum articulare
岩様部 Pars petrosa
頬骨突起 Proc. zygomaticus
乳突孔 Foramen mastoideum
錐体 Pyramis
下顎窩 Fossa mandibularis
外耳孔 Porus acusticus externus
錐体鼓室裂 Fissura petrotympanica
乳様突起 Proc. mastoideus
鼓室部 Pars tympanica
茎状突起 Proc. styloideus

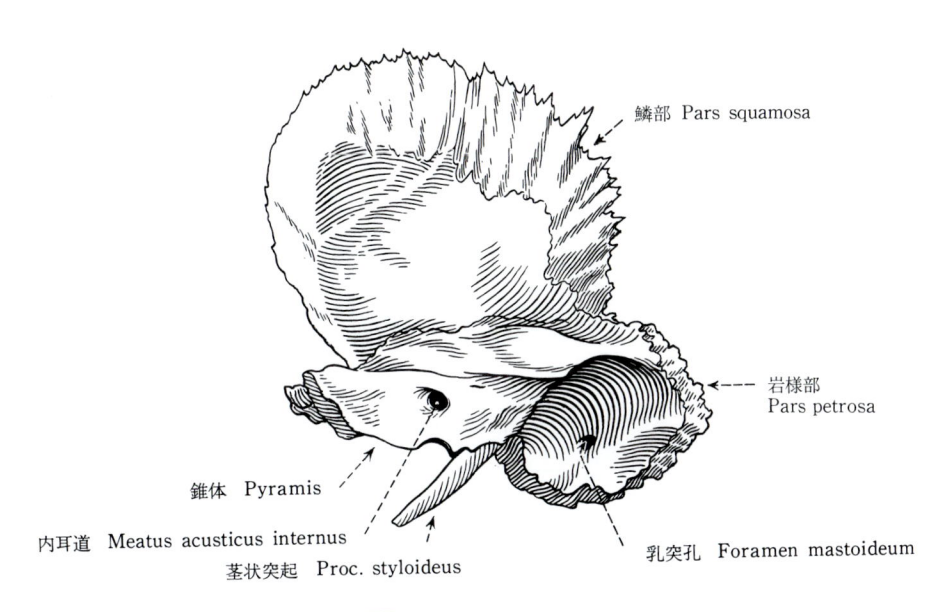

図 21 側頭骨（右側）の内側面

鱗部 Pars squamosa
岩様部 Pars petrosa
錐体 Pyramis
内耳道 Meatus acusticus internus
茎状突起 Proc. styloideus
乳突孔 Foramen mastoideum

zygomaticus (咬筋)が突出し，錐体の下面からは前下方に向かって角のような**茎状突起*** proc. styloideus (茎突舌骨筋・茎突舌筋・茎突咽頭筋・茎突下顎靱帯)が出ており，岩様部の前下端は母指頭大の**乳様突起*** proc. mastoideus, mastoid process e., Warzenfortsatz d. (胸鎖乳突筋・板状筋・最長筋・顎二腹筋)となっている．

　頬骨突起の基部の下面には，外耳道の前に**下顎窩*** fossa mandibularis という陥凹部があって，顎関節の関節窩をなしている．その前縁部は肥厚して**関節結節** tuberculum articulare となっている．

　鼓室部の内部には，外耳道の底から内方に続いて**鼓室*** cavum tympani という空間がある．鼓室の後方は 乳様突起のなかにある 多数の小室 すなわち**乳突蜂巣*** cellulae mastoideae に続き，前は**筋耳管管** canalis musculotubarius という管で外頭蓋底に通じている．筋耳管管は，さらに薄い骨板によって，不完全に**耳管半管** semicanalis tubae auditivae （耳管の外郭）と**鼓膜張筋半管** semicanalis musculi tensoris tympani （鼓膜張筋を容れる）とに分けられる（「平衡聴覚器」の項参照）．

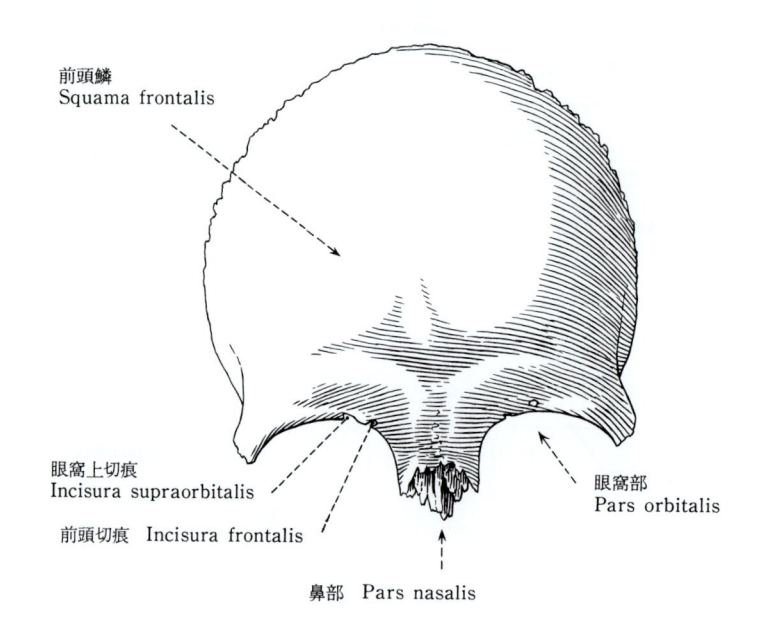

図 22 前頭骨の前面

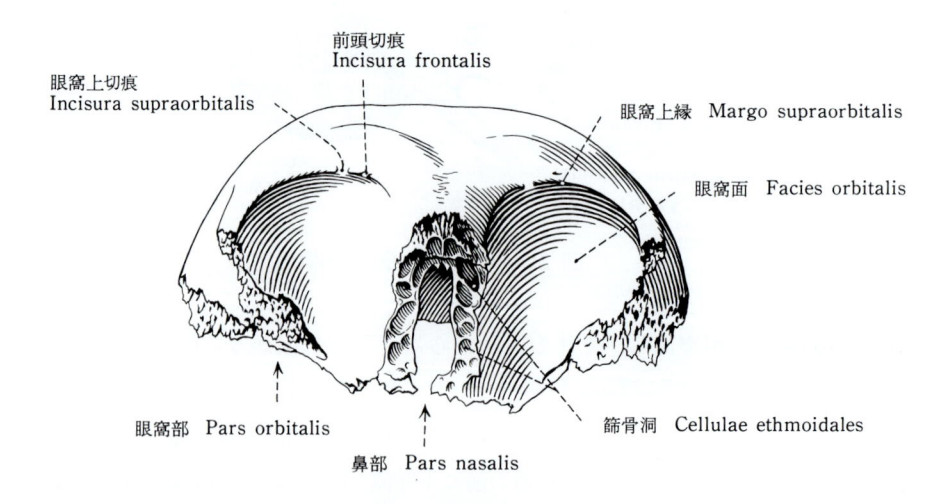

図 23 前頭骨の下面

錐体には**骨迷路*** labyrinthus osseus という複雑な洞窟があり，ここに内耳を容れている．骨迷路の位置は ほぼ鼓室の内側に接したところである（図454参照）．また 錐体の後内側面には **内耳道*** meatus acusticus internus, internal acoustic meatus e., innerer Gehörgang d.(顔面神経・/内耳神経)という管があり，そのつき当たりのところは いくつかの孔で骨迷路に通じ，一部は **顔面神経管*** canalis facialis に続いている．顔面神経管は 間もなく後方に折れ，鼓室の内側壁の中を弓状に曲がって**茎乳突孔*** foramen stylomastoideum (顔面神経・茎/乳突孔動静脈)として茎状突起と乳様突起との間で外に開いている（図20, 21, 36, 43, 44）．

④ **頭頂骨*** os parietale, parietal bone e., Scheitelbein d.： 頭蓋の上壁をなす1対の四角形の皿のような扁平骨で，4縁と4角とが区別される．下縁すなわち側頭骨の鱗部に接する縁は もっとも短くて 強く上方に弯入し，また前下隅すなわち蝶形骨の大翼と接する部分は もっとも突出している（図34〜36）．

⑤ **前頭骨*** os frontale, frontal bone e., Stirnbein d.： 前頭部にある貝がらのような形の骨で，不対性であるが，胎児から小児期には，正中で分離していて対性である．前頭骨は その大部分を占める**前頭鱗*** squama frontalis と，下部中央の**鼻部** pars nasalis と，鼻部の両側に位して眼窩の上壁をつくる**眼窩部** pars orbitalis から成る．鱗の下部から眼窩部にわたって，内部に1対の前後に扁平な空洞があり，これを**前頭洞*** sinus frontalis という（「副鼻腔」の項参照）（図22, 23, 34, 36〜39）．

⑥ **篩　骨*** os ethmoidale, ethmoid bone e., Siebbein d.： 鼻腔の天井をなす不対性の骨で（図39），蝶形骨の前，前頭骨の後下にある．これに**篩板*** lamina cribrosa, **鉛直板*** lamina perpendicularis, **篩骨迷路*** labyrinthus ethmoidalis の3部を区別する．篩板は水平の部であって，多数の小孔(嗅神経/が通る)によって 篩（ふるい）のように貫かれているから この名があり，篩骨の名もここから発している．正中板は正中部に鉛直に垂れている板状部で，鼻中隔の上部をなしている．迷路は篩板から左右に垂れた部分で，その中に多数の**篩骨蜂巣*** cellulae ethmoidales（「副鼻腔」の項参照）という小室を容れている．これらの蜂巣の

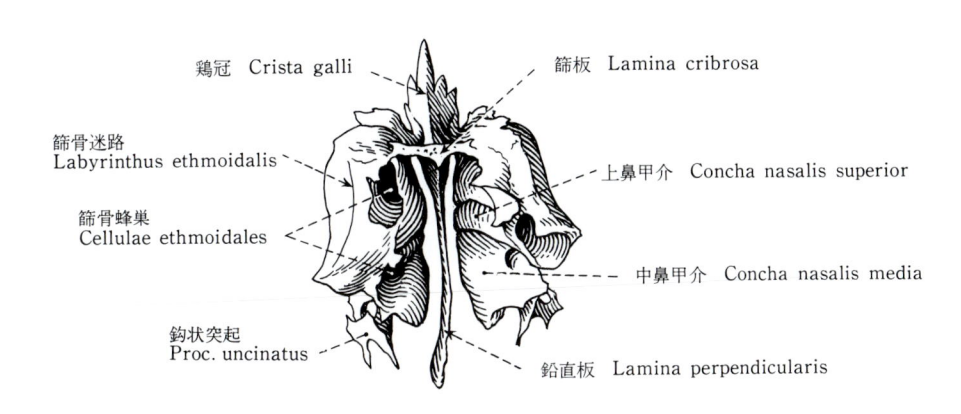

図 24 篩骨の後面

壁は紙のように薄い骨板で出来ている(図24，39〜41，44，447)．

⑦ 鋤 骨* vomer： 不対性．篩骨の鉛直板の下に続いて鼻中隔の下半をなす鋤(すき)の形の扁平骨である(図39，40，43)．

⑧ 下鼻甲介* concha nasalis inferior： 対性．鼻腔の外側壁に付いている，貝がらのような小さい骨である(図38，39，41)．

⑨ 涙 骨* os lacrimale, lacrimal bone e., Tränenbein d.： 対性．眼窩の内下前隅にある小骨である．涙嚢の外郭の一部をなしているので この名がある(図36〜38)．

⑩ 鼻 骨* os nasale, nasal bone e., Nasenbein d.： 対性．鼻根部の支えをなす長四角形の小骨である(図36〜38)．

2 顔 面 骨 ossa faciei

① 上顎骨* maxilla l., e., Oberkiefer d.： 対性，上顔部を占めている複雑な形の骨で，上顎体・前頭突起・頬骨突起・歯槽突起・口蓋突起の5部から成る．

上顎体 corpus maxillae は中央部を占め，中に**上顎洞*** sinus maxillaris という大きな空洞を容れている．上顎洞は副鼻腔の一つで，体の内側面にある**上顎洞裂孔** hiatus maxillaris によって外に開いている．上顎体の前面には 眼窩縁の下方に**眼窩下孔*** foramen infraorbitale (眼窩下血管・眼窩下神経)がある．内側縁は鋭くとがっていて，ここに**鼻切痕** incisura nasalis があり，反対側のものとともに，洋梨(電球)の形の**梨状口***(後述)を囲む．上顎体の後外側面は一般に凸面を示し，ここに数個の小さい**歯槽孔** foramina alveolaria がある．上顎体の上面は眼窩の下壁をなしており，ほとんど平坦である．その後部には ほぼ前後に走る**眼窩下溝** sulcus infraorbitalis があって，前進するにしたがい次第に骨面下に没して**眼窩下管** canalis infraorbitalis (眼窩下血管・眼窩下神経)となり，前述の眼窩下孔に開いている．

前頭突起* proc. frontalis は上顎体の前上内側隅から上方に出ている突起で，鼻根の外側部をなしており，**頬骨突起*** proc. zygomaticus は頬骨に向かって出ている突起で，頬骨と接する面は三角形の粗面をなしている．

歯槽突起* proc. alveolaris は上顎体から下に向かって堤防状に隆起している弓形の部で，左右のものが合して半長円を描いている．その下面には歯根を容れる陥凹部すなわち**歯槽*** alveoli dentales があり，成人で完全に発達した場合，その数は8個ある．

最前部2個の歯槽に相当する部分は，胎児では**切歯骨*** os incisivum(一名 **顎間骨*** os intermaxillare, Zwischenkiefer d.) という独立の骨で出来ており，狭義の上顎骨とは **切歯縫合** sutura incisiva によって結合されている．ヒトでは切歯縫合は後に癒着して，切歯骨は広義の上顎骨に併合されるが，一般の哺乳類では 切歯骨は生涯 独立しているものが多い．ヒトにも切歯骨のあることは古くから知られてはいたが，正確な観察に基づいて動物の切歯骨との同定を行なったのは ドイツの詩人 ゲーテ Goethe である(11頁)．

口蓋突起* proc. palatinus は上顎体から内側へ水平に出る板状の突起で，左右のものが正中部で合して 骨口蓋の前部をつくっている．突起の前部には 鼻腔面から はいって前下

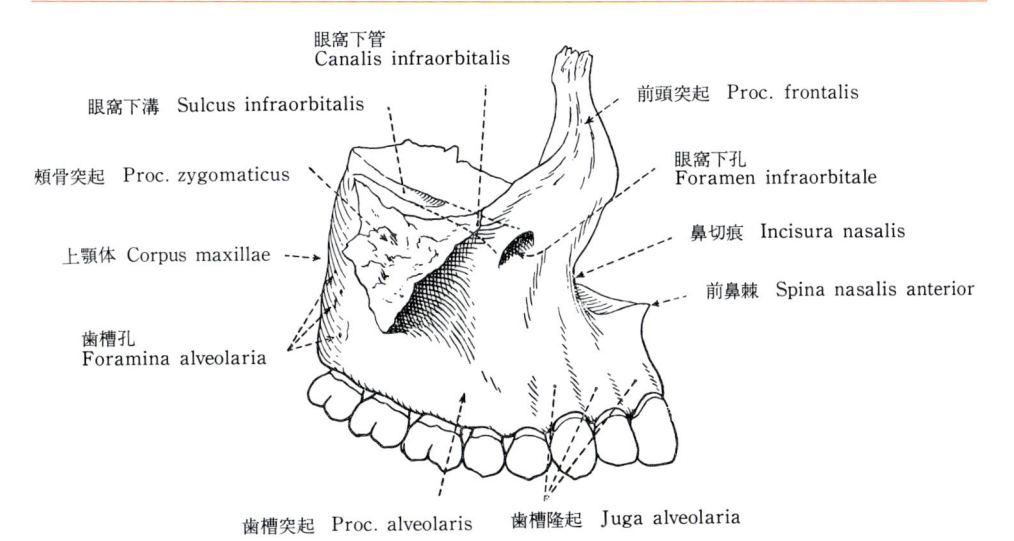

図 25 上顎骨(右側)の前外側面

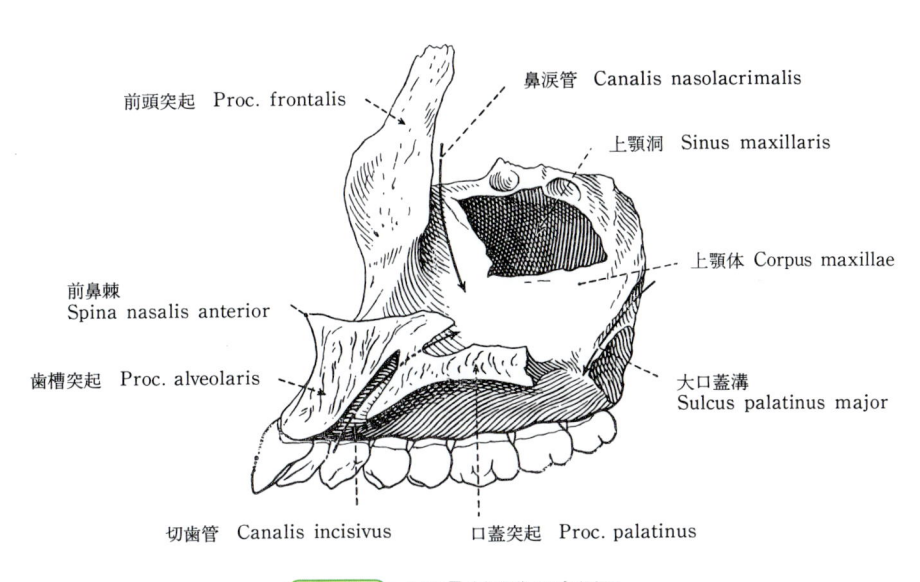

図 26 上顎骨(右側)の内側面

方に走る **切歯管** canalis incisivus (中隔後鼻動脈の吻合枝・鼻口蓋神経)がある．切歯管は その下半で左右のものが合して一管となり，骨口蓋の口腔面の正中部に開いている．この開口部を **切歯孔*** foramen incisivum という(図 25, 26, 28, 39, 40, 43)．

② **頰　骨*** os zygomaticum, malar bone e., Jochbein d.：　対性．頰の上方の突出部を占める星状の骨である(図 36, 38, 39)．

③ **口蓋骨*** os palatinum, palate bone or palatine bone e., Gaumenbein d.：　対性．上顎骨の後ろに接着している L 字形の骨で，**鉛直板*** lamina　perpendicularis と **水平**

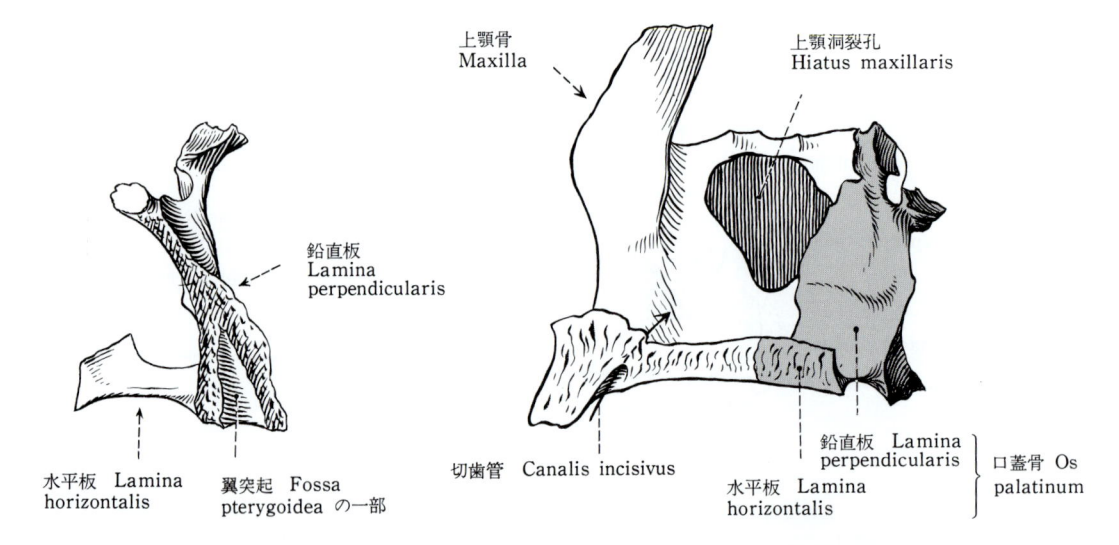

図27 口蓋骨（右側）の後面

図28 上顎骨と口蓋骨の内側面［Spalteholz］
上顎骨は老化のため歯が脱落している．

板* lamina horizontalis とから出来ている．鉛直板は鼻腔側壁の後部をなし，水平板は骨口蓋の後部をつくっている（図27, 28, 41, 43）．

④　**下顎骨*** mandibula l., e., Unterkiefer d.：　不対性．下顔部を占める馬蹄形の骨で，下顎の支柱をなしている．これに体と枝の2部を区別する．

下顎体* corpus mandibulae は中央部を占める放物線状の弯曲部で，乳児期までは左右両部が分かれているが[1]，生後1〜2年の間に癒着して一つの骨となる．上縁部を**歯槽部**といい，その上面には上顎と同様に　各側8個の**歯槽*** alveoli dentales がある．体の前面正中線の両側には　対性に**おとがい結節** tuberculum mentale という小突出部があり，そのやや上方には　正中線上に**おとがい隆起** protuberantia mentalis がある．おとがい隆起と左右の　おとがい結節は三角台状に　やや前方に突出している．このように　おとがいの突出しているのは　人類の特徴である．体の外側面には　第2小臼歯の下方に **おとがい孔*** foramen mentale （おとがい血管・おとがい神経）という孔があり，下顎管の前口をなしている．下顎骨の内面正中部には**おとがい棘** spinae mentales という2対の鋭い小突起がある．その外側には斜に後上方に走って下顎枝の前縁に達する**顎舌骨筋線** linea mylohyoidea （顎舌骨筋の起始部）が，また　その下にはこれとほぼ並行に走って下顎孔に達する**顎舌骨神経溝** sulcus mylohyoideus （顎舌骨筋血管・顎舌骨筋神経）がある．

下顎枝* ramus mandibulae [2] は体の後上方に続く扁平な部分で，その下部は体の後端と

---

1) 大多数の哺乳類では下顎骨は終生　左右の両部に分かれている．これに対して　サル・イノシシ・ゾウなどの下顎骨は，ヒトと同じく成体では癒合して不対性になっている．
2) 下顎枝のことを臨床家は"上行枝 ascending ramus e., aufsteigender Ast d."とよぶことが多い．しかし　別に下行枝や水平枝があるわけでは　ないのだから，わざわざ「上行」という形容詞をつけるには及ばない．

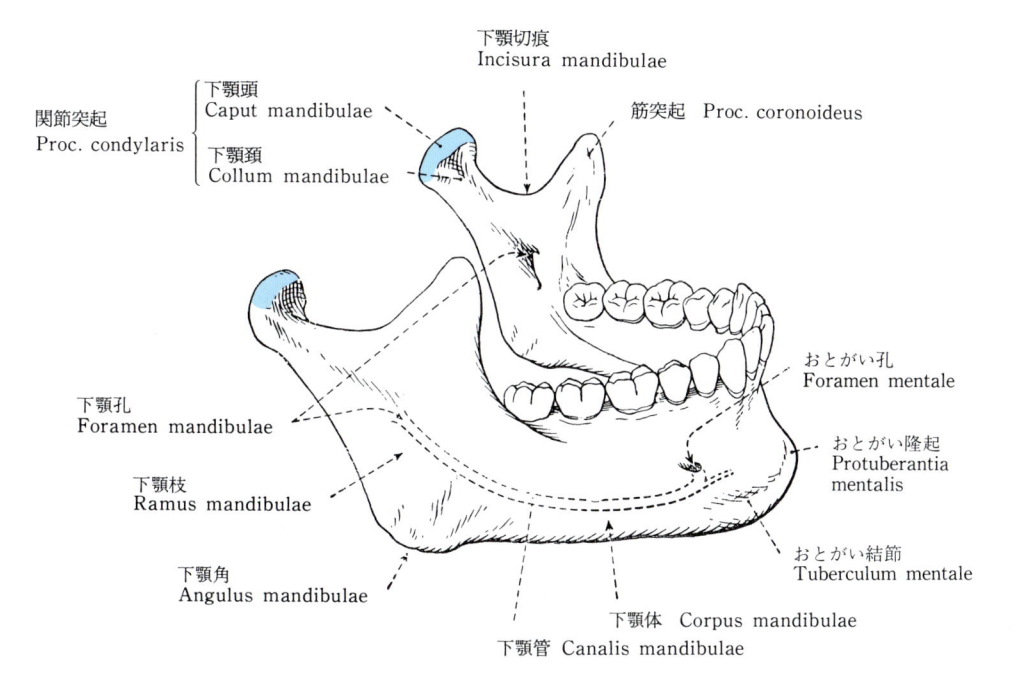

図 29 下顎骨
斜に右上から見たところ．

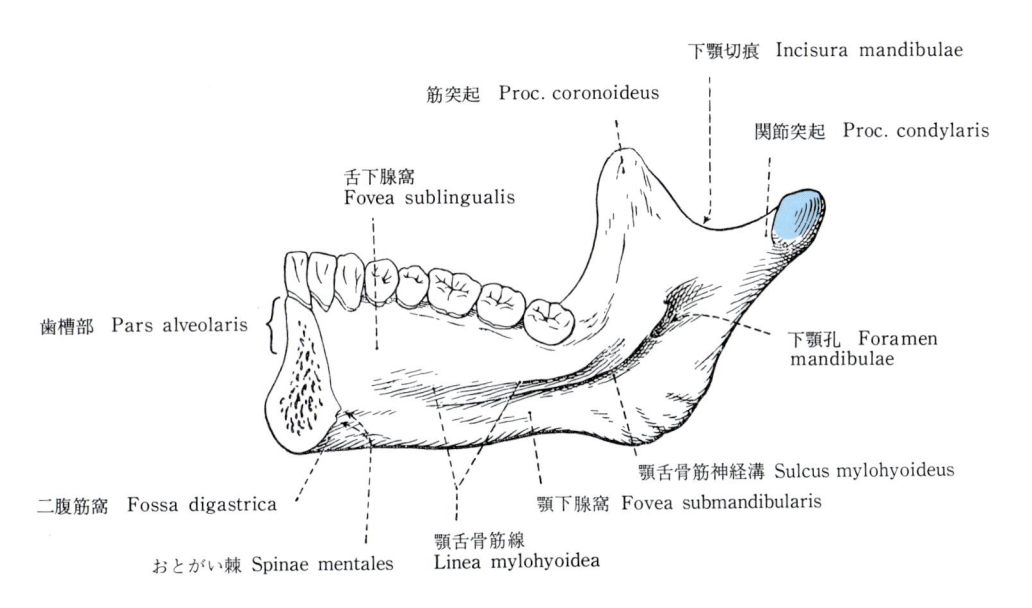

図 30 下顎骨（右半）の内側面

ともに**下顎角*** angulus mandibulae をつくっている．下顎角は小児では鈍角であるが，成長するにしたがって 次第に直角に近づき，歳をとって歯が脱落し 歯槽部が消失すると，再び鈍角を呈するようになる（図 31）．下顎枝の内面には そのほぼ中央に**下顎孔*** foramen

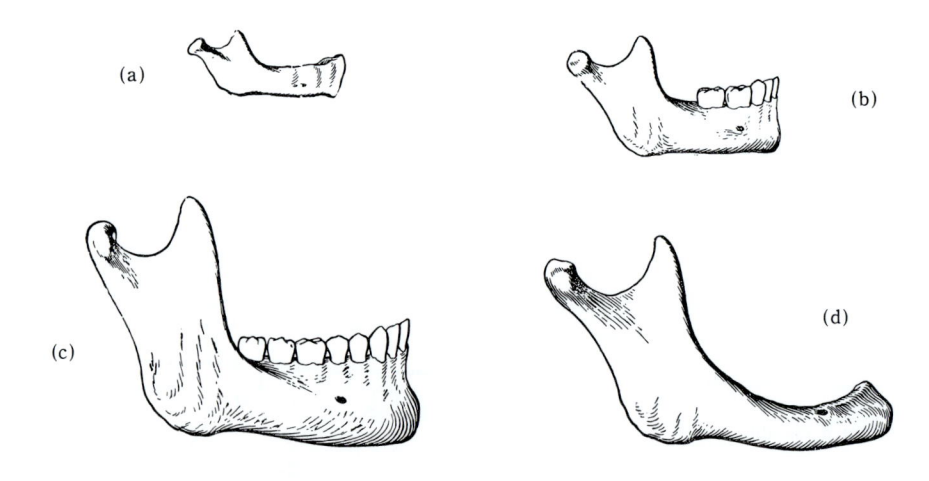

図 31 年齢による下顎骨の形の差異 [Spalteholz]
(a)新生児 (b)小児 (c)成人 (d)老人

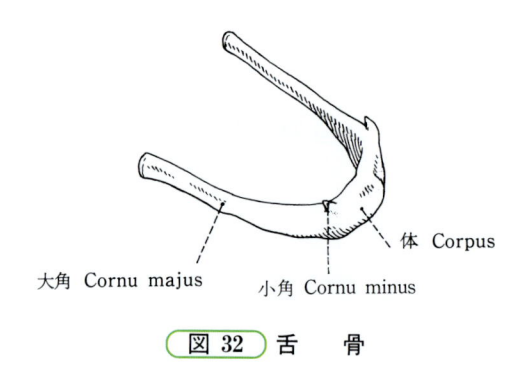

図 32 舌　骨

mandibulae があって　下顎管の入口をなしている．**下顎管*** canalis mandibulae （下歯槽血管・下歯槽神経）は下顎孔から始まり，下顎骨の内部を軽い弓形を描いて前下方に貫通し，おとがい孔で下顎体の外面に開く長い管で，その経過中に各歯槽に向かって細い管を分脈している．下顎枝の上端には　前に**筋突起*** proc. coronoideus，後ろに**関節突起*** proc. condylaris があって，その間に**下顎切痕** incisura mandibulae をはさんでいる．筋突起は側頭筋の付着部をなすので　この名がある．関節突起には　さらに**下顎頚** collum mandibulae （外側翼突筋）と**下顎頭*** caput mandibulae とを区別し，後者は顎関節の関節頭をなしている（図 29〜31, 36）．

⑤　**舌　骨*** os hyoideum[1], hyoid bone e., Zungenbein d.：　喉頭の上方，舌根の下部にある不対性の馬蹄形の骨である．中央部の**体** corpus から**大角** cornu majus と**小角** cornu minus という 2 対の突起が　後上方に向かって出ているため，その形は　さながら下顎骨の縮図のようである（図 32, 111, 348）．

---
1) hyoideus というのはギリシャ語で「U 字形」という意味で，「舌」とは何も関係がない．日本の「舌骨」はドイツ名とオランダ名に従ったものである．

A. 頭　蓋　53

3　頭蓋の全体的観察

　頭蓋は上部の半球形の**脳頭蓋*** Hirnschädel d. と，前下部の複雑な凹凸を示す **顔面頭蓋*** Gesichtsschädel d. から成る．前者のなかには脳を容れる大きな**頭蓋腔*** cavum cranii, cranial cavity e., Schädelhöhle d. がある．後者は**内臓頭蓋** viscerocranium とよばれ，主として呼吸器と消化器の起始部の外郭をなしている．頭蓋の形状は，脳頭蓋と顔面頭蓋の大きさの割合によって その趣を異にする．比較解剖学的には，一般に 下等動物ほど顔面頭蓋が大きく，高等動物ほど脳頭蓋がよく発達している（図 33, 36）．

1. 頭蓋の上面

　眼窩の上縁と外後頭隆起を通る平面より上にある頭蓋部を**頭蓋冠***calvaria という．頭蓋腔の上蓋（うわぶた）に相当し，全体として平滑なドームをなし，著しい凹凸はない．主として左右

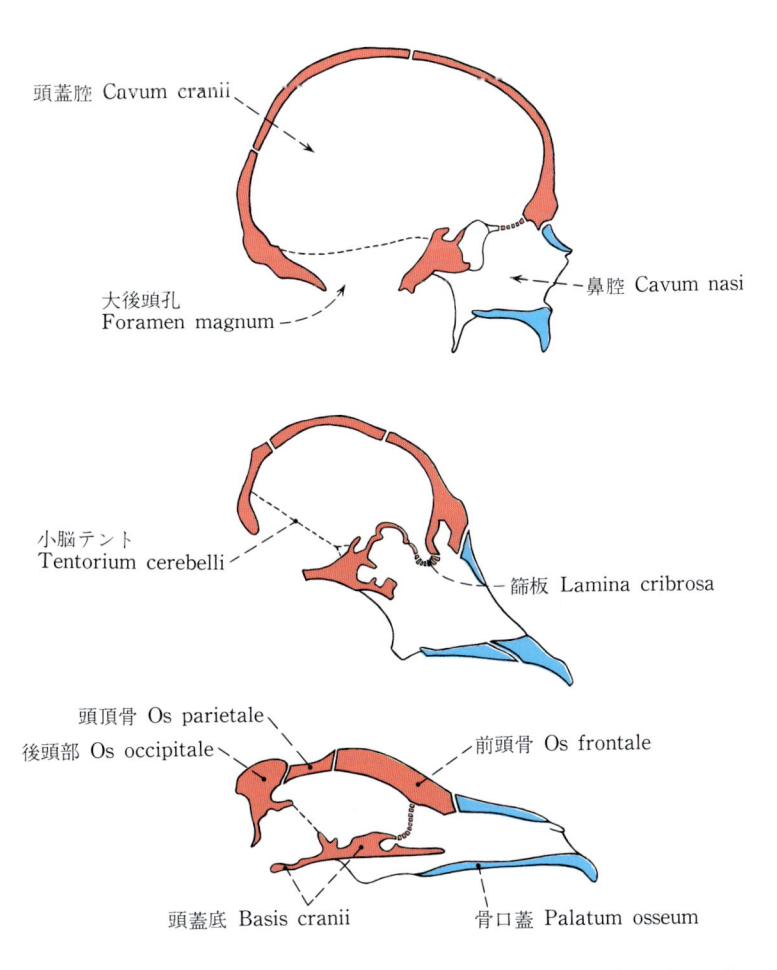

図 33　進化による顔面頭蓋（青）と脳頭蓋（赤）の割合の変化 ［Braus］
上はヒト，中はサル，下はイヌ．

54　骨　格　系

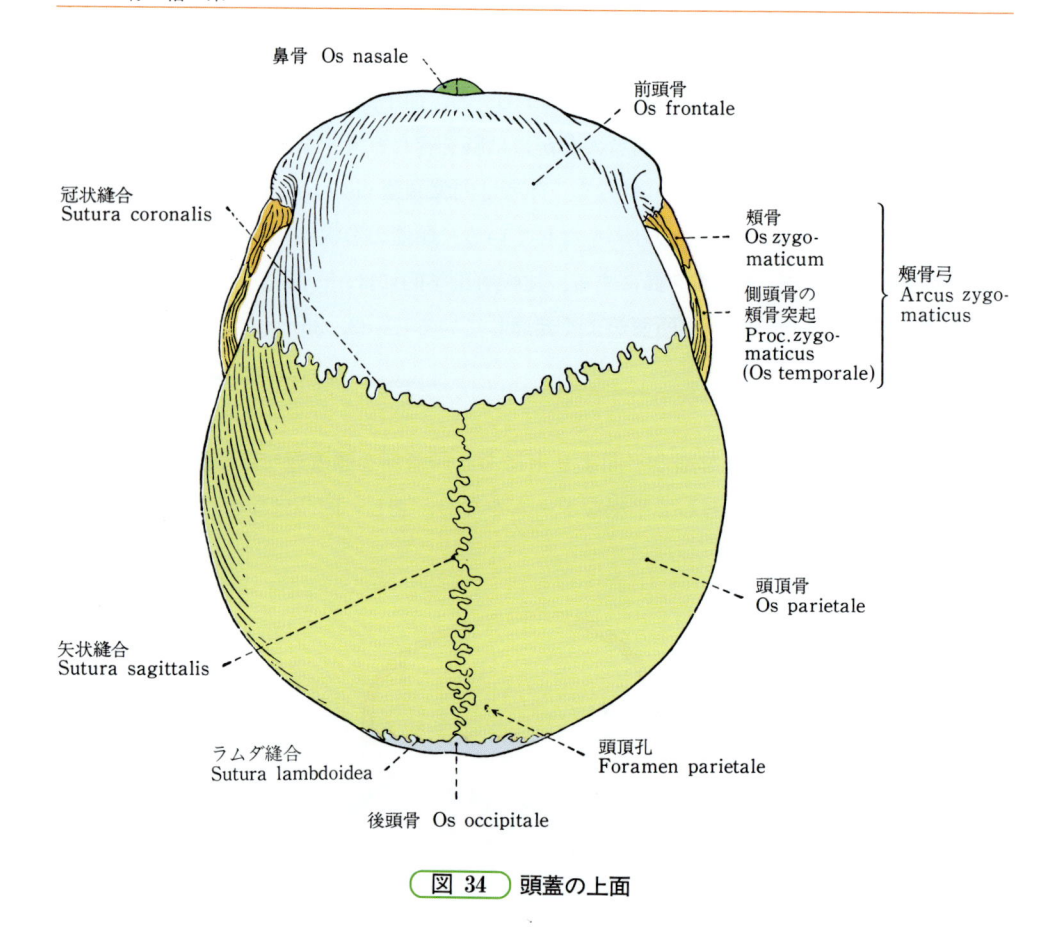

```
鼻骨 Os nasale
前頭骨 Os frontale
冠状縫合 Sutura coronalis
頬骨 Os zygomaticum
側頭骨の頬骨突起 Proc. zygomaticus (Os temporale)
頬骨弓 Arcus zygomaticus
頭頂骨 Os parietale
矢状縫合 Sutura sagittalis
ラムダ縫合 Sutura lambdoidea
頭頂孔 Foramen parietale
後頭骨 Os occipitale
```

図 34　頭蓋の上面

の頭頂骨から成り，これに前頭鱗と後頭鱗が加わっている．自然体では頭蓋冠は皮膚と頭蓋表筋(117頁)とで一様に包まれているにすぎないから，その形状が 頭のかたちを ほぼ決定する(図34)．

2. 頭蓋の後面

　頭蓋冠を後ろから見ると，この面にも著しい凹凸はない．主として後頭鱗から成り，その上方には左右の頭頂骨が続き，外側には側頭骨の岩様部が接している．後頭骨の後面中央には**外後頭隆起*** protuberantia occipitalis externa（項靱帯の表層部が付く）がある(図35)．その尖端を**イニオン** inion とよび，頭蓋計測の際に重要な基準点となる．

　外後頭隆起からは 両側に向かって 弓形の**上項線** linea nuchae superior が走っている．この隆線は胸鎖乳突筋と僧帽筋が付くところで，頭蓋冠と頭蓋底の境界線である．言いかえると，自然体で この線から上では 後頭骨を皮下に触れることが出来るが，これより下では 頸の深部にかくれていて，外から さわることが出来ない．

A. 頭　　蓋　55

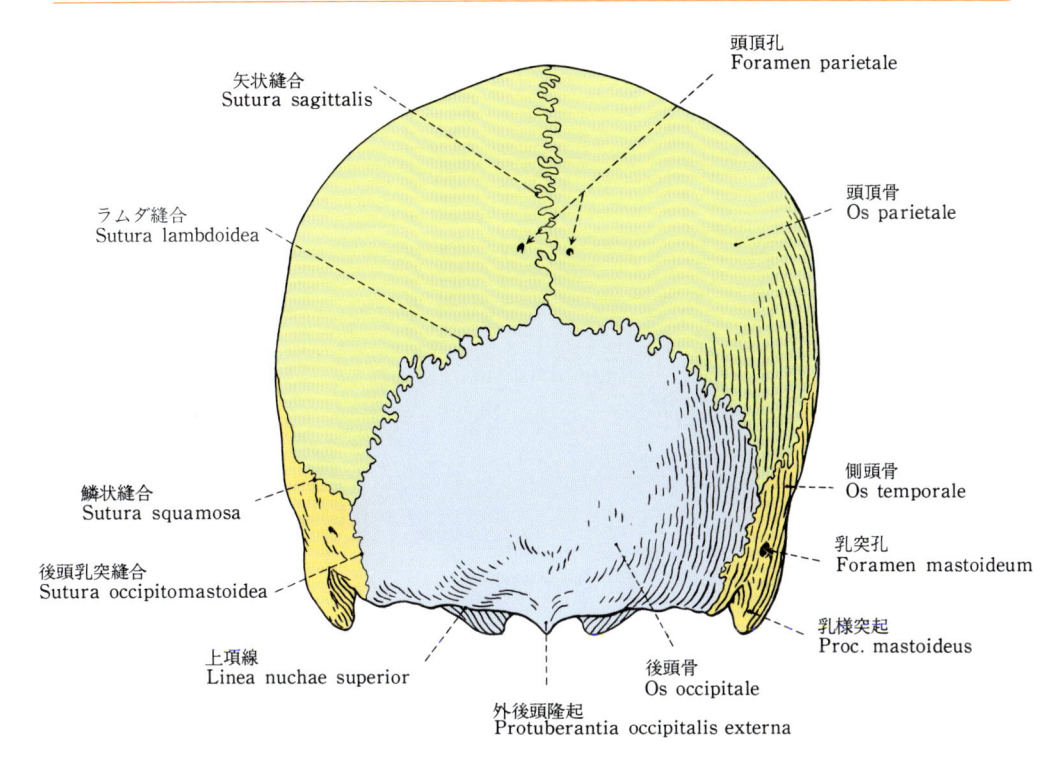

図の各部名称：
- 矢状縫合 Sutura sagittalis
- 頭頂孔 Foramen parietale
- ラムダ縫合 Sutura lambdoidea
- 頭頂骨 Os parietale
- 鱗状縫合 Sutura squamosa
- 側頭骨 Os temporale
- 後頭乳突縫合 Sutura occipitomastoidea
- 乳突孔 Foramen mastoideum
- 乳様突起 Proc. mastoideus
- 上項線 Linea nuchae superior
- 後頭骨 Os occipitale
- 外後頭隆起 Protuberantia occipitalis externa

図 35 頭蓋の後面

3. 頭蓋の側面

中央部に側頭骨があり，その後方には後頭骨，上方には頭頂骨，前方には蝶形骨・頬骨・下顎骨などが接続している．側頭鱗とその付近の部分を側頭部という．

① **側頭部**：側頭骨の外側面中央には**外耳孔*** porus acusticus externus があって，内方に向かう**外耳道*** meatus acusticus externus, external acoustic meatus e., äußerer Gehörgang d. となって鼓室に通じている．外耳孔の後下側には**乳様突起*** proc. mastoideus （胸鎖乳突筋・板状筋・最長筋・顎二腹筋）が突出し，前上側には**頬骨突起*** proc. zygomaticus が出ている．後者の前端は水平に前へのびて頬骨に連なり，橋状の**頬骨弓*** arcus zygomaticus, zygomatic arch e., Jochbogen d. （咬筋）をつくる．頬骨突起の基部の下面には**下顎窩*** fossa mandibularis があって，顎関節の関節窩をなし，その前縁は**関節結節** tuberculum articulare によって境されている（図36, 48）．

頬骨弓の上方にある浅い広い陥凹部を**側頭窩*** fossa temporalis （側頭筋で埋められる），下内方にある深い陥凹部を**側頭下窩*** fossa infratemporalis といい，両窩は頬骨弓の内側を通ってたがいに交通している．この交通部は自然体では主として側頭筋で占められている．

② **側頭下窩***：頬骨弓の下内方にある陥凹部で，上は蝶形骨の大翼，前は上顎体，内側は翼状突起によって境され，外側は下顎枝でおおわれている．大翼には**卵円孔*** foramen

56　骨格系

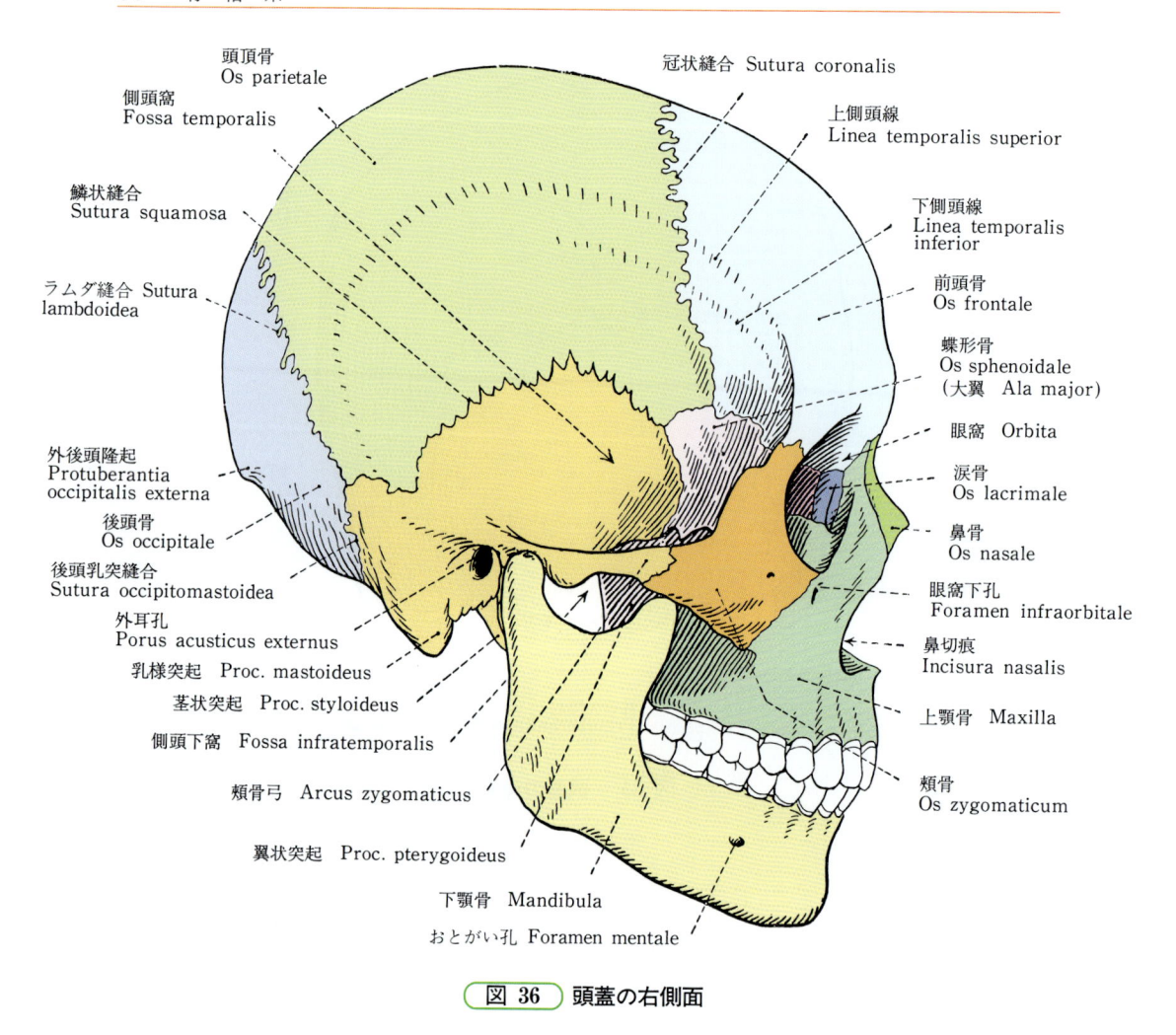

図 36 頭蓋の右側面

ovale（下顎神経）と**棘孔*** foramen spinosum（中硬膜血管・下顎神経硬膜枝）があり，いずれも頭蓋腔に交通している．上顎体と翼状突起との間には 狭い**翼口蓋窩*** fossa pterygopalatina があり，またその上前方は大翼と上顎体との間にある**下眼窩裂*** fissura orbitalis inferior（眼窩下血管）によって眼窩に通じる．側頭下窩は 自然体では主として内側と外側翼突筋によって充たされ，顎動脈と三叉神経第3枝の幹部も主として ここを通る．

　③　**翼口蓋窩***：　上顎骨と翼状突起との間にある狭い洞窟で，内側壁は口蓋骨の鉛直板，前壁は上顎体，後壁は翼状突起によってつくられている．内方は**蝶口蓋孔*** foramen sphenopalatinum（蝶口蓋血管・上顎神経の内鼻枝）によって鼻腔に通じ，前は**下眼窩裂*** fissura orbitalis inferior（眼窩下神経・頬骨神経）によって眼窩に通じ，下は延びて**口蓋管** canales palatini（下行口蓋血管・口蓋神経）となり，口蓋の後外側隅のところで大・小口蓋孔に開く．また 翼口蓋窩の後壁には 大翼を貫く**正円孔*** foramen rotundum（上顎神経）と翼状突起の基部を前後に貫く**翼突管** canalis pterygoideus（翼突管血管・翼突管神経）があり，前者は頭蓋腔に，後者は破裂孔に開いている（図37，397）．

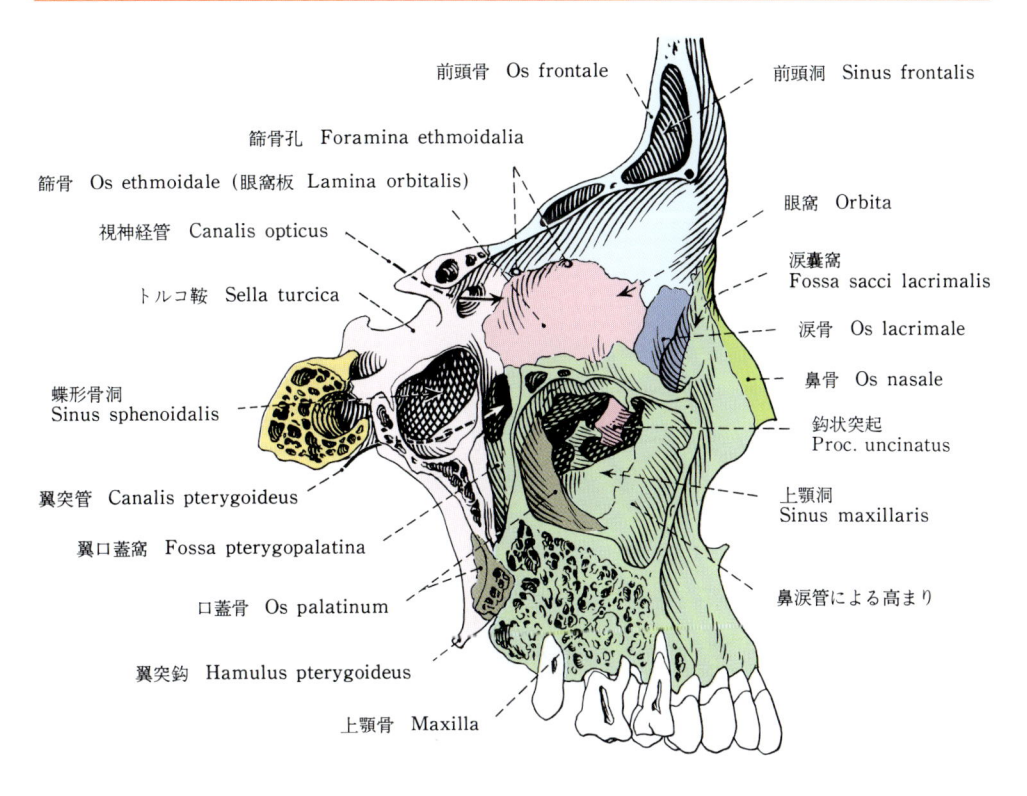

図 37 眼窩と上顎洞と翼口蓋窩（外側面）
右の眼窩の外側半を切除し，上顎洞を開放したところ．

4. 頭蓋の前面

　頭蓋前面の中部には **鼻腔*** cavum nasi, nasal cavity e., Nasenhöhle d., その上方には1対の**眼窩*** orbita l., e., Augenhöhle d. がある．眼窩の上縁より上の方を**前頭部**，下の方を**顔面部**という．顔面部は さらにこれを二分して，下顎骨でつくられた部を**下顔部**，それより上を**上顔部**と名づける．前頭部は前頭骨，上顔部は主として上顎骨・頬骨・鼻骨などでつくられている（図38）．

　① **鼻　腔**：顔面の中央を占める複雑な空隙である．自然体では これにさらに若干の軟骨部が加わり，これらの表面は 粘膜で おおわれている（内臓学の「鼻腔」の項参照）[1]．骨格における鼻腔は前は**梨状口*** apertura piriformis によって顔面に，後は1対の**後鼻孔*** choana によって頭蓋底に開き，正中面には**鼻中隔*** septum nasi という骨板があって鼻腔を左右に分けている．鼻中隔は上半は篩骨の正中板から，下半は鋤骨から出来ている．その前方から はいりこんだ 楔形の切痕部（きれこみ）は，自然体では 軟骨（鼻中隔軟骨）で

---
[1] このように，骨格における鼻腔は，自然体における鼻腔とは 形態学的に かなりちがうので，区別の必要があるときは，前者を とくに「骨鼻腔」cavum nasi osseum とよぶ．

図 38　頭蓋の前面

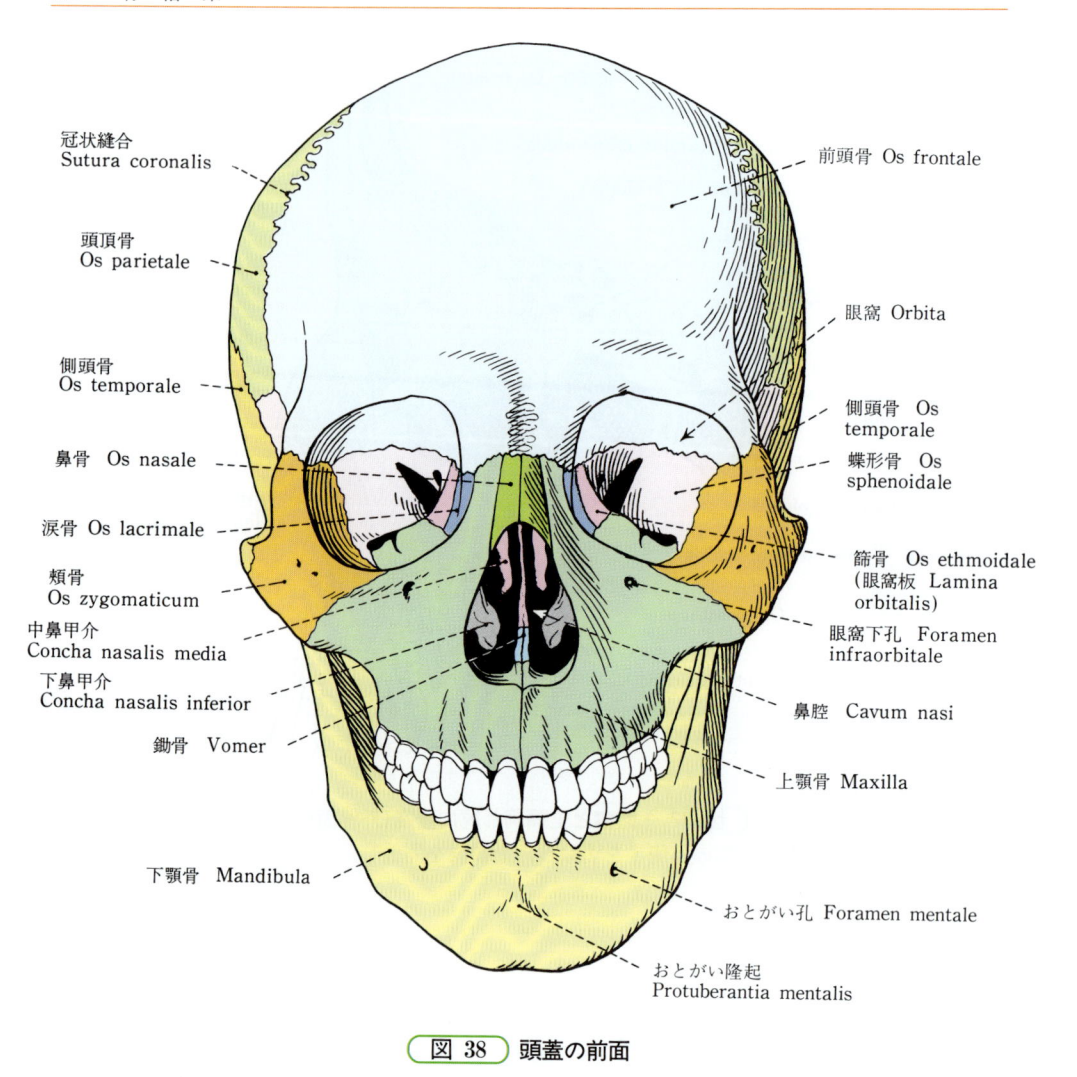

補われている（図 39, 40, 212）．

　外側壁：（前部＝鼻骨＋上顎骨，中部＝篩骨迷路＋上顎骨＋下鼻甲介，後部＝口蓋骨の鉛直板＋翼状突起の内側板）．外側壁は だいたいにおいて外下方に向かって傾斜しているため，鼻腔は 上方が狭く 下方が広く，前頭断面では三角形をなしている．外側壁は鼻腔の諸壁のなかで 凹凸のもっとも著しい部分で，貝がらのような**上・中・下鼻甲介*** concha nasalis superior, media, inferior は壁から内下方に向かって垂れ下り，それぞれの下に**上・中・下鼻道***meatus nasi superior, medius, inferior をつくり，また鼻中隔との間に**総鼻道*** meatus nasi communis をはさんでいる．これらの鼻道は後方で合して**鼻咽道*** meatus nasopharyngeus となり，後鼻孔を経て外頭蓋底に開く．鼻咽道の外側壁には前述の蝶口蓋孔があって 外方に向かって翼口蓋窩に通じ，下鼻道の前端の近くには 眼窩から下ってきた**鼻涙管*** canalis nasolacrimalis が開く（図 39, 41, 214）．

A. 頭　　蓋　59

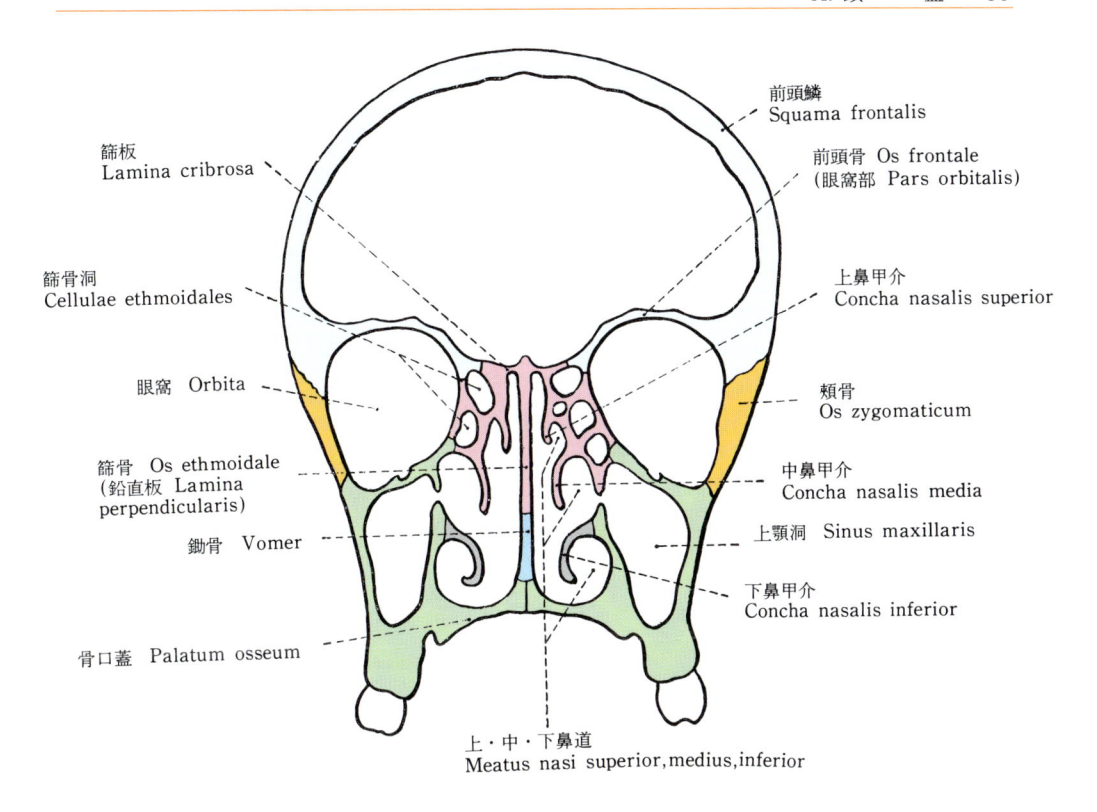

図 39　頭蓋の前頭断面 [Corning]

主なラベル：
- 篩板 Lamina cribrosa
- 篩骨洞 Cellulae ethmoidales
- 眼窩 Orbita
- 篩骨 Os ethmoidale（鉛直板 Lamina perpendicularis）
- 鋤骨 Vomer
- 骨口蓋 Palatum osseum
- 前頭鱗 Squama frontalis
- 前頭骨 Os frontale（眼窩部 Pars orbitalis）
- 上鼻甲介 Concha nasalis superior
- 頬骨 Os zygomaticum
- 中鼻甲介 Concha nasalis media
- 上顎洞 Sinus maxillaris
- 下鼻甲介 Concha nasalis inferior
- 上・中・下鼻道 Meatus nasi superior, medius, inferior

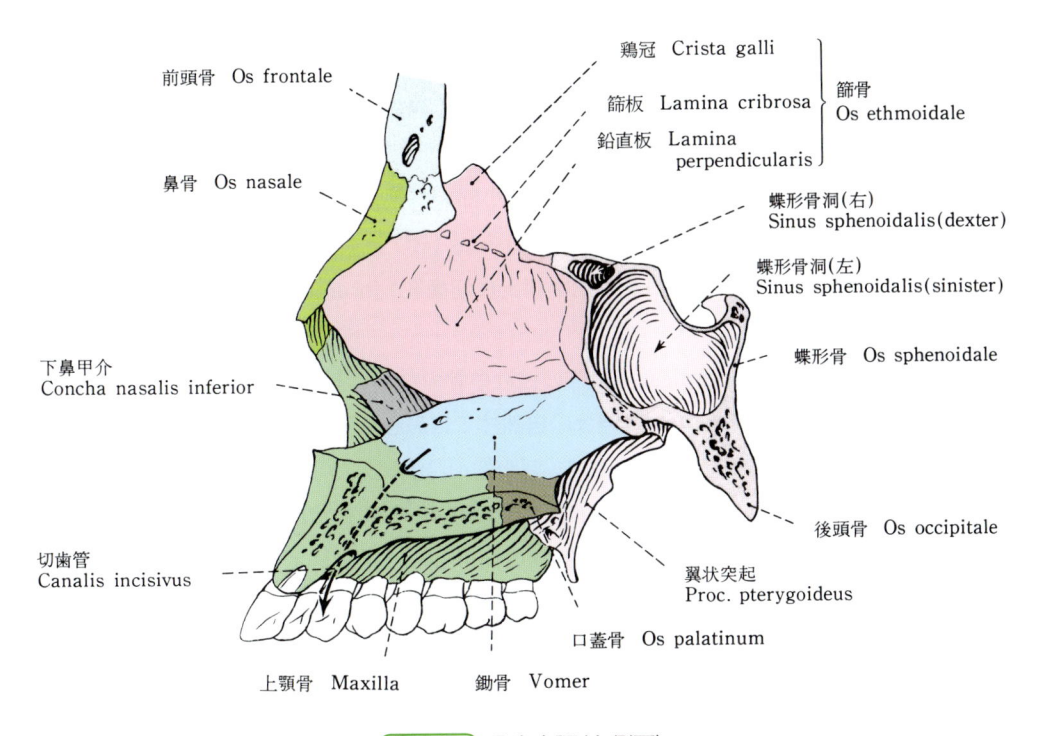

図 40　骨鼻中隔（左側面）

主なラベル：
- 前頭骨 Os frontale
- 鼻骨 Os nasale
- 下鼻甲介 Concha nasalis inferior
- 切歯管 Canalis incisivus
- 上顎骨 Maxilla
- 鋤骨 Vomer
- 鶏冠 Crista galli
- 篩板 Lamina cribrosa｜篩骨 Os ethmoidale
- 鉛直板 Lamina perpendicularis
- 蝶形骨洞（右）Sinus sphenoidalis (dexter)
- 蝶形骨洞（左）Sinus sphenoidalis (sinister)
- 蝶形骨 Os sphenoidale
- 後頭骨 Os occipitale
- 翼状突起 Proc. pterygoideus
- 口蓋骨 Os palatinum

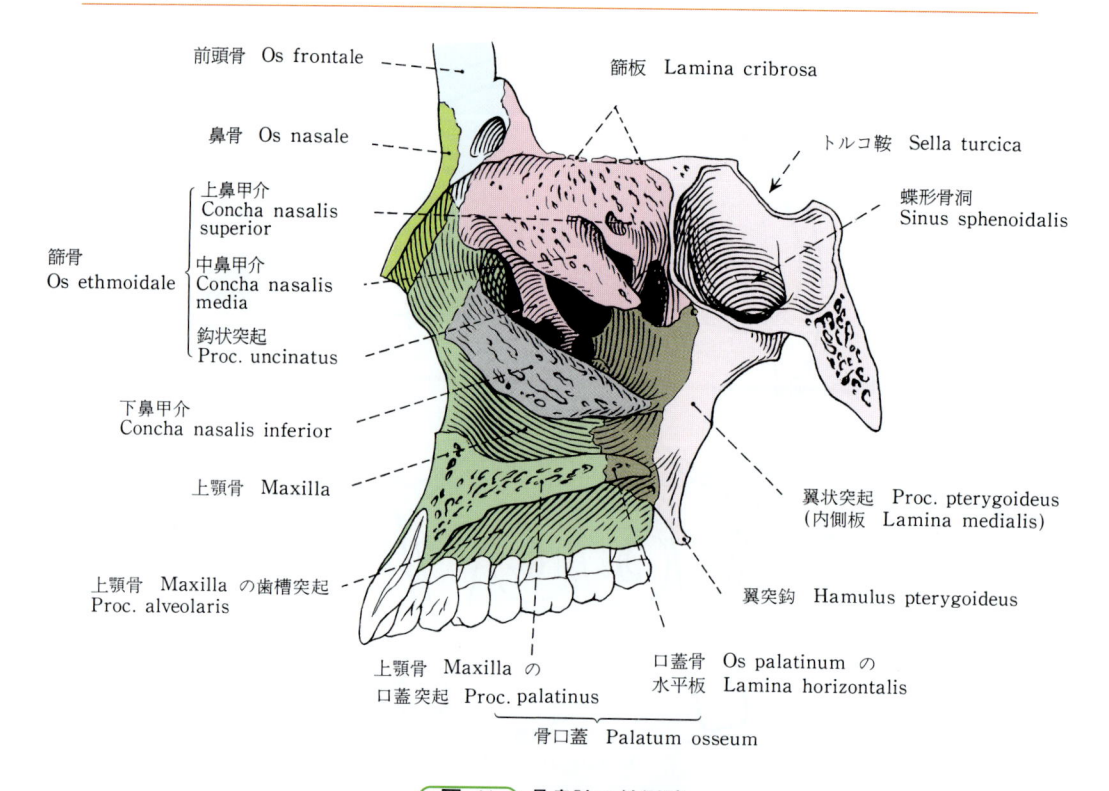

図 41 骨鼻腔の外側壁
鼻中隔のすぐ右で矢状断し，その右半を左側から見たところ．

　上壁：（前部＝鼻骨＋前頭骨の鼻部，中部＝篩骨の篩板，後部＝蝶形骨の体）．篩板には多数の小孔（嗅神経）があって頭蓋腔に通じる（図39～41，212）．

　下壁：（前の大部＝上顎骨の口蓋突起，後の小部＝口蓋骨の水平板）．骨口蓋の上面である．前端に近く各側1個の**切歯管*** canalis incisivus（中隔後鼻動脈の吻合枝・鼻口蓋神経）があって前下方に走り，左右合して1本の管となり，骨口蓋の正中線上に**切歯孔*** foramen incisivum として開口する（図40，43，171）．

　② **副鼻腔*** sinus paranasales： 鼻腔の付近の骨のなかにある多数の洞窟で，いずれも鼻腔と交通している．これらの副鼻腔は，自然体では鼻腔粘膜の続きでおおわれて，鼻腔とひと続きになっている（図37，39，348，呼吸器の「副鼻腔」の項，234頁参照）．

　③ **眼　窩*** orbita： 眼球とその付属器を容れている四角錐状の洞窟で（図38），顔面頭蓋と脳頭蓋とを境している．前は大きな**眼窩口***aditus orbitae によって外界に開き，後端には**視神経管*** canalis opticus（視神経・眼動脈）があって頭蓋腔に通じる．上壁は前頭骨の眼窩部（前）と蝶形骨の小翼（後）で，外側壁は頬骨（前）と蝶形骨の大翼（後）で，下壁は上顎体の眼窩面で，内側壁は涙骨（前）＋篩骨迷路（後）で構成されている．上壁と外側壁との境には，後部に**上眼窩裂*** fissura orbitalis superior（動眼神経・滑車神経・眼神経・外転神経・上眼静脈）があって頭蓋腔と交通し，

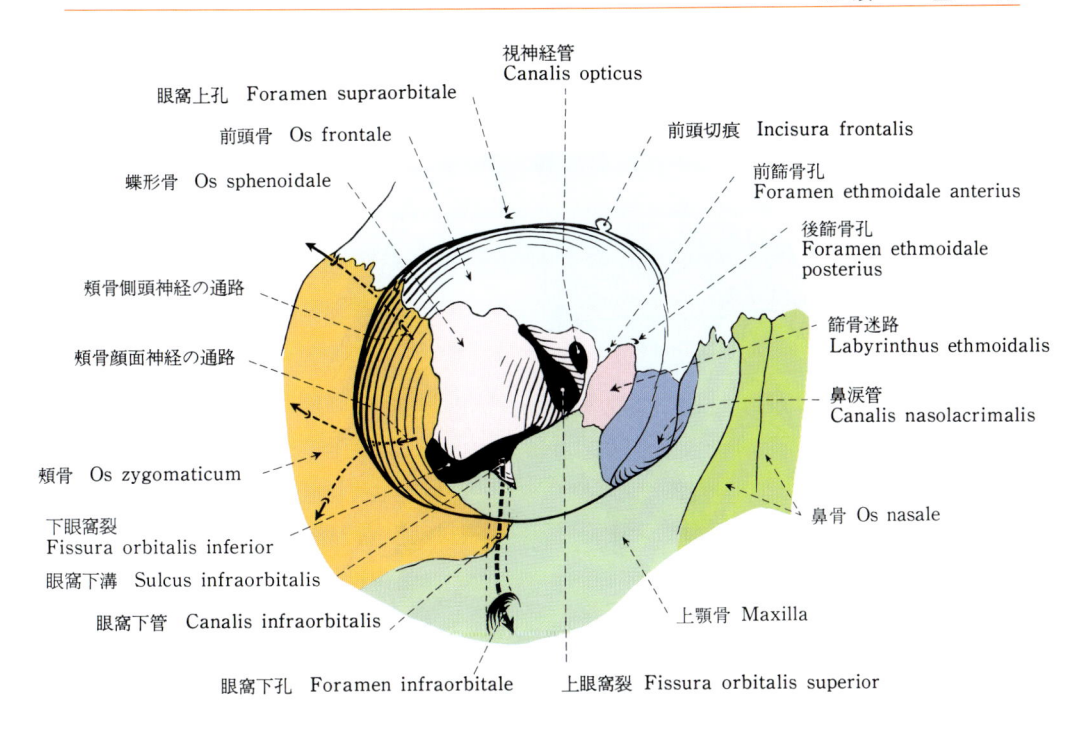

図 42　眼窩（右側）を前から見たところ

外側壁と下壁との境には，大翼と上顎体との間に**下眼窩裂*** fissura orbitalis inferior （眼窩下血管・眼窩下神経・頬骨神経）があって，側頭下窩と翼口蓋窩とに通じる．下眼窩裂の中部からは **眼窩下溝** sulcus infraorbitalis （眼窩下血管／眼窩下神経・）が始まり，**眼窩下管** canalis infraorbitalis を経て**眼窩下孔*** foramen infraorbitale で顔面に開く．涙骨の前には**涙囊窩*** fossa sacci lacrimalis がある．**鼻涙管*** canalis nasolacrimalis はここに始まり，下って下鼻道に通じる（図 42, 453）．

5. 頭蓋の下面

これは **外頭蓋底*** basis cranii externa の外面である．前部には半長円形の骨口蓋と上顎骨の歯槽部とがある．中部は 蝶形骨と側頭骨とから成り 著しい凹凸を示すのに反し，後部は後頭骨から成り 比較的 単調である（図 43）．

① **骨口蓋*** palatum osseum, osseous palate e., knöcherner Gaumen d.：　口腔の上蓋，鼻腔の下壁をなす半長円形の骨板である．前方の大きい部分は上顎骨の口蓋突起で，後方の小さい部分は口蓋骨の水平板で出来ている．左右の上顎骨歯槽突起は口蓋の前と側方を馬蹄形に囲み，口蓋面から下方に向かって堤防状に隆起している．口蓋正中線の前端部には**切歯孔*** foramen incisivum があって **切歯管*** canalis incisivus によって鼻腔に通じ，また 後外側隅には 1 個の**大口蓋孔*** foramen palatinum majus （大口蓋血管・／大口蓋神経・）と 2～3 個の**小口蓋孔** foramina palatina minora （小口蓋血管・／小口蓋神経・）があって，**口蓋管** canales palatini の開

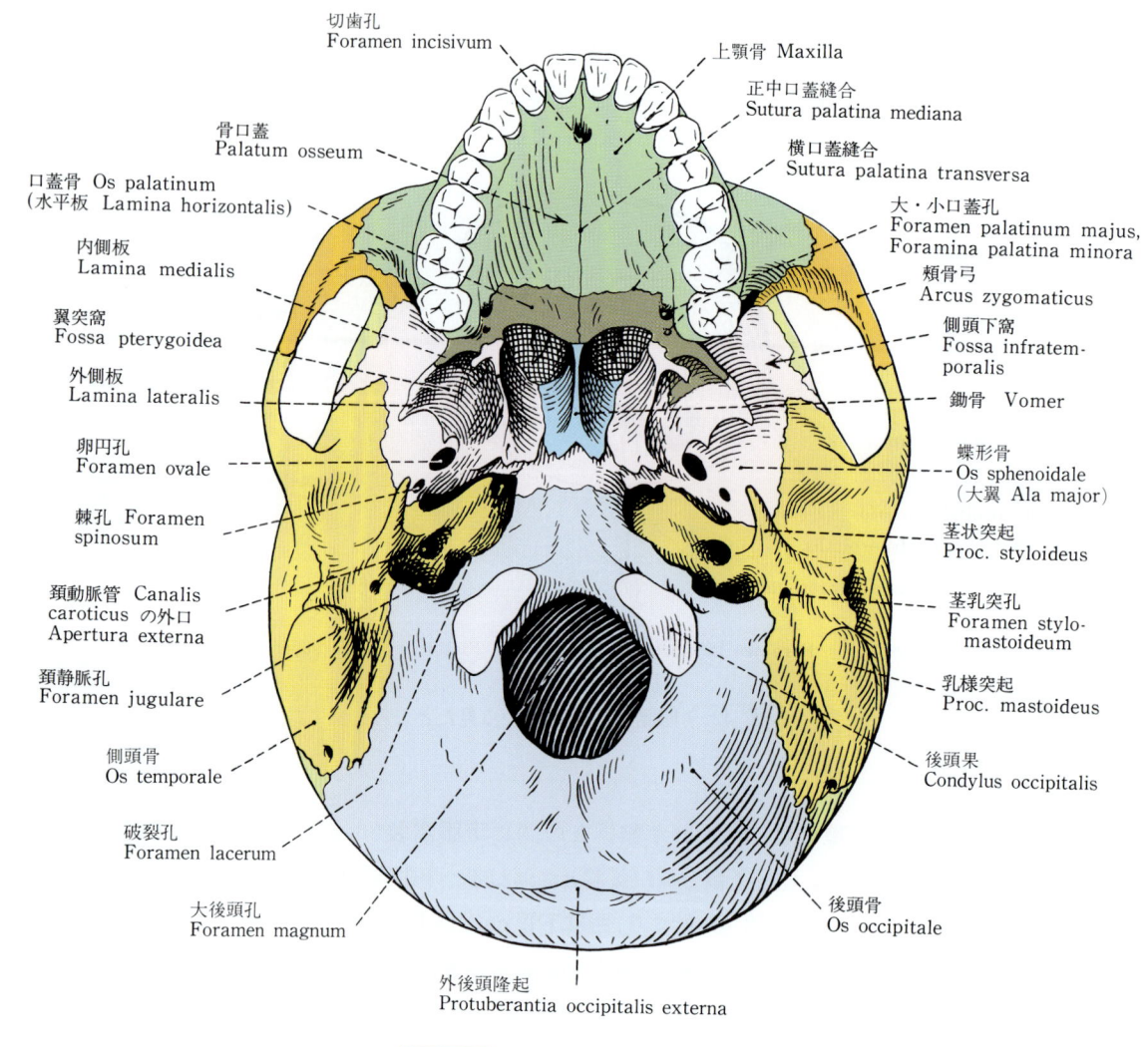

図 43 外頭蓋底（頭蓋骨の下面）

口を成している（図 43, 397,「翼口蓋窩」の項, 56 頁参照）．

口蓋の後縁の直上には 1 対の**後鼻孔*** choana がある．骨格では 鼻腔がここを通って頭蓋の下面に開放しているが，自然体では 後鼻孔の後方は 咽頭鼻部に当たっている（図 43, 186, 348）．

後鼻孔の両側には歯槽突起の後端に接して**翼状突起*** proc. pterygoideus （外側翼突筋・内側翼突筋・口蓋帆挙筋）がある．突起は**内側板** lamina medialis と**外側板** lamina lateralis とに分かれていて，その間に**翼突窩** fossa pterygoidea （内側翼突筋の起始部）をはさんでいる．外側板の外側はすなわち側頭下窩であって，大翼は その上壁をなしている．大翼の後縁部は **卵円孔*** foramen ovale （下顎神経）と**棘孔** foramen spinosum （中硬膜血管・下顎神経硬膜枝）によって貫かれ，頭蓋腔と交通している（図 43, 44）．

蝶形骨の後方には側頭骨が接している．蝶形骨の大翼と側頭骨の錐体との間には**耳管溝** sulcus tubae auditivae があって後外側に走り，**筋耳管管** canalis musculotubarius となって鼓室に通じている．錐体の前稜には錐体と鼓室部との境すなわち下顎窩の後内側にせまい**錐体鼓室裂** fissura petrotympanica (鼓索神経・前鼓室動脈)があって鼓室に通じている．また 錐体の下面には**頸動脈管** * canalis caroticus (内頸動脈)の外口がある．この管は弯曲をしながら錐体の内部を通過し，その尖端のところで頭蓋腔に開く．頸動脈管の外側には**茎状突起** * proc. styloideus (茎突舌骨筋・茎突舌筋・突咽頭筋・茎突下顎靱帯)が前下方に向かって突出し，その後外側には**乳様突起** * proc. mastoideus (胸鎖乳突筋・板状筋・最長筋・顎二腹筋)との間に**茎乳突孔** * foramen stylomastoideum があって**顔面神経管** * canalis facialis (顔面神経・茎乳突孔動静脈)の開口部をなす．

後頭骨の外側部と側頭骨の錐体との間には**頸静脈孔** * foramen jugulare (内頸静脈・舌咽神経・迷走神経・副神経)がある．なお 外側部の下面には**後頭果** * condylus occipitalis があって 環椎後頭関節の関節頭をなし，その基部は**舌下神経管** * canalis hypoglossi (舌下神経)によって貫かれる．また左右両果の後方には **大後頭孔(大孔)** * foramen magnum (椎骨動脈・延髄・副神経)があって，頭蓋腔と脊柱管との連絡部をなしている(図 348, 400)．

6. 頭蓋腔 * cavum cranii, cranial cavity e., Schädelhöhle d.

脳頭蓋のなかにある腔所で，脳をおさめるところである．その形は ほぼ卵形で，上壁は円蓋状であるが，下壁は著しく凹凸を示す．頭蓋腔の容積は脳の発達に伴うもので，平均約 1300〜1500 m*l* である．

　　頭蓋腔を囲む骨壁の厚さは 部位によって ちがっている．概して軟組織の被覆がうすく外力にさらされている頭蓋冠が厚く，眼窩の上壁，中頭蓋窩の下壁(側頭下窩の上蓋)，後頭蓋窩の下壁などは，眼窩の内容や頸部の軟組織で保護されているために薄い．その上，頭蓋底には多数の溝や孔があるために，その構築の強さは 頭蓋冠にくらべて はるかに劣る．外力の作用で**頭蓋底骨折** basal fracture を起こしやすいのは そのためである．

上蓋： 前頭鱗，頭頂骨，後頭鱗から成る．ほぼ一様の厚さの骨板でつくられているから，その内面は ほとんど外面の陰型をなしている(図 39)．

下壁： これを**内頭蓋底** basis cranii interna といい，前に記した外頭蓋底と相対している．左右の蝶形骨小翼の後縁と 側頭骨錐体の上稜とは 蝶形骨に向かって X 状に集中し，そのために 頭蓋腔の下壁は，前中後の三つの大きな くぼみに分かれている(図 44)．

　① **前頭蓋窩** * fossa cranii anterior： 篩骨の篩板，前頭骨の眼窩部，蝶形骨の小翼から成る．三つのくぼみのうちで もっとも浅い．大脳前頭葉の はいるところである．正中部は鼻腔の上壁に当たり，篩骨の**篩板** * lamina cribrosa (その小孔を嗅神経が通る)で出来ている．外側部は眼窩の上壁に当たり，この部の骨板は非常にうすい．

　② **中頭蓋窩** * fossa cranii media： 蝶形骨と側頭骨から成り，大脳の側頭葉を容れるくぼみである．正中部は蝶形骨の体で，高くなって中頭蓋窩を左右両部に分けている．蝶形骨体の上面は，鞍状にくぼんで **トルコ鞍** * sella turcica, Turkish saddle e., Türken-

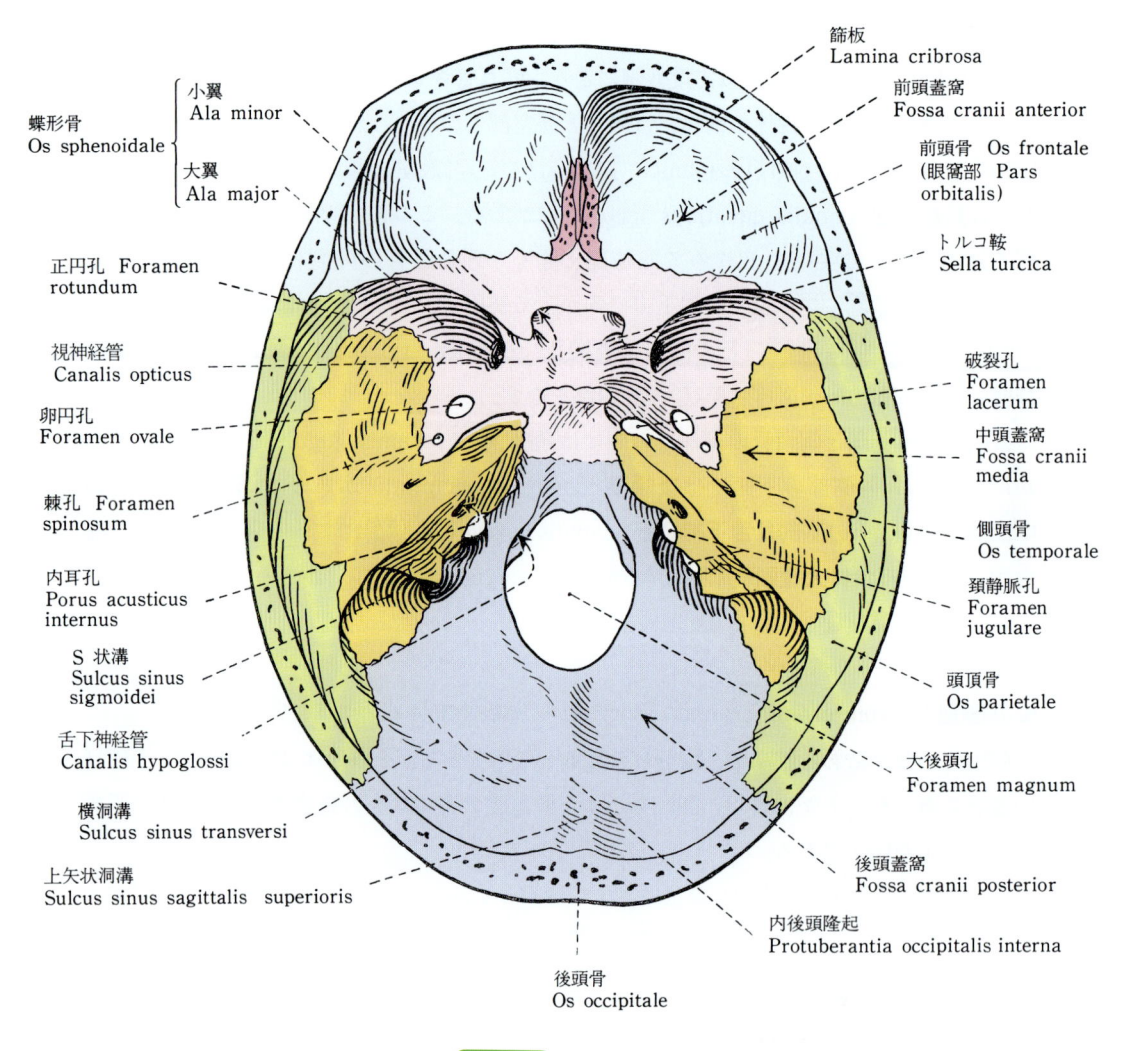

図 44 内頭蓋底

sattel d. といい，ここに下垂体を容れている．トルコ鞍の上外方には**視神経管*** canalis opticus（眼動脈・視神経）があり，小翼の基部を貫いて眼窩に通じている．また蝶形骨の大翼と小翼との間には**上眼窩裂*** fissura orbitalis superior（動眼神経・滑車神経・眼神経・外転神経・上眼静脈）があって，これも眼窩に通じている．大翼には **正円孔*** foramen rotundum（上顎神経），**卵円孔*** foramen ovale（下顎神経），**棘孔** foramen spinosum（中硬膜血管・下顎神経硬膜枝）が1列に並んで，前者は翼口蓋窩に，後2者は側頭下窩に通じていることは 外頭蓋底のところで 述べた通りである．錐体の尖端と蝶形骨体との間には**破裂孔** foramen lacerum（自然体では軟骨で埋められている）があって，ここに**頚動脈管*** canalis caroticus（内頚動脈・内頚動脈神経）が開口している．また 細い**翼突管** canalis pterygoideus（翼突管血管・翼突管神経）は ここから始まり，前走して翼状突起の基部を貫き，翼口蓋窩に通じている（「翼口蓋窩」の項参照）（図44）．

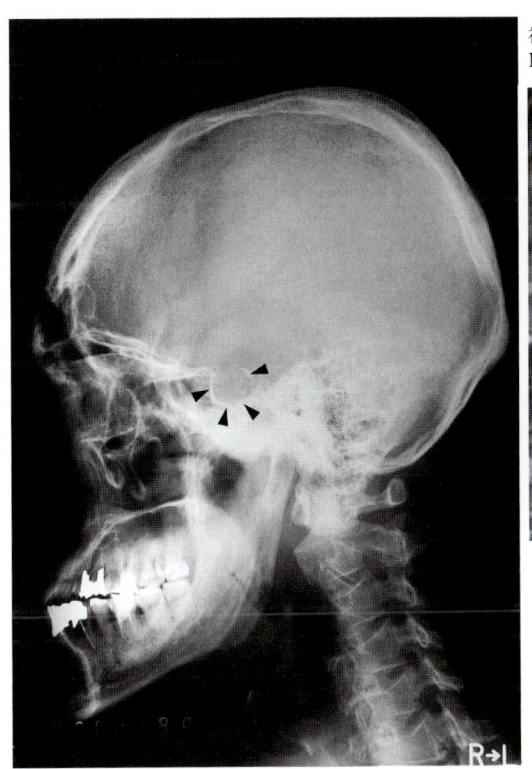

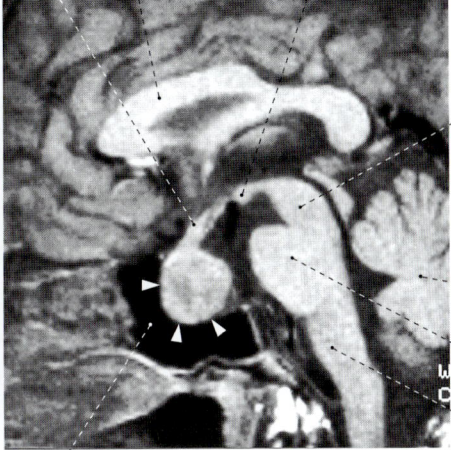

図 45 末端肥大症(下垂体腺腫)の患者の頭部単純 X 線写真(左)と下垂体部のMRI矢状断面像(右)
44歳の男性．トルコ鞍(左図の矢頭)と下垂体(右図の矢頭)が異常に大きくなっている．
[新潟大学放射線医学教室 岡本浩一郎講師・酒井邦夫教授の提供]

③ **後頭蓋窩*** fossa cranii posterior： (錐体の後面＋後頭骨)．小脳・橋・延髄を容れるところである．錐体後面の中央には**内耳道*** meatus acusticus internus (顔面神経・内耳神経)があり，外方に走って内耳の内側壁に達する．**顔面神経管*** canalis facialis (顔面神経・茎乳突孔動静脈)はこの管底から始まり，少し外前方に走ったのち，直角に後外方に折れ(ここに膝神経節がある)，鼓室の内側壁のなかを弓のように曲がって下り，**茎乳突孔*** foramen stylomastoideum で外頭蓋底に開く．

後頭蓋窩の中央には**大後頭孔***があって，これによって頭蓋腔と脊柱管とが交通すること，後頭骨の外側部と側頭骨の錐体との間に**頸静脈孔***のあること，後頭骨の外側部が斜に**舌下神経管***によって貫かれていることなどは，いずれも すでに外頭蓋底のところで述べた通りである．後頭鱗の内面中央には**内後頭隆起*** protuberantia occipitalis interna がある．**上矢状洞溝** sulcus sinus sagittalis superioris (上矢状静脈洞による圧痕)は ここに始まって 頭蓋上壁の正中線を前頭部まで走り，**横洞溝** sulcus sinus transversi (横静脈洞による圧痕)は これから左右に横走し，側頭骨乳突部の内面をS状に曲がって 頸静脈孔に至っている(図44, 380, 381)．

4 頭蓋の連結

頭蓋を構成している諸骨は，下顎骨と舌骨を除いては みな**縫合**と**軟骨結合**によって固く結合されている．下顎骨は**顎関節**によって頭蓋と可動的結合をいとなみ，舌骨は ただこれに起始する筋その他の軟部によって 舌根部に支持されているにすぎない．

1. 頭蓋の縫合

その主なものだけをあげると つぎの通りである．

① **矢状縫合*** sutura sagittalis： 左右の頭頂骨の間の縫合で，頭蓋冠の正中線に沿って前後に走る(図34，35)．

　矢状縫合が前に延びて 前頭骨を左右に切半していることがある．その前頭骨のなかにある部分を**前頭縫合** sutura frontalis という．このような場合には冠状・矢状・前頭の 3 縫合が十字形に交わる．前頭縫合の頻度は日本人で約 6% である．

② **冠状縫合*** sutura coronalis： 前頭骨と頭頂骨との間の縫合で，矢状縫合と T 字形に交叉している(図34，36，38)．

③ **ラムダ(状)縫合*** sutura lambdoidea： 後頭骨と頭頂骨との間にある．人字縫合ともよばれ，人の字(ギリシャ字の λ)の形をなし，その頂点で矢状縫合と交わる(図35，36)．

④ **鱗状縫合*** sutura squamosa： 側頭骨の鱗部と頭頂骨との間にある(図36)．

このほか，それぞれの骨の間に多数の縫合が存在するが，そのうち 口蓋にあるものがとくに重要である．

⑤ **正中口蓋縫合** sutura palatina mediana： 口蓋の正中線にある．左右の上顎骨の口蓋突起の間，および口蓋骨の水平板の間を結合している(図43)．

⑥ **横口蓋縫合** sutura palatina transversa： ⑤と直交しているもので，上顎骨の口蓋突起と口蓋骨の水平板との間にある(図43)．

2. 泉 門

新生児の頭蓋では骨化が まだ完全でないから，頭蓋冠の扁平骨の周縁部は なお結合組織のまま残り，したがって 各骨が相接する部位には **泉門*** fonticulus, fontanelle e., d.[1])という未骨化部が残っている．泉門は生後 次第に骨化し，約 2 年で全部 閉鎖する．泉門は頭頂骨の四隅にあり，つぎの 6 個である(図46，47)．

① **大泉門*** fonticulus anterior： 泉門のうちで最大のもので，矢状縫合と冠状縫合との会合部にある．新生児では まだ前頭骨が正中部で二分しているから，大泉門の形はおよそ菱形である．

---

1) fonticulus, fontanelle の言葉の意味は「小さい泉」ということである．昔アラビア医学の盲目的な信者であったイタリアの外科医たちは，脳や眼の疾患にさいして，灼熱した鉄片で矢状，冠状両縫合の交叉部を焼き，そこから脳の中の有害物質を流出させたために，この部を「泉」と名づけたのである．

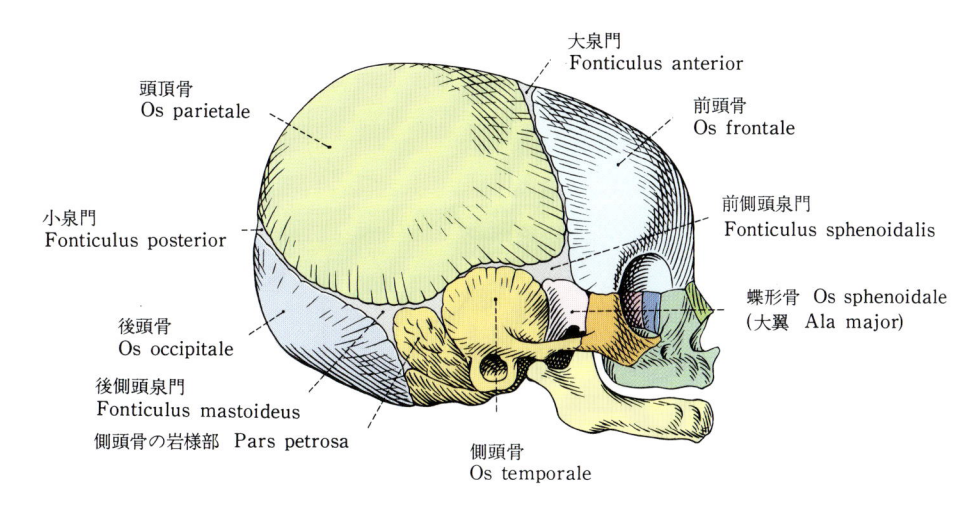

図 46 新生児の頭蓋（右側面）

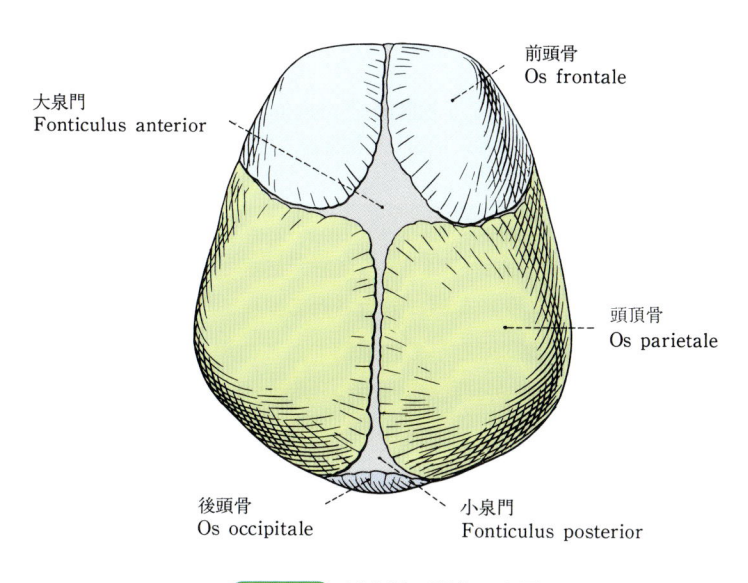

図 47 新生児の頭蓋の上面

② **小泉門** fonticulus posterior： 矢状縫合とラムダ縫合との会合部にあって，その形は三角形である．

③ **前側頭泉門** fonticulus sphenoidalis： 冠状縫合の外側端に左右1対ある．

④ **後側頭泉門** fonticulus mastoideus： ラムダ縫合の外側端に左右1対ある．

3. **顎関節*** art. temporomandibularis, jaw joint e., Kiefergelenk d.

側頭骨と下顎骨との間の関節である．関節頭は下顎骨の頭，関節窩は側頭骨の下顎窩．この関節では関節包がゆるい上に，関節腔のなかに**関節円板**があるから，関節頭はかなり

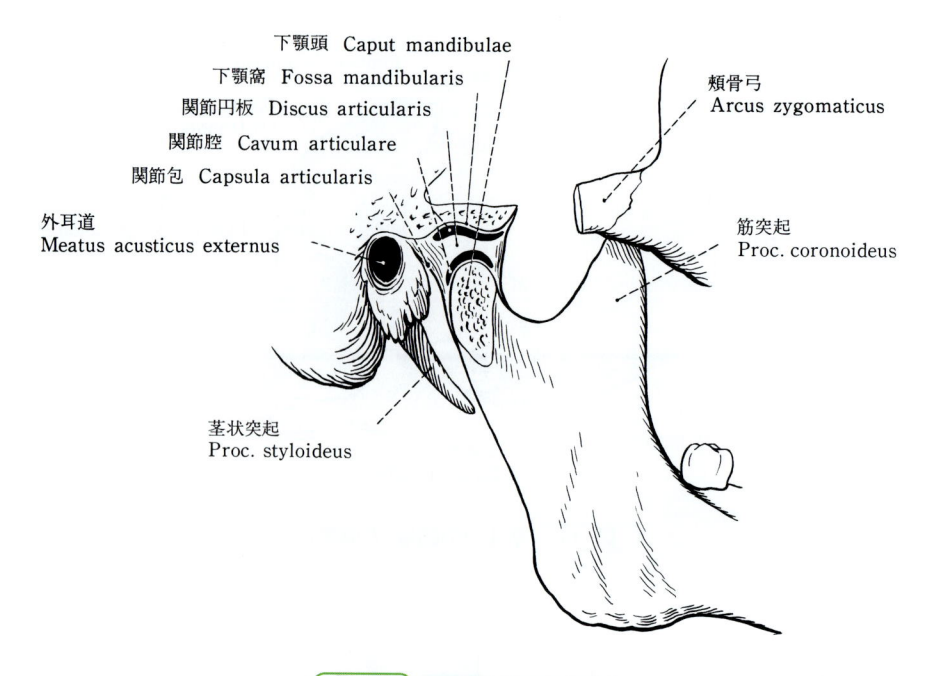

図 48 顎関節 [Spalteholz]
関節部を矢状面の方向に切断して関節腔を開放したところ．

自由に移動することが出来る．したがって 単純な蝶番関節でなくて 非常に複雑な運動をいとなむ．この運動は つぎのように3種に分析される．

 1) 上下の開閉運動：ほぼ蝶番関節としての運動で，この場合には 下顎頭と関節円板との間に運動が起こり，前者が関節頭として，後者が関節窩として作用する．

 2) 両側同時に前後運動：この場合には 運動は下顎窩と関節円板との間に起こる．水平運動ではないことに注意されたい．

 3) 片側だけの前後運動：このとき 下顎骨は 他側の関節頭を中心として，前後に回転する．

 これらの運動を適当に組み合わせることによって，複雑な咀嚼運動が行なわれる．

 顎関節は 肉食類では完全な蝶番関節で，もっぱら開閉運動を行ない，齧歯類では ほとんど前後の水平運動だけを行ない，草食類では水平面上をすべての方向に運動する．ヒトやサルのような雑食類では，これら3種の混合したものと考えてよい．また 逆に 顎関節の構造を見れば，その動物の食性を判断することが出来る．

B. 脊　柱

脊柱* columna vertebralis, vertebral column e., Wirbelsäule d. は身体の中軸をなす骨

図 49　脊柱の右側面

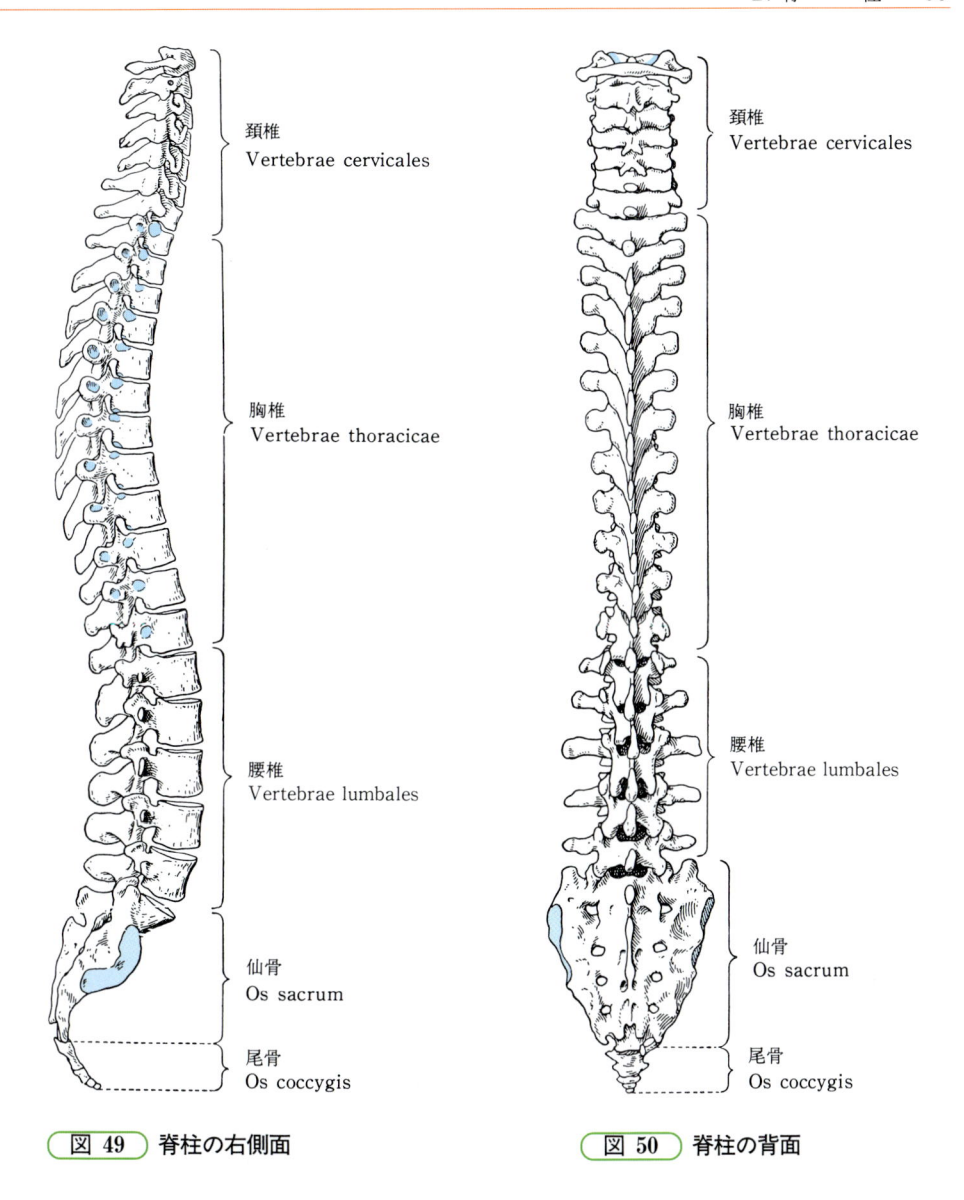

図 50　脊柱の背面

格で，その存在は脊椎動物の体制の特性である．上下に連結された**椎骨*** vertebra l., e., Wirbel d. の集まりから出来ている柱で，ヒトでは椎骨の数は 32〜34 個である．

椎骨は 脊柱上の位置によって つぎの 5 種に区別される(図 49, 50)．

(1) 頚椎 7 個，(2) 胸椎 12 個，(3) 腰椎 5 個，(4) 仙椎 5 個，(5) 尾椎 3〜5 個

1　椎　骨

典型的な形をそなえた椎骨は腹側の**椎体*** corpus vertebrae と背側の**椎弓*** arcus vertebrae とから成り，その間に **椎孔*** foramen vertebrale を囲んでいる．椎弓からは つぎの 4 種 7 個の突起が出ている(図 53〜55)．

図 51 環椎の上面

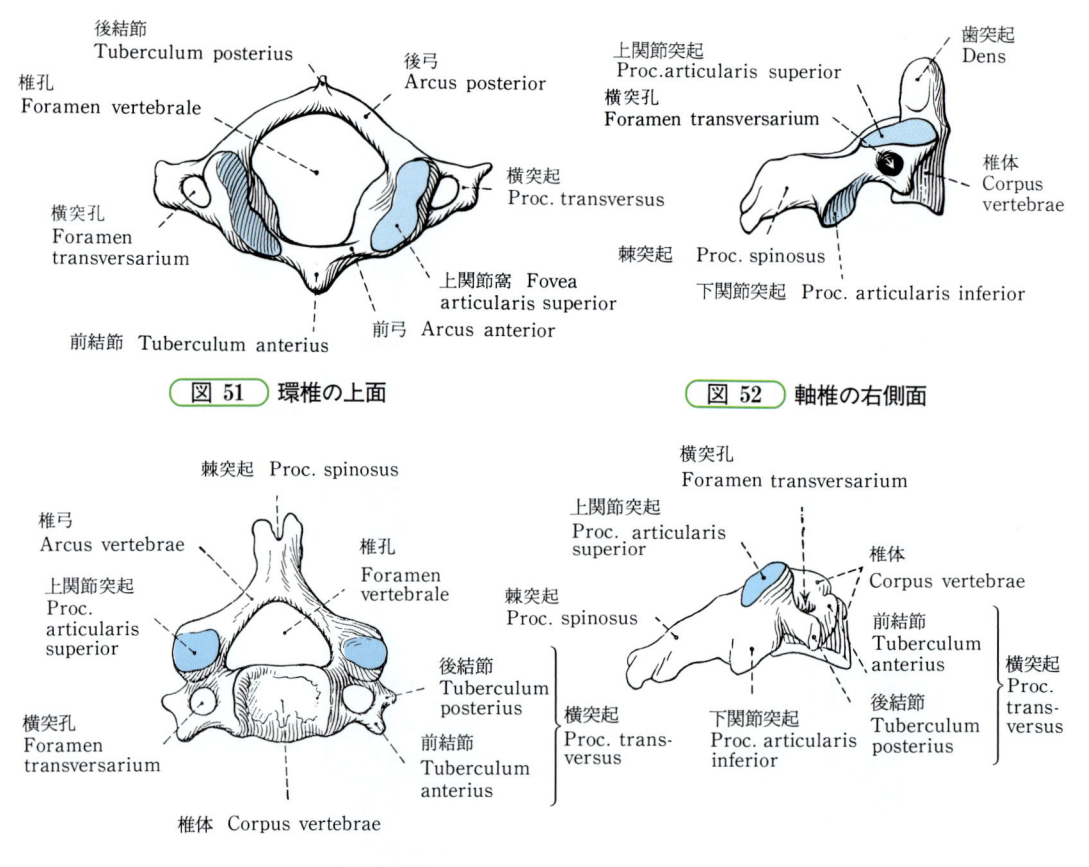

図 52 軸椎の右側面

図 53 第4頸椎の上面(左)と右側面(右)

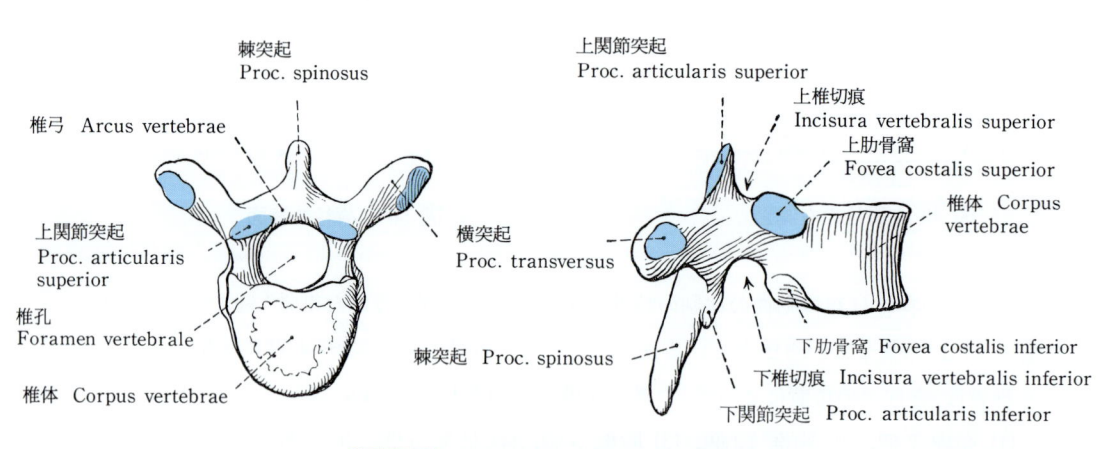

図 54 第6胸椎の上面(左)と右側面(右)

1) **棘突起*** proc. spinosus, spinous process e., Dornfortsatz d.： 椎弓の後面正中部から後下方に向かって，舟のかじのような形で伸びている．椎骨の連結をいとなむ靱帯や，脊柱の運動を行なう筋(固有背筋)が付く．

2) **横突起*** proc. transversus： 椎弓の外側部から左右に出ている．(横突起と名づけら

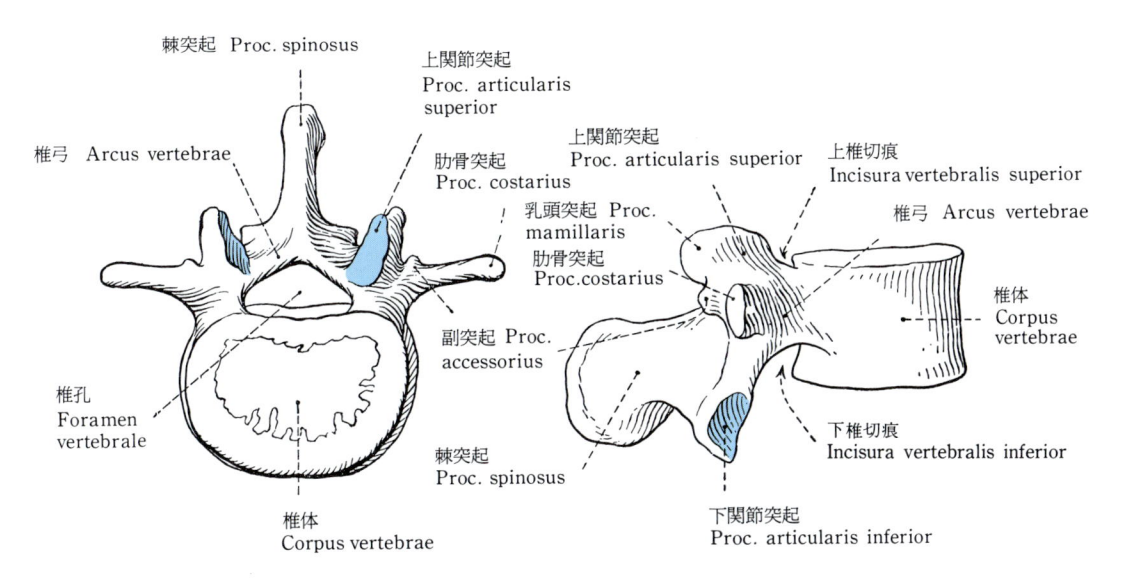

図 55　第3腰椎の上面(左)と右側面(右)

れるものは，実は脊柱の部位によって その形態学的内容を異にし，したがって その名称も異なっているものがある．詳しい説明は後述．)

3) **上関節突起*** proc. articularis superior： 椎弓の外側部から上方に向かって出る．

4) **下関節突起*** proc. articularis inferior： 椎弓の外側部から下方に向かって出る．

しかし 椎骨は脊柱上の部位によって かなり その形態がちがっているから，以下 脊柱各部の椎骨について その特徴を概説しよう．

① **頚　椎*** vertebrae cervicales, Halswirbel d.： この部で**横突起*** proc. transversus と名づけられるものは，実は真の横突起と退化した肋骨とが癒着したもので，その先端は二分して**前結節** tuberculum anterius と**後結節** tuberculum posterius になっている．この突起が **横突孔*** foramen transversarium (椎骨血管)[1] という孔によって 上下に貫かれていることも，頚椎の特徴である(図53)．

第1頚椎を**環椎*** atlas[2] といい，前正中部にあるべき体を欠いている．上関節突起は後頭果と関節をいとなむために肥厚し，その関節面である**上関節窩** fovea articularis superior は著しく大きくなっている(図51)．

第2頚椎を**軸椎*** axis[3] といい，体の上に円柱状の**歯突起*** dens が立っている．これは本来 環椎の体であったものが 軸椎に帰属するに至ったものである(図52)．

② **胸　椎*** vertebrae thoracicae, Brustwirbel d.： 椎骨のうちで もっとも典型的な

---

1) 第7頚椎(ときには第6頚椎も)の横突孔には静脈だけが通る．
2) atlas とはギリシャ神話で天球を支えている神の名である．第1頚椎を atlas というのは，頭蓋を天球にたとえたのである．日本名でも 以前には この意味をそのままに「載域」とよんだが，いまはその形をとって「環椎」になった．
3) 歯突起が環椎の回転運動に対する軸をなすので この名を得た．古くは「枢軸」と称えられた．

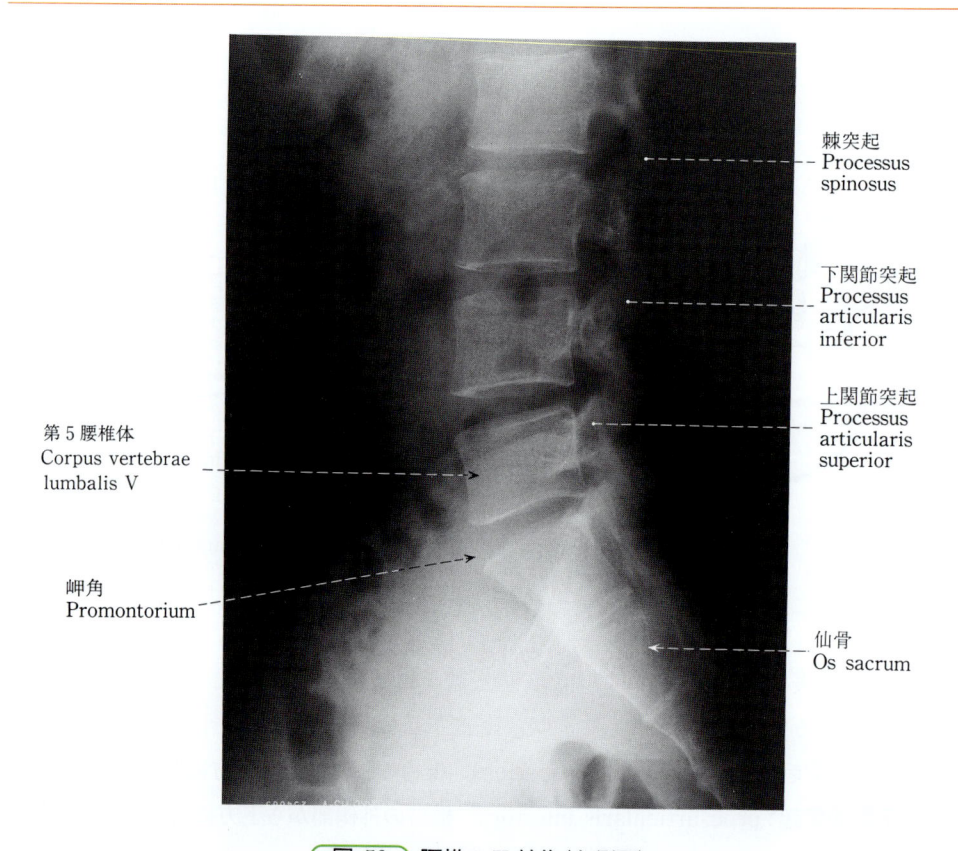

図 56 腰椎の X 線像（左側面）
［新潟大学放射線医学教室　酒井邦夫教授の提供］

 もので，各椎骨には左右に1対の肋骨が付属している（図54）．

③ **腰　椎*** vertebrae lumbales, Lendenwirbel d.： 見かけ上の横突起を**肋骨突起*** proc. costarius という．これは実は 退化した肋骨が椎骨に癒着して生じたので このように名づけられているのであって，そのため他の椎骨の横突起より ずっと大きい．その基部の後面に小さな**副突起** proc. accessorius があるが，これが真の横突起に相当するものである．副突起と棘突起との間には**乳頭突起** proc. mamillaris （固有背筋が付く）がある（図55）．

④ **仙　椎*** vertebrae sacrales, Kreuzwirbel d.： 5個の仙椎は青年期まで なお軟骨結合をいとなんでいるが，成人では骨結合となって 1個の骨になっている．これを**仙骨*** os sacrum l., e., Kreuzbein d. という．

　仙骨は前後に扁平で ほぼ三角形をなし，全体として後方に向かって軽く凸弯している．したがって前面は凹面をなし，骨盤に面しているから平滑であるが，後面は凸面で**正中仙骨稜** crista sacralis mediana（棘突起の癒合したもの），**中間仙骨稜** crista sacralis intermedia（関節突起の癒合したもの），**外側仙骨稜** crista sacralis lateralis（横突起の癒合したもの）という3種5条の縦の隆起がある．仙骨の内部には椎孔が連なって出来た**仙骨管***

canalis sacralis があり，この管は前面と後面に それぞれ 4 対の**前仙骨孔*** foramina sacralia pelvina (仙骨神経の前枝) および**後仙骨孔*** foramina sacralia dorsalia (仙骨神経の後枝) を通じて外に開いている．これらの孔より外側の部分は 仙骨の横突起と肋骨突起とが上下に癒合して生じた部分で，これを**外側部** pars lateralis という．外側部の上半は その外側面が**耳状面*** facies auricularis という広い関節面をなしている（図 57～60）．

⑤ **尾　椎*** vertebrae coccygeae, Steißwirbel d.： これも ふつう癒着して 1 個の**尾骨*** os coccygis, Steißbein d. になっている（図 49，50，57，58，60）．

2 脊柱の連結

椎骨は つぎのような仕組みによって順次に連結され，1 本の脊柱をつくりあげている．

1) 椎体間には**椎間円板*** discus intervertebralis があって，各椎骨の間を連結している．椎間円板は周縁部は**線維輪*** anulus fibrosus という線維性軟骨組織で出来ているが，中心部には**髄核*** nucleus pulposus という寒天状の軟組織塊が包まれている．髄核は胎生期の脊索の遺残である．

> 髄核は椎体間の半流動性の充填物として，水まくらのような役目をもち，脊柱が曲がるさい椎間円板の厚さを適当に変えることが出来る．髄核が線維輪の弱い部分を押して脊柱管内へ突出する（通常は下部腰椎部で）と，坐骨神経などの圧迫症状が出る．これが**椎間板ヘルニア** intervertebral disc hernia e. である．

2) 上位の椎骨の下関節突起と下位の椎骨の上関節突起とは，たがいに関節的連結をいとなんでいる（**椎間関節*** art. intervertebralis）．

3) 各椎骨間では 棘突起間，椎弓間，椎体の前後両面などに数多の強靭な靭帯があって，その連結を補強している．なかでも，椎体の前面と後面を上下に 脊柱の全長にわたって走るものを，それぞれ **前縦靭帯*** lig. longitudinale anterius，**後縦靭帯*** lig. long. posterius といい，隣りあう椎骨の椎弓間および棘突起間にあるものを それぞれ **黄色靭帯*** lig. flavum，**棘間靭帯*** lig. interspinale という．また棘間靭帯の続きは棘突起の背側を上下に走る一連の **棘上靭帯** lig. supraspinale となっている．棘上靭帯は 頚部の上半では，外後頭隆起と正中部の皮膚と棘突起との間に張る三角形の板状体になっていて，これを**項靭帯*** lig. nuchae という．項靭帯は 重心が脊柱より前方にある頭部を 前方に傾かないようにささえる重要な装置で，四足獣では ヒトより はるかに発達している．黄色靭帯とともに主として弾性線維からなり，ゴムひものような弾性を示す．

3 頭蓋と脊柱との連結

頭蓋と脊柱との連結は，形態学的に言えば，後頭骨と環椎との間の関節だけであるが，頭蓋は環椎にのったままで 軸椎に対しても回旋運動を行なうので，むしろ機能的に考えて，この環椎と軸椎との間の関節をも「頭蓋と脊柱との連結」のなかで取り扱う．これらを総称して**頭関節*** Kopfgelenk d. とよぶこともある．

74　骨 格 系

仙骨底 Basis ossis sacri
外側部 Pars lateralis
耳状面 Facies auricularis
前仙骨孔 Foramina sacralia pelvina
仙骨尖 Apex ossis sacri
尾骨 Os coccygis

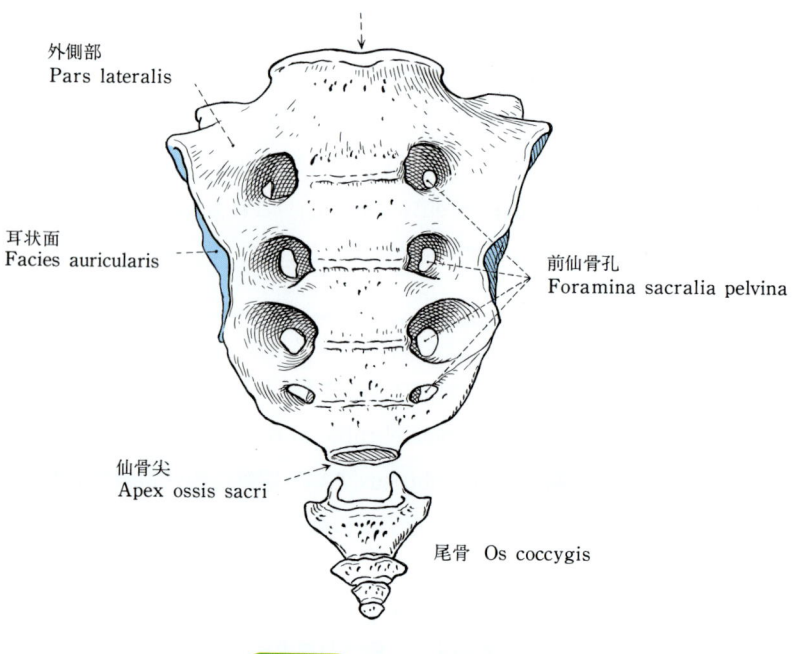

図 57　仙骨と尾骨の前面

上関節突起 Proc. articularis superior
外側部 Pars lateralis
正中仙骨稜 Crista sacralis mediana
後仙骨孔 Foramina sacralia dorsalia
外側仙骨稜 Crista sacralis lateralis
中間仙骨稜 Crista sacralis intermedia
仙骨角 Cornu sacrale
尾骨角 Cornu coccygeum

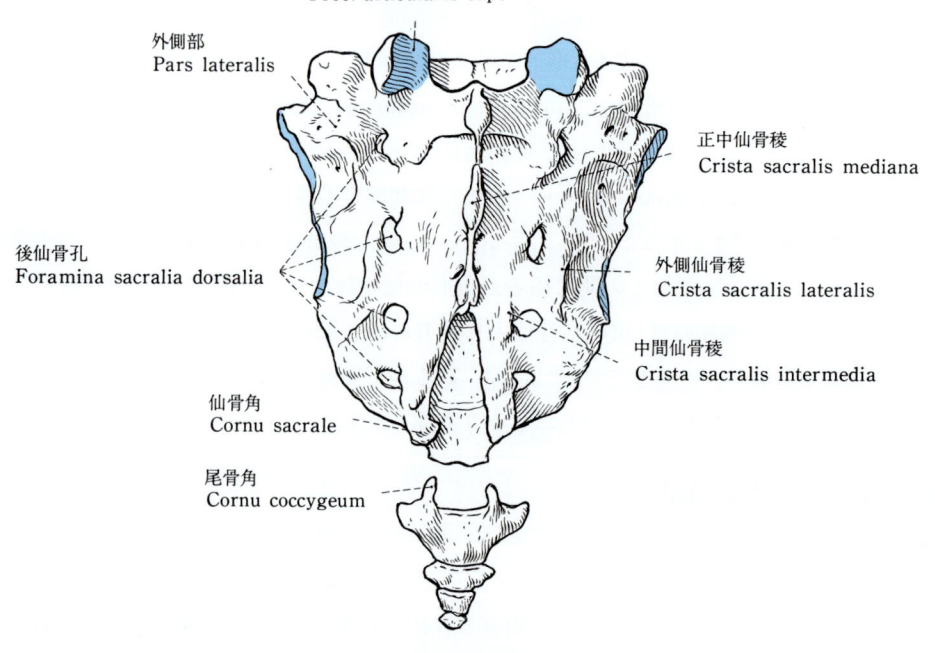

図 58　仙骨と尾骨の後面

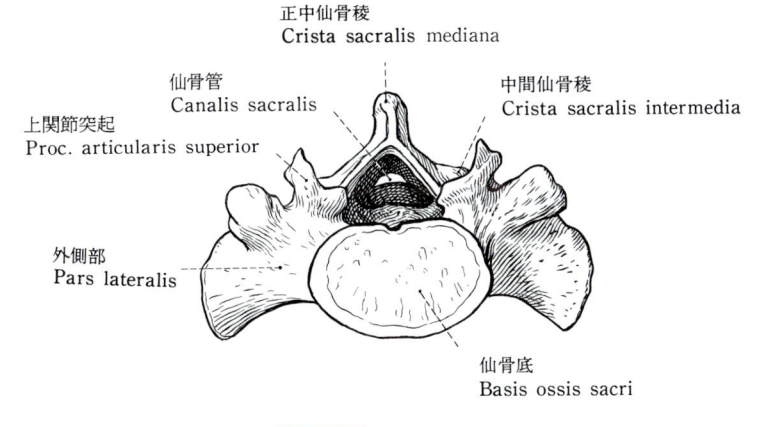

図 59 仙骨の上面

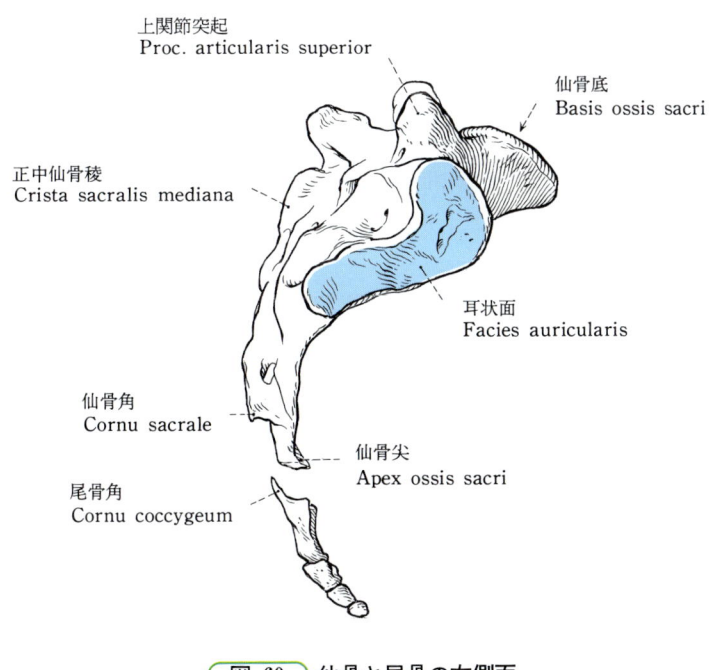

図 60 仙骨と尾骨の右側面

① **環椎後頭関節*** art. atlantooccipitalis: 左右の後頭顆と環椎の上関節窩との間にある関節で，これによって頭蓋を前後左右に傾けることが出来る．

② **環軸関節*** artt. atlantoaxiales: 環椎と軸椎との間にあるもので，3個の関節の総称である．すなわち歯突起と環椎との間には 不対性の**正中環軸関節** art. atlantoaxialis mediana があり，これによって 環椎は頭蓋をのせたまま 軸椎の歯突起を軸として回旋運動を行なう．また環椎の下関節面と軸椎の上関節面との間には 対性の**外側環軸関節** art. atlantoaxialis lateralis があり，これは脊柱一般にみる椎間関節に相当する（図 348）．

4 脊柱の全体的観察

1) 脊柱は前または後ろから見た場合，すなわち前頭面への投影では，ほとんど直線を描いているが(図5，50)，横から見た場合，すなわち矢状面への投影では，頚部と腰部とで前方に凸弯し，胸部と仙尾部とで後方に凸弯している(図49)．腰部において脊柱が前下方に著しく突出する部分を**岬角*** promontorium とよび，ふつうは第5腰椎(の下の椎間板)と仙椎との移行部にあたる(図92)．

2) 脊柱は椎孔の連続によって生じた**脊柱管*** canalis vertebralis, vertebral canal e., Wirbelkanal d. によって上下に貫かれ，そのなかに脊髄がはいっている．脊柱管は上は大後頭孔によって頭蓋腔に続き，下は仙骨を縦に貫いて その下端の背面に開口するほか，各椎骨の間にある**椎間孔*** foramina intervertebralia によって左右両側に開いている．ただし 仙骨部では 脊柱管は**前後の仙骨孔*** foramina sacralia pelvina, dorsalia によって外に通じている．すなわち 外側部の発達によって椎間孔が前後に分けられたのである．椎間孔と仙骨孔は脊髄神経の出るところである(図340，410)．

3) 脊柱を その椎体部で見ると，頚・胸・腰の順に 次第に太さを増し，仙骨から再び急に細くなっている．これは 人類が直立しているため，脊柱の下の方ほど これにかかる重さが増すためで，脊柱が水平位を保つ四足獣では このような現象を見ない．

4) 尾椎以外の椎骨は本来は全部 1対の肋骨をそなえていたものであるが，哺乳類では

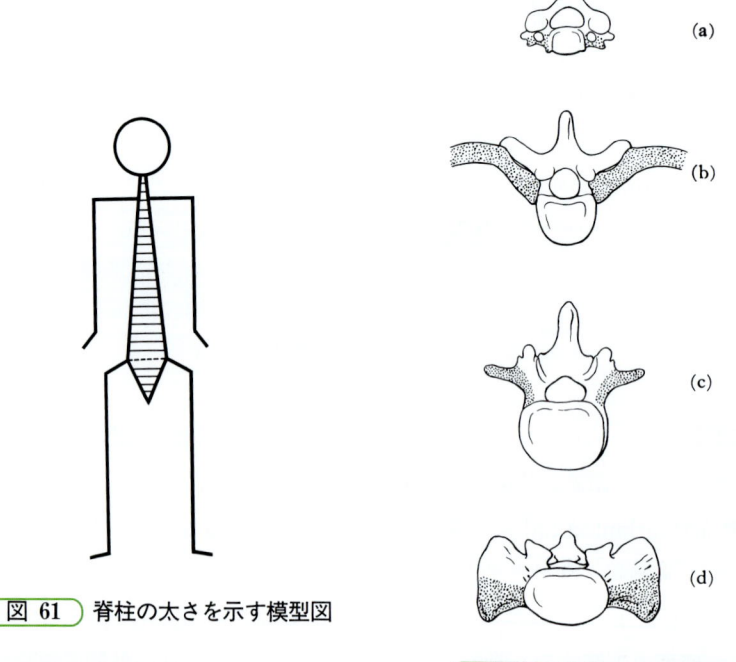

図 61 脊柱の太さを示す模型図

図 62 肋骨とその痕跡
点影をつけた部が肋骨またはその痕跡．

胸部のほかは退化したのである．すなわち頚椎では横突起の前結節が，また腰椎では肋骨突起が肋骨の痕跡である．本来の横突起は頚椎では後結節，腰椎では副突起として残っている．仙骨でも同様に肋骨の痕跡を認めることが出来る(外側部の前半)(図62)．

5) 脊柱の運動： 脊柱は 前後左右への屈曲と，縦軸を軸とする回旋とを行なうことが出来る．しかし その運動量は数個の椎骨の間の運動の総和であって，となり合う2個の椎骨間の可動性は至って小さいものである．脊柱がどれだけ曲がりうるかは，その部位によって異なる．もっとも屈曲性の大きいのは頚部で，腰部がこれにつぎ，胸部はもっとも小さい．胸部の屈曲性の小さいのは，胸郭の存在するためである(図63)．

6) ヒトは胎生時には 他の哺乳類と同様に尾をもっており，尾骨はその痕跡である．これは人類の祖先が尾をもっていたことを物語るものである．

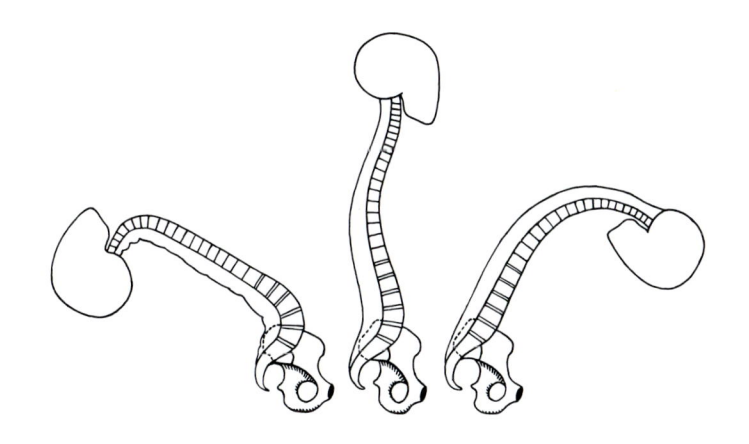

図 63 脊柱の可動性を示す模型図 ［Mollier］
中央は安静位，左は体幹を出来るだけ後に曲げ，右は前に曲げたところ．脊柱の運動は主として頚部と腰部とで起こっている．

C. 胸　郭

胸郭* thorax l., e., Brustkorb d. は胸部体壁の支柱をなす かご状の骨格で，つぎの諸骨によってつくられている．

(1) 胸椎 12個，(2) 肋骨 12対，(3) 胸骨 1個

1 胸　椎（☞71頁）

2 肋　骨* costae, ribs e., Rippen d.

肋骨は12対ある．弓形の長骨であるが，胸郭の部位によって大きさと形がちがっているから，同一個体のものなら1番から12番まで順序正しく並べることが出来る(図64)．

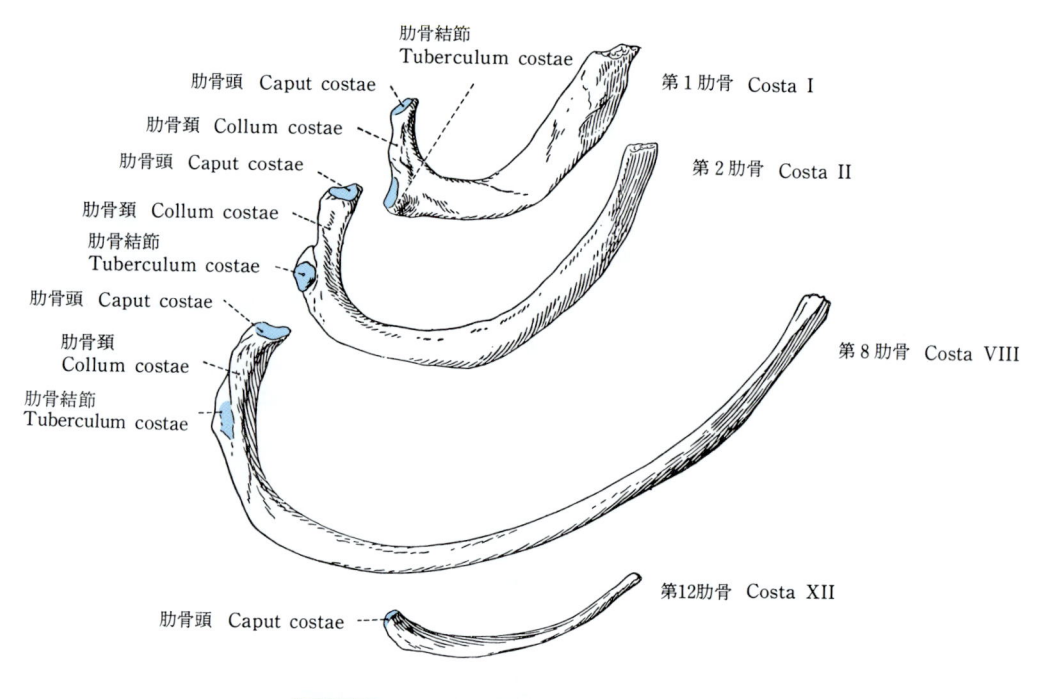

図 64 肋硬骨（右側）の比較（いずれも上面）

　肋骨は**肋硬骨** os costale と**肋軟骨*** cartilago costalis とから成る．肋硬骨は後部の大部分を占め，これに**頭*** caput，**頚** collum，**体** corpus を区別し，頚と体との境には**肋骨結節*** tuberculum costae がある．肋骨頭と肋骨結節には関節面があり，自然骨では軟骨で おおわれている．肋軟骨は肋骨の前部をなす軟骨部で，外力が加わった場合に胸郭の緩衝部をなすとともに，呼吸時における胸郭の可動性を助けている．

　　肋骨は上下両端位のものが短く，中位のものが長い．これは肋硬骨だけではなく，肋軟骨についても同じで，第 11 および 12 肋骨の肋軟骨は極めて短い（図 65）．
　　第 1 肋骨は 短いばかりでなく，体の幅の広いこと，体の上面に前斜角筋の付着する結節のあることが特徴である．
　　第 2 肋骨は 急に長さを増し，その形も他の肋骨に似ているが，体の外側面に 前鋸筋の付く粗面のあることで，第 3 以下のものと区別される．
　　第 3～10 肋骨は 形も大きさも近似しているが，それでも 長さに多少の差があり，もっとも長いのは第 7・8 肋骨である．
　　第 11・12 肋骨は 小さいだけでなく 形も退化的で，肋骨結節や肋骨頚の区別は ほとんど認められない．

3　胸　骨* sternum, breast bone e., Brustbein d.

　胸骨は胸郭の前面正中部にある 1 個の笏のような形の扁平骨で，これに柄・体・剣状突起の 3 部を区別する（図 65, 67）．
　柄* manubrium は最上部の幅の広い部，**体** corpus は中部の長い部で，両者が矢状面上で

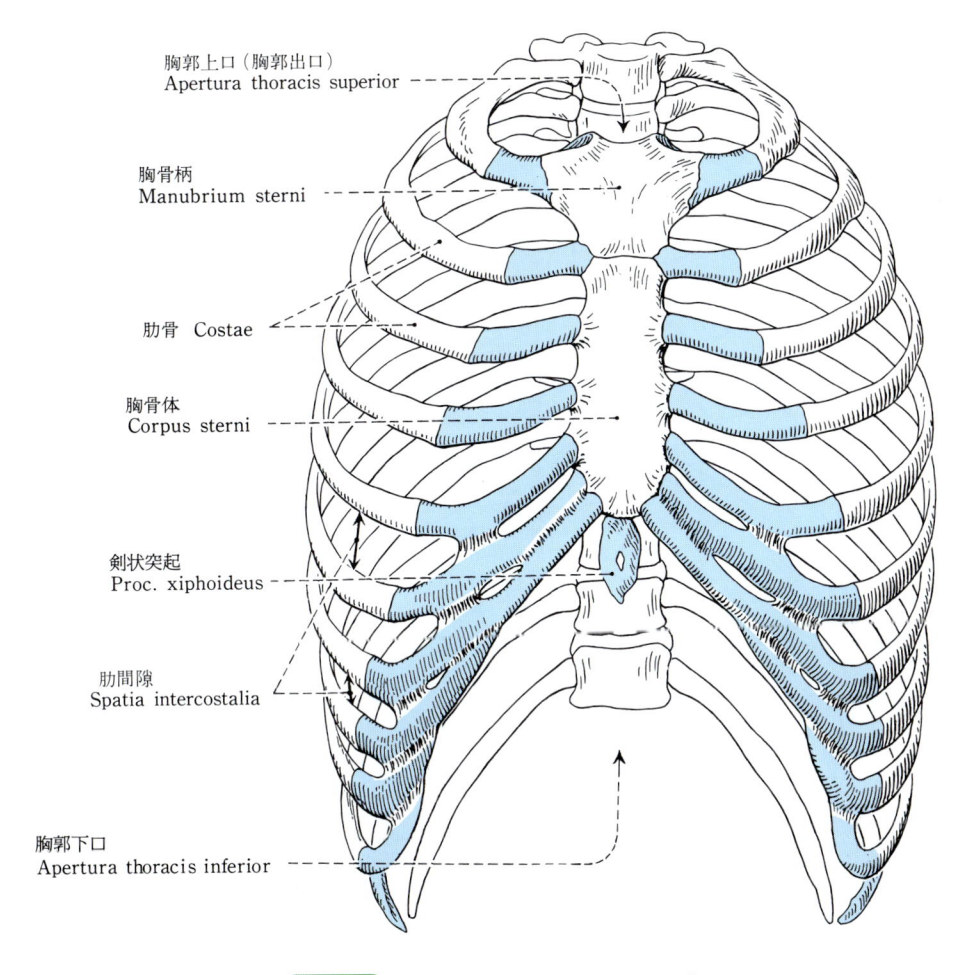

図 65　胸郭の前面 [Spalteholz, 改変]

多少とも角ばって**胸骨角** angulus sterni という．柄と体とは ふつう軟骨結合を している から，胸骨角は 呼吸その他にさいし 多少 変化しうる．柄と体の外側縁には ふつう7対 の**肋骨切痕** incisurae costales があり，肋骨に対する関節窩をなしている．なお 柄の上 縁は **頸切痕** incisura jugularis として軽く凹弯しており，上外側部には 鎖骨の はまりこむ ための **鎖骨切痕** incisura clavicularis がある．**剣状突起*** proc. xiphoideus （腹直筋・横隔膜の一部が付く）は 下端の突出部で，永く軟骨のままにとどまり，中年を過ぎて ようやく完全に骨化する．

　胸骨は皮膚の直下にあって容易に体表から触れられ，臨床で骨髄を採取して検査するのに， この骨が用いられることがある（**胸骨穿刺** sternal puncture e., Sternalpunktion d.）．

4　胸郭の連結

　胸郭は 上記の骨でつくられた一連の骨格である．その連結は つぎのように分けて考え ることが出来る（図67）．

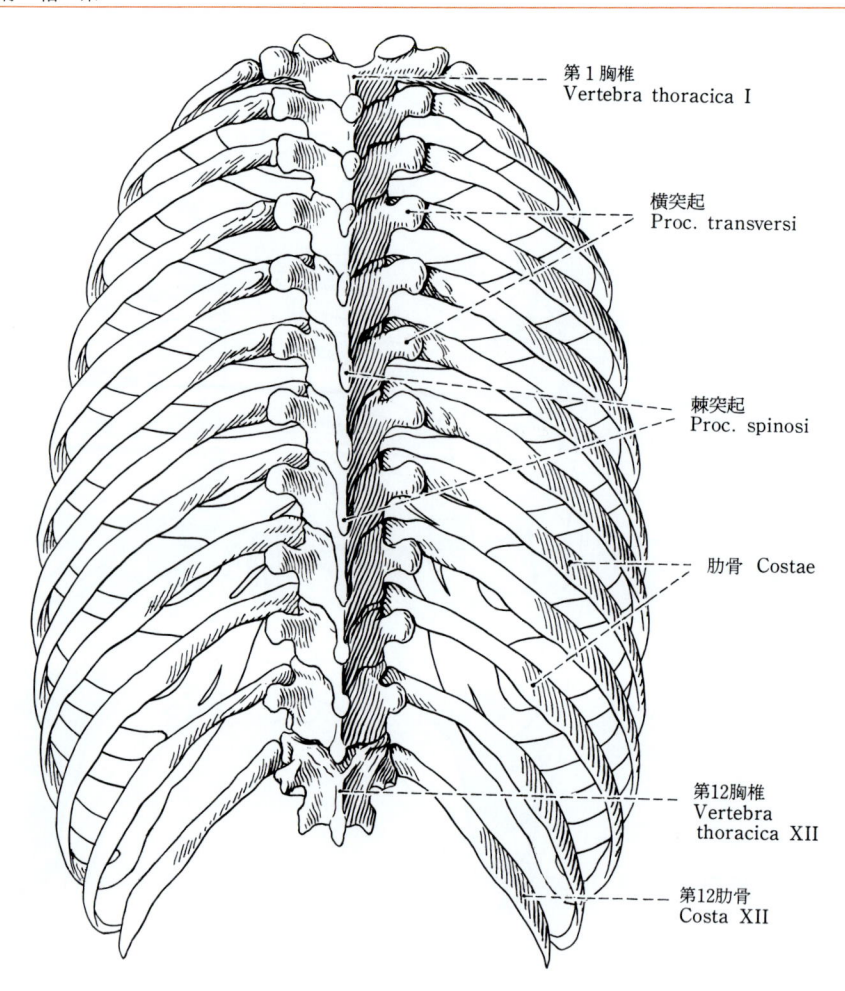

図 66　胸郭の後面 [Spalteholz, 改変]

　1) 胸椎間の連結(脊柱の連結の項で既述).
　2) 胸椎と肋骨との間は 2 種の関節によって連結されている．そのうちで**肋骨頭関節** art. capitis costae は肋骨頭と椎体との間にあり，**肋横突関節** art. costotransversaria は肋骨結節と椎骨の横突起との間にある．この両者をあわせて**肋椎関節**＊ art. costovertebralis という．
　3) 肋骨と胸骨との間の連結：上位 7 対の肋軟骨は それぞれ別個に胸骨と**胸肋関節**＊ articulatio sternocostalis をつくっているが，第 8〜10 肋軟骨は 順次に すぐ上の肋軟骨と関節的連結をいとなみ，胸骨とは関係しない．第 11，12 の両肋は著しく短小で，全く遊離している．第 2 胸肋関節が胸骨の柄と体の境のところに相当することは，臨床的に重要なことである(図 65，66).

5 胸郭の全体的観察

1) 胸郭は ほぼ円錐形の かごをなし，その中に**胸腔*** cavum thoracis[1] という広い空間を抱いている．胸腔は上は **胸郭上口** apertura thoracis superior，下は**胸郭下口** apertura thoracis inferior により，また 各肋骨間は**肋間隙*** spatia intercostalia により 外界に通じている．

> 自然体では 胸腔は 主として左右の肺と心臓とによって充たされている．胸郭上口は頚部の内臓・脈管・神経などが胸郭にはいる通路であり，胸郭下口には横隔膜が張っていて，胸腔と腹腔とを境している．また 肋間隙は主として肋間筋でふさがれ，肋間動静脈と肋間神経が ここを通っている．

2) 第7〜12肋軟骨は胸郭下口の下縁をなし，弓状の線を描いているから，これを**肋骨弓*** arcus costalis, abdomino-thoracic arch e., Rippenbogen d. という．左右の肋骨弓は ほぼ直角をなして剣状突起の両側に会し，**胸骨下角*** angulus infrasternalis をつくっている．

3) 肋骨の運動は，肋骨頭関節と肋横突関節とを結ぶ直線を軸として，上下に回転運動を行なうもので，上方に回転するときは，胸郭は側方と前方とに拡大して胸腔をひろげ，下方に回転するときは 胸郭は小さくなる（図68）．このように 胸郭の運動による呼吸運動を**胸呼吸**または**肋呼吸**という．

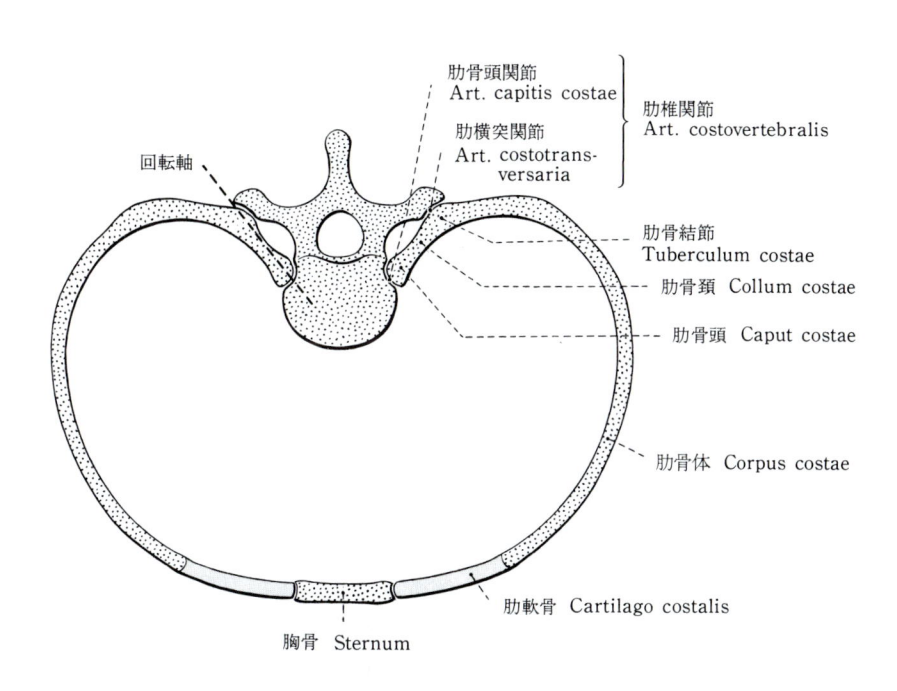

図 67 胸郭の水平投影模型図

---

[1] 自然体で「胸腔」といえば 胸部内臓を除去して残る1個の空間で，その壁をなすものは 骨格とその間に張る筋である．だから胸腔という概念は骨格でと自然体でと2様に使われる．また「胸腔」を「胸膜腔」と混同してはならない．胸膜腔は左右2個ある（「胸膜」の項参照）．

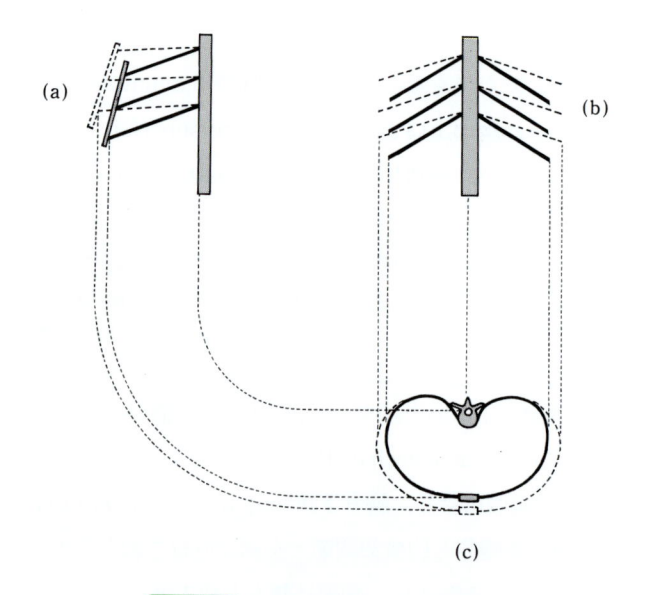

図 68 胸郭の運動を示す模型図
(a) は矢状面，(b) は前頭面，(c) は水平面への投影，実線図は呼気，点線図は吸気の状態を示す．

D. 上肢の骨格

　上肢は上肢帯・上腕・前腕・手の4部から成り，各部にそれぞれの骨格をもっている．すなわち**上肢帯**は　体幹と**自由上肢**との間に介在して　これを連結する部分で，**鎖骨**と**肩甲骨**とで出来ている．自由上肢は肩関節より末梢の上肢部をいう．その中で肩関節から肘関節までの間を**上腕**とよび，1個の**上腕骨**が　その支柱をなしている．肘関節から手首までの間を**前腕**とよび，その骨格は並行にならぶ**尺骨**と**橈骨**である．手首より先を**手**といい，その骨格である**手骨**を，さらに**手根骨・中手骨・指骨**に分ける（図 3〜5，120，125〜130）．

1 上肢帯の骨

　① **鎖　骨**[*1)] clavicula, clavicle e., Schlüsselbein d.：　前胸部の上縁のところで胸骨と肩甲骨との間に水平に横たわる棒状の骨で，軽くS状に曲がっている．内側端と外側端をそれぞれ **胸骨端** extremitas sternalis，**肩峰端** extremitas acromialis とよび，いずれも関節面をそなえている．胸骨端は肥厚しているが，肩峰端は上下に扁平になっているから，

---

1) 「鎖」は　かぎ（鍵）という意味で　くさりではない．「鎖骨」はドイツ語の Schlüsselbein に相当するオランダ語から大槻玄沢が邦訳したもの．

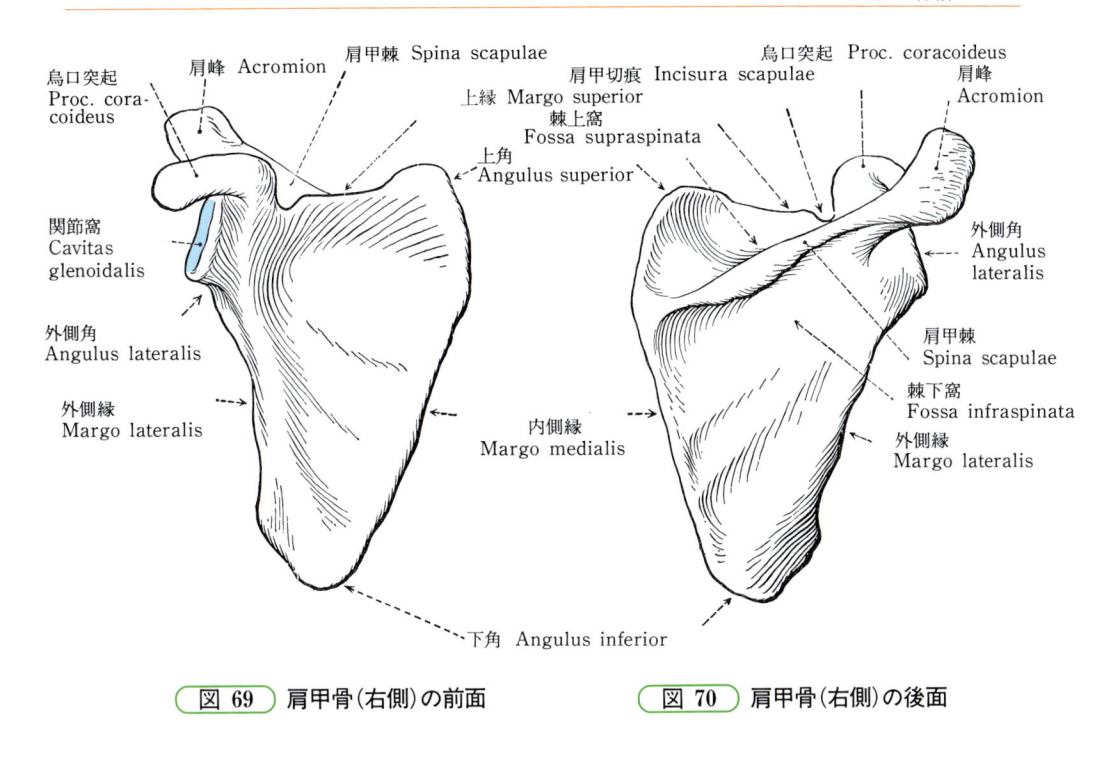

図69 肩甲骨(右側)の前面　　　**図70** 肩甲骨(右側)の後面

容易に両者を識別することが出来る(図3, 112).

② **肩甲骨*** scapula l., e., Schulterblatt d.: 肩の背面にある三角形の扁平骨である. これに**上縁** margo superior, **内側縁** margo medialis, **外側縁** margo lateralis の3縁と**背側面** facies dorsalis, **肋骨面** facies costalis の両面を区別する. 背面の上部には ほぼ水平に走る隆起があって, これを **肩甲棘*** spina scapulae とよび, その外側端は **肩峰*** acromion となって高くそびえている. 肩峰の内側面には鎖骨との関節面がある. 上縁の外側端には 前方に向かって 鈎状の**烏口突起*** proc. coracoideus (上腕二頭筋の短頭・烏口腕筋・小胸筋が付く)が突出している. また 骨の上外側端は肥厚し, その外側面は皿状に浅く くぼんで**関節窩*** cavitas glenoidalis という凹面をなしている. なお 上縁と烏口突起の基部との境には **肩甲切痕** incisura scapulae (肩甲上神経が通る)という小さい切れこみがある(図3～5, 69, 70, 114).

2 上腕の骨

① **上腕骨*** humerus l., e., Oberarmbein d.: 上腕の骨は**上腕骨**一つである. これは上腕の中軸をなす長い管状骨で, 全体として ほぼ まっすぐである.

中央部の骨幹を**体** corpus といい, ほぼ円い棒状である. 上端は肥厚しており, ここにその面を上内側に向けた半球状の**頭*** caput がある. 頭は肩関節の関節頭で, 全面が関節軟骨で包まれている. 頭とその他の骨端部との境は 溝のように深く くびれこんでいて,

これを**解剖頚*** collum anatomicum[1] という．骨端の上外側部には **大結節*** tuberculum majus (棘上筋・棘下筋が付く)，その前には**小結節*** tuberculum minus (肩甲下筋が付く)があり，その間に**結節間溝** sulcus intertubercularis (上腕二頭筋の長頭の腱が通る)がある．上骨端部が体と移行するところは わずかに くびれていて，ここを**外科頚***collum chirurgicum[2] という．下骨端部は前後から圧平されて左右に広くなっており，これを**上腕骨果** condylus humeri という．上腕骨果は橈側と尺側とに鋭く突出していて，これらをそれぞれ **外側上果***epicondylus lateralis および **内側上果***epicondylus medialis という．下端の中央部には**滑車*** trochlea，その外側に続いて **小頭*** capitulum があり，いずれも関節面をなしている．また滑車のすぐ上方には前面に**鈎突窩** fossa coronoidea，後面に**肘頭窩** fossa olecrani があって，尺骨の鈎状突起ないし肘頭の先が はまりこむための くぼみをなしている（図 71，72，129）．

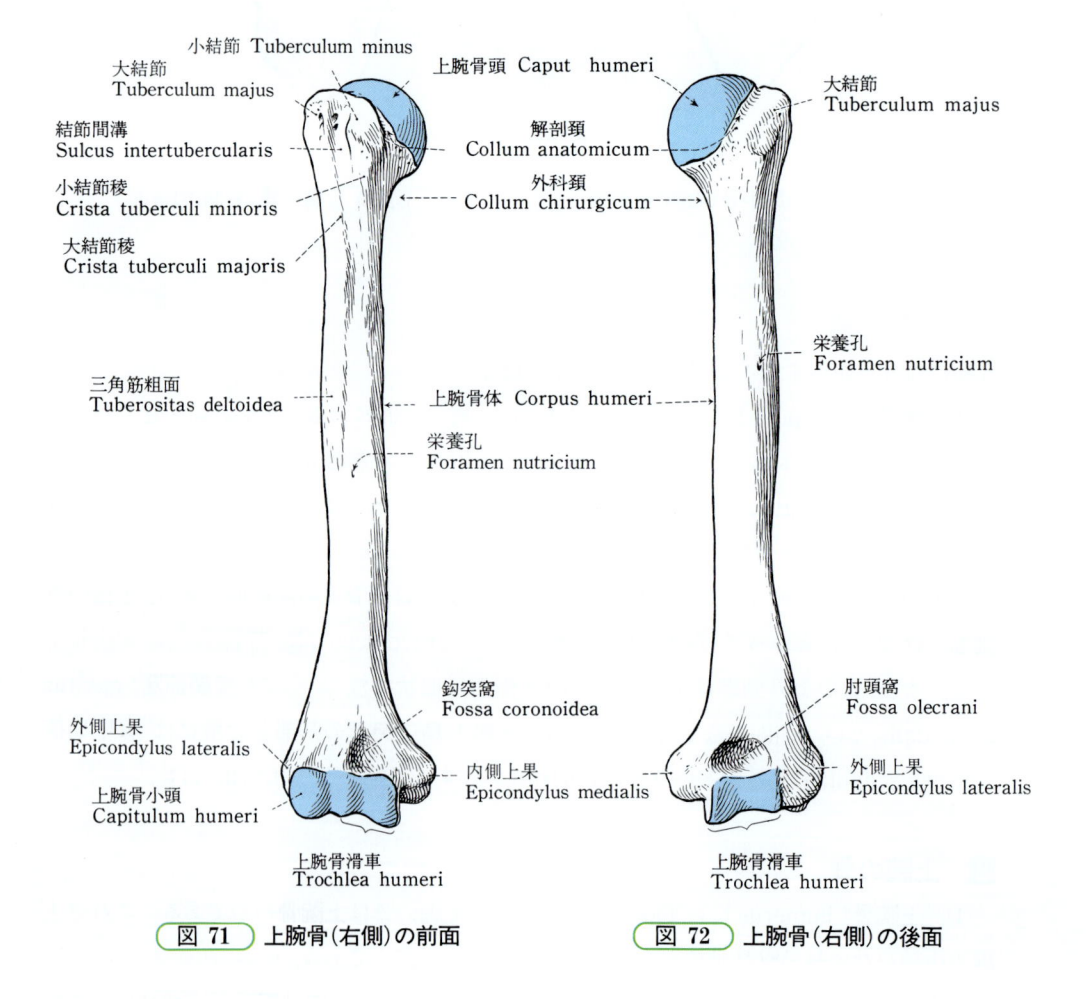

図 71 上腕骨（右側）の前面　　　**図 72** 上腕骨（右側）の後面

---

1),2) 上腕骨の解剖頚は大腿骨の頚に相当するもので，その名は「形態学的な意味における頚」という意味である．これに対して 外科頚は，この部位が骨折を起こしたり，上腕の切断部として選ばれたりするから，つまり臨床上問題になる場所として付けられた名である．

3 前腕の骨

① **尺　骨*** ulna l., e., Elle d.：　前腕の内側にある長い管状骨である．上部は肥厚し，中部すなわち**体** corpus は三角柱状をなし，下部は細くて その尖端を**頭*** caput という．頭には橈尺関節の関節面がある．上端の後側には くちばし状の**肘頭*** olecranon（上腕三頭筋が付く），前側には **鉤状突起*** proc. coronoideus（上腕筋が付く）があって，その間に **滑車切痕*** incisura trochlearis（腕尺関節の関節窩）をはさんでいる．頭の後内側には**茎状突起*** proc. styloideus が出ている（図73，74）．

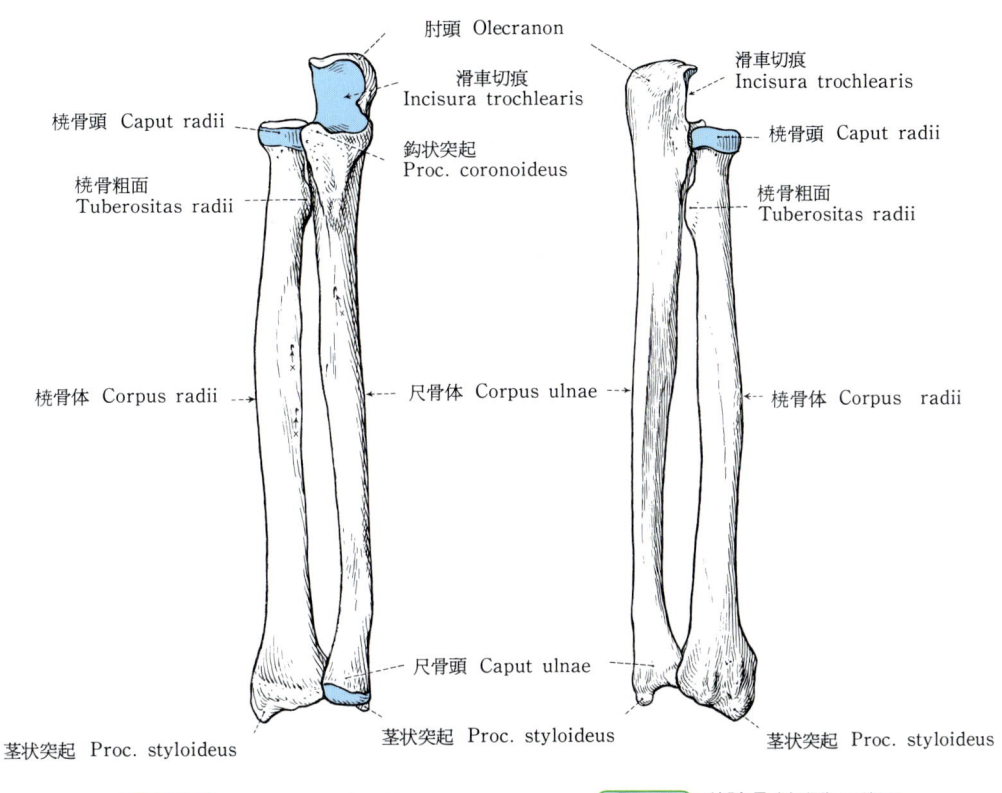

図73 前腕骨（右側）の前面　　　**図74** 前腕骨（右側）の後面

② **橈　骨*** radius l., e., Speiche d.：　前腕の外側にあって尺骨と並んでいる．これもまた記載の便宜上から上下の骨端部と その間の骨幹部に区別されるが，3者の境は はっきりしない．骨幹部を**体** corpus といい，尺骨と同じように三角柱に近い形をしている．上骨端部は細いが，その末端は**頭*** caput として少し肥厚している．頭の上面は浅くくぼみ，周囲は円くて，いずれも関節面をなしている．頭のすぐ下部は少しくびれて**頚** collum となっており，それより さらに遠位の前面には **橈骨粗面*** tuberositas radii（上腕二頭筋が付く）がある．下骨端部は太くなっていて，遠心面は くぼんだ関節面をなしている．その下外側端の突出

部を**茎状突起*** proc. styloideus[1] という（図 73，74）．

4 手の骨

手骨* ossa manus, bones of hand e., Handknochen d. は手根骨・中手骨・手指骨の 3 群に分けられる（図 12，75）．

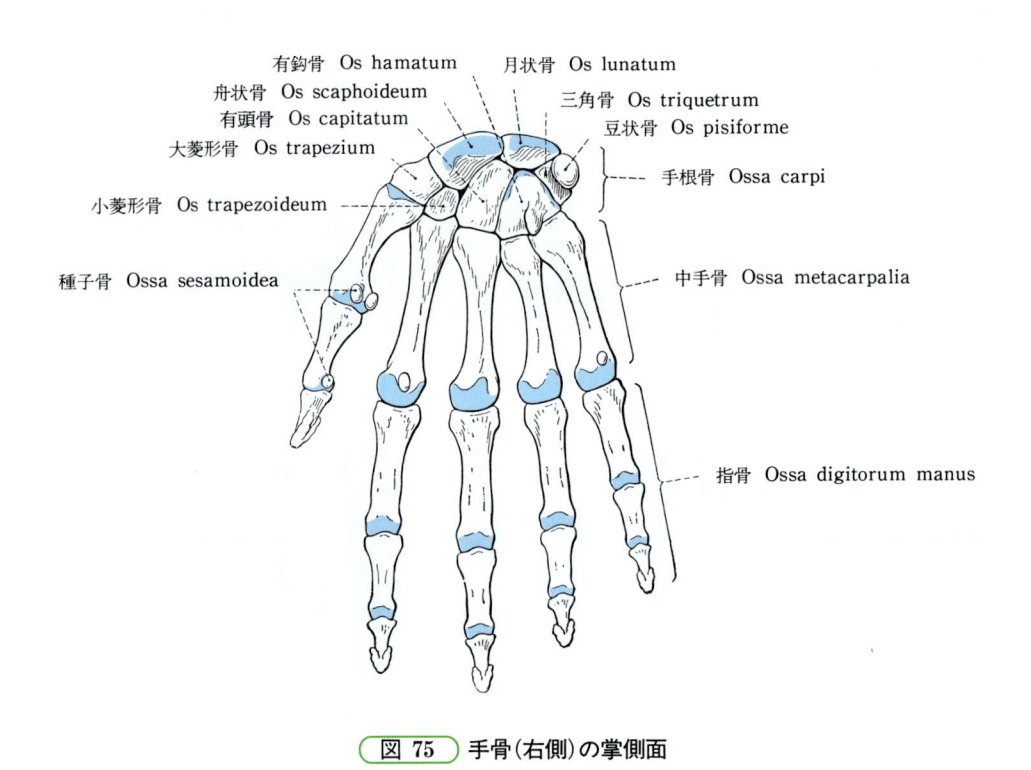

図 75 手骨（右側）の掌側面

① **手根骨*** ossa carpi, carpal bones e., Handwurzelknochen d.： 手根部にある小骨で 8 個あり，これらが 4 個ずつ 2 列に並んでいる．

舟状骨* os scaphoideum	大菱形骨* os trapezium
月状骨* os lunatum	小菱形骨* os trapezoideum
三角骨* os triquetrum	有頭骨* os capitatum
豆状骨* os pisiforme	有鈎骨* os hamatum

② **中手骨*** ossa metacarpalia, metacarpal bones e., Mittelhandknochen d.： 掌部すなわち手の平にある管状骨で，各指に相当して 5 本ある．

---

1) 茎状突起 proc. styloideus と名づけられる突起が全身に 4 種あり，側頭骨・尺骨・橈骨・第 3 中手骨に見られる．

③ **手の指骨** ossa digitorum manus： 各指の支柱をなす骨で，母指は2節，他は3節[1]から成る．各個の骨を**指節骨** phalanx と名づけ，そのうち近位のものを**基節骨** phalanx proximalis，つぎに**中節骨** phalanx media，遠位のものを**末節骨** phalanx distalis という．

④ **種子骨*** ossa sesamoidea, sesamoid bones e., Sesambeine d.： 掌側の腱または靱帯の中に包まれている大豆ぐらいの大きさの骨で，ふつう5個ある．すなわち母指の中手骨の遠位端に2個，同じく母指の基節骨の遠位端に1個，さらに第2および第5中手骨の遠位端に それぞれ1個である（図75）．

5 上肢骨の連結

1) **体幹と上肢帯の連結**： 上肢と体幹は わずかに胸鎖関節で連結されるだけで，そのほかは 筋・皮膚などが 間接的に連結を補強しているにすぎない．**胸鎖関節**（きょうさ）* art. sternoclavicularis は胸骨と鎖骨との間の多軸関節で，関節腔に関節円板がある（図3〜5, 232）．

2) **上肢帯内の連結**： 肩甲骨と鎖骨とは肩峰と鎖骨との間にある**肩鎖関節**（けんさ）* art. acromioclavicularis によって連結されている（図3〜5）．

3) **上肢帯と上腕骨の連結**： これは**肩関節*** art. humeri, shoulder joint e., Schultergelenk d. である．肩関節は肩甲骨の関節窩と上腕骨との間にある球関節で，関節窩が浅い上に靱帯による束縛が少ない（図76）．そのため 諸関節のうちで可動性がもっとも大きく，

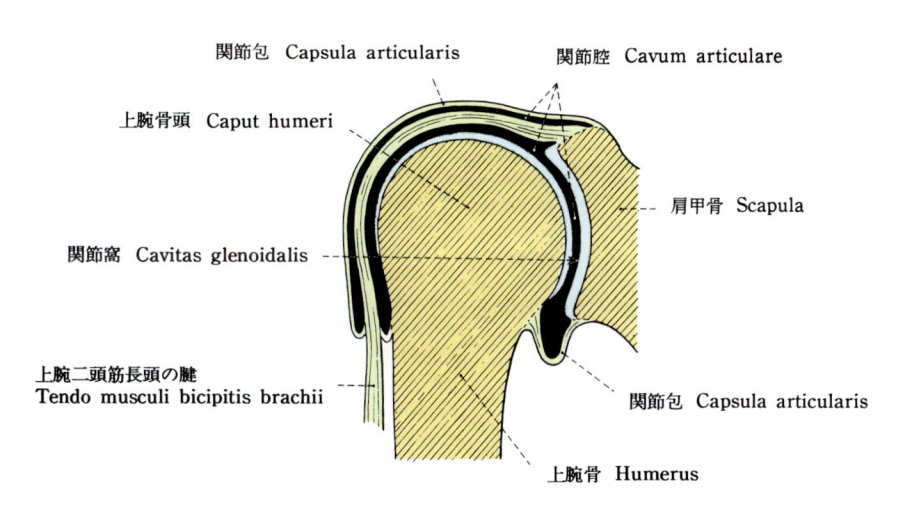

図 76 肩関節の内部構造
前頭断面の半模型図．

---

1) 第1中手骨を母指の基節骨と考える説がある．そうすれば母指には中手骨はないわけである．この説の根拠は次の2点である．① 母指の中手指節関節が 他の指の指節間関節と同様に 蝶番関節であること，② 発育時の骨化核が 第1中手骨だけは指節骨と同様に 近位端に現われ，第2〜5中手骨では遠位端にだけ現われること（図12）．足の骨についても同じ関係が見られる．

88　骨　格　系

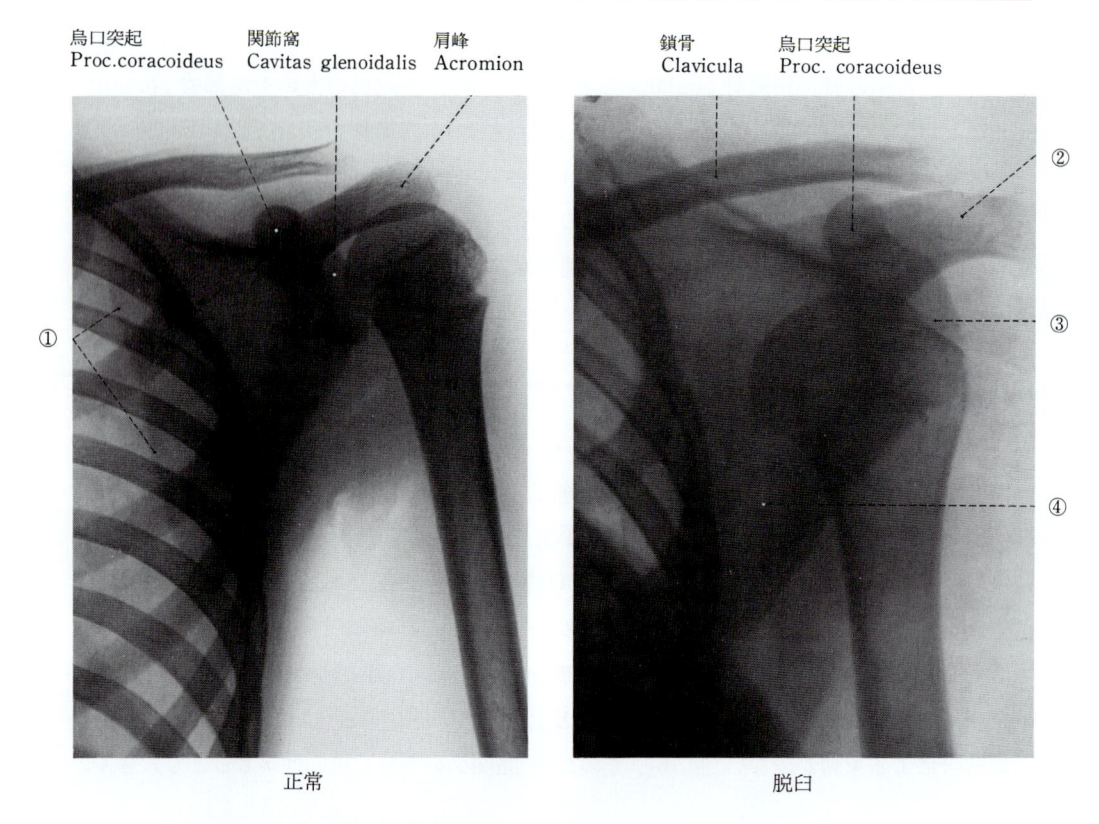

烏口突起　　　関節窩　　　　肩峰
Proc.coracoideus　Cavitas glenoidalis　Acromion

鎖骨　　　烏口突起
Clavicula　Proc. coracoideus

正常　　　　　　　　　　　　　脱臼

①肩甲骨の内側縁 margo medialis scapulae　②肩峰 acromion
③関節窩 cavitas glenoidalis　④肩甲骨 scapula

図 77　肩関節のX線写真　[東京大学整形外科]
左：正常，子供だから骨端軟骨が残っている．右：脱臼，上腕骨頭の
位置が，肩峰を規準にとると，ずっと胸壁に近づいている．

また もっとも脱臼を起こしやすい関節である(図77)．肩甲骨の関節窩の周縁部は結合組織性の**関節唇**＊ labrum glenoidale で増補されている．この部分がなければ，関節窩が浅すぎて さらに脱臼を起こしやすいだろう．関節腔の上半は上腕二頭筋長頭の腱で貫かれている(図13，76)．

　4) **上腕骨と前腕骨の連結**：これは **肘(ひじ)関節**＊ art. cubiti, elbow joint e., Ellenbogengelenk d. で，上腕骨・橈骨・尺骨の間にある．これに腕尺関節・腕橈関節・上橈尺関節の3部を区別する．**腕尺関節** art. humeroulnaris は上腕骨の滑車と尺骨の滑車切痕との間にあり，**腕橈関節** art. humeroradialis は上腕骨の小頭と橈骨頭との間にあり，**上橈尺関節** art. radioulnaris proximalis は橈骨の頭と尺骨の橈骨切痕との間にある関節であるが，これらは 全体が一つの関節包で包まれて 共通の関節腔をもっているから，肘関節と総称される．肘関節での上腕と前腕との間の運動は 主として腕尺部で行なわれるもので，蝶番関節としての一軸性屈伸運動である．この場合には 腕橈部は単に尺骨に随伴して動く

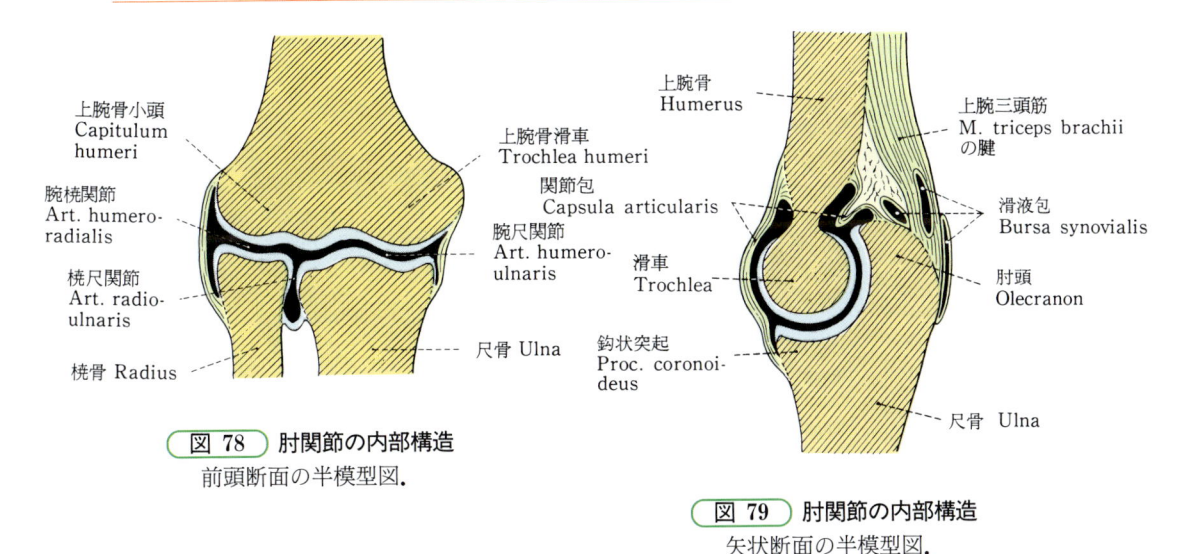

図 78 肘関節の内部構造
前頭断面の半模型図.

図 79 肘関節の内部構造
矢状断面の半模型図.

にすぎない．上橈尺関節の運動は後述(図78, 79).

　5) **前腕骨間の連結**：　上橈尺関節は前述の通り橈骨頭と尺骨上端の間にあり，また**下橈尺関節*** art. radioulnaris distalis は橈骨の下端と尺骨頭との間にある．なお橈骨と尺骨との間には結合組織性の**骨間膜***membrana interossea があって両骨の結合を補強している．このように連結された橈骨と尺骨とは，たがいによく運動することが出来る．すなわち並行位にある両骨は たがいに よじれて，橈骨下部は前内方に，尺骨下部は後外方に移動する．この方向の運動を**回内** pronation e., d. といい，この交叉位から元の並行位に返る運動を**回外** supination e., d. という (「筋の作用」の項参照)．これらの運動をするときには尺骨はほとんど位置を変えることはなく，橈骨は上端すなわち肘関節の上橈尺関節では長軸の周囲に回転運動を行ない，下端部すなわち下橈尺関節では尺骨頭の関節面の上を滑って，回内のときは内側の方へ，回外のときは外側の方へと移動するのである (図78)．

　6) **前腕骨と手骨の連結**：　いわゆる手首の関節は**橈骨手根関節*** art. radiocarpea で，関節頭は 舟状骨・月状骨・三角骨の近位面がつくる凸面であり，関節窩は 橈骨の遠位面とその尺側に続く関節円板である．尺骨は手根骨と直接には関節をなさない．

　7) **手骨間の連結**：　各手根骨は たがいに隣接面によって関節的連結をいとなむもので，これらを総称して**手根間関節*** art. intercarpea という．

　　橈骨手根関節と手根骨間関節とをあわせて**手関節*** hand joints e., Handgelenk d. という．ただし これは単に便宜上の総称[1]であって，橈骨手根関節の関節腔は ふつう手根間関節のそれとは独立しているし，これに反して手根間関節の関節腔は たがいに連絡しているほかに，手根中手関節とも交通している．

　このほか**手根中手関節*** artt. carpometacarpeae は手根骨と中手骨とを，**中手指節関節***

---

[1] 橈骨手根関節だけのことを手関節という人もある．

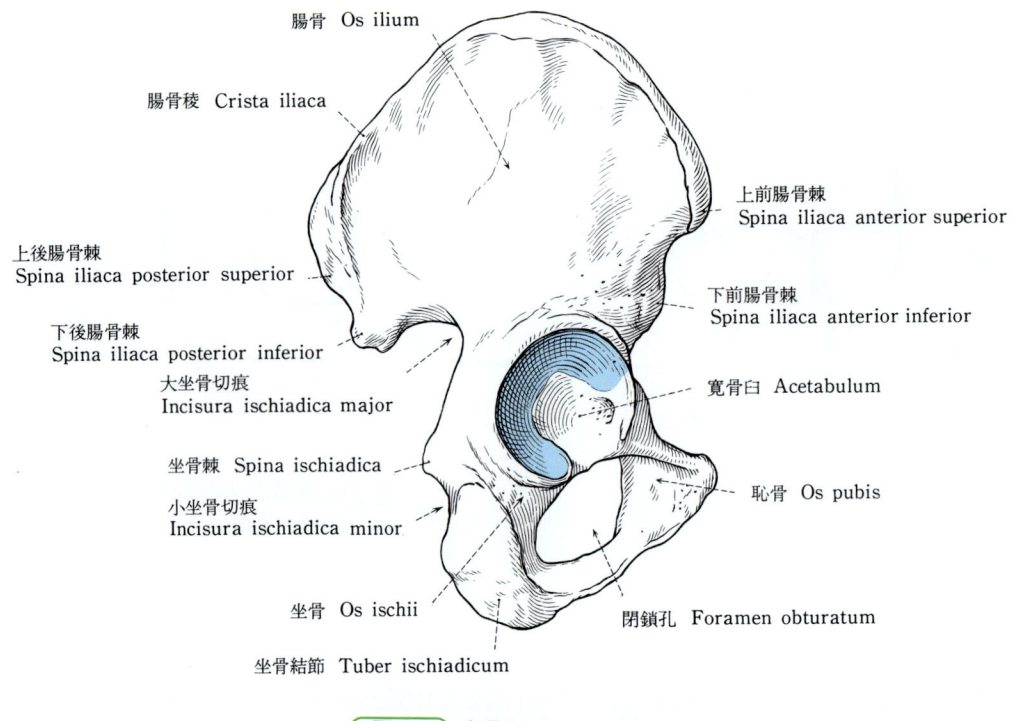

図 80 寛骨（右側）の外側面

artt. metacarpophalangeae は各中手骨とそれに所属する指の基節骨とを連結している．**手の指節間関節*** artt. interphalangeae manus は各指の指節骨間にある．中手指節関節は母指を除いては球関節であり，指節間関節は母指の中手指節関節とともに蝶番関節である．

E. 下肢の骨格

下肢は上肢と相同の体部である．したがって その構成は上肢と同様で，下肢帯・大腿・下腿・足の4部から成り，各部に それぞれ骨格をもっている．**下肢帯**とは体幹と左右の**自由下肢**との間に介在する部で，両者を連結しており，**寛骨**という1対の骨が その支柱をなしている．**大腿**とは股関節と膝関節との間をいい，**大腿骨**という1個の骨が その支柱である．膝関節といわゆる足首との間を**下腿**といい，その骨格は **脛骨・腓骨・膝蓋骨**から成る．足は足首より末梢の部で，その骨格である**足骨**は，さらに**足根骨・中足骨・指骨**に分けられる．

E. 下肢の骨格　91

腸骨稜 Crista iliaca　　　　腸骨 Os ilium
腸骨窩 Fossa iliaca
　　　　　　　　　　　　　　　　　　　　　　耳状面 Facies auricularis
上前腸骨棘
Spina iliaca anterior superior　　　　　　　　　　　　上後腸骨棘
　　　　　　　　　　　　　　　　　　　　　　Spina iliaca posterior superior
下前腸骨棘
Spina iliaca anterior inferior　　　　　　　　　　　　下後腸骨棘
　　　　　　　　　　　　　　　　　　　　　　Spina iliaca posterior inferior
恥骨 Os pubis　　　　　　　　　　　　　　　大坐骨切痕 Incisura ischiadica major

恥骨結節 Tuberculum pubicum　　　　　　　　坐骨棘 Spina ischiadica
　　　　　　　　　　　　　　　　　　　　　　小坐骨切痕 Incisura ischiadica minor
恥骨結合面 Facies symphysialis　　　　　　　　坐骨 Os ischii
閉鎖孔 Foramen obturatum　　　　　　　　　　坐骨結節 Tuber ischiadicum

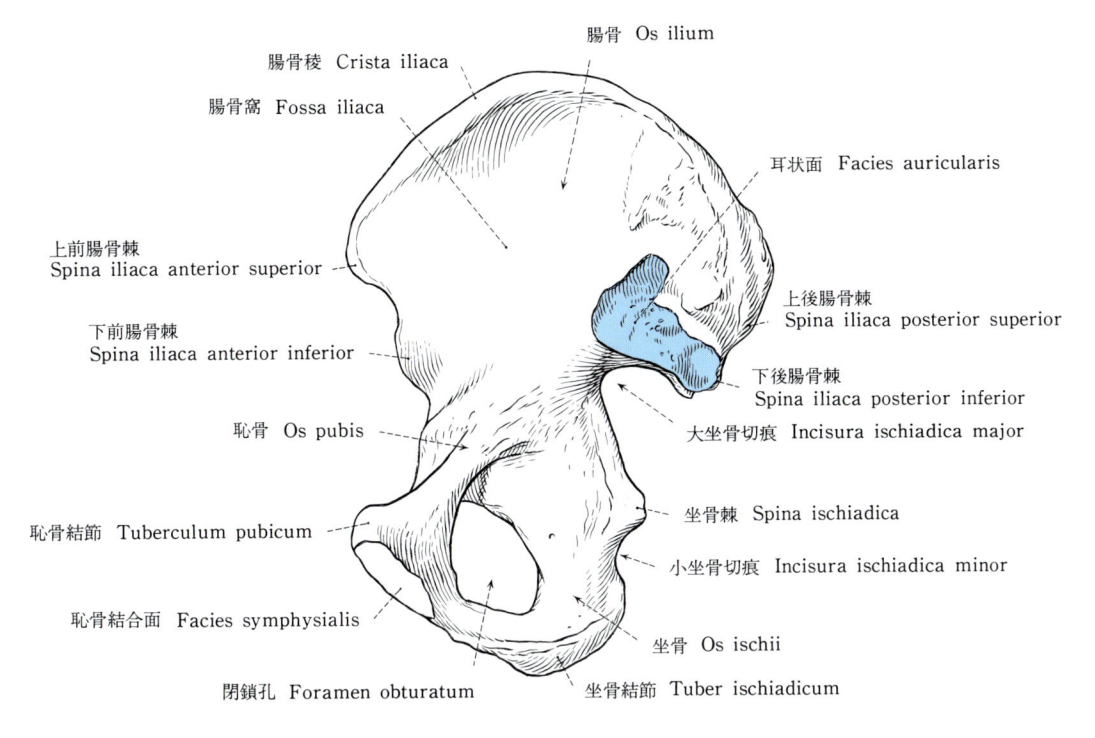

図 81 寛骨(右側)の内側面

1　下肢帯の骨

① **寛　骨*** os coxae, hip-bone e., Hüftbein d.： 思春期の頃までは 腸骨・恥骨・坐骨の 3 骨が区別され，たがいに軟骨結合をなしているが，成人では軟骨部が骨化して 3 骨はたがいに癒着し，1 個の寛骨になる．3 骨の会合部は寛骨外側面の中央に円い陥凹部をつくり，これを**寛骨臼*** acetabulum という．股関節の関節窩である(図 80, 93)．

腸骨* os ilium, ilium e., Darmbein d.[1]： 寛骨の上部を占めている扁平骨で，その上に向かって ひろがっている部分を **腸骨翼*** ala ossis ilium という．翼の内面は 前半は浅くくぼんで **腸骨窩** fossa iliaca となり，後半は仙骨との関節面で，これを**耳状面*** facies auricularis という．翼の上縁の肥厚したアーチは**腸骨稜*** crista iliaca とよばれ，その前端には**上前腸骨棘*** spina iliaca anterior superior (鼠径靱帯・縫工筋)という鋭い突起があり，やせ気味の人では皮膚の上から明瞭にみとめられる．その直下には やや鈍い**下前腸骨棘** spina iliaca anterior inferior (大腿直筋)がある．

腸骨稜は皮膚の直下にあるので，骨髄の検査のための**骨髄穿刺**にもっとも便利に用いられる．

坐骨* os ischii, ischium e., Sitzbein d.[2]： 寛骨の後下部をつくる骨で，これに体と枝が

---

1),2)　腸骨は大骨盤をつくって腸に接しており，坐骨は坐る(すなわち椅子にかける)場合に 椅子の面にあたるところであり，恥骨は外陰部に近く位するために，これらの名がつけられている．

区別される．**体** corpus は寛骨臼に接するところから後下方に突出して**坐骨結節*** tuber ischiadicum とよばれる円い肥厚部までのことで，**枝** ramus は体の前上方に連なる鉤状の部分である．坐骨枝は後述の恥骨枝に続いている．坐骨結節は多数の筋の起始部をなし，坐るときに椅子に接するところである．なお体の後縁には鋭い**坐骨棘*** spina ischiadica（尾骨筋・仙棘靱帯）があって，その上下に**大坐骨切痕*** incisura ischiadica major, **小坐骨切痕** incisura ischiadica minor という二つの切れこみがある．

　恥骨* os pubis, pubis or pubic bone e., Schambein d.[1]：　寛骨の前下内側部を占めている骨で，これに体と枝とを区別する．**体** corpus は寛骨臼の前下部をつくり，それから**上枝** ramus superior が前内方に続く．上枝と腸骨体との境には**腸恥隆起** eminentia iliopubica という高まりがあり，また内側端は**恥骨結節** tuberculum pubicum（腹直筋・鼠径靱帯）となって肥厚している．**下枝** ramus inferior は上枝から鉤状に曲がり，結合部は坐骨枝に続いている．

　坐骨と恥骨とで囲まれた孔を**閉鎖孔*** foramen obturatum（閉鎖血管・閉鎖神経）といい，自然体では結合組織性の**閉鎖膜** membrana obturatoria が張っていて，その内側には内閉鎖筋，外側には外閉鎖筋がある．

2　大腿の骨

　① 　**大腿骨*** femur l., e., Schenkelbein d.：　大腿の支柱をなす骨は１本の**大腿骨**だけで，その関係は上腕における上腕骨と同じである．大腿骨は人体中最大の管状骨である．中央部の体と　上下の骨端部とに区別する（図 82, 83）．

　体 corpus は　ほぼ円い棒状で，軽く前方に凸弯している．体の前面と両側面は　なめらかであるが，後面には　その中央部に**粗線*** linea aspera という　縦に走るザラザラした隆線がある．これは筋の付着部で，本来２本の隆線から成り，中央部では両者　相接しているが，上方と下方では次第に離れている．

　上骨端は内上方に向かって　きのこのように突出している．きのこの傘にあたるところを**大腿骨頭*** caput femoris といって半球形の関節面をなしており，柄にあたるところを**大腿骨頚*** collum femoris という．頚の基部には骨の後面に２個の突起がある．そのうち大きい方は**大転子*** trochanter major[2] とよばれて　上外方に，小さい方は**小転子*** trochanter minor[3] とよばれて　下内方に突出している．両者とも筋の付着するところである．

　下端部は下るにしたがって次第に幅が広くなり，**内側果***condylus medialis, **外側果*** condylus lateralis という肥厚部をつくっている．両果は　それぞれ側面が　とくに突出していて，**内側上果*** epicondylus medialis, **外側上果*** epicondylus lateralis という．（いずれも膝関節の靱帯が付く．）

---

1)　前頁の脚注を参照．
2),3)　「転子」というのは「転がす道具」という意味で，これらの突起に付いている筋の作用により大腿骨を回転させるから，このように名づけられた．

E. 下肢の骨格　93

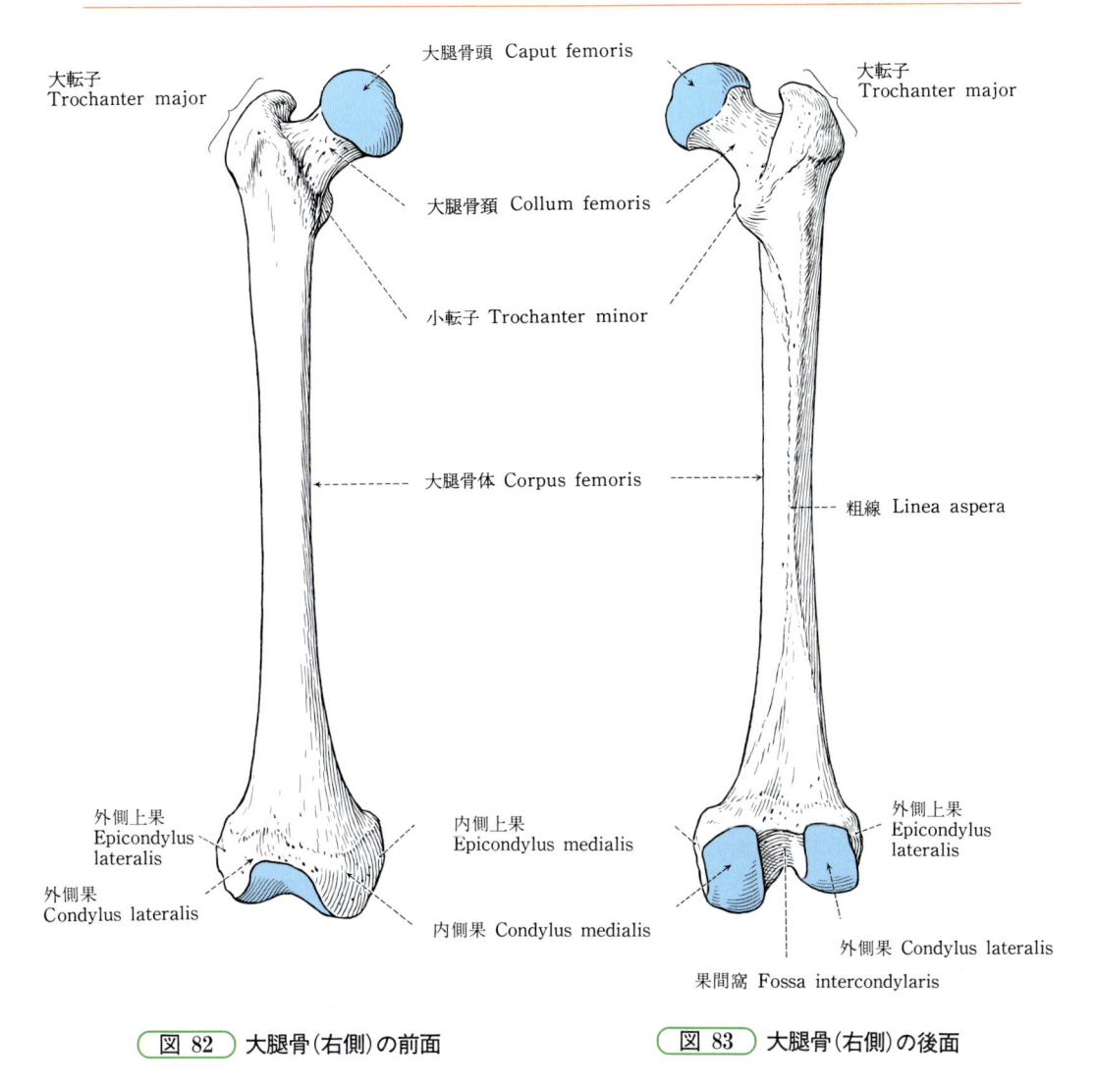

図 82　大腿骨（右側）の前面　　　　**図 83**　大腿骨（右側）の後面

3　下腿の骨

①　**脛　骨*** tibia l., e., Schienbein d.：　下腿の内側にある大きな管状骨である．中央部の**体** corpus は三角柱状で，その内側面と**前縁*** margo anterior は全長にわたって下腿の皮下に触れることが出来る．前縁の上端のところには**脛骨粗面*** tuberositas tibiae（膝蓋靱帯が付く）というザラザラした高まりがある．上骨端部は左右に開いて**内側果*** condylus medialis と**外側果*** condylus lateralis となり，これはいずれもその上面が比較的平らな関節面となっている．下骨端部も次第に肥厚しており，その下内側には**内果（うちくるぶし）*** malleolus medialis という突出がある（図 84, 85）．

②　**腓　骨*** fibula l., e., Wadenbein d.：　脛骨の外側でこれと並んでいる長い管状骨

94　骨格系

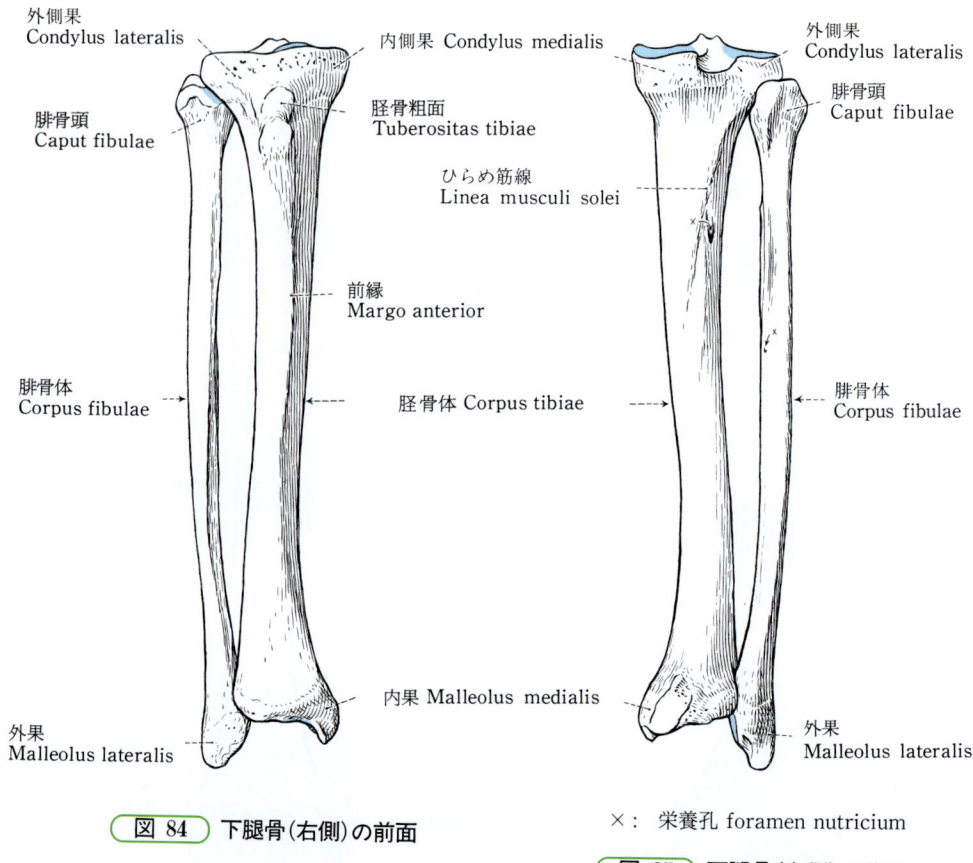

図84　下腿骨（右側）の前面

×：栄養孔 foramen nutricium

図85　下腿骨（右側）の後面

である．脛骨より はるかに細い．中央部の**体** corpus は三角柱の形をなし，上下両端は肥厚して，それぞれ**頭*** caput および**外果**（そとくるぶし）* malleolus lateralis となっている（図84，85）．

　③　**膝蓋骨*** patella l., e., Kniescheibe d.：　膝関節の前面にある円板状の骨で，本来は大腿四頭筋の腱に属する種子骨である．後面は全体が関節面になっていて，軟骨でおおわれている（「大腿四頭筋」の項参照）（図3，90，91，136）．

4　足の骨

　足骨 ossa pedis, bones of foot e., Fußknochen d. は足根骨・中足骨・足指骨の3群から成る（図86，87）．

　①　**足根骨*** ossa tarsi, tarsal bones e., Fußwurzelknochen d.：　足根部にあって7個ある．

　　距骨* talus, ankle bone e., Sprungbein d.：　後上部にあって，下腿骨と連結する．

　　踵骨* calcaneus, heel bone e., Fersenbein d.：　踵（かかと）を形づくる骨で，距骨の

下にある．

舟状骨* os naviculare： 距骨の前にある．

第1・2・3楔状骨* os cuneiforme mediale, intermedium, laterale： 舟状骨の前に内側から外側へと順次に並んでいる．

立方骨* os cuboideum： 踵骨の前で，第3楔状骨の外側に接する．

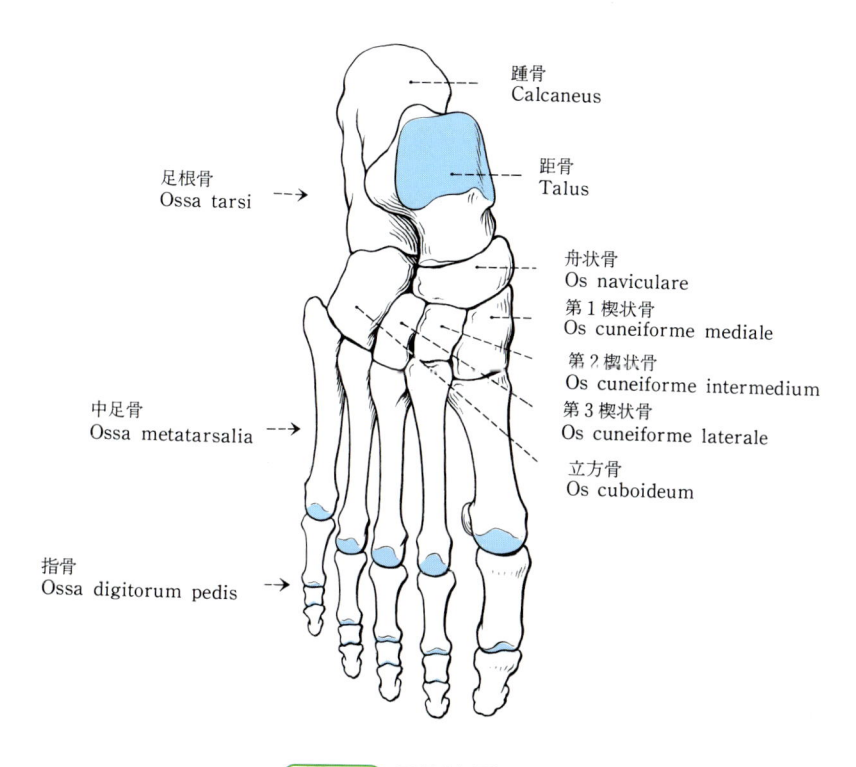

図86　足骨（右側）の上面

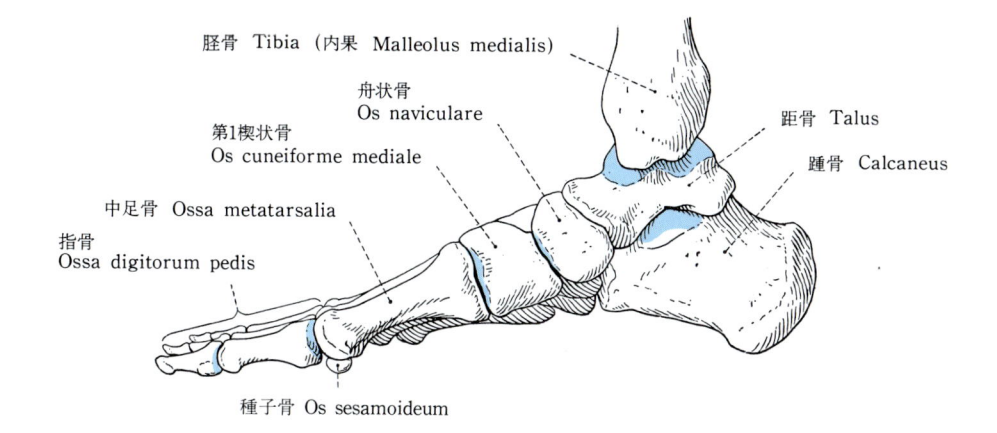

図87　足骨（右側）の内側面

② **中足骨*** ossa metatarsalia： 足根骨の前に並んでいる小管状骨で，各指に相当して1個ずつ，計5個ある．

③ **足の指骨** ossa digitorum pedis： 各指の支柱をなす骨で，母指では2節，他はいずれも3節[1]から成る．手の場合と同じく，おのおのの骨を**指節骨*** phalanx といい，近位のものから**基節骨** phalanx proximalis，**中節骨** phalanx media，**末節骨** phalanx distalis とよぶ[2]．

④ **種子骨*** ossa sesamoidea, sesamoid bones e., Sesambeine d.： 足底の腱や靱帯の中に包まれている小骨で，ふつう2～5個ある．そのうち2個は 母指の中足骨と基節骨との間にあって，常に存在するが，母指の基節骨と末節骨との間，立方骨の下面，舟状骨の付近などにも 不定のものが1個ずつある．

5 下肢骨の連結

1) **体幹と下肢帯の連結**： 仙骨と腸骨耳状面との間には**仙腸関節*** art. sacroiliaca があるが，関節面が不規則な上に 関節包が強大な多数の靱帯で補強されているため，可動性は非常に小さい．

また 仙骨と坐骨棘および坐骨結節との間には それぞれ**仙棘靱帯*** lig. sacrospinale と**仙結節靱帯*** lig. sacrotuberale が張っているため，大小の坐骨切痕は それぞれ**大坐骨孔*** foramen ischiadicum majus （梨状筋・上殿血管および神経・坐骨神経・後大腿皮神経・下殿血管および神経）と**小坐骨孔*** foramen ischiadicum minus （内閉鎖筋）になる．

2) **下肢帯内の連結**： 左右の恥骨はその前内側部すなわち上下両枝の移行するところで相接し，線維性の軟骨によって たがいに連結されている．これを**恥骨結合*** symphysis pubica l., e., Schambeinfuge d. という（図93）．

3) **下肢帯と大腿骨の連結**： これは**股関節*** art. coxae, hip joint e., Hüftgelenk d. で，寛骨臼と大腿骨頭との間にある球関節である．関節包は 寛骨臼の周縁から起こって 大腿骨頚に付き，**腸骨大腿靱帯*** lig. iliofemorale を始め いくつかの靱帯によって 強められている．また関節腔の中には**大腿骨頭靱帯*** lig. capitis femoris という関節内靱帯があり，大腿骨頭の頂から起こって 寛骨臼の下縁部に付いている．これらの靱帯は いずれも大腿骨の運動を制限する役割を演じている．また 関節包の内面には 大腿骨頚をほぼ輪状に取り巻いて走る**輪帯** zona orbicularis があって 関節包を補強している．関節窩の周縁部には肩関節に見たと同様の**関節唇*** labrum acetabulare がある（図89）．

　　股関節は上肢の肩関節に相当するものであるが，股関節の方は関節窩が非常に深く，また関節包も強い靱帯を伴っているので，大腿骨の可動性は 肩関節における上腕骨よりも はるかに制約されている．そのため 健康体における脱臼は 股関節では ほとんど見られないのに対し，

---

1) 87頁の脚注参照．
2) 小指の中節骨と末節骨は約70％において癒合している．第4指でも2節のものが約5％ある．

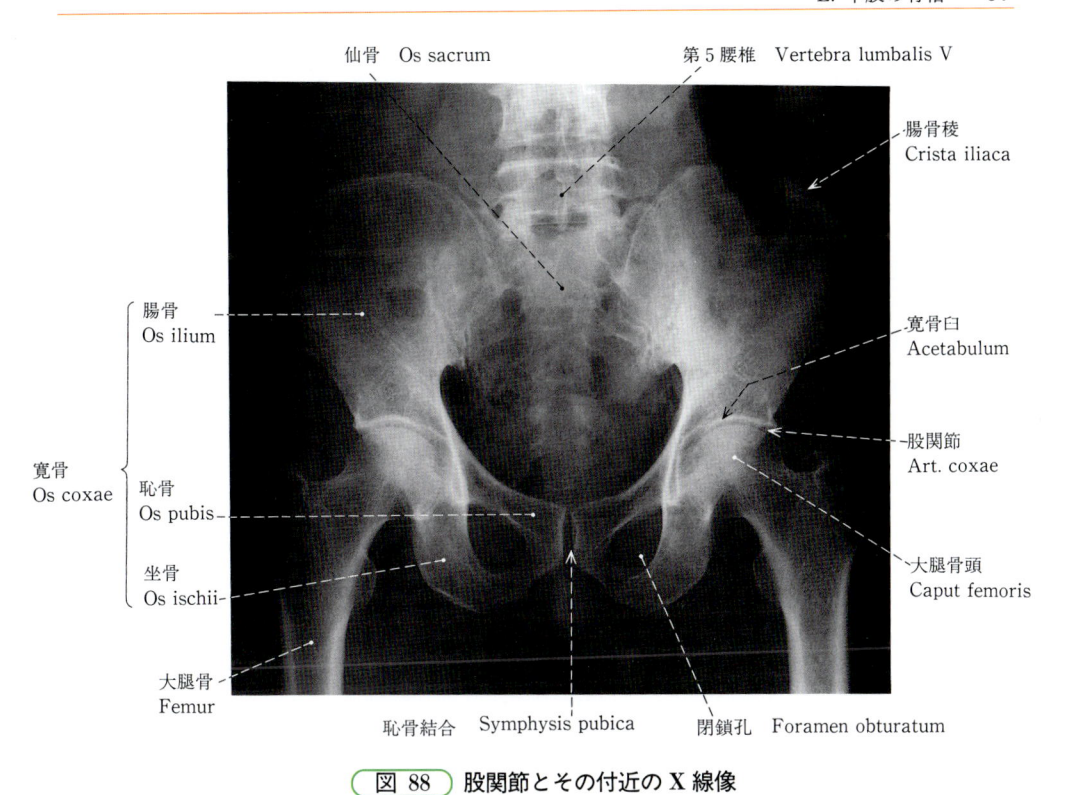

E. 下肢の骨格   97

図 88 股関節とその付近の X 線像
55 歳の男性．[新潟大学放射線医学教室 酒井邦夫教授の提供]

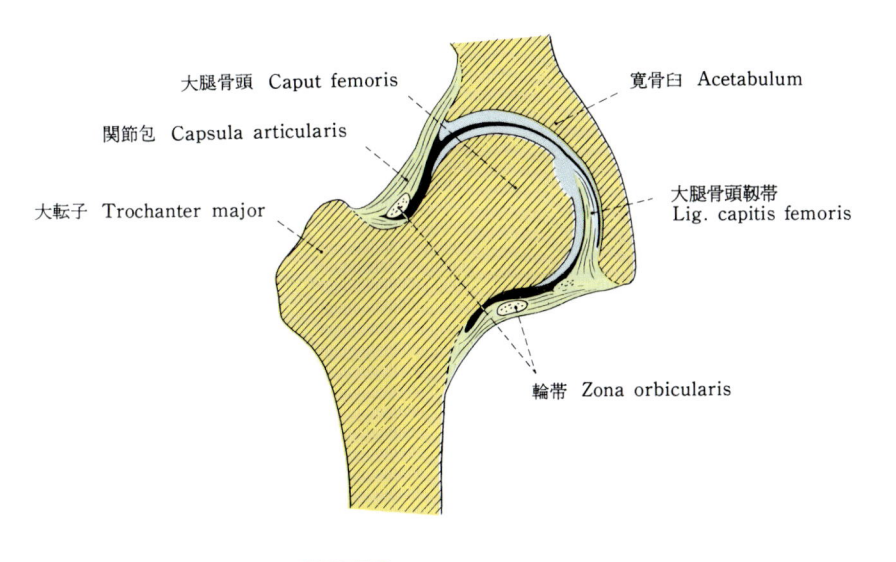

図 89 股関節の内部構造
前頭断面の半模型図．

図 90　膝関節の内部構造
矢状断面の半模型図.

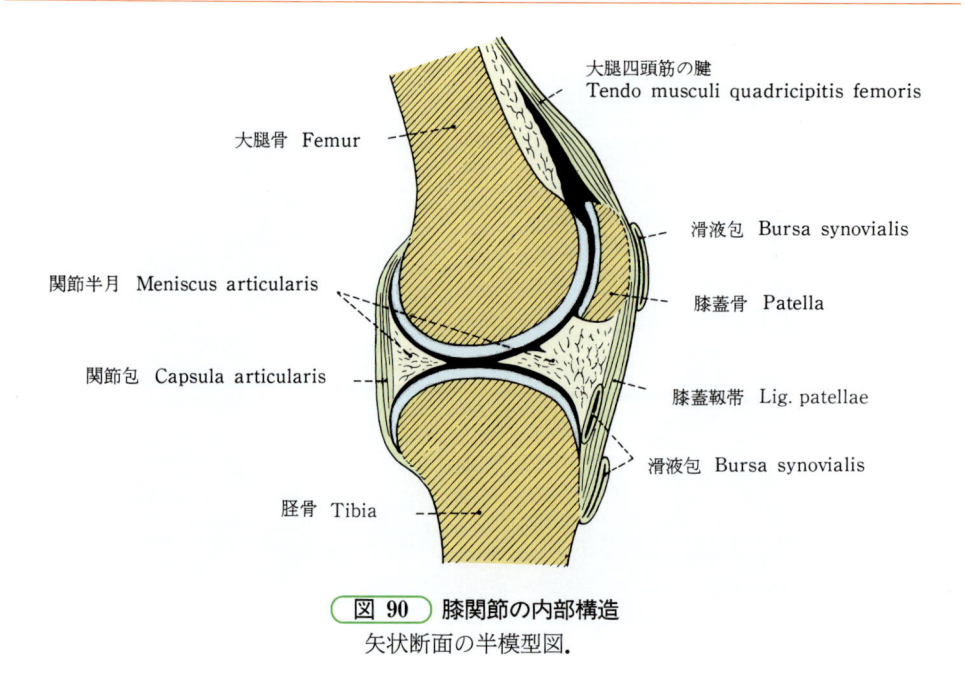

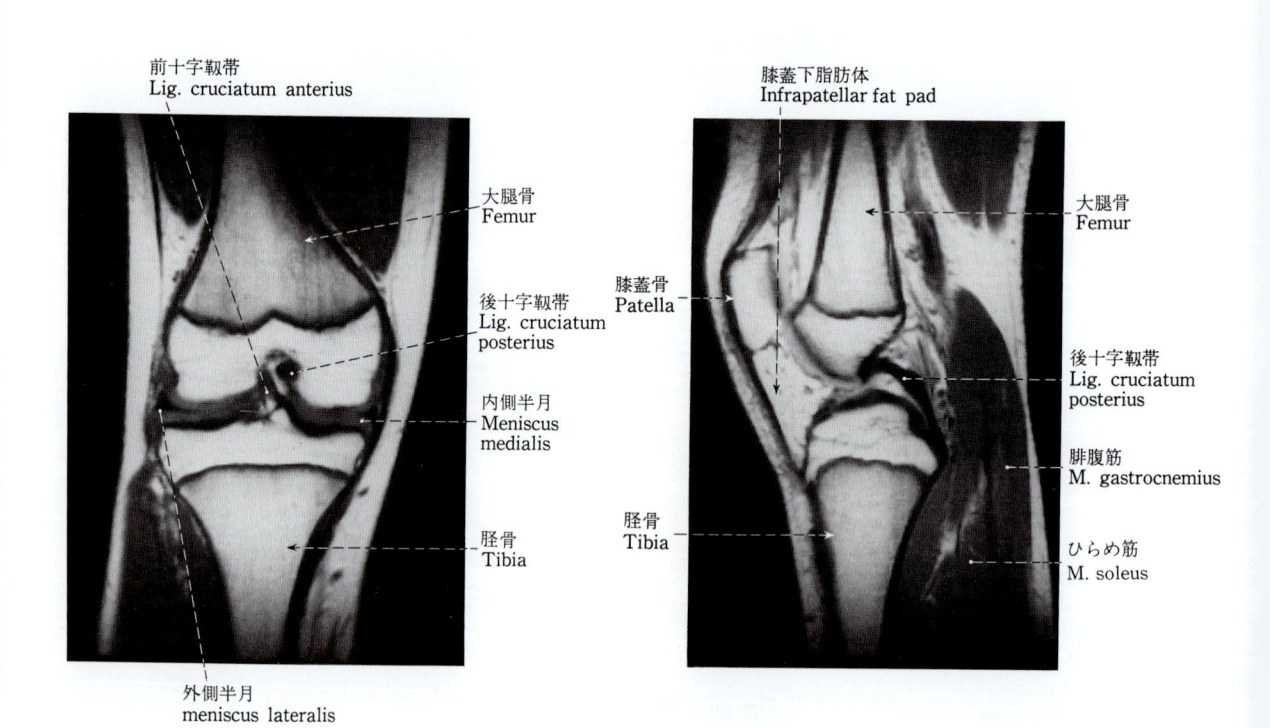

図 91　膝関節の MRI 像
左は前頭断像，右は矢状断像.
［新潟大学放射線医学教室　酒井邦夫教授の提供］

肩関節では 前にも記したように容易に起こる．

4) **大腿骨と下腿骨の連結**： これは **膝(ひざ)関節*** art. genus, knee joint e., Kniegelenk d.で，大腿骨の下端と脛骨の上端と膝蓋骨との間にある．関節包は大腿骨下端の周縁から起こって脛骨上端の周縁についているが，その他に**内側側副靱帯*** lig. collaterale tibiale, **外側側副靱帯*** lig. collaterale fibulare をはじめ 多数の靱帯によって補強され，また 関節腔内には**膝十字靱帯*** ligg. cruciata genus という交叉する一組の関節内靱帯がある．関節の前壁の中には 大腿四頭筋の腱と 膝蓋骨と 膝蓋靱帯がある．

膝関節は一軸関節で，蝶番様の運動をするのであるが，その関節窩に当たる脛骨上端の関節面は浅い凹みを呈するにすぎない．そのため 一組の半円形の関節半月(**内側半月** meniscus medialis と**外側半月** meniscus lateralis)があって関節窩を増補し，さらに膝蓋骨の後面が 広い意味での関節窩の形成に関与している．

5) **下腿骨の連結**： 脛骨と腓骨とは上端は**脛腓関節** art. tibiofibularis によって連結されているが，下端は結合組織により不動的に結合されているから，両骨間の可動性はごく小さい．なお脛骨と腓骨との間には前腕骨の場合と同様に **骨間膜*** membrana intcrossea が張っている．

6) **下腿骨と足根骨の連結**： 脛骨と腓骨の下端は 距骨との間に **距腿関節*** art. talocruralis をつくっている．蝶番関節である．

7) **足骨間の連結**： 7個の足根骨は，たがいに隣接する面によって関節結合をいとなむが，各関節における可動性は非常にわずかである．すなわち 足根骨は手根骨と同様に いわば弾性骨格を形づくっているのである．各骨の間には多数の靱帯があって結合を強化しているが，そのうちで**長足底靱帯*** lig. plantare longum がもっとも強大で，踵骨から立方骨と中足骨に向かって張っている．足根骨間の関節のうち 踵骨と立方骨との間 および距骨と舟状骨との間にあるものは 足根部をほぼ横走していて，あわせて**ショパール関節*** Chopart's joint e. という．なお 足根骨間の関節と距腿関節を**足の関節*** artt. pedis, Fußgelenk d. と総称する．

3個の楔状骨と立方骨は それぞれ 中足骨と結合して**足根中足関節*** artt. tarsometatarseae, 一名 **リスフラン関節*** Lisfranc's joint e. をつくっており，また中足骨と各指の基節骨の間には **中足指節関節*** artt. metatarsophalangeae が，各指の節骨の間には **足の指節間関節*** artt. interphalangeae pedis がある．中足指節関節が球関節で，指節間関節が蝶番関節であることは 手の場合と同じである．

6　骨　盤

第5腰椎・仙骨・尾骨および左右の寛骨で構成される骨格部を**骨盤*** pelvis l., e., Becken d. という．骨盤は**分界線*** linea terminalis(岬角から寛骨の内面—腸骨翼の下縁—を通って恥骨結合の上縁に至る稜線)によって，上部の **大骨盤*** pelvis major と 下部の **小骨**

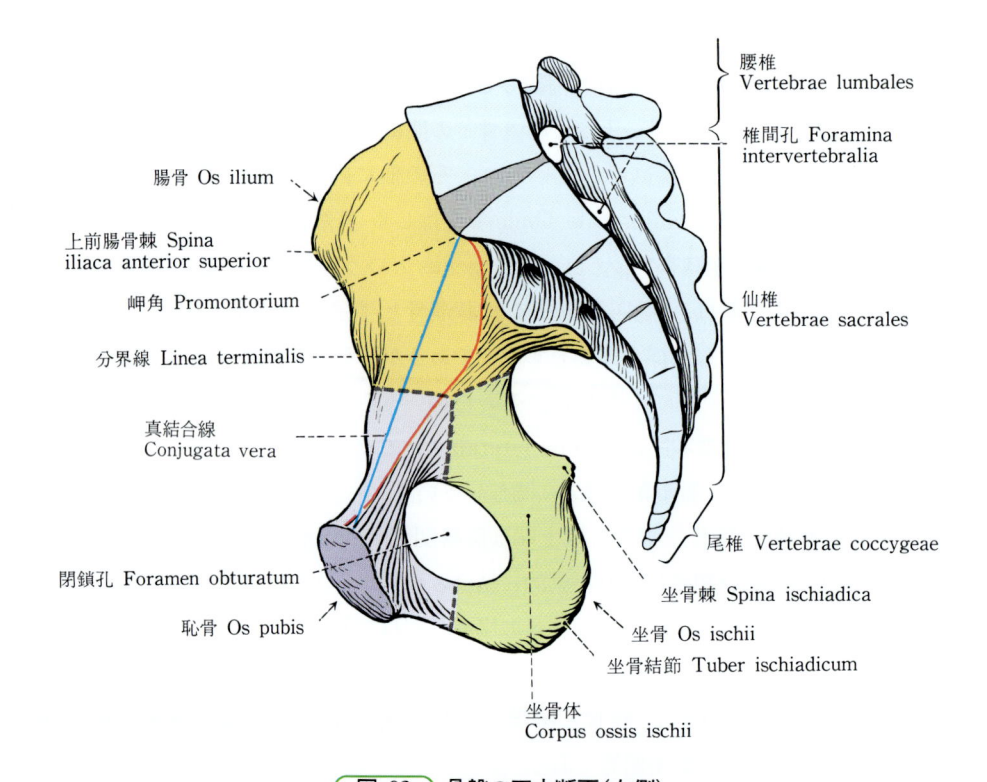

図 92　骨盤の正中断面（右側）
点線は腸・恥・坐3骨の境．分界線（赤）と真結合線（青）に注意．

盤* pelvis minor とに分かれている．臨床では 小骨盤のことを 単に骨盤（狭義）ということがある．

　大骨盤は主として腸骨翼から成り，文字通り翼をひろげて 腸をはじめ腹部内臓を 下から支えている．これと対照的に，小骨盤は円筒状をなし，上は**骨盤上口*** apertura pelvis superior で始まり，下は**骨盤下口*** apertura pelvis inferior に終わっている．骨格では円筒壁は不完全で，閉鎖孔や大・小坐骨孔によって外と交通しているが，自然体では これらの通路は すべてが 筋その他の軟部で ふさがれて，内に**骨盤腔*** cavum pelvis, Beckenhöhle d. が囲まれる（図93）．

　骨盤腔の主な内容としては，男では 前部に膀胱・精嚢・前立腺があり，後部に直腸があるが，女では 前に膀胱，後ろに直腸があり，その間に子宮と腟がある．すなわち 女の骨盤腔は妊娠中は胎児の宿るところであり，**分娩のときには産道**をなすのであって，その形態学は産科学上 きわめて重要である．

▶**骨盤の計測線**◀
　骨盤の形と大きさを数量的に表わすために，種々の径線が定められている．詳細は産科学書にゆずるが，おもなものだけをあげると，

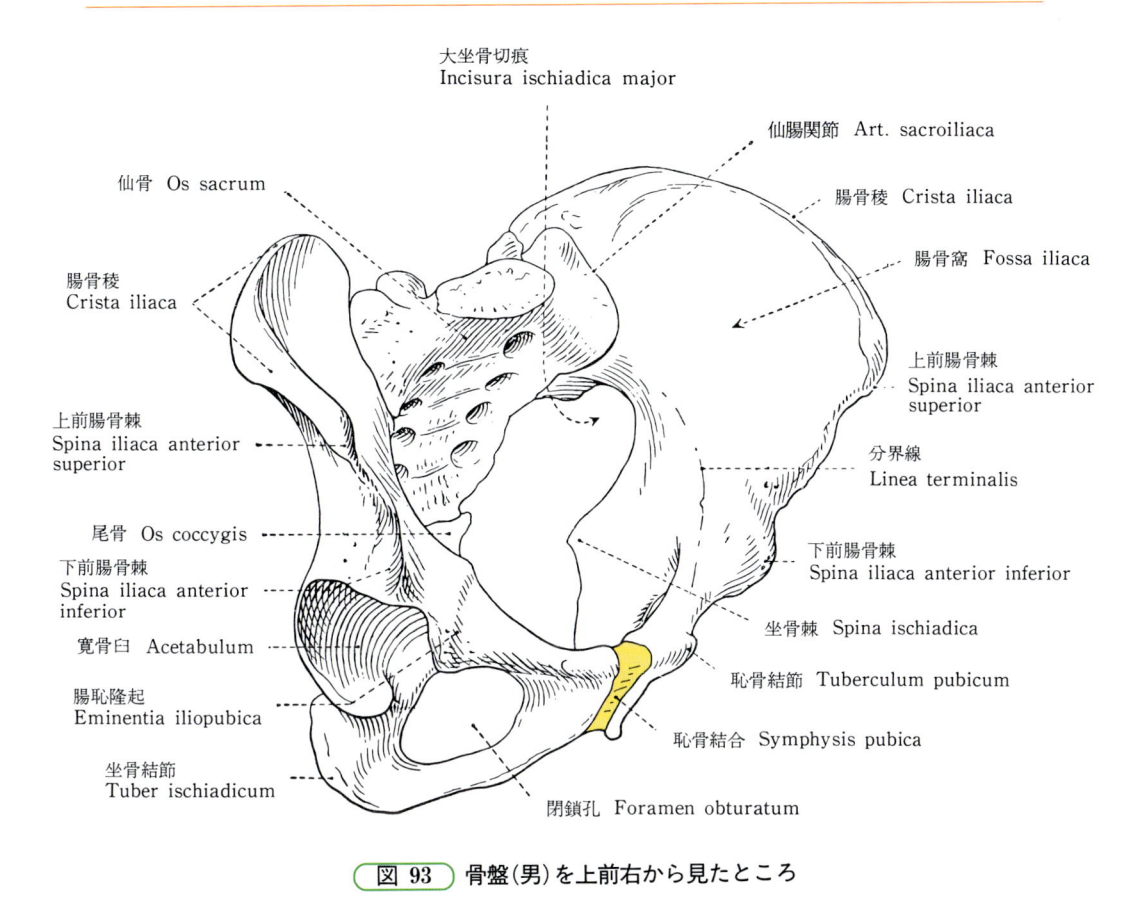

図 93　骨盤（男）を上前右から見たところ

① **真結合線*** conjugata vera： 岬角から恥骨結合の後面までの距離（図92）．
② **斜　径*** diameter obliqua： 1側の仙腸関節と分界線との交点から反対側の腸恥隆起までの距離．
③ **横　径*** diameter transversa： 左右の分界線の間の最大幅．

▶**骨盤の性差**◀

骨盤は骨格中で もっとも性差の著しい部分である（図94）が，それは 女の骨盤が妊娠と分娩に適した形をとっているからである．したがって この性差は 思春期になって初めて顕著となる．男女骨盤のおもな差異をあげると，

1) 仙骨は女では男より短く かつ広く，尾骨とともに後退している．
2) 腸骨は女の方が男より広くて大きい．
3) 左右の恥骨枝がつくる弓形の**恥骨弓** arcus pubis のなす角度は 女の方が大きい．
4) このほかにも 種々の差異があるが，要するに 女の方が男より骨盤腔が広くて低く，かつ 骨盤下口が大きいから，男の骨盤は漏斗形に近く，女のそれは ほぼ円筒形である．

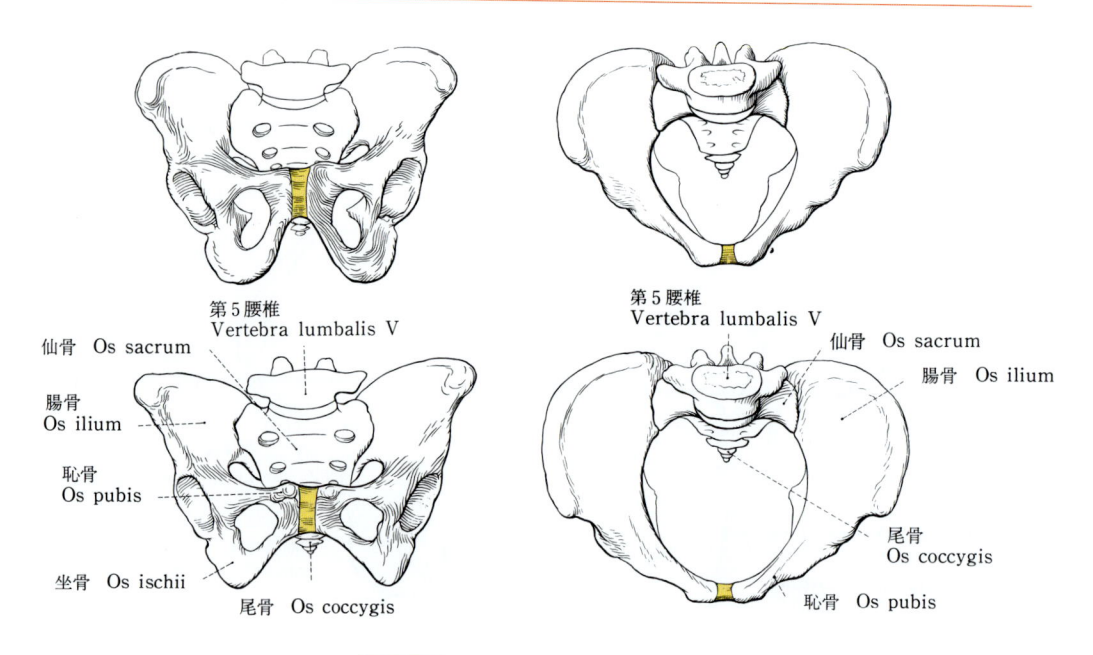

図 94 男女骨盤の比較 [Spalteholz]
上図は男，下図は女，また左は前面，右は上前面．

また骨盤上口は女では長円形，男では心臓形である．
このほか 寛骨だけを見た場合の 男女の鑑別点としては，1) 大坐骨切痕の角度が男より女の方が大きい．また閉鎖孔は女では大きく三角形に近いが，男では長円形である．

7 上肢骨と下肢骨との比較

上肢と下肢とは 本来 相同のものであるから，両者の各骨は たがいに一致している．
上肢帯＝下肢帯，上腕骨＝大腿骨，前腕骨＝下腿骨，手根骨＝足根骨，中手骨＝中足骨，手の指骨＝足の指骨．

しかし人類は直立位をとり，上肢は主として作業その他の諸用を行なう役目をもっているのに反し，下肢は 体をささえて これを移動させる用をなしているから，両者の間にはかなり大きな解剖学的な差異を生じている．すなわち，

1) 全体として下肢は上肢より強大である．これは下肢が重い体をささえ，その移動を役目とするためである．

2) 上肢骨の連結は 下肢骨のそれよりも ゆるやかで，各骨の間の可動性が大きい．上肢が手芸その他の技術に適するのは そのためである．

3) 上肢では 橈骨と尺骨は ほぼ対等の関係にあるが，下肢では 脛骨が主力をなし，腓骨は従属的である．腓骨を失っても たいした支障はなく，外科手術にさいして 骨移植の材料として用いられることがある．

4）上肢では手根骨が小さく，指骨が比較的大きいのに対し，下肢では足根骨が大きくて指骨は退化的である．

5）前腕骨は舟状・月状・三角の3骨と関節をいとなんでいるが，下腿骨は距骨とだけ関節をつくっている．

筋系

106　筋　系

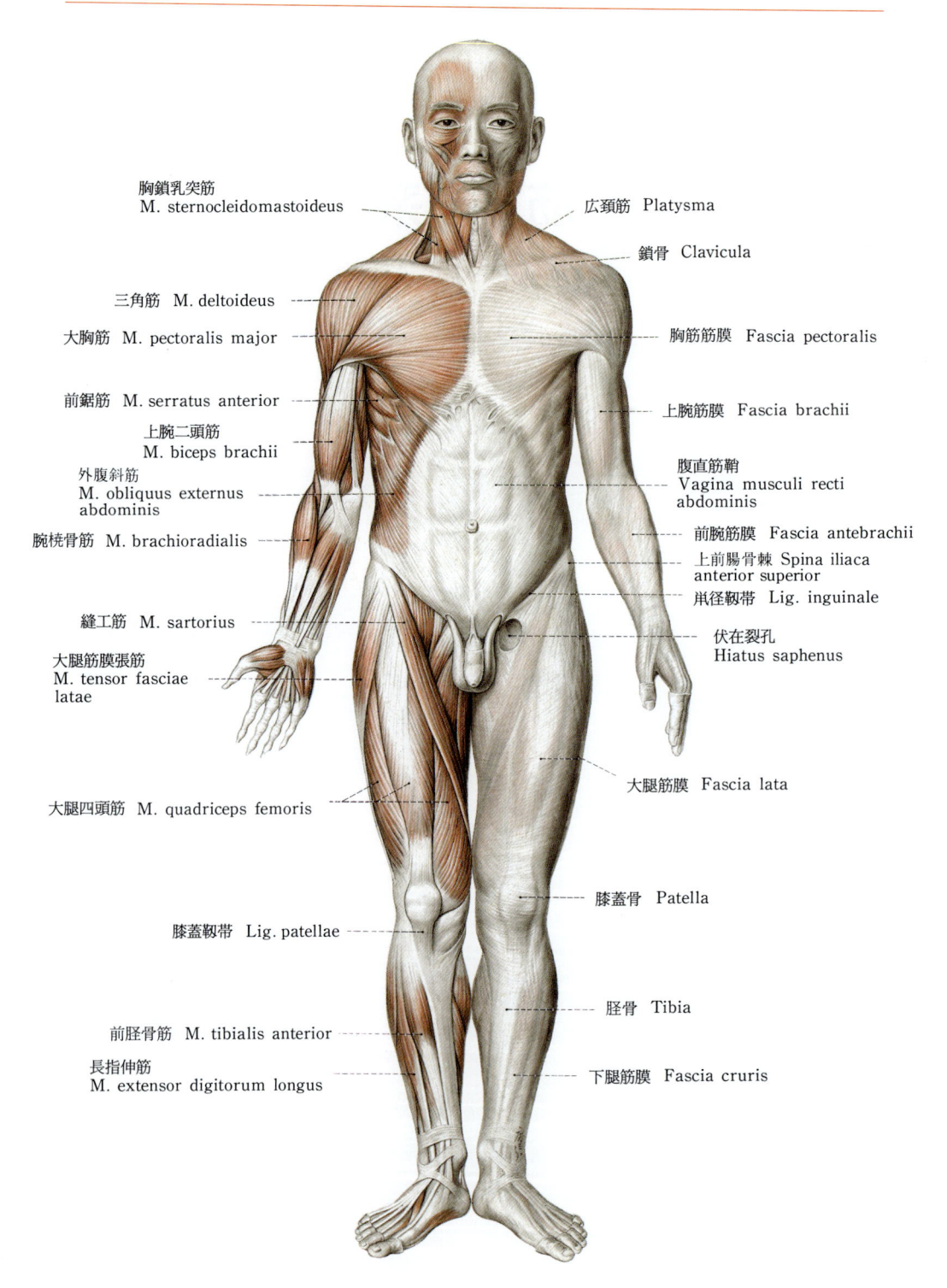

胸鎖乳突筋　M. sternocleidomastoideus
広頚筋　Platysma
鎖骨　Clavicula
三角筋　M. deltoideus
大胸筋　M. pectoralis major
胸筋筋膜　Fascia pectoralis
前鋸筋　M. serratus anterior
上腕二頭筋　M. biceps brachii
上腕筋膜　Fascia brachii
外腹斜筋　M. obliquus externus abdominis
腹直筋鞘　Vagina musculi recti abdominis
腕橈骨筋　M. brachioradialis
前腕筋膜　Fascia antebrachii
上前腸骨棘　Spina iliaca anterior superior
鼠径靱帯　Lig. inguinale
縫工筋　M. sartorius
伏在裂孔　Hiatus saphenus
大腿筋膜張筋　M. tensor fasciae latae
大腿筋膜　Fascia lata
大腿四頭筋　M. quadriceps femoris
膝蓋骨　Patella
膝蓋靱帯　Lig. patellae
脛骨　Tibia
前脛骨筋　M. tibialis anterior
長指伸筋　M. extensor digitorum longus
下腿筋膜　Fascia cruris

図 95 筋系の全景（前面）
左側は皮膚を剥いだところ，右側では さらに筋膜が取り去ってある．

筋　系　**107**

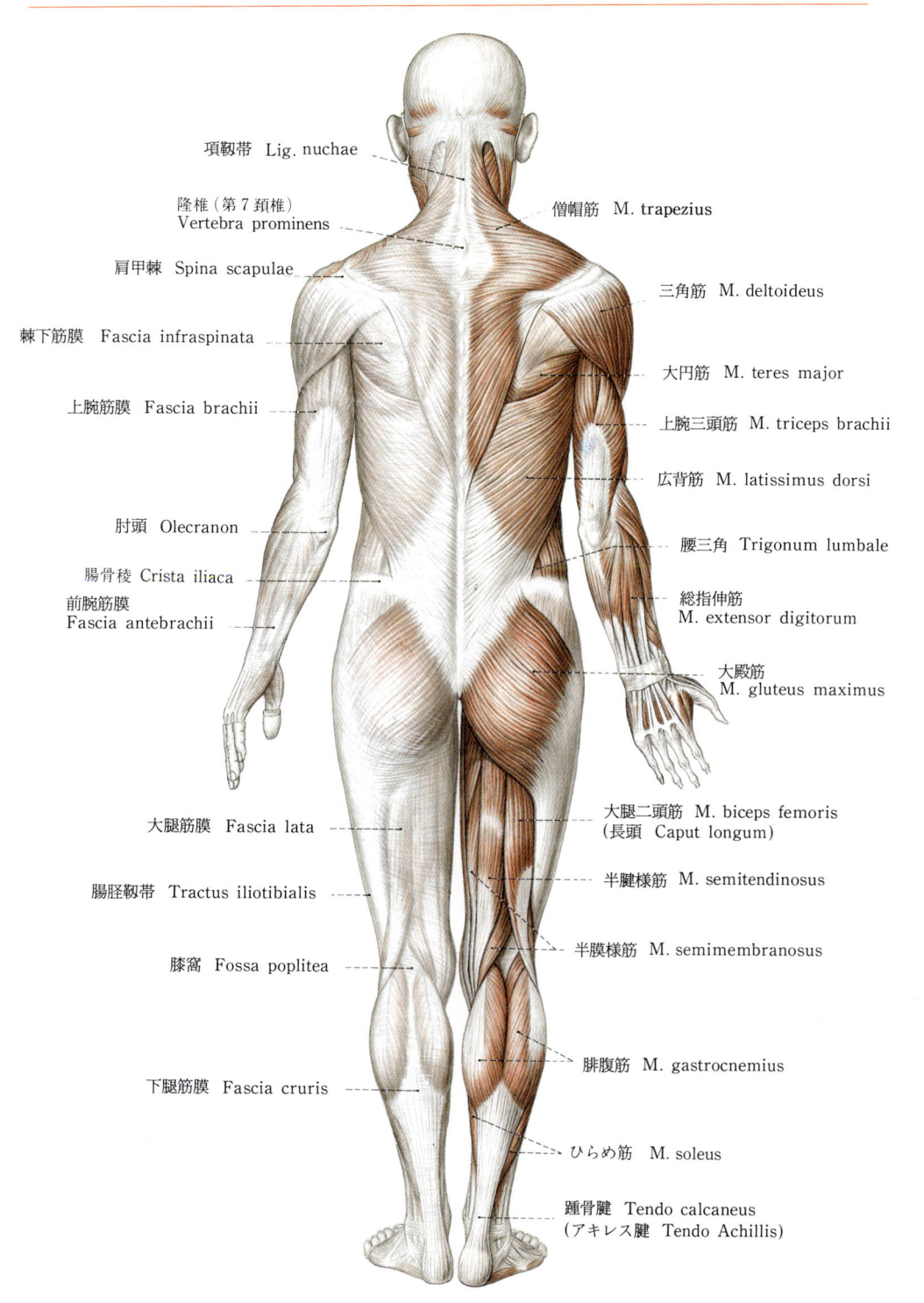

項靱帯　Lig. nuchae
隆椎（第7頚椎）Vertebra prominens
肩甲棘　Spina scapulae
棘下筋膜　Fascia infraspinata
上腕筋膜　Fascia brachii
肘頭　Olecranon
腸骨稜　Crista iliaca
前腕筋膜　Fascia antebrachii
大腿筋膜　Fascia lata
腸脛靱帯　Tractus iliotibialis
膝窩　Fossa poplitea
下腿筋膜　Fascia cruris

僧帽筋　M. trapezius
三角筋　M. deltoideus
大円筋　M. teres major
上腕三頭筋　M. triceps brachii
広背筋　M. latissimus dorsi
腰三角　Trigonum lumbale
総指伸筋　M. extensor digitorum
大殿筋　M. gluteus maximus
大腿二頭筋　M. biceps femoris
（長頭　Caput longum）
半腱様筋　M. semitendinosus
半膜様筋　M. semimembranosus
腓腹筋　M. gastrocnemius
ひらめ筋　M. soleus
踵骨腱　Tendo calcaneus
（アキレス腱　Tendo Achillis）

図 96 筋系の全景（後面）
左半身は皮膚を剝いだところ，右半身では さらに筋膜も取り去ってある．

108　筋　系

総　論

　動物の細胞は本来すべて収縮性をもち，自動的運動をいとなむものである．しかし動物が高等になると，だんだんと細胞に分化が起こり，運動はそれを専業とする特殊な細胞によって行なわれるようになる．これが筋細胞または筋線維とよばれるもので，その集合によって出来た器官を**筋**（または**筋肉**）musculus, muscle e., Muskel d. という．すなわち筋は能動運動の器官である（図97）．

　筋の中で，骨格に付いてこれを運動させるものを**骨格筋*** skeletal muscle e., Skelettmuskel d. といい，内臓壁に存在するものを**内臓筋*** visceral muscle e., Eingeweidemuskel d. という．**骨格筋はすべて横紋筋線維から成り，内臓筋は主として平滑筋**である．

　系統解剖学の筋系で取り扱うのは骨格筋だけで，以下これを単に筋という．骨格筋の一種に**皮筋*** Hautmuskel d. というものがあり，これは筋の一端が皮膚（または粘膜）の中に進入して終わっているもので，皮膚を動かす作用をもっている．

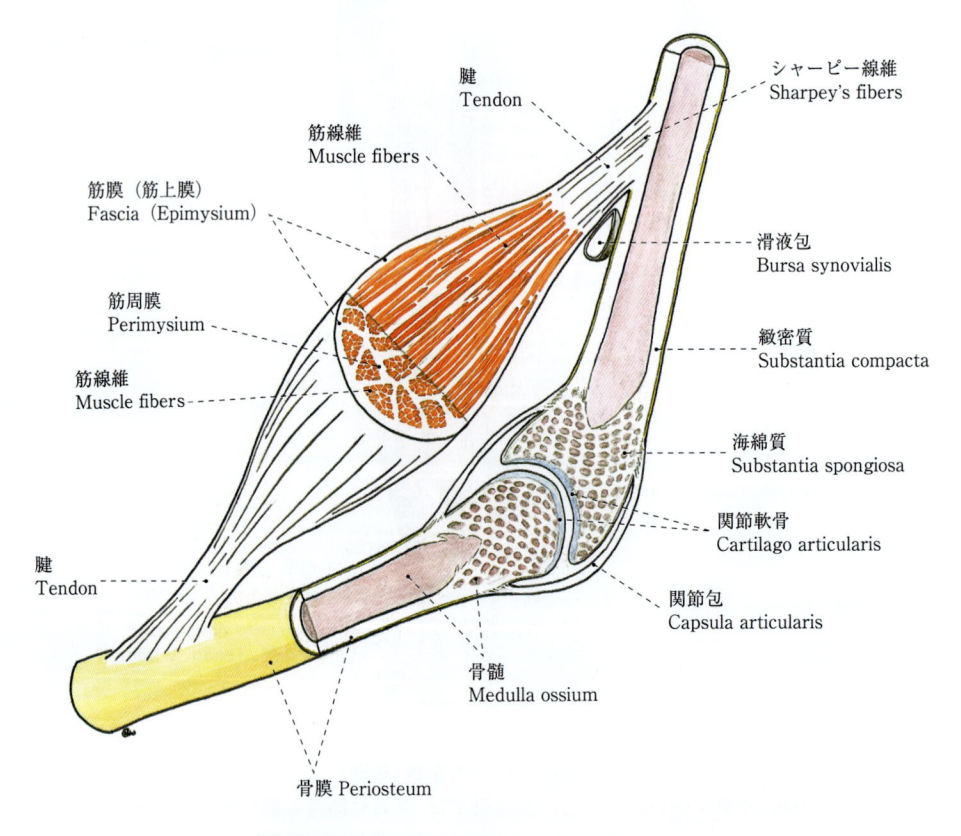

図 97　筋と骨格の構造・機能を示す模型図

1 筋の顕微鏡的構造

　筋の主体は横紋筋線維の束であるが，結合組織がこれをまとめ，つないでいる．すなわち，筋の全体の表面が **外筋周膜** perimysium externum という結合組織の膜で包まれ，これが筋の内部に向かって分派して，筋を多数の線維束に区分している．この筋線維束を境する結合組織を**内筋周膜*** perimysium internum または単に**筋周膜***perimysium という．内筋周膜は さらに分かれて，結局は各筋線維の間にまで進入している．組織学では これを**筋内膜** endomysium とよんでいる (図 98).

　筋線維そのものの顕微鏡的構造と収縮の機序については，組織学書にゆずる．筋線維は太さ 30〜80 μm，長さは 10 cm を越えるものもある巨大な 1 個の細胞で，多数の核は辺縁に点在する．筋線維の細胞質のなかを**筋原線維**が縦走し，これが収縮性のフィラメント (アクチン actin e., d. とミオシン myosin e., d.) から成り，微細な横縞の模様—**横紋**を示す．

　各筋線維は必ずしも筋の全長に及んではいない．むしろ その大部分は 途中で筋内の結合組織に付着して中断されているのである．

2 筋の形態

　筋は それぞれ固有の形をもっているが，これを総合して考えると，紡錘状・羽状・板状・

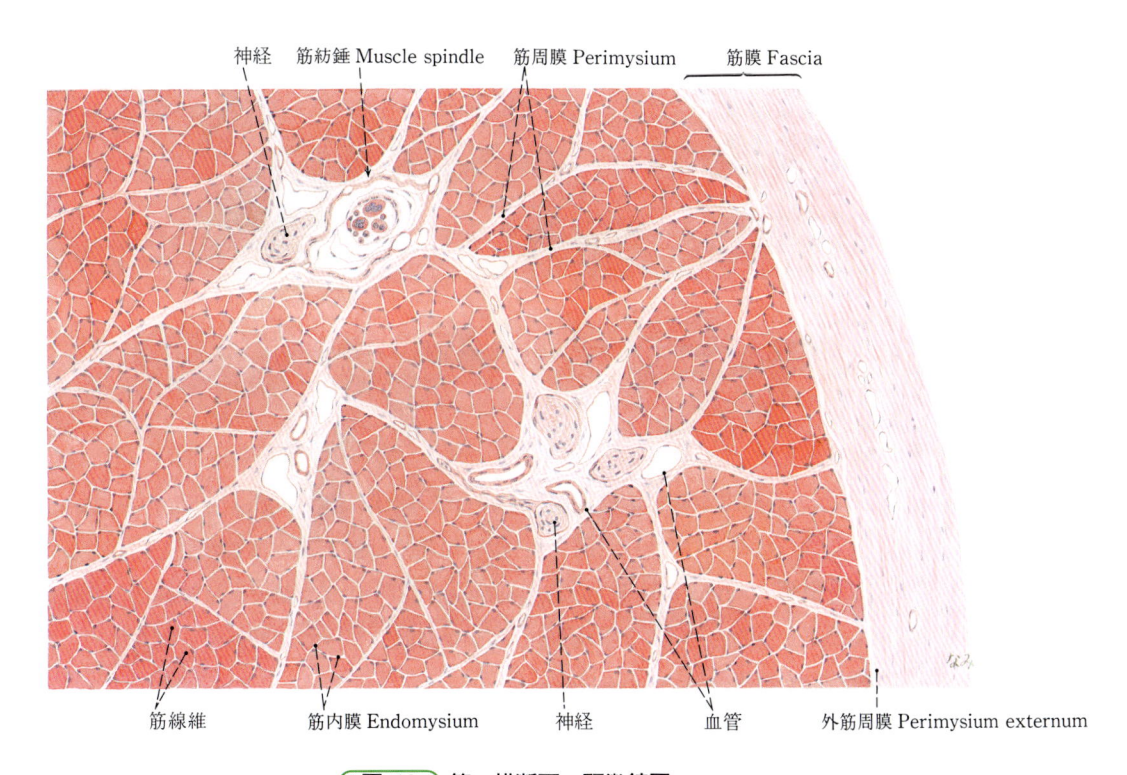

図 98　筋の横断面の顕微鏡図
ヒト胸鎖乳突筋の横断方向の切片．

帯状・輪状などに分類することが出来る．板状筋の中にもまた三角形・四角形・菱形・長方形など さまざまなものがある．しかし 記載の都合上から 筋の理想形を紡錘状と考え，その中央部の膨らんでいるところを **筋腹** venter，両端のうち一方を **筋頭** caput，他方を **筋尾** cauda という．筋頭は筋の運動にさいして 比較的 固定されている端で，筋尾は反対に よく動く方の端である．筋頭が二つ，三つまたは四つに分岐して 異なる骨部に付くものを，それぞれ **二頭筋・三頭筋・四頭筋** とよぶが，これらは体肢の筋にみられる(図99)(例：上腕二頭筋・上腕三頭筋・大腿四頭筋など)．

　筋には また その筋腹が後述の腱によって中断されることがあり，このようなものを **二腹筋** という(図100)(例：顎二腹筋・肩甲舌骨筋など)．筋腹を中断する腱部がくびれずに筋腹と同じ幅をもって線状にこれを横断する場合には，このような中間腱をとくに **腱画** intersectio tendinea とよぶ．その典型的な例は腹直筋(図116)にみられる．

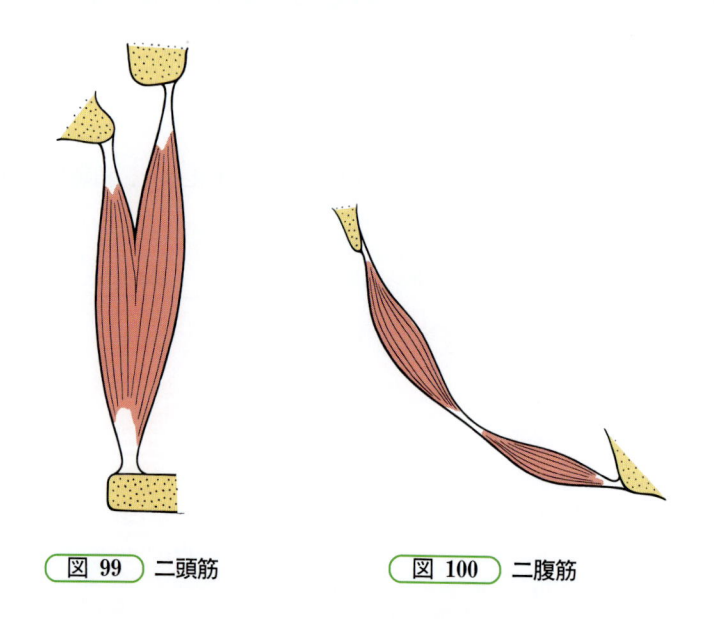

| 図 99 | 二頭筋 | 図 100 | 二腹筋 |

3　腱と筋膜

　筋の両端部では 筋線維が結合組織線維に変わって 紐状の **腱*** tendo, tendon e., Sehne d. となり，筋を骨に結びつけている(図97)．板状の筋では腱もまた薄板状をしており，このようなものを **腱膜** aponeurosis l., e., Aponeurose d. という．腱または腱膜は並行に走る膠原線維束の集まったもので，白い絹糸のような光沢をもっており，引っぱりの力に対して巨大な抵抗力を示す．

　筋の表面は結合組織の薄膜でおおわれ，これを **筋膜*** fascia という．筋膜は ふつう外筋周膜によって ゆるく筋と結合しているものであって，そのため 筋と筋膜との間は滑動性が大きい．また 筋が隣りの筋あるいは その他の構造物とずれ合う場合には，筋膜はその

滑動を助ける．しかし 筋膜は また筋線維の起始をなしていることがあり，あるいは筋の表面を強く包んで，その筋腹が筋収縮によって膨れ過ぎないように制限していることもある．この意味で 筋膜はときに **結合組織性の骨格** Bindegewebsskelett d. とよばれる．筋膜の発達は筋の種類によって いろいろであり，また 一つの筋膜が一つの筋群を共通に包むことがある（上腕筋膜・前腕筋膜など）（図 113，129，130）．

筋膜は必ずしも筋の表面を包むとは限らない．全身の皮下には ほとんど いたる所に **浅筋膜** fascia superficialis というものがあって，その部の皮下の全内容を全体として包んで，皮膚が下層に対して滑りやすいようになっているし，陰茎や陰核には海綿体を包んで **陰茎筋膜** fascia penis や **陰核筋膜** fascia clitoridis があって，その部の皮膚の滑動を助けている．古くは眼球を包むものまで **眼球筋膜** fascia bulbi といったが，いまは **眼球鞘** vaginae bulbi に改められた．ラテン語の fascia という言葉には「筋」という意味は含まれていないのであって，日本語の「筋膜」という訳語が悪いのである．「膜皮」とでもよんだらどうか？

英米系の解剖学では，皮下の脂肪組織層ないし疎性結合組織層を 浅筋膜 superficial fascia というから，ドイツ系の解剖学との くいちがいに注意しなければならない．

4 筋の付属器

筋は，その機能を円滑にするために，次のような付属器をもつことがある．

1. 滑液包* bursa synovialis, synovial bursa e., Schleimbeutel d.

腱が骨・軟骨その他の硬いものの上を通るときには，これらと腱との間の滑りをよくするために，両者の間に滑液を容れた小さい ふくろ をつくることがある．このようなものを滑液包といい，薄い結合組織の膜で出来ていて，内面が滑膜で おおわれている．滑液包は多く体肢の筋の腱に付属しているが，なかには筋と関係がなく，骨または軟骨と皮膚と

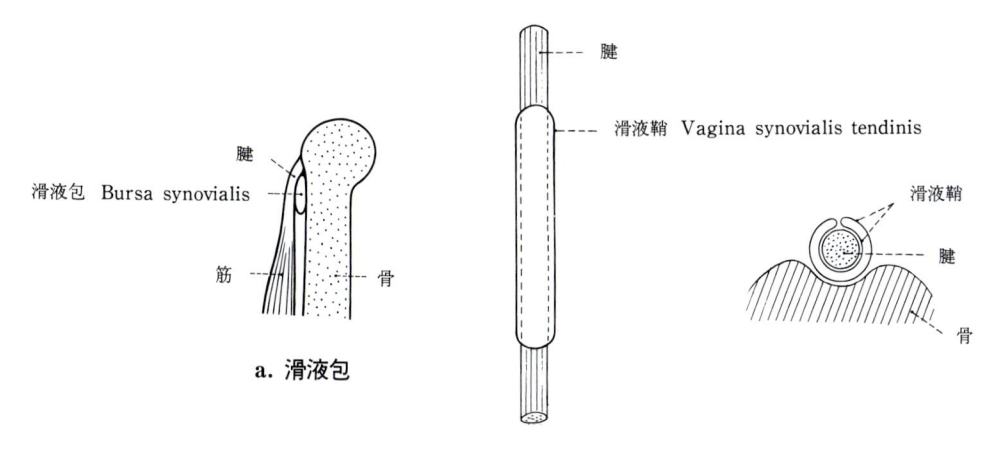

a. 滑液包

b. 滑液鞘
左はその全景，右はその横断面

図 101　腱の滑液包と滑液鞘の模型図

の間にあることもある（図 101）．

2. 腱の滑液鞘＊ vagina synovialis tendinis, synovial sheath e., Sehnenscheide d.

滑液包が長くなって鞘状に腱をとり巻いたもので，多くは手や足の長い腱の周囲にみられる（図 101b，134）．

3. 種子骨＊ os sesamoideum, sesamoid bone e., Sesambein d.

腱のなかに小さい骨がみられることがある．これを種子骨といい，滑車のように腱が骨に付着する方向を変える用をなしている．多くは手足の腱にみられるが，前述の膝蓋骨もまた 一種の種子骨に ほかならない（「手の骨」と「足の骨」の項参照）．

4. 滑　車＊ trochlea

筋の腱が方向転換するための装置で，結合組織・軟骨・骨などから出来ている．滑車には ふつう滑液包が付属していて，腱の滑りを円滑にしている．上斜筋・口蓋帆張筋などの腱の曲がるところには 典型的な滑車がみられる．

5　筋の起始と停止

およそ 筋は同一の骨の2点の間に張っていることはなく，必ず 一つの骨から起こって他の骨に 付いている．この場合，一つの骨から すぐ隣りの骨に 付くこともあるが，また 一つ あるいは数個の骨をとび越えて 遠くの骨に付くこともある（図 102）．

筋の両端のうちで，収縮のときに固定されているか，または**動きの少ない方を起始**＊ origo, origin e., Ursprung d. とよび，**動きの多い方を停止**＊（または**付着**）insertio, inser-

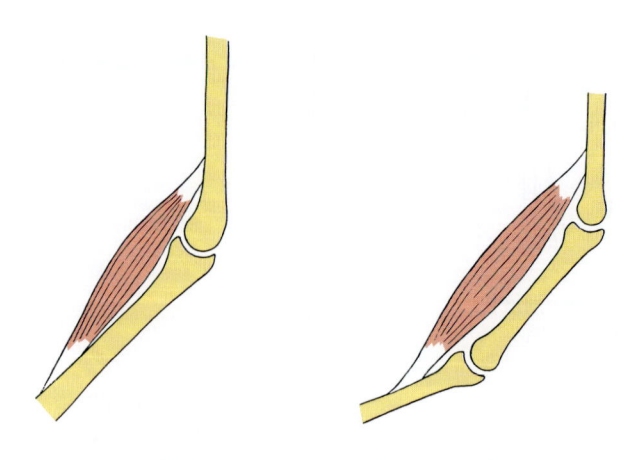

図 102 筋と骨格の関係を示す模型図
左はすぐ隣りの骨に付き，右では骨を一つ とび越えている．

tion e., Ansatz d. とよぶ．ただし 運動はすべて相対的のものであるから，どちらが起始で どちらが停止か，はっきりしない筋もある．たとえば 体肢の筋では起始と停止が極めて明らかで，体幹に近い方の端 すなわち近位端は起始，反対に 遠位端は停止ときまっているが，体幹筋では両者の区別が はっきりしない．

　前述の筋頭は起始，筋尾は停止に当たるわけである．

　　体幹筋のうちでも，一端が胸郭に，他端が頭部にあるようなものは，胸郭の方の端を起始，頭部の方の端を停止と 区別することが出来るが，深背筋のように 脊柱の2点間に張るものでは，起始と停止の区別が全く不可能である．

　　「筋が骨に付く」というときには「停止する」という意味のこともあるが，また単純に「筋と骨面とが癒着している」という意味にも使われる．

6　筋の作用

筋は その収縮によって 骨と骨とをたがいに接近させる．つまり筋は能動的運動，骨格は受動的運動の器官である．筋の作用は その収縮の結果起こる**骨格の運動によって命名される**もので，筋自体は どんな運動を行なうにあたっても，ただ収縮あるのみである．筋が行なう骨の運動と，それを起こす筋の名称の主なものをあげると，つぎの通りである．

1. 屈　曲* flexio, flexion e., Beugung d.

　一軸関節では両骨間の角度を 0°に近づかせる運動で，この作用を行なう筋を**屈筋*** flexor l., e., Beuger d. という．

2. 伸　展* extensio, extension e., Streckung d.

　前者の反対で，一軸関節では関節の角度を 180°に近づかせる（すなわち解剖学的正位にする）運動で，これを行なう筋を**伸筋*** extensor l., e., Strecker d. という．

　　伸展運動のさいに関節の角度が 180°を越えて大きくなる場合に，これを**過伸展** superextension e., Überstreckung d. という．肘関節・中手指節関節・中足指節関節などにみられる．

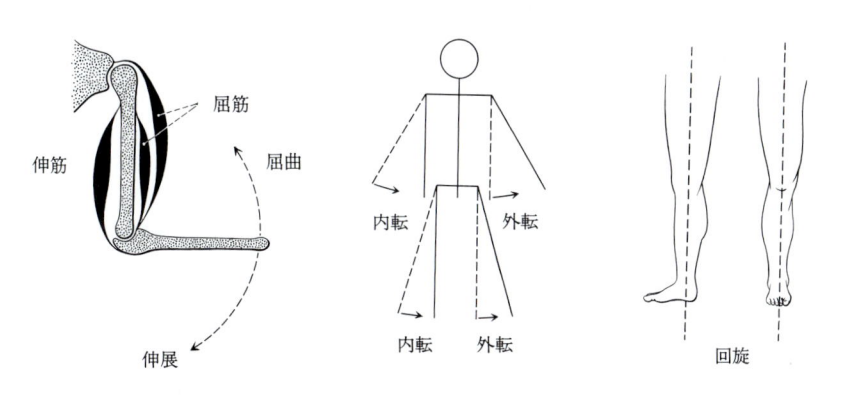

図 103　筋の運動を示す模型図

3. 内　転* adductio, adduction e., d.

体肢を体幹に近づかせる運動で，これにあずかる筋を**内転筋**＊ adductor l., e. という．

4. 外　転* abductio, abduction e., d.

体肢を体幹から遠ざける運動．これを行なう筋を**外転筋**＊ abductor l., e., d. という．

　体肢が体幹に対して内転または外転を行なうように，手や足の指についても，中指(手)ないし第2指(足)に対する内転あるいは外転ということが出来る．

5. 回　旋* rotatio, rotation e., Drehung d.

体肢または体幹を その長軸を軸として 回転させること(ただし厳密にいえば 物理学的な長軸回転ではなくて，「捻れ」である)．この作用を行なう筋を**回旋筋**＊ rotator l., e., d. という．

　その回旋運動のうち，上肢(前腕)では，前方に向けた掌を体幹の方に向け，さらに後方に転じさせるものを**回内**＊ pronatio, pronation e., d. といい，その反対を**回外**＊ supinatio, supination e., d. という[1]．これらの作用を いとなむ筋を それぞれ **回内筋**＊ pronator, **回外筋**＊ supinator l., e., d. という．下肢では外へ向けた爪先きを内へ向ける運動が内旋で，その逆が外旋である．

　以上のほか **括約**(括約筋＊ sphincter l., e., d.)・**散大**(散大筋＊ dilatator)・**挙上**(挙筋＊ levator)・**下制**(下制筋 depressor)などの作用がある．

7　対抗筋と協力筋

　たがいに反対の方向の運動を行なう筋を**対抗筋**(拮抗筋) antagonist e., d. といい，これに反して同一方向の運動をなす筋を**協力筋**＊ synergist e., d. という．屈筋と伸筋，内転筋と外転筋，回内筋と回外筋はいずれも対抗筋である．

　対抗筋は関節の反対側にあり，協力筋は同側にあることは自明の理である．一つの筋に対する対抗筋は一つのこともあり，また 二つ以上のこともある．また ある筋とその対抗筋とは同じ強さであるとは限らない．たとえば 上肢では屈筋群は伸筋群よりも強く，下肢では伸筋群の方が屈筋群よりも強い．

8　筋の神経

　すべての筋には神経が分布して，これに脳と脊髄の命令を伝える．筋に神経が分布することを**神経支配**＊ innervation e., d. という．同一系統に属する筋は 一般に 同一または同系の神経によって支配されているから，神経支配は 筋の系統分類上 非常に重要である．

---

[1] 「回内」と「回外」は習慣的に上肢(前腕)に用いられ，下肢では**内旋** Innenrotation d. と**外旋** Außenrotation d. が用いられる．

しかし，神経の筋に対する関係は，従来信じられていたように一定不変のものではない．発生の初期に 神経が筋原基のなかへ進入することによって 神経支配が決定するのであるが，この場合の神経の進入は，その局所の生物学的ないし物理化学的条件の変動によって 多少 変わりうるものである．筋の神経支配に いろいろの変異があるのは そのためである．

筋の神経は一定の場所から（ふつう表在の筋では深部から，深在の筋では表層から）筋膜を貫いて筋の内部に進入し，次第に分岐して ついに1本ずつの神経線維となって 筋線維に終わる．図104 は神経の筋内分布の一例を肉眼で追及しうる範囲で写したものである．

筋の神経は運動線維と知覚線維とから出来ている．運動線維は筋に収縮命令を伝えるもので，1本の筋線維には 少なくとも 1本の神経線維が 所属しているが，長い筋線維には2本以上の神経線維で支配されているものもあるという．

運動線維が筋線維に終わるところには **運動終板*** motor end-plate e., motorische End-

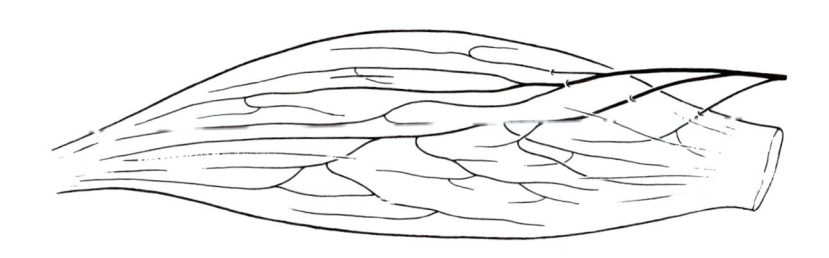

図 104　筋に分布する神経
顎二腹筋の後腹に顔面神経の枝が分布する状態．

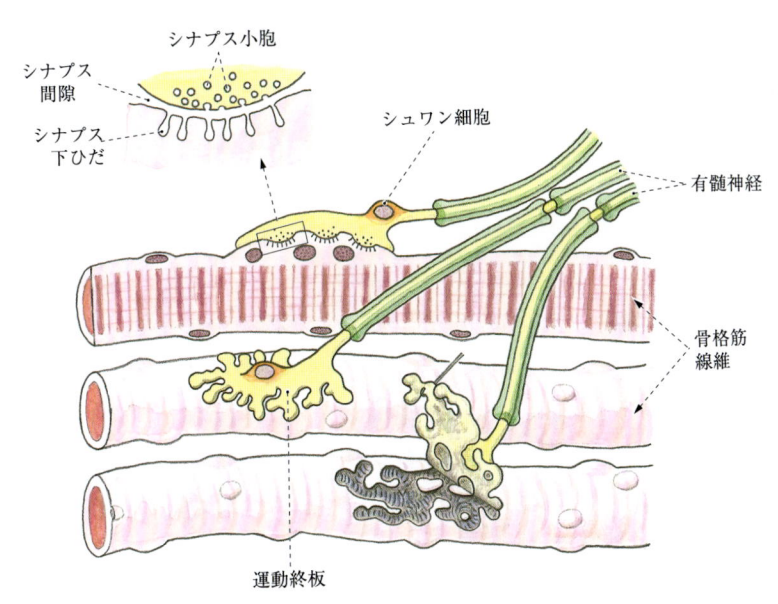

図 105　運動終板の微細構造を示す模型図
上の筋線維は縦断してある．下の筋線維では，終板をもちあげて その下の構造を示してある．左上に筋と神経の結合部の強拡大像を示す．

platte d. という終末装置が つくられている(図105).

知覚線維は はじめ運動線維とともに走るが，ついに これから分かれて**筋紡錘**＊ muscle spindle e., Muskelspindel d. (図98)および**腱紡錘**＊ tendon spindle e., Sehnenspindel d. という特殊な終末装置に終わる．これは 筋の収縮の程度を瞬時にモニターして，脊髄を介する反射として 筋の運動神経に伝えるものである．

　筋の知覚線維は，脊髄神経では その後根(「脊髄神経」の項参照)を通って 前根から来た運動線維と合一するのであるが，脳神経では その末梢に至って最寄りの知覚神経から 吻合枝を通じて運動神経に進入するのが 一般である．たとえば 顔面神経は，その末梢部において いたるところで三叉神経・頸横神経・大耳介神経などから知覚線維を受けている．

　自律神経は筋の緊張や栄養と関係があるもので，そのうちで交感神経は動脈に伴行して筋に入り，副交感神経は運動神経および知覚神経とともに走っていると考えられる．

各　論

全身の筋の総数は約300種650個[1]であるが，これを その部位によって 頭部の筋，頚部の筋，背部の筋，胸部の筋，腹部の筋，上肢の筋，下肢の筋の7群に分ける．

A. 頭部の筋

　頭部の筋は さらに顔面筋と咀嚼筋に大別される．前者は浅在性の皮筋で すべて顔面神経の支配を受けているのに対し，後者は深在性で いずれも下顎骨に付いており，三叉神経の支配を受けている．

1 顔面筋

　顔面筋 facial muscles e., Gesichtsmuskeln d. は一般に小さい皮筋である．頭蓋から起こって顔面の皮膚に付き，これを動かして 表情をつくる[2]ものであるから，**表情筋**＊ mimic muscles e., mimische Muskeln d. ともよばれる．これらは完全に独立しているものではなく，相互の間に筋線維束が移行しているものが多い．顔面筋はおもに眼瞼裂・耳介・鼻孔・口裂など 顔面に開く窓の周囲に集まって，その開閉や変形を行なうが[3]，なかでも口

---

[1] 筋の数を正確に数え上げることは，骨の数を数えるより さらに困難である．異常の多いことも その理由の一つであるが，正常状態でも どれを1個の筋と考えるかは 主観によって異なるからである．たとえばB.N.A.で1個の筋として取り扱われた上唇方形筋は，P.N.A. では3個の筋に分けられている．

[2],[3] 顔面筋の本来の役目は，顔面の皮膚の窓を いろいろ運動させることにある(目や口を開閉するなど)．表情運動は むしろ二次的に高等哺乳動物 とくに人間で発達したものにすぎない．

裂周囲の筋群が最もよく発達している．

顔面筋は **すべて顔面神経の支配**を受ける．顔面神経麻痺では そのがわの顔面半分が表情を失うだけでなく，目が閉じなくなったり（眼輪筋），口角から食べものがこぼれたり（口輪筋その他），物を吸ったり吹いたり出来なくなる（頬筋）．

1. 頭蓋表筋 mm. epicranii

頭蓋冠を包む薄板状の筋群である．まず**後頭筋** m. occipitalis として外後頭隆起の両側において後頭骨から起こり，頭蓋の後頭部を包んで上行したのち，後述の**帽状腱膜*** galea aponeurotica という 幅の広い薄い腱となって 頭頂部をおおい，その先は再び筋性となって**前頭筋*** m. frontalis をなし，眉の皮膚に付いている．P. N. A. では 後頭前頭筋 m. occipitofrontalis という名で一つの筋にまとめられた．眉を吊り上げ，額に横のしわをつく

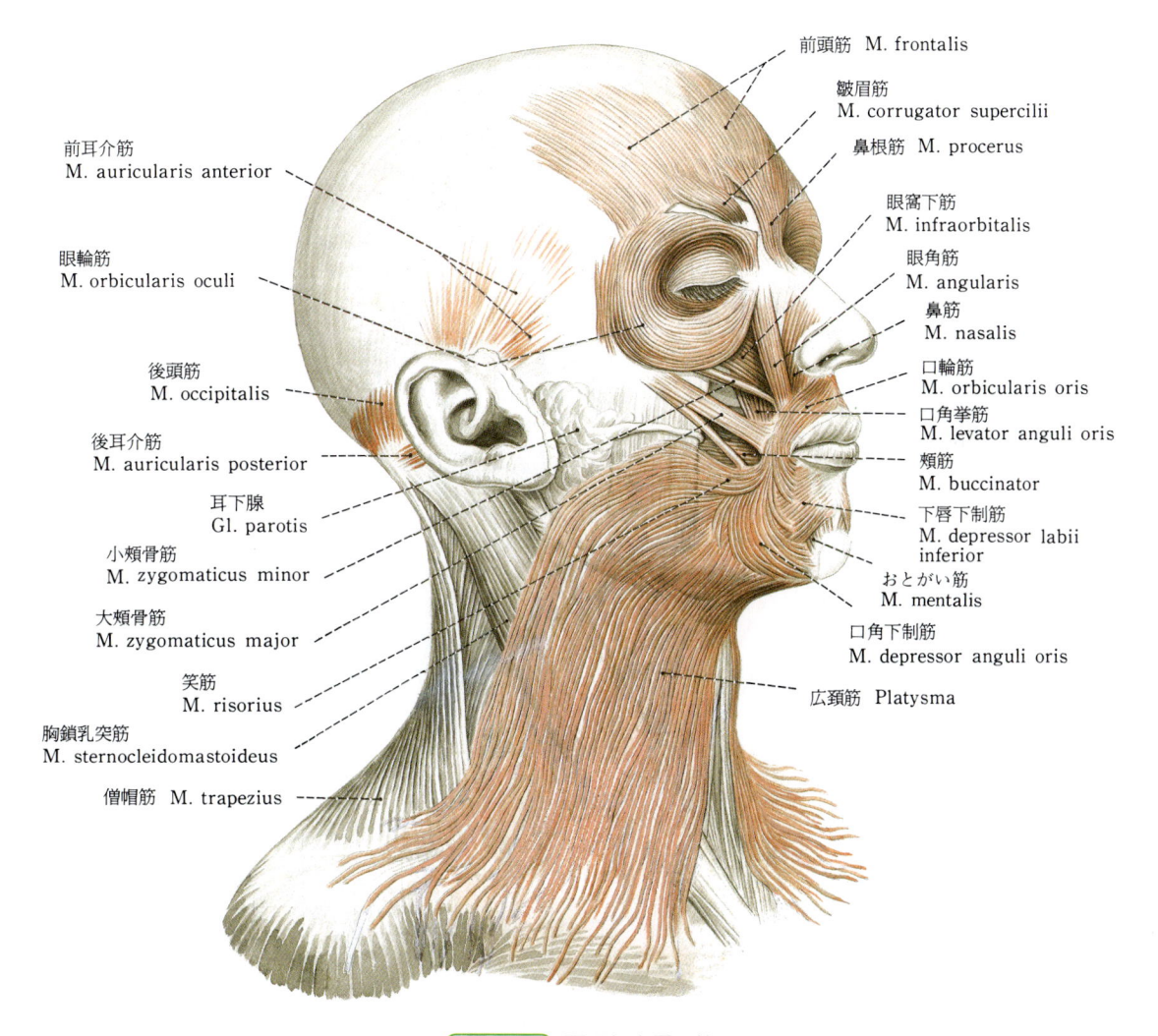

図 106　頭頚部表層の筋

る(図106, 107).

2. 耳介周囲の筋

耳介の前, 上および後には それぞれ**前耳介筋** m. auricularis anterior, **上耳介筋** m. auricularis superior, **後耳介筋** m. auricularis posterior があるが, 人類では退化して, ほとんど その作用を失っている(図106).

これらを「外耳介筋」といって, 耳介に終始する「内耳介筋」(「感覚器」の項参照)と区別することがある. 内耳介筋も ヒトでは 著しく退化しているが, 筋そのものは健全であり, 神経も分布しているから, 神経を人工的に刺激するか, あるいは練習によって動かし方を習得すれば, ヒトの耳介も ある程度まで随意的に動かすことが出来る.

3. 目の周囲の筋

上記の前頭筋のほかに, なお つぎのような諸筋がある(図106, 107).

① **鼻根筋** m. procerus: 鼻背から起こり, 額の皮膚に付く小筋で, 眉間の皮膚を下に

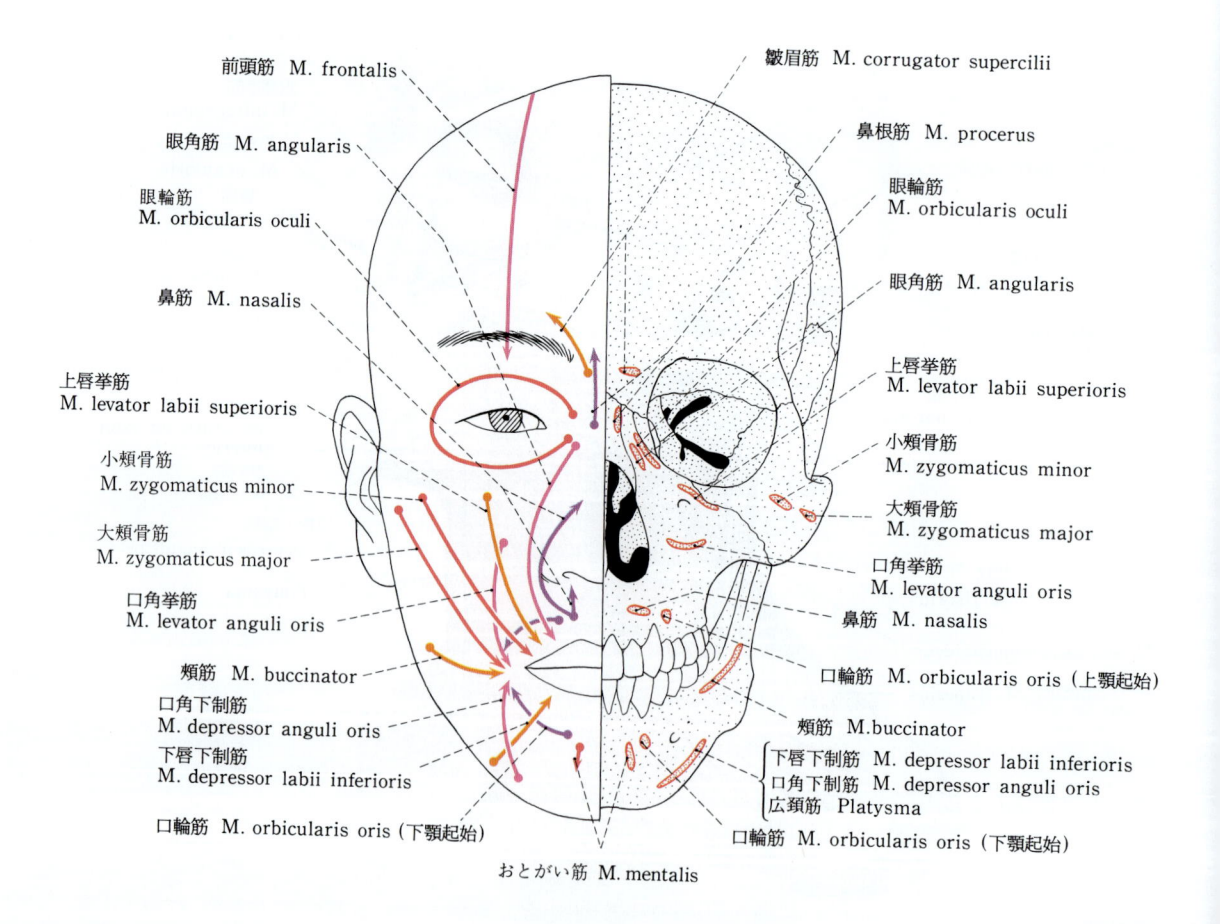

図 107　顔面筋の起始と走行(模型図)

引く．

② 皺眉筋* m. corrugator supercilii： 眉間の骨部から起こり，斜に外上方に走って眉の皮膚に付く．眉を下内方に引き寄せ，眉間に縦のしわをつくる．

③ 眼輪筋* m. orbicularis oculi： 眼瞼裂の周囲を輪状にとり巻く重要な筋で，主として眼窩内側部の骨から起こる．一部は眼瞼のなかにあり(図448)，他はさらに周囲の皮膚のなかに拡がっている．主として眼瞼裂を閉じる作用をもつ．

④ 鼻 筋 m. nasalis： 犬歯と側切歯の歯槽隆起のあたりから起こり，鼻背・鼻翼・鼻中隔に行く．

4. 口の周囲の筋

前にも述べた通り，顔面筋の大多数は口のまわりに集合している．これを列記すると(図106，107)，

① 上唇鼻翼挙筋 m. levator labii superioris alaeque nasi (**眼角筋** m. angularis)： 内眼角部から起こり，上唇に付く．

② 上唇挙筋 m. levator labii superioris (**眼窩下筋** m. infraorbitalis)： 眼窩下孔の上方から起こり，上唇に付く．

③ 小頬骨筋 m. zygomaticus minor： 頬骨から起こり，斜に下内方に走り，上唇に付く．

④ 大頬骨筋 m. zygomaticus major： 頬骨から起こり，小頬骨筋の下方をこれと並んで走り，口角部の皮膚に付く．

⑤ 笑 筋 m. risorius[1]： 咬筋筋膜(後述)から前内方に走り，口角に付く薄弱な筋．

⑥ 口角下制筋 m. depressor anguli oris (**三角筋** m. triangularis)： 下顎体の下縁から起こり，上方に集まって口角に付く．

⑦ 口角挙筋 m. levator anguli oris (**犬歯筋** m. caninus)： 犬歯窩から起こって下方に走り，口角につく(眼窩下動静脈と眼窩下神経は ちょうど この筋と眼窩下筋との間に出てくる)．

⑧ 下唇下制筋 m. depressor labii inferioris： 下顎体の下縁から起こり，上内方に走って下唇に付く．本来 広頸筋の一部で，筋の走向は口角下制筋と交叉している．

⑨ 頬 筋* m. buccinator： 上下顎骨の歯槽部の後部側面から起こり，顔面筋としては深部にあって，頬の中を前走し，口角部に行く．口角を外後方に引き，また口角が固定されていると，頬を内方に向かって歯列に押しつけ，頬の粘膜を緊張させる．口腔内の圧力を高めることによって，物を吹くときに重要である(buccinator は「ラッパ吹き」の意)．

---

[1] 「笑い」の表情運動における もっとも大きな要素は，口角を外側に引くことである．笑筋は たしかに そのような運動に関係するが，笑筋だけではなく，むしろ 大頬骨筋や頬筋が主役を演じるものと考えられる．筋名に迷わされないよう注意せよ．

120　筋　系

図 108　頭部深層の筋

頭頂骨　Os parietale
側頭筋　M. temporalis
頬骨弓　Arcus zygomaticus
頬骨　Os zygomaticum
外側鼻軟骨　Cartilago nasi lateralis
大鼻翼軟骨　Cartilago alaris major
後頭骨　Os occipitale
側頭骨　Os temporale
顎関節　Art. temporomandibularis
咬筋　M. masseter
耳下腺管　Ductus parotideus
頬筋　M. buccinator

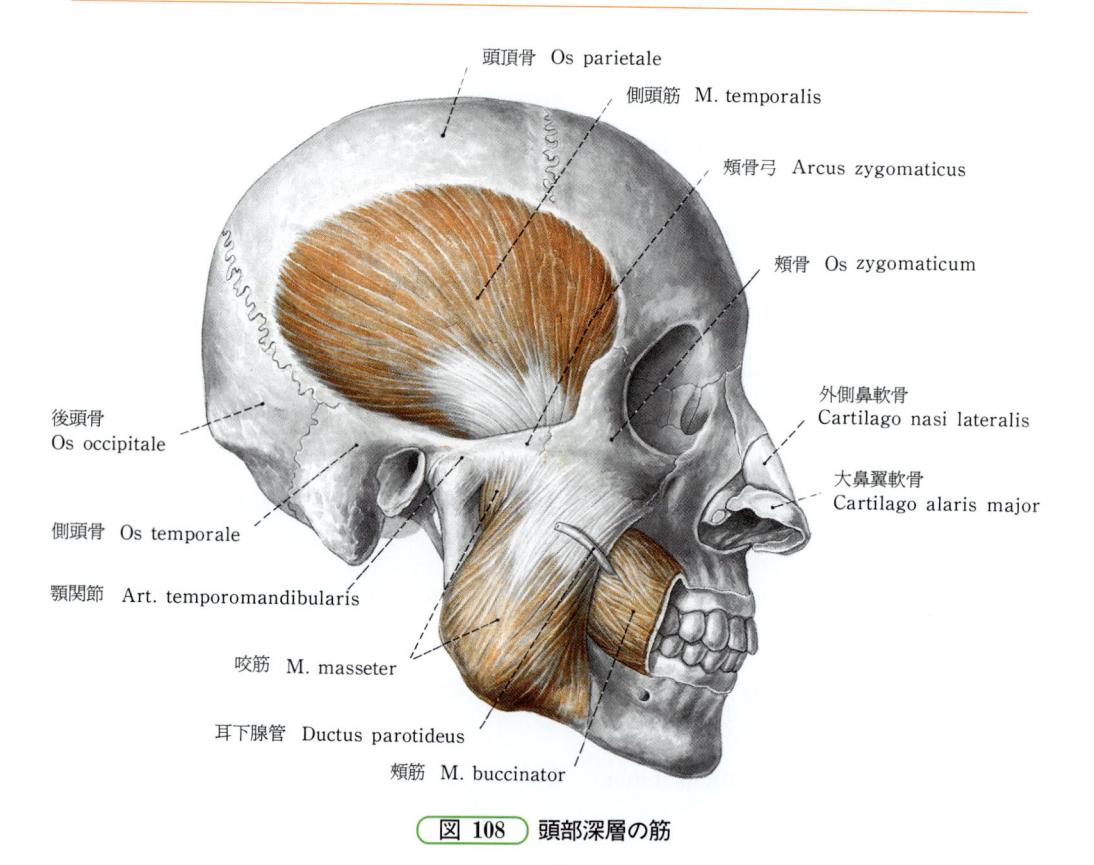

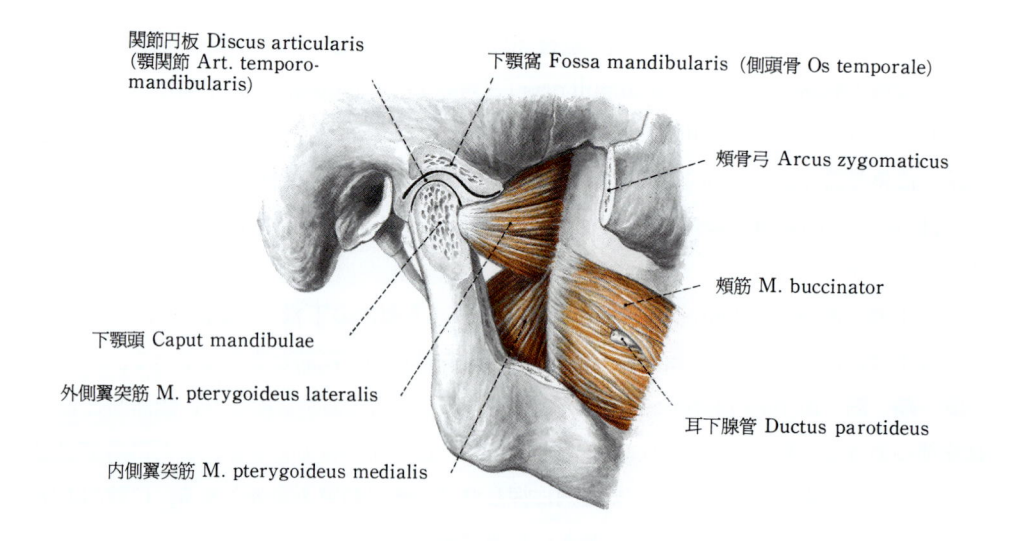

図 109　翼突筋
下顎枝の前半と頬骨弓とを切除して側頭下窩を開放したところ．

関節円板　Discus articularis（顎関節 Art. temporomandibularis）
下顎窩　Fossa mandibularis（側頭骨 Os temporale）
頬骨弓　Arcus zygomaticus
頬筋　M. buccinator
下顎頭　Caput mandibulae
外側翼突筋　M. pterygoideus lateralis
内側翼突筋　M. pterygoideus medialis
耳下腺管　Ductus parotideus

口腔内を陰圧にするのも この筋で，赤ん坊は この筋の律動的な収縮によって **乳を吸う**．この筋は 内側面は頬粘膜とかたく癒着し，外側面は比較的厚い**頬咽頭筋膜**(後述)に おおわれている(図 106，107，159)．

⑩ **口輪筋*** m. orbicularis oris： 上下の唇のなかで，口裂を輪状にとり巻く筋で，口裂を閉じる作用をもっている．なお その一部の筋束は 上下顎の側切歯の歯槽隆起から起こって口角についており，口唇を前方に とがらすので，口笛をふいたり 接吻したりするときに用いられる(この筋のドイツ語は Kußmuskel―接吻筋)．

⑪ **おとがい筋** m. mentalis： 下顎側切歯の歯槽隆起から起こり，下前方に走って おとがいの皮膚に付く．この筋が緊張すると，おとがいの皮膚に桃の種の表面のように多数のくぼみが出来る．

2 咀嚼筋

咀嚼筋 muscles of mastication e., Kaumuskeln d. は すべて下顎骨に付着して，物を咬む運動(すなわち咀嚼運動)を行なう．顔面筋に比べると いずれも強大な筋で 4 対ある．**下顎神経**(**三叉神経** 第 3 枝)の枝に支配される．

① **咬 筋*** m. masseter： 頬骨弓とその付近から起こって，下顎角の外側面に付く筋である．歯を咬み合せると，下顎枝の外側面の皮下に この筋の全体を触れることが出来る．咬筋の前縁と頬筋との間には深いくぼみがあり，**頬脂肪体*** corpus adiposum buccae という脂肪塊がこれを充たしている．病気をして まず頬がこけるのは，この脂肪の減少のためである(図 108)．

② **側頭筋*** m. temporalis： 頭蓋の側頭部から広大な起始をもって起こり，側頭窩を埋めて前下方に集まり，頬骨弓の内側を通って下顎骨の筋突起に付く扇形の筋である．筋の表面は 後述の強い**側頭筋膜*** fascia temporalis でおおわれている．筋の一部は この筋膜からも起こっている．この筋もまた 顎運動のときに 側頭部の皮下に触れることが出来る(図 108，110，447)．

③ **外側翼突筋*** m. pterygoideus lateralis： 側頭下窩にあり，外側は筋突起と側頭筋の下部とによって おおわれている．翼状突起の外側面や 蝶形骨大翼の下面などから起こり，ほぼ水平に後方に走って 下顎骨の関節突起に付く(図 109，110，393)．

④ **内側翼突筋*** m. pterygoideus medialis： 同じく側頭下窩において外側翼突筋の下側にある．翼状突起外側板の内側すなわち翼突窩から起こり，下後外側の方へ走って 下顎角の内側面に付く．だから この筋と咬筋とは，内側と外側から下顎角を吊り上げる形になる(図 109，110)．

咀嚼筋の作用を要約すると次のようになる(図 111)．

1) 咬筋・側頭筋・内側翼突筋は いずれも下顎を引きあげる．
2) 外側翼突筋は 両側同時に働くときは 下顎を前方に突き出す．側頭筋の後部は その

122　筋　系

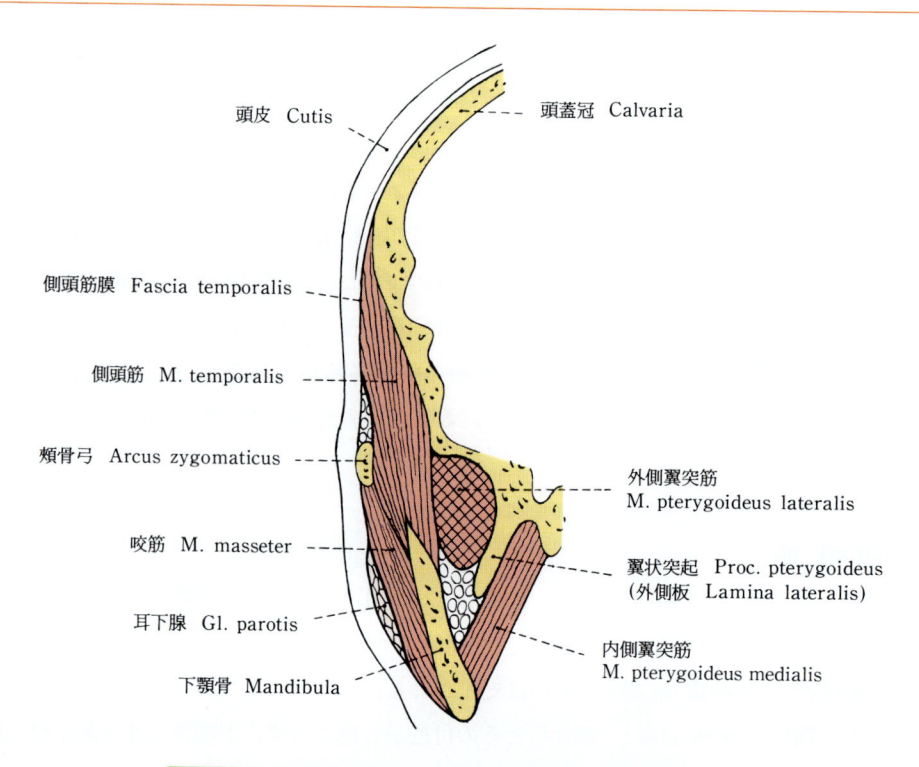

図 110 側頭下窩とその付近の前頭断面（半模型図）［西］

- 頭皮　Cutis
- 頭蓋冠　Calvaria
- 側頭筋膜　Fascia temporalis
- 側頭筋　M. temporalis
- 頬骨弓　Arcus zygomaticus
- 咬筋　M. masseter
- 耳下腺　Gl. parotis
- 下顎骨　Mandibula
- 外側翼突筋　M. pterygoideus lateralis
- 翼状突起　Proc. pterygoideus（外側板　Lamina lateralis）
- 内側翼突筋　M. pterygoideus medialis

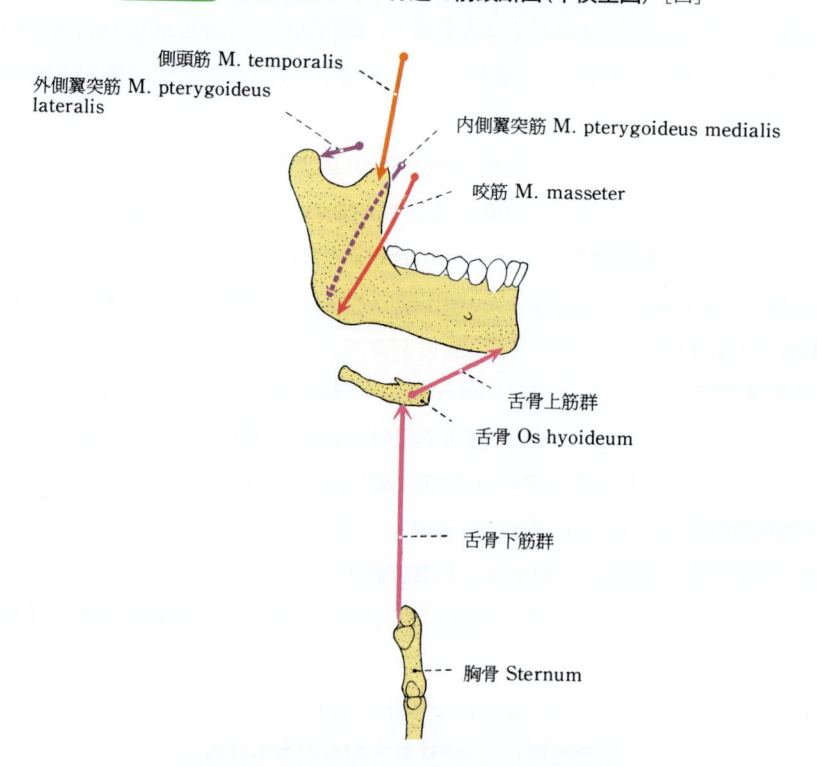

図 111 咀嚼筋と舌骨筋との関係（模型図）

- 側頭筋　M. temporalis
- 外側翼突筋　M. pterygoideus lateralis
- 内側翼突筋　M. pterygoideus medialis
- 咬筋　M. masseter
- 舌骨上筋群
- 舌骨　Os hyoideum
- 舌骨下筋群
- 胸骨　Sternum

線維が ほぼ水平の方向に走っているから，外側翼突筋と対抗して 下顎を後方に引きもどす．（このほか，おとがい舌骨筋・顎舌骨筋・顎二腹筋(前腹)などの舌骨上筋群も下顎を後に引く作用がある）．

　3）　外側（および内側）翼突筋が一側だけ働くと，下顎は 他側の関節頭を中心として 前方に回転する．これを両側交互に行なえば，いわゆる臼磨(うすすり)運動が起こる．

　4）　下顎を下に引く運動(＝開口運動)には 咀嚼筋は ほとんど関係せず，後述の舌骨上筋群と舌骨下筋群とが これに関与する．ただし 開口運動のときには，下顎頭は多少前方に転位するものであって，これは外側翼突筋の反射的な働きによって行なわれる．

3　頭部の筋膜

① **帽状腱膜*** galea aponeurotica：　後頭前頭筋の間にある中間腱というべきもので，広い膜をなして頭巾(ずきん)のように頭頂部を包んでいるから この名がある．

この腱膜は頭皮とは緊密に結合しているが，頭蓋骨膜との結合は ゆるやかであるから，皮をはがすときには これとともに剝離される(図381, 382)．

② **側頭筋膜*** fascia temporalis：　側頭部の骨膜の続きとして側頭筋の外表を包み，下の方で内外の2葉に分かれて，それぞれ頬骨弓の内側面と外側面に付く．両葉の間には脂肪組織がある(図110, 447)．

③ **咬筋筋膜** fascia masseterica：　咬筋の表面を包む比較的薄い筋膜である．後方に延びて**耳下腺筋膜** fascia parotidea となり，耳下腺を内外両側から包んでいる．

④ **頬咽頭筋膜** fascia buccopharyngea：　頬筋の外側面にかたく癒着しており，後方は延びて咽頭筋の表面を包む．

このほかの顔面筋や咀嚼筋は，ほとんど筋膜らしい筋膜をもっていない．側頭筋と咬筋とが筋膜で包まれているのは，皮膚との間の滑動性を確保するためである．頬粘膜が頬の皮膚と別々に運動しうるのも，頬咽頭筋膜が存在するからである．

B. 頚部の筋

ここで扱うのは 頚椎の外側と前とにある筋群で，それを さらに皮下頚筋・側頚筋・前頚筋・後頚筋の4群に分ける．項部 すなわち 脊柱の後側にある筋群は，位置的には頚部の筋であるが，系統的分類の上からは 背筋群として後で述べる．

1　皮下頚筋

広頚筋* platysma：　下顎骨の下縁から起こり，頚部の外側面を広くおおって，鎖骨を越

え，上胸部に及ぶ 薄い皮筋である．下端では 次第に筋線維束が疎開して 幅が広くなり，皮膚に進入して終わっている．下顎を横下方へ引くような力をいれると，この筋が すだれのようにみえる．この筋は顔面筋が頸部へ伸び出したもので，したがって **顔面神経**に支配される（図106，113）．

2 側頸筋

胸鎖乳突筋* m. sternocleidomastoideus： 胸骨の上端と鎖骨の内側端とから起こり，側頸部を斜に上後方に上って 乳様突起に付く 強大な二頭筋である．**副神経＋頸神経叢**の枝に支配される（神経支配からみて 僧帽筋と同系の筋である）．

作用： 両側同時に働くときは，後頭部を前下に引いて 胸骨の上端部に近づけ，一側だけ，たとえば右側だけが働くときは，右側の乳様突起を前下に引いて 顔面を斜に左上方に向ける（図112）．

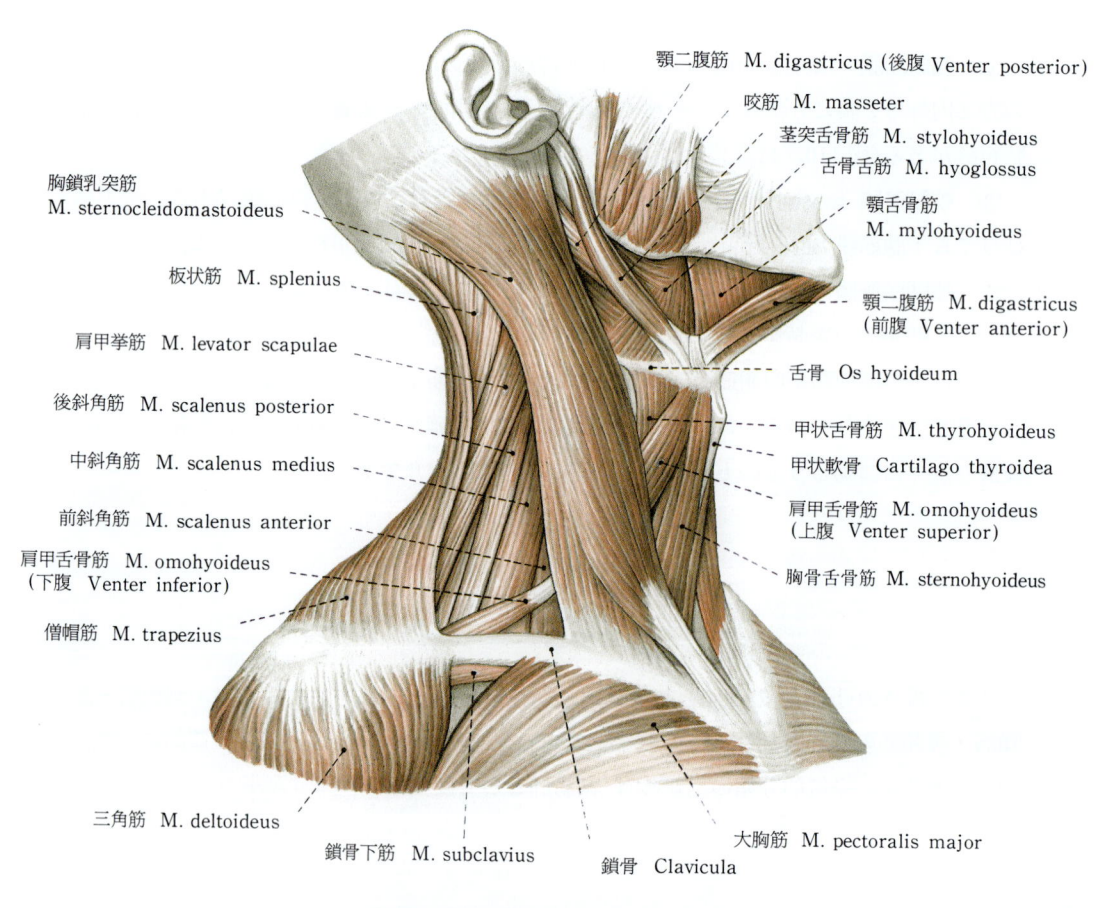

図 112 頸筋を右側から見る［西］
広頸筋は除去してある．

この筋の下部外側には鎖骨の上に三角形の**大鎖骨上窩***fossa supraclavicularis major, 鎖骨頭と胸骨頭との間に **小鎖骨上窩** fossa supraclavicularis minor, また 左右の胸骨頭の間に **頚窩***fossa jugularis がある．これらは いずれも 皮膚を通して外から観察できる．

③ 前 頚 筋

前頚部において 頚部内臓の前側にある筋群で，すべて 舌骨と関係があるから，これを**舌骨筋***Zungenbeinmuskeln d. ともいう．そのうちで舌骨より上方のものを舌骨上筋，下方のものを舌骨下筋という(図111，112)．

1. 舌骨上筋　suprahyale Muskeln d.

舌骨と頭蓋との間に張っている筋群で，口底をつくっている．主として舌骨を引きあげて嚥下(のみこみ)に関与し，また 舌骨が固定しているときは 下顎を引き下げて開口運動を行なう(「咀嚼筋」の項参照)．この筋群は つぎの4種の筋から成るが，その神経支配は著しく異なるから，神経支配の点からいうと 同一群に属するものとは考えられない．

① **顎二腹筋*** m. digastricus：　細長い筋で前後の両腹に分かれている．**後腹**は乳様突起の内側から起こって前下方に降り，**前腹**は下顎体の内面にある二腹筋窩から起こって後方に走り，両腹は 中間腱のところで 結合組織によって舌骨に固定されている(図112)．

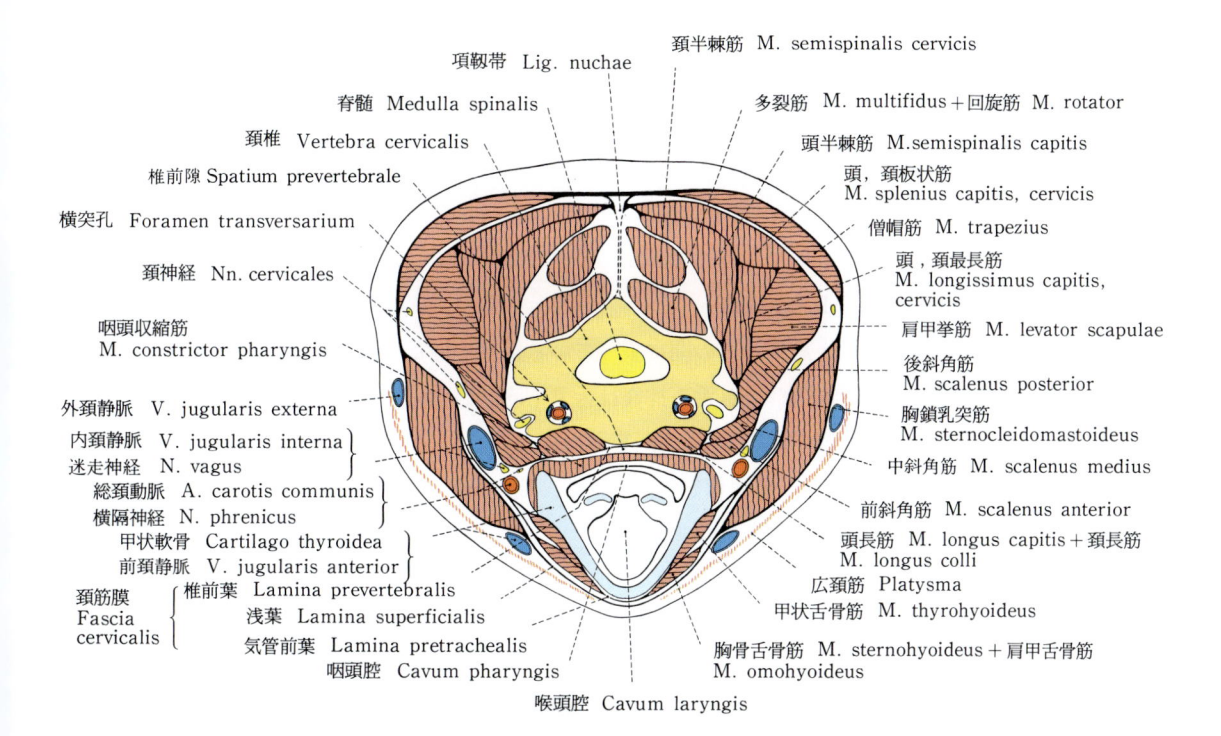

図 113　頚部の水平断面(半模型図)

神経： 後腹＝顔面神経，前腹＝顎舌骨筋神経(三叉神経第3枝の枝)．
作用： 舌骨を挙上し，舌骨が固定しているときは下顎を下後方に引く．

この筋と下顎底との間には **顎下三角*** trigonum submandibulare という三角形の くぼみがあり，ここに顎下腺がはいっている．顎下三角の底 すなわち その上壁は顎舌骨筋でつくられている(図159)．

　顎二腹筋の前腹と後腹とが ちがう神経から支配されていることは，形態学上 興味深い問題である．一派の人々は，前腹と後腹は本来別の筋で，これが二次的に中間腱によって融合したものであると言う．これに反して 他の人々は，前後両腹は はじめ ともに顔面神経の領域に属する単一の筋であるが，発生の途上で 前腹の神経支配が 三叉神経で置き変えられると主張する(二村)．これは未解決の問題であるが，著者は前説が正しく，後説のような神経支配の転換は起こらないものと考える．

② **茎突舌骨筋** m. stylohyoideus： 茎状突起から起こり，顎二腹筋の後腹の直前を斜に下行して舌骨に付く細長い筋である．顎二腹筋後腹の分かれたものと考えられる．
神経： 顔面神経．
作用： 舌骨を上後方に引きあげる．

③ **顎舌骨筋*** m. mylohyoideus： 下顎体の内面にある顎舌骨筋線から起こり，後方に走って舌骨に付く筋で，正中線で左右のものが合して扁平な板状体をなし，おとがい舌骨筋とともに口底をつくる(図112)．
神経： 顎舌骨筋神経(三叉神経第3枝の枝)．
作用： 舌骨を前上方に引き，また舌骨が固定しているときは下顎を後方に引く．

④ **おとがい舌骨筋** m. geniohyoideus： 顎舌骨筋のすぐ上を前後に走る細長い筋で，おとがい棘から起こって舌骨に付いている．
神経： 舌下神経．
作用： 舌骨を前上方に引き，舌骨が固定しているときは下顎を下後方に引く．

2. **舌骨下筋** infrahyale Muskeln d.
　舌骨と甲状軟骨・胸骨・肩甲骨との間に張っている扁平で細長い筋群である[1]．
神経： 舌下神経＋頚神経叢の枝(舌下神経は舌骨下筋群の支配にあずからないという説があるが，少なくとも形態学的には そう断定も出来ない)．
作用： 舌骨上筋群と対抗して舌骨を引き下げる．そのため，開口運動のときには 舌骨を通じて，間接的に重要な役割を果たす．

① **肩甲舌骨筋*** m. omohyoideus： 上下両腹から成る細長い二腹筋である．**下腹**は肩甲骨の上縁から起こって 鎖骨の後ろを斜に内上方に走り，中間腱を経て **上腹**となり，舌

---

[1] 理論的分類に従えば直筋系 Rektussystem d.(体幹前壁の正中線上を走る縦走筋群)に属し，後述の腹直筋および錐体筋と同類である．また舌骨上筋群中のおとがい舌骨筋，外舌筋群中のおとがい舌筋と舌骨舌筋も この筋系に所属する．

骨に付く．**上腹**の外側には 上は顎二腹筋，下外側は胸鎖乳突筋で境された**頚動脈三角*** trigonum caroticum がある．その皮下には総頚動脈の拍動をふれる（図 112）．

② **胸骨舌骨筋*** m. sternohyoideus： 胸骨の上端から起こり，舌骨に付く（図 112）．

③ **胸骨甲状筋*** m. sternothyroideus： 胸骨舌骨筋の下層にあり，胸骨の上端から起こって甲状軟骨に付く（図 393）．

④ **甲状舌骨筋*** m. thyrohyoideus： 甲状軟骨から起こり，舌骨に付く短い筋である．

4 後 頚 筋

頚椎の前面と側面にある縦走筋群で，後頭骨・頚椎・上位肋骨の間に張り，これらの運動を行なう．神経は頚神経叢の枝に支配される．

斜角筋と椎前筋の 2 筋群に区別される．

1. 斜角筋 mm. scaleni（図 112，113）

① **前斜角筋*** m. scalenus anterior
② **中斜角筋** m. scalenus medius
③ **後斜角筋** m. scalenus posterior

これらの筋は 頚椎の横突起から起こり，下外方に下って 第 1 と第 2 の肋骨に付く．胸部の肋間筋と同系の筋群であるが，頚部では肋骨が退化した結果，このような形態と経過を示すようになったものである．前斜角筋と中斜角筋との間には第 1 肋骨の上縁を底とする三角形のすき間（**斜角筋隙*** Scalenuslücke d.）があり，腕神経叢の根と鎖骨下動脈が ここを通る．ちなみに 鎖骨下静脈は前斜角筋の前を通る（図 145，146，393）．

2. 椎前筋 mm. prevertebrales（図 113）

頚部脊柱の前面に接して上下に走る細長い筋の一群．頭関節と頚椎の運動にあずかる．

① **頭長筋** m. longus capitis： 後頭骨の底部の下面と頚椎の前面との間に張る．
② **頚長筋** m. longus colli： 頚椎の前面で各椎骨の間に張る．頭長筋の下内側に接する．
③ **前頭直筋** m. rectus capitis anterior： 環椎の横突起と後頭骨の底部との間にある小筋．

5 頚部の筋膜

頚部には 3 層の筋膜があり，これを**頚筋膜** fascia cervicalis と総称する．

そのうち **浅葉** lamina superficialis は広頚筋の下層にあって，胸鎖乳突筋と僧帽筋とをさやのように包んでいる．上は一部は舌骨に 他は項部の筋膜に続き，下は胸骨と鎖骨に付いている．

中葉を**気管前葉** lamina pretrachealis とよび，舌骨下筋群を包み，外側は浅葉の内側面に癒着している．

深葉を**椎前葉** lamina prevertebralis とよび，頸椎・椎前筋群・斜角筋群の3者の前面を共通におおっている．外側は僧帽筋の下層を通って項筋膜に，下は縦隔に続いている．椎前葉と頸部内臓との間は 疎性結合組織をはさんで 滑動性の高い，事実上のすきまをなし，**椎前隙*** spatium prevertebrale とよばれる．咽頭などの炎症がひろがる通路となる（図113）．

C. 背部の筋

後頭部から尾骨まで，頸胸腹部の背面に長くひろがる筋群で，浅背筋群と深背筋群に分けられる（図96, 114, 115, 118, 120）．

1 浅背筋

背筋の表層をなすもので，背部の皮下にある．背部の骨格から起こって上肢に付いている．本来 **上肢筋**で，上肢の運動をつかさどる（図96, 114, 115）．

① **僧帽筋*** m. trapezius： 後頭部ならびに頸部・胸部の背面正中線から起こり，外方に集まって鎖骨と肩甲骨に付く強大な筋である．左右あわせて不等辺四角形(trapezium)をなしているために この名がある．

　神経：　**副神経＋頸神経叢の枝**．

　作用：　肩を後内方に引く．この筋の上部だけが働けば 肩を挙上し，上部と下部が一緒に働くと，肩甲骨を回転させて肩関節の関節窩を上に向ける．これは上腕を高く上方へ挙げるさいに必要である．僧帽筋の下部だけが働けば 肩を下げる．

　　僧帽筋が 胸鎖乳突筋とともに 脳神経の一つである副神経からも支配されていることは，形態学上 注目すべきことである．この神経支配の関係から，これら両筋は 水棲脊椎動物(魚類やオタマジャクシ)の鰓弓を動かす筋と同じ由来をもつものと考えられる．

② **広背筋*** m. latissimus dorsi：　(a)下部胸椎および腰椎の棘突起，(b)腸骨稜，(c)下部肋骨，(d)肩甲骨の下角などから 広い起始をもって起こり，上外方に集まって 上腕骨の上部(小結節稜)に付く大きな筋である．腰椎と腸骨稜から起こる部分は，広い菱形の**腰背腱膜*** aponeurosis lumbodorsalis をなしている．

　神経：　胸背神経(腕神経叢の枝)．

　作用：　上腕を後内方に引き，回内する．上腕を背なかへ回す運動である．

　　鉄棒にぶら下がる時，大胸筋とともに体を引きあげる．また上腕骨を体にひきつけて，肩関節が脱臼しないよう働く．水泳(クロール)のストローク，腕を用いて よじ登る運動などを可能にする 重要な筋である．

C. 背部の筋　129

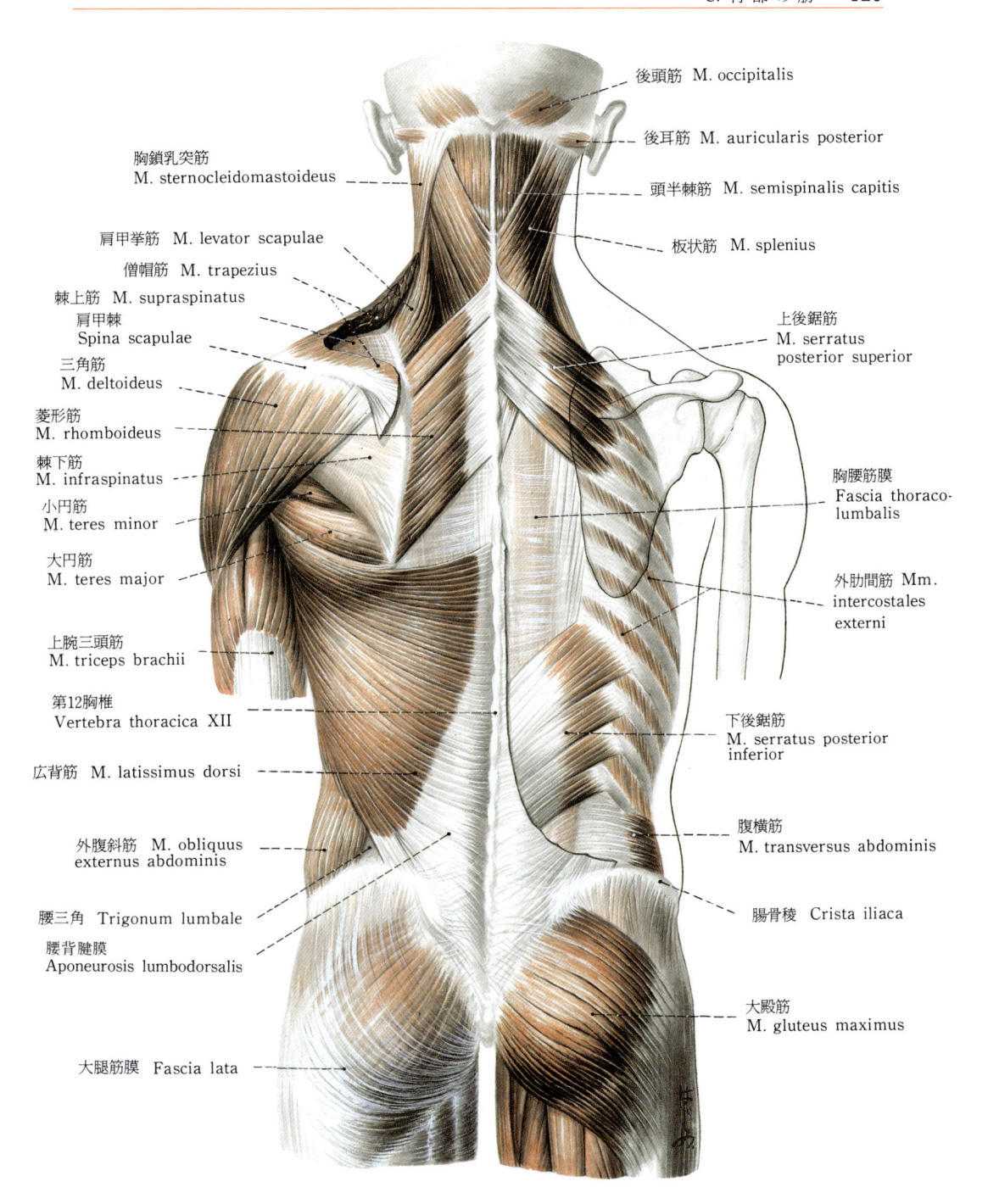

図 114 背部筋系の深層
左側では僧帽筋が，右側では僧帽筋・肩甲挙筋・菱形筋・広背筋をはじめすべての上肢筋が除いてある。

130　筋　系

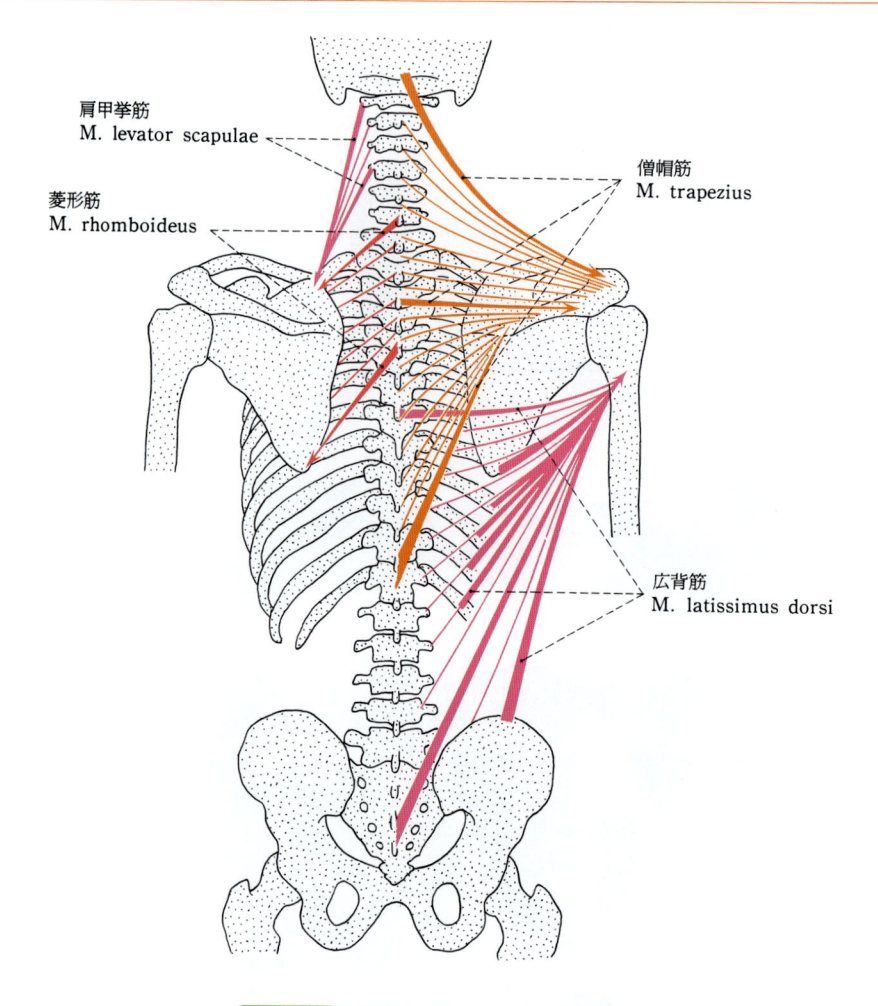

図 115　浅背筋の起始と停止(模型図)

　③　**肩甲挙筋*** m. levator scapulae：　上部頚椎の横突起から起こり，下外方に下って肩甲骨の上角に付く．
　神経：　肩甲背神経(腕神経叢の枝)．
　作用：　肩甲骨を上にあげる．
　④　**菱形筋** m. rhomboideus：　僧帽筋の下層にある菱形ないし平行四辺形の筋である．頚椎と上位胸椎の棘突起から起こり，斜に外下方に走り肩甲骨の内側縁に付く．
　神経：　肩甲背神経(腕神経叢の枝)．
　作用：　肩甲骨を内上方に引く．

2　深背筋

　背筋の深層をなし，体幹の骨格を動かす筋群で，上肢とは全く関係をもたない．これを

つぎの2群に分ける（図114，115，118，120）．

1. **上後鋸筋** m. serratus posterior superior，**下後鋸筋** m. serratus posterior inferior
   棘突起から起こって肋骨に付く薄い筋で，肋骨を動かす．
   神経： 肋間神経．

2. **固有背筋***
   背部最深層の筋群で，人体の諸筋群のうちで もっとも原始的状態を保持しているものである．いずれも棘突起の外側にある溝を充たす縦走筋群で，脊柱と肋骨・腸骨・後頭骨の間に張っている．
   神経： **脊髄神経の後枝**．
   作用： 脊柱や頭を支え，また その運動を行なうもので，筋群全体としては極めて重要な働きをもっているが，それぞれの筋名や 解剖学的関係は それほど大切ではない．そのうち腰部のものは とくによく発達して，脊柱の両側に縦の隆起をつくっている．
   以下この筋群に属する筋名だけを列記する．（1）**板状筋** m. splenius，（2）**腸肋筋** m. iliocostalis，（3）**最長筋** m. longissimus，（4）**肋骨挙筋** mm. levatores costarum，（5）棘筋 m. spinalis，（6）半棘筋 m. semispinalis（**頭半棘筋** m. semispinalis capitis），（7）多裂筋 m. multifidus，（8）回旋筋 mm. rotatores，（9）棘間筋 mm. interspinales，（10）横突間筋 mm. intertransversarii，（11）大後頭直筋 m. rectus capitis posterior major，（12）小後頭直筋 m. rectus capitis posterior minor，（13）外側頭直筋 m. rectus capitis lateralis，（14）上頭斜筋 m. obliquus capitis superior，（15）下頭斜筋 m. obliquus capitis inferior．

3 背部の筋膜

① **浅背筋膜*** fascia dorsalis superficialis： 浅背筋群の表面をおおう筋膜で，これらの筋群を皮膚から境している．浅背筋膜は 上の方では 頚部の表層筋をおおう厚い筋膜に発達して，後頭骨に付いている．

② **項筋膜** fascia nuchae： 後頭骨から起こり，深背筋群すなわち板状筋と頭半棘筋とをおおう筋膜である．下は僧帽筋と菱形筋の下層を通って後述の胸腰筋膜に続き，外側は頚筋膜の気管前葉と椎前葉に移行しており，また 正中部では 左右の項筋群の間にある項靱帯と連絡している．

項靱帯* lig. nuchae は上は外後頭稜，前は頚椎の棘突起，後ろは項部の皮膚の間に張っている弾性線維に富む結合組織板で，重心の関係から頭部が前方に垂れるのを弾性的にささえている（図96，113）．直立姿勢をとって 頭部のバランスをとりながら生活する人類では 目立たない存在であるが，重い頭部を たえず後方へ引いていなければならない四足獣では，項靱帯は太い棒状に発達し，ほとんど純粋に弾性線維から出来ている．

③ **胸腰筋膜*** fascia thoracolumbalis： 深背筋群を前後から鞘状に包む筋膜で，上は項筋膜に続き，下は仙骨の背面に付着している．腰部では とくに強くなって 体幹直立筋を包み，腱膜様となって 広背筋と下後鋸筋の起始にもなっている．その関係は 腹直筋鞘とよく似ているから，両者を比較してみよう（図114，120）．

D. 胸部の筋

　胸郭の外側壁と前壁とにある筋群で，これを浅胸筋群と深胸筋群とに分ける．背筋におけると同様に，浅胸筋群はすべて上肢筋であり，深胸筋群は肋骨を動かすもので，上肢とは全く関係がない．このほか 特殊の位置を占める横隔膜も，便宜上 胸筋の部で取り扱う．

1 浅胸筋

　これは胸筋の表層をなし，胸部の皮膚のすぐ下層にある．浅背筋と同じく，本来 **上肢筋**であって，いずれも胸郭の前壁から起こって上肢に付き，上肢の運動にあずかる．**腕神経叢**の枝に支配されている．

　① **大胸筋*** m. pectoralis major： 胸部の最表層にある強大な筋で，(a)鎖骨，(b)胸骨と上位の肋軟骨，(c)腹直筋鞘 の3部から起こり，上外方に集まって上腕骨の上端前面（大結節稜）に付く（図95, 116～118）．

　神経： 胸筋神経（腕神経叢の枝）．

　作用： 上腕を前方に挙上し，強く内転させる（抱きしめる運動）．ラケットを振るときやボールを投げるときに，この筋が働く．また 上腕が固定されているときは 肋骨を上にあげる（呼吸の補助筋）．

　広背筋と大胸筋の下縁は，体幹と上腕との間に堤防状に隆起し，その間に **腋窩*** axilla, armpit e., Achselhöhle d. をつくっている．

　② **小胸筋*** m. pectoralis minor： 大胸筋の下層にある．第3～5肋骨から起こり，外上方に走って肩甲骨の烏口突起に付く（図116, 117）．

　作用： 肩甲骨を前下方に引き，肩甲骨が固定されているときは 肋骨を挙上する．

　神経： 胸筋神経（腕神経叢の枝）．

　③ **鎖骨下筋** m. subclavius： 第1肋骨から起こり 鎖骨の下面に付く小筋である（図116, 117）．

　神経： 鎖骨下筋神経（腕神経叢の枝）．

　④ **前鋸筋*** m. serratus anterior： 第1～9肋骨から起こり，胸郭の外側面を おおいながら後上方に走り，肩甲骨と胸郭との間を通って 肩甲骨の内側縁に付く 幅の広い筋である（図95, 116, 117）．肋骨からの起始部が，外腹斜筋の起始部と かみあって 鋸歯（のこ

D. 胸部の筋　133

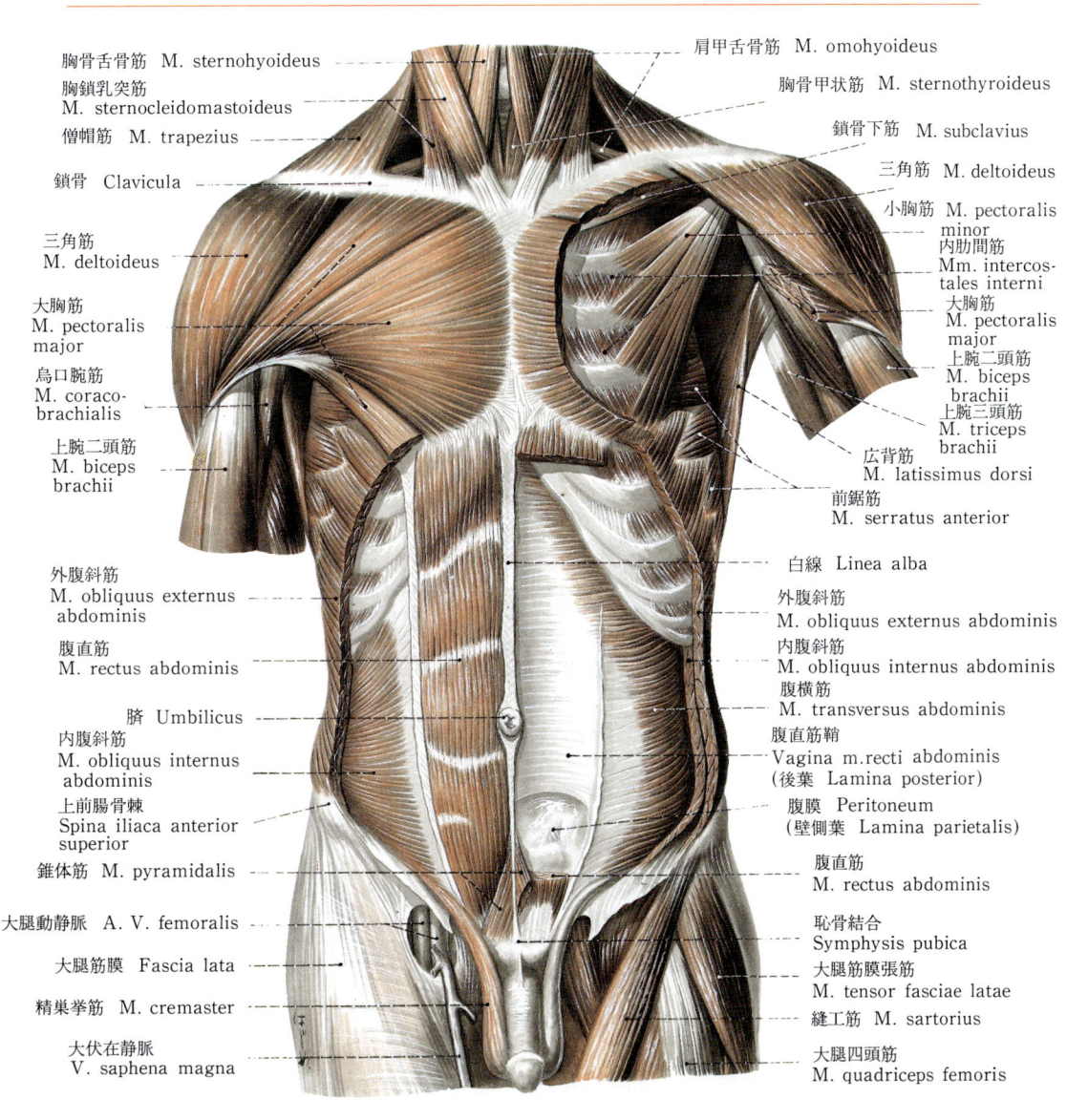

胸骨舌骨筋　M. sternohyoideus	肩甲舌骨筋　M. omohyoideus
胸鎖乳突筋　M. sternocleidomastoideus	胸骨甲状筋　M. sternothyroideus
僧帽筋　M. trapezius	鎖骨下筋　M. subclavius
鎖骨　Clavicula	三角筋　M. deltoideus
三角筋　M. deltoideus	小胸筋　M. pectoralis minor
大胸筋　M. pectoralis major	内肋間筋　Mm. intercostales interni
烏口腕筋　M. coracobrachialis	大胸筋　M. pectoralis major
上腕二頭筋　M. biceps brachii	上腕二頭筋　M. biceps brachii
	上腕三頭筋　M. triceps brachii
	広背筋　M. latissimus dorsi
	前鋸筋　M. serratus anterior
	白線　Linea alba
外腹斜筋　M. obliquus externus abdominis	外腹斜筋　M. obliquus externus abdominis
腹直筋　M. rectus abdominis	内腹斜筋　M. obliquus internus abdominis
	腹横筋　M. transversus abdominis
臍　Umbilicus	腹直筋鞘　Vagina m.recti abdominis（後葉　Lamina posterior）
内腹斜筋　M. obliquus internus abdominis	腹膜　Peritoneum（壁側葉　Lamina parietalis）
上前腸骨棘　Spina iliaca anterior superior	
錐体筋　M. pyramidalis	腹直筋　M. rectus abdominis
大腿動静脈　A. V. femoralis	恥骨結合　Symphysis pubica
大腿筋膜　Fascia lata	大腿筋膜張筋　M. tensor fasciae latae
精巣挙筋　M. cremaster	縫工筋　M. sartorius
大伏在静脈　V. saphena magna	大腿四頭筋　M. quadriceps femoris

図 116　胸腹部筋系の深層
右側では外腹斜筋と腹直筋鞘が，左側では大胸筋・
腹直筋・内外腹斜筋・錐体筋が切除してある．

ぎりの歯）状を呈するために，この名がある．この起始部は，肩を動かす労働をしている人などで 皮膚の表面から よく見ることが出来る．

　神経：　長胸神経（腕神経叢の枝）．

　作用：　肩甲骨を前外方に引き，肩甲骨が固定されていると 肋骨を引きあげる．また肩甲骨の下角に付く筋束が働くと，関節窩を上に向けるように肩甲骨を回転する．

134　筋　系

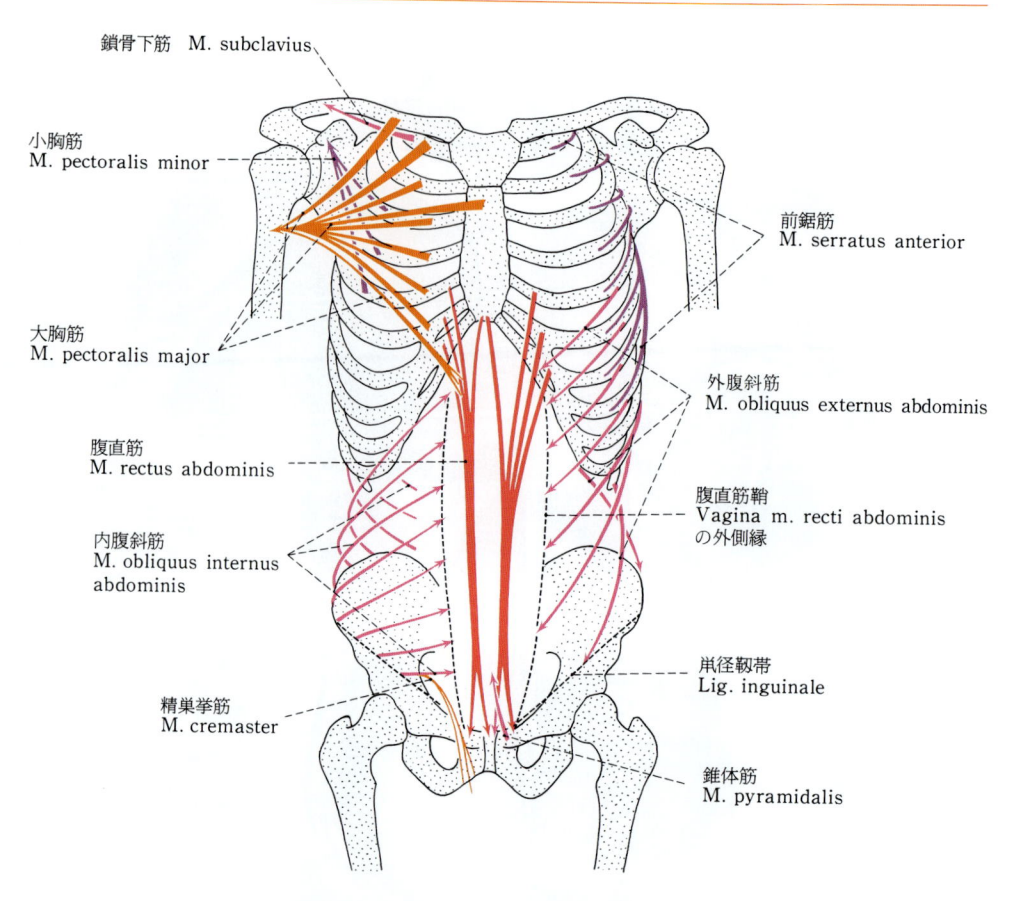

図中ラベル:
- 鎖骨下筋　M. subclavius
- 小胸筋　M. pectoralis minor
- 大胸筋　M. pectoralis major
- 腹直筋　M. rectus abdominis
- 内腹斜筋　M. obliquus internus abdominis
- 精巣挙筋　M. cremaster
- 前鋸筋　M. serratus anterior
- 外腹斜筋　M. obliquus externus abdominis
- 腹直筋鞘　Vagina m. recti abdominis の外側縁
- 鼡径靱帯　Lig. inguinale
- 錐体筋　M. pyramidalis

図 117　浅胸筋と腹壁をつくる筋の起始と停止(模型図)
図を単純化するため,腹横筋は省いてある.

2　深胸筋(＝固有胸筋)

　この筋群は上肢とは関係なく,肋骨の運動をつかさどるものであって,横隔膜とともに主要な呼吸筋をなしている.**肋間神経の支配を受ける**(図114, 116, 118).

　① **外肋間筋*** mm. intercostales externi: 各肋間隙に張っている.線維束は後上方から斜に前下方に並行して走る.

　作用: 肋骨を引きあげる.すなわち 呼吸運動で吸気にあずかる.

　② **内肋間筋*** mm. intercostales interni[1]: ①の内面で各肋骨間に張っている.線維束は前上方より後下方に向かって走っているから,①の線維とは その方向が たがいに交叉している.

---

[1] P.N.A ではこの筋を狭義の mm. intercostales interni と mm. intercostales intimi とに分けているが,著者はこの分離を不合理と考える.

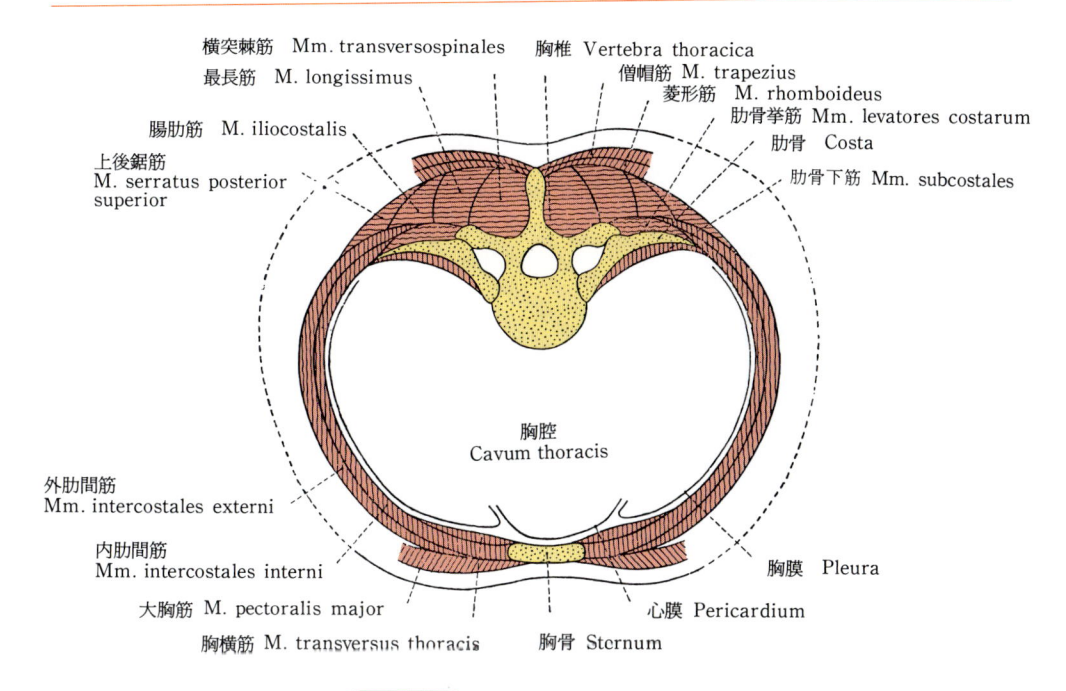

図 118　胸壁の水平断面（半模型図）
斜影は浅背筋群と浅胸筋群，横影は深背筋群，縦影は深胸筋群．

作用：肋骨を引き下げ，①の対抗筋をなし，呼気にあずかっている．

③ **胸横筋** m. transversus thoracis： 胸郭前壁の内面にあり，肋骨から起こって斜に上外方に走り，中位数個の肋骨に付いている．

作用：肋骨を引き下げる．これも呼気運動に働いている．

3　横 隔 膜

横隔膜* diaphragma l., e., Zwerchfell d. は胸腔と腹腔との境をなしている円蓋状の筋板である．胸郭の下縁すなわち(a)上位腰椎の前面，(b)肋骨弓の内面，(c)剣状突起の後面などから輪状の起始をもって起こり，上方 かつ体の中心部に向かって集まり，**腱中心*** centrum tendineum をつくる．腱中心は筋線維を欠いて腱膜になっている(図 119)．横隔膜は上面が胸膜と心膜によって，下面が腹膜によって おおわれている(図 146～148，269)．

神経：　**横隔神経**(頚神経叢の枝)．

作用：　この筋が収縮するときは，その円蓋度が減じて胸腔を腹腔に向けて拡げる．これによって 横隔膜は**重要な呼吸筋**[1] をなすとともに，**腹圧に関与**している．

横隔膜は胸腔に通じる種々の器官によって貫かれている．その主なものをあげる．

(1)　大動脈(第1腰椎の前で横隔膜の後部を貫く)：　**大動脈裂孔*** hiatus aorticus

---

[1] 固有胸筋により肋骨を動かす呼吸を **胸呼吸**または**肋呼吸**といい，横隔膜によるものを 腹部が同時に運動するから **腹呼吸**という．

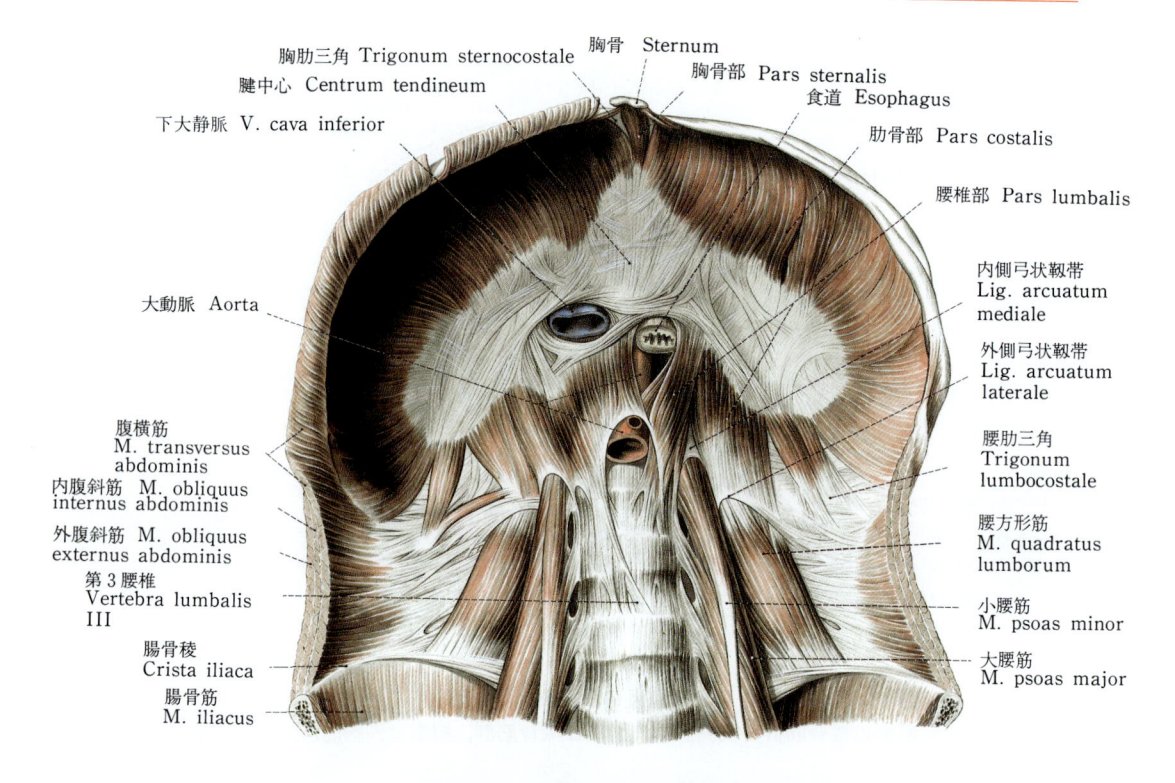

図 119 横隔膜と腰部の諸筋 ［西］
前腹壁と腹部内臓を切り去り，前方から見たところ．腹膜壁側葉も剝ぎとってある．

(2) 食道(大動脈の前左側において)： **食道裂孔*** hiatus esophageus
(3) 下大静脈(腱中心の右後部において)： **大静脈孔*** foramen venae cavae

横隔膜は哺乳類に特有で，鳥類以下の下等脊椎動物には 正しい意味の横隔膜はない．

4 胸部の筋膜

① **胸筋筋膜** fascia pectoralis： 大胸筋の皮下面をおおう 比較的 薄い筋膜で，後ろは浅背筋膜に，上は浅頸筋膜に，下は浅腹筋膜に続いている．

② このほか 鎖骨下筋と小胸筋の表面も，薄い筋膜で共通におおわれている．

③ **胸内筋膜** fascia endothoracica： 胸壁の内面をおおっている疎性結合組織の層で，胸膜の壁側葉は さらに その表面に癒着しているわけである．

E. 腹部の筋

腹壁をつくる筋群は 胸壁のそれとは異なり，体肢筋系を含まない．これを 前腹筋・側腹筋・後腹筋の3群に分ける．

E. 腹部の筋

1 前腹筋

前腹壁のなかを縦に走る筋群で，前述の舌骨下筋群と同系のものである（図95，116〜120）．

下位の**肋間神経**および腰神経叢の枝に支配される．脊柱を前方に屈し，また**腹圧を加える**働きをする．

① **腹直筋*** m. rectus abdominis： 第5〜7肋軟骨と剣状突起とから起こり，下って恥骨に付く強大な長筋で，途中3〜4個の**腱画*** intersectiones tendineae[1)] によって中断されている．

② **錐体筋** m. pyramidalis： 肋骨結合の上方にある三角形の小筋で，しばしば欠如する．

これら両筋は，前後から **腹直筋鞘*** vagina musculi recti abdominis, sheath of the rectus e., Rektusscheide d. という きわめて強い結合組織のさやで包まれている．腹直筋鞘は，その外側縁で 後述の側腹筋の腱膜に続いており，前葉は前述の腱画と かたく癒着している．なお 左右の腹直筋鞘は正中線で合して，前腹壁に一直線の筋膜部すなわち**白線*** linea alba をつくる（図116）．白線は臍において **臍輪*** anulus umbilicalis という孔によって貫かれ，臍動脈索・肝円索および正中臍索（362頁）がこれを通過している．

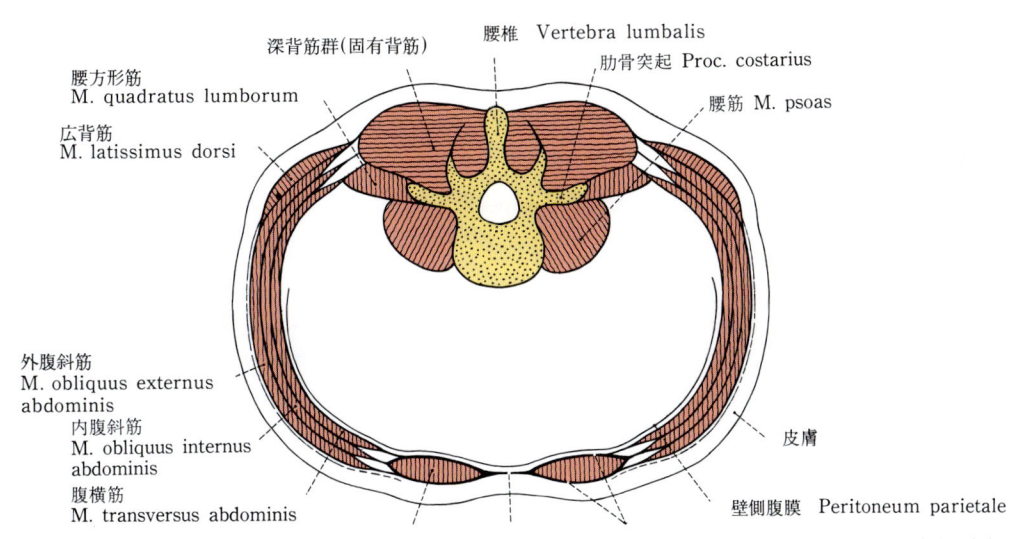

図 120 腹壁の水平断面（半模型図）［西，改変］
斜影は浅背筋群と内骨盤筋群，横影は深背筋群，縦影は腹筋群．

---

1) 腱画は一種の中間腱で，発生学的には生体の分節構造 Metamerie d. の残りと考えられる．

2 側腹筋

固有胸筋と同系の筋群で，腹壁外側部のなかにあり，3層の広大な板状筋から成っている．**肋間神経**と腰神経叢の枝の支配を受ける．これらの筋は肋骨を下げ，脊柱を曲げる．また 腹腔の内容を圧迫して**腹圧を加える**もので，前腹筋や横隔膜とともに排便・嘔吐・分娩などのさいに 重要な役割を演じる（図95，116〜120）．

① **外腹斜筋*** m. obliquus externus abdominis： 第5〜12肋骨から起こり，腹壁の外側部を後上方から前下方に走る筋で，外肋間筋と同じ走向を示している[1]．

② **内腹斜筋*** m. obliquus internus abdominis： ①の下層にあって，これと交叉の方向に走っている（内肋間筋と同方向）[2]．起始は胸腰筋膜・腸骨稜・鼡径靱帯である．

③ **腹横筋*** m. transversus abdominis： 下位肋骨・胸腰筋膜・腸骨稜・鼡径靱帯から起こり，最内層を水平に走る筋で，上の方は胸横筋に続いている[3]．

これらの筋の内側縁は，腱膜となって 前述の腹直筋鞘をつくっている．すなわち 内腹斜筋の腱膜は，その内側部が前後2葉に分かれて腹直筋の前後両面を包み，さらに外腹斜筋の腱膜が前葉の表層に，腹横筋の腱膜が後葉の表層に加わって，これらを補強しているのである．

また 外腹斜筋の腱膜は下縁部で とくに強くなって，**鼡径靱帯*** lig. inguinale をつくっている．鼡径靱帯の主部は，上前腸骨棘と恥骨枝上部の内側端（恥骨結節）との間に張っているわけであるが，上は外腹斜筋の腱膜に移行して 明らかな境界を認めない．これに対して下縁は はっきりしていて，腹部と大腿部との境をなしている（図95，121）．

鼡径靱帯の内側部は 斜に**鼡径管*** canalis inguinalis で貫かれている．長さは約4 cmで，その中に 男性では精索，女性では子宮円索が通っている（「生殖器」の項参照）．鼡径管の前下口を**浅鼡径輪** anulus inguinalis superficialis，後上口を**深鼡径輪** anulus inguinalis profundus という．

　　浅鼡径輪のところは側腹筋の欠如する部分で，腹壁の弱点をなすので，腸が腹壁を押して飛び出してくることがある（いわゆる脱腸）．これが **内側（直接）鼡径ヘルニア** hernia inguinalis medialis s. directa である．また 鼡径管がゆるく出来ていると，腸が深鼡径輪から浅鼡径輪へと飛び出してくることがある．これが **外側（間接）鼡径ヘルニア** hernia inguinalis lateralis s. indirecta である．いずれも男児に しばしばみられる．

3 後腹筋

腰方形筋 m. quadratus lumborum： 腰椎の外側において第12肋骨と腸骨稜との間にある（図119）．肋間神経 および 腰神経叢の枝の支配を受ける．

なお 尾部には **尾骨筋** m. coccygeus などがあるが，理論解剖学以外には意味がないから記載を省く．

---

1),2),3)　このように 胸壁の3筋層は それぞれ腹壁の3筋層とその層序と走向を等しくしているので，これが一組ずつ相同であると思われる．

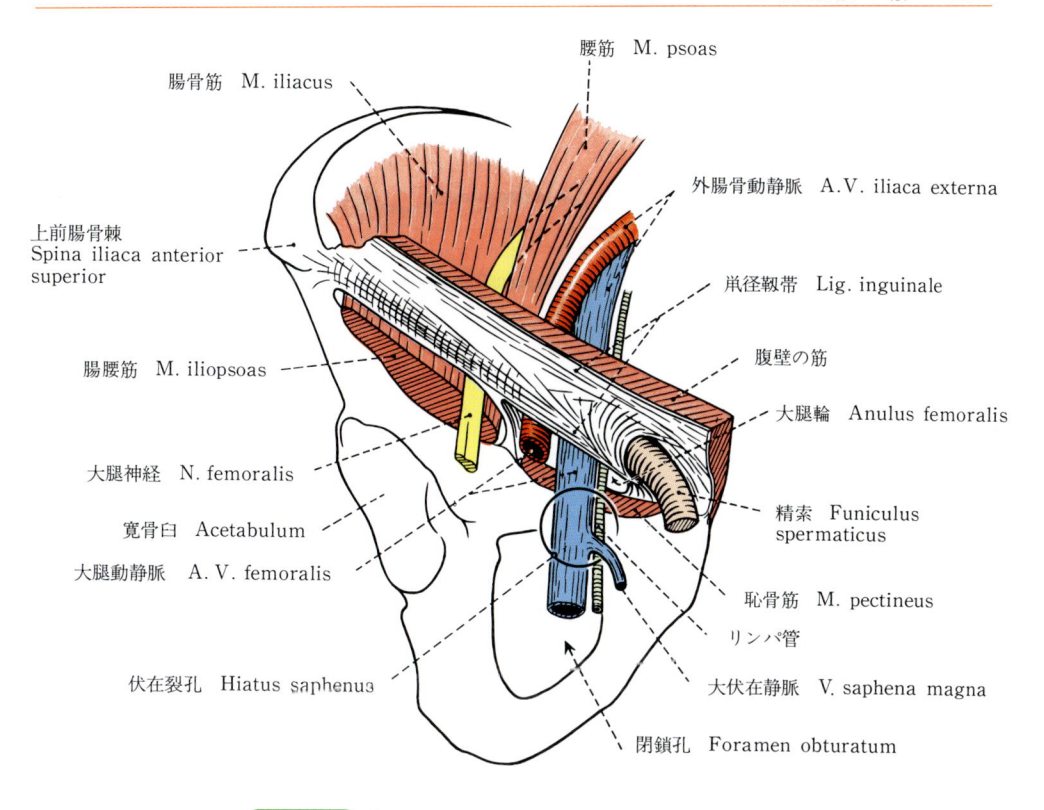

図 121 鼡径部の局所解剖学的関係を示す立体模型図

4 腹部の筋膜

① **浅腹筋膜** fascia abdominalis superficialis： 腹部の皮下にあり，外腹斜筋の表面を包み，上は浅胸筋膜に，後ろは浅背筋膜に，下は大腿筋膜に続いている（図 95）．

② **横筋筋膜** fascia transversalis： 腹横筋の内面を包む疎性結合組織の層で，腹膜の壁側葉は さらに その上を おおっていることになる．

F. 上肢の筋

　上肢の運動にあずかる筋のうちで，背部の浅層と胸部の浅層にあるものは，すでに背筋と胸筋の項で述べた．残りの上肢筋は さらに 肩甲筋・上腕筋・前腕筋・手筋の 4 群に分けられる（図 122）．

1 肩甲筋

　上肢帯から起こって上腕骨に付着する筋群で，上腕の運動をつかさどる．**腕神経叢**の枝に支配される．

140　筋　　系

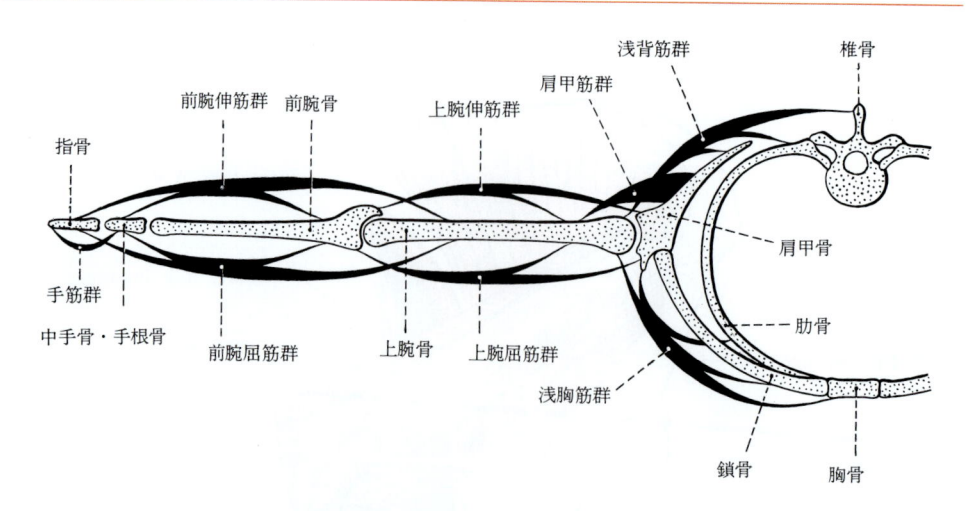

図 122　上肢の筋系の全景（模型図）

　①　**三角筋*** m. deltoideus：　肩関節を外側からおおう三角形の強大な筋である．鎖骨と肩甲骨（肩甲棘）から起こり，上腕骨の体に付く（図123〜125，127，128）．
　神経：　腋窩神経．
　作用：　上腕の外転を行なうが，筋の前部だけが働けば　上腕を前方へ上げ，後部が働けば　後方へ引くことが出来る．
　②　**棘上筋*** m. supraspinatus
　③　**棘下筋*** m. infraspinatus
　これらは肩甲骨の背面から（棘上筋は棘上窩から，棘下筋は棘下窩から）起こって，上腕骨の上部（大結節）に付く（図126，128）．
　神経：　肩甲上神経．
　作用：　棘上筋は上腕を外転し，棘下筋は回外する．
　④　**小円筋*** m. teres minor：　肩甲骨の外側縁（棘下筋の下方）から起こり，上腕三頭筋長頭の後ろを通って上腕骨の大結節に付く（図126，128）．
　神経：　腋窩神経．
　作用：　上腕の回外と内転（図125〜127）．
　⑤　**大円筋*** m. teres major
　⑥　**肩甲下筋*** m. subscapularis
　⑤は肩甲骨の下角から，⑥は肩甲骨の肋骨面から起こり，上腕骨の小結節稜と小結節に付く（図124，127）．
　神経：　肩甲下神経．
　作用：　上腕の内転と回内．

F. 上肢の筋　　141

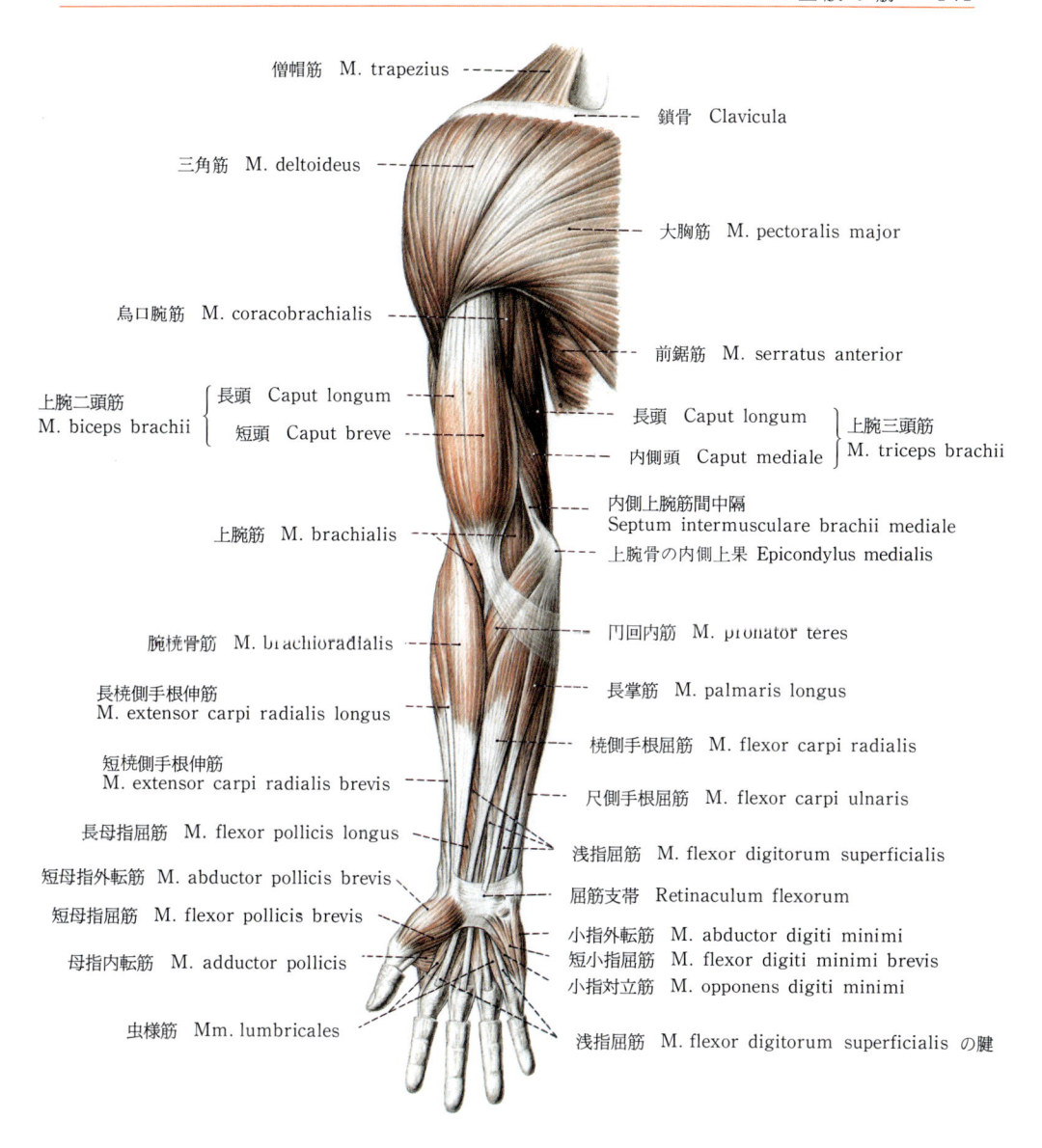

図 123　上肢の屈筋（浅層）

2　上腕の筋

上腕の前面には屈筋が，後面には伸筋があり，両者が たがいに対抗して働く（図122）．

1. 屈　筋

上腕の前面にある筋群で，主として前腕の屈曲を行なう．神経：**筋皮神経**（腕神経叢の枝）．

① **上腕二頭筋*** m. biceps brachii： 長短2頭をもっている．**長頭*** caput longum は肩

142　筋　系

図中ラベル：
- 僧帽筋　M. trapezius
- 烏口突起　Proc. coracoideus
- 小胸筋　M. pectoralis minor
- 上腕二頭筋　M. biceps brachii
  - 短頭　Caput breve
  - 長頭　Caput longum
- 三角筋　M. deltoideus
- 大胸筋　M. pectoralis major
- 上腕筋　M. brachialis
- 腕橈骨筋　M. brachioradialis
- 長橈側手根伸筋　M. extensor carpi radialis longus
- 円回内筋　M. pronator teres
- 長母指屈筋　M. flexor pollicis longus
- 長母指外転筋　M. abductor pollicis longus
- 短母指伸筋　M. extensor pollicis brevis
- 鎖骨　Clavicula
- 鎖骨下筋　M. subclavius
- 肩甲下筋　M. subscapularis
- 烏口腕筋　M. coracobrachialis
- 広背筋　M. latissimus dorsi
- 上腕三頭筋　M. triceps brachii（長頭 Caput longum）
- 上腕三頭筋　M. triceps brachii（内側頭 Caput mediale）
- 内側上腕筋間中隔　Septum intermusculare mediale
- 内側上果　Epicondylus medialis（上腕骨　Humerus）
- 深指屈筋　M. flexor digitorum profundus
- 橈側手根屈筋　M. flexor carpi radialis
- 浅指屈筋　M. flexor digitorum superficialis の腱

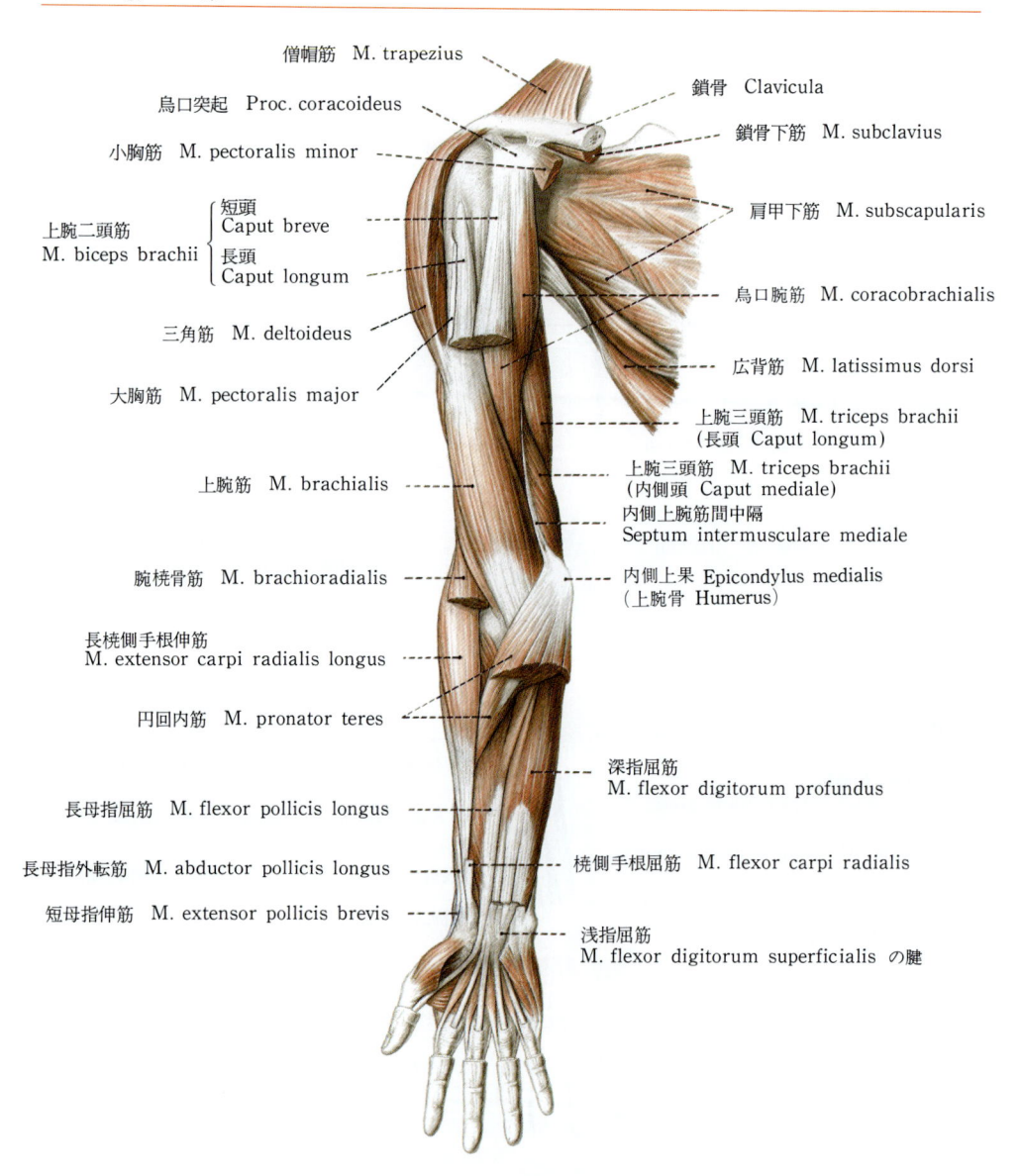

図 124　上肢の屈筋（深層）

甲骨の関節窩の上から起こり，**短頭*** caput breve は長頭の内側にあって 烏口突起から起こり，両者が合して 上腕の前面を下って 橈骨の上端に近い もり上がり―橈骨粗面―に付く．長頭の腱は長く，肩関節の関節腔を貫いて走る（図123，127，129）．

作用：　肘関節で前腕を屈曲させる．「力こぶ」は この筋の収縮によって生じる．この筋が収縮すると，橈骨粗面が前腕の前面へ引き出されるため，橈骨（したがって前腕）が外旋する．この作用は とくに前腕を直角に曲げているとき著しい．上腕二頭筋は肩関節にも働き，上腕を前方に挙上する．

F. 上肢の筋　143

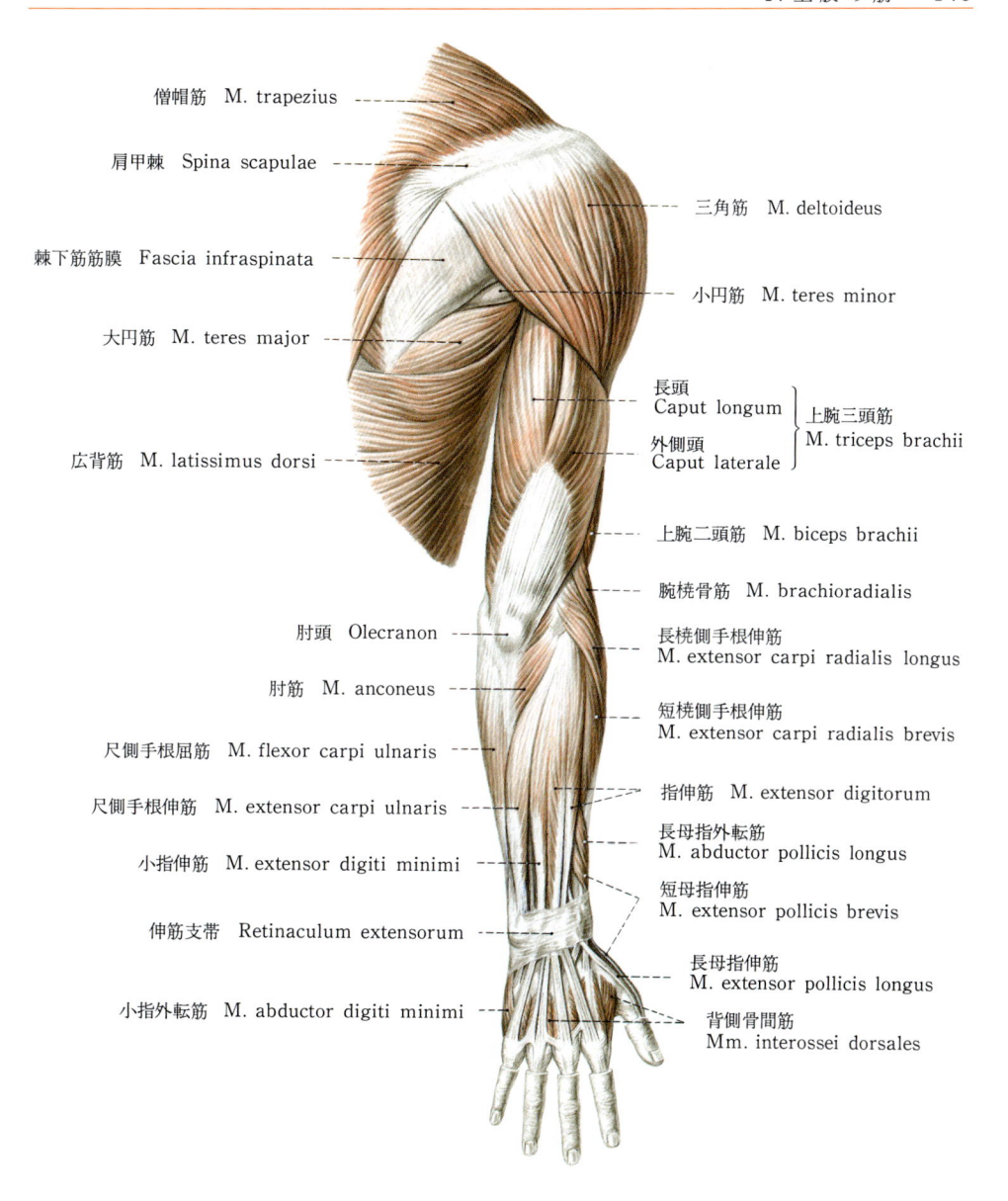

図中ラベル:
- 僧帽筋　M. trapezius
- 肩甲棘　Spina scapulae
- 棘下筋筋膜　Fascia infraspinata
- 大円筋　M. teres major
- 広背筋　M. latissimus dorsi
- 三角筋　M. deltoideus
- 小円筋　M. teres minor
- 長頭　Caput longum ｜ 上腕三頭筋 M. triceps brachii
- 外側頭　Caput laterale ｜
- 上腕二頭筋　M. biceps brachii
- 腕橈骨筋　M. brachioradialis
- 肘頭　Olecranon
- 肘筋　M. anconeus
- 尺側手根屈筋　M. flexor carpi ulnaris
- 尺側手根伸筋　M. extensor carpi ulnaris
- 小指伸筋　M. extensor digiti minimi
- 伸筋支帯　Retinaculum extensorum
- 小指外転筋　M. abductor digiti minimi
- 長橈側手根伸筋　M. extensor carpi radialis longus
- 短橈側手根伸筋　M. extensor carpi radialis brevis
- 指伸筋　M. extensor digitorum
- 長母指外転筋　M. abductor pollicis longus
- 短母指伸筋　M. extensor pollicis brevis
- 長母指伸筋　M. extensor pollicis longus
- 背側骨間筋　Mm. interossei dorsales

図 125　上肢の伸筋（浅層）

② **烏口腕筋*** m. coracobrachialis：　烏口突起から起こって，上腕二頭筋の内側に走り，上腕骨の体に付く（図123, 124, 127）．

作用：　上腕を内転し，前方に上げる．

③ **上腕筋*** m. brachialis：　上腕骨の体から起こり，上腕二頭筋におおわれながら下って尺骨の上端に付く．起始部は烏口腕筋の停止部の外側にある（図123, 124, 127, 129）．

作用：　肘関節の強力な屈曲を行なう．

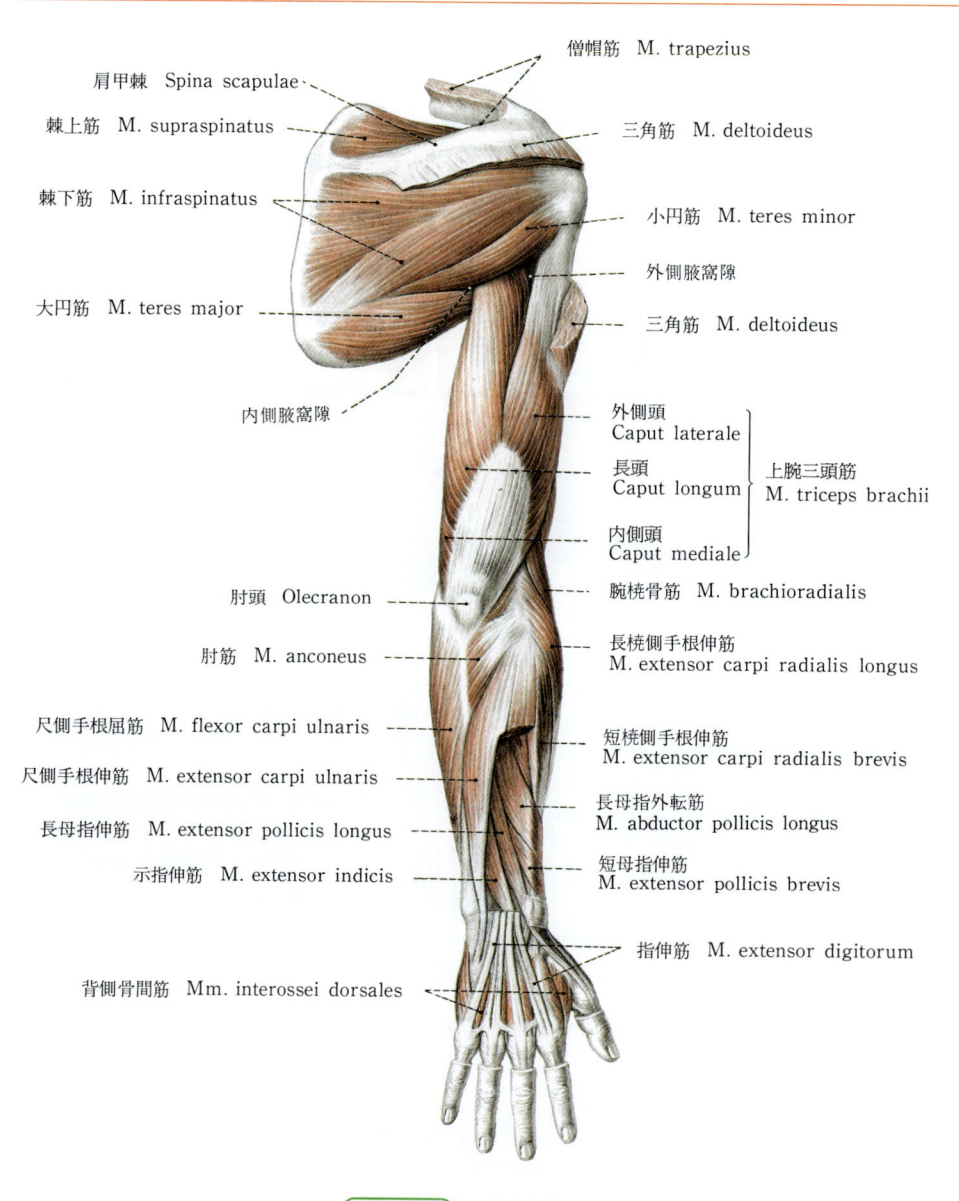

図 126　上肢の伸筋（深層）

2. 伸　筋

上腕の後面にある筋群で，主として前腕を伸ばす．神経：　**橈骨神経．**

① **上腕三頭筋*** m. triceps brachii：　上腕の後面にある強大な筋で，3頭から成っている．**長頭*** caput longum は肩甲骨の関節窩の下から，**内側頭*** caput mediale と**外側頭*** caput laterale は上腕骨の体から起こり，3頭が合して 尺骨の肘頭に付く（図 125，126，128，129）．3頭が合するところは 幅の広い腱となっており，肘を強く伸ばすと，この腱のところが 皮膚の上からも くぼんで見える．

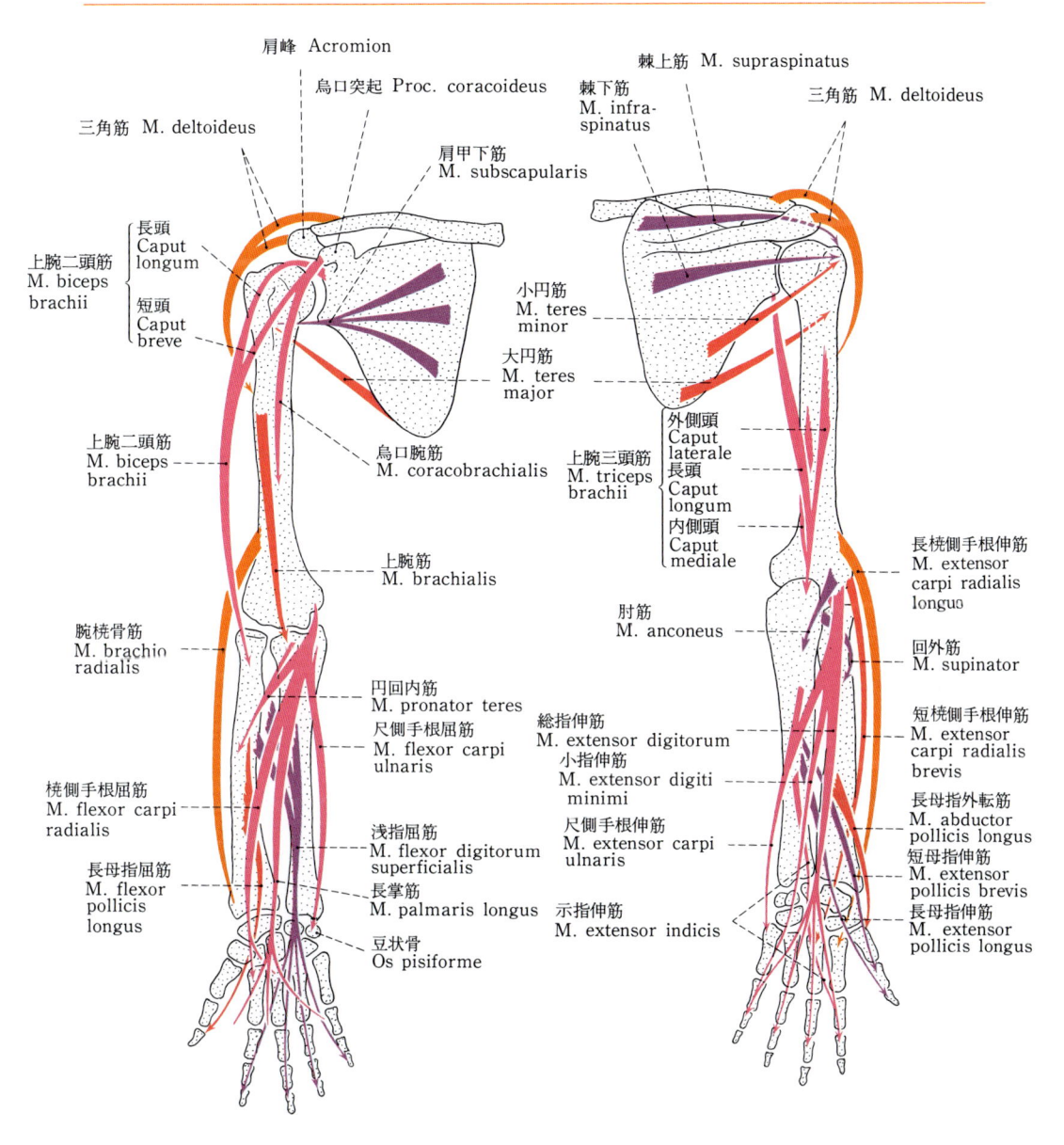

図 127　上肢の屈筋の起始と停止（模型図）　　図 128　上肢の伸筋の起始と停止（模型図）

作用：肘関節で前腕を伸展する．上腕の内転にも働く．

　小円筋・大円筋・上腕三頭筋長頭で囲まれた三角形のすきまを **内側腋窩隙** mediale Achsellücke d.（肩甲回旋動脈が通る），上腕骨・上腕三頭筋長頭・大円筋・小円筋と肩甲下筋でとり囲まれた四角形の すき間を **外側腋窩隙** laterale Achsellücke d.（後上腕回旋動脈と腋窩神経とが通る）という．局所解剖学的に重要な名称である（図126）．

　② **肘　筋** m. anconeus： 上腕三頭筋内側頭の分束とも見られる小筋で，上腕骨の下端から起こって 肘頭に付いている（図125，126）．

146　筋系

(前)
上腕二頭筋　M. biceps brachii
筋皮神経　N. musculocutaneus
上腕動脈　A. brachialis
橈側皮静脈　V. cephalica
正中神経　N. medianus
上腕筋　M. brachialis
尺骨神経　N. ulnaris
尺側皮静脈　V. basilica
上腕骨　Humerus
(内側)　(外側)
上腕三頭筋　M. triceps brachii
(内側頭　Caput mediale)
橈骨神経　N. radialis
上腕三頭筋　M. triceps brachii
(長頭　Caput longum)
上腕三頭筋　M. triceps brachii
(橈側頭　Caput laterale)
皮膚　Cutis
上腕筋膜　Fascia brachii
(後)

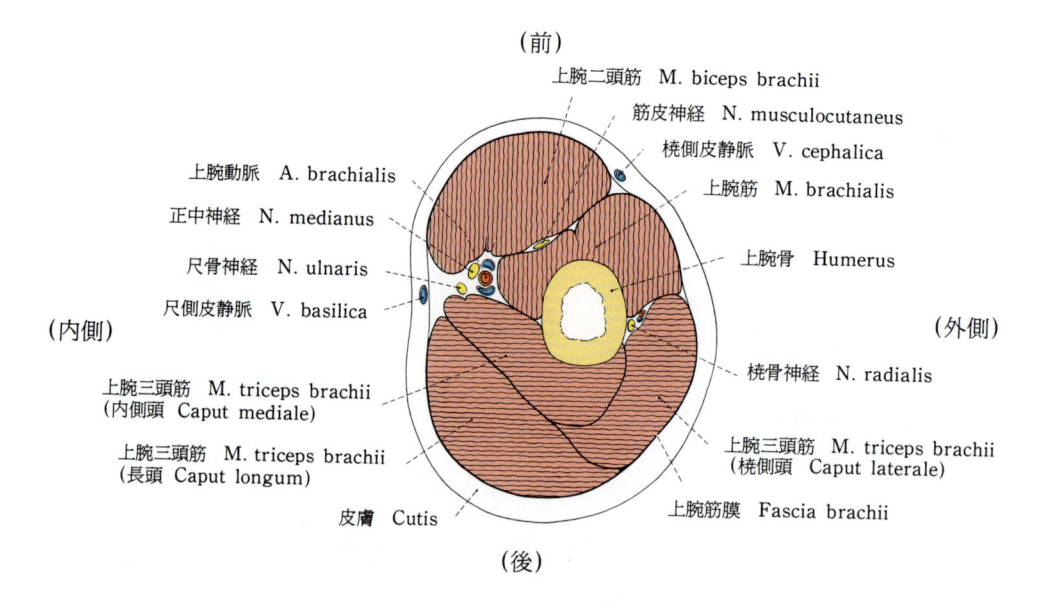

図 129　**上腕下部の横断面**［新島，改変］
縦影は筋皮神経，横影は橈骨神経の支配筋．

(前)
正中神経　N. medianus
長掌筋　M. palmaris longus
橈側手根屈筋　M. flexor carpi radialis
浅指屈筋
M. flexor digitorum superficialis
円回内筋　M. pronator teres
尺側皮静脈　V. basilica
橈骨動脈　A. radialis
尺骨動脈　A. ulnaris
橈側皮静脈　V. cephalica
橈骨神経　N. radialis
(浅枝　R. superficialis)
尺骨神経　N. ulnaris
腕橈骨筋
M. brachioradialis
尺側手根屈筋
M. flexor carpi ulnaris
長橈側手根伸筋　M. extensor
carpi radialis longus
前腕筋膜　Fascia antebrachii
(内側)　(外側)
正中動脈　A. mediana
回外筋　M. supinator
深指屈筋
M. flexor digitorum profundus
短橈側手根伸筋
M. extensor carpi radialis brevis
尺骨　Ulna
橈骨　Radius
長母指外転筋　M. abductor pollicis longus
指伸筋　M. extensor digitorum
橈骨神経　N. radialis (深枝　R. profundus)
掌側骨間動脈　A. interossea anterior
尺側手根伸筋　M. extensor carpi ulnaris
小指伸筋　M. extensor digiti minimi
(後)

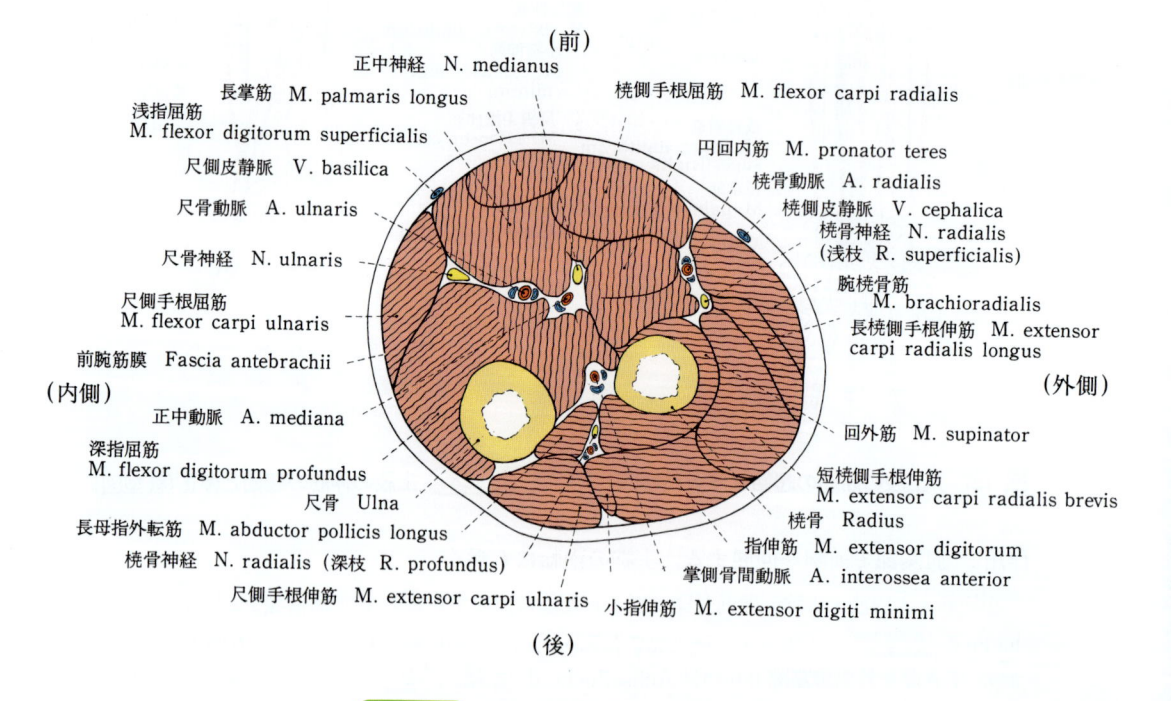

図 130　**前腕上部の横断面**［新島，改変］
縦影は正中神経，横影は橈骨神経，斜影は尺骨神経の支配筋．

3 前腕の筋

前腕でも 前面(手掌側)に屈筋が, 後面(手背側)に伸筋があり, たがいに対抗している. 屈筋も伸筋も長い腱を伸ばして, 手根骨に付着するもの(手くびを屈伸する), 指の骨に付着するもの(指を屈伸する)がある. さらに, 橈骨と尺骨のあいだに, 前腕の回旋運動を行なう筋が, たすきがけに走っている.

1. 屈 筋

前腕の前面にある筋群で, 上腕骨の内側上果付近と前腕骨の前面とから起こって, 主として手に至る. 起始部は すべての筋が癒合(ゆごう)していて, たがいに はっきりと分けることは出来ない(図123, 124, 127).

前腕の深層には次の ①〜⑤ がある.

① **円回内筋*** m. pronator teres： →橈骨体
② **橈側手根屈筋*** m. flexor carpi radialis： →第2中手骨
③ **長掌筋*** m. palmaris longus： →手掌腱膜
④ **尺側手根屈筋*** m. flexor carpi ulnaris： →豆状骨
⑤ **浅指屈筋*** m. flexor digitorum superficialis： 4腱に分かれて第2〜5指に至る.

　手くびを曲げると, これら浅層筋の長い腱が 皮下に はっきりと現われる. その中で正中部にあって もっとも高く とび出しているのが長掌筋, そのすぐ橈側にあるのが 橈側手根屈筋, 尺側にあるのが浅指屈筋, もっとも尺側にあって 豆状骨に付くのが 尺側手根屈筋である. 長掌筋は欠如することがある(日本人で3〜5%, 白人で15〜30%).

前腕の深層には次の ⑥〜⑧ がある.

⑥ **長母指屈筋** m. flexor pollicis longus： →母指
⑦ **深指屈筋** m. flexor digitorum profundus： 4腱に分かれて第2〜5指に至る.
⑧ **方形回内筋** m. pronator quadratus： 尺骨→橈骨.

神経： ④ と ⑦ (内側半)は**尺骨神経**, ほかはみな**正中神経**. 作用： ① と ⑧ は前腕の回内を, 他は手根・中手・指の屈曲を行なう.

2. 伸 筋

前腕の後面にある筋群で, 主として上腕骨の下端と前腕骨の後面から起こって手に行く. これらも起始部は 多かれ少なかれ たがいに癒合している(図125, 126, 128, 130).

① **腕橈骨筋*** m. brachioradialis： →橈骨
② **長橈側手根伸筋*** m. extensor carpi radialis longus： →第2中手骨
③ **短橈側手根伸筋*** m. extensor carpi radialis brevis： →第3中手骨
④ **指伸筋*** m. extensor digitorum： 4腱に分かれて第2〜5指に至る.
⑤ **小指伸筋*** m. extensor digiti minimi： →小指
⑥ **尺側手根伸筋*** m. extensor carpi ulnaris： →第5中手骨(以上浅層)

⑦ **回外筋** * m. supinator： →橈骨上部
⑧ **長母指外転筋** * m. abductor pollicis longus： →第1中手骨
⑨ **短母指伸筋** * m. extensor pollicis brevis： →母指
⑩ **長母指伸筋** * m. extensor pollicis longus： →母指
⑪ **示指伸筋** * m. extensor indicis： →第2指(以上深層)

　これらも 屈筋群と同様に長い腱をもっている．しかし 腱は手くびでは ほとんど見えず，その代わり 手の甲でよく観察できる．第2〜5中手骨の背面には 指伸筋の腱が，また第2・第5中手骨には，そのほかに それぞれ 示指伸筋と小指伸筋の腱が認められる．第1中手骨の背面には，内側に長母指伸筋，外側に短母指伸筋と長母指外転筋の腱とがあり，その間に **タバチエール** tabatière f.（嗅ぎタバコを入れるところという意味）という舟状のくぼみがある．

　神経： **橈骨神経**．作用： ① は主として前腕の屈曲を行ない，⑦ は前腕の回外を行ない，その他は手根・中手・指などの伸展を行なう．

4 手の筋

　手根と中手部から起こって指に行く多数の小筋で，みな**掌側にある**．虫様筋と母指筋との外側半は**正中神経**で，他は**尺骨神経**に支配される．前腕から指の屈伸を操作する大きい諸筋にくらべて，いずれも小筋ではあるが，指の微妙な運動(各指の屈曲・伸展・内転・外転をはじめ，母指と小指の対向運動など)をつかさどるもので，重要な筋群である(図131〜134)．

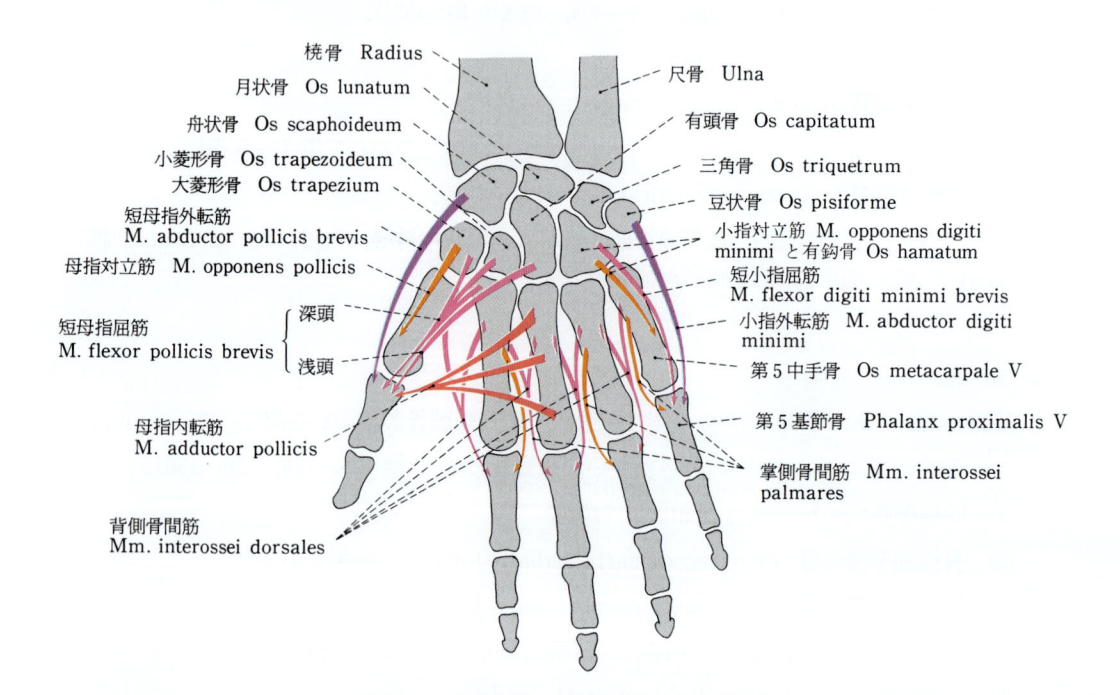

図 131 手の筋の起始と停止を示す模型図

F. 上肢の筋　149

（掌側）
長母指屈筋　M. flexor pollicis longus
正中神経　N. medianus
短母指外転筋　M. abductor pollicis brevis
手掌腱膜　Aponeurosis palmaris
短母指屈筋　M. flexor pollicis brevis
浅指屈筋　M. flexor digitorum superficialis
母指対立筋　M. opponens pollicis
尺骨動脈　A. ulnaris
尺骨神経　N. ulnaris
短母指伸筋　M. extensor pollicis brevis
短掌筋　M. palmaris brevis
第1中手骨　Os metacarpale I
短小指屈筋　M. flexor digiti minimi brevis
長母指伸筋　M. extensor pollicis longus
（内側）
小指対立筋　M. opponens digiti minimi
（外側）
橈骨動脈　A. radialis
小指外転筋　M. abductor digiti minimi
虫様筋　Mm. lumbricales
骨間筋　M. interosseus
骨間筋　Mm. interossei
第5中手骨　Os metacarpale V
小指伸筋　M. extensor digiti minimi
第2中手骨　Os metacarpale II
指伸筋（小指）　M. extensor digitorum
指伸筋　M. extensor digitorum
指伸筋（薬指）　M. extensor digitorum
深指屈筋　M. flexor digitorum profundus
示指伸筋　M. extensor indicis
指伸筋（中指）　M. extensor digitorum
（背側）

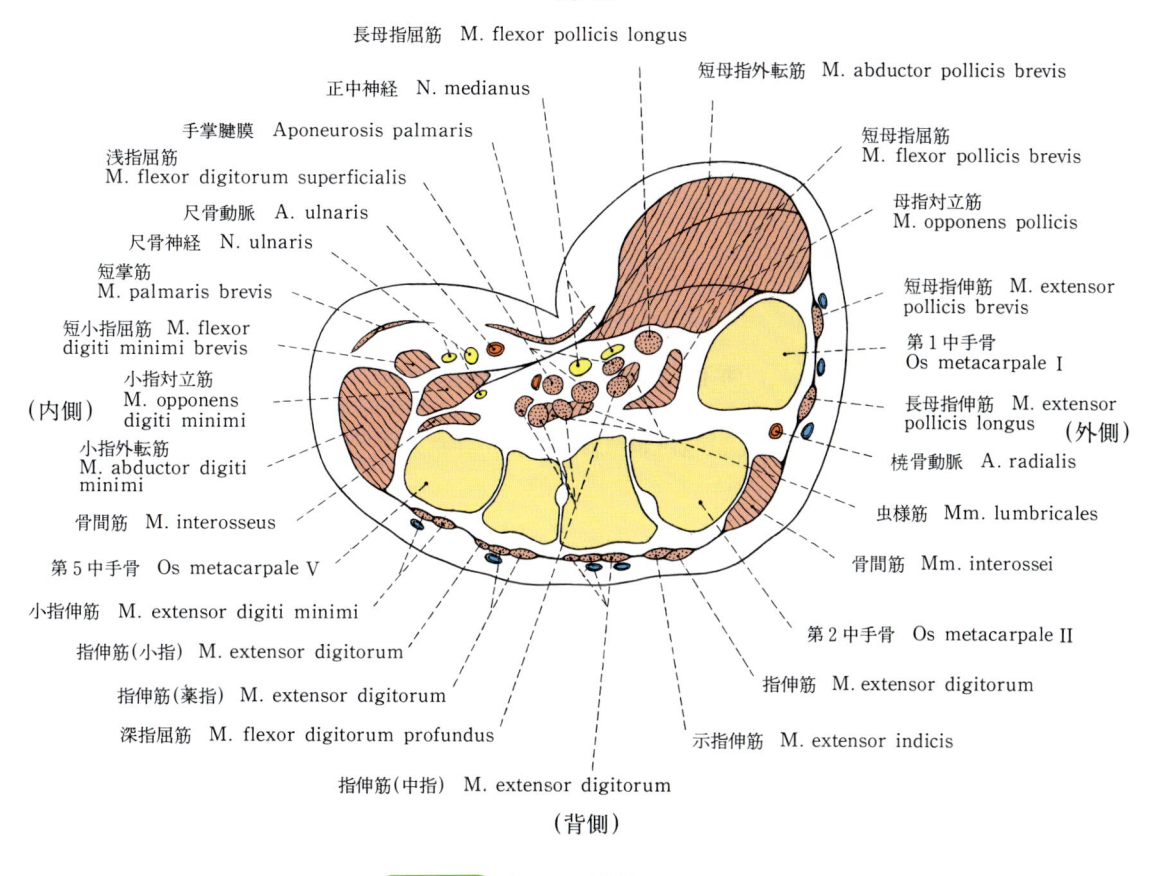

図 132　中手部の横断面 [新島，改変]

1. 母指筋

① **短母指外転筋*** m. abductor pollicis brevis，② **短母指屈筋*** m. flexor pollicis brevis，③ **母指対立筋*** m. opponens pollicis（母指を小指と向かいあわせる—ヒトの手に独特の運動），④ **母指内転筋*** m. adductor pollicis．

2. 小指筋

① **短掌筋** m. palmaris brevis（小指球の皮下にある小さい皮筋），② **小指外転筋*** m. abductor digiti minimi，③ **短小指屈筋*** m. flexor digiti minimi brevis，④ **小指対立筋*** m. opponens digiti minimi（小指を母指と向かいあわせる）．

3. 中手筋

① **虫様筋*** mm. lumbricales（4個あり，指を伸ばしたままで中手指節関節を曲げる，図133），② **骨間筋*** mm. interossei（掌側に3個，背側に4個あり，指を内転する）．

150　筋　系

中手骨　Os metacarpale　　〔総〕指伸筋　M. extensor digitorum
指骨　Ossa digiti manus　　手根骨　Os carpale
深指屈筋　M. flexor digitorum profundus
浅指屈筋　M. flexor digitorum superficialis
虫様筋　M. lumbricalis

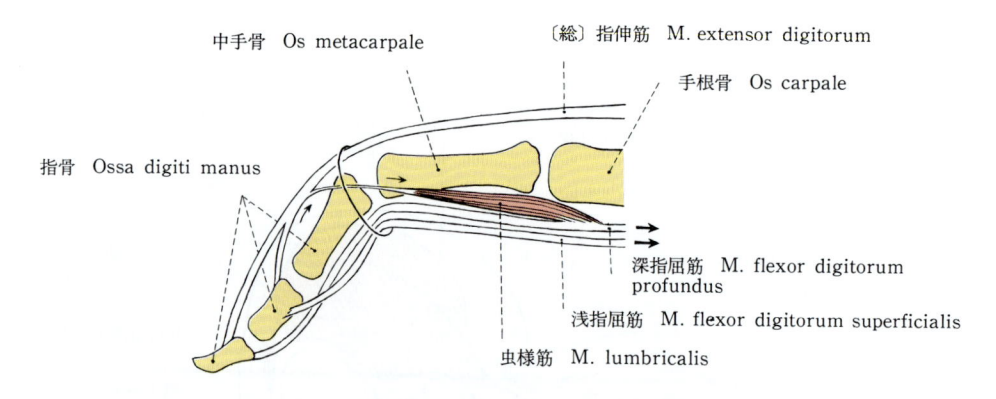

図 133　虫様筋の働きを示す模型図

虫様筋が収縮すると，指伸筋の腱を引くので，指はこの腱の付いている指の第 2，第 3 節が伸びたまま，浅指屈筋・深指屈筋の力で中手指節関節で曲げられる．

　　寒いときに 手が かじかむのは 手筋が麻痺するためである．この場合に 手先の細かい運動は障害を受けるが，前腕部の筋は寒気に侵されていないから，指の屈伸運動は可能である．だから たとえば紐を結ぶことは出来ないが，重い物を持ったり，棒にぶら下がることは出来る．

5　上肢の筋膜・滑液包・滑液鞘

　肩甲筋群の表面は **棘上筋筋膜** fascia supraspinata，**棘下筋筋膜** fascia infraspinata，**肩甲下筋筋膜** fascia subscapularis などで おおわれている（図 96）．

　上腕の皮下には **上腕筋膜** fascia brachii があって 上腕筋を包み，屈筋と伸筋の間に隔膜を送って両筋群を境する（図 95，96，129）．

　上腕筋膜の続きは **前腕筋膜** fascia antebrachii となって 前腕筋群を包み，手根部の背側で **伸筋支帯*** retinaculum extensorum をつくって，前腕から手に至る伸筋群の諸腱をしめくくっている．伸筋支帯と下層の骨との間に 前腕伸筋群の腱を通す 6 個の管が出来ている．橈骨側から数えて，第 1 管には短母指伸筋と長母指外転筋が，第 2 管には長短橈側手根伸筋が，第 3 管には長母指伸筋が，第 4 管には指伸筋と示指背伸筋が，第 5 管には小指伸筋が，第 6 管には尺側手根伸筋が通る．これらの管には それぞれ 1 個の滑液鞘が所属している．掌側では 浅指屈筋と深指屈筋の腱は共通に，長母指屈筋の腱は単独に，それぞれ一つの滑液鞘に包まれ，**屈筋支帯*** retinaculum flexorum によって しめくくられて，手根骨掌側の溝の中を通る（図 95，96，134）．長掌筋の腱は屈筋支帯の上を通る．

　手の掌面には 強い **手掌腱膜*** aponeurosis palmaris があって，厚い皮膚と かたく結合している．手掌腱膜は 深浅 2 層から成り，表層は長掌筋の腱の続きで，5 束に分かれてイチョウの葉のように拡がり，各指の皮膚に付いている．深層は屈筋支帯の続きで，横走する線維で編まれている．母指と小指に対する中手部は，それぞれ **母指球*** thenar，**小指球*** hypothenar とよばれる ふくらみをなし，ここでは手掌腱膜を欠いている．

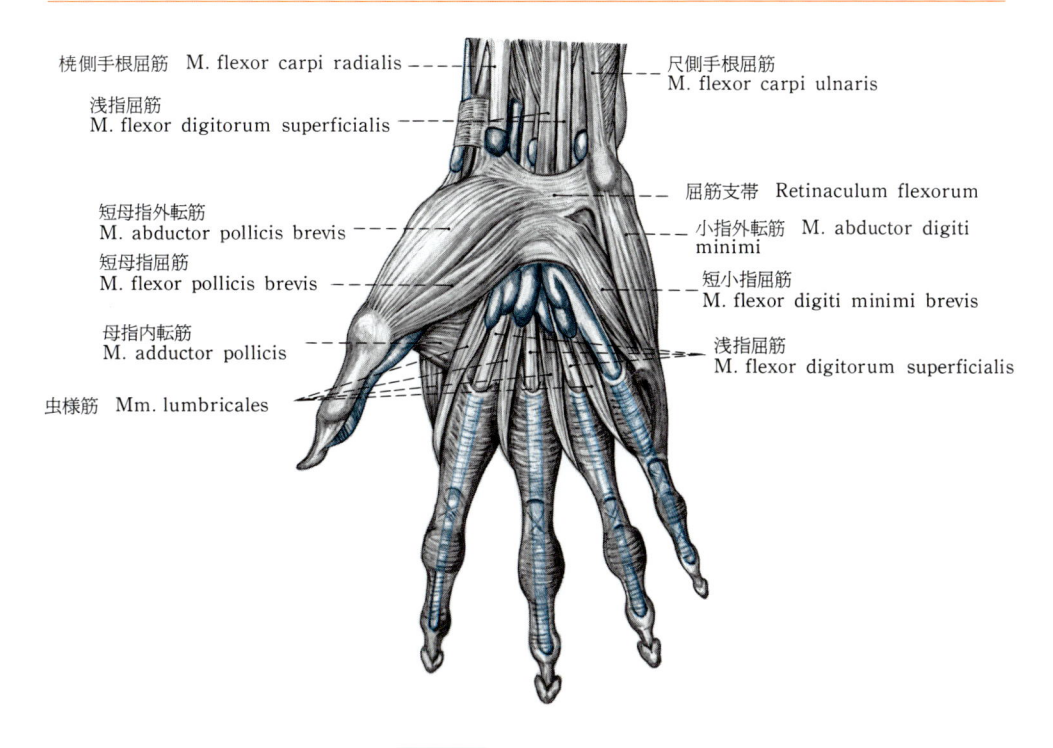

図 134 手掌の滑液鞘〔西〕
滑液鞘の中には青色の色素を注入して膨らませてある．

　手の背面には**手背筋膜** fascia dorsalis manus があるが，比較的 弱くて 皮膚とは ゆるく結合している．
　各指の掌側には **長短指屈筋の腱を共通に取り巻く滑液鞘**があり，その表層を 強靱な靱帯が さやのように包んで，指を曲げたときに 腱が指から離れないように結びつけている．指の背側では伸筋群の腱に滑液鞘は見られず，また腱を包む特別の靱帯もない．
　上肢の**滑液包**は 多く肩関節と肘関節の付近にあり，**滑液鞘**は すでに述べたように，前腕から手に至る長腱の周囲を取り巻いている（図 134）．

G. 下肢の筋

　下肢筋は骨盤筋・大腿筋・下腿筋・足筋の 4 群から成っている．上肢における浅胸筋に相当する筋群は発達していない（図 135）．

152　筋　系

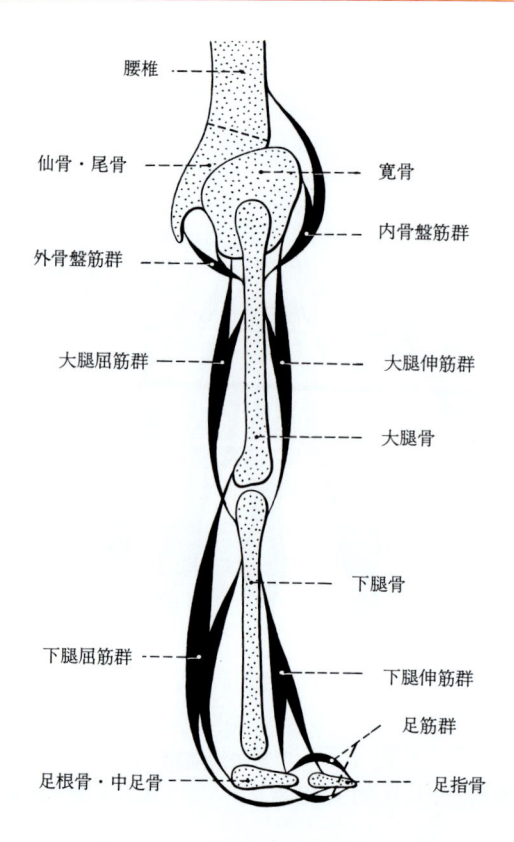

図 135　下肢の筋系の全景（模型図）

1　骨盤筋（＝寛骨筋）

下肢帯とその付近から起こって大腿骨に付く筋群で，大腿の運動をつかさどる．これにさらに内骨盤筋と外骨盤筋とを分ける（図135）．

1. 内骨盤筋

① **腰　筋*** m. psoas： 腰椎から起こってその外側を下り，鼡径靱帯の下をくぐって大腿上部の内側に出て，大腿骨の小転子に付く．**大腰筋*** m. psoas major と **小腰筋*** m. psoas minor とに分けられる．腰筋は分界線に相当して堤防状に隆起しているので，自然体における小骨盤腔は，骨格におけるより深くなっている．

② **腸骨筋*** m. iliacus： 腸骨窩から起こり，腰筋と合して鼡径靱帯の下を通り，やはり小転子に付く．

① と ② をあわせて **腸腰筋*** m. iliopsoas という（図119～121，137，140）．

神経： **腰神経叢**の枝．

作用： 大腿を前にあげ，大腿が固定しているときは 腰椎と骨盤を前方に屈する．つぎに述べる大殿筋などと拮抗して，骨盤の上に脊柱をバランスよく**直立させる**のに重要な働

きをしている．

2. 外骨盤筋

① **大殿筋*** m. gluteus maximus： 殿部にある強大な筋で，仙骨と腸骨の後面から起こって 大腿骨の上部に付く（図138，139，141）．

　この筋は，人類が**直立歩行**をするようになるとともに著しい発達をとげたもので，四足獣ではそれほど強大ではない．ヒトに特有の殿部のふくらみは，皮下脂肪層の厚いことにもよるが，主としてこの筋の存在による．

② **中殿筋*** m. gluteus medius： 大殿筋の下層にあり，同じく腸骨の後面から起こって大腿骨の大転子に付く（図139，141）．

③ **小殿筋** m. gluteus minimus： 中殿筋のさらに下層にあり，同じく腸骨の後面から起こって 大転子に付く（図139，141）．

④ **梨状筋*** m. piriformis： 骨盤の内面で仙骨から起こり，外側へ走り，大坐骨孔を通って骨盤の外に出て，大転子に付く（図139，141）．

⑤ **内閉鎖筋*** m. obturatorius internus： 骨盤側壁の内面において閉鎖孔の周囲から起こり，小坐骨孔を通って 大転子に付く（図139，141）．

⑥ **双子筋** mm. gemelli： 内閉鎖筋の腱の上下にある2個の小筋で，坐骨棘と坐骨結節から起こって外側の方へ走り，大転子に付く（図139，141）．

⑦ **大腿方形筋** m. quadratus femoris： 双子筋の下にあり，坐骨結節から起こって大腿骨の上端に付く（図139，141）．

⑧ **大腿筋膜張筋*** m. tensor fasciae latae： 大腿上部の外側で大腿筋膜のなかに包まれている（図136，137，141）．

　神経： **仙骨神経叢**の枝（①は下殿神経，②・③・⑧は上殿神経，他は仙骨神経叢の直接の枝）．

　作用： ①は主として大腿を伸ばし，大腿が固定している場合は骨盤を後方に引いて体を**直立の姿勢**に保つ．②〜④と⑧は主として大腿を外転し，⑤〜⑦は大腿を外方に回旋する．

2 大腿の筋

伸筋・内転筋・屈筋の3筋群に分けられる．

1. 伸　筋

大腿の前面を占める強大な筋群である（図135〜137，140，142）．

① **縫工筋*** m. sartorius： 上前腸骨棘から起こって，大腿の前面を斜に内下方に走り，脛骨上部の内側に付く細長い筋である（図136，140，142）．

② **大腿四頭筋*** m. quadriceps femoris： 大腿の前面にある下肢最大の筋で，次の4頭から成る（図136, 140）．

ⓐ **大腿直筋*** m. rectus femoris, ⓑ **外側広筋*** m. vastus lateralis, ⓒ **内側広筋*** m. vastus medialis, ⓓ **中間広筋*** m. vastus intermedius

ⓐは下前腸骨棘から，ⓑとⓒはそれぞれ大腿骨粗線の外側唇と内側唇とから，ⓓは大腿骨体の前面から起こって4頭が一緒になり，強い腱となって脛骨上端の前面（脛骨粗面）に付く．この腱はその中に種子骨として膝蓋骨を包んでいる．膝蓋骨と停止部の間をとくに**膝蓋靱帯*** lig. patellae という（図140）．医師が**膝蓋腱反射**をしらべるときにたたくのはこの腱である（図419）．

神経： **大腿神経**．

作用： ひざを伸ばす（下腿を前に出す）．またⓐが骨盤から起こっているので，大腿を持ちあげ，大腿が固定されているときは股関節を屈する．直立と歩行に重要な筋である．

2. 内転筋

寛骨から起こって斜に外下方に走り，大腿骨の内側面（一部は脛骨）に付く筋群である（図136〜140, 142）．

① **恥骨筋*** m. pectineus： 恥骨枝の寛骨臼部から起こり，大腿骨上部の内側面に付く．

② **薄 筋*** m. gracilis： 恥骨枝の結合部から起こり，大腿の内側を下って脛骨の上端に付く細長い筋である．

③ **長内転筋*** m. adductor longus

④ **短内転筋*** m. adductor brevis

⑤ **大内転筋*** m. adductor magnus

③〜⑤は骨盤の恥骨弓のあたりから起こり，大腿骨体の後内側面に付く．⑤はとくに強大な三角形の筋である．

⑥ **外閉鎖筋** m. obturatorius externus： 骨盤の外面において閉鎖孔の付近から起こり，大腿骨の上部に付く．

神経： **閉鎖神経**．

作用： 大腿の内転，すなわち大腿を閉じる（外骨盤筋の②・③・⑧などと対抗する）．

上は鼠径靱帯，内側は長内転筋，下外側は縫工筋で境された三角形の浅いくぼみを**大腿三角*** trigonum femorale という．大腿三角の中で恥骨筋と腸腰筋との前面にある部分は三角形の陥凹を示し，これを**腸恥窩** fossa iliopectinea という．腸恥窩は，上は鼠径靱帯の下で後述の血管裂孔に続いており，自然体では大腿動静脈と大腿神経で埋められている（図136, 413）．

G. 下肢の筋　155

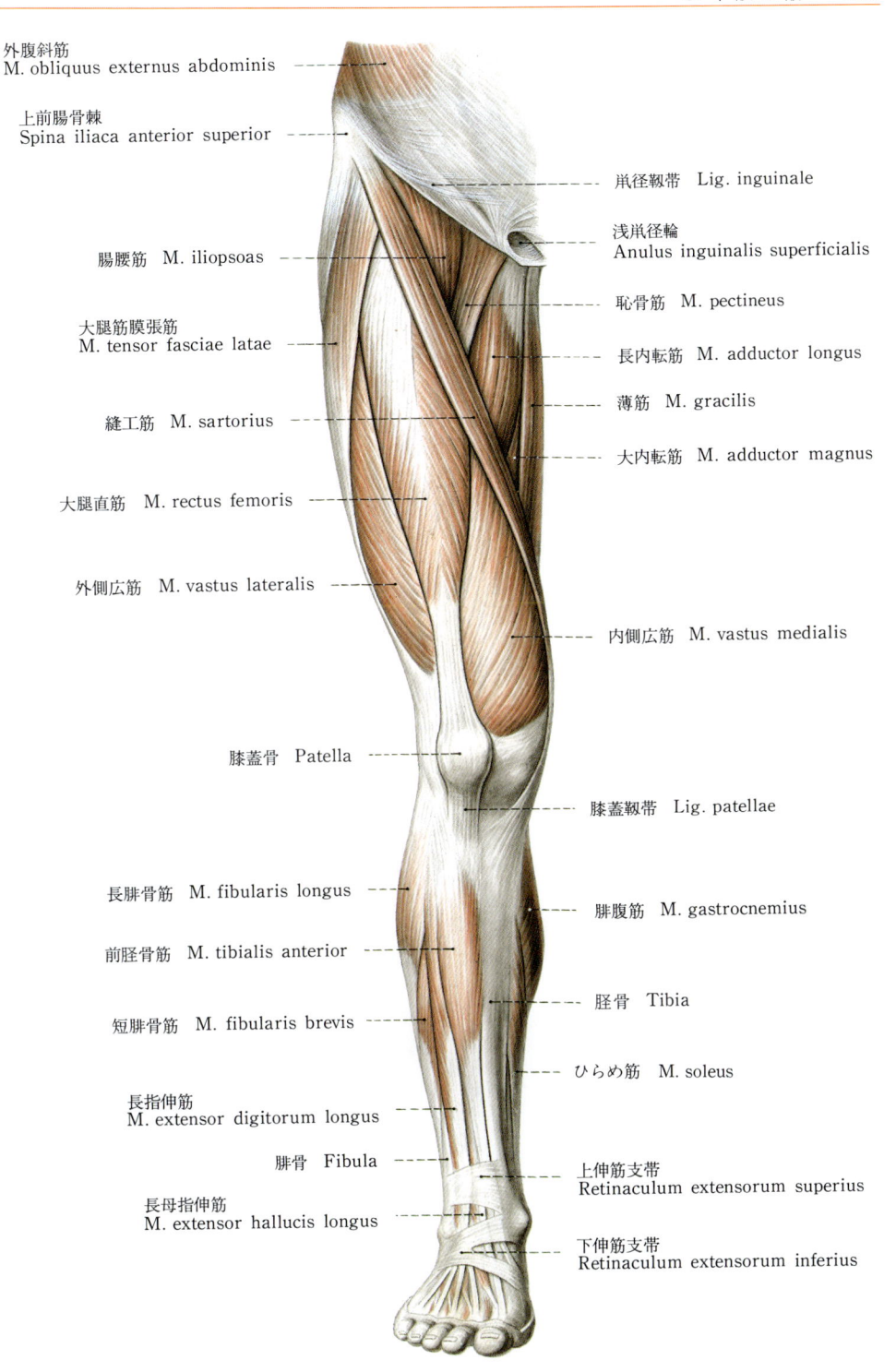

図 136　下肢の伸筋群（浅層）

156　筋　系

- 腸骨筋　M. iliacus
- 上前腸骨棘　Spina iliaca anterior superior
- 縫工筋　M. sartorius
- 大腿直筋　M. rectus femoris
- 大腿筋膜張筋　M. tensor fasciae latae
- 外閉鎖筋　M. obturatorius externus
- 短内転筋　M. adductor brevis
- 中間広筋　M. vastus intermedius
- 外側広筋　M. vastus lateralis
- 膝蓋骨　Patella
- 長腓骨筋　M. fibularis longus
- 短腓骨筋　M. fibularis brevis
- 長母指伸筋　M. extensor hallucis longus
- 長指伸筋　M. extensor digitorum longus
- 外果　Malleolus lateralis
- 短指伸筋　M. extensor digitorum brevis

- 小腰筋　M. psoas minor
- 大腰筋　M. psoas major
- 骨盤腔　Cavum pelvis
- 恥骨結節　Tuberculum pubicum
- 薄筋　M. gracilis
- 恥骨筋　M. pectineus
- 長内転筋　M. adductor longus
- 大内転筋　M. adductor magnus
- 内側広筋　M. vastus medialis
- 膝蓋靱帯　Lig. patellae
- 前脛骨筋　M. tibialis anterior
- 長指伸筋　M. extensor digitorum longus
- ひらめ筋　M. soleus
- 前脛骨筋　M. tibialis anterior
- 内果　Malleolus medialis
- 短母指伸筋　M. extensor hallucis brevis

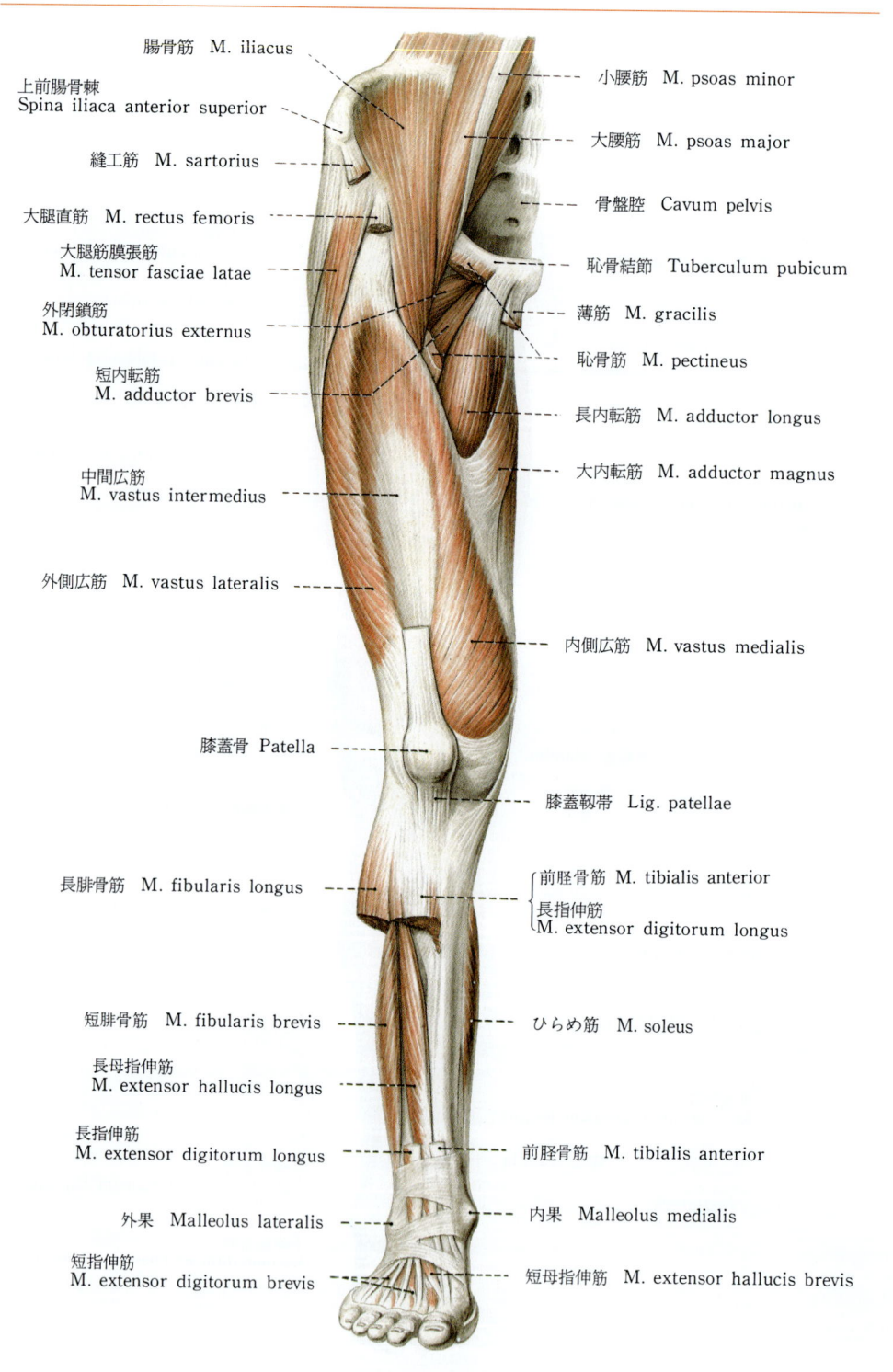

図 137　下肢の伸筋群（深層）

G. 下肢の筋　157

広背筋　M. latissimus dorsi
腰三角　Trigonum lumbale
外腹斜筋　M. obliquus externus abdominis
腸骨稜　Crista iliaca
中殿筋　M. gluteus medius
大殿筋　M. gluteus maximus
尾骨　Os coccygis
大転子　Trochanter major
大内転筋　M. adductor magnus
薄筋　M. gracilis
腸脛靱帯　Tractus iliotibialis
半腱様筋　M. semitendinosus
長頭　Caput longum ｜ 大腿二頭筋　M. biceps femoris
半膜様筋　M. semimembranosus
短頭　Caput breve
縫工筋　M. sartorius
膝窩　Poples
足底筋　M. plantaris
腓腹筋　M. gastrocnemius
ひらめ筋　M. soleus
屈筋支帯　Retinaculum flexorum
踵骨腱（アキレス腱）　Tendo calcaneus (Achillis)
腓骨筋支帯　Retinacula musculorum fibularium
踵骨　Calcaneus

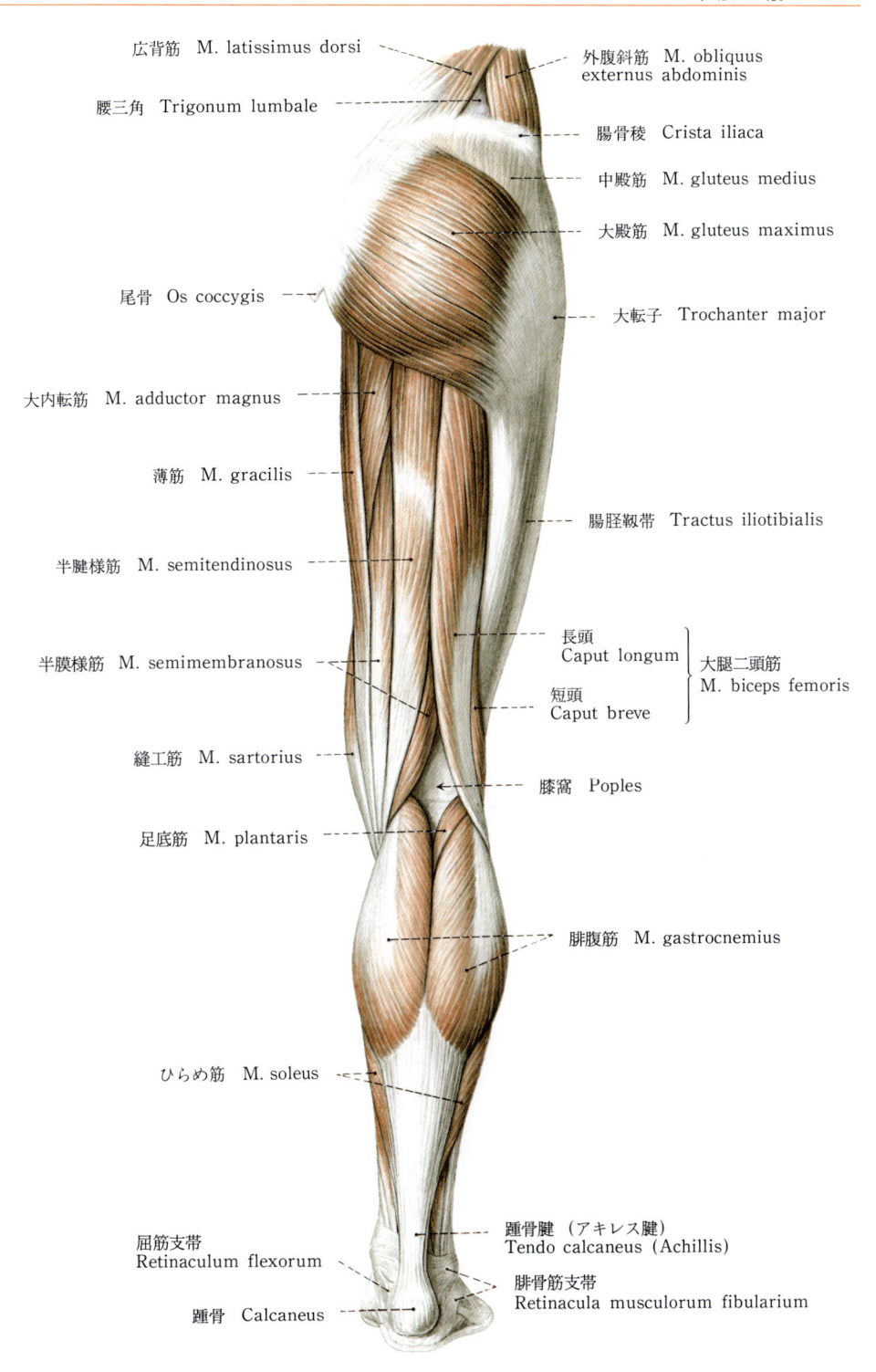

図 138　下肢の屈筋群（浅層）

158　筋　系

腸骨稜	Crista iliaca
大殿筋	M. gluteus maximus
中殿筋	M. gluteus medius
双子筋	Mm. gemelli
梨状筋	M. piriformis
内閉鎖筋	M. obturatorius internus
坐骨結節	Tuber ischiadicum
大殿筋	M. gluteus maximus
半腱様筋	M. semitendinosus
大転子	Trochanter major
大腿二頭筋（長頭	M. biceps femoris (Caput longum)
大腿方形筋	M. quadratus femoris
半膜様筋	M. semimembranosus
大内転筋	M. adductor magnus
薄筋	M. gracilis
外側広筋	M. vastus lateralis
短頭	Caput breve
長頭	Caput longum
大腿二頭筋	M. biceps femoris
半腱様筋	M. semitendinosus
膝窩	Poples
腓腹筋	M. gastrocnemius
足底筋	M. plantaris
膝窩筋	M. popliteus
ひらめ筋	M. soleus
長指屈筋	M. flexor digitorum longus
踵骨腱（アキレス腱）	Tendo calcaneus (Achillis)
踵骨	Calcaneus

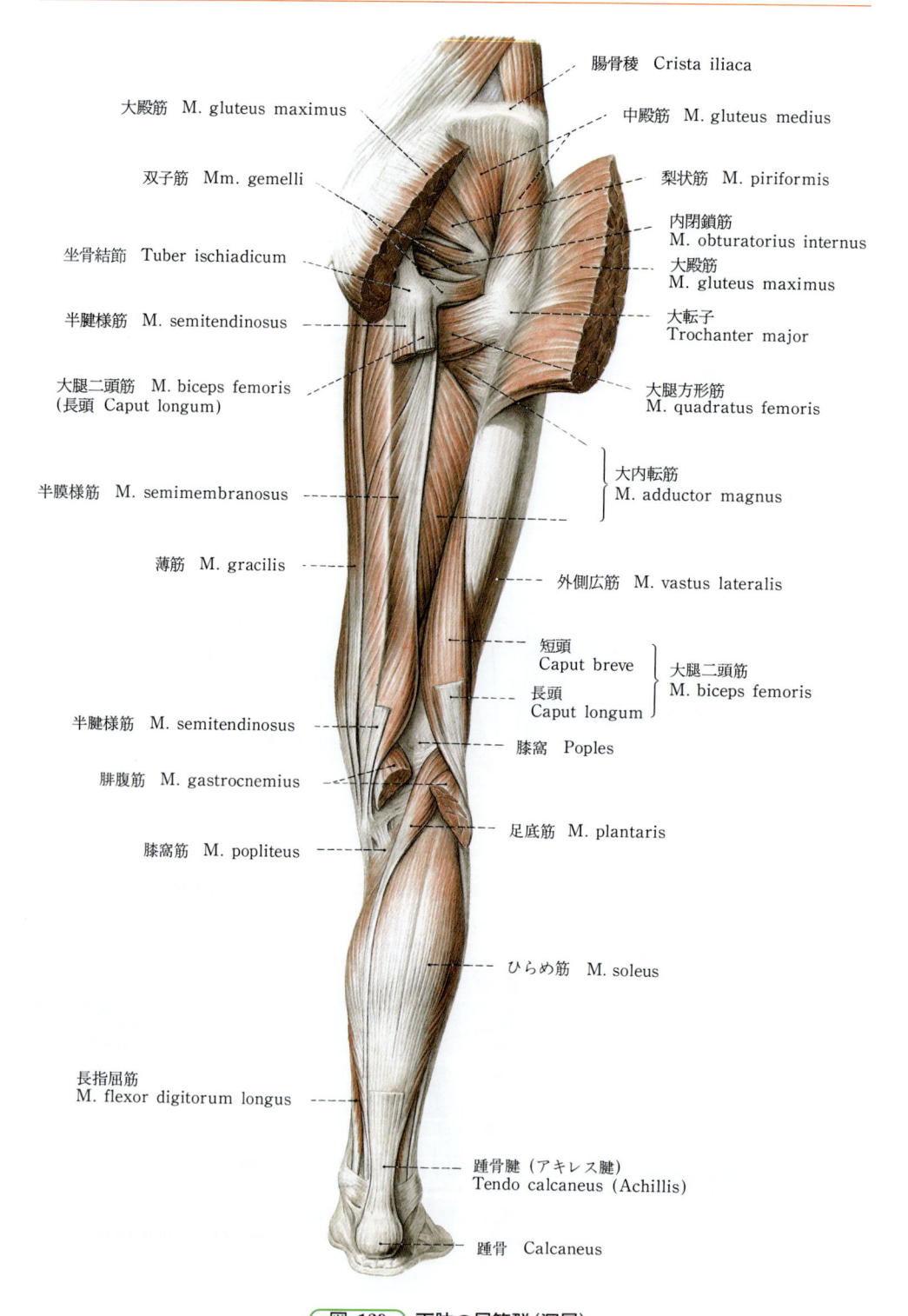

図 139　下肢の屈筋群（深層）

G. 下肢の筋　159

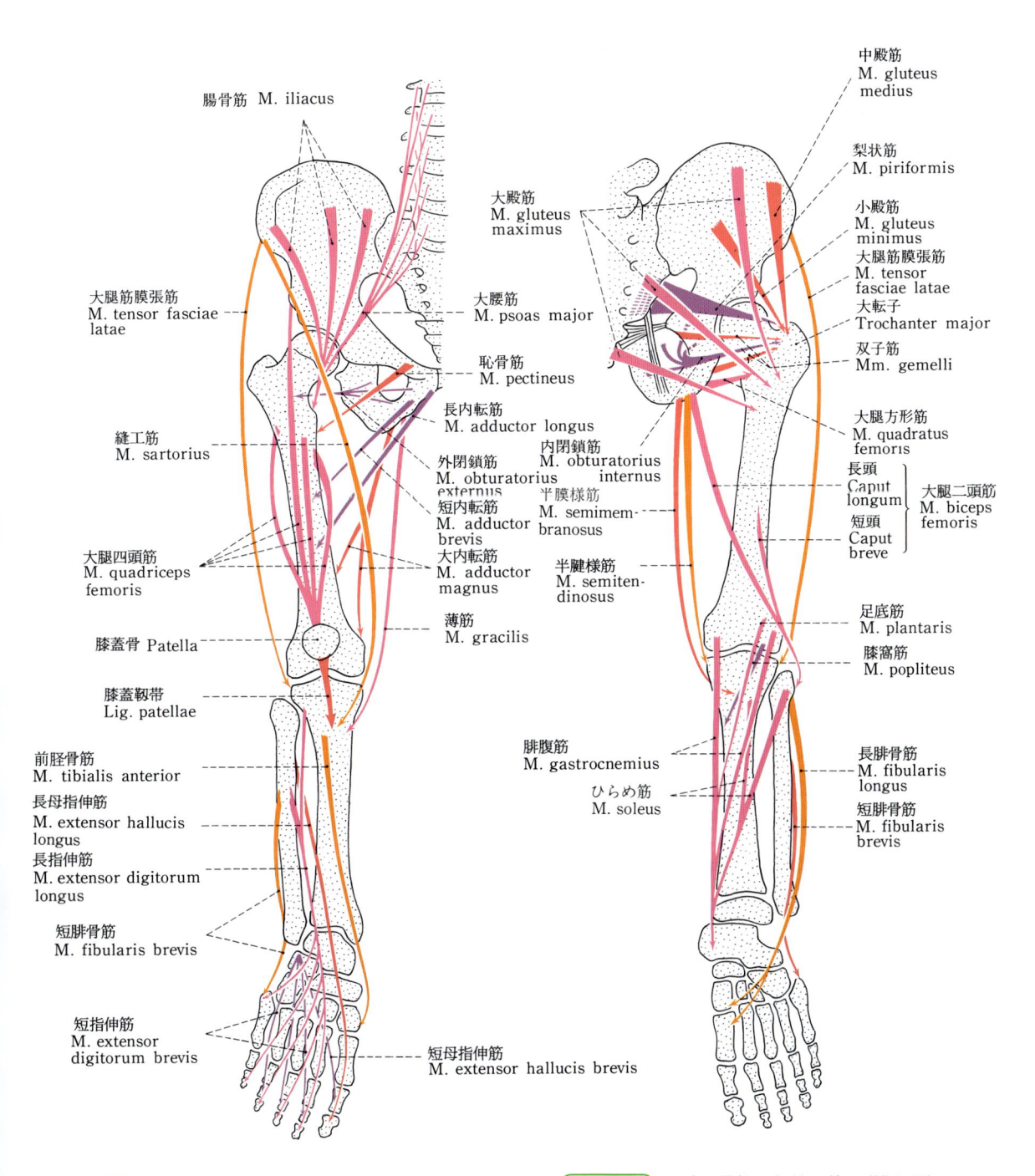

図140　下肢の伸筋の起始と停止（模型図）

図141　下肢の屈筋の起始と停止（模型図）

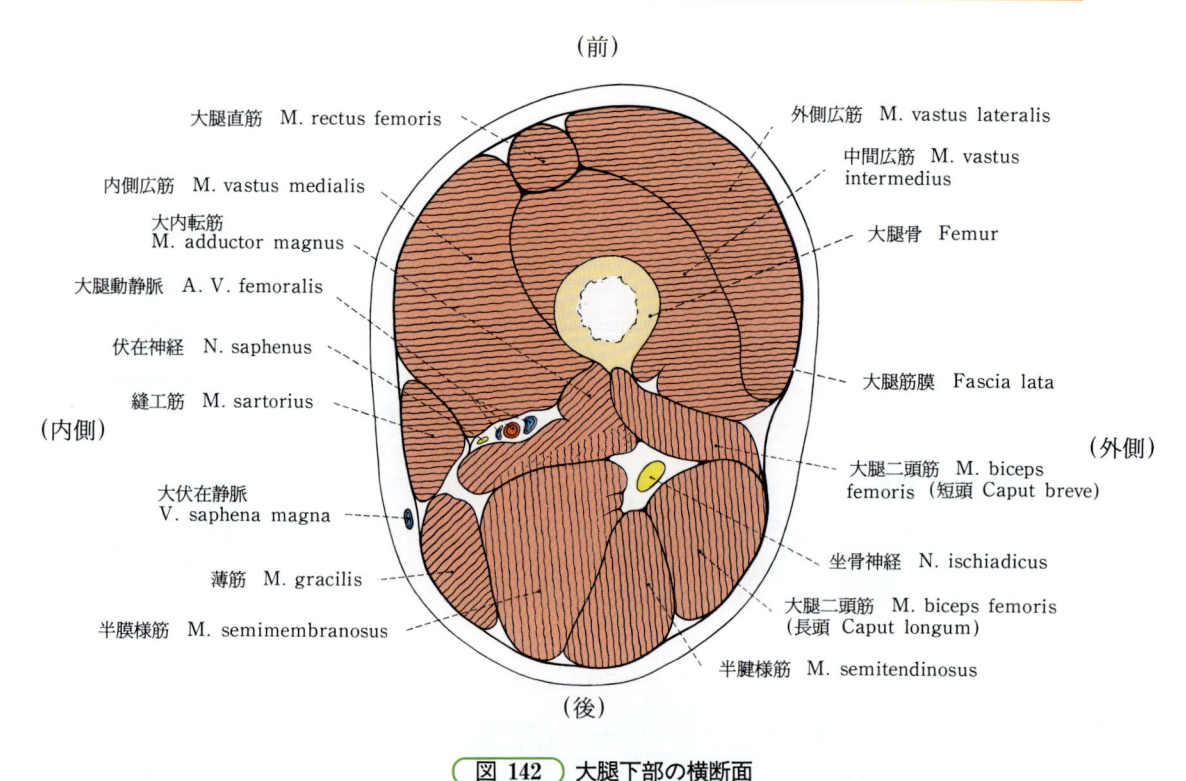

図 142　大腿下部の横断面
横影は大腿神経，縦影は坐骨神経，斜影は閉鎖神経の支配筋．

3. 屈　筋

大腿の後面にある筋群である（図 138，139，141，142）．

①　**大腿二頭筋*** m. biceps femoris：　短頭は大腿骨の後面から，長頭は坐骨結節から起こり，腓骨の上端に付く．

②　**半腱様筋*** m. semitendinosus：　大腿二頭筋の内側にあり，坐骨結節→脛骨上端．

③　**半膜様筋*** m. semimembranosus：　半腱様筋の下層にあってこれと並行している．坐骨結節→脛骨上端．

①と②および③は膝関節の後ろで内外両側から **膝窩*** poples をはさんでいる．

神経：**坐骨神経**．作用：下腿の屈曲を主とし，なお大腿の伸展を行なう．

3　下腿の筋

伸筋・腓骨筋・屈筋の3群に分けられる．

1. 伸　筋

下腿の前面にあり，脛骨と腓骨とから起こって足に至る（図 135〜137，140，143）．

①　**前脛骨筋*** m. tibialis anterior：　→第1楔状骨と第1中足骨との下面

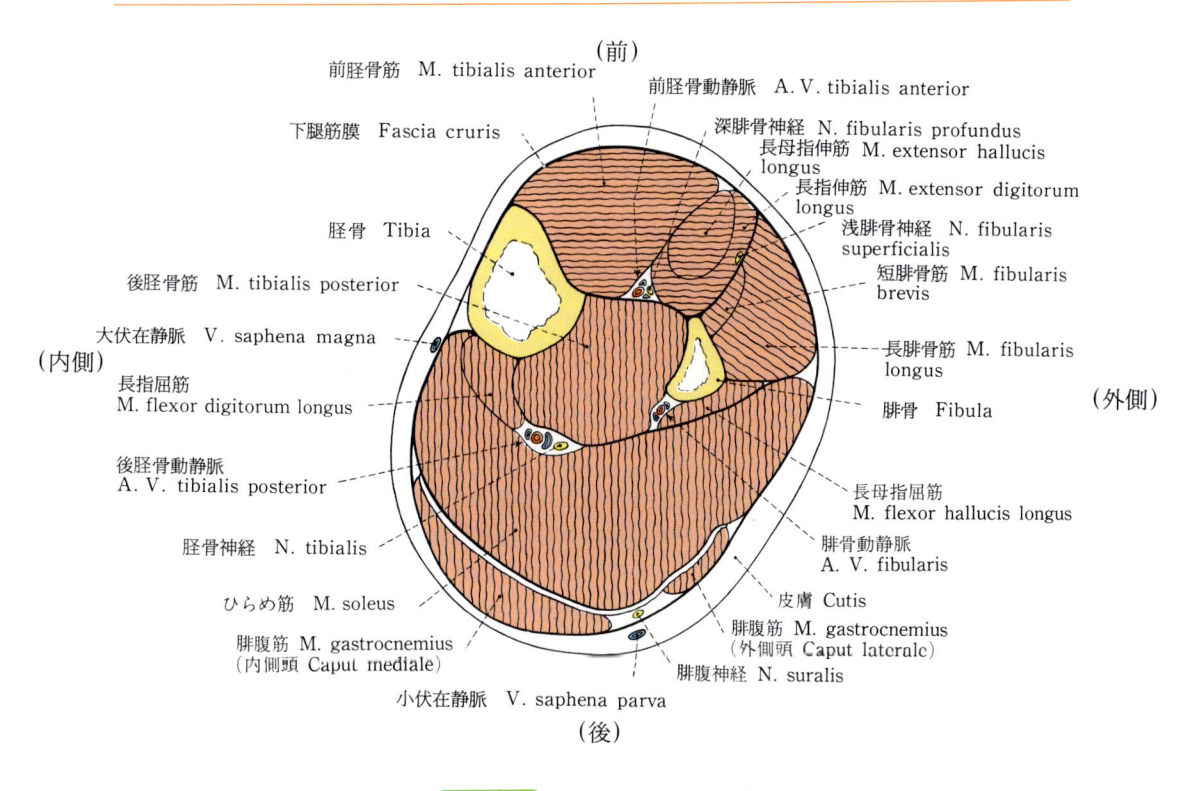

図 143 下腿中央部の横断面
横影は深腓骨神経，斜影は浅腓骨神経，縦影は脛神経の支配筋．

② **長母指伸筋**＊ m. extensor hallucis longus：→母指
③ **長指伸筋**＊ m. extensor digitorum longus： 4腱に分かれて第2～5指に至る．
④ **第3腓骨筋** m. fibularis tertius： →第5中足骨

神経： **深腓骨神経**(坐骨神経の枝)．作用： 足を背側に曲げ，また指を伸ばす．

2. 腓骨筋

下腿の外側にあって足底に付く(図136，137，141，143)．

① **長腓骨筋**＊ m. fibularis longus
② **短腓骨筋**＊ m. fibularis brevis

これらの腱は 外果の後ろから その下をまわって足底に至り，① は第1中足骨に，② は第5中足骨に付く．

神経： **浅腓骨神経**(坐骨神経の枝)．作用： 足底を外後方に向ける．

3. 屈 筋

下腿の後側にある筋群で，大腿骨の下端・脛骨・腓骨などの後面から起こって足に至る

(図 135, 138, 139, 141, 143).
　① **下腿三頭筋*** m. triceps surae： 下腿屈筋の主要なもので，次の両筋から成る．
　　ⓐ **腓腹筋*** m. gastrocnemius
　　ⓑ **ひらめ筋*** m. soleus

腓腹筋は 2 頭をもって 大腿骨下端の内側果と外側果から起こり，ひらめ筋は腓腹筋の下層にあって 下腿骨格の後面から起こり，両筋が合して強大な **踵骨腱*** tendo calcaneus または **アキレス腱*** tendo Achillis, Achilles tendon e., Achillessehne d.[1] となって，踵骨に付く．

　② **足底筋*** m. plantaris： 大腿骨の外側果から起こり，細長い腱となって上記の踵骨腱に付く小筋である（図 141）．

　　この筋は上肢の長掌筋に相当するもので，多くの猿類では足底腱膜に続いている．人類では踵骨の発達のために，この連絡が中断されたのであって，足底に付いていないのに足底筋とよばれるのは，この比較解剖学的事実によるのである．この筋も退化消失する傾向が強い．

　③ **膝窩筋*** m. popliteus： 膝窩部にある小筋である．大腿骨の外側果→脛骨の上端．
　④ **長母指屈筋*** m. flexor hallucis longus
　⑤ **長指屈筋*** m. flexor digitorum longus
　⑥ **後脛骨筋*** m. tibialis posterior

これらは下腿の後面から起こり，強大な腱をつくって 内果の後から その下をまわり，④ は母指に，⑤ は上部で 4 腱に分かれて第 2〜5 指に，⑥ は足底の諸骨に至る．下腿では ④ は ⑤ の外側にあるため，その腱は足底で交叉している．

　神経： **脛骨神経**（坐骨神経の枝）．

　作用： 足と足指を足底側に曲げる（とくに下腿三頭筋の働きが重要である）．足が地上に支えられているときは 爪先を立てて踵をあげるから，歩いたり走ったりするときに 重要な役割を演じる．競走選手などの腓腹部がよく発達しているのは このためである．

4　足の筋

足根部と中足部から起こって足指に至る筋群で，指の運動をつかさどる．ほぼ手筋と同様の小筋の集団であるが，ヒトでは足指の運動は退化してしまっているので，あまり重要な意味をもたない．足背の筋は **深腓骨神経**，他はすべて **脛骨神経** の支配を受ける（図 144）．

1. 足背筋

　① **短母指伸筋*** m. extensor hallucis brevis, ② **短指伸筋*** m. extensor digitorum

---

[1] ギリシャの英雄アキレスは，洗礼のときに母親が足くびを握っていたので，踵の上の部分に水がかからなかった．そのため 後にこの部を敵の矢に射貫かれてたおれた．後世 身体の弱点を「アキレスの踵」といったが，Verheyen は切断された自分の脚を解剖しながらこの伝説を想い起こし，下腿三頭筋の腱を「アキレス腱」と呼んだ（1693）．

図 144 中足部の横断面

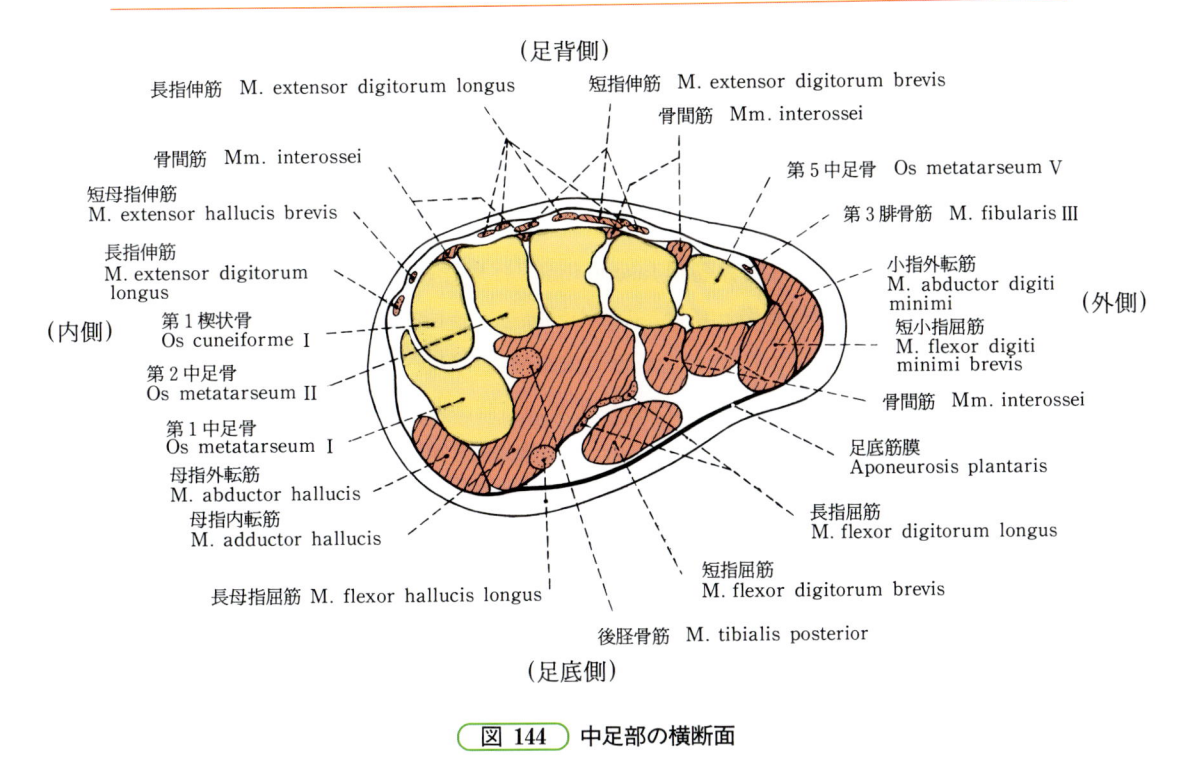

brevis（手背には筋がない）．

2. 母指筋

① **母指外転筋** m. abductor hallucis, ② **短母指屈筋** m. flexor hallucis brevis, ③ **母指内転筋** m. adductor hallucis.

3. 小指筋

① **小指外転筋** m. abductor digiti minimi, ② **短小指屈筋** m. flexor digiti minimi brevis, ③ **小指対立筋** m. opponens digiti minimi.

4. 中足筋

① **短指屈筋** m. flexor digitorum brevis, ② **足底方形筋** m. quadratus plantae, ③ **虫様筋** mm. lumbricales（4個），④ **骨間筋** mm. interossei（足底側3個，足背側4個）．

5 下肢の筋膜・滑液包・滑液鞘

大腿の皮下には **大腿筋膜** * fascia lata があって 大腿筋群を包み，伸筋・内転筋・屈筋の各群の間に隔膜を送り，これらを たがいに境している．この筋膜は大腿の外側面で と

くに強くなり，腸骨と脛骨上端との間に張っている．これを**腸脛靱帯*** tractus iliotibialis といって，いわば大腿筋膜張筋の腱の形をしており，大殿筋の一部が これに付いている（図138）．大腿前面の上部で，鼡径靱帯の直下には **伏在裂孔*** hiatus saphenus という円形の浅いくぼみがある．ここは疎性結合組織で埋められていて，大腿筋膜の表面上を走ってきた大伏在静脈やリンパ管が，これを貫いて深部にはいるところである（図95，116，121）．

内骨盤筋群の表面を包む**腸骨筋膜** fascia iliaca は鼡径靱帯の下で**腸恥筋腱弓** arcus iliopectineus となって鼡径靱帯と寛骨との間の間隙を二分している．その外側の方を**筋裂孔*** lacuna musculorum とよんで 内骨盤筋と大腿神経とが通っており，内側の方を**血管裂孔*** lacuna vasorum とよんで 外側に大腿動脈が，内側に大腿静脈が通っている．血管裂孔の内側隅を**大腿輪*** anulus femoralis といい，疎性結合組織で充たされて，その中をリンパ管が通っている（図121）．大腿輪から上記の伏在裂孔までは，疎性結合組織のなかを大伏在静脈とリンパ管が走っており，これを**大腿管*** canalis femoralis という．大腿輪から大腿管にかけては 抵抗が弱くて ヘルニア（大腿ヘルニア hernia femoralis）を生じることがある．

下腿の皮下にある**下腿筋膜** fascia cruris は，下腿の諸筋を包むとともに，内部に向かって隔膜を出して3筋群を境し，下腿の下端では上伸筋支帯・下伸筋支帯・屈筋支帯・腓骨筋支帯などの 横走の靱帯をつくって，足に至る諸筋の腱をしめくくっている．**上伸筋支帯*** retinaculum extensorum superius は 下腿下部の前面で 脛骨と腓骨との間に張り，**下伸筋支帯*** retinaculum extensorum inferius はY字形をなして その下方にあり，ともに下腿伸筋群の腱を しめくくっている．なお 下腿下端の後面には，内側に**屈筋支帯*** retinaculum flexorum（内果→踵骨）があって 下腿屈筋の腱を，外側には 上下の**腓骨筋支帯*** retinaculum musculorum fibularium があって，腓骨筋の腱を しめくくっている（図136〜139）．

足の筋膜は足背では 比較的 薄いが（**足背筋膜** fascia dorsalis pedis），足底では非常に厚くて**足底腱膜*** aponeurosis plantaris となっている．足底腱膜は手掌腱膜に相当するもので，その解剖学的関係は手掌腱膜とよく似ている．

下肢の諸筋にも多数の滑液包が付属していて，主として股関節の付近に多く見られる．下腿から足に至る長い腱が骨のそばを通過するときに，滑液鞘で包まれていることも上肢と同様である．

内臓学

166　内臓学

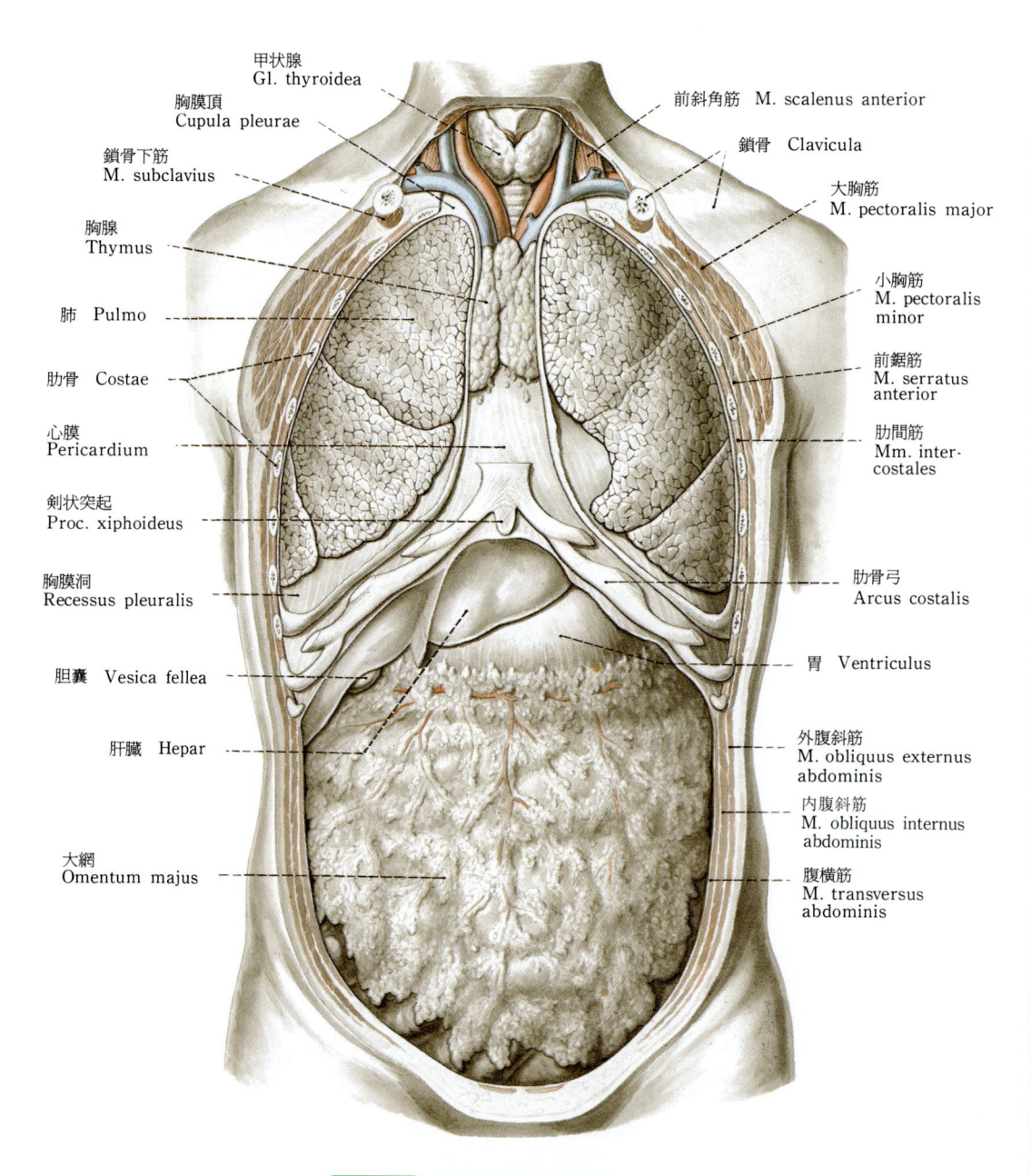

図 145　胸腹部内臓の全景（1）
前胸腹壁を切除したところ．

ラベル：
- 甲状腺　Gl. thyroidea
- 胸膜頂　Cupula pleurae
- 鎖骨下筋　M. subclavius
- 胸腺　Thymus
- 肺　Pulmo
- 肋骨　Costae
- 心膜　Pericardium
- 剣状突起　Proc. xiphoideus
- 胸膜洞　Recessus pleuralis
- 胆嚢　Vesica fellea
- 肝臓　Hepar
- 大網　Omentum majus
- 前斜角筋　M. scalenus anterior
- 鎖骨　Clavicula
- 大胸筋　M. pectoralis major
- 小胸筋　M. pectoralis minor
- 前鋸筋　M. serratus anterior
- 肋間筋　Mm. intercostales
- 肋骨弓　Arcus costalis
- 胃　Ventriculus
- 外腹斜筋　M. obliquus externus abdominis
- 内腹斜筋　M. obliquus internus abdominis
- 腹横筋　M. transversus abdominis

内臓学 167

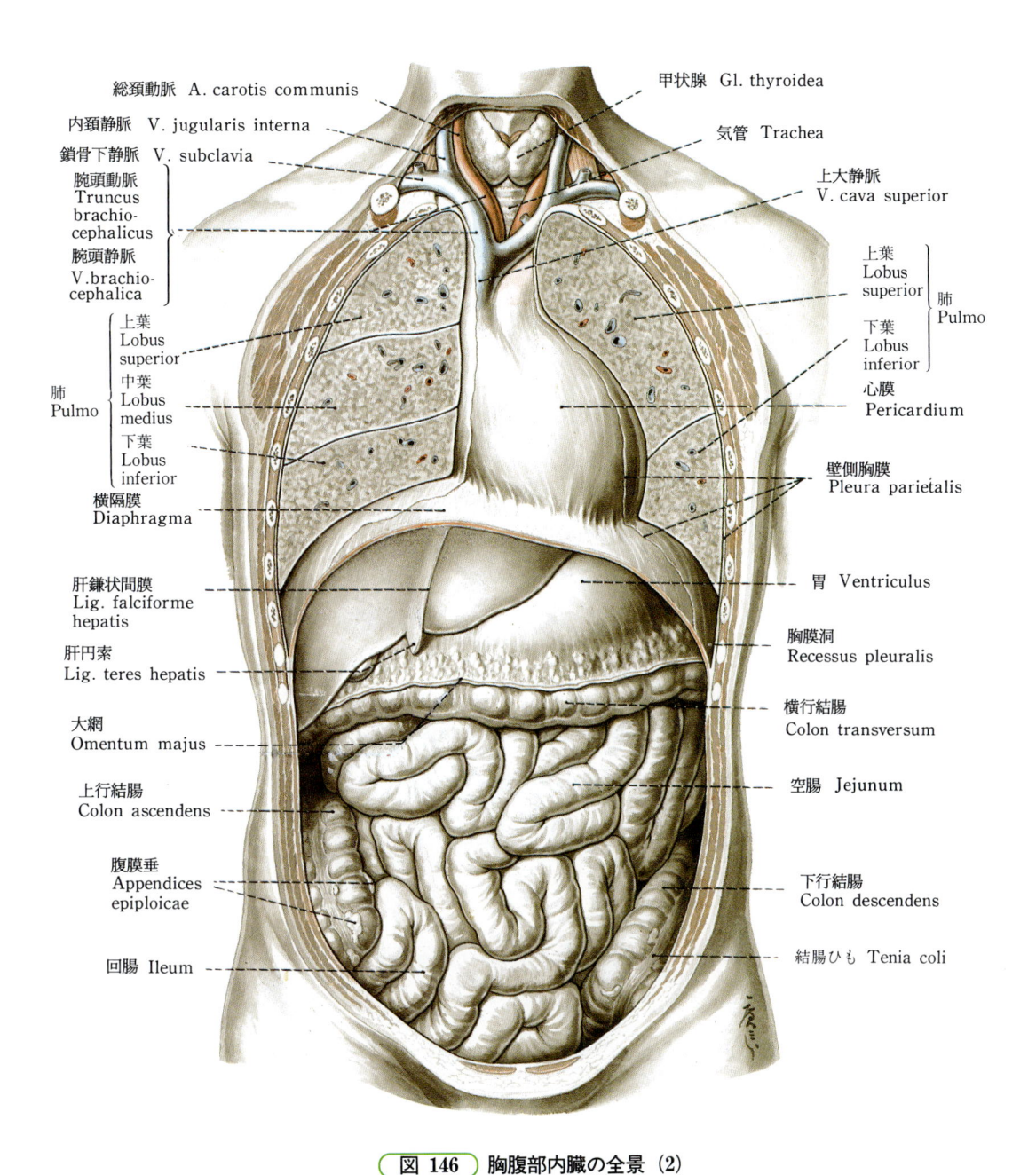

図 146 胸腹部内臓の全景 (2)
前図において 胸腺を除去し，左右の肺の前半と大網とを切り取った．

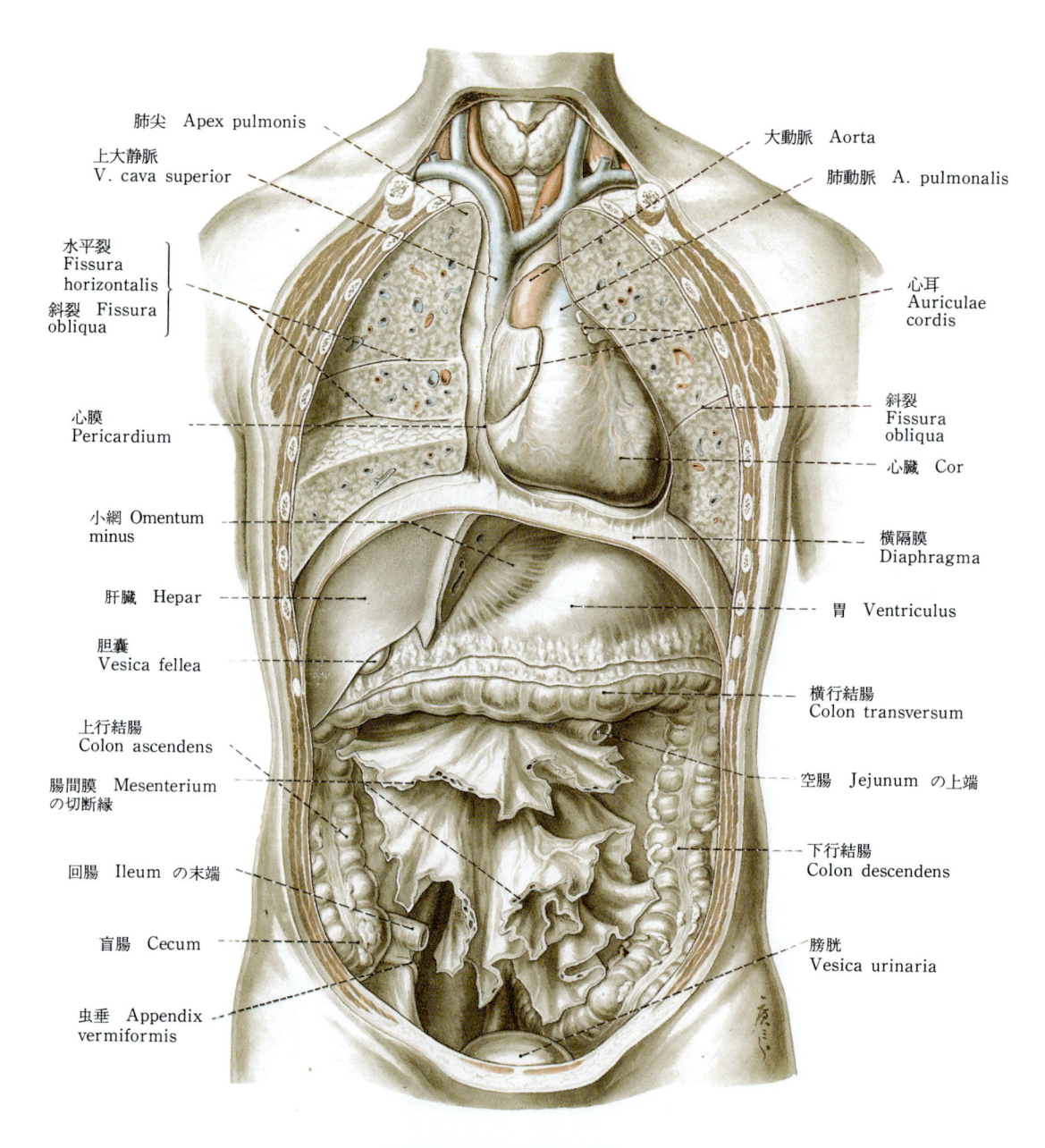

図 147 胸腹部内臓の全景 (3)

前図において 心膜腔を開放し，肺をさらに一部切除し，肝臓の左葉と小腸とを切り取った．

内 臓 学　*169*

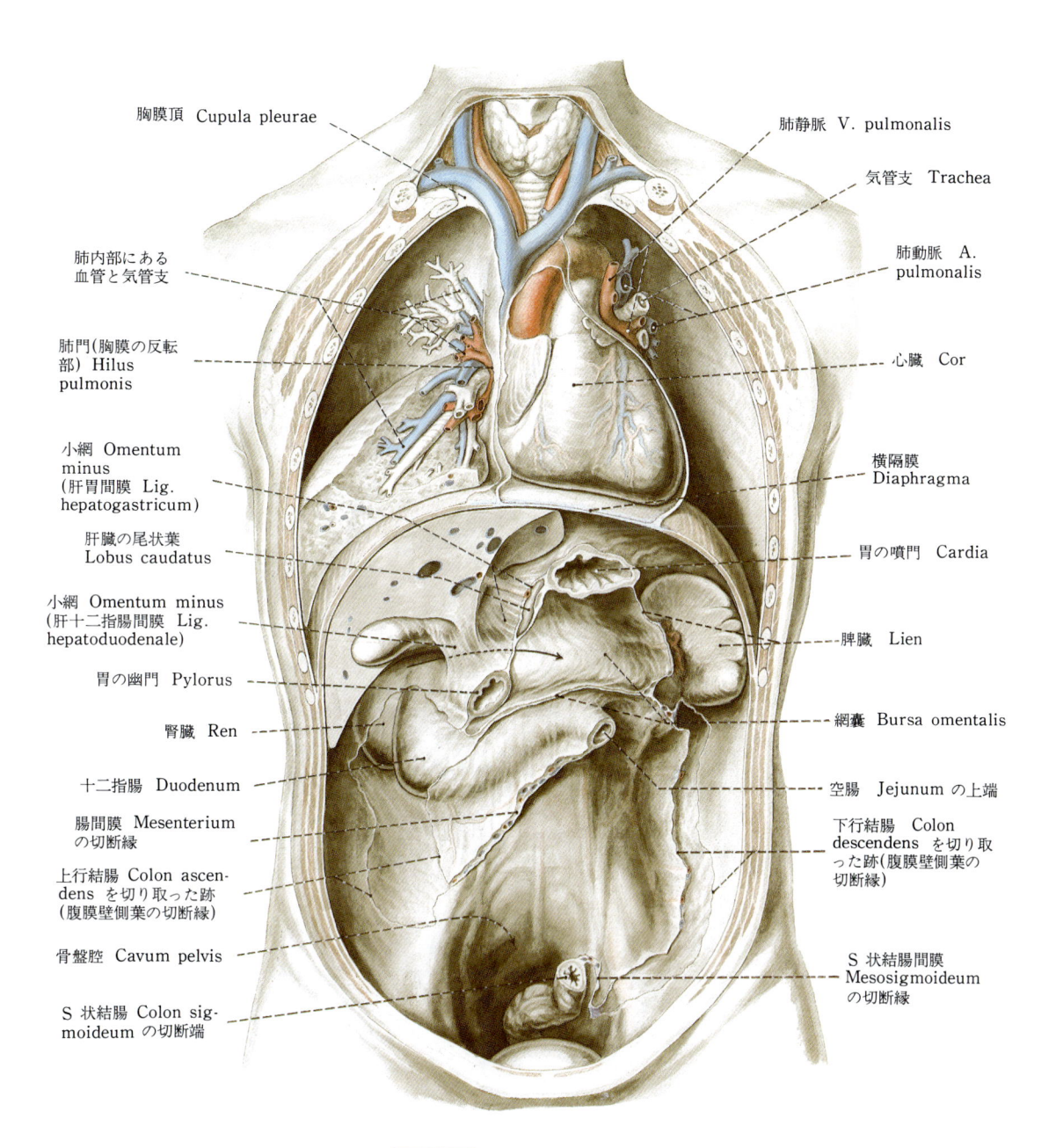

胸膜頂　Cupula pleurae
肺静脈　V. pulmonalis
気管支　Trachea
肺内部にある血管と気管支
肺動脈　A. pulmonalis
肺門(胸膜の反転部)　Hilus pulmonis
心臓　Cor
小網　Omentum minus（肝胃間膜 Lig. hepatogastricum）
横隔膜　Diaphragma
肝臓の尾状葉　Lobus caudatus
胃の噴門　Cardia
小網　Omentum minus（肝十二指腸間膜 Lig. hepatoduodenale）
脾臓　Lien
胃の幽門　Pylorus
網嚢　Bursa omentalis
腎臓　Ren
十二指腸　Duodenum
空腸　Jejunum の上端
腸間膜　Mesenterium の切断縁
下行結腸　Colon descendens を切り取った跡（腹膜壁側葉の切断縁）
上行結腸　Colon ascendens を切り取った跡（腹膜壁側葉の切断縁）
骨盤腔　Cavum pelvis
S状結腸間膜　Mesosigmoideum の切断縁
S状結腸　Colon sigmoideum の切断端

図 148　胸腹部内臓の全景 (4)
前図において 肺・肝臓・大腸の大部分を除去し，さらに胃と腸間膜とを切り取った．

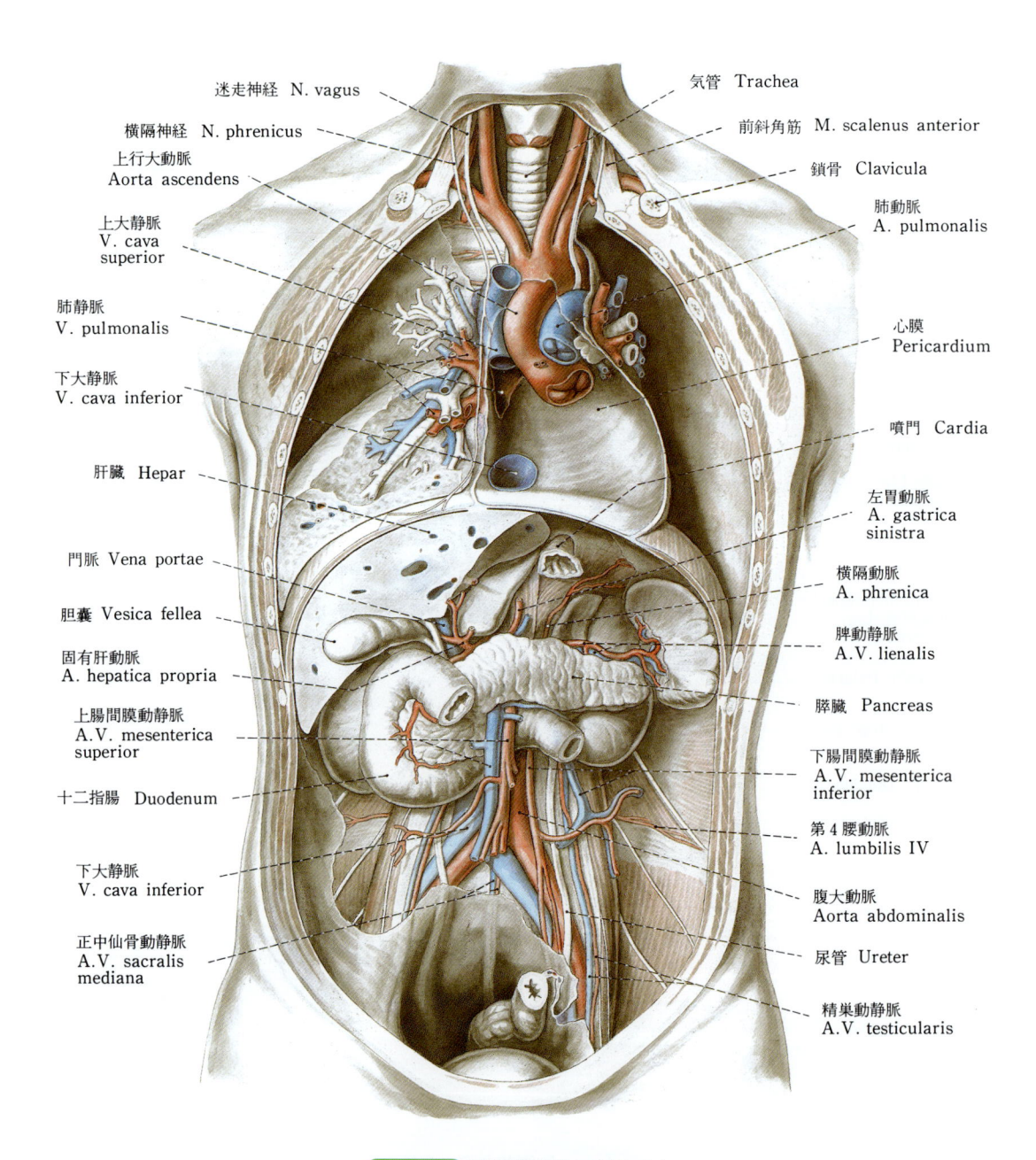

図 149 胸腹部内臓の全景 (5)

前図において 心臓を摘出し，後腹壁の腹膜を剝離して膵臓・十二指腸・腎臓などを現わした．

内臓学　171

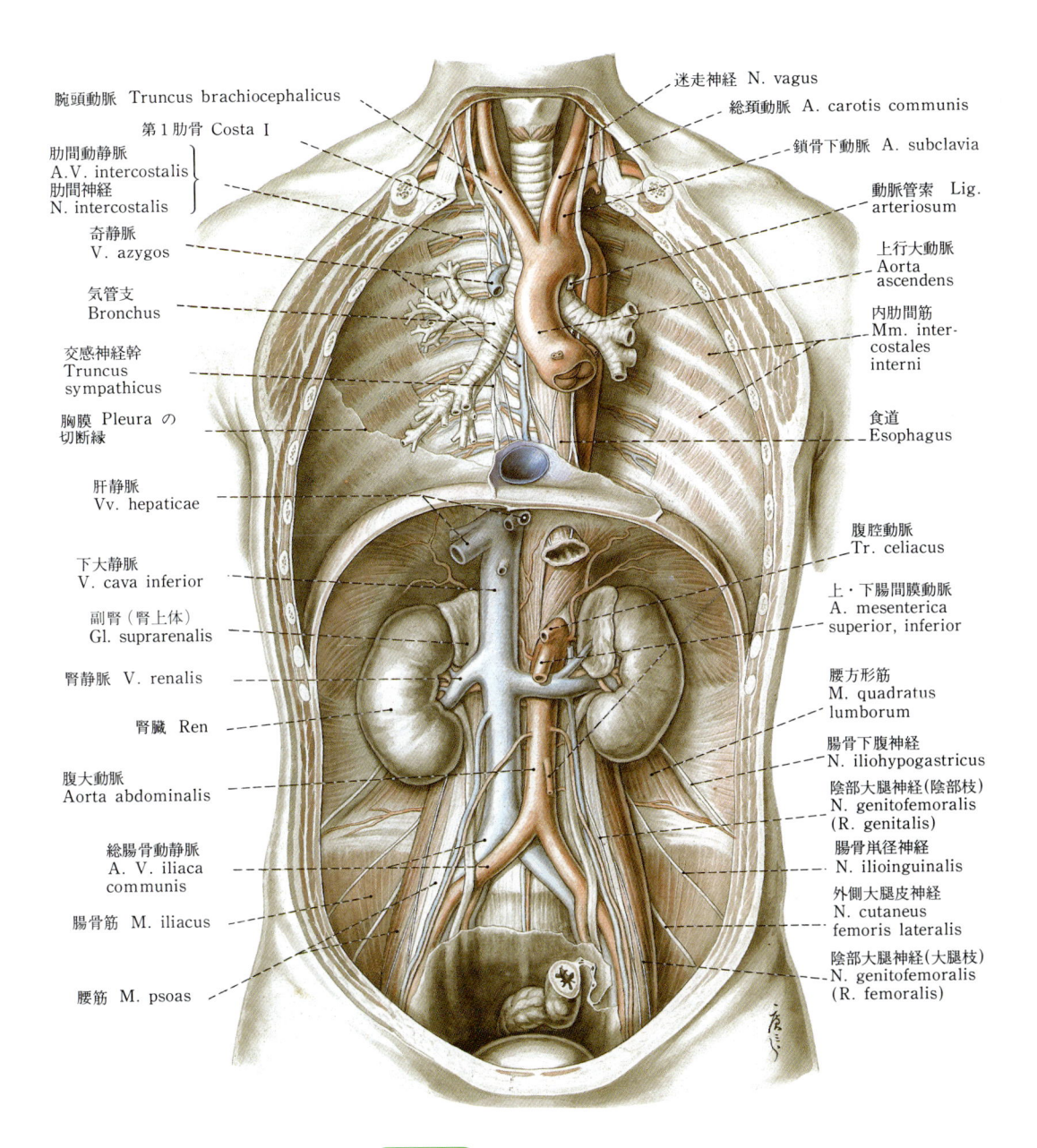

図 150　胸腹部内臓の全景（6）

前図において　胸部では肺の残部・心臓・肺動脈・肺静脈・上大静脈などを除去し，胸膜の肋椎部を剝離した．腹部では肝臓の残部・膵臓・脾臓・十二指腸を取り除いた．

172　内臓学

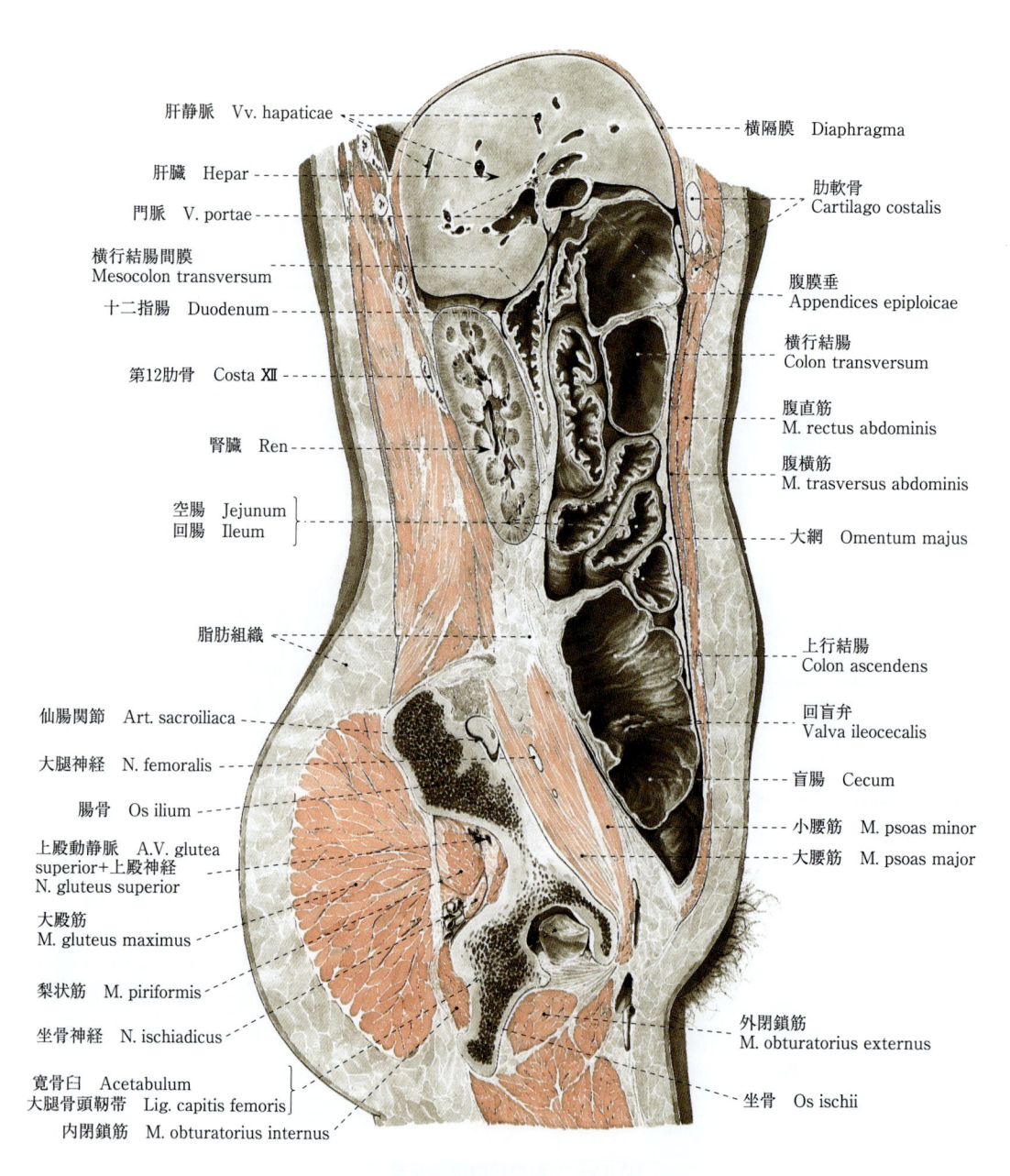

肝静脈	Vv. hapaticae
肝臓	Hepar
門脈	V. portae
横行結腸間膜	Mesocolon transversum
十二指腸	Duodenum
第12肋骨	Costa XII
腎臓	Ren
空腸	Jejunum
回腸	Ileum
脂肪組織	
仙腸関節	Art. sacroiliaca
大腿神経	N. femoralis
腸骨	Os ilium
上殿動静脈	A.V. glutea superior
上殿神経	N. gluteus superior
大殿筋	M. gluteus maximus
梨状筋	M. piriformis
坐骨神経	N. ischiadicus
寛骨臼	Acetabulum
大腿骨頭靭帯	Lig. capitis femoris
内閉鎖筋	M. obturatorius internus
横隔膜	Diaphragma
肋軟骨	Cartilago costalis
腹膜垂	Appendices epiploicae
横行結腸	Colon transversum
腹直筋	M. rectus abdominis
腹横筋	M. trasversus abdominis
大網	Omentum majus
上行結腸	Colon ascendens
回盲弁	Valva ileocecalis
盲腸	Cecum
小腰筋	M. psoas minor
大腰筋	M. psoas major
外閉鎖筋	M. obturatorius externus
坐骨	Os ischii

図 151　腹部の矢状断面（右の腎臓の中央部を通る）

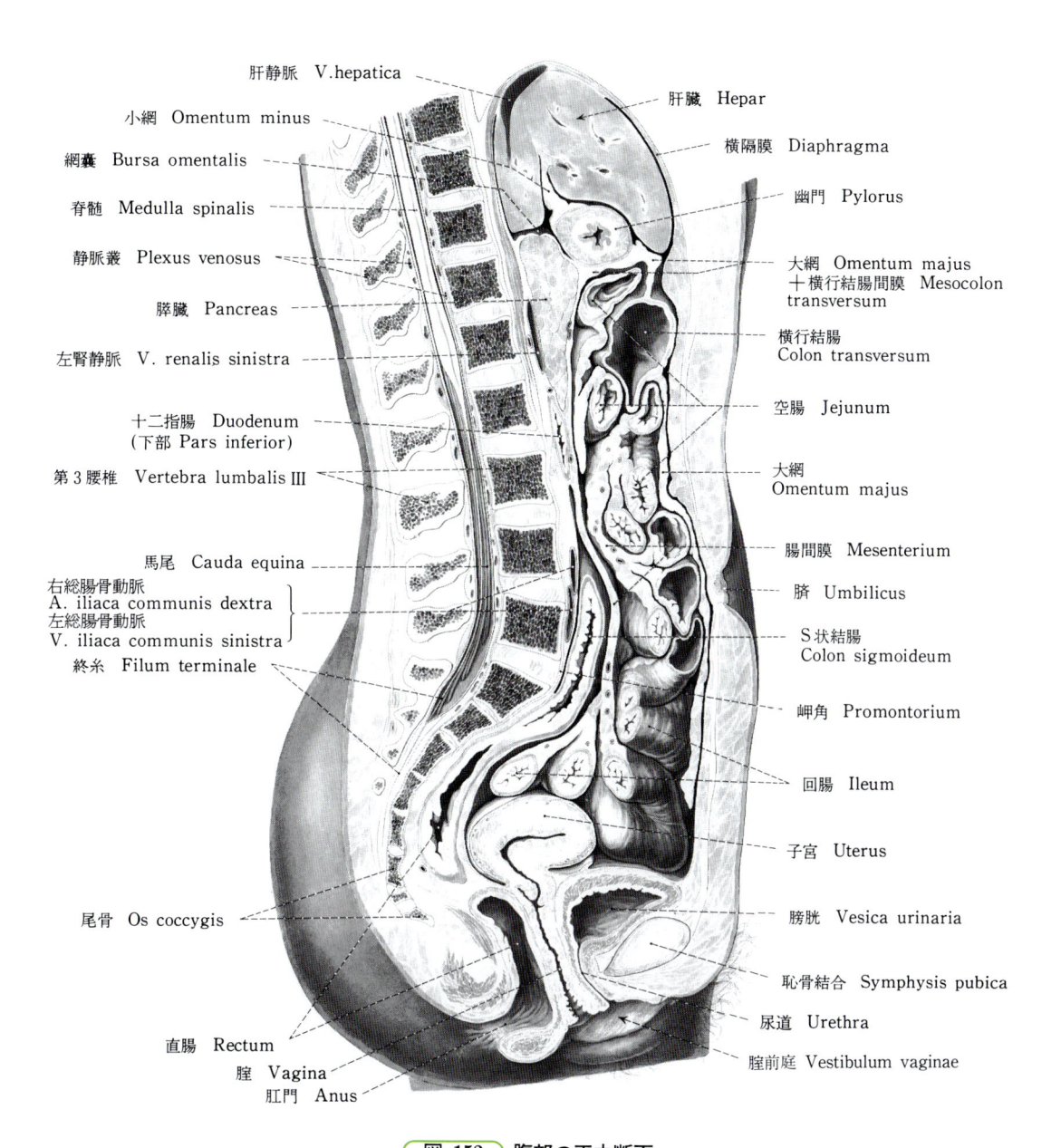

図 152　腹部の正中断面

総　論

　内臓 viscera l., e., Eingeweide d.[1)] という言葉は その意味があいまいで，むかし 解剖学の知識が まだ幼稚だった時代には，体腔内におさめられた器官を すべて内臓といったものである．しかし 今日の系統解剖学では，**内臓学** viscerology e., Eingeweidelehre d. として**消化呼吸器系**と**泌尿生殖器系**に所属する器官だけを取り扱い，内臓と考えてもよい脳・脊髄・心臓・脾臓などは，それぞれ神経系・脈管系などに編入することが多い．

1　器官の構造

　内臓を構成する器官は その数が非常に多く，その形態や構造も さまざまであるが，これを大別すると 実質器官と中空器官の二つになる．

1. 実質器官[2)]

　中空でなく，内部まで組織が充実している器官で，肝臓・膵臓・唾液腺・腎臓・精巣・脾臓・リンパ節・甲状腺・副腎などが この範疇に属する．これらの器官の表面は 結合組織性の**被膜** capsula によって おおわれ(ときには さらにその上を漿膜によって つつまれる)，内部には 器官固有の機能をいとなむ組織 すなわち**実質*** parenchyma が つまっている(図 153)．

　表面の被膜は実質の内部にはいりこみ，実質を多数の**小葉*** lobulus, lobule e., Läppchen d. という小部に仕切ったのち，さらに細かく分かれて その内部に進入している．このように実質のなかに はいりこんだ結合組織を**支質** stroma l., e. あるいは**間質** interstitium l., e. といい，小葉の境をなすものを とくに**小葉間結合組織*** interlobular connective tissue e., interlobuläres Bindegewebe d. という．支質は実質の支柱をなすとともに，器官のなかに分布する脈管・神経・導管などの通路をなしている(図 153)．

　小葉の大きさは 器官の種類により差異があり，一つの器官内でも かなり異なることがある．ごく大まかにいえば，その径は 1mm～1cm ぐらいであるから，輪郭は肉眼で見えるが，実質の構造は もはや顕微鏡的観察の対象である．

---

1), 2)　内臓諸器官を漢方では五臓(心・肝・腎・肺・脾)六腑(胃・胆・膀胱・大腸・小腸・三焦)という．臓は蔵，腑は府で，ともに「くら」という意味，体内にあるので肉(月)偏が添えられたのであって，わが国最初の原著の解剖学書とされる山脇東洋の「蔵志」(1759)には肉は付けてない．ちなみに臓は実質器官，腑は中空器官に用いたものだが，三焦は何をさしたか不明．
　　最近，臓器移植などに関連して使われることの多い**臓器**という言葉については，8頁の脚注を見よ．

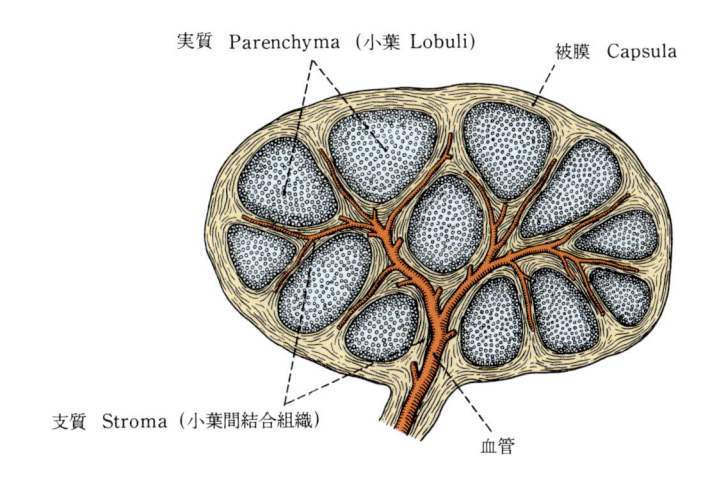

図 153　実質器官の内部構造（断面）

2. 中空器官*

これは内部が空洞になっている器官で，囊(ふくろ)や管のような形をしている．胃・膀胱・胆嚢などは囊状器官の好例で，食道・腸・気管・卵管をはじめ，腺の導管などは　いずれも管状器官に属する．

　　実質器官と中空器官は必ずしも　はっきり区別できない．たとえば　精嚢は腺としての機能を示すと同時に，内部に　かなり広い空室を多数そなえているので，実質器官と中空器官の中間形をなしている．一般の腺でも，終末部から導管に至るまで，微細ではあるが内腔をもっている．

中空器官の壁は，その基本的な点は　いずれも同様の構造を示しており，**粘膜・筋層・漿膜**(または**外膜**)の3層から出来ている．各層は　肉眼的解剖によって　よく観察することが出来る．これらの各層は，器官によって　それぞれ特異の構造を示すが，とくに粘膜の特異性が著明であり，また　粘膜のうちでは　主として　その**上皮**に**器官の特徴**が現われている．

a. 粘　膜* tunica mucosa, mucous membrane e., Schleimhaut d.

　中空器官壁の最内層をなす　柔らかい膜で，その表面(内腔面)は　つねに分泌液によって潤されているために，このように名づけられるのである．粘膜は顕微鏡でしらべると，さらに　つぎの3層[1]に区別される．

　① **上　皮*** epithelium l., e., Epithel d.：　内腔面をおおう上皮組織の薄い膜で，器官の種類と部位により　その性状を異にしている．すなわち　口腔・食道・直腸下部・尿道開口部・腟などのように　機械的刺激の強く働くところは　**重層扁平上皮**により，胃や腸のように　分泌と吸収を行なうところは　**円柱上皮**により，また鼻腔・気管と気管支・精管・卵管のように，細胞や分泌物，塵埃や異物を運搬したり排除したりする必要のある場所では，

---
[1] 粘膜の3層は皮膚の3層と一致している(上皮＝表皮，固有層＝真皮，粘膜下組織＝皮下組織)．それで口や肛門で皮膚が粘膜に移行するときにも，層序の食いちがいは起こらない．

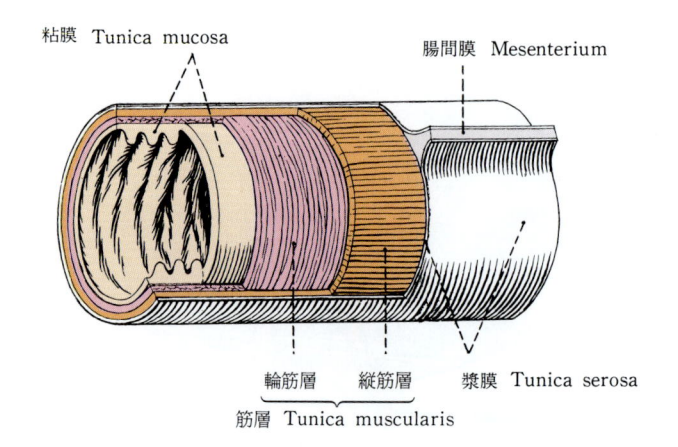

図 154　中空器官の壁の構造（腸管の一部）

線毛上皮によって おおわれている（緒論の「上皮」の項参照）．

②　**粘膜固有層*** lamina propria mucosae：　上皮の外層にある比較的緊密な結合組織の層である（皮膚の真皮に相当する）．

③　**粘膜下組織*** tela submucosa：　最外層をなす疎性結合組織の層で，粘膜を その外にある筋層に結合するとともに，粘膜が筋層に対して よく移動できるようにしている．

消化管の大部分（食道・胃・小腸・大腸）の粘膜には，固有層と粘膜下組織との間に**粘膜筋板*** lamina muscularis mucosae という平滑筋の薄層があるから，粘膜は自身が多少の運動性をもっている．筋板のない粘膜では 固有層と粘膜下組織が移行していて 明瞭な境がない．

b. **筋　層*** tunica muscularis

粘膜の外にある 比較的厚い層で，原則として平滑筋線維から成るが，例外として軟口蓋・咽頭・食道上部・喉頭などは横紋筋線維で出来ている．嚥下運動・発声運動など，一部の機能を除いて，一般に内臓壁の運動は平滑筋，横紋筋の別なく 不随意的である．

筋層は一般に走向を異にする2層から成り，1層は輪走線維で，他は縦走線維である．通常 内がわに輪走筋が，外がわに縦走筋が層をなす．（「内輪外縦」とおぼえるとよい．）これら両筋層の運動は たがいに対抗していて，輪走筋は管を細く長くし，縦走筋は管を太く短くする．この両運動が適当に組み合わされ，律動的に起こることによって，中空器官の壁はいわゆる **蠕動** peristalsis e., Peristaltik d. を行なう．胃・膀胱・子宮などでは筋層がよく発達し，その線維の層序や走向も複雑である．

筋層の中には 多数の神経線維が分布している．一般に 数種のニューロン（の突起＝神経線維）が筋線維に接着あるいは接近して終わり，それぞれ異なる伝達物質によって，筋線維を収縮させたり 弛緩させたりしている．

縦走筋層と輪走筋層の間には，いたるところで筋線維束の移行がみられ，これは収縮の

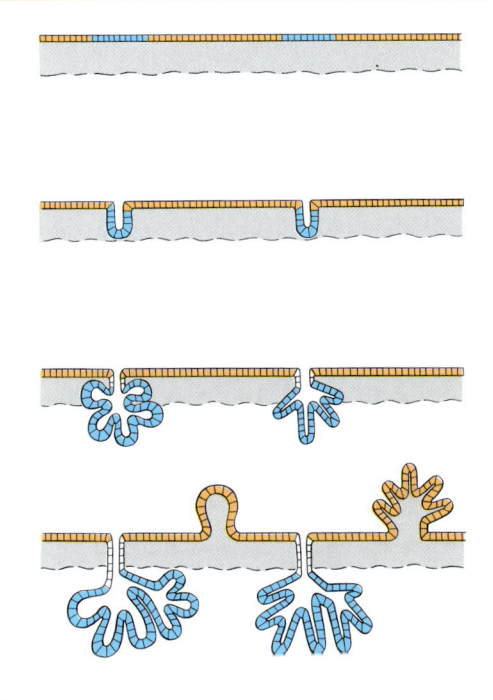

図 155　発生学的に粘膜上皮から腺の発達するところを示す模型図

興奮を一つの筋層から他の筋層へ伝えるものである．微妙な蠕動運動は，このような移行線維を介して 筋層の各層が協調的に働くことによって 実現するものである．

c. 漿膜・外膜

筋層の外がわ，すなわち器官の表面は，器官の種類と部位によって，漿膜か外膜かに 包まれている．**漿膜*** tunica serosa というのは 表面が滑沢な薄い膜で，胃・腸・肝臓・肺・心臓などの自由表面を包んでいる．**外膜*** tunica adventitia というのは疎性結合組織の層で，食道・気管・膀胱下部などのように 周囲と癒着している器官の表面を包み，器官と周辺構造を結合している．

2　腺

一定の物質を 皮膚または粘膜の表面へ分泌ないし排泄する器官を **腺**[1] glandula, gland e., Drüse d. という．出された物質が生活機能に役立つときは **分泌** secretion e., d. といい，からだに無用のものであるときは **排泄** excretion e., d. というが，厳密な区別はつけ

---

[1] 「腺」は医範提綱で宇田川玄真が創った国字である．杉田玄白の解体新書では まだオランダ語をそのまま使っていた．「腺」は分解すると「肉体の泉」という意味で，その思いつきの良さに敬服させられる．いまでは中国でもこの字を逆輸入して使っている．腺の英語 gland はラテン語 glans に由来し，また glandula は glans の縮小形である．この glans はドングリなどの実のことで，本来「肉体」とか「泉」の意味はない．したがって，古くはドングリの実に似た器官を，その分泌機能や導管の有無と関係なく glandula とよんだ．リンパ腺(今日，正式にはリンパ節に改められている)，扁桃腺(正式には扁桃)，胸腺などはその例である．

られない．腺は発生学的には 皮膚または粘膜の上皮が 表面から深部へ落ちこんで生じたものであるから，一般に上皮との連絡は導管として保たれており，その分泌部は必ず上皮組織で出来ている（図155）．

腺には その構造上 さまざまな階程がある．もっとも単純なものを**単一腺*** simple gland e., Einzeldrüse d. といい，つぼ や試験管の形をして，各個 別々に皮膚または粘膜の表面に開口している．汗腺・脂腺・胃腺・腸腺などは その例である．単一腺の さらに簡単な形は **杯 細胞*** goblet cell e., Becherzelle d. である．これは 消化管・気道などの粘膜上皮の いたるところに数多く存在する，ワイングラスの形をした細胞で，粘液を分泌する．すなわち1個の細胞から出来た単一腺とみなすべきものである．これに反し，多数の単一腺が集合して **導管*** excretory duct e., Ausführungsgang d. という1本の管によって，皮膚または粘膜の表面に開口するものを**複合腺*** compound gland e. という．単一腺は小さくて粘膜のなかに埋まっているが，複合腺は単一腺よりも大きいから，その小さいものでも 粘膜の下層に はみだし（小唾液腺・食道腺・十二指腸腺など），大きいものになると，粘膜を遠く離れて 独立の器官をつくっている（大唾液腺・肝臓・膵臓など）．

腺は また その**分泌部** secretory portion e.（**終末部** terminal portion e., Endstück d. ともいう）の形によって**胞状腺** alveolar gland e.（分泌部が円いふくろの形をしているもの）と**管状腺** tubular gland e.（分泌部が試験管の形をしているもの）に大別される．これらの中間形 すなわち分泌部が徳利形をしているものもあり，これを**管状胞状腺** tubulo-alveolar gland e. という．ただし，これは だいたいの規準を示したもので，各型の間には多数の移行型がみられる．

以上述べた腺は いずれも皮膚または粘膜に開口し，その分泌物ないし排泄物は体外（消

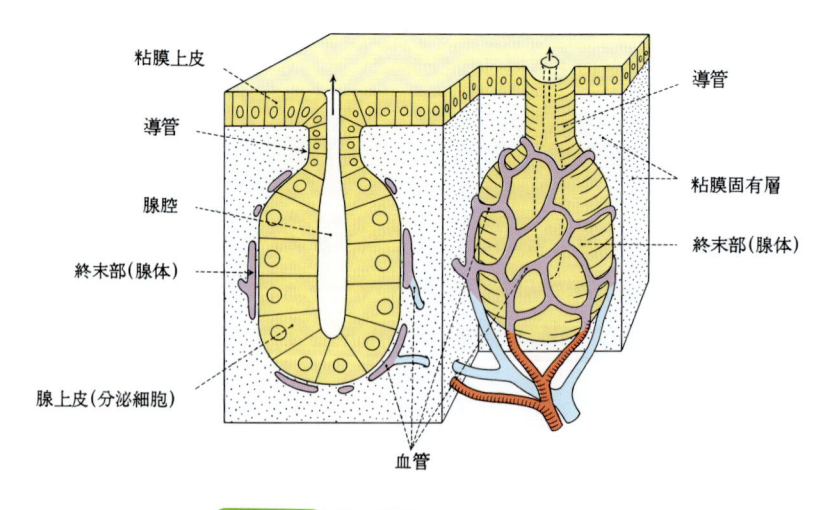

図 156 腺の構造と血管分布を示す模型図
粘膜内にある2個の単一腺を示した．左は縦断像，右は立体像．

化管の内腔も体外と考えてよい)に送られるもので，**外分泌腺** exocrine gland e., exokrine Drüse d. とよばれる．これに対して 導管がなく，その分泌物が周囲の血管またはリンパ管のなかに吸収されて 体内を循環するものがある．これを **内分泌腺** endocrine gland e., innersekretorische Drüse d. とよび，このような分泌物が特定のはたらき（生理活性）を示す場合，この物質を**ホルモン** hormone e., Hormon d. とよぶ．

3 漿 膜

肺・心臓・腸・肝臓などのように，体腔内で能動的または受動的運動を行なう器官では，周囲と摩擦を少なくするために，器官の表面とこれを容れている体腔の内面とは**漿 膜*** tunica serosa という薄い膜で おおわれている．漿膜は内臓の表面や体腔の内面に癒着し，その表面は1層の扁平上皮で おおわれているから，非常に滑沢である．

まず体腔の内面をおおった漿膜は，つぎに一定の場所で折れ返って 器官の表面に移行するので，一般に閉鎖嚢をなしている．その体腔を おおう部分を**壁側葉*** lamina parietalis[1]，内臓を包む部分を**臓側葉*** lamina visceralis[2] といい，壁側葉と臓側葉の間の狭い空間を**漿膜腔*** serous cavity e., seröse Höhle d. と名づける．漿膜腔は生体では狭い空隙をなし，壁側葉と臓側葉とは相接触している．漿膜腔には少量の**漿液*** serous fluid e., seröse Flüssigkeit d. という無色または淡黄色の透明の液があって，両葉間の摩擦を少なくしている．胸膜炎・心膜炎・腹膜炎などのときに浸出液のたまる所は，この漿膜腔である．

漿膜の反転部は体壁と器官との唯一の連絡部であって，脈管・神経・導管などは すべて

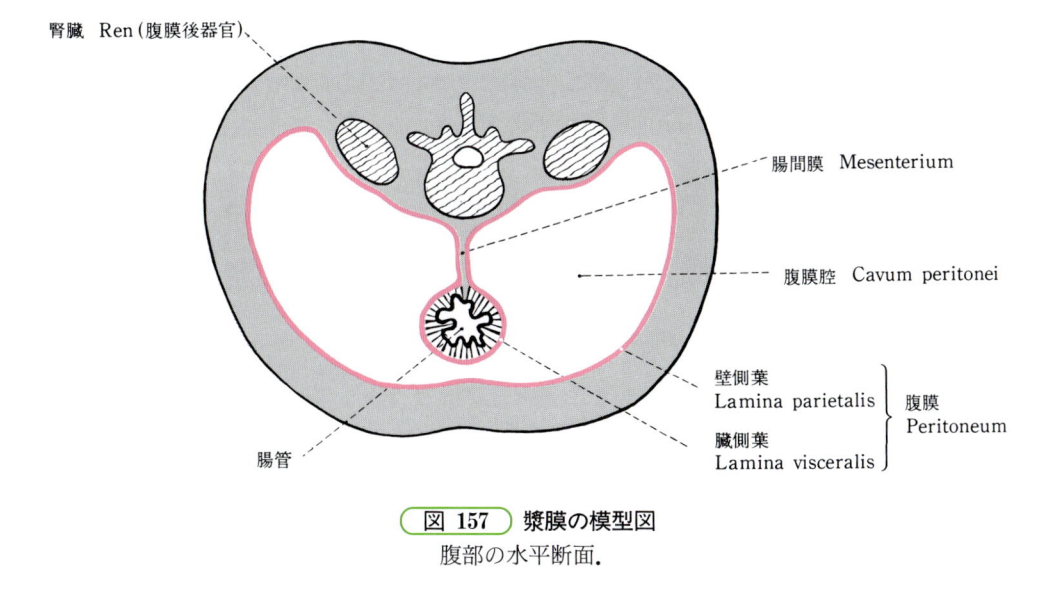

図 157 漿膜の模型図
腹部の水平断面．

---

[1], [2] たとえば「胸膜の壁側葉」，「胸膜の臓側葉」というのだが，これを簡単に「壁側胸膜」，「臓側胸膜」と呼ぶこともある．

この部を通って器官に出入している．この反転部が とくに延びて漿膜の二重層で出来た膜様体をなしているものを**間膜**[*1)]という．腸間膜は その典型的なものである(図157)．

漿膜の厚さは50〜100μmほどで，一般に臓側葉よりも壁側葉の方が はるかに厚い．組織学的には上皮・固有層・漿膜下層の3層が区別される．上皮は多角形の扁平細胞の1層から成り，特定の場所(下記)では 細胞間に**小口** stoma, stigma l., e., d. があって，これによって，漿膜腔は漿膜内のリンパ管と連絡していると言われる(286頁)．固有層は弾性線維に富んだ結合組織の層であり，漿膜下層は その外にある疎性結合組織の層で，漿膜を器官ないし体壁と結びつけている．

人体には**胸膜*** pleura, **心膜*** pericardium, **腹膜*** peritoneum という3種の漿膜がある．その詳細は各論に譲る．

> これら3種の漿膜は，発生学的には，初め腸管の両側に対称的に現われる**体腔** coelom という空所を裏づけている．体腔は後に横隔膜の出現によって胸膜腔と腹膜腔とに分かれ，また頭腸に属する体腔(＝心膜腔)は胸膜腔と境されて独立するとともに，心臓の下降に伴って胸部に下り，左右の胸膜の間に割りこんで心膜腔となる．なお 男では 胎生後期になって腹膜の一部が伸び出して独立し，精巣鞘膜をつくる(図250, 269)．

各 論

I. 消化呼吸器系(または腸系)

これに**消化器**と**呼吸器**とを分けるが，発生学的には 両者とも 口から肛門に至る**腸管**という1本の管から発達したものであって，つまり呼吸器は消化器から分岐したものにすぎない．機能の面では関係のない両器官を一つの器官系にまとめて扱うのは，こうした発生学的な関連性によるのである．

A. 消 化 器

消化器 digestive organs e., Verdauungsorgane d. は食物を摂取し，それから栄養分を吸収する器官系で，言いかえると からだの構成材料と エネルギー源としての燃料とを取りこむものである．

消化器は大別すると**消化管*** digestive tract e., Verdauungskanal d. と**消化腺*** diges-

---

1) 一般名としての「間膜」に対するドイツ語や英語はない．ドイツの解剖学者 Braus は Meso という言葉を推賞したが，慣用されてはいない．

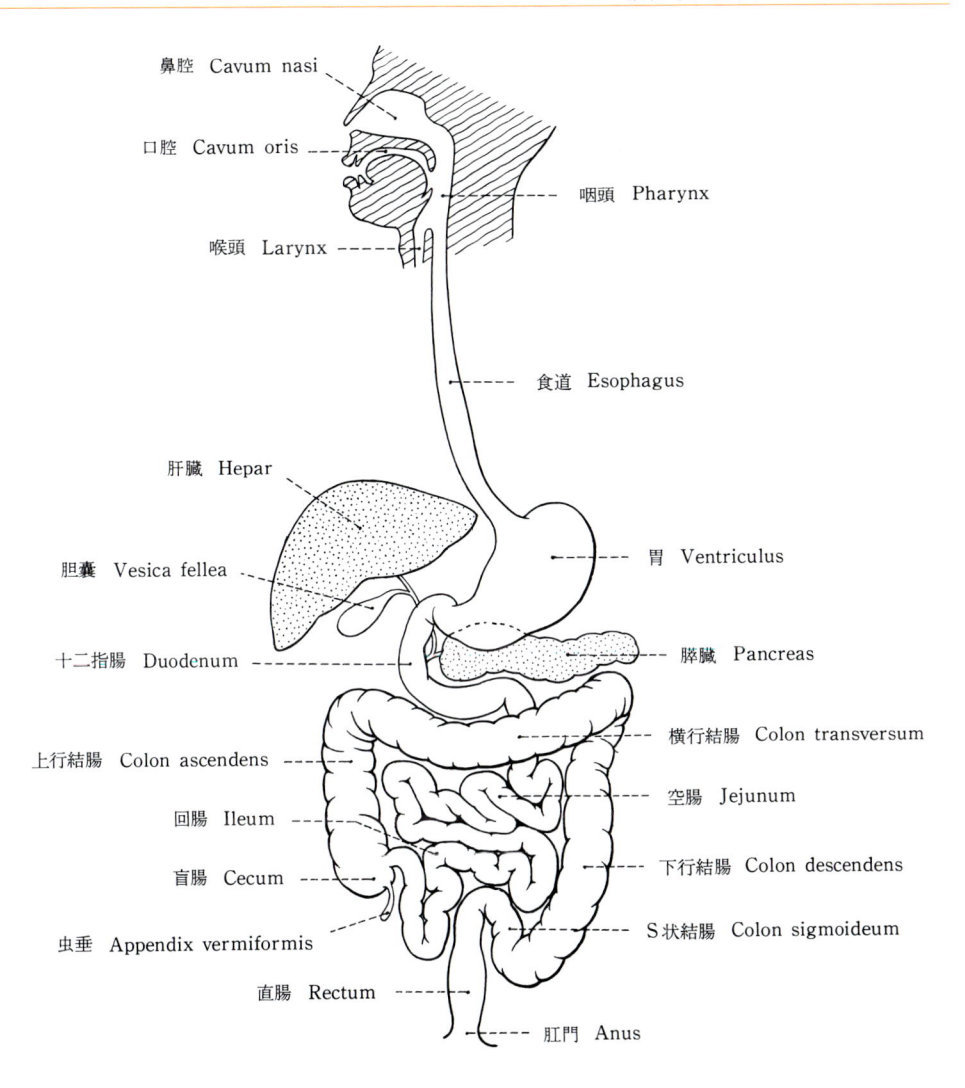

図 158 消化器の全景（模型図）
頭を右に向けた状態で前から見た．

tive glands e., Verdauungsdrüsen d. とになる．消化管は口から肛門にいたる管であるが，その部位によって形・構造・生理的機能などが ちがっているので，これに 口腔・咽頭・食道・胃・小腸・大腸の諸部が区別される．消化腺にも さまざまなものがあるが，管壁のなかに埋まっている 小さい腺と，消化管から独立して 1個の器官を形成し，分泌物を導管によって 消化管のなかに送りこむ 大きい腺とに分けられる．大唾液腺や肝臓・膵臓などが後者の例である．消化器の構成を表示すると つぎの通りである．

```
口 腔＝咽 頭＝食 道＝胃＝小 腸＝大 腸
 ↑                      ↑
口腔腺                肝臓・膵臓
```

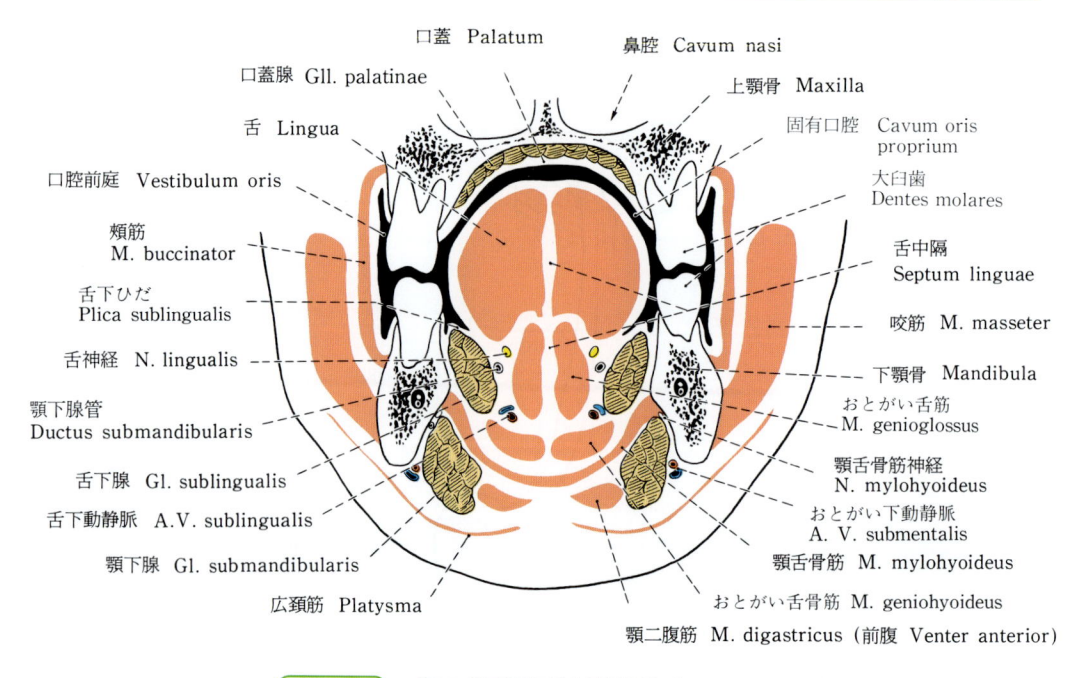

図 159　口腔の前頭断面（半模型図）[Corning，改変]

1　口腔

　口腔* cavum oris, oral cavity e., Mundhöhle d. は消化管の最上部である．食物の咀嚼を行なうほかに，発声器および味覚器として重要な役目を演じ，また ときに補助気道としても役立っている．口腔は口腔前庭と固有口腔に分けられる（図159，168）．

　①　**口腔前庭*** vestibulum oris：　これは上下の歯列と歯槽部の外側を取りまくU字形の狭い空間である．後ろは固有口腔に接し，前方と側方は口唇と頬によって境され，また上下両唇の間にある口裂によって外界に開いている．

　②　**固有口腔*** cavum oris proprium：　上壁は口蓋で，これによって鼻腔から境され，下壁は**口底** Mundboden d. で，舌が その大部分を占め，前方と側方は 上下の歯列と歯槽部とによって 口腔前庭から境され，後方は **口峡*** fauces によって咽頭に通じている．口腔は口を閉じた状態では 舌で充たされて，狭い円蓋状の間隙を残すだけである（図159）．

　口腔粘膜：口腔の壁は すべて重層扁平上皮をもつ粘膜で おおわれ，粘膜の内部と下層には多数の唾液腺がある．粘膜の性質は部位によって著しくちがっている．すなわち口唇・頬・軟口蓋などでは軟らかであるが，歯肉や硬口蓋では硬くて，下層の骨と密に結合しており，また 舌では 粘膜面に乳頭が密生している．

　口唇* labia oris, lips e., Mundlippen d.：　**上唇** labium superius と**下唇** labium inferius との間には**口裂*** rima oris, opening of the mouth e., Mundspalte d. があって，その外側

隅を**口角*** angulus oris, corner of the mouth e., Mundwinkel d. といい，口角の外側で上下口唇の相会するところを**唇交連** commissura labiorum[1] という．上唇外面の正中線には樋状の**人中*** philtrum，その外側には浅い八字形の**鼻唇溝** sulcus nasolabialis がある．また下唇と おとがい との境には弓形の **おとがい唇溝** sulcus mentolabialis が横に走っている．上下両唇の内面正中線には 歯肉との間に薄い粘膜のひだがあり，これを それぞれ**上唇小帯** frenulum labii superioris および **下唇小帯** frenulum labii inferioris という（図168）．口唇は口蓋とともに 哺乳類で初めて出現したもので，元来 **母乳を摂取する役目**をもつものである．

口唇は 外がわは皮膚，内がわは粘膜で おおわれ，両者の中間に筋板（主として口輪筋）がある．皮膚が唇の辺縁で粘膜に移行する部分は，帯状の**赤色唇縁*** roter Lippensaum d. をつくっている．この領域は，表層に色素が少ないためと 表皮の角化が弱いために，深部の血液の色が透過して赤く見えるのである．（粘膜面や新生児の体表などが赤色を帯びているのも同じ理由による．）

頬* bucca, cheek e., Wange d.： 口腔前庭の外側壁をなしている軟部で，口唇の後外側に続いている．その構造は ほぼ口唇と同じで，内面は粘膜，外面は皮膚によって おおわれ，その間に筋板（頬筋・頬骨筋・笑筋）などを はさんでいる（図159，168）．

粘膜には，上顎の第2大臼歯に対向するところに**耳下腺乳頭*** papilla parotidea という小突起があり，耳下腺管（200頁）が ここに開口している．

2 歯

歯* dentes, teeth e., Zähne d. は食物の咀嚼を行なう硬い器官で，上下顎骨の歯槽部の上に排列してU字形の**歯列弓*** arcus dentalis, dental arch e., Zahnbogen d. をつくっている（図159，168）．

▶歯の種類と形状◀

歯は その存在の時期にしたがって **乳歯*** dentes decidui, milk teeth e., Milchzähne d. と**永久歯*** dentes permanentes, permanent teeth e., bleibende Zähne d. に区別される．乳歯は各顎各側に5本ずつ，計20本，永久歯は各顎各側に8本ずつ，計32本ある．永久歯のうちで前方の5本は乳歯に代わって生えるものであるから，**代生歯** successional teeth e., Ersatzzähne d. とよばれる．後部の3本は先行する乳歯がなく，乳歯に続いて付加的に生えるので **加生歯** Zuwachszähne d.[2] とよばれる．加生歯は 理論的には乳歯列に属する歯である（図160〜162）．

---

[1] 口角という語の意味はあいまいで，ときには唇交連の意味にも用いられる．
[2] 「加生歯」に対する英語はない．

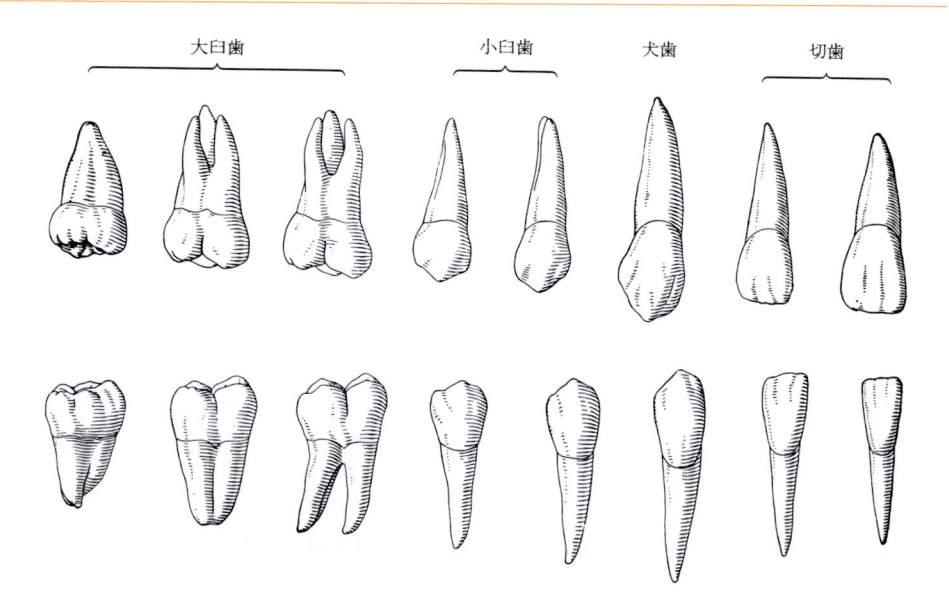

図 160 永久歯(右側)の前庭面 ×1
上列は上顎の歯，下列は下顎の歯．

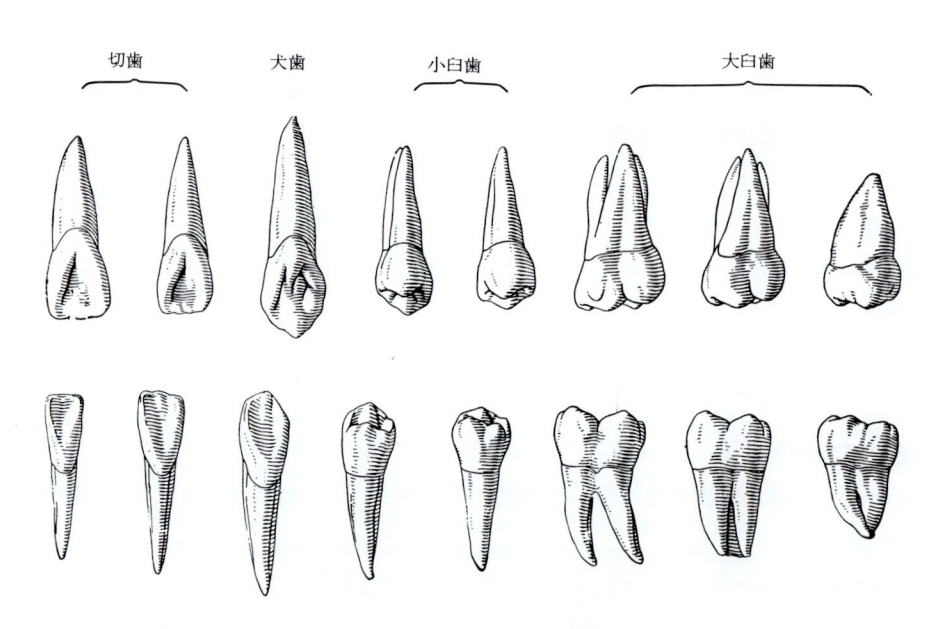

図 161 永久歯(右側)の舌側面 ×1
上列は上顎の歯，下列は下顎の歯．

歯は その位置によって特有の形をしているから，つぎの名称が与えられている．

切歯* dentes incisivi, incisors e., Schneidezähne d.： 各歯列の最前部にある2本ずつの歯で，歯冠が鑿のような形をしているのが その特徴である(図163)．

犬歯* dentes canini, canines e., Eckzähne d.： 切歯の後にある1本ずつの歯で，歯冠

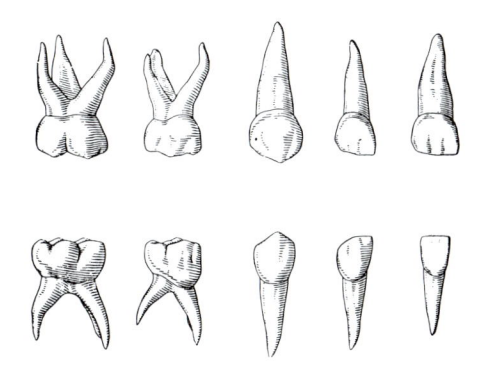

図 162 乳歯(右側)の前庭面 ×1.1
上は上顎の歯，下は下顎の歯

の先端が尖っているために，全体としてランセット形をしている．その他の点では切歯と大した差はない．

臼歯* dentes molares, molars e., Mahlzähne d.； 犬歯の後に続く歯を すべて臼歯という．乳歯列には臼歯は2本ずつあって，これを**乳臼歯*** milk molars e., Milchmolaren d. といい，これらに代わって生える永久歯を とくに**小臼歯*** dentes premolares, bicuspids e., kleine Backenzähne d. といい，加生歯を**大臼歯*** dentes molares, molars e., Mahlzähne od. große Backenzähne d. という．第3大臼歯のことを とくに**智歯*** dentes serotini, wisdom tooth e., Weisheitszähne d. ともいう．これらの臼歯は それぞれ特有の形をしているが，その共通の特徴は 歯冠が複雑化して2個またはそれ以上の**咬頭*** tubercula dentis, cusps e., Höcker d. をそなえ，その結果 **咬合面*** occlusal surface e., Kaufläche d. がつくられていることである．歯冠の複雑化と並行して，歯根もまた分裂しているか，あるいは 少なくとも 分裂の傾向を示している(図165，166)．

▶**歯の各部**◀

歯に歯冠と歯根とを区別する．**歯冠*** corona dentis, crown e., Krone d. は外部に現われた肥厚部で，その表面はエナメル質でおおわれている．**歯根*** radix dentis, root e., Wurzel d. は**歯槽*** alveola(187頁)のなかに埋まっている長い部で，表層はセメント質でおおわれている．その先端は細くなって**(歯)根尖*** apex dentis に終わっている．歯冠と歯根の移行するところは，ふつう少しくびれていて，**歯頚*** collum dentis, neck e., Hals d. とよばれ，歯肉によって取り巻かれている．

歯冠と歯根の内部には，外形と似た形の**歯髄腔*** cavum dentis, pulp cavity e., Pulpahöhle d. があって，なかに歯髄を充たしている．歯髄腔は歯根のなかを**(歯)根管*** canalis radicis dentis, root canal e., Wurzelkanal d. として走り，根尖で**(歯)根尖孔*** foramen apicis dentis となって外に開いている．根尖孔からは，歯槽の血管や神経が歯髄腔のなか

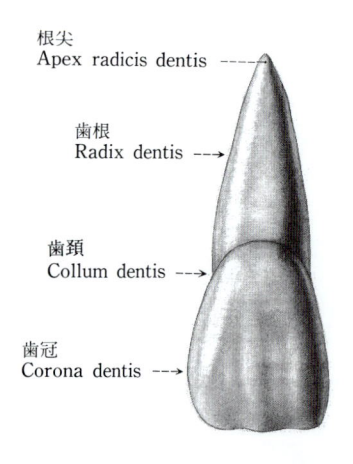

図 163 切歯の外景
上顎右側第1切歯の唇側面．

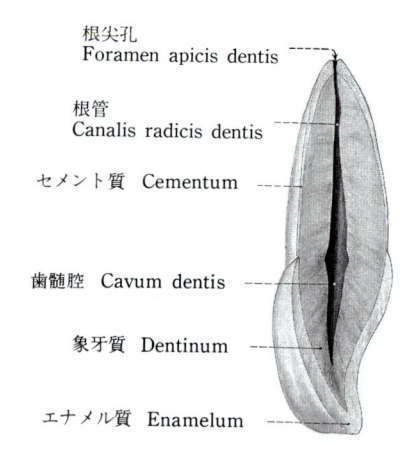

図 164 切歯の内景
上顎右側第1切歯を縦断した．

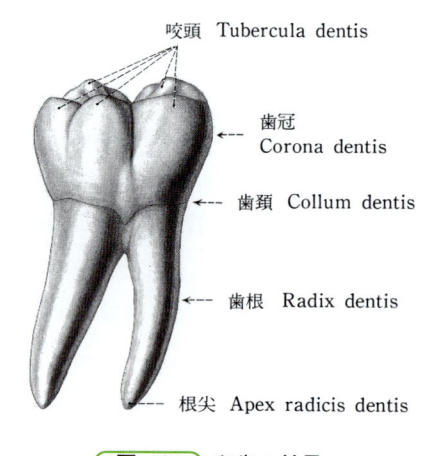

図 165 臼歯の外景
下顎右側第1大臼歯の頰側面．

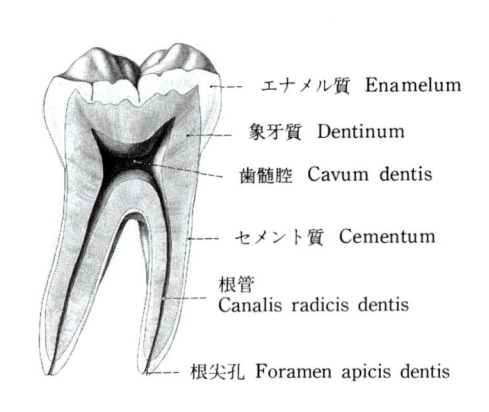

図 166 臼歯の内景
下顎右側第1大臼歯を縦断した．

に進入し，歯髄に分布している（図 164，166，167）．

▶歯の構造◀

歯の主要部は 象牙質・エナメル質・セメント質の3種の硬組織から成っている．

① **象牙質*** dentin e., Zahnbein od. Dentin d.： 歯髄腔の壁をなす もっとも厚い硬組織層で，歯の組織の主体をなすものである．無数の**象牙細管*** dentinal tubule e., Dentinkanälchen d. によって放射状に貫かれ，細管のなかには**象牙芽細胞**（後述）の突起である**象牙線維*** dentin fiber e., Dentinfaser d. がはいっている．象牙細管の太さは2〜5μmである．象牙質は理論的には一種の骨組織にほかならない．

② **エナメル質*** enamel e., Schmelz d.： 歯冠の表面をおおう高度に石灰化した組織

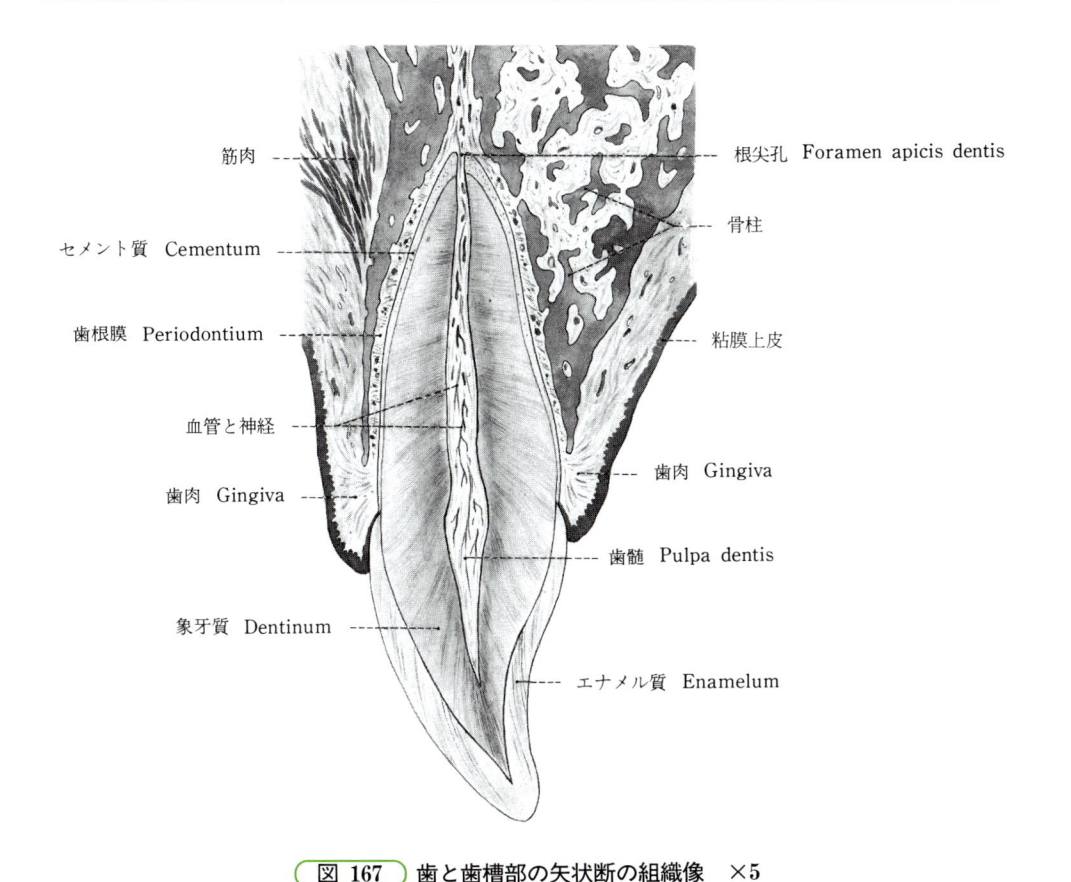

図 167 歯と歯槽部の矢状断の組織像 ×5

で，人体中 もっとも硬い．無数の**エナメル小柱*** enamel rod e., Schmelzprisma d. から成っている．小柱は歯冠の象牙質を中心にして ほぼ放射状に走っており，その太さは3〜5 μmである．

③ **セメント質*** cementum l., e., Zement d.： 歯根の表層をつつむ薄い層で，骨組織の一種である．骨細胞に相当するものを **セメント小体** というが，これは 歯頸部の近くでは存在せず，根尖に近い部位に見られる．

④ **歯 髄*** pulpa dentis, dental pulp e., Zahnpulpa d.： 発生期の歯乳頭の残存したもので，幼若型に近い 一種の結合組織から成っている．表層の歯髄細胞は とくに分化して **象牙芽細胞*** odontoblast e., d. となっている．象牙芽細胞は 歯の発生期に 象牙質を造り出したから この名があるので，細胞の突起は前述の通り 象牙線維として象牙細管のなかに進入している．歯髄には 根尖孔から血管や神経が豊富に分布している．そのうち 神経だけは さらに伸びて 象牙質のなかにまで分布し，歯痛を伝える重要な役を担っている．

▶**歯周組織**◀

歯は **歯根**でもって 上顎骨と下顎骨の**歯槽*** alveola のなかに植えこまれている（骨の

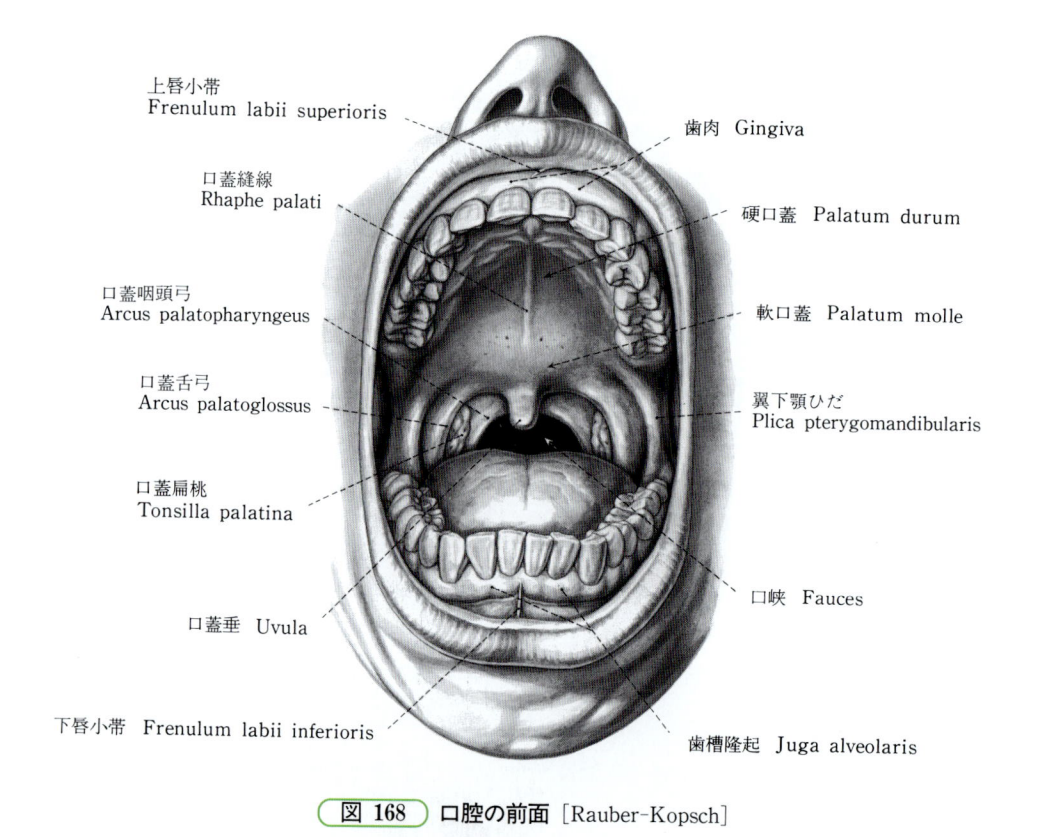

図 168　口腔の前面　[Rauber-Kopsch]

項，48，50頁をも見よ）．歯槽は歯根とおよそ同じ形であるが，わずかに太いから，歯根と歯槽との間に狭い すきまが残る．この すきまを歯根膜が埋めている(図167)．

歯根膜* periodontium, periodontal membrane e., Wurzelhaut d. は結合組織から成り，その主体は セメント質と歯槽骨壁のなかに両端を さしこんでいる膠原線維の束である．**シャーピー線維** Sharpey's fiber e. とよばれる この線維束によって，歯はしっかりと，しかも弾性的に 顎骨に植えつけられている．線維束のあいだは疎性結合組織で埋められ，血管と神経に富む(図167)．

歯槽部の粘膜のうちで 歯に近い部分を **歯肉*** gingiva, gum e., Zahnfleisch d. という．歯肉は粘膜下組織を欠き，下層の骨膜に かたく付着していて，かたい食物などによる機械的刺激に対して 強い抵抗力をもっている(図167，168)．

歯根をとりまく歯根膜と，歯頚部をとりまく歯肉とを合わせて，**歯周組織*** periodontium, l., e., d. とよぶ．文明人の大多数を悩ます歯周炎 periodontitis は，この組織の炎症である．

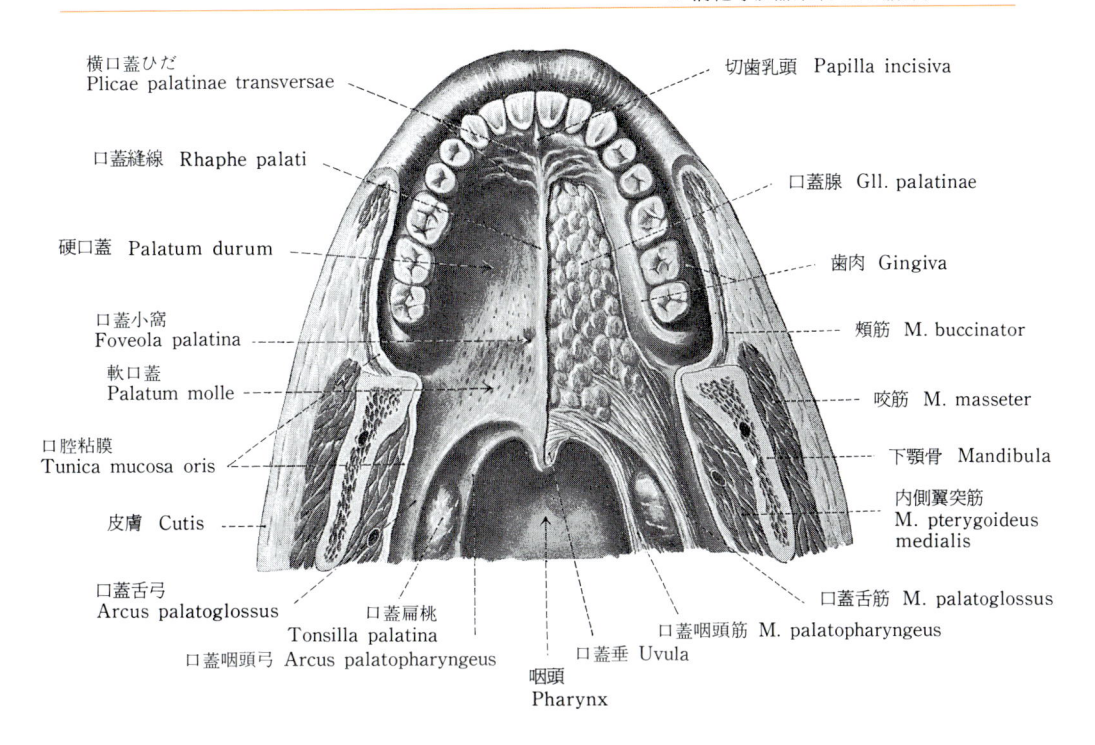

図 169　口　蓋 [Rauber-Kopsch]
左側では 口蓋粘膜を剥離して，その下層にある腺と腱が剖出してある．

3　口　蓋

固有口腔の上壁を**口蓋*** palatum, palate e., Gaumen d.[1]) という．口蓋の上面は すなわち鼻腔底である．口蓋を さらに硬口蓋と軟口蓋に分ける．

硬口蓋* palatum durum, hard palate e., harter Gaumen d.：これは口蓋の前の大部分を占めていて，骨口蓋が その支柱をなしている．その粘膜は上顎歯肉の連続で，これと同様に厚くて 上皮の表層が角化しており，骨膜と かたく結合しているために 機械的抵抗力が強い（図43，168，169，170，171，212～214）．

軟口蓋* palatum molle, soft palate e., weicher Gaumen d.：　口蓋の後部およそ1/3を占め，その後端は自由縁で終わっている．軟口蓋とその上面とをあわせ考えた場合に，すなわち 広義の軟口蓋を**口蓋帆*** velum palatinum という．口蓋帆は なかに骨性の支柱がなく，筋肉と その表面をおおう粘膜とだけから出来ているから，軟らかく かつ自由に運動し，嚥下のときに後鼻孔をふさぐ弁装置をなしている（図184，185）．

軟口蓋の後縁正中部には**口蓋垂*** uvula という乳頭状の突起がある．その両側から，軟口蓋の後縁を外方に向かって，前後2対の弓状の ひだが走っている．これを それぞれ**口蓋**

---
1) 広い意味では，口腔と鼻腔との境をなす板状部の全体を 口蓋ということがある．発生学でいうのは この広義の口蓋である．

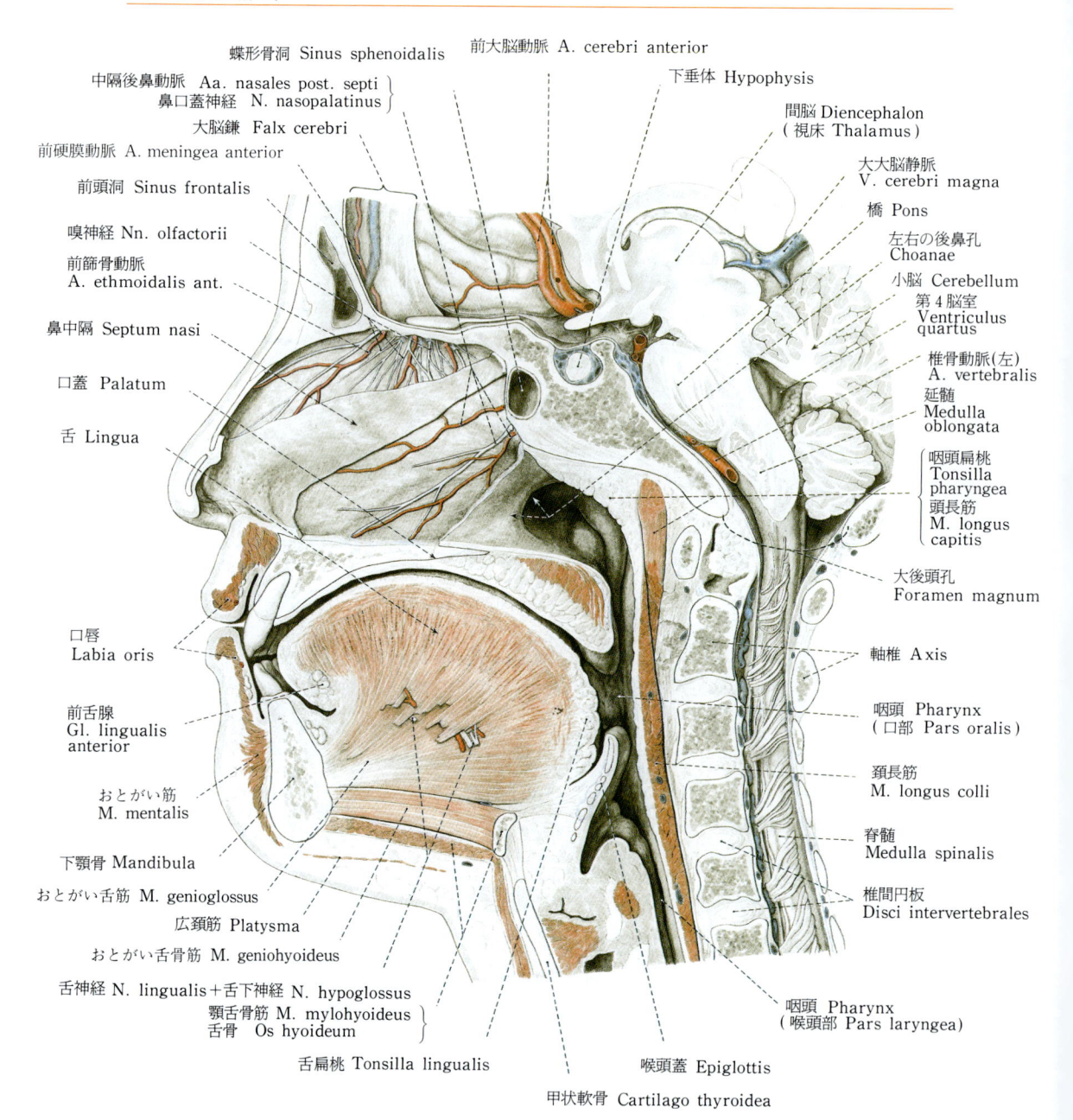

図 170 鼻腔および口腔の矢状断面とその血管および神経
鼻中隔のすぐ左で切ったところ．

舌弓＊ arcus palatoglossus，**口蓋咽頭弓**＊ arcus palatopharyngeus といい，ともに同名筋のために出来た粘膜の ひだである．これら両弓の間には舟状の くぼみ があって，ここに **口蓋扁桃**＊（後述）を容れている．左右の両弓と舌根とで囲まれた空間を **口峡**＊ fauces といい，咽頭腔と口腔との移行部に相当している（図 168, 216）．

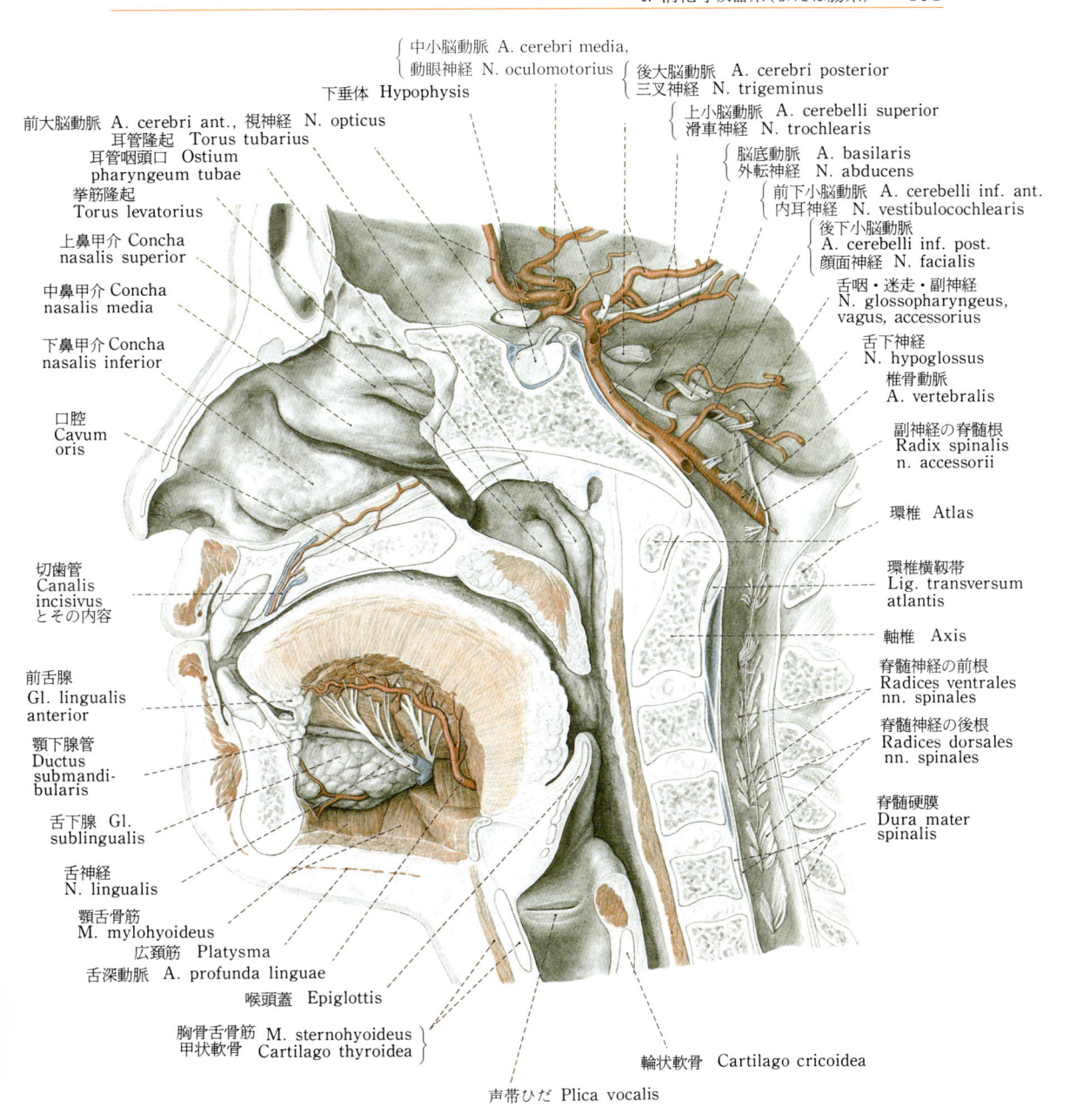

I. 消化呼吸器系（または腸系）　191

図171　頭蓋底・鼻腔・口腔の矢状断とその血管および神経
鼻中隔のすぐ右側で切ったところ．

　口蓋粘膜には正中線に**口蓋縫線** rhaphe palati があって，胎生時に口蓋が左右から癒着した痕跡を示し，その前端の切歯管の下にあたるところでは，粘膜が隆起して米粒大の**切歯乳頭** papilla incisiva となっている．口蓋縫線の前部の両側には 数条の**横口蓋ひだ** plicae palatinae transversae がある．これは 獣類では一般によく発達して 食餌をとると

きの補助装置をなしているが，ヒトでは退化している(図168，169)．

▶**口　蓋　筋**◀

付近の骨部その他から起こって　軟口蓋に付き，その運動を　つかさどるもので，すべて横紋筋である(図169)．

①　**口蓋帆張筋*** m. tensor veli palatini：　頭蓋底(翼状突起の基部と耳管軟骨のあたり)から起こって鉛直に下り(翼状突起内側板の内側に接している)，腱となって翼状突起の鈎をめぐり，内方に折れて口蓋帆のなかに放散している．

②　**口蓋帆挙筋*** m. levator veli palatini：　①の後内側から起こり，咽頭鼻部の外側壁の粘膜下を斜に下内方に走って　口蓋帆に付く．

③　**口蓋垂筋** m. uvulae：　骨口蓋の後鼻棘から起こり，口蓋帆の咽頭側の粘膜下を後走して口蓋垂の末端に及ぶ小筋である．

④　**口蓋舌筋*** m. palatoglossus：　舌根の外側部から起こり，口蓋舌弓のなかを走って口蓋帆に付く．

⑤　**口蓋咽頭筋*** m. palatopharyngeus：　咽頭壁から起こり，口蓋咽頭弓のなかを上って口蓋帆に付く．

作用：　①は口蓋帆を緊張させ，②は口蓋帆を引きあげ，③は口蓋帆を短縮して　これを後上方にあげる．これに反して④と⑤は口峡をせばめるとともに　口蓋を引き下げる．これら両筋が粘膜の土手をつくって，口峡に同名の2対の粘膜弓をつくっていることは，すでに述べた．

神経支配：　①は三叉神経の第3枝の枝，他は咽頭神経叢の枝に支配される．後者の線維は副神経から発するものらしい．口蓋垂筋も咽頭神経叢の枝が支配するものと思われる．

4　舌

舌* lingua, tongue e., Zunge d.[1] は口腔底にあって，粘膜で おおわれた卵形の筋肉塊で，味覚をつかさどり，咀嚼や嚥下を助け，また 発声器の一部として重要な働きをする．

舌に**舌尖*** apex linguae, **舌体*** corpus linguae, **舌根*** radix linguae の3部を区別する．舌尖と舌体との間には明らかな境はないが，舌体と舌根とは　舌背にある V 字形の浅い溝すなわち**分界溝*** sulcus terminalis によって区画されている．舌体と舌根の下面は口底に続き，舌根の外側部は軟口蓋に連なっている．その他の部分は粘膜で　おおわれて　自由表面をもっている(図170，171，172)．

---

[1] 医師のなかには，舌を「ゼツ」，顎を「ガク」，さらには骨まで「コツ」と読まないと重みがないと思っている人が多いが，読者諸君は　明瞭で平易な「した」，「あご」，「ほね」を　これからの医学に定着させるよう，心がけてほしい．

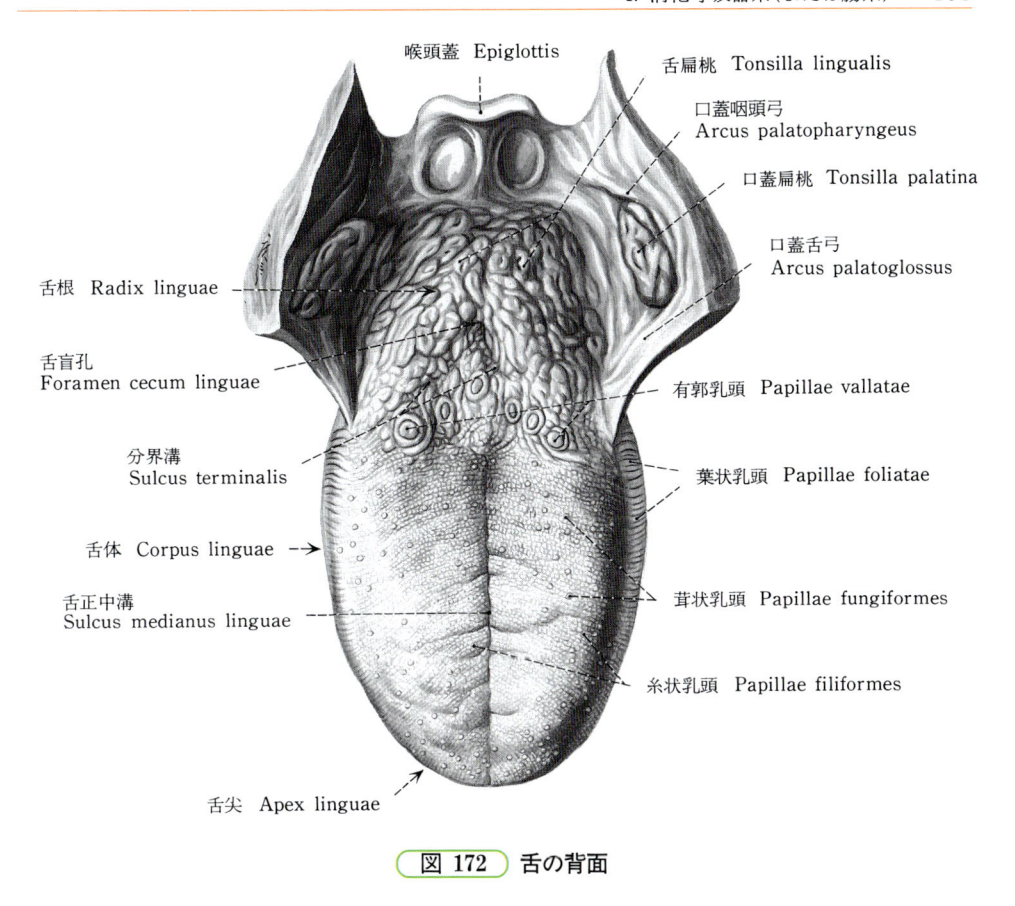

I. 消化呼吸器系（または腸系） 193

図172 舌の背面

▶舌 粘 膜◀

　舌の背面・側面・先端の自由面を おおっている．舌背の後部には前述の分界溝があって，その頂点には**舌盲孔*** foramen cecum linguae が開口している．舌盲孔は胎生時に甲状腺が落ちこんで生じた**甲状舌管** ductus thyroglossus の名残りである．舌尖と舌体の背面の粘膜には無数の小突起があって，これを**舌乳頭*** papillae linguales という．舌乳頭は その形によって つぎのように分類される（図172，177）．

　① **有郭乳頭*** papillae vallatae： 深い溝で輪状に取り巻かれ，その外をさらに輪状の堤防で囲まれた円台状の乳頭で，分界溝の前に両側 数個ずつ並んでいる（両側あわせて8〜9個あることが もっとも多い）．溝の底には多数の舌腺が開口している（図172，177）．

　② **葉状乳頭*** papillae foliatae： 細長いひだ状の乳頭で，舌の外側縁の後部に数個ずつ並んでいる（図172）．

　③ **茸状乳頭*** papillae fungiformes： 舌背の全面に散在する粟粒大の乳頭である．上部が まるく ふくらんで，まだ開かない きのこ（茸）のような形をし，紅色を帯びているから肉眼で たやすく見分けることが出来る．この乳頭が赤く見えるのは，上皮が角化しておらず，そのために 内部の血液の色が透視されるからである（図172，177）．

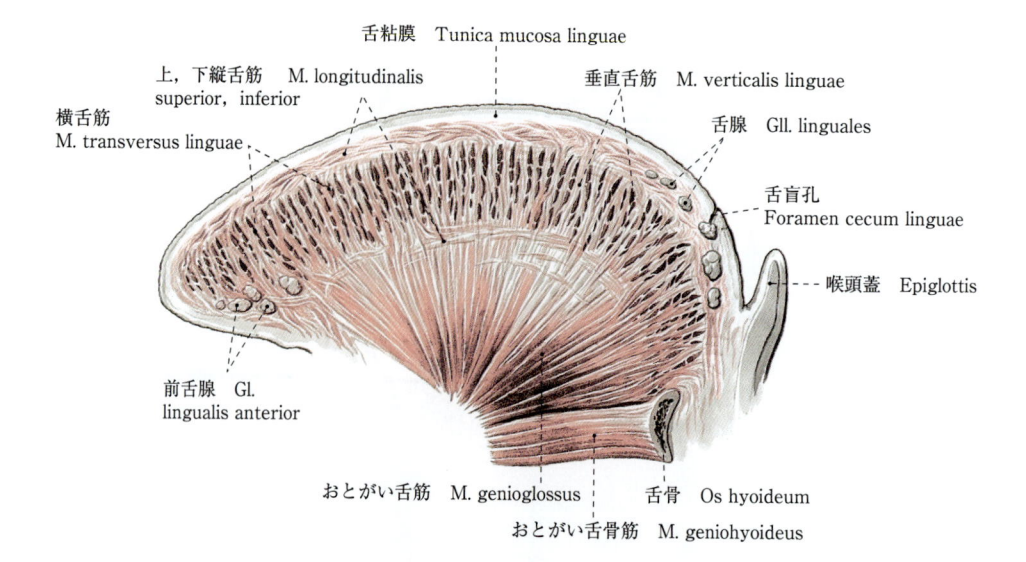

図 173　舌の正中断面 [Spalteholz]

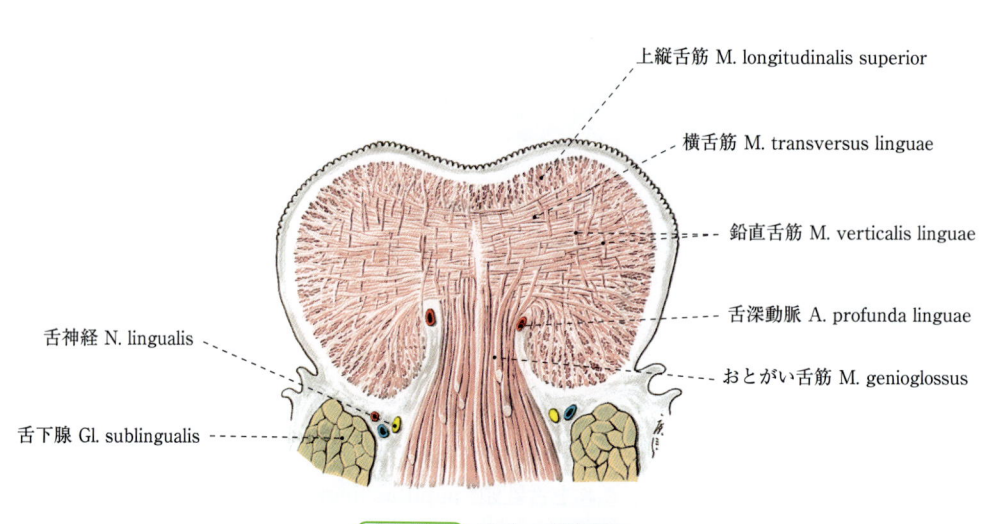

図 174　舌体の前頭断面

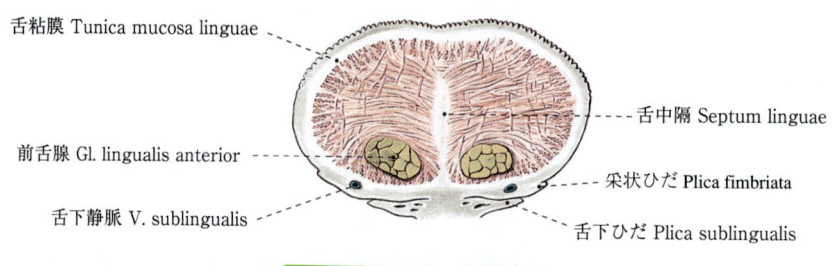

図 175　舌尖の前頭断面

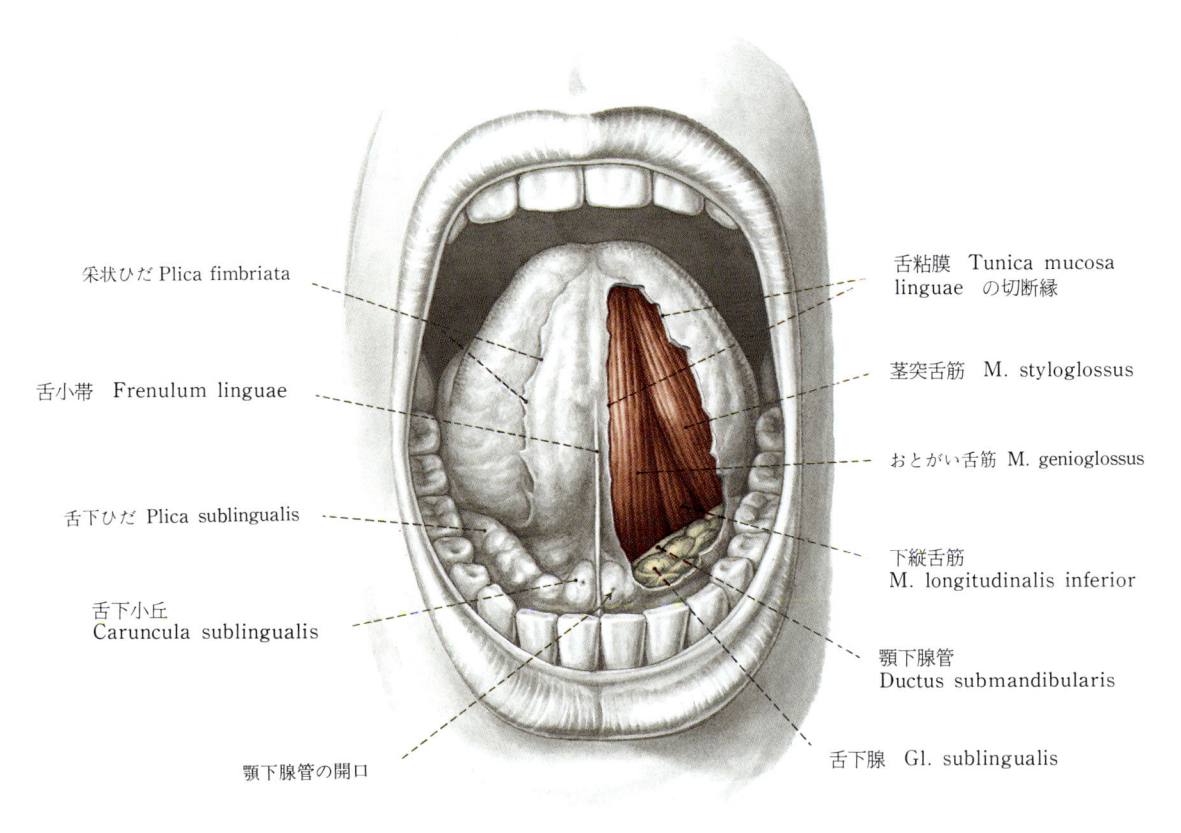

図 176　舌の下面と口底 [Rauber-Kopsch, 改変]
左側では 舌の下面の粘膜が一部 切り取ってある.

④　**糸状乳頭*** papillae filiformes： 舌背の全面に密生する円柱ないし円錐状の乳頭である．舌の背面がビロードのように見えるのは，この乳頭があるためであり，その表面が白く見えるのは，乳頭の上皮が角化しているからである(図172, 177).

　乳頭の機能は それぞれ異なっている．有郭乳頭と葉状乳頭は その上皮のなかに味蕾を蔵して，味覚に関係しているが，茸状乳頭は 少なくとも成人では ほとんど味蕾がなく，味覚よりも むしろ触覚に関係があると思われる．糸状乳頭は 非常に鋭敏な口腔内の触覚器であるほかに，機械的に食物をなめ取る役目をもっている．前3者には上皮の角化がないのに反して，糸状乳頭が いわば角質の突起であることや，猫その他の肉食獣でよく発達しているのも そのためである．

　舌尖の下面の粘膜は 乳頭を欠くため 平滑で，ここに のこぎりの歯のような **采状ひだ** plica fimbriata がある．また 舌の下面と歯肉との間には 正中線に**舌小帯*** frenulum linguae という薄い粘膜のひだがあり，その両側には**舌下小丘*** caruncula sublingualis という小突起があって，それから後外方に**舌下ひだ*** plica sublingualis が走っている．舌下ひだは舌下腺による高まりで，舌下腺の後部が ここに開き，舌下小丘には 舌下腺の前部と

196　内 臓 学

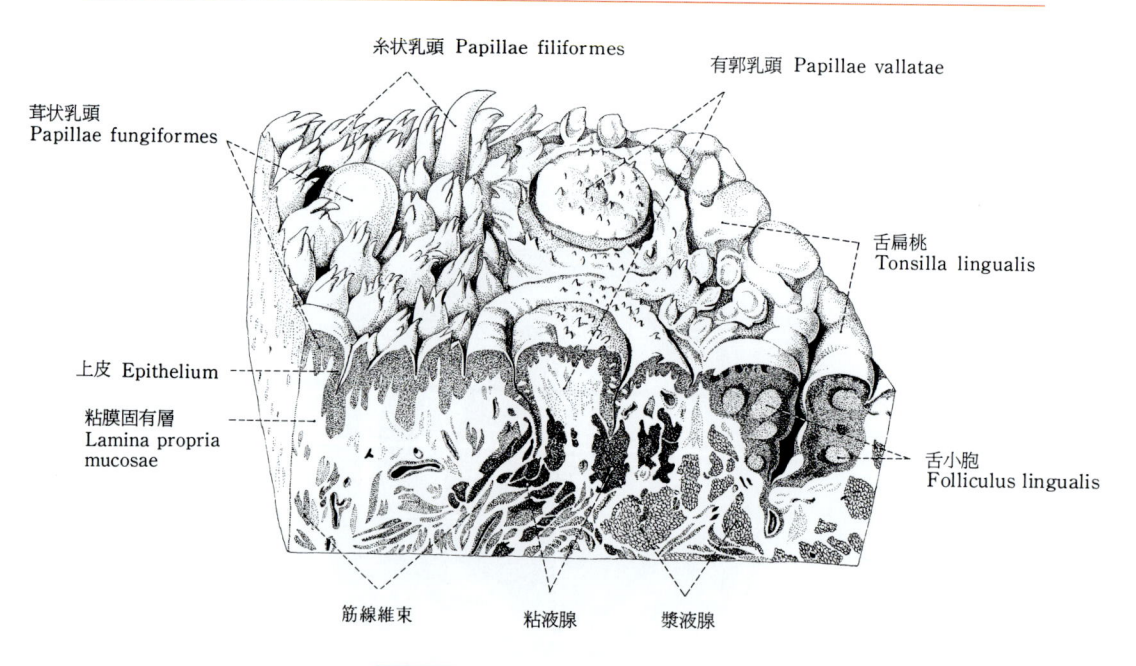

図 177　舌粘膜の表面［Braus, 改変］
分界溝付近の粘膜を立方形に切りとり，約10倍に拡大した．

顎下腺とが開いている（図171, 176）．

　舌根背面の粘膜には乳頭がなく，全面にわたって リンパ小節の大集団 すなわち**舌扁桃*** tonsilla lingualis（後述）があるために，表面は著しく でこぼこしている（図172）．

▶味 覚 器◀

　口腔粘膜の一部に**味蕾*** taste bud e., Geschmacksknospe d. という小器官が配置され，味覚の受容器をなしている．味蕾は長さ70〜80μm，中央部の径40μmほどの紡錘形の細胞集塊で，その形は睡蓮の蕾のようである（図178）．

　味蕾は3種の細長い細胞から成り，そのうちの第3型とよばれるものが**味細胞** taste cell e., Geschmackszelle d. で，知覚神経の終末とシナプス（興奮を伝達するための結合）をつくっている．味蕾はその一端にある**味孔** taste pore e., Geschmacksporus d. によって粘膜の表面に開いている．味物質は この孔を通って味細胞の上端の微絨毛を刺激する．

　　味蕾の存在は，成人では ほぼ有郭乳頭（壕に面する上皮）と葉状乳頭に限られているが，胎生期には その分布範囲はもっと広くて，茸状乳頭・軟口蓋などの粘膜にも見出される．しかし 舌粘膜は味蕾のない部位でも ある種の味を感じるのであって，これは後述の味蕾外に分布する神経線維によるものと言われる．1個の有郭乳頭に所属する味蕾の数は平均200前後である．

　味覚は 舌の前部2/3 は**三叉神経の舌神経**，後部1/3 は**舌咽神経**によって つかさどられるもので，これらの神経線維は一部は味蕾の内部に侵入して終わり，一部は味蕾外の上皮中に終わっている（神経系参照）．

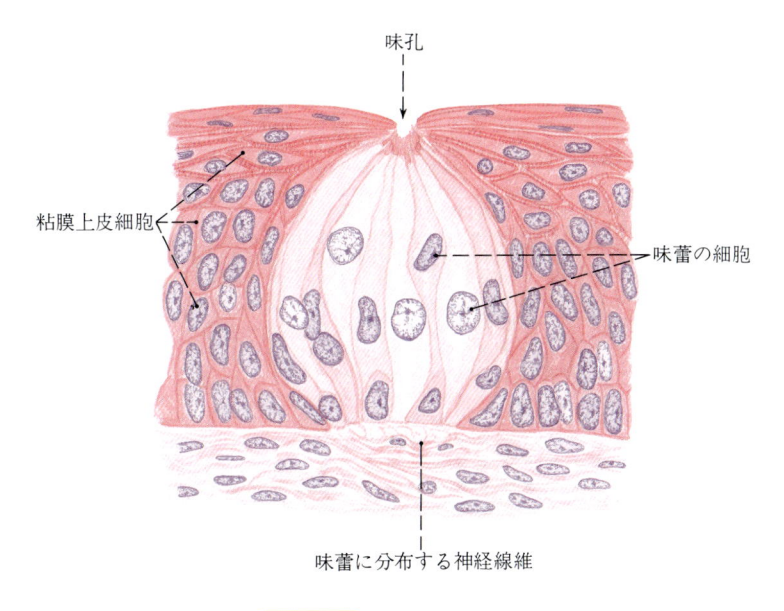

図 178 味蕾の顕微鏡図
上皮の表面に垂直の断面.

▶舌　筋◀

舌の実質が主として横紋筋で出来ていることは すでに述べた．これに外舌筋と内舌筋を区別する．舌筋の運動は すべて**舌下神経**によって支配される．

① **外舌筋***

舌の外部すなわち下顎骨・舌骨・頭蓋底などから起こって 舌の内部に放散する筋群で，舌の位置を変える作用をもつ．舌は これらの筋によって 周囲の骨に結合されている(図 176，179)．

a) 茎突舌筋* m. styloglossus： 茎状突起から起こり，斜に前下方に走って，舌の外側縁から進入する細長い筋(図 176，179，216)．

b) 舌骨舌筋* m. hyoglossus： 舌骨の外側面から起こり，斜に前上方へ向かって，a)の内側で舌に進入する 比較的 幅の広い筋(図 179，216)．

c) おとがい舌筋* m. genioglossus： 下顎棘から起こり，後上方に向かって扇状に開き，舌の正中部に放散している(図 159，170，173，174，179)．

② **内舌筋***

これは舌内に起こって舌内に終わる筋線維束群で，各筋線維束は 織物のように 上下・前後・左右に交錯している．これらは舌の形を変える筋である(図 170，173，174)．

a) 縦舌筋 m. longitudinalis linguae： 舌背と舌下部を前後に走っている．

b) 横舌筋 m. transversus linguae： 舌の中部を横に走っている．

c) 垂直舌筋 m. verticalis linguae： おとがい舌筋の外側を垂直の方向に走っている．

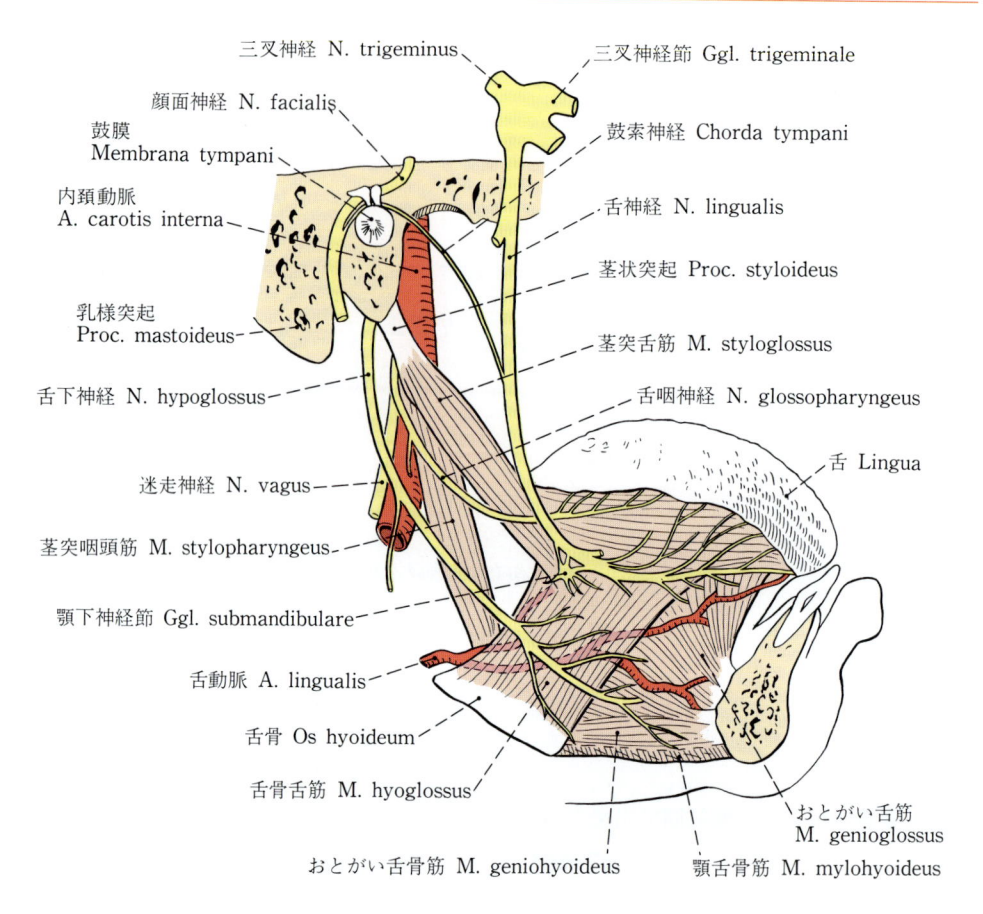

図 179　外舌筋および舌の神経と血管［Corning，改変］

5　唾液腺

　口腔には唾液を分泌する大小の**唾液腺*** salivary gland e., Speicheldrüse d. (唾腺ともいう)が導管によって開口している．漿液性の(サラサラした)唾液を産出するものを**漿液腺** serous gland e., seröse Drüse d., 粘液性の(ネバネバした)唾液を産出するものを**粘液腺** mucous gland e., Schleimdrüse d. という．両者が混合しているものが**混合腺** mixed gland e., gemischte Drüse d. である．漿液腺と粘液腺とは その分泌部の顕微鏡的構造が はっきり ちがっている(図180, 181)．唾液腺はすべて複合腺であるが，これらを さらに小唾液腺と大唾液腺とに大別する．

1. 小唾液腺*

　口腔全般にわたって粘膜下(一部は筋線維束の間)に分布する．いずれも米粒ないし小豆粒大の腺の集まりである．各腺は それぞれ独立の導管で粘膜の表面に開いているから，たとえば口唇の粘膜を鏡に向かって観察すると，多数の導管の開口が全面にわたって認めら

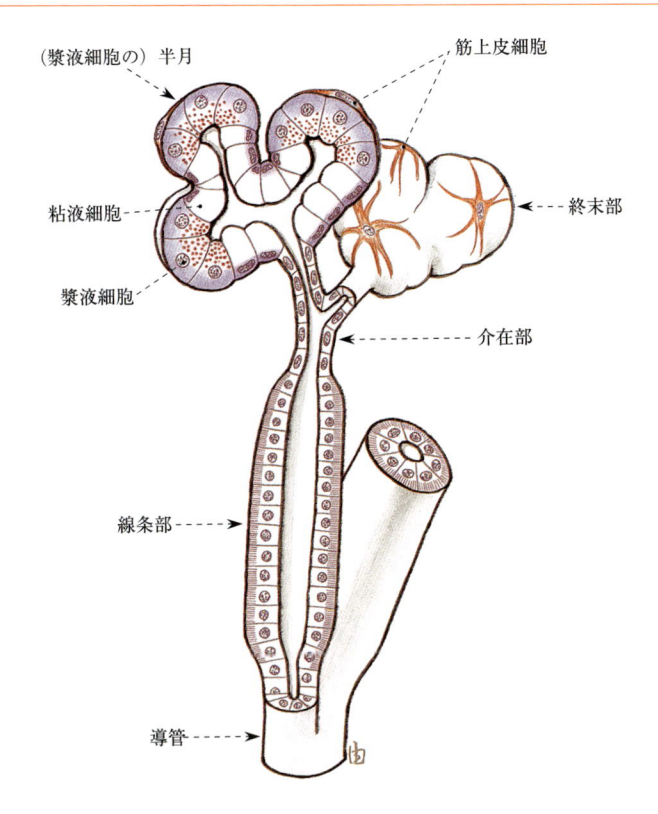

図 180 唾液腺（顎下腺）の顕微鏡的構造（模型図）

れる．小唾液腺を その存在の部位によって つぎのように名づける．

① **口唇腺*** gll. labiales： 口唇の粘膜下にある混合腺である．自分で唇を上下の歯の間に噛んで，舌の先で さわってみることが出来る．

② **舌　腺*** gll. linguales： 分界溝の前後から舌根部にかけて分布する．そのうち有郭乳頭と葉状乳頭の領域にあるものは漿液性で，乳頭の根もとに開口して 乳頭の味蕾に作用した味物質を，サラサラした分泌液で洗い流す作用がある．舌根部のものは粘液性である．このほか 舌尖の下面にも 1 対の比較的大きい混合腺があって，これを とくに**前舌腺** gl. lingualis anterior という（図170，173，175）．

③ **頬　腺*** gll. buccales： 頬の粘膜下にある混合腺で，口唇腺の続きである．そのうちで耳下腺管の開口部の周囲にあるものを とくに**臼歯腺** gll. molares という．

④ **口蓋腺*** gll. palatinae： 口蓋粘膜の下に 厚い層をなして 密にひろがる粘液腺である．硬口蓋では とくに厚い層をなして 骨膜と粘膜の間に位置している．その導管は口蓋の粘膜面に点状に開口していて，肉眼で よく観察することが出来る．この腺は小唾液腺のなかに入れられているが，実は その大きさは舌下腺と大差ない（図159，169）．

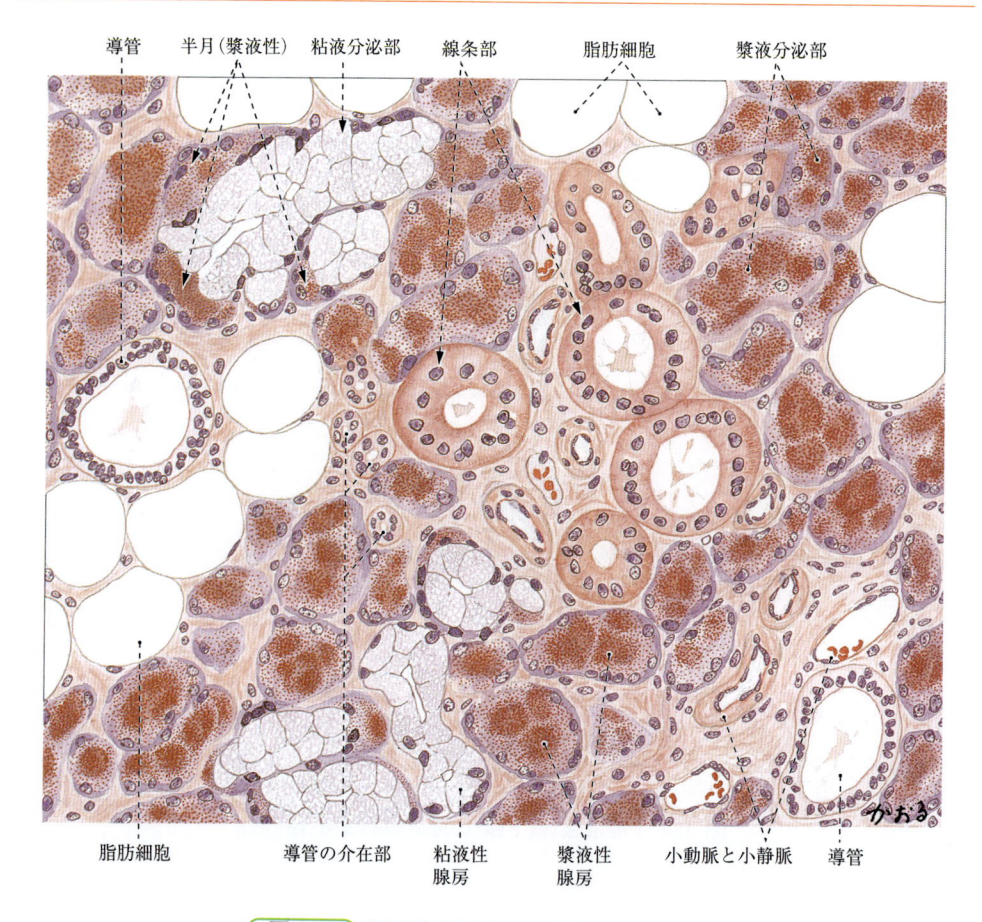

図 181　顎下腺（混合性の唾液腺）の顕微鏡図

（図中ラベル：導管、半月（漿液性）、粘液分泌部、線条部、脂肪細胞、漿液分泌部、脂肪細胞、導管の介在部、粘液性腺房、漿液性腺房、小動脈と小静脈、導管）

2. 大唾液腺*

　これらは口腔粘膜から一定の距離を隔てたところにあり，唾液は大きな導管によって口腔に運ばれる．大唾液腺には つぎの3対がある（図106, 182）．

　① **耳下腺*** gl. parotis[1]：外耳の前から下方にかけて拡がっている最大の唾液腺で，上は頬骨弓に達し，下は下顎角に及び，前は咬筋の後縁を越えて前方にのびている（図182）．また後ろは下顎枝の後縁をまわって 深く内方に進入しているから，下顎の運動によって機械的刺激を受けるようになっている．耳下腺は 皮膚のすぐ下にあるから，慣れた人は皮膚の表面から触れてみることが出来る．組織学的には **純漿液性**の胞状腺である．

　導管を**耳下腺管*** ductus parotideus といい，各側に1本ずつある．耳下腺管は腺の前上部において腺外に現われ，咬筋の外側を前走してその前縁に達し，ここで内方に折れて頬筋を貫き（図108），上顎第2大臼歯に向かいあったところで，頬粘膜を貫いて口腔前庭に

---

[1] parotis は para（傍）と otis（耳の）の複合語で，直訳すると「耳傍腺」である．

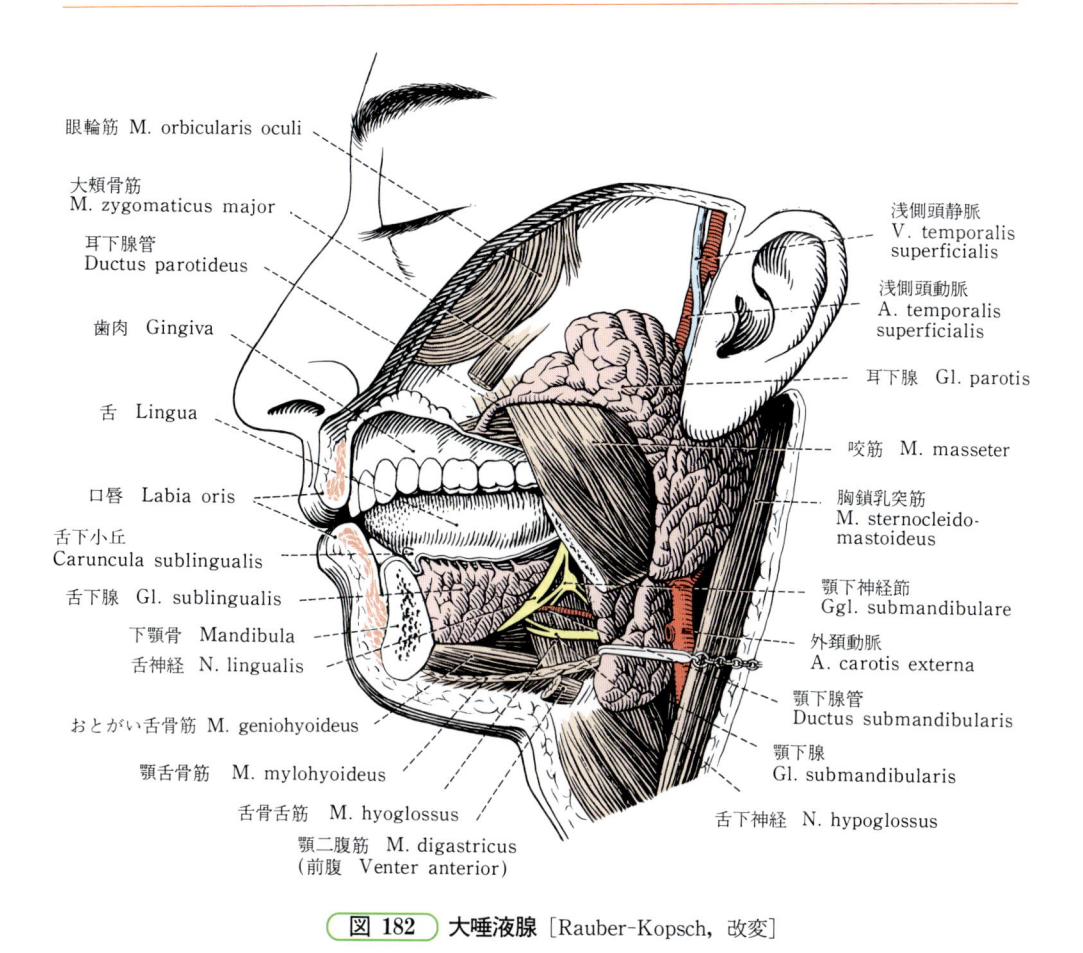

図 182 大唾液腺 [Rauber-Kopsch，改変]

開いている．開口部は少し突出していて，これを**耳下腺乳頭*** papilla parotidea[1] という．

② **顎下腺*** gl. submandibularis： 下顎底の内側で 顎下三角にある 梅の実ぐらいの大きさの腺である．下顎骨の顎下腺窩(図 30)は この腺による圧痕である．表層は 広頸筋と皮膚だけで おおわれているので，皮膚の上から たやすく その輪郭を触れることが出来る(図 159, 182)．混合性の管状胞状腺である(図 181)．

導管は各側 1 本の**顎下腺管*** ductus submandibularis で，これは顎舌骨筋の後縁をまわって その上に出て，舌下腺の内側を前上方に向かって走り，**舌下小丘*** caruncula sublingualis に開口する(図 176)．

③ **舌下腺*** gl. sublingualis： 下顎体の舌下腺窩の内側に，口底の粘膜下にある．だから この腺は口腔のなかから，粘膜を隔てて，指で触れることが出来る．顎下腺とは 顎舌

---

[1] 頬の上半を反転すると，耳下腺乳頭を目撃することが出来る．純粋に耳下腺唾液を採集するには，ここから耳下腺管へ採集管を挿入したり，あるいはこれに採集キャップをかぶせる．

202　内臓学

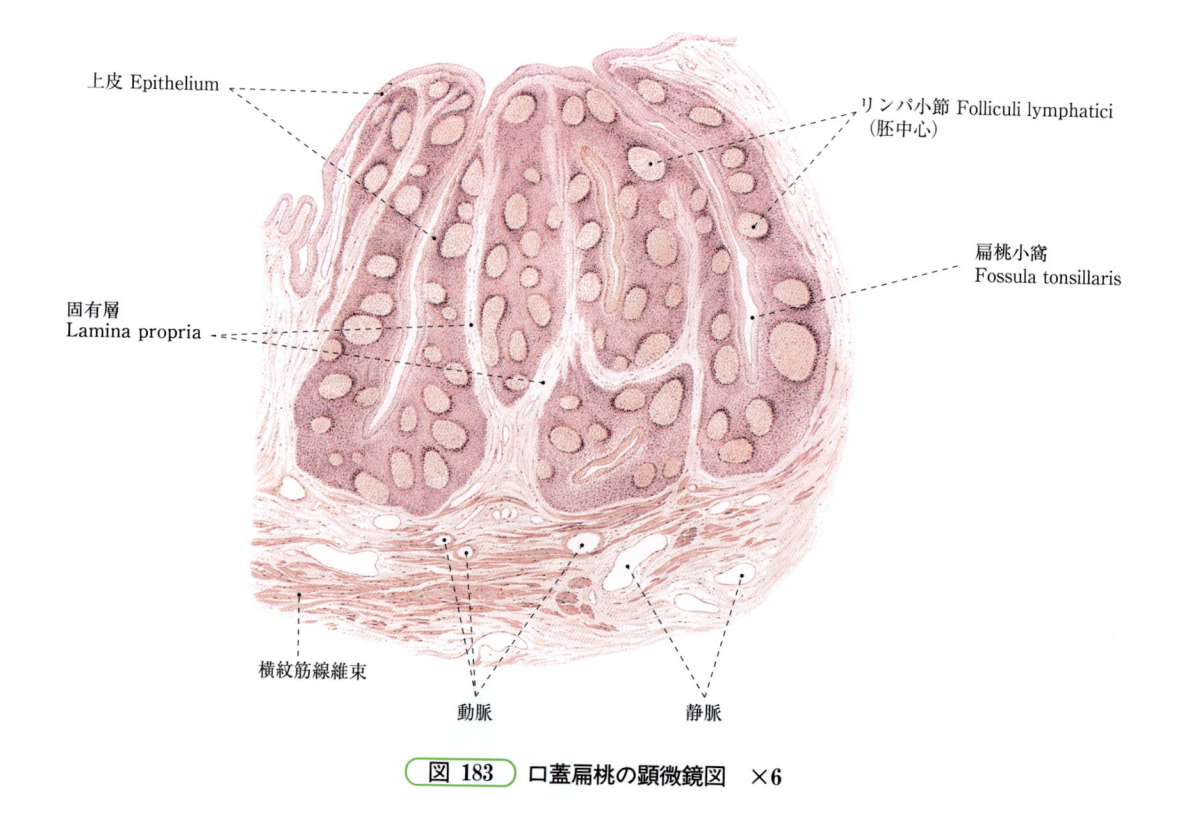

図 183　口蓋扁桃の顕微鏡図　×6

（図中ラベル：上皮 Epithelium／リンパ小節 Folliculi lymphatici（胚中心）／扁桃小窩 Fossula tonsillaris／固有層 Lamina propria／横紋筋線維束／動脈／静脈）

骨筋によって隔てられ，その前上方にある（図159，182）．

　導管は多数あり，最前の1本は顎下腺管とともに舌下小丘に開口し，他は並んで舌下ひだに開いている．混合性の管状胞状腺である．

　　以上3種の大唾液腺は　その顕微鏡的所見から　はっきり鑑別することが出来る．耳下腺は純漿液腺であること，顎下腺と舌下腺は混合腺ではあるが，前者は漿液腺が主体をなすのに対して，後者は逆に粘液腺が優位を占めていること（組織学書を参照されたい）．このほか，耳下腺と顎下腺では，終末部から導管に行く途中に**線条部** striated portion e., Streifenstück d. という特殊な構造をそなえた部分がある（図180，181）．

6　扁　桃

　消化管の粘膜は生体防衛（免疫反応）にあずかるリンパ性の組織に富み，それは個々のリンパ小節として散在したり，リンパ小節の集団をつくったりしている（小腸壁の構造の項参照）．とくに外界からの侵襲にさらされる口腔と咽頭では，リンパ小節の大集団が存在し，これを**扁桃**[1] tonsilla, tonsil e., Mandel d. という．

---

1) 従来一般に「扁桃腺」と呼ばれたが，これは真の意味の腺でないから，「扁桃」に改められた．日本名の扁桃「腺」はドイツ語の Balg*drüse* から来たものらしい．tonsilla や Mandel には「腺」という意味は含まれていない．これはハタンキョウやアーモンドのことで，その少し押しつぶされた種子の形と表面の凹凸感は，口蓋扁桃の外観によく似ている．

扁桃の主要なものは つぎの3種である(図168, 172, 177).

① **口蓋扁桃*** tonsilla palatina, palatine tonsil e., Gaumenmandel d.(「口蓋」の項参照)

② **舌扁桃*** tonsilla lingualis, lingual tonsil e., Zungenmandel d.(「舌」の項参照)

③ **咽頭扁桃*** tonsilla pharyngea, pharyngeal tonsil e., Rachenmandel d.(「咽頭」の項参照)

これらは一見 それぞれ独立しているように見えるが, 全体として 口峡部を輪状に取り巻く**リンパ咽頭輪*** lymphatischer Rachenring d. をつくって, 口腔と鼻腔から腸管と気道に はいる関所を守っている.

粘膜面から見る扁桃は 厚く盛りあがって, その表面に うね状の隆起と 小さい くぼみがたくさん見える. 扁桃を垂直に切って顕微鏡で見ると, 粘膜上皮(重層扁平)が管状や溝状に深く落ちこんでいる(肉眼で見えた くぼみは この陥入に相当する). 陥入した上皮の直下にリンパ小節が密集している(図183).

> 扁桃は 幼年時は よく発達しているが, 年齢とともに次第に退化する傾向をもっている.
> 扁桃の機能としては, 口腔や鼻腔から到来する細菌, ウイルス, その他さまざまな抗原性物質を受容して, これに対する免疫抗体を産生する器官である. そして扁桃のリンパ小節にみられる**胚中心** germinal center e., Keimzentrum d. とよばれる明るい球体は, 抗体産生にあずかるリンパ球をつくる場所である(図183). 胚中心は感染時に増大するので **反応中心** Reaktionszentrum d. ともよばれる.

7 咽 頭

咽頭* pharynx l., e., Rachen d. は消化管と気道の交叉部をなす複雑な部分である. 鼻腔・口腔・喉頭の後ろで, 頚椎の前にある. **咽頭腔*** cavum pharyngis は, 左右の幅は比較的 広いが 前後には圧平されているから, 矢状断面では 裂け目のようにみえる. 外側と後面とは自分の壁をもっているが, 前面は壁がなく, 鼻腔・口腔・喉頭腔に続いている(図170, 171, 184, 216). 咽頭の長さは約12cm あって, 上は頭蓋底に達し, 下は第6頚椎の高さで食道に移行している. 咽頭は次の3部に区別される.

① **鼻 部*** pars nasalis: 最上部で鼻腔の後ろにある. 前は左右の**後鼻孔*** choana によって鼻腔に通じ, 外側壁には 下鼻道の後方にあたり 耳管の開口すなわち**耳管咽頭口*** ostium pharyngeum tubae auditivae がある(「平衡聴覚器」の項参照). この口は 前, 上, 後の3方から粘膜のひだで囲まれている. そのうち 上と後のひだは, なかに耳管軟骨の端があるために生じたもので, これを**耳管隆起** torus tubarius という. なお 耳管咽頭口の下には **挙筋隆起** torus levatorius という粘膜の高まりが 後上から前下の方へ走っている. これは口蓋帆挙筋のための隆起で, 解剖実習で この筋を出すためには, ここの粘膜を剥げばよい(図171, 185, 213).

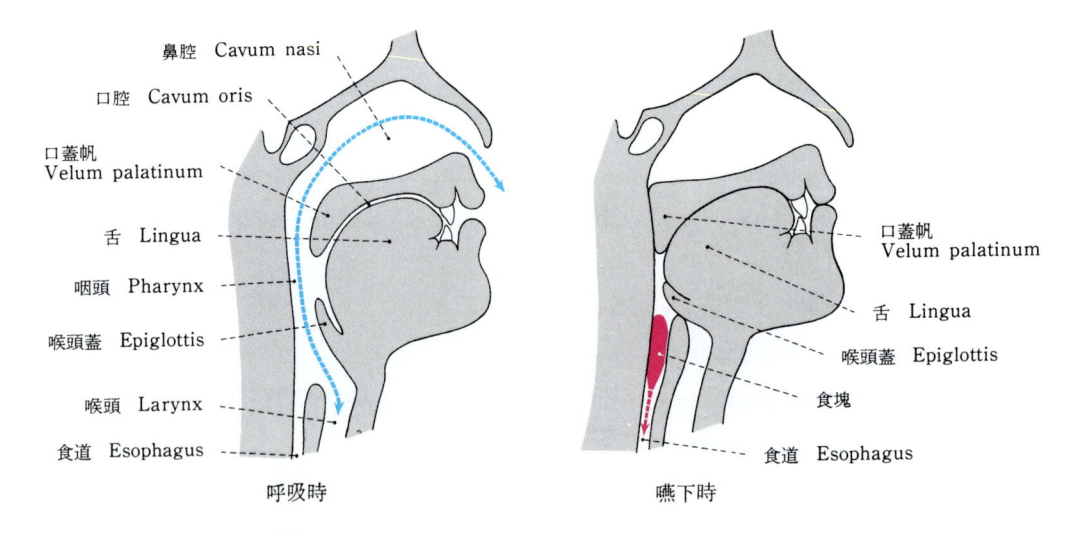

図 184　呼吸時と嚥下時とにおける咽頭の形態の比較
嚥下時には口蓋帆が鼻腔を，舌が口腔をふさぎ，また喉頭が舌根部に引きつけられて喉頭口が受動的に閉じ，食塊は必然的に食道に下ってゆく．

　咽頭鼻部の後壁には，粘膜のなかに**咽頭扁桃*** tonsilla pharyngea がある（図170）．両側にのびて耳管咽頭口の周囲まで及んでいる．咽頭扁桃は 子供のときには 発達しているが（その病的に肥大したものを**アデノイド** adenoids e. という），成人では ほとんど退化してしまっていることが多い．

　② 　口 　部* pars oralis： 口腔の後ろにある部分である．上部は口峡によって口腔につづき，下部は舌部に面している（図185）．

　③ 　喉頭部* pars laryngea： 最下部で喉頭の後ろにある．その前上部には喉頭口があって喉頭腔に通じ，下は せまくなって食道につづく．喉頭部は両側とも**梨状陥凹** recessus piriformis となって外側へ向かって のび出している（図185，216）．

　呼吸時と嚥下時に咽頭とその周辺の構造がどのような形態変化を示すかを図184に示すが，この問題については喉頭の項（237頁）に述べる．

▶咽頭壁の構造◀

　咽頭壁は内から外へ 粘膜・筋層・外膜 の３層から成り，つぎに述べる食道の壁とよく似ている．

　① 　粘 　膜： 咽頭腔の内面をおおい，鼻部では 鼻腔や気管と同様に 線毛上皮で，そのほかの領域では 口腔や食道と同じく 重層扁平上皮で おおわれている．粘膜の内部と その下層には 多数の粘液腺（**咽頭腺** gll. pharyngeae）とリンパ小節がある．

　② 　筋 　層： すべて横紋筋から成り，縦走筋に相当する咽頭挙筋群と 輪走筋に相当する咽頭収縮筋群とに分けられる．咽頭挙筋群は**口蓋咽頭筋**（「口腔」の項，192頁参照）と茎

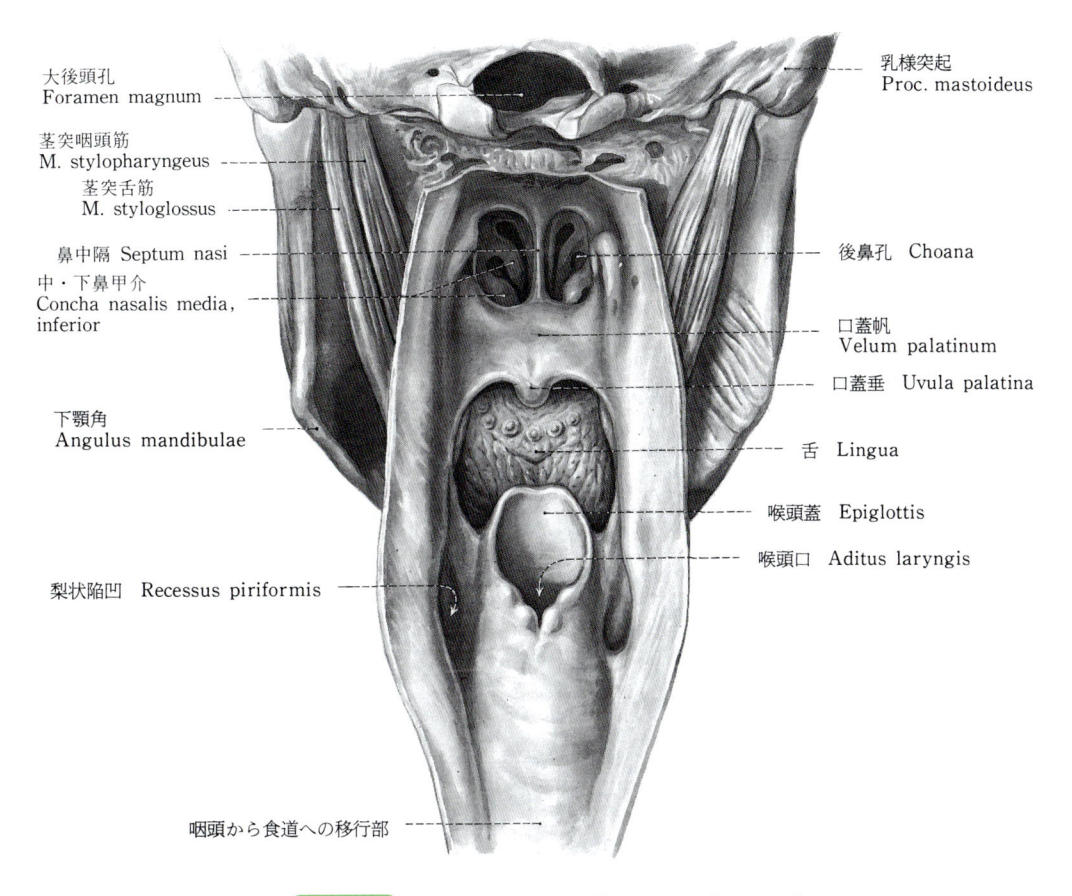

大後頭孔 Foramen magnum	乳様突起 Proc. mastoideus
茎突咽頭筋 M. stylopharyngeus	
茎突舌筋 M. styloglossus	
鼻中隔 Septum nasi	後鼻孔 Choana
中・下鼻甲介 Concha nasalis media, inferior	口蓋帆 Velum palatinum
	口蓋垂 Uvula palatina
下顎角 Angulus mandibulae	舌 Lingua
	喉頭蓋 Epiglottis
	喉頭口 Aditus laryngis
梨状陥凹 Recessus piriformis	
咽頭から食道への移行部	

図 185 咽頭腔を後ろから見たところ［Tandler］
咽頭の後壁を縦に切開して，これを左右に開いてある．

突咽頭筋 m. stylopharyngeus の二つである．後者は茎状突起から起こって咽頭にはいり，その壁のなかを下方に向かって走る（図 179，185）．咽頭収縮筋群は翼状突起・頬咽頭縫線・下顎骨・舌骨・喉頭軟骨などから起こり，咽頭の側壁と後壁を取り巻く横走筋で，その起始部位によって **上咽頭収縮筋** m. constrictor pharyngis superior, **中咽頭収縮筋** m. constrictor pharyngis medius, **下咽頭収縮筋** m. constrictor pharyngis inferior の3部に分けられる．

　神経：　舌咽・迷走両神経の咽頭枝．

　③ **外　膜**：　最外層をなす疎性結合組織の膜で，咽頭と その周囲の器官 とくに脊柱とを移動性に結合している．

8 食　道

　食道* esophagus l., e., Speiseröhre d. は咽頭と胃とを連結し，食物の通路をなす管である．第6頸椎の高さで咽頭につづいて始まり，頸椎の前，気管の後ろを下って胸腔にはい

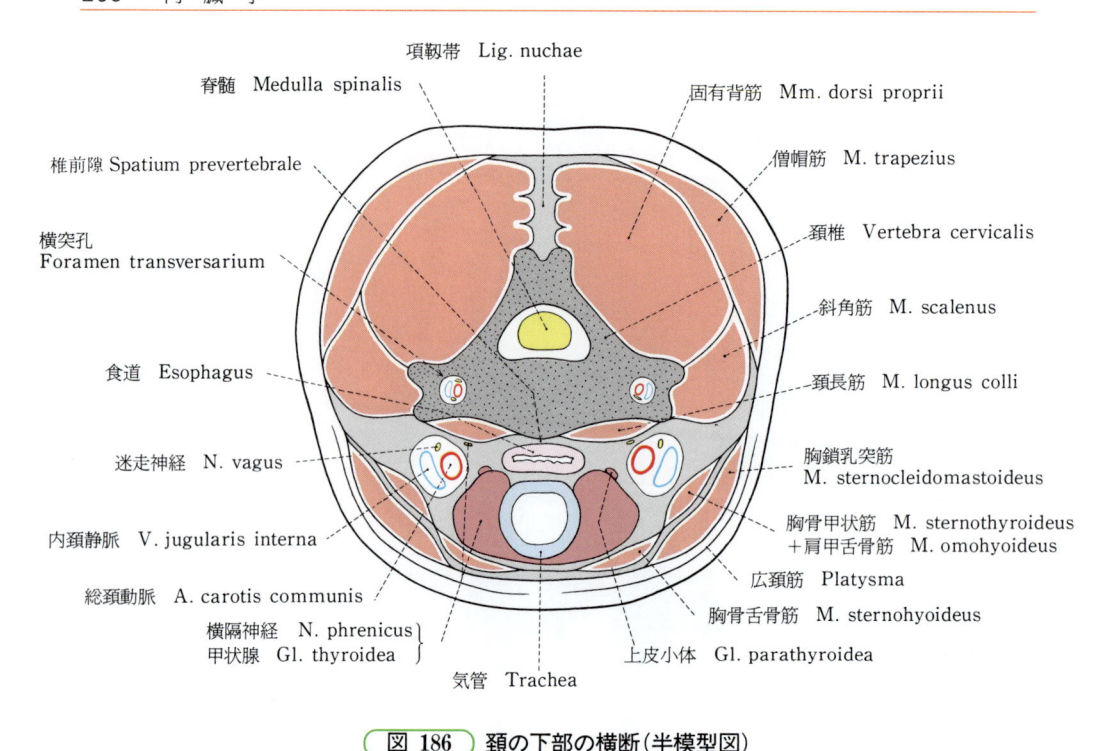

図 186 頚の下部の横断（半模型図）

る．胸腔では脊椎の前，気管と心臓の後ろを通り，少し左方にかたよって第11胸椎体の前左側に達し，ここで横隔膜を貫いて腹腔にはいり，直ちに胃につづく．その全長は約25 cmである．平時は前後におしつぶされた扁平な管で，粘膜は内腔に向かって著しい縦のひだをつくっている（図150，158，186）．

食道は全長にわたって同じ太さではなく，起始部・気管分岐部・横隔膜貫通部の3カ所で多少くびれている．これらの狭窄部は異物の停滞しやすい所であるとともに，癌の好発部位とされている．

▶**食道の構造**◀

咽頭とよく似た構造で，内から外へ 粘膜・筋層・外膜 の3層から成っている（図187）．

① **粘 膜**：重層扁平上皮でおおわれる．上皮は厚く，しかも表層で角化しているので，食道の内面は 生体でも白く見える．食道の上皮が このように丈夫に出来ているのは，固形体を混じえた食物が 急速に滑り降りるので，上皮に加わる機械的刺激が 強いからである．食道の上皮は また温度刺激（熱いもの 冷たいもの）や化学的刺激（濃厚な糖や塩分，強いアルコールなど）にも耐えねばならない．

粘膜下には**食道腺** gll. esophageae という粘液腺が わずかに散在している．その分泌物は滑りをよくする粘液にすぎず，特別に消化酵素を含んでいるわけではない．

I. 消化呼吸器系（または腸系） 207

食道腺 Gll. esophageae とその導管　　血管　　乳頭

上皮 Epithelium

粘膜固有層 Lamina propria mucosae

粘膜 Tunica mucosa

粘膜筋板 Lamina muscularis mucosae

粘膜下組織 Tela submucosa

筋層 Tunica muscularis

輪筋層 Stratum circulare

縦筋層 Stratum longitudinale

横紋筋線維束　平滑筋線維束

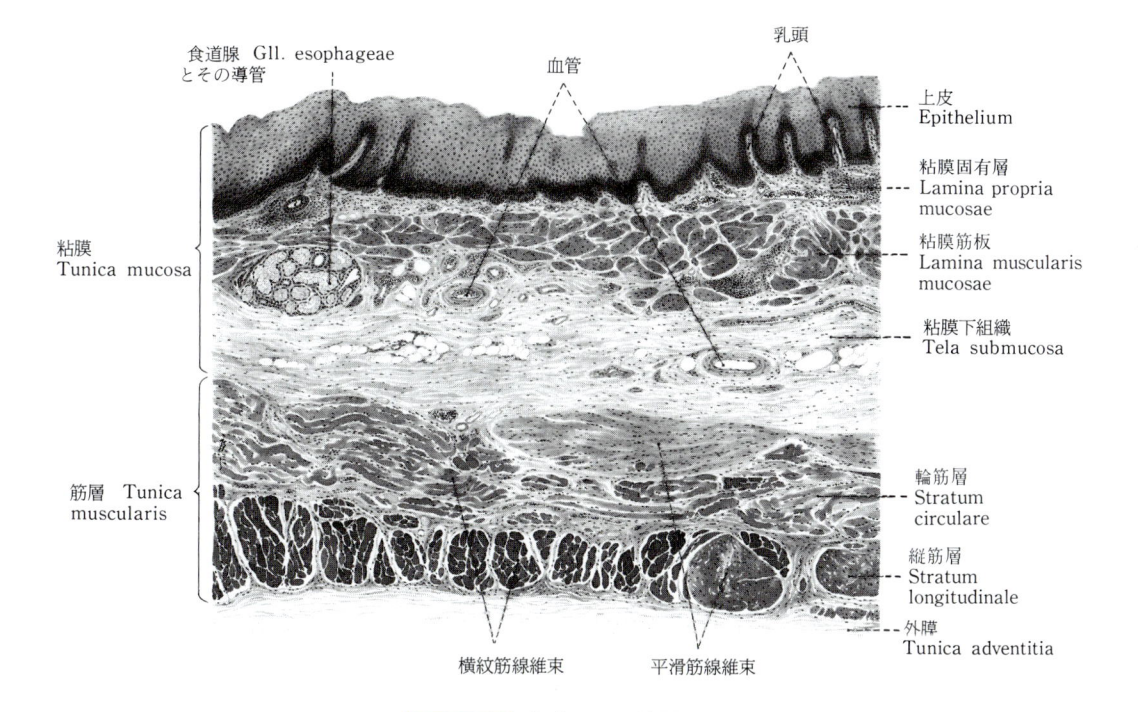

外膜 Tunica adventitia

図 187　食道の顕微鏡図　×35
食道のほぼ中央部の水平断面で，筋層が横紋筋と平滑筋の混合で成っている．

② **筋　層**：内輪・外縦の2層から成り，**上部は横紋筋線維**から成るが，下るに従って次第に平滑筋に移行する．そして移行部では，内輪層も外縦層も　横紋筋線維束と平滑筋線維束が混在している．

③ **外　膜**：疎性結合組織から成り，食道を移動性に周囲の器官に結合している．

9　胃

胃* ventriculus, stomach e., Magen d. は食道につづいて上腹部を占める　ふくろ状の器官で，消化管中　もっとも拡張した部分である．口から下りてきた食物は　一時ここに貯えられ，胃壁の運動による機械的作用と　胃液の化学的作用とを受けて　かゆのように変化し，幽門弁の開閉によって周期的に少量ずつ小腸に送られる（図145〜148，158，188）．

胃は上は横隔膜の直下，第11胸椎の前左で **噴門*** cardia として食道につづき，急にふくれて右下の方に向かって横たわり，第1腰椎の前右で**幽門*** pylorus となり，十二指腸につづいている．しかし　これは死体で見る胃の形であって，生体のX線撮影による胃は，著しく異なった形を示す（図189）．

胃を胃体と幽門部に分ける．**胃体*** corpus ventriculi は中央の広い部分で，そのうち噴門の左上方に　ふくれだして横隔膜円蓋の下に接する部分を，とくに**胃底*** fundus ventriculi という．**幽門部** pars pylorica は幽門の手前の部分で，胃の右下部を占め，幽門に向かって

208　内臓学

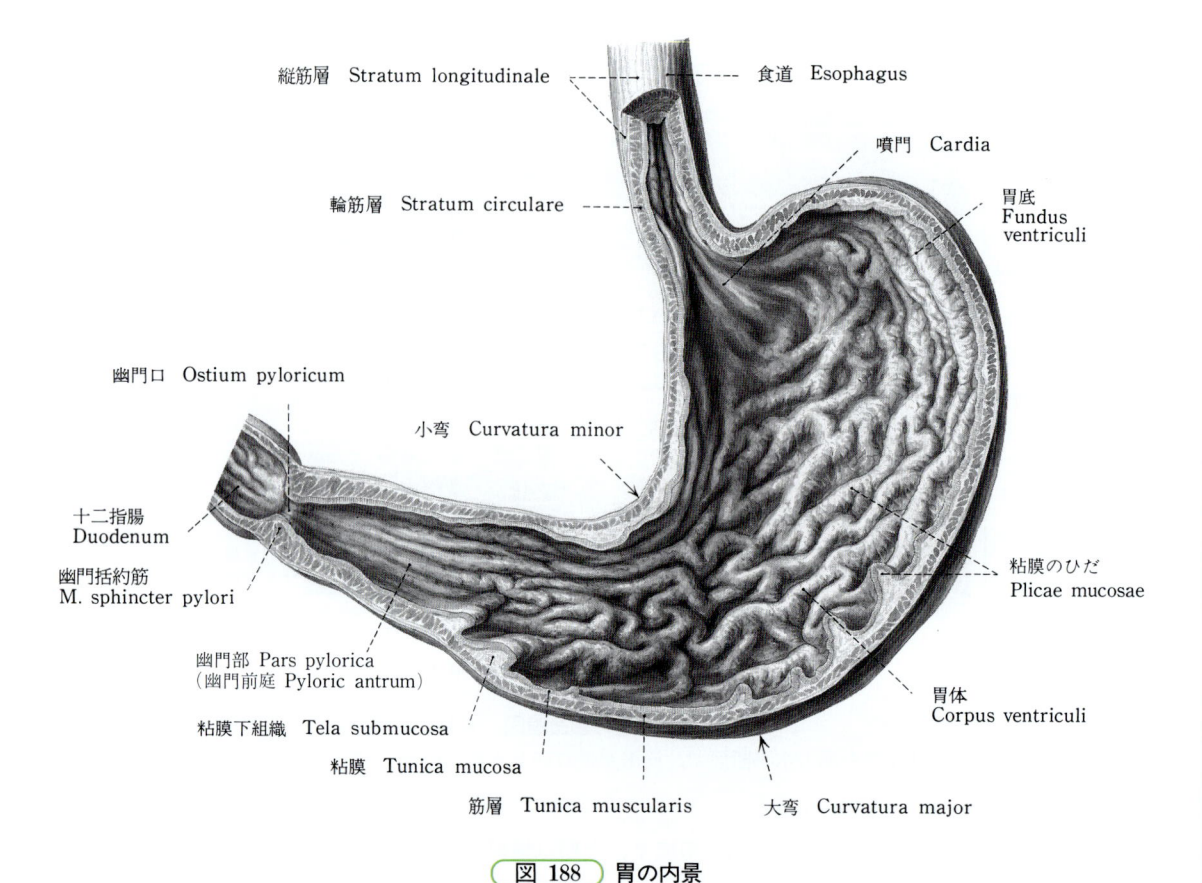

図 188 胃の内景
漿膜を剝ぎとり，大弯と小弯に沿って切半して，その背側半を前(腹側)から見た．

漏斗状に細くなっている．この幽門部は 臨床では **幽門前庭*** pyloric antrum e. とよばれ，組織学的所見(後述)も 機能的意義も 胃の他の部分(胃体)とは著しく異なっている(図188)．

　胃の上縁と下縁を それぞれ**小弯*** curvatura minor, lesser curvature e., kleine Kurvatur d. および**大弯*** curvatura major, greater curvature e., große Kurvatur d. とよび，ともに右上の方に向かって凹字形に弯曲している(図188)．

　胃の内面には著しい粘膜の ひだがある．ひだは主として胃の長軸方向に並び，とりわけ小弯部と幽門部では すべてのものが平行して走っている．幽門では 後述の幽門括約筋のために粘膜が内腔に向かって隆起し，**幽門口*** ostium pyloricum が せばめられている(図188)．

　　胃の形や大きさに 個体による差異があることは もちろんであるが，同一個体でも 内容の有無，壁の弛緩 緊張の程度などによって著しく相違するので，その正常値を得ることは困難である．日本人死体から得た平均値は，小弯長14cm，大弯長35cm，胃体の矢状径3.5cmであるという．生体では1リットル前後の食餌をも容れることが出来るが，こういうときは胃壁は著しく拡張しているわけである．

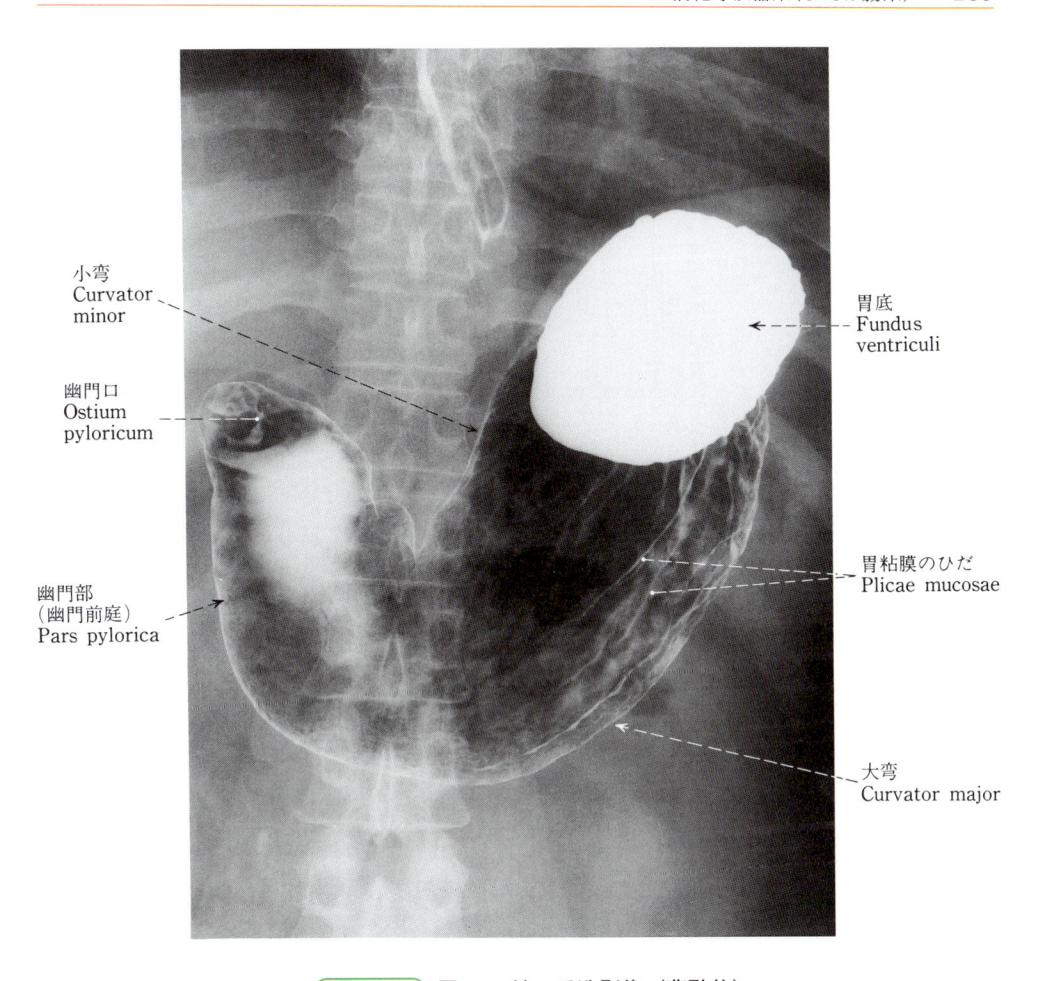

図 189 胃のX線二重造影像（背臥位）
造影剤を入れてから空気を入れ，胃粘膜のひだがよく見えるようにする方法を二重造影法という．胃底の白いかたまりは造影剤．［新潟大学放射線医学教室　酒井邦夫教授の提供］

胃は 前壁の右上部は肝臓に，左上部は横隔膜を隔てて 心臓に接し，また 後壁は膵臓と左の腎臓に，下縁は横行結腸に，胃底は脾臓に接している（図145〜148）．

▶胃の構造◀

　胃は 内から外へ 粘膜・筋層・漿膜 の3層から成る（図190）．
　① 粘　膜： 内面の全体が単層の円柱上皮で おおわれ，それが井戸のように落ちこんで，無数の（肉眼では見えない）**胃小窩*** foveola gastrica をつくっている．その底に胃液をつくる腺が開口しているが，この腺は胃体と幽門部（幽門前庭）で全く異なる．

　胃体では 各胃小窩の底に数本の**胃底腺*** fundic gland e., Fundusdrüse d. が開口している．胃底腺は上下に長く伸びる単一管状腺で，厚い粘膜固有層を ぎっしり埋めている．その腺細胞は**主細胞** chief cell e., Hauptzelle d.，**壁細胞** parietal cell e., Belegzelle d.，**副**

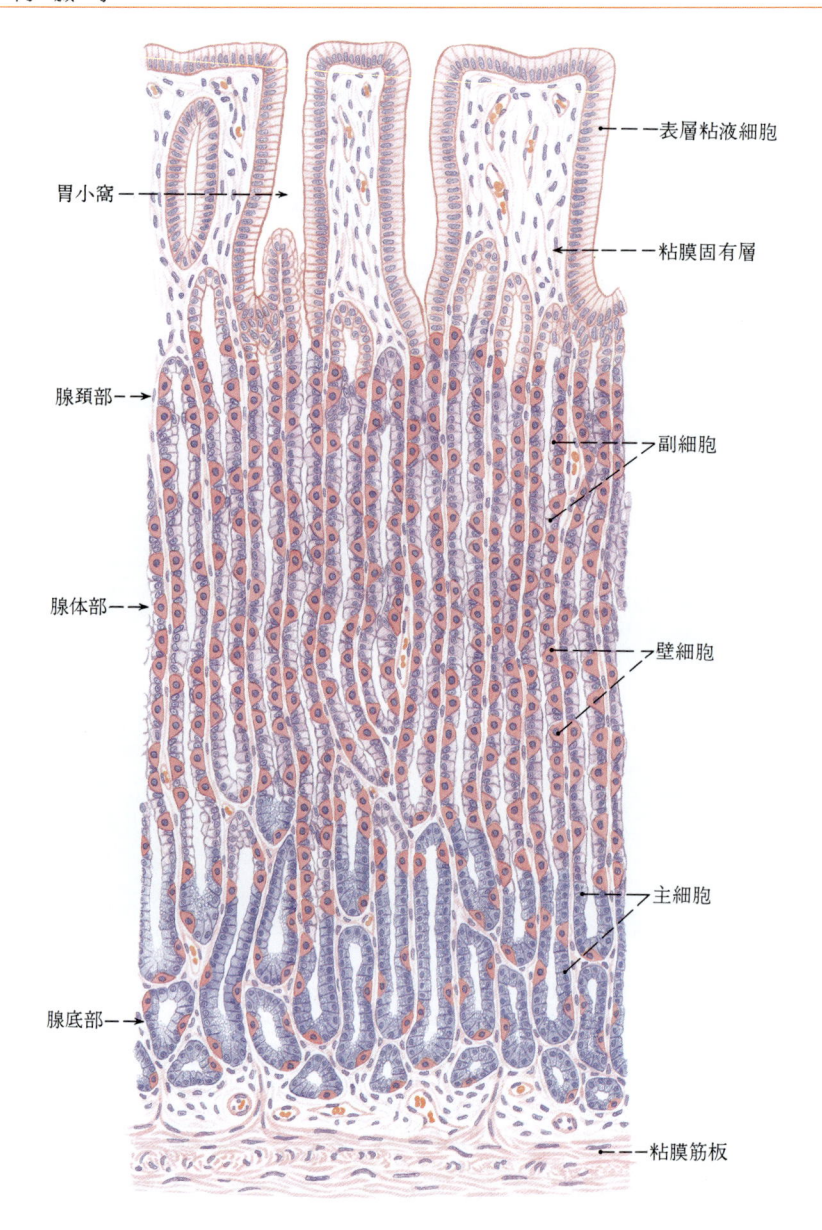

図の注釈:
- 胃小窩
- 腺頸部
- 腺体部
- 腺底部
- 表層粘液細胞
- 粘膜固有層
- 副細胞
- 壁細胞
- 主細胞
- 粘膜筋板

図 190 胃壁の顕微鏡図

細胞 mucous neck cell e., Nebenzelle d. の3種から成っている．主細胞は胃液の**ペプシノゲン**（蛋白分解酵素ペプシンの前駆物質）を，壁細胞は**塩酸**（胃酸）を分泌する（図190）．

一方 **幽門部（幽門前庭）** の粘膜固有層は **幽門腺*** gl. pylorica, pyloric gland e., Pylorusdrüse d. という粘液腺で充たされている．これは分枝管状腺で，十二指腸腺（後述）に類似している．幽門部には胃小窩と幽門腺の上皮に **G 細胞**という**内分泌細胞**が散在し，**ガストリン** gastrin というホルモン（壁細胞を刺激して塩酸を出させる）を分泌している．

塩酸を分泌する壁細胞を含む胃底腺の分布域（胃体）では，粘膜表面が強い酸性（pH 1～2）を呈するが，幽門部では中性に近い（pH 5～8）．胃の塩酸は食物と一緒に取りこまれた細菌を殺し，あるいは増殖を抑える．また 食物の蛋白を わずかに変性（凝固）させて，ペプシン（ペプシノゲンから胃のなかでつくられる蛋白分解酵素）が作用しやすくする．

② **筋　層**： 胃の筋層はよく発達し，内輪外縦の2層のほかに，なお 斜走線維から成る最内層をもっている．輪走筋層は幽門で肥厚して 輪状の**幽門括約筋*** m. sphincter pylori となり，括約筋部の粘膜も そのために内面に向かって隆起し，上述の幽門口を取り巻いている（図188）．各筋層は一見 たがいに独立してみえるが，実は 順次に移行して，各層の連続的な収縮運動を可能にしている（「器官の構造」の項，176頁参照）．

③ **漿　膜**： 胃は その全体にわたって自由表面をもっており，したがって 表面は漿膜でおおわれている．これは腹膜の臓側葉である．胃の前後両面をおおった腹膜は 小弯と大弯で合して 漿膜の二重層をつくり，前者は **小網*** omentum minus, 後者は **大網*** omentum majus となる（「腹膜」の項，286頁参照，図269, 271）．

胃の脈管と神経は腸（後述）のそれらと 原則的には同様である．動脈は**腹腔動脈** truncus celiacus の枝が大弯と小弯に沿いながら分布する（「脈管」の項，344頁参照，図312）．動脈は粘膜のなかで網をつくって，毛細血管となるが，胃底腺を かご状に囲む毛細血管網は，胃のはたらきを左右する重要なものである．静脈は ほぼ動脈に対応しているが，腸のそれと同様，**門脈** v. portae となって肝臓に至る．

神経の分布は，壁内神経（217頁）については腸の場合と同様であるが，胃には腸より はるかに多くの外来性の線維 すなわち**交感神経**と**副交感神経**が来ている．とくに後者は**迷走神経**として多量に分布し，胃底腺の胃液分泌を刺激する重要なはたらきをしている．

🔟　小　腸

小腸* intestinum tenue, small intestine e., Dünndarm d. は胃に続く管状部である．約6～7m の長さで，腹腔のなかを著しく迂曲して，ついに大腸に移行する．胃のなかで かゆ状に変えられた食物に さらに胆汁・膵液・腸液などを混ぜて これを完全に消化し，その吸収を行なうところで，したがって 消化管のなかで もっとも重要な場所である．これに十二指腸・空腸・回腸の3部を区別する（図146, 148, 158）．

① **十二指腸*** duodenum： 指を12本 横に並べた長さ（12横指）があるというので，この名がある．長さ約25cm の鉤状に弯曲した部分で，第1腰椎の前右側で幽門につづいて始まり，少し後右へ走ったのち，急に折れて下行し，再び折れて脊柱の前（大動脈と下大静脈の前）を左へ走り，少し上行したのち，第2腰椎の前左側で 三たび折れて 空腸につづく（図148, 149, 207）．したがって これに**上部** pars superior, **下行部** pars descendens, **下部** pars inferior の3部を区別し，三つの屈曲部を **上十二指腸曲** flexura duodeni superior, **下十二指腸曲** flexura duodeni inferior, **十二指腸空腸曲*** flexura duodenojejunalis

とよぶ．

　十二指腸は その全長にわたって 後腹壁に癒着しており，空腸や回腸のように腸間膜をもたない（図148, 149）．

　十二指腸の内腔は，下半では空腸と同様の規則正しい**輪状ひだ*** plica circularis がみられるが，上半では 不規則な粘膜ひだ があるにすぎない．下行部には その後左壁を貫いて膵管と総胆管とが共同に開いている（図201, 207）．

　② **空腸*** jejunum と **回腸*** ileum： 十二指腸空腸曲から始まって腹腔内を著しく曲がりくねったのち，腹腔の右下部（右の腸骨窩）で大腸につづいている．前半が空腸で主として腹腔の左上部を占め，後半が回腸で主として腹腔の右下部を占める．両者の境界はない．

　空腸も回腸も 全長にわたって 自由表面をもっており，**腸間膜*** mesenterium によって後腹壁に つり下げられている（図152, 196, 269, 271）．

　内腔には 多数の**輪状ひだ*** plica circularis が，腸の縦軸に対して直角の方向に走っている．これは粘膜だけの ひだであって，後述の結腸半月ひだ のように筋層は関与しない（図193）．輪状ひだは 空腸，ことに その上部によく発達しており，回腸では形が不規則で小さくなり，その末端部では ほとんど消失していることが多い．

▶**小腸の構造**◀

　内から外へ 粘膜・筋層・漿膜 の3層から成る（図192, 194）．

　① **粘　膜**： 粘膜の表面には **絨毛*** intestinal villus （複数：villi）e., Darmzotte d. という小突起（長さ約1 mm）が密生して ビロードのような外見を示し，輪状ひだと ともに腸の吸収面を増大している．腸管の内容を培地と考えるならば，絨毛は そのなかに進入している植物の根にたとえられる．

　粘膜は単層円柱上皮でおおわれ，これが落ちこんで無数の腺がつくられている．腺にはつぎの2種類がある．

　十二指腸腺* gl. duodenalis（または**ブルンネル腺*** Brunner's gland e.）： 十二指腸の粘

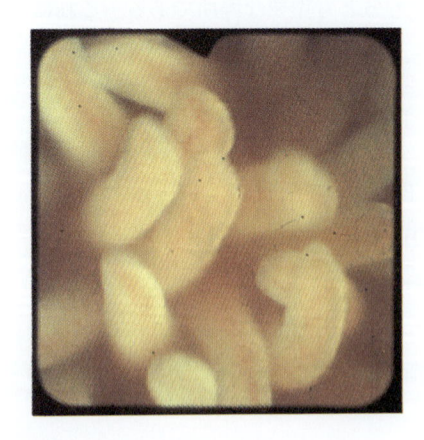

図 191 内視鏡でみたヒト回腸の絨毛
観察域に水を注入して，水中めがねの原理で明瞭な像を得ている．［平塚秀雄博士提供］

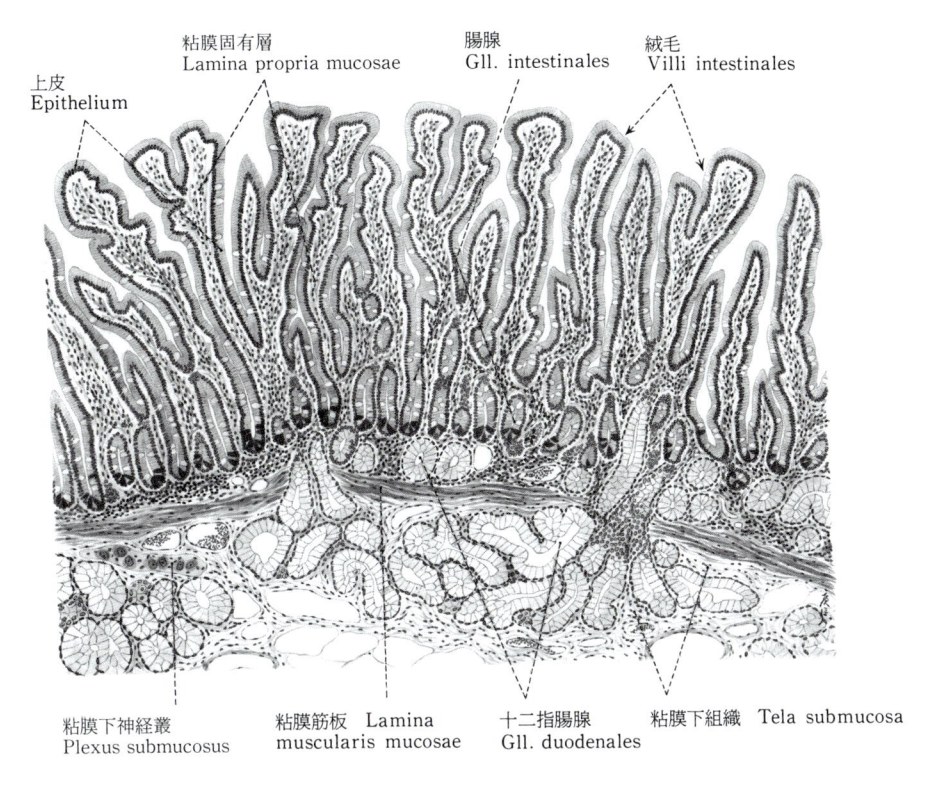

I. 消化呼吸器系（または腸系）　213

図192　十二指腸の顕微鏡図　×60

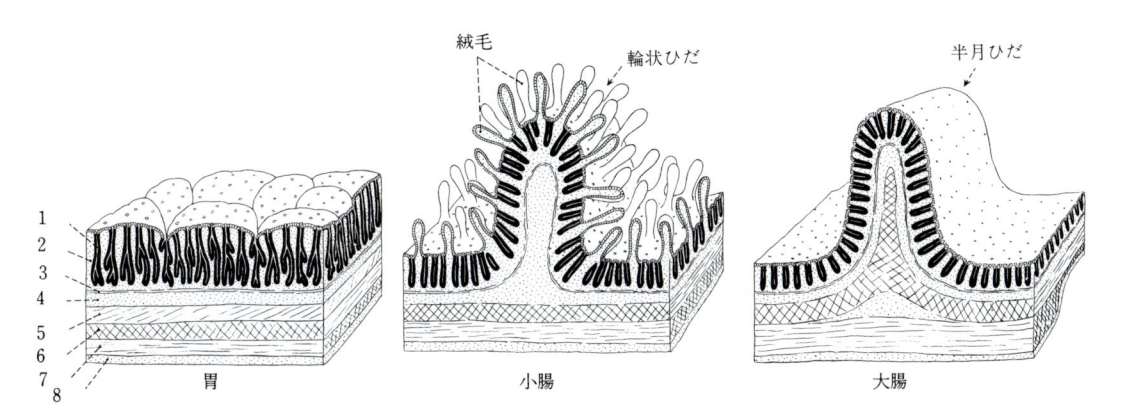

（ラベル：上皮 Epithelium、粘膜固有層 Lamina propria mucosae、腸腺 Gll. intestinales、絨毛 Villi intestinales、粘膜下神経叢 Plexus submucosus、粘膜筋板 Lamina muscularis mucosae、十二指腸腺 Gll. duodenales、粘膜下組織 Tela submucosa）

1.粘膜固有層　2.胃底腺（腸腺）　3.粘膜筋板　4.粘膜下組織
5，6，7．筋層の斜層，輪層，縦層　8.漿膜

図193　胃・小腸・大腸の壁の構造の比較（模型図）

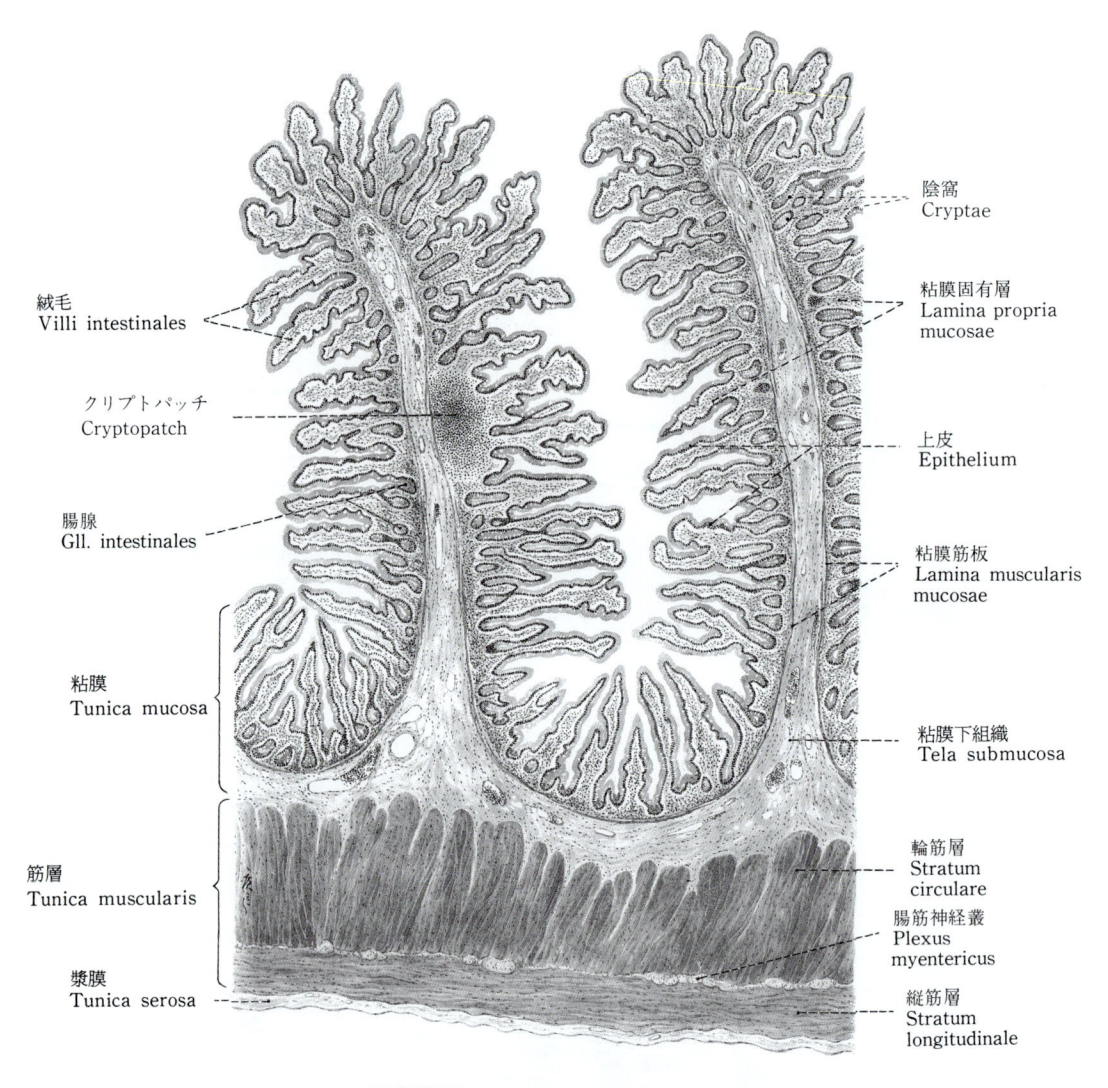

図194 小腸壁の顕微鏡図 ×20
空腸の壁を縦断したところ．

膜にだけ分布する粘液腺である．複合管状腺で，胃の幽門腺に似ている．その腺体は固有層から粘膜下組織のなかにまで ひろがっている（図192）．

腸腺* gl. intestinalis（または**リーベルキューン腺*** Lieberkühn's gland e.）： 小腸の全体に分布する単一管状腺で，試験管を立てたように 粘膜固有層のなかで 上皮が落ちこんでいるので**腸陰窩*** intestinal crypt e., Darmkrypte d. の名もある（図193, 194）．その基底部には粗大な赤染する果粒を含む**パネート細胞** cell of Paneth e. がみられる．さらに小腸の全長にわたって，粘膜上皮細胞の間には 多数の 杯細胞(さかずき) goblet cell e., Becherzelle d. が介在して粘液を分泌しており，いわば単細胞性の腺をなしている．

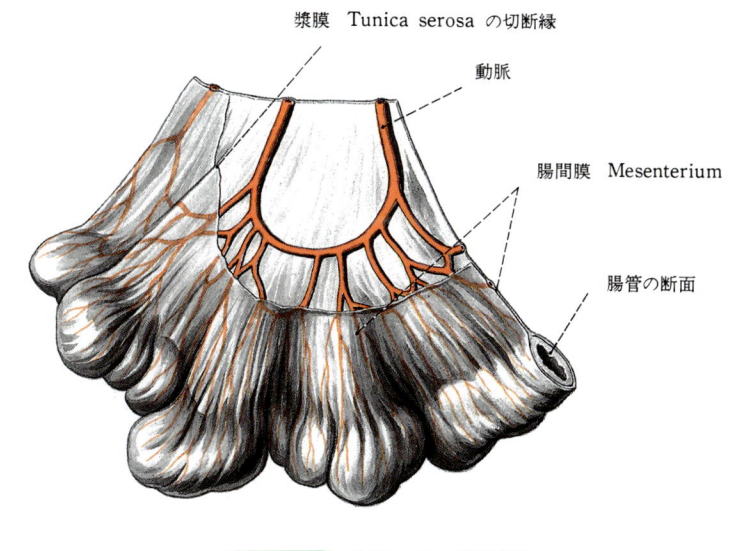

図 195　小腸とその腸間膜

　腸管の上皮には **基底果粒細胞** basal-granulated cell e. という**内分泌細胞**が散在する．とっくり形の細胞で，上方へ伸びた突起で腸管内腔の化学情報（刺激）を受け（**センサー細胞**），細胞基底部の果粒中にたくわえたホルモンを，結合組織へ また血管内へ放出する．

　基底果粒細胞には 10 型以上が区別され，それぞれ 異なる刺激を受容して 異なるホルモン（ペプチド性ないしアミン性）を放出する．その一部は拡散によって近隣の，一部は血流に運ばれて遠隔の標的器官に達し，その働きを調節する．そのうち とくに重要なものは つぎの 3 種である．1) 十二指腸の上皮に分布して，塩酸（胃酸）に感じて**セクレチン** secretin（膵臓を刺激してアルカリ性の重曹水を出させるホルモン）を放出する細胞，2) 同じ領域に分布して，アミノ酸や脂肪に感じて **コレシストキニン** cholecystokinin(CCK)（膵臓から消化酵素を出させ，胆嚢を収縮させるホルモン）を放出する細胞，3) 腸管全域に散在し，細菌毒素や高浸透圧に反応して**セロトニン** serotonin（大量の腸液を出させ下痢をおこすホルモン）を放出する細胞．

　小腸の粘膜内には多数の**リンパ小節**があり，空腸では おもに**孤立リンパ小節*** folliculus lymphaticus solitarius, solitary lymphatic nodule e. として存在するが，回腸では多数の小節が長円板状に集合して **集合リンパ小節*** folliculus lymphaticus aggregatus, aggregated lymphatic nodule e.（**パイエル板*** Peyer's patch e., Peyersche Platte d.）をつくる．孤立リンパ小節は けし粒ほど（直径 0.1〜0.25 mm）のリンパ球の集団である．集合，孤立のいずれのリンパ小節も 中心に明るい胚中心（扁桃—202 頁を参照）がある．集合リンパ小節は回腸に多く，全数 約 20 個，空腸の下部や大腸にも少し存在する．大きさは 8×5 mm と 100×20 mm の間にあり，腸間膜の付着部の反対側に位置している．

　小腸の陰窩の上皮下（粘膜固有層）にリンパ球の小集団がみられ，従来は 腸管内からの刺激に反応して リンパ球が配備されたものと考え，**リンパ球浸潤** lymphocyte infiltration とよんでいた．しかし 最近 これが（骨髄にも胸腺にも由来しない）原始的な T リンパ球の産生部位であ

216　内臓学

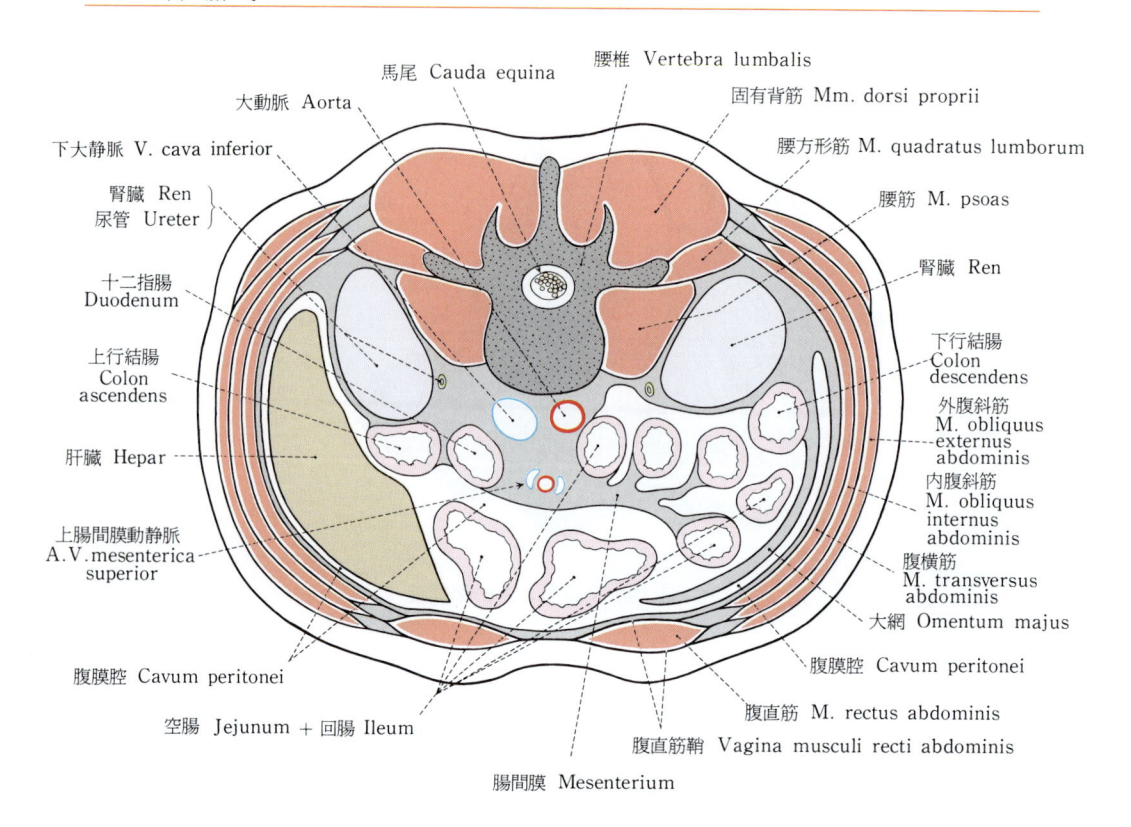

図 196　腹の横断（半模型図）

ることが分かり，**クリプトパッチ** cryptopatch e.（陰窩の斑紋の意）とよばれるようになった（石川博通，1998）（図 194）．

　パイエル板をおおう上皮には **M 細胞**という薄い細胞が モザイク状に はめこまれている．この細胞は 抗体分子のほか 細菌やウイルスのような巨大な異物まで吸着し，体内に侵入させる特殊な寛容性をもっている．パイエル板の上皮下に集合しているリンパ球は，こうして M 細胞を通過して到来する抗原に じかに接して，細胞増殖や抗体産生を行なう．

　② **筋　層**：内輪・外縦の 2 層から成り，両者の境は極めて明らかである．

　③ **漿　膜**：小腸の外表を おおう腹膜の臓側葉で，腸管を包む一方で腸間膜につづいている．ただし十二指腸では腸間膜をつくることなく，その表面の一部を おおったのち，直ちに壁側葉に移行する（「腹膜」の項，286 頁参照）．

▶**小腸の脈管と神経**◀

　小腸を支配する動脈は主として**上腸間膜動脈**（「脈管」の項，344 頁，図 312 参照）である．これは腸間膜を通って腸壁に達し，粘膜下組織と固有層のなかで網をつくり，これから絨毛のなかにはいって 毛細血管の網をつくったのち 静脈に移行する．静脈は絨毛を出ると再び腸間膜を通り，次第に集まって ついに**門脈**に注ぐ（「門脈」の項，358 頁，図 320 参照）．

　リンパ管は絨毛の内部にあるリンパ腔に始まり，腸壁を貫き 腸間膜を通って 腸リンパ

本幹として乳糜槽に注ぐ(「リンパ管系」の項, 373 頁参照).

　栄養分のうち 脂肪だけは リンパ管のなかへ吸収され, 胸管によって直接に循環血液のなかに混じるが, 蛋白質・炭水化物・塩類などは血管のなかへ吸収され, 門脈によって 一度 肝臓を通ったのちに, 初めて循環血液のなかにはいる(「肝臓」の項, 222 頁参照).

　小腸の機能(上皮による吸収と分泌, 筋による腸壁の運動など)は, 腸壁に内在する数種類のニューロンのネットワーク(**壁内神経系** intramural nervous system e., intramurales Nervensystem d.)によって調節されている. この神経系は, 筋層の内外両層の間と粘膜下組織のなかとで網状の神経叢をつくっている. 前者を**腸筋神経叢*** plexus myentericus(図194)または**アウエルバッハ神経叢*** Auerbach's plexus e., 後者を**粘膜下神経叢*** plexus submucosus または**マイスナー神経叢*** Meissner's plexus e. という. これらの神経叢は 平面的にみると 多角形の網目をもつ網状をなしており, 網の結び目に相当するところにニューロンの細胞体の集団を含んでいる.

　小腸の機能は壁内神経系だけで自律的に調節される. 脳・脊髄からの支配を断たれても, 腸は内容物を常に正確に口(oral)のがわから肛門(anal)の方へ輸送し, 腸内の栄養物や毒物を認識するセンサー細胞(上述の基底果粒細胞)と連携して的確に消化し, あるいは排出する(下痢). このような**壁内神経系の独立性**を反映して, 小腸に到来する外来性の**交感神経**と**副交感神経(迷走神経)**は, 胃や大腸に比して著しく とぼしい.

11 大 腸

　大腸* intestinum crassum, large intestine e., Dickdarm d. は消化管の最終部であって,

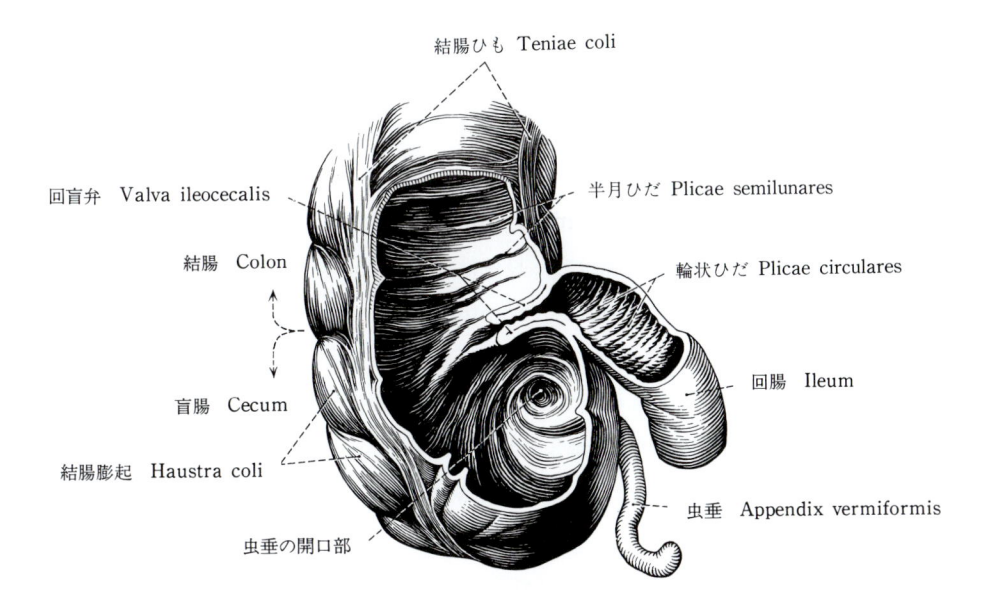

図 197 盲腸と虫垂 [Spalteholz]
腸壁の一部を切除して内腔が見せてある.

218　内臓学

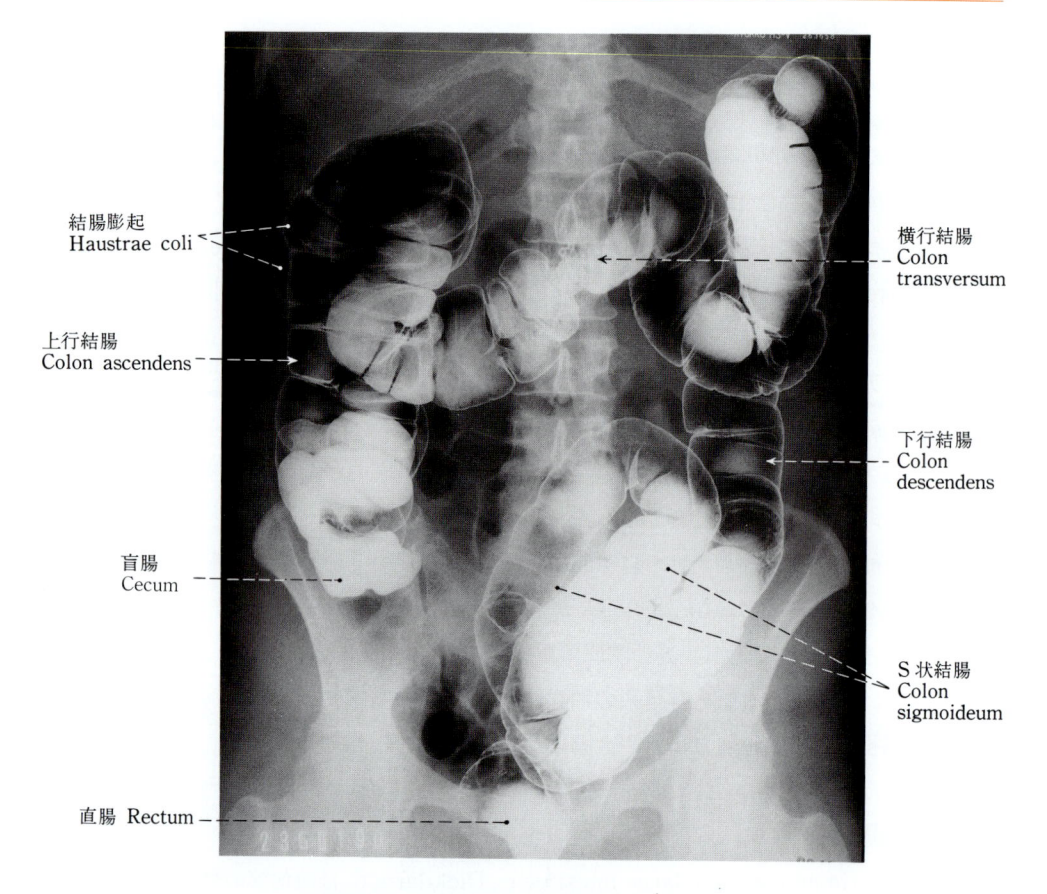

図 198　大腸の X 線二重造影像（腹臥位）
造影剤と空気を注入してある．［新潟大学放射線医学教室　酒井邦夫教授の提供］

　小腸よりも太くて短く，全長 約1.5m である．栄養の消化にはあずからず，水分の吸収をいとなんで糞を形成するところである．大腸を さらに盲腸・結腸・直腸の3部に分ける．
　① **盲　腸*** cecum l., e., Blinddarm d.：　後腹壁の右下部（右の腸骨窩）に接して位置し，回腸開口部の下方にある短い部分で，長さは わずか5〜6cm にすぎない（図 197）．
　盲腸の後内側壁からは**虫垂*** appendix vermiformis, vermiform process e., Wurmfortsatz d. が垂れ下がっている．虫垂の形・長さ・位置などは個人差が大きいが（図 199），日本人の平均は長さ6〜8cm，直径6mm である．その位置は ほぼ 臍と上前腸骨棘を結ぶ直線の中点にある．虫垂の内腔が 一部または全部 閉ざされていることもある．外表は全面漿膜でおおわれ，**虫垂間膜*** mesoappendix という鎌状の腸間膜をもっている．

　　盲腸は鳥類・草食獣などでは よく発達して長い盲管を形成し，消化作用に関与しているが，ヒトでは退化して，その痕跡を虫垂にとどめているのである．

　虫垂にはリンパ小節が集合し，**全体が集合リンパ小節**にほかならない．ここでは M 細胞（216 頁）を介して 抗原性物質の侵入を受け，活発に抗体産生を行なっているのであって，

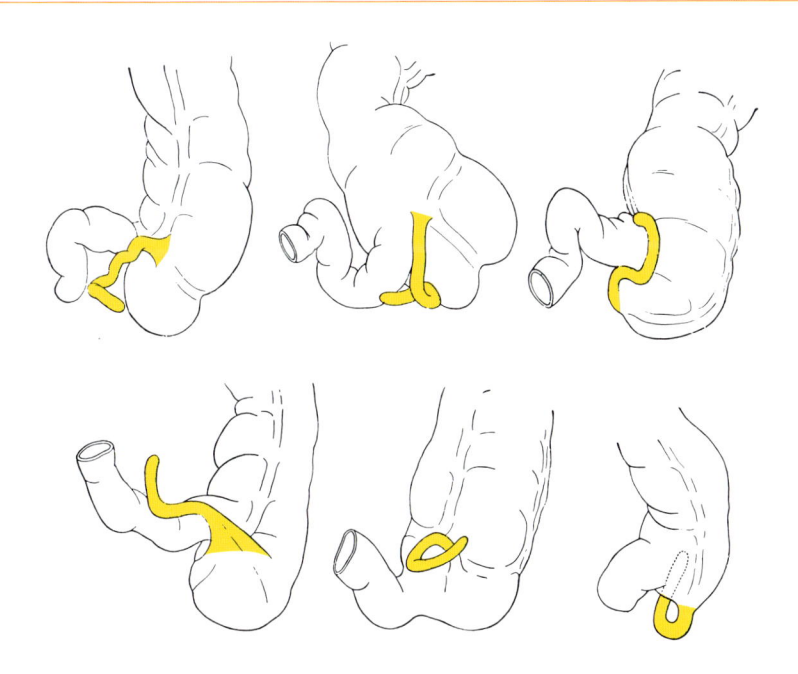

I. 消化呼吸器系（または腸系）　219

図 199　虫垂の形態と位置のさまざま
盲腸部を後ろから見る．

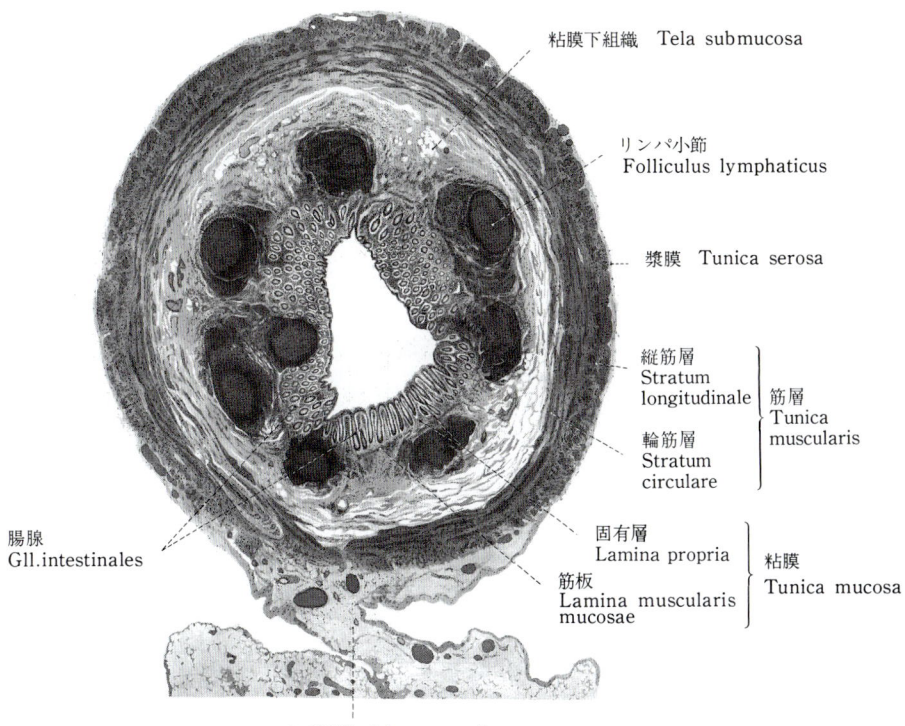

図 200　虫垂の横断面の顕微鏡図　×13

粘膜下組織　Tela submucosa
リンパ小節　Folliculus lymphaticus
漿膜　Tunica serosa
縦筋層　Stratum longitudinale
輪筋層　Stratum circulare
筋層　Tunica muscularis
腸腺　Gll. intestinales
固有層　Lamina propria
筋板　Lamina muscularis mucosae
粘膜　Tunica mucosa
虫垂間膜　Mesoappendix

虫垂は無用の長物ではなく，生体防衛線の重要な器官と見るべきものである．

　② **結　腸*** colon l., e., Grimmdarm d.： 盲腸に続いて右側の後腹壁の前を上にのぼり(**上行結腸*** colon ascendens)，右の腎臓の下端の前で左に折れ，胃の大弯に沿って十二指腸の前を左に走り(**横行結腸*** colon transversum)，左側腹腔の上隅 すなわち脾臓の下端で再び下に折れて，左側の後腹壁の前を下り(**下行結腸*** colon descendens)，左の腸骨窩から骨盤上口にかけてS状に弯曲し(**S状結腸*** colon sigmoideum)，骨盤にはいって直腸となる(図147，158，198)．

　盲腸と結腸の境には回腸が開口し，これを**回盲口*** ostium ileocecale という．回盲口では 回腸の末端が少し大腸の内腔のなかに突出し，そのため 回腸壁と大腸壁の二重層で出来た上下2枚のひだが **回盲弁*** valva ileocecalis をつくっている．回盲弁は大腸の内容が小腸に逆行するのを防いでいる(図197)．

　上行結腸と下行結腸は後腹壁に癒着しているが，横行結腸とS状結腸は前腹壁に近く位置し，それぞれ結腸間膜によって後腹壁に支持されている．それゆえ 前腹壁を取り去った状態では 横行結腸とS状結腸とは目撃することが出来るが，そのほかの結腸部は 小腸のために おおいかくされていることが多い．

　結腸の壁には縦に走る3条の**結腸ひも*** tenia coli があり，そのために結腸壁は縦に縮められて，内腔に向かって**半月ひだ*** plica semilunaris をつくり，外部に向かっては 各半月ひだの間の部分が突出して **結腸膨起*** haustra coli をつくっている．結腸ひもは縦走筋がとくに発達したものである(図197)．

　　結腸ひもは，後述の腹膜垂とともに，外科手術のときなどに小腸と結腸とを区別する鑑別点になっている．腸の太さによって 小腸と大腸とを区別することは確実でない．そのほか 結腸ひもは，外科手術のときに虫垂の ありかを探る導線となり，また 結腸の縫合には，丈夫なこの部分が選ばれる．半月ひだは結腸壁全体の ひだであり，その点で 粘膜だけの ひだである 小腸の輪状ひだとは 成り立ちが ちがっている．

　③ **直　腸*** rectum l., e., Mastdarm d.： S状結腸につづいて，骨盤の後壁すなわち仙骨と尾骨の前面を これらに接して下り，尾骨下端の前で **肛門*** anus として外に開いている．その長さは約20cmである．直腸は男では膀胱の後ろ，女では子宮と腟の後ろにある．

▶**大腸の構造**◀

小腸と似てはいるが，以下のような特徴を示す．

　① **粘　膜**： 大腸の粘膜には**絨毛がない**(図193)．粘膜面に無数の口を開いている**腸陰窩** intestinal crypt e. は，小腸のそれと同様の試験管を立てた形であるが，小腸のものより長くて 杯細胞に富んでいる．直腸下端では 糞便の通過による機械的刺激が大きいから，上皮は重層扁平上皮となっている．

　② **筋　層**： 筋層のうち内輪層は 肛門において厚くなって，輪状の**内肛門括約筋*** m. sphincter ani internus(平滑筋性)となっている．そのほかに なお 横紋筋性の**外肛門括約**

筋* m. sphincter ani externus がある（「会陰」の項参照）．外縦層は盲腸と結腸では3ヵ所で とくによく発達して 前述の**結腸ひも**をつくっている．その代わりに結腸ひも以外のところ（結腸膨起部）では縦筋層は非常に薄い．これに反して直腸では縦筋層は全壁にわたってよく発達し，ことに直腸下部から肛門にかけては **肛門牽引筋**（けんいん） m. retractor ani（藤田恒太郎）となっている．

　③ **漿　膜**： 盲腸と結腸の外表は 大部分 漿膜で おおわれているが，直腸の大部分では**外膜**に包まれている．漿膜は 結腸ひもに沿って 多数の 脂肪を容れる突起をつくり，これを **腹膜垂*** appendix epiploicae という．腹膜垂もまた 小腸と結腸とを識別する目じるしとなる．

　虫垂の構造 は原則として盲腸と同じであるが，リンパ小節の発達については すでに述べた（218頁，図200）．

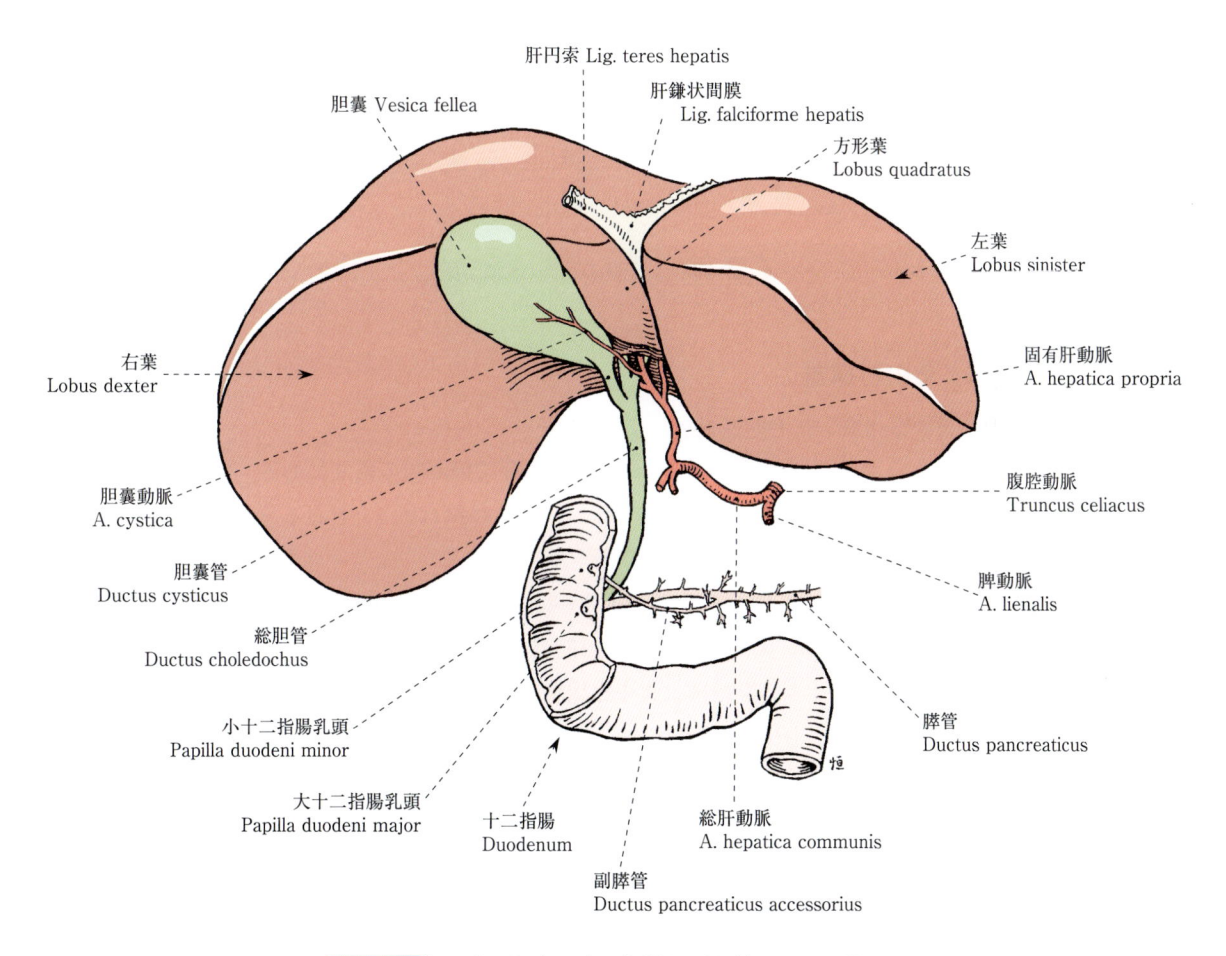

図 201 肝臓・胆嚢・十二指腸などを前下面から見る
膵臓は管を残して取り去ってある．

図 202　肝臓の下面（半模型図）

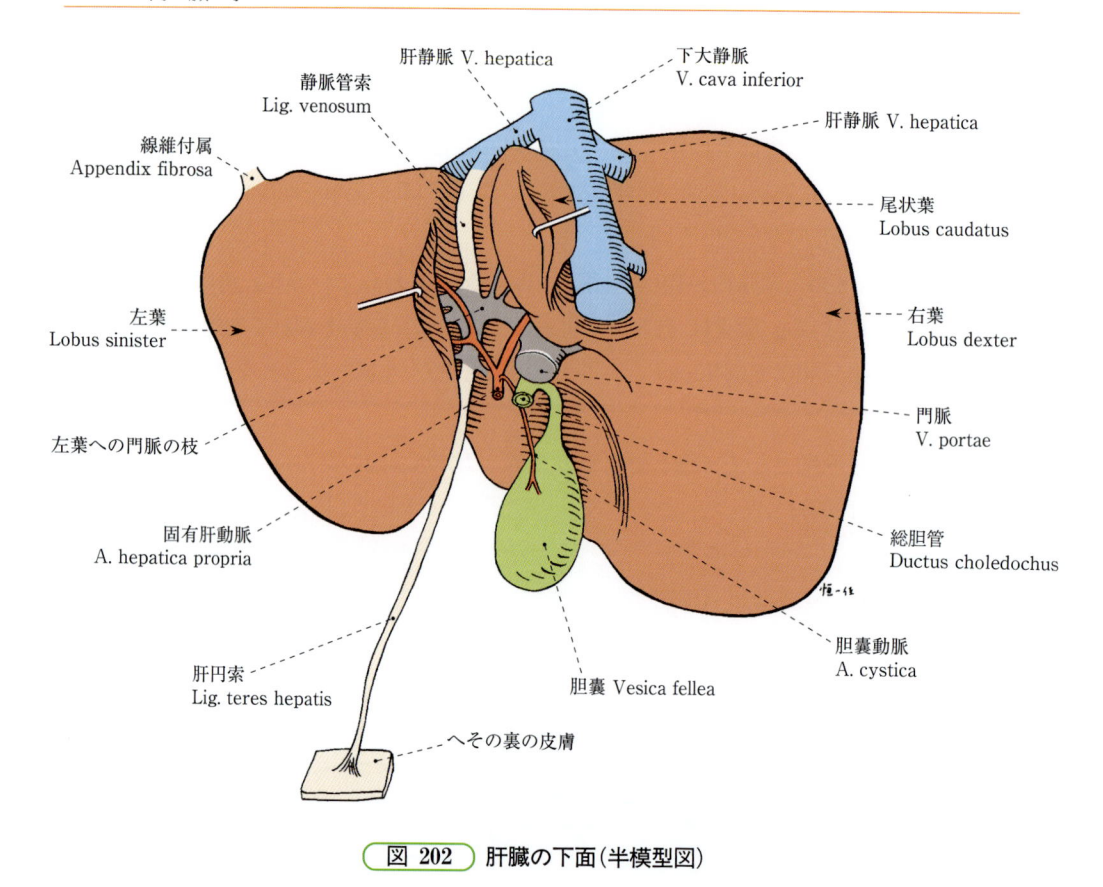

12　肝臓とその付属器

1. 肝　臓 * hepar, liver e., Leber d.

　肺とともに人体中 最大の実質器官で，腹腔の右上部で横隔膜の直下にある．その大きさは左右径 約20cm，前後径と高さ おのおの約15cm，体積は約1 *l* である（図146〜148, 151, 152, 158）．

　肝臓は胎生期に 膵臓とともに 消化管の上皮が陥入して出来た消化腺で，その分泌物は黄金色の**胆汁** bile e., Galle d. である．胆汁は**胆嚢**（後述）に貯えられたのち，総胆管（227頁）によって十二指腸に注ぎ，開口部は**大十二指腸乳頭** * papilla duodeni major という隆起をなしている（図201）．胆汁は脂肪の消化にあずかっている．しかし 肝臓はこのほか，1) 門脈を経て腸から送られてくる栄養物質や有害物質の点検処理，2) 糖分の貯蔵と血糖の調節，3) 血液の主要な蛋白—アルブミンなど—のほか，多数の重要な物質の産生, 4) 異物の除去や免疫反応などの機能を行なっており，これらの方が 消化腺としての作用よりも重要である．

　肝臓の上面は 横隔膜に相当して強くふくらんだ円蓋を示す．前縁は鋭く尖っているが，後縁は円くなっている．下面は浅くくぼみ，その中央に**肝門** * porta hepatis という通路が

小葉間胆管
小葉間動脈
小葉間静脈

小葉間静脈
小葉間胆管
小葉間動脈

小葉間結合組織　　　肝細胞索

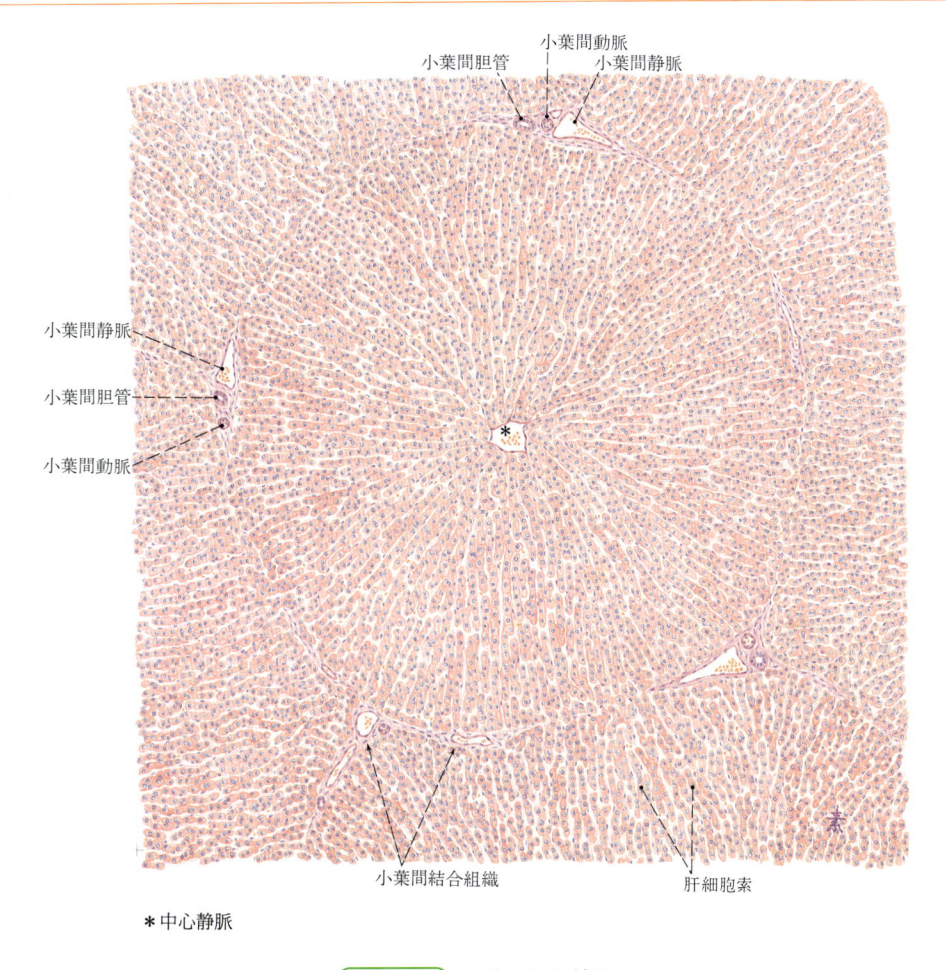

＊中心静脈

図 203　肝臓の顕微鏡図

開いていて，脈管（固有肝動脈・門脈・リンパ管）・神経・肝管が ここから肝臓に出入している（図201，202）．

　肝門の前方には 左に**肝円索**＊ lig. teres hepatis が走り，右に胆嚢が接着している．また後縁は 下大静脈によって上下に貫かれ，肝臓の内部から集まってくる肝静脈（通常3本）が これに注ぐ．門脈と下大静脈との間には**静脈管索**＊ lig. venosum が走っている（図202）（肝円索と静脈管索については「胎生期の循環系」の項，362頁を参照せよ）．

　肝臓には **右葉**＊ lobus dexter, **左葉**＊ lobus sinister, **方形葉**＊ lobus quadratus, **尾状葉**＊ lobus caudatus を区別する．右葉は左葉に比べて はるかに大きく，方形葉と尾状葉は左右両葉の間に はさまれている．肝臓は本来 腹側腸間膜のなかに発生した器官で（図273，274），したがって その表面は，後上隅の一部を除いては 全く腹膜によって包まれている．後上部の腹膜に おおわれていないのは，横隔膜に結合している部分である（図269）．

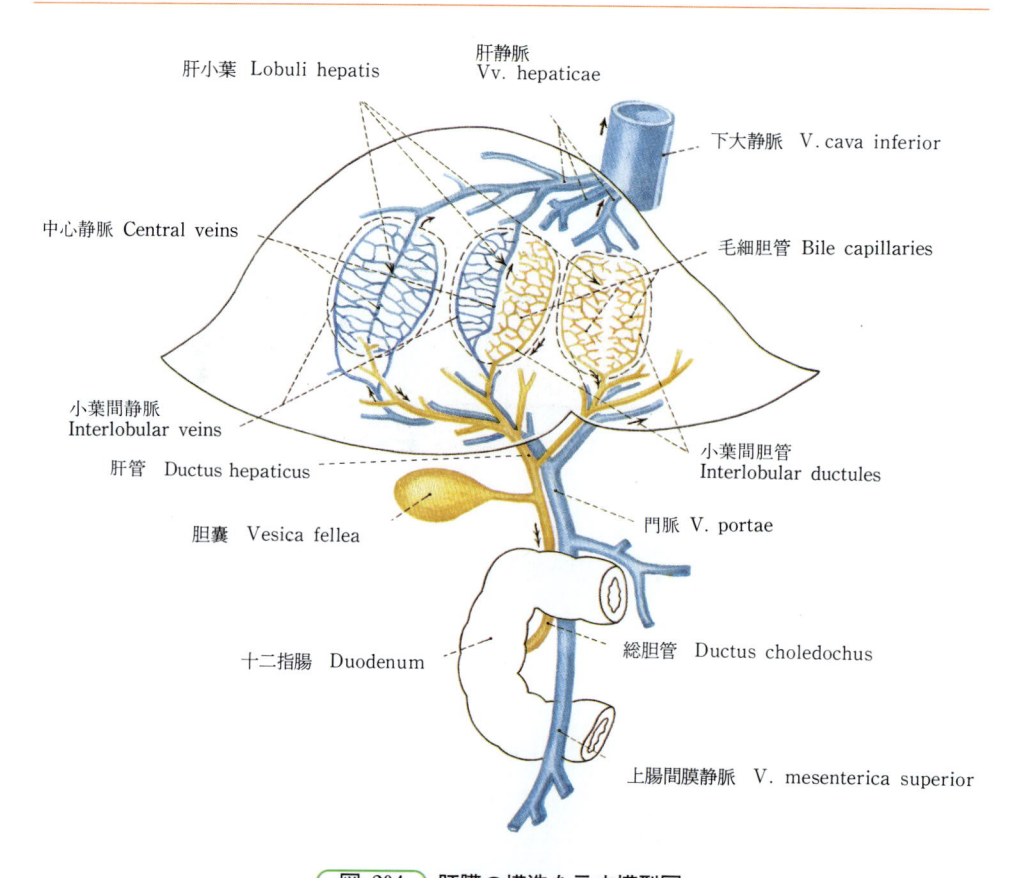

図 204 肝臓の構造を示す模型図
3個の小葉で肝臓が代表させてある．

▶肝臓の構造◀

　肝臓は 一種の複合管状腺である．表面を包む結合組織性の被膜(**グリソン鞘*** Glisson's capsule e., Glissonsche Scheide d.)[1] は脈管とともに肝門をはいり，分枝と癒合とを繰返して網状の**小葉間結合組織*** となり，肝臓の実質を無数の**小葉*** に分けている．小葉は径0.5〜2 mm で，肉眼で十分 見える大きさである[2]．

　各小葉はその中心を**中心静脈*** v. centralis によって縦に貫かれ，中心静脈の周囲には肝細胞が放射状に並んでいる．この放射状の索(立体的には板)を**肝細胞索*** hepatic cell cord e., Leberzellbalken d. といい，隣りのものと連絡して網状をなしている．肝細胞索は腺と

---

[1] グリソン Francis Glisson(1597〜1677)はイギリスの傑出した実験主義的医学者．佝僂病の最初の記載や，筋線維の能動的収縮性の発見でも知られるが，主著"Anatomia hepatis"(1654)は顕微鏡以前の肝臓の構造研究の金字塔で，今日 彼の名を冠する結合組織性の枠組み構造も，この書に詳細に記述されている．

[2] しかし ヒトの肝臓の小葉を肉眼で観察することは むつかしい．ブタの肝臓では，小葉間の結合組織がよく発達して，小葉が完全に仕切られているので，肝臓の表面や断面で 亀の甲模様のような小葉をみとめることが出来る．

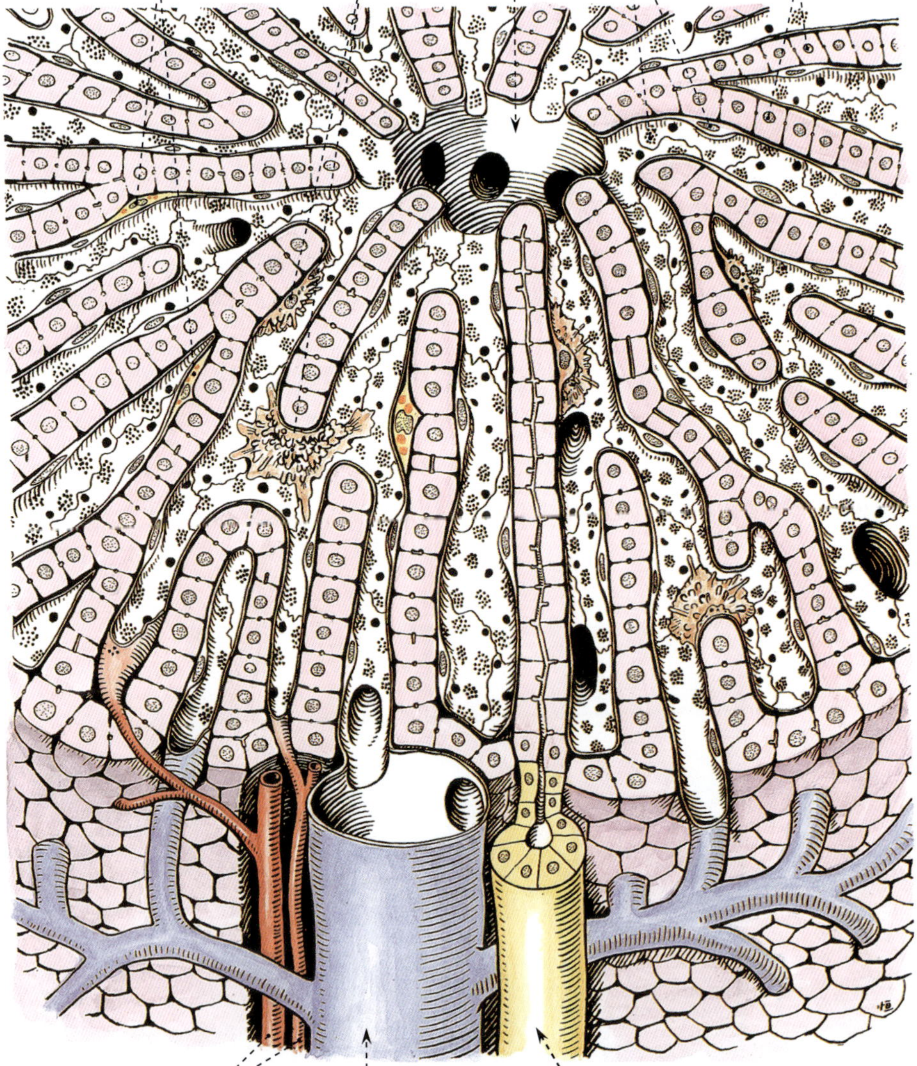

I. 消化呼吸器系（または腸系） 225

図 205 肝小葉の顕微鏡的構築を示す模型図

しての肝臓の終末部に相当するものである．各肝細胞索には その中心に **毛細胆管*** bile capillary e., Gallenkapillare d. という微細な管が走っている．毛細胆管は終末部の内腔[1]

---

1) 毛細胆管は ふつうの顕微鏡標本では観察がむつかしいが，Golgi 染色という特殊の方法を施すと，細い管腔が鍍銀されて黒く染まり，その走向の全貌を見ることが出来る．

に相当するもので，放射状に小葉の周辺へ走って**小葉間胆管*** interlobular bile duct に注ぐ（図 204, 205）．小葉間胆管は さらに集まって ついに 2 本の**肝管*** ductus hepaticus となり 肝門を出る．小葉間胆管と肝管は すなわち肝臓の導管である（図 204）．

　門脈* v. portae は肝門をくぐって 胆管に伴行し，**小葉間静脈*** interlobular vein となり，ついで 小葉のなかにはいり，肝細胞索にまつわる毛細血管網（**洞様毛細血管*** または**類洞*** sinusoidal capillaries or sinusoids e., Sinusoide d.）をつくったのち，中心静脈に注ぐ（図 204, 205）．中心静脈は再び集まって ふつう 3 本の**肝静脈*** vv. hepaticae となり，肝臓の後縁で直ちに下大静脈に開いている（図 202, 204）．

　　類洞の内面には 毛虫のような形のマクロファージ（**クッパー細胞** Kupffer cell）が点在し（図 205），血中の異物・細菌・変性した細胞などを食べこむことによって，生体防衛に重要な貢献をしている．

　固有肝動脈* a. hepatica propria は肝門をはいり（図 202），**小葉間動脈*** interlobular artery に分かれて小葉間結合組織を通り，小葉の類洞に動脈血を注ぎこんで，肝小葉の栄養 とくに酸素の供給を行なう（図 205）．すなわち 固有肝動脈の肝臓に対する関係は，気管支動脈の肺におけると同じで，これらは いずれも いわゆる栄養動脈である．

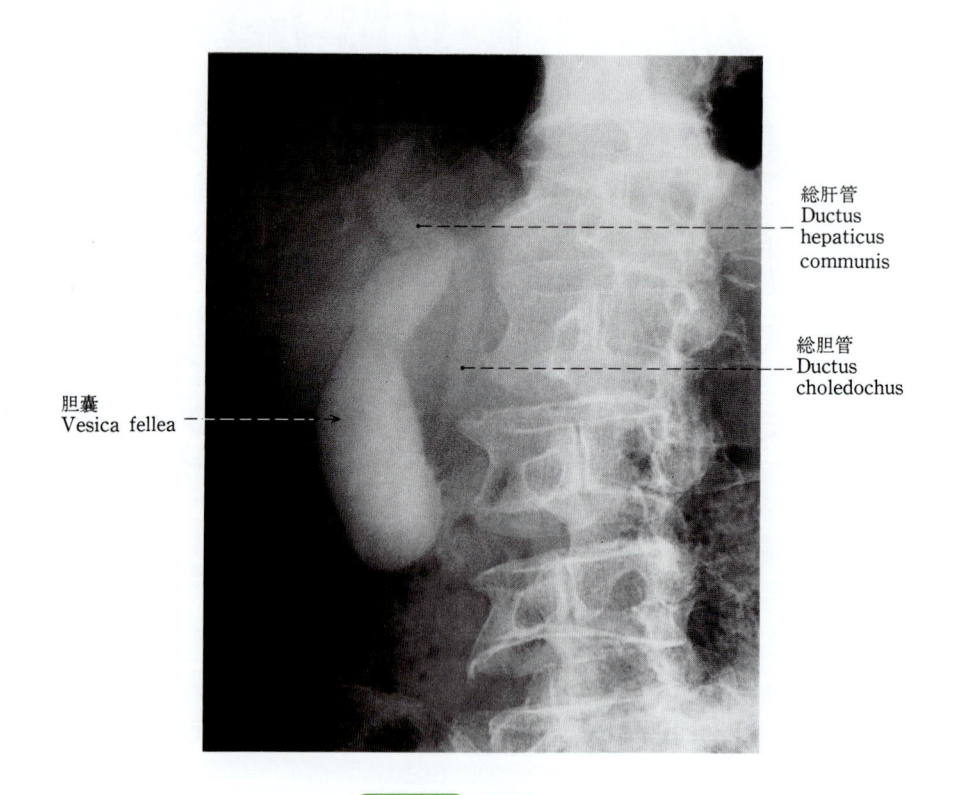

図 206　胆嚢の X 線像
造影剤を静脈から注射し，それが胆汁に排泄されるのを待って撮影した．
［新潟大学放射線医学教室　酒井邦夫教授の提供］

2. 胆路

肝門を出た2本の**肝管*** ductus hepaticus は合流して1本の**総肝管** ductus hepaticus communis となり，胆嚢からくる**胆嚢管*** ductus cysticus と合して**総胆管*** ductus choledochus となる（図206, 207）．総胆管は かなり太い管で（直径2〜3mm），小網の肝十二指腸間膜のなかを下行し，十二指腸の後ろを通り，後述の主膵管とともに 十二指腸下行部の後内側壁を貫き，**大十二指腸乳頭*** papilla duodeni major をなして その頂上のあなで 十二指腸に開いている（図201）．総胆管の下部には，その壁のなかに輪走（平滑）筋が見られ，その十二指腸開口部をとり巻く部分を，とくに**オッディの括約筋*** Oddi's sphincter e. という．総胆管と主膵管に対する括約筋である．

3. 胆嚢* vesica fellea, gall bladder e., Gallenblase d.

肝臓の下面に接着している 母指ぐらいの大きさの なすび形のふくろで，胆汁を一時たくわえておくところである．ただし 胆嚢は単に胆汁を貯蔵するだけでなく，その壁から多量の粘液を分泌して これを胆汁に混ぜる．肝臓で分泌された胆汁は 肝臓→肝管→胆嚢管→胆嚢 という道を経て 胆嚢にたくわえられ，消化時に 胆嚢管→総胆管→十二指腸 という経路を経て 十二指腸に注がれる（図201, 202, 204, 206, 207）．

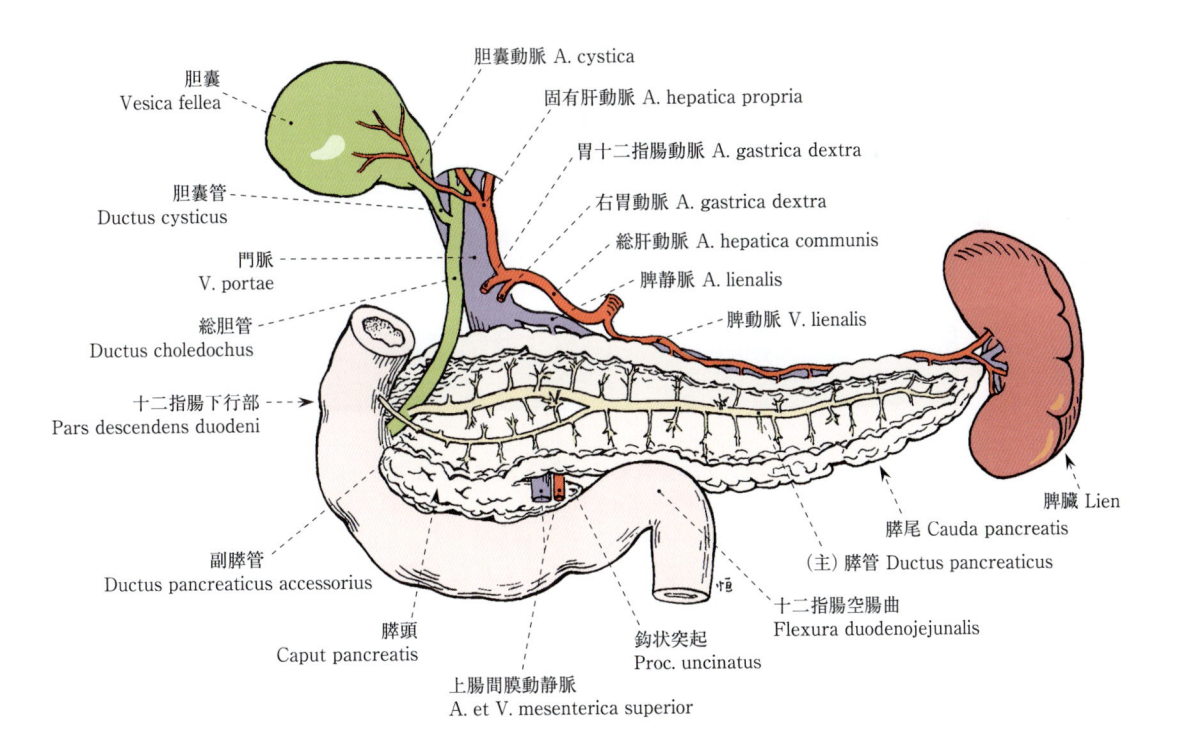

図 207 膵臓とその周辺の器官
膵臓の一部を取り除いて管系が剖出してある．

胆嚢は肝臓との間は癒着しているが，その他の部分は腹膜でおおわれ，自由表面をもっている．基底部は肝臓の前縁から少し顔を出しているから，病的に腫脹すれば，腹壁を通して触れることが出来る．

　胆嚢は生命の維持に必要な器官ではない．胆嚢炎や胆石症でこれを摘出しても，目にたつ支障は生じない．また 胆嚢は 魚類以上に広く発達する古い器官でありながら，哺乳類では ウマ，ラット（マウスにはある！）など，若干の動物で これを欠いている．

13　膵　臓

　膵臓* pancreas l., e.[1) は肝臓とともに腹腔内にある大型の消化腺で，その分泌物は次の

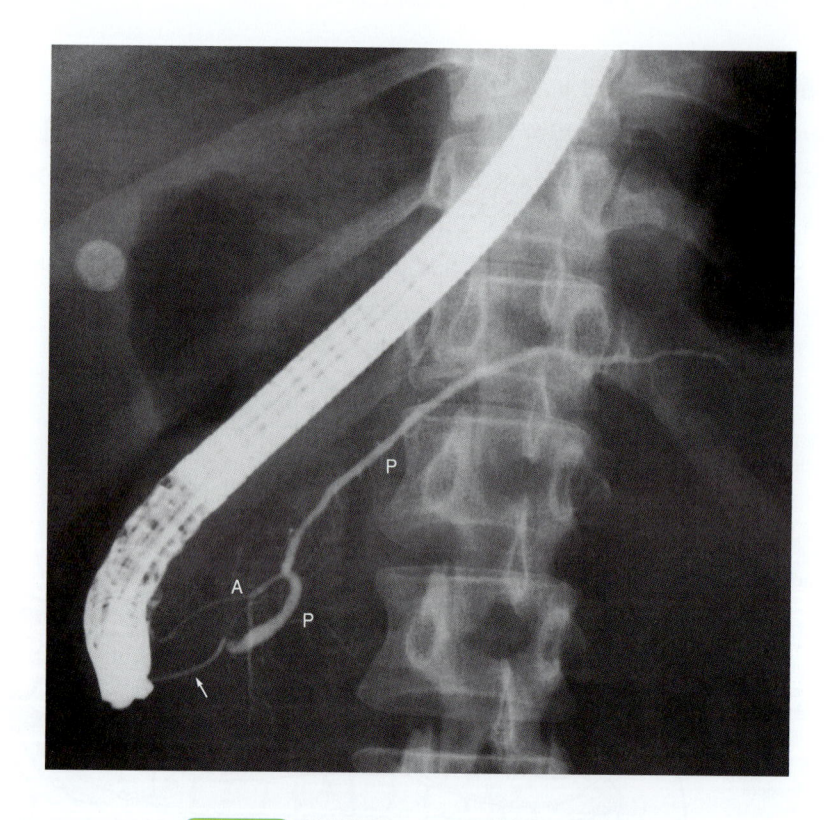

図 208 膵管造影による X 線像（44 歳女）

内視鏡の先につけた細くしなやかな小管（矢印）の先端を，内視鏡で見ながら大十二指腸乳頭に当て，主膵管（P）に造影剤を注入して X 線撮影した．主膵管の枝はとくに膵体で写りが悪いが，これは膵液の分泌圧が高いためである．副膵管（A）が主膵管の屈曲部から分岐し，右方へ走るが，その十二指腸への開口部は明瞭でない．副膵管から大きな枝が（A の字のところで）下行し，膵頭と鈎状突起の方へさらに枝分かれを示している．この人は健常であるが，膵島癌が存在すると，膵管系の走行が乱れる．
［内視鏡的膵管造影法の開発者 小越和栄博士の提供（県立がんセンター新潟病院内科）］

---

1)　pan＝すべて，creas＝肉で，pancreas というギリシャ語は膵臓を「全体が肉の塊りである」と考えたところから発している．日本語の「膵」は医範提綱(1805)の著者 宇田川玄真のつくった国字で，「月」は にくづき すなわち「肉」，萃は「集まる」で，「膵」は肉のかたまりを意味する．

3群の**消化酵素**である．① 炭水化物を分解する酵素 **アミラーゼ** amylase，② 蛋白質を分解する酵素(の前駆体)**トリプシノゲン** trypsinogen と**キモトリプシノゲン** chymotrypsinogen，③ 脂肪を分解する酵素 **リパーゼ** lipase．

胃の後ろにあって後腹壁に癒着している細長い実質器官で，ほぼ三角柱状をなし，軽くS状に曲がっている(図 149)．膵臓は全体が腹膜の後ろにかくれているから，腹腔を開いたままではよく観察することは出来ない．大きさは長さ約 15 cm，幅約 3〜5 cm，厚さ約 2 cm で，重さは 60〜70 g ある．

膵臓は特有の白色を呈し，小葉に分かれているために，うろこをつけたような表面観がある．これらの外観は，(構造の共通性から当然とはいえ)耳下腺や顎下腺とよく似ている．膵臓はドイツ語で Bauchspeicheldrüse(腹の唾液腺)とよばれる．

膵臓を 記載の便宜上 頭・体・尾の3部に分けるが，各部の境界は明らかでない．**膵頭*** caput pancreatis は十二指腸の凹弯部に位置し，第1〜3腰椎体の右側にある．これから**体** corpus として ほぼ水平に左の方にゆき，脾臓の下端で**尾** cauda をもって終わっている．体は第1腰椎体の前を横切っているが，腰椎体との間には大動静脈と上腸間膜動静脈が通る(図 149，207)．

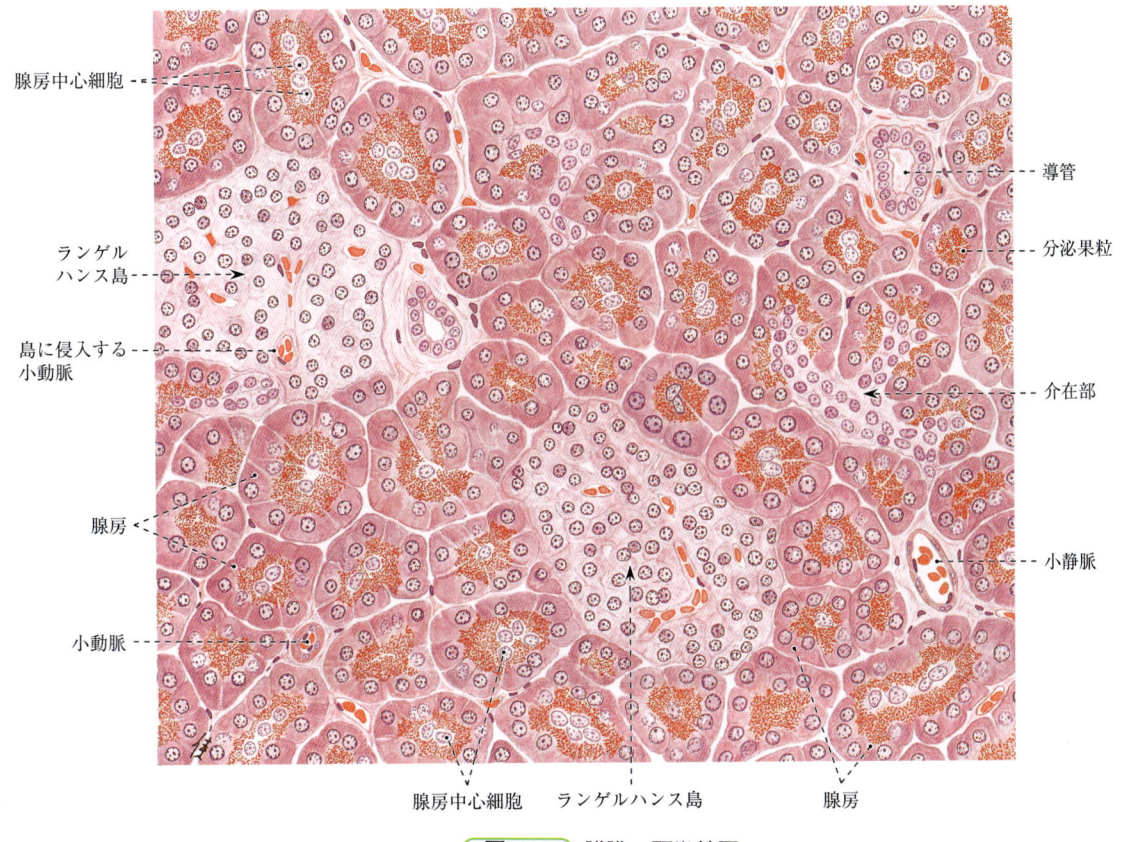

図 209 膵臓の顕微鏡図

膵臓の導管は2本ある．主導管の**膵管*** ductus pancreaticus（主膵管ともいう）は，膵臓の内部を膵尾から膵頭へ貫き，総胆管と合流して 十二指腸の下行部に開いている（図207）．もう1本の導管は**副膵管** ductus pancreaticus accessorius とよばれ，これは小さくて 主膵管の分岐として起こることがなく，主として頭部の分泌物を集め，総胆管の開口部（大十二指腸乳頭）より少し上方で **小十二指腸乳頭** papilla duodeni minor をなして十二指腸に注ぐ（図201, 207）．

　膵臓は発生学的には2個の原基の癒合して出来たものである．一つは腹側腸間膜のなかに肝臓の原基から分岐した**腹側膵** pancreas ventrale であり，他は背側腸管膜のなかに単独に生じる**背側膵** pancreas dorsale である（図273, 274）．膵臓の導管が大小2本あるのは そのためである．

▶ 膵臓の構造 ◀

　漿液性の複合胞状腺で，分泌果粒を容れた終末部（**腺房** acinus）が細い介在部を介して太い導管につき，ぶどうの房のようである．したがって 顕微鏡的構造は唾液腺のうちの耳下腺に似ているが，ただし 膵臓には線条部がないことと，介在部の続きが**腺房中心細胞**

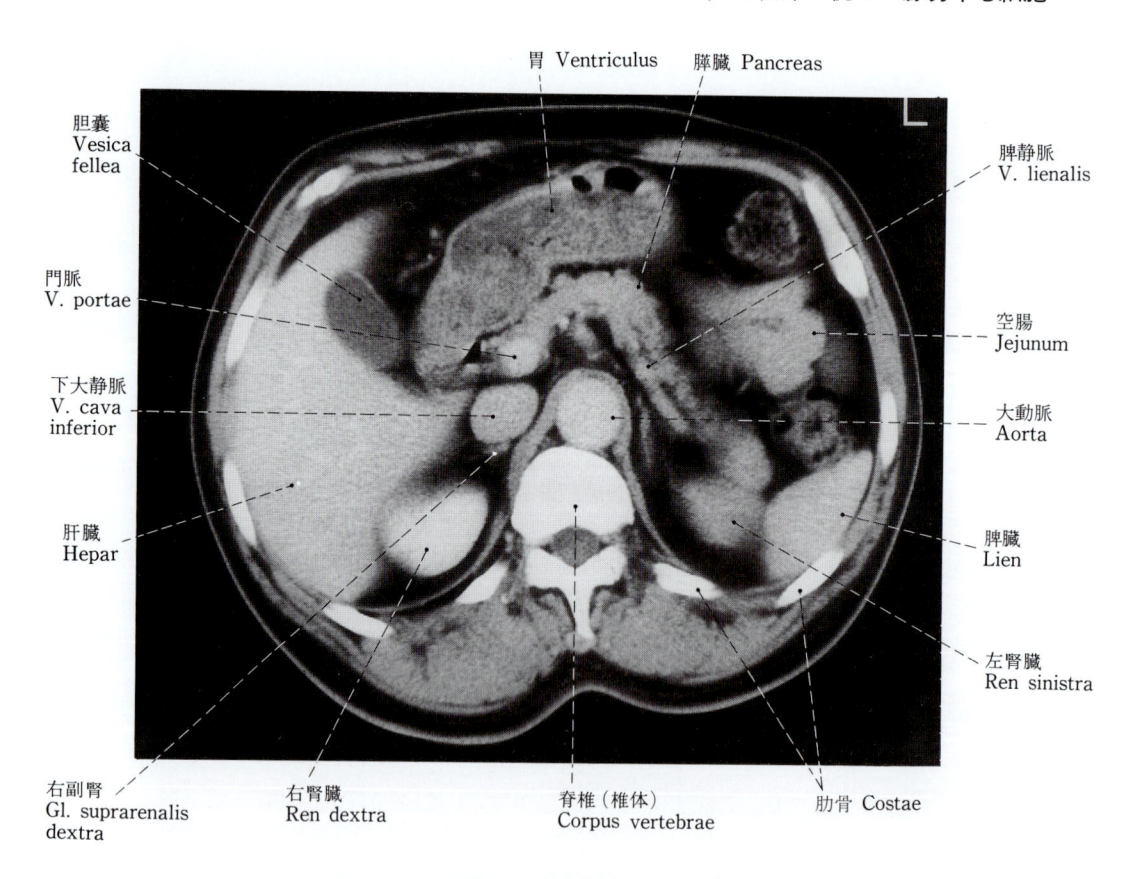

図 210　上腹部を横断するCT像
［新潟大学放射線医学教室 酒井邦夫教授の提供］

centroacinar cell e., zentroazinäre Zelle d. となって 終末部の内部に はいりこんでいることが，耳下腺とちがうところである（図209）．

　膵液 pancreatic juice は肉眼的には無色の液体であるが，化学的組成と役割を異にする2型が区別される．第1は 十二指腸にはいった食物を消化するための膵液で，腺房でつくられた消化酵素を多量にふくんでいる．第2は胃酸（希塩酸）が十二指腸に到来したとき，これを中和して腸を潰瘍から守るために出されるアルカリ水の膵液で，導管系から放出される重炭酸ナトリウムと多量の水から成る．2型の膵液の放出は 十二指腸のホルモン，コレシストキニンとセクレチンによってそれぞれ仲介される（215頁）．

　このような外分泌腺としての構造を示すほかに，膵臓にはなお **ランゲルハンス島*** islet of Langerhans e., Langerhanssche Insel d.[1] または**膵島** pancreatic islet e. という内分泌細胞の集塊（直径100～200μm の球状体）が散在して，血糖調節のホルモンを分泌している．島は膵臓の頭と体には少なく，尾に多いが，膵臓全体における数は およそ100万といわれる．

　糖尿病の特効剤**インスリン** insulin e., d. は，カナダの BantingとBest（1922）によって動物の膵臓から抽出されたホルモン（insulaは「島」を意味するラテン語）で，血液の糖（ぶどう糖＝グルコース）の濃度を下げ，肝臓にグリコゲンを貯える作用がある．インスリンは 全身のさまざまな細胞のグルコースの取りこみと その代謝を促進する．その後，膵臓からインスリンと拮抗する作用（血糖上昇）のホルモン，**グルカゴン** glucagon e., d. が発見された．今日，インスリンは膵島の大部分を占める **B細胞**という上皮細胞から，グルカゴンは少数の **A細胞**から分泌されることが知られている．

　膵島のB細胞が機能低下をきたすと，インスリンが必要なだけ放出されなくなり，**糖尿病** diabetes mellitus（高血糖，多尿・糖尿，代謝異常）が起きる．小児のB細胞が自己免疫的な攻撃を受けて破壊されると，（毎日インスリンの補給を受けない限り）死に至る急性糖尿病となる（1型糖尿病）．成人では，B細胞の働きが 糖の採りすぎなどによる負担過重で劣化して，慢性の糖尿病（2型糖尿病）を起こす人がふえている．A細胞とグルカゴンの異常と その影響は ほとんど知られていない．

B. 呼 吸 器

　呼吸器 respiratory organs e., Atmungsorgane d. は呼吸作用，すなわち 空気中から酸素を取って これを血液に与え，血液中の炭酸ガスを 空気中へ出す働きをしている 器官系である．呼吸器で取りこまれた酸素は 赤血球によって各組織に運ばれ，ここで 腸から血管によって運ばれてきた栄養分を燃焼させる．燃焼によって生じたエネルギーは，組織あるいは器官が その機能を行なうために用いられ，分解産物のうちの炭酸ガスは再び肺

---

[1] ドイツの医学生 Paul Langerhans（1847～1888）が膵臓のなかに明るい島を発見したのは1869年であるが，膵島の意味は全く不明だった．1889年 ストラスブルグの若い医師 Oskar Minkowsky は犬の膵臓を摘出する手術を行なったところ，術後の犬に激しい糖尿病の症状をみとめた．以来 膵臓に抗糖尿病（糖尿病の発症をおさえる）因子がある，そして それは膵島に存在するに ちがいないと考えられるようになった．この因子の抽出をめぐる国際的な競争に勝利したのが Frederick G. Banting と Charles H. Best（1922）だった．

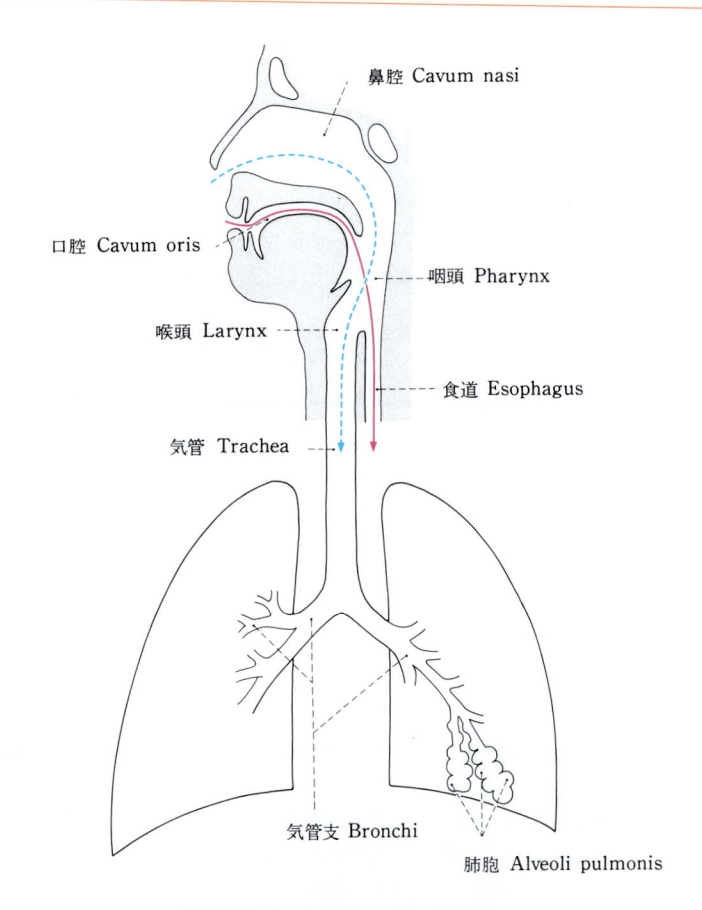

図 211　呼吸器の全景（模型図）
頭を右に向けた状態を前から見た．

から，窒素を含む成分は腎臓から排泄される．

　呼吸器は上下2部に大別される．上部は鼻腔であり，下部は喉頭・気管・気管支・肺という一連の器官系である．上部は頭部消化器（口腔）の後ろにあり，下部は頸胸部消化器（食道）の前側にある．つまり呼吸器と消化器とは途中で交叉しているのであって，この交叉部が咽頭である（図211）．

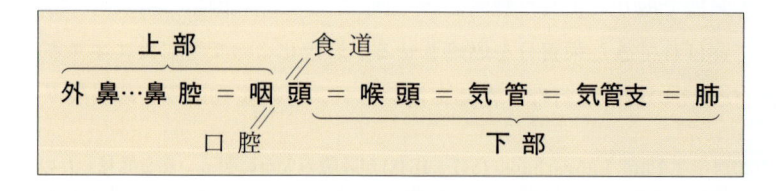

```
           上 部      食 道
       ┌─────────┐ ┌─────────────────────┐
外 鼻…鼻 腔 ＝ 咽 頭 ＝ 喉 頭 ＝ 気 管 ＝ 気管支 ＝ 肺
       └───┘       └─────────────────────┘
        口 腔              下 部
```

　鼻腔は 哺乳動物で初めて完成されたもので，口蓋の発生によって 広義の口腔から上方に隔離された部分である．これに対して 喉頭以下の部は本来の呼吸器で，発生学的には 消化管がのび出したものである．すなわち肺は形態学的には付属消化腺とみなすべきもので，肺胞が終

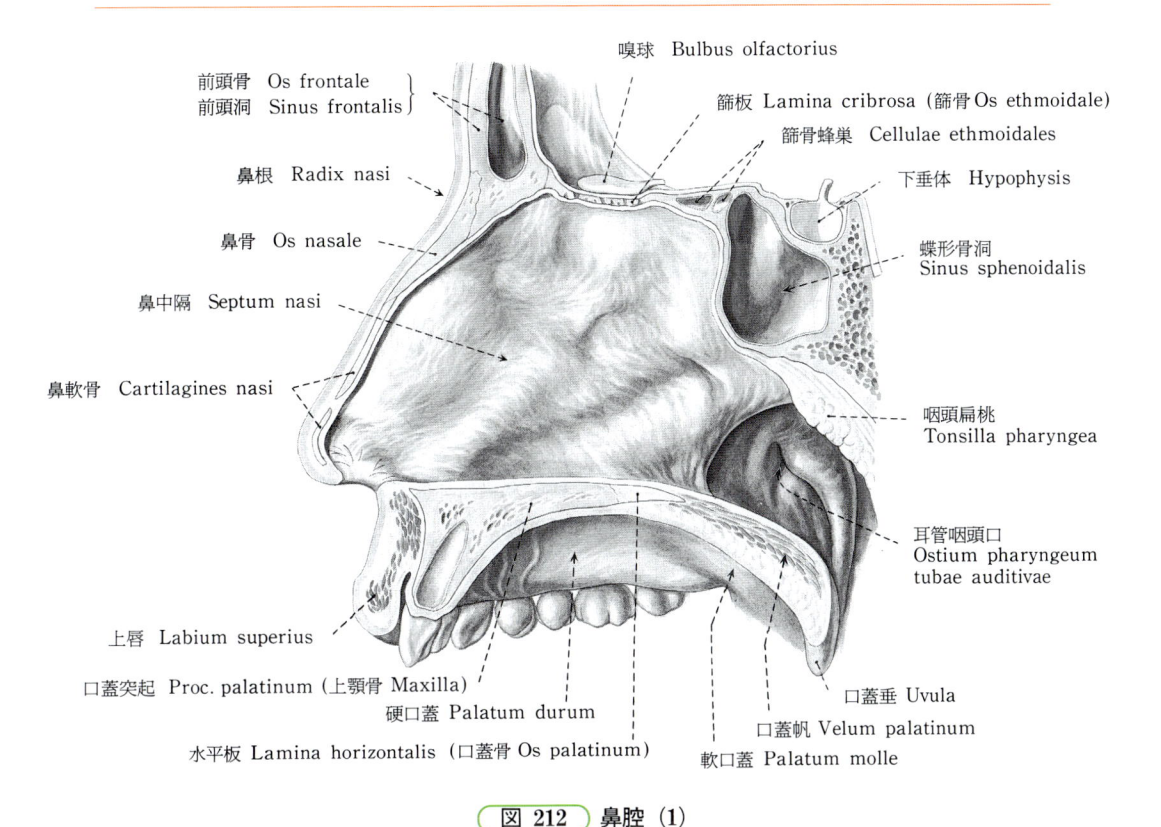

図 212 鼻腔 (1)
鼻腔とその付近を正中面のすぐ左で矢状断し，鼻中隔を左側から見る．

末部，気管支や気管が導管に相当する．

1 外 鼻

外鼻* nasus externus は顔面の中央に突出している 三角錐状の部で，これに **鼻根** radix nasi, **鼻背** dorsum nasi, **鼻尖** apex nasi および 左右の**鼻翼*** ala nasi を区別する．下面には1対の**外鼻孔*** naris がある．外鼻孔の内面には**鼻毛*** vibrissae が生えていて，空気中の塵埃を濾しとる用をなす．鼻尖と鼻翼には軟骨性の支柱があり，鼻根部の支柱は鼻骨で出来ている（図 212～214）．

2 鼻 腔

鼻腔* cavum nasi, nasal cavity e., Nasenhöhle d. は骨鼻腔が粘膜でおおわれて出来た空室で，気道の起始部をなすとともに，その一部で嗅覚をつかさどっている．肺に はいる空気は 鼻腔を通る間に 一定の温度と湿度を与えられる．鼻腔壁が複雑な凹凸を示すとともに，その粘膜が静脈に富んでいるのは そのためである．

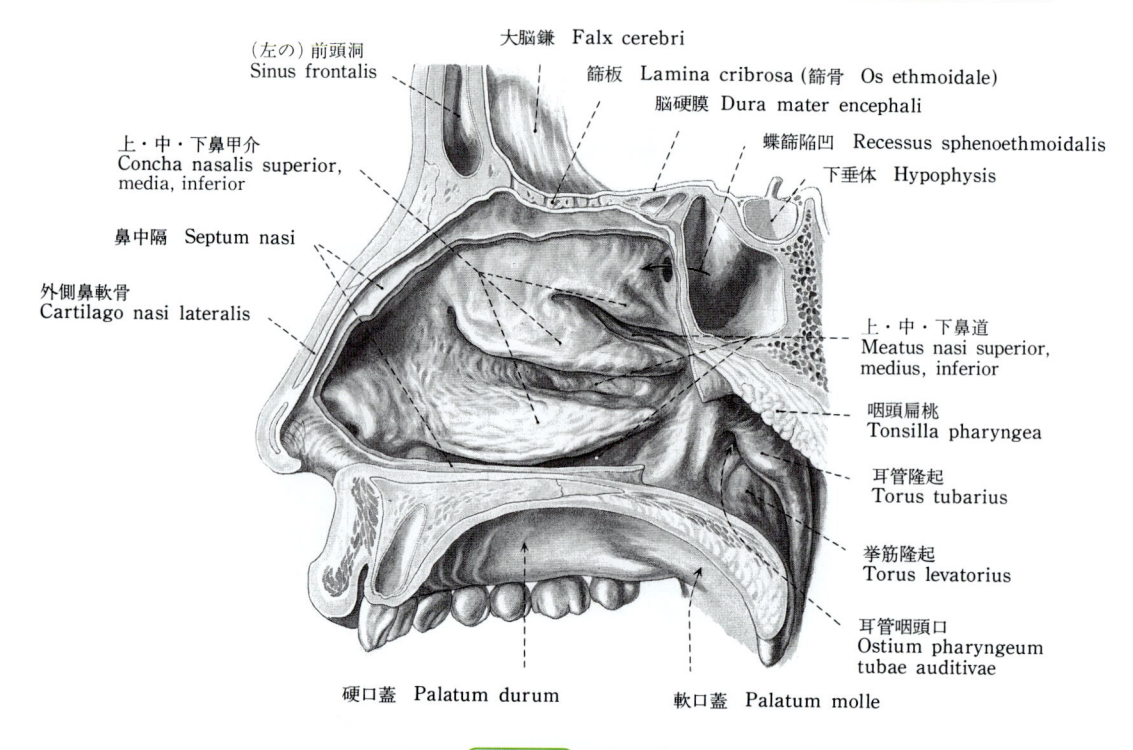

図 213　鼻腔（2）
前図において鼻中隔の大部分を切り取り，鼻腔の側壁を示した．

　鼻腔の正中面[1]には**鼻中隔*** septum nasi があって，これを左右の両半に分けている．左右の鼻腔は，前は前述の外鼻孔によって外界に開き，後ろは**後鼻孔*** choana によって咽頭に交通している．鼻腔の外側壁には 上・中・下3個の**鼻甲介*** conchae nasales があって，それぞれ その下に**上・中・下鼻道*** meatus nasi superior, medius, inferior をつくっている．これらの各鼻道は 内方で 共通の **総鼻道*** meatus nasi communis となり，後方で**鼻咽道** meatus nasopharyngeus に開いていることは，骨格の鼻腔のところで述べたと同じである．下鼻道の前部には **鼻涙管*** ductus nasolacrimalis が開口し，涙を眼から鼻腔に導く（図 170，171，212～214）．

1. 副鼻腔* sinus paranasales

　鼻腔粘膜の続きは骨副鼻腔の内面をも おおっている．つまり 副鼻腔は鼻腔の続きである．これらは 副鼻腔炎ないし蓄膿症の起こるところで，なかでも上顎洞は 歯との解剖学的関係が密接であるから，臨床上 とくに重要である[2]．副鼻腔には つぎの4種類が区別

---

1) 正確に正中面上にある鼻中隔というものは ほとんどなく，大多数は右または左へ突出している．これを**鼻中隔弯曲** deviatio septi nasi という．
2) 歯の病変がもとで上顎洞炎を起こすことがあり（**歯性上顎洞炎**），また逆に上顎洞の炎症から歯痛を訴えることがある．

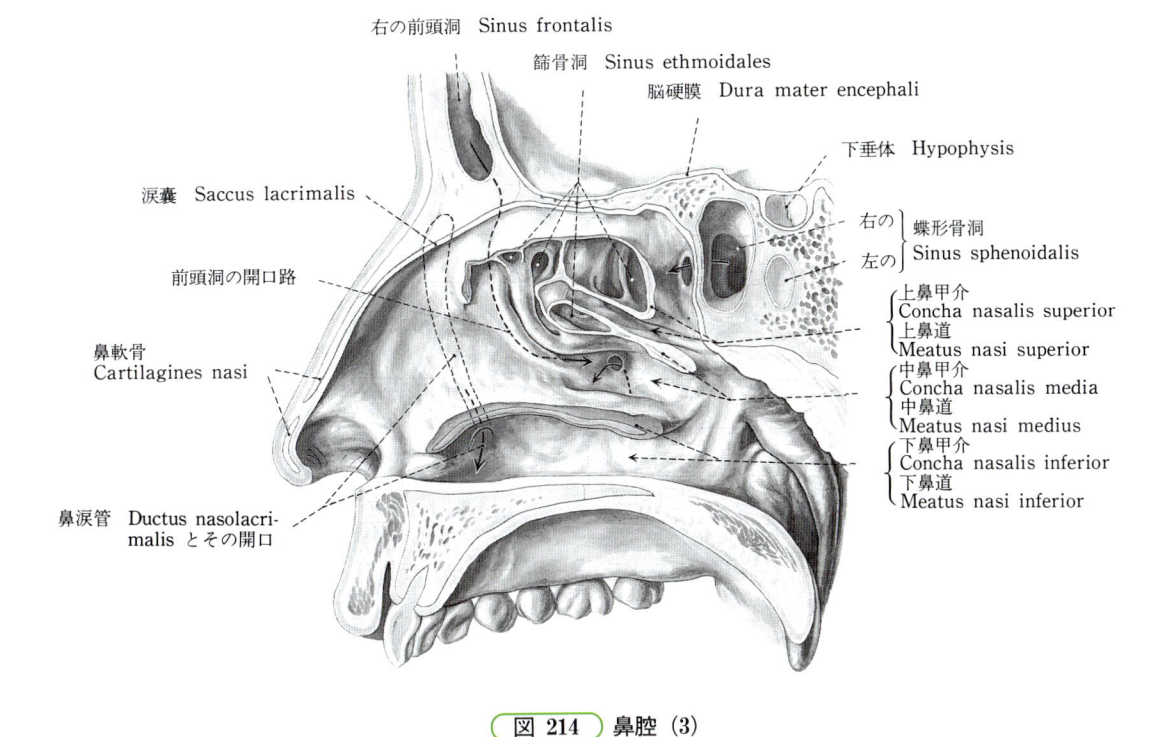

I. 消化呼吸器系（または腸系）　235

図 214　鼻腔 (3)

前図において鼻中隔の右側で矢状断を行ない，さらに鼻甲介を切り取って副鼻腔を示した．

される（「骨副鼻腔」の項参照）（図 37, 39〜41, 212〜214）．

① **蝶形(骨)洞*** sinus sphenoidalis：　鼻腔の後上方で蝶形骨体のなかにある．左右別に小孔をもって鼻腔の後上の隅に開口する．

② **篩骨洞*** sinus ethmoidales：　鼻腔の上外側にあたって篩骨迷路のなかにある多数の小室で，その一部は上鼻道に，他は中鼻道に開く．

③ **前頭洞*** sinus frontalis：　鼻腔の前上方で前頭骨のなかにある1対の部屋で，左右別に**半月裂孔** hiatus semilunaris という すき間を通って 中鼻道に開く．

④ **上顎洞*** sinus maxillaris[1]：　上顎骨の体のなかにある大きな腔室で，鼻腔の下外側に位置している．前頭洞とともに 上記の半月裂孔を経て中鼻道に開く．

2. 鼻粘膜と嗅器

鼻腔や副鼻腔が すべて粘膜で おおわれていることは，すでに述べた通りである．鼻腔に つぎの3部を区別する（図 212, 213）．

① **鼻前庭*** vestibulum nasi：　鼻腔の入口の狭いところである．その壁は外皮の続きで

---

[1] これをまた**ハイモア腔** antrum of Highmore e., Highmoresche Höhle d. ともよび，とくに臨床用語として広く用いられる．ちなみに Nathaniel Highmore(1613〜1685) は英国の外科医．

おおわれ，**鼻毛*** vibrissae をそなえている．

② **呼吸部*** regio respiratoria： 鼻腔の大部分を占め，粘膜は線毛円柱上皮でおおわれている．粘膜は厚くて 多数の杯細胞・粘液腺・漿液腺があり，これらの分泌物に涙液の加わったものが いわゆる**鼻汁**である．また粘膜と粘膜下組織は静脈に富み 海綿様の構造をしているから，**充血**や**出血**を起こしやすい．粘膜がこのように静脈に富んでいるのは，これに触れた空気を温め湿気を与えるためで，いわば鼻腔の暖房装置である．呼吸部の粘膜が鼻甲介の存在によって 著しく その表面積を増しているのも，ラジエーターとしての働きを十分に発揮させるためである．

副鼻腔の粘膜は 呼吸部の粘膜と ほぼ同様の性状をそなえているが，静脈叢を欠き，薄くて腺にとぼしい．上皮は やはり線毛をそなえている．

③ **嗅部*** regio olfactoria： 嗅覚をつかさどる部で，上鼻甲介と これに対向する鼻中隔部を占め，粘膜は**嗅上皮*** olfactory epithelium e., Riechepithel d. という特殊な上皮組織でおおわれている．嗅上皮は**基底細胞** basal cell e., Basalzelle d., **支持細胞** sustentacular cell e., Stützzelle d., **嗅細胞*** olfactory cell e., Riechzelle d. の 3 種の細胞から

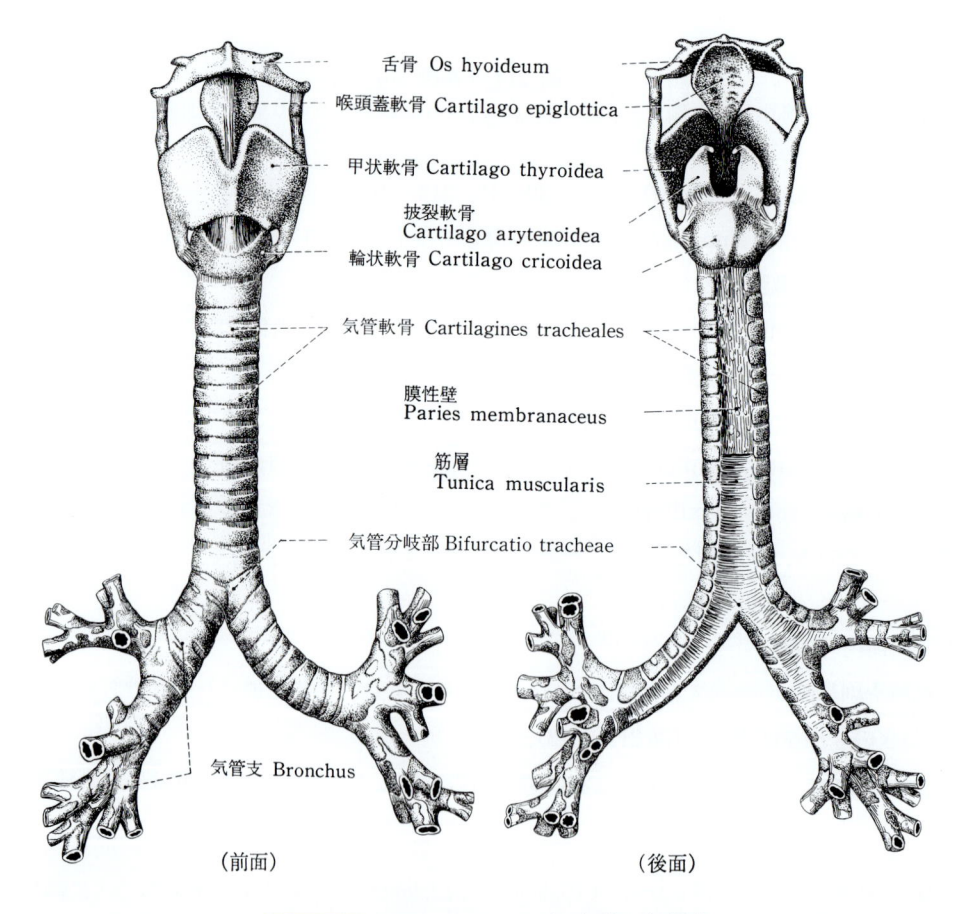

図 215　喉頭の支柱ならびに気管と気管支

成っているが，直接 嗅覚にあずかるのは 嗅細胞である．嗅細胞は神経細胞の一種とみるべきもので，これから出る突起すなわち神経線維は 集まって**嗅神経*** nn. olfactorii となり，篩骨の篩板を貫いて脳の嗅球にはいる（図170，427，「嗅神経」の項，449頁参照）．

3 咽　頭

すでに消化器の章で述べたから ここには省略する．気道として使われるのは 鼻部と口部で，喉頭部は関係がない．

4 喉　頭

喉頭 larynx l., e., Kehlkopf d. は気道の一部をなすと同時に，そのなかに発声器を容れ

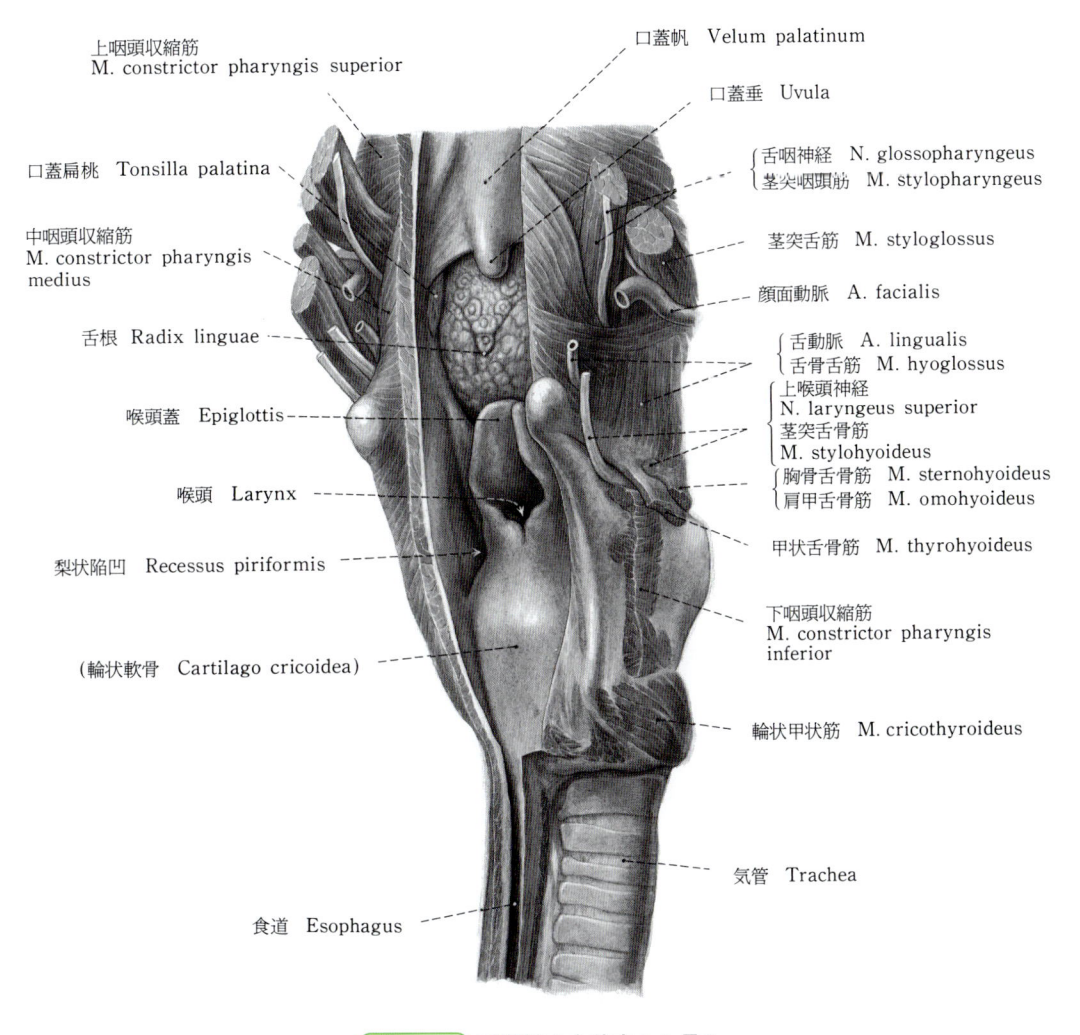

図 216 咽頭腔を右後方から見る
咽頭後壁の大部分を切除して 咽頭腔を開放した．

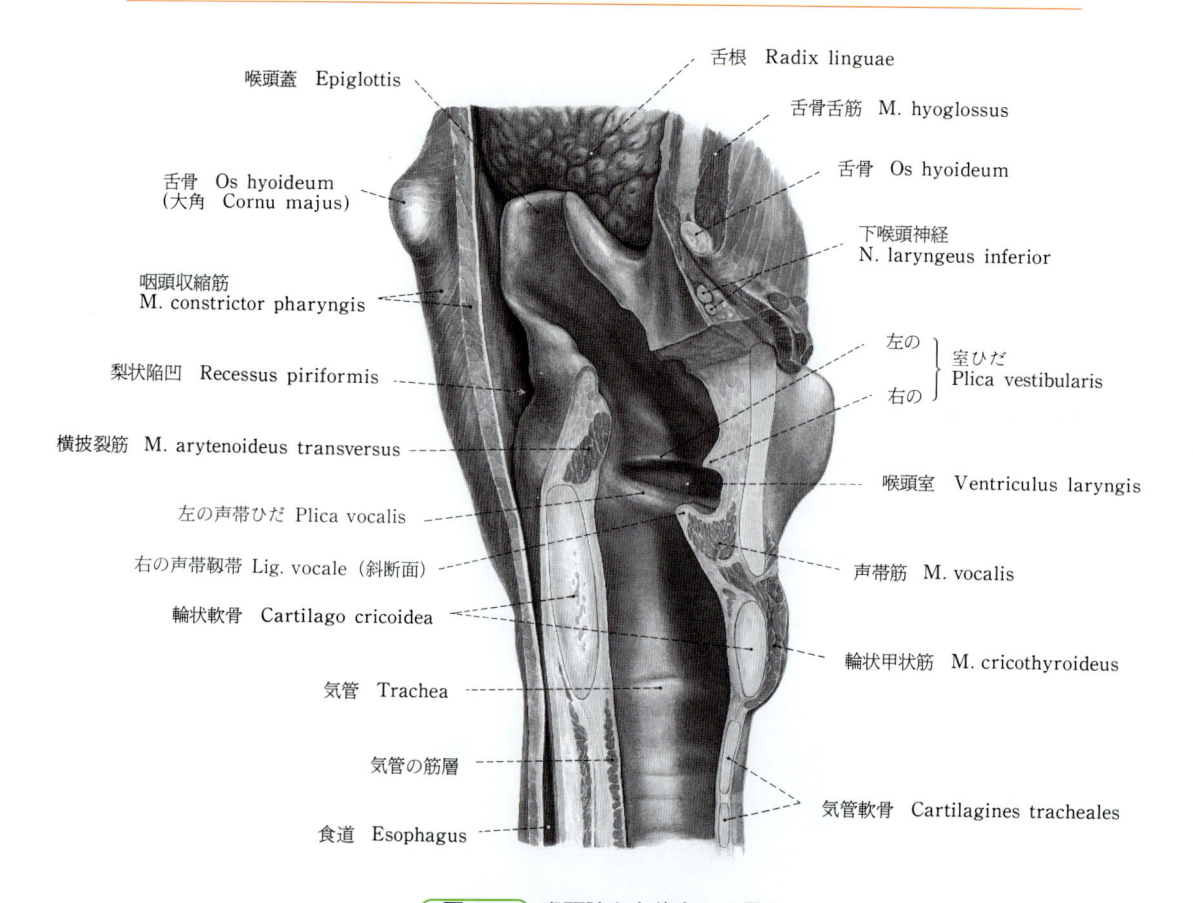

図 217 喉頭腔を右後方から見る
前図において 喉頭壁の右後部を切除して 喉頭腔とその壁の構造を示した．

ている．その位置は前頸部の正中部で，第4～6頸椎の高さにある．前と外側とは皮膚と舌骨下筋群によって おおわれ，後ろは咽頭の喉頭部に接し(その前壁をなす)，下は気道につづいている．上部は上後方に向かって咽頭腔に突出し，その上後面に**喉頭口** aditus laryngis がある(図 185, 216, 217)．

喉頭は不規則な円筒状をなし，その壁は内部に軟骨性の支柱をもっている．各軟骨は靱帯によって結合され，その間に張っている多数の小筋によって たがいに運動を行なう．まず軟骨から喉頭の構築を示し，つぎに喉頭内面から声門や声帯ひだを理解し，最後に筋の配置と作用を説明しよう．

1. 喉頭軟骨

約6種類の軟骨を数えることが出来るが，主なものだけを あげると，つぎの通りである(図 215, 219, 220)．

① **甲状軟骨*** cartilago thyroidea, thyroid cartilage e., Schildknorpel d.： 不対性．

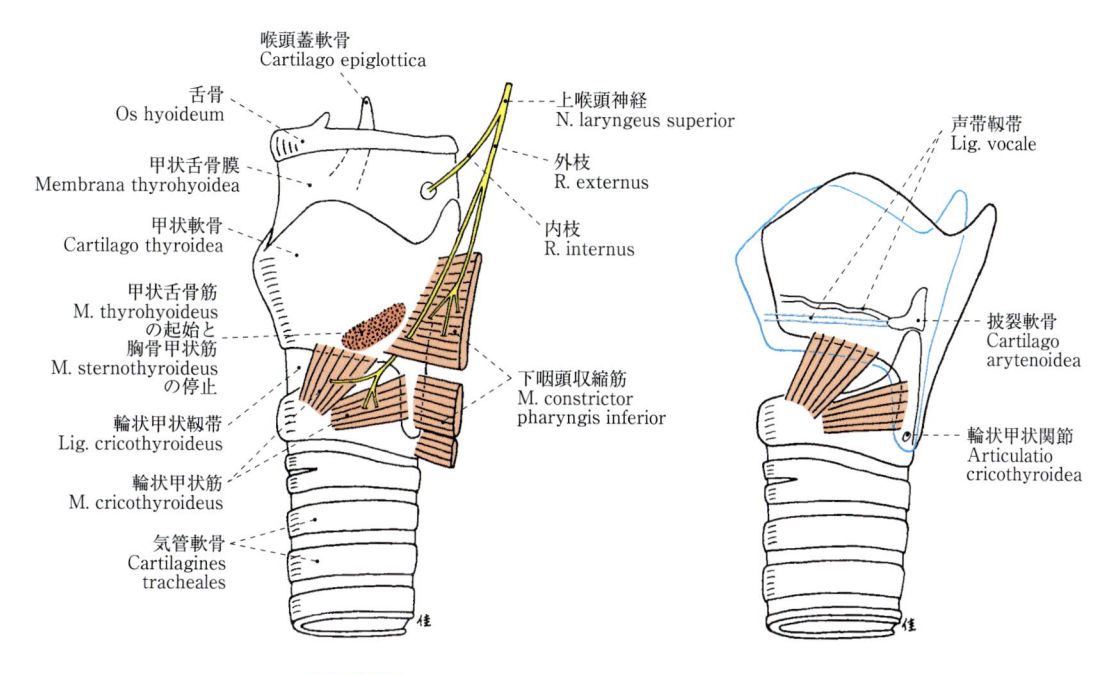

図 218 輪状甲状筋を中心に 喉頭の左側面を示す

左は全景と神経支配を示す．右は輪状甲状筋の収縮によって声帯靱帯が緊張する状態（青で描く）．

その名の示すように楯の形で 喉頭の前壁と外側壁の支柱をなしている．喉頭では最大の軟骨で，その正中部は突出して，上頸部の前面に**喉頭隆起*** prominentia laryngea または**アダムのりんご** Adam's apple e.[1]) をつくっている．甲状軟骨の後端には 上方へ上角 cornu superius, 下方へ下角 cornu inferius という角が出ており，後者は輪状軟骨と関節をなしている（図 217〜220）．

② **輪状軟骨*** c. cricoidea, cricoid cartilage e.： 不対性．指輪のような形の軟骨で，①の下に位置している．この軟骨の後下部は，甲状軟骨の下角とボタン状の関節をつくっている（図 216〜219）．

③ **披裂軟骨*** c. arytenoidea, arytenoid cartilage e.： 対性，三角錐の形をしており，輪状軟骨の後部に乗って関節をつくっている．上方へ伸びる大きな角の底部から，前方へ**声帯突起** proc. vocalis が出て声帯靱帯につづき，外側へ**筋突起** proc. muscularis が出て，これは筋が付いて軟骨を動かすハンドルの役をしている（図 218〜220）．

④ **喉頭蓋軟骨*** c. epiglottica, epiglottic cartilage e.： 不対性．木の葉のような形の扁平な軟骨で，舌骨と甲状軟骨の後ろにあり，喉頭蓋の支柱をなしている（図 219）．

---

1) 禁断の木の実を口にしていたアダムが神からとがめられ，びっくりした拍子に 果実の半分が のどにひっかかり，喉頭部に高まりを生じたという宗教挿話から付けられた名称．ただし本来はアラビア医学に由来する語で，ラテン名の pomum adami は「男の隆起部」の意味に過ぎないともいう．

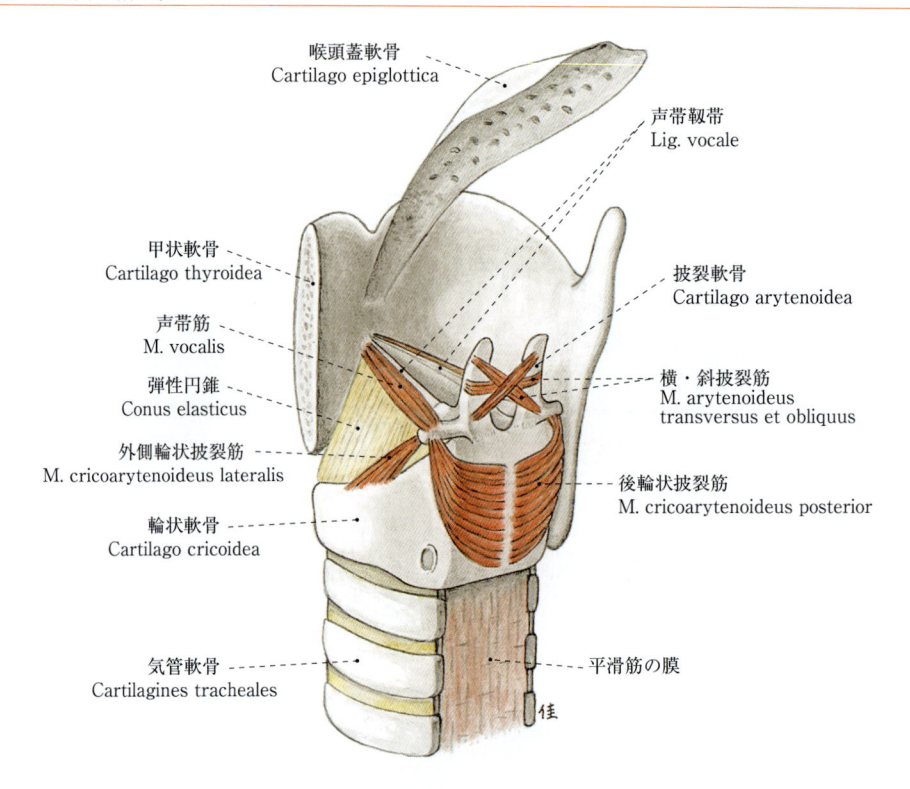

図 219 喉頭の軟骨と筋（左後方から見たところ）

筋の走向を半模式的に示すため，各筋は実際より細く描いてある．また 甲状披裂筋（外側部）を取り除いて 声帯筋が見せてある．

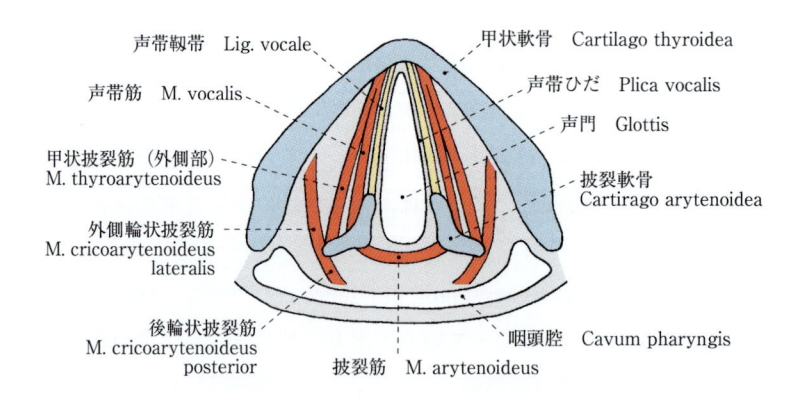

図 220 喉頭の水平断面（模型図）

2. 喉頭粘膜と喉頭腔

　喉頭壁の内面は粘膜でおおわれ，なかに**喉頭腔** cavum laryngis を囲んでいる．喉頭腔は上後方は**喉頭口*** aditus laryngis によって咽頭腔に開き，下は気管に続いている．喉頭口

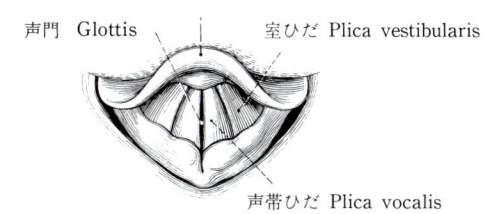

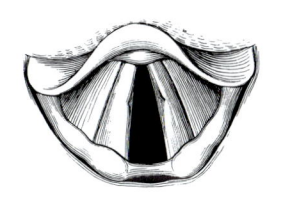

図 221 喉頭の鏡像(模型図)[Rauber-Kopsch]
左は発声時,右は呼吸時.

の前上方には 舌状の**喉頭蓋*** epiglottis l., e., Kehldeckel d. があって,嚥下のときに喉頭口を塞いで,食物が気道に迷いこむのを防いでいる[1].ちなみに 喉頭蓋が喉頭口を塞ぐのは,食塊に押されて 弁のように作用するのではなく,嚥下時に喉頭が反射的に前上方に向かって,すなわち舌根に対して押しつけられ,そのために受動的に喉頭蓋が喉頭口を塞ぐことになるのである(図184).

喉頭腔の側壁には,前後に水平に走る 2個の粘膜ひだ すなわち**室ひだ*** plica vestibularis と**声帯ひだ*** plica vocalis[2] とがあって,喉頭腔を上中下の3部に分けている.声帯ひだは室ひだの下にあり,甲状軟骨の後面から披裂軟骨に向かって張っているもので,そのなかに**声帯筋*** m. vocalis と**声帯靱帯*** lig. vocale[3] を包んでいる.声帯靱帯は粘膜下層において 声帯筋の内側縁を これと並行に走る弾性結合組織の靱帯で,声帯ひだの支柱をなしている.左右の声帯ひだによって狭められた喉頭腔のすきまが**声門*** glottis である.喉頭筋によって開閉される.声門が開いているときには空気は自由に通過するが,これが閉じているときには 声帯ひだの縁が振動して 音声を発するのである.室ひだは発声に直接の関係はなく,声帯ひだの湿度を保つ用をなすという(図217, 220, 221).

喉頭は性差の著しい器官である.その主要な差異は 1) 女の喉頭はあらゆる点で男の喉頭より小さく,2) 男の喉頭では甲状軟骨の左右両翼のなす角が鋭くて,アダムのりんごが著しく突出しており,3) その結果 男の声帯靱帯は女のそれより ずっと長く(女では10 mm,男では13 mm),したがって男の声は調子が低いことである.しかし 子供では まだこのような性差は認められず,思春期になって男の喉頭が急に発育するようになって初めて現われてくる.これが**声変わり** mutation e., d. である.

喉頭の粘膜は線毛円柱上皮でおおわれているが,喉頭蓋の自由縁と声帯ひだのところで

---

[1] ヒト以外の哺乳類では,喉頭は高く咽頭腔の中へもちあがって,喉頭口は後鼻孔のすぐ後ろに位置しているものが多い.食物は このもちあがった喉頭の左右両側を通って 咽頭から食道へと運ばれる.そのため,動物では呼吸をしながら食物や液体を嚥下することが出来るが(猫の水を呑む様子を見よ),ヒトでは嚥下時には一時 気道が封鎖される.しかし 赤ん坊では 比較的 動物の状態に近く,呼吸をしながら乳をのむことが出来る.

[2],[3] 臨床用語として一般によく知られている「声帯」は解剖用語の声帯ひだのことである.lig. vocale も「声帯」または「声靱帯」と訳された時代もあったが,混乱を避けるために今日では「声帯靱帯」とされている.

は摩擦や振動に耐えるため，重層扁平上皮になっている．粘膜には混合性の**喉頭腺** gll. laryngeae がある．

3. 喉頭筋

喉頭軟骨には 一群の小さい骨格筋が配備されており，声門を開閉したり 声帯靱帯の張力を変えたりして 発声にあずかっている．その重要なものを5種あげる．

① **輪状甲状筋*** m. cricothyroideus（臨床で**前筋** anticus とよぶ）： 輪状軟骨の前外側部から，Ｖ字状に分かれて甲状軟骨の後部下縁に付く筋である．この筋が緊張すると，甲状軟骨を前方へ傾けるので，この軟骨の後面に付く声帯ひだは引っぱられる．すなわち輪状軟骨筋は**声帯ひだを緊張させ**，高い声をつくる筋である（図218）．

時実利彦の電気生理学的実験によれば，男は少年期まで，女は生涯，輪状甲状筋が緊張状態にある．男児が思春期になるとアンドロゲン（男性ホルモン）の作用でこの筋が弛緩し，声が低音になる．上述の**声変わり**は上述の喉頭の成長と，この筋の弛緩の両方の変化で起こるのであろう．裏声を出すときは，成人男性も輪状甲状筋を緊張させる．

② **後輪状披裂筋*** m. cricoarytenoideus posterior（臨床で**後筋** posticus）： 輪状軟骨の後面から起こり，披裂軟骨の筋突起に付く．この筋の作用は 披裂軟骨を外方へ回転し，**声門を開く**（図219，220）．

この筋は 声門を開く唯一の筋として重要である．**後筋麻痺** posticus paralysis では 声門が開かないので呼吸困難を起こす．

③ **外側輪状披裂筋*** m. cricoarytenoideus lateralis（臨床で**側筋** lateralis）： 輪状軟骨の外側面から披裂軟骨の筋突起に至る筋で，この軟骨を内方へ回転して**声門を閉じる**作用がある（図219，220）．

④ **横および斜披裂筋*** m. arytenoideus transversus et obliquus（臨床で**横筋** transversus）： 左右の披裂軟骨を後面で横に，斜めに結ぶ筋で，左右の軟骨を引き寄せて**声門を閉じる**（図219，220）．

⑤ **甲状披裂筋*** m. thyreoarytenoideus（臨床で**内筋** internus）： 甲状軟骨の正中部後面から起こり，披裂軟骨の前外側面に付く．声帯靱帯に接する深部は**声帯筋*** m. vocalis とよばれる．この筋が緊張すると披裂軟骨が前方へ引き寄せられるので，**声帯ひだがゆるむ**．また披裂軟骨が内方へ回転するので，**声帯は閉じる**．声帯筋は一部 声帯靱帯に付くので，声帯ひだの部分的な緊張や厚さを変え，発声の微妙な調節にあずかる（図220）．

神経： 喉頭筋は すべて**迷走神経（反回神経）**の支配を受けるが，そのうち 輪状甲状筋だけが上喉頭神経（図218），他はみな下喉頭神経の支配下にある．

5 気管と気管支

1. 気　管* trachea

喉頭の下につづく半円筒状の管で，長さ 約10cm，横径 約1.5cm である．第7頸椎の

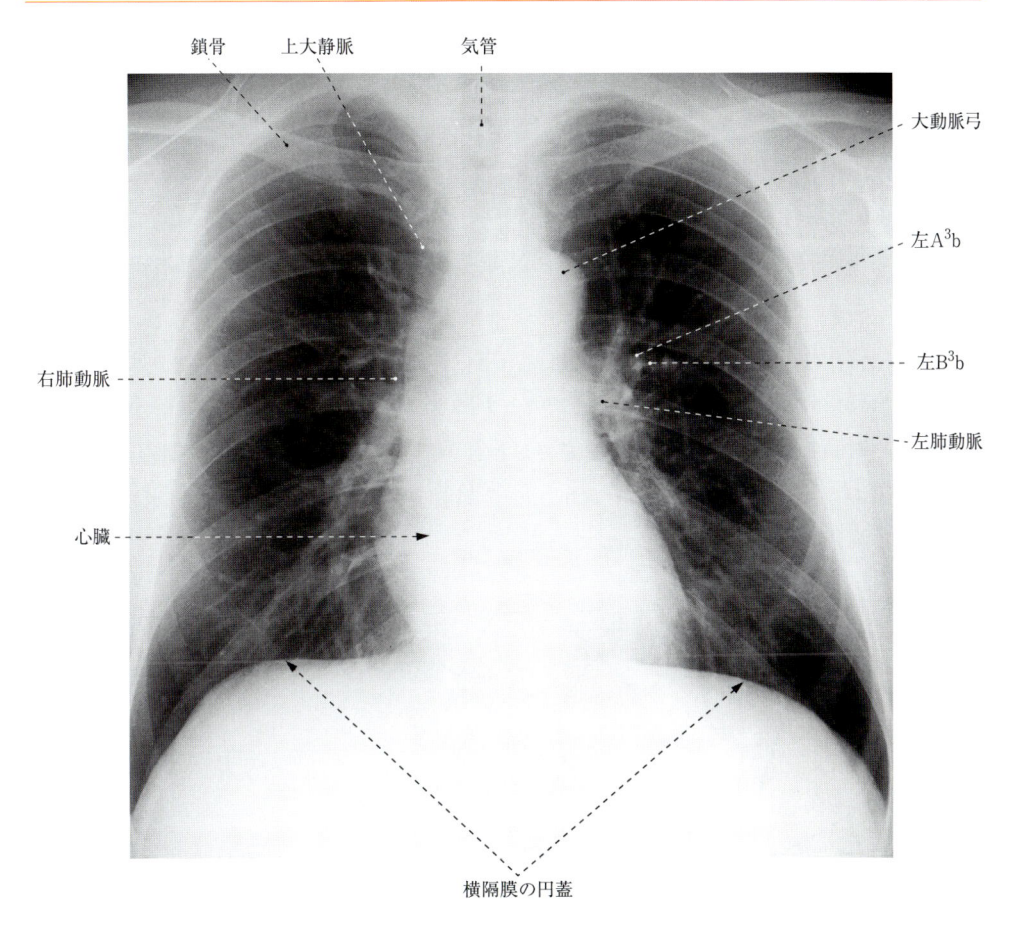

I. 消化呼吸器系（または腸系） 243

鎖骨　上大静脈　気管

大動脈弓

左A³b

左B³b

右肺動脈

左肺動脈

心臓

横隔膜の円蓋

図 222　胸部のX線像
健常な35歳男性．
[新潟大学放射線医学教室　樋口健史医師・酒井邦夫教授の提供]

高さに始まり，頸部前面正中部の皮下を 食道の前に接して下って胸腔にはいり，心臓の後方で左右の気管支に分かれる．この部を**気管分岐部*** bifurcatio tracheae という（図215）．

2. 気管支* bronchus

　気管から分かれて外下方にゆき，肺門から肺のなかに はいって樹状に分岐し（図223，226，227），ついに肺胞に終わる．それで，気管支には肺外部と肺内部とが区別される．
　肺外気管支は左右対称的ではなく，右は左よりやや短く太く，かつ 正中面となす角度が小さい（図223 b）．そのため 気管内に落ちた異物は ほとんど**右の気管支にはいる**．
　　気管支の分岐様式と枝とは ほぼ一定していて，これが肺の表面の各区域と対応している．肺外科や内視鏡診断では この解剖学的関係が重要で，各枝に対して 細かい名前が付けられている（図223）．

▶気管と気管支の構造◀

気管の壁には 15〜20 個の馬蹄形の**気管軟骨*** cartilagines tracheales があって，前壁と外側壁の支柱をなし，後壁だけは軟骨を欠いて**膜性壁*** paries membranaceus になっている（図 215）．この膜様の部分の存在は，そのなかにある平滑筋によって気管や気管支の太さを調節するためであろう．

気管支も 肺の外にある部は 気管と同じ構造を示している（肺内部については「肺」の項を見よ）．

気管と気管支の軟骨は 結合組織の靱帯で上下に連結され，その内面は粘膜，外面は外膜によって おおわれている．膜様部には粘膜と外膜との間に内横・外縦の 2 筋層がある．粘膜は鼻腔・喉頭と同じく線毛円柱上皮でおおわれ，上皮のなかには多数の杯細胞があり，粘膜下組織のなかには**気管腺** gll. tracheales と**気管支腺** gll. bronchiales（ともに混合腺）がある．これらの分泌物が 痰 sputa である．

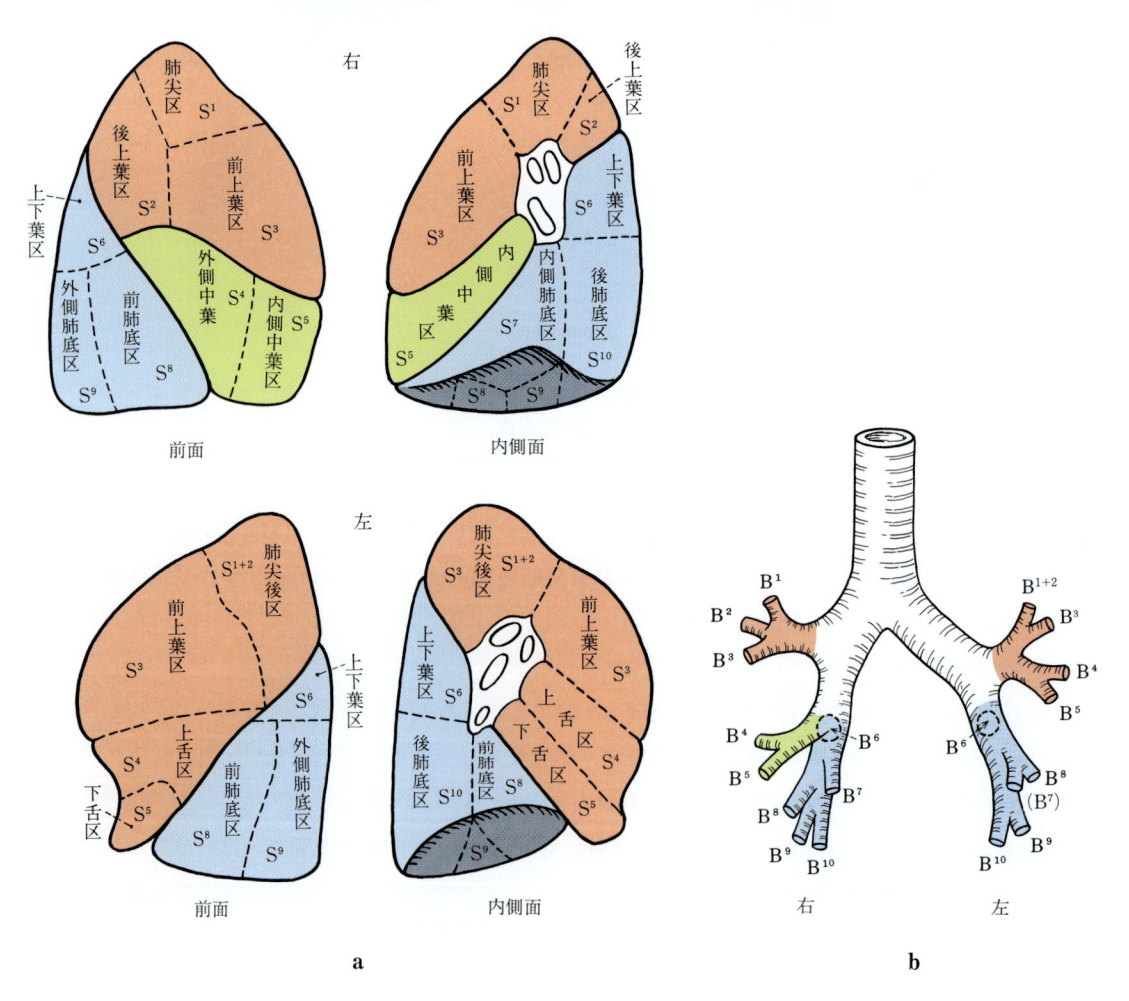

図 223　肺の区域（a）と気管支分枝（b）

6 肺

肺 pulmo, lung e., Lunge d. は左右の胸腔を充たす1対の半円錐形に近い実質器官で，呼吸器の主部をなしている．すなわち ここで ガス交換（外呼吸）が行なわれるのである．

肺は右の方が左のものより大きく，体積は右肺が1,200 ml，左肺が1,000 ml ほどである．なかに空気を含むため 比重が小さく，重量およそ右肺が600 g，左肺が500 g である．

肺の形・大きさ・比重などは，呼気状態と吸気状態とで かなり異なる．また性差も大きく，重量で比較すると，男は右680 g，左590 g，女は右490 g，左420 g であるという．

肺に**肺尖*** apex pulmonis, **肺底** basis pulmonis および**肋骨面** facies costalis, **横隔面** facies diaphragmatica, **内側面** facies medialis の3面を区別する．肋骨面は前・外側・後の3方を境する円い膨隆面で，これに右肺では2条の葉間裂（**水平裂** fissura horizontalis と**斜裂** fissura obliqua）があって，肺を**上・中・下葉*** lobus superior, medius, inferior に分け，左肺には1条の葉間裂（**斜裂**）があって **上・下葉*** に分けている．横隔面は下面で，横隔膜の円蓋に相当する凹面をなしている（図145〜147，223〜225）．

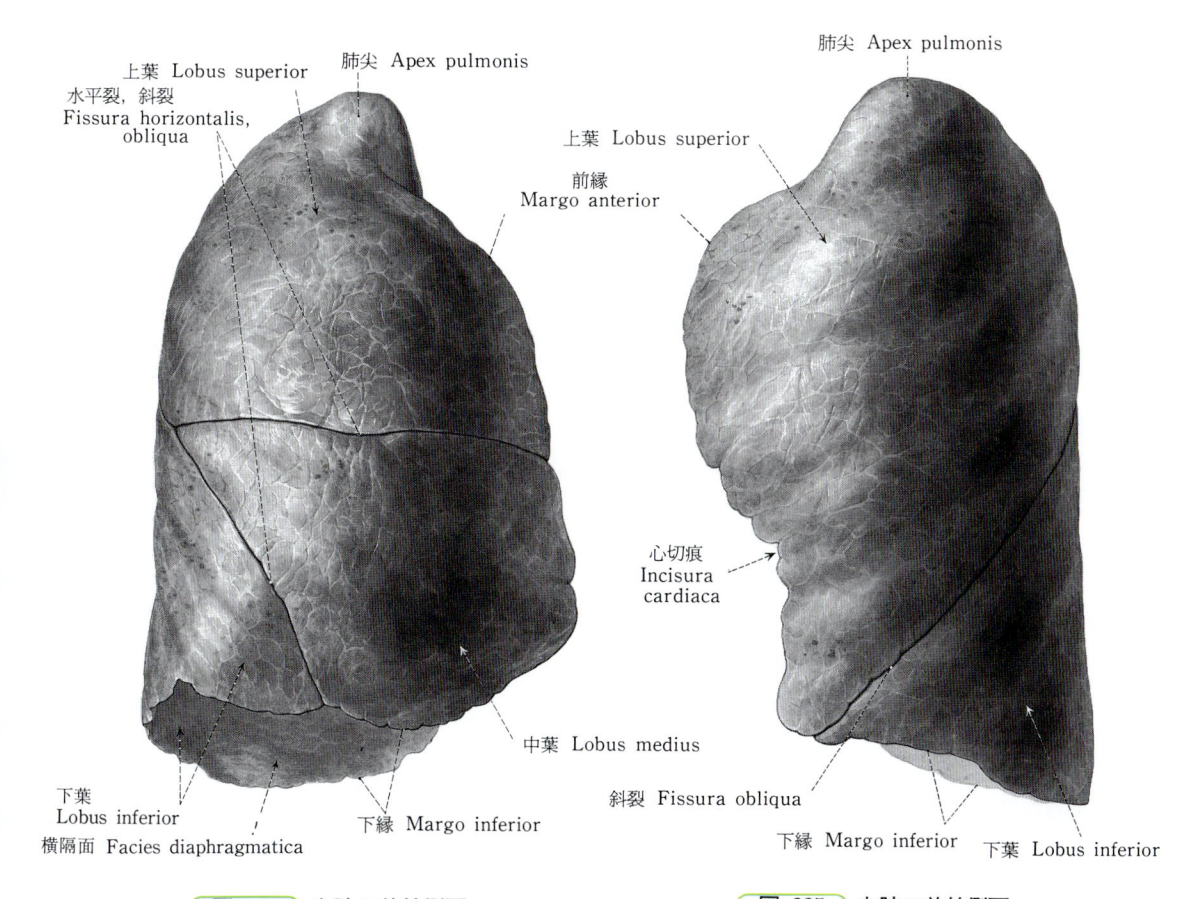

図 224　右肺の前外側面

図 225　左肺の前外側面

246　内　臓　学

図 226　右肺の内側面

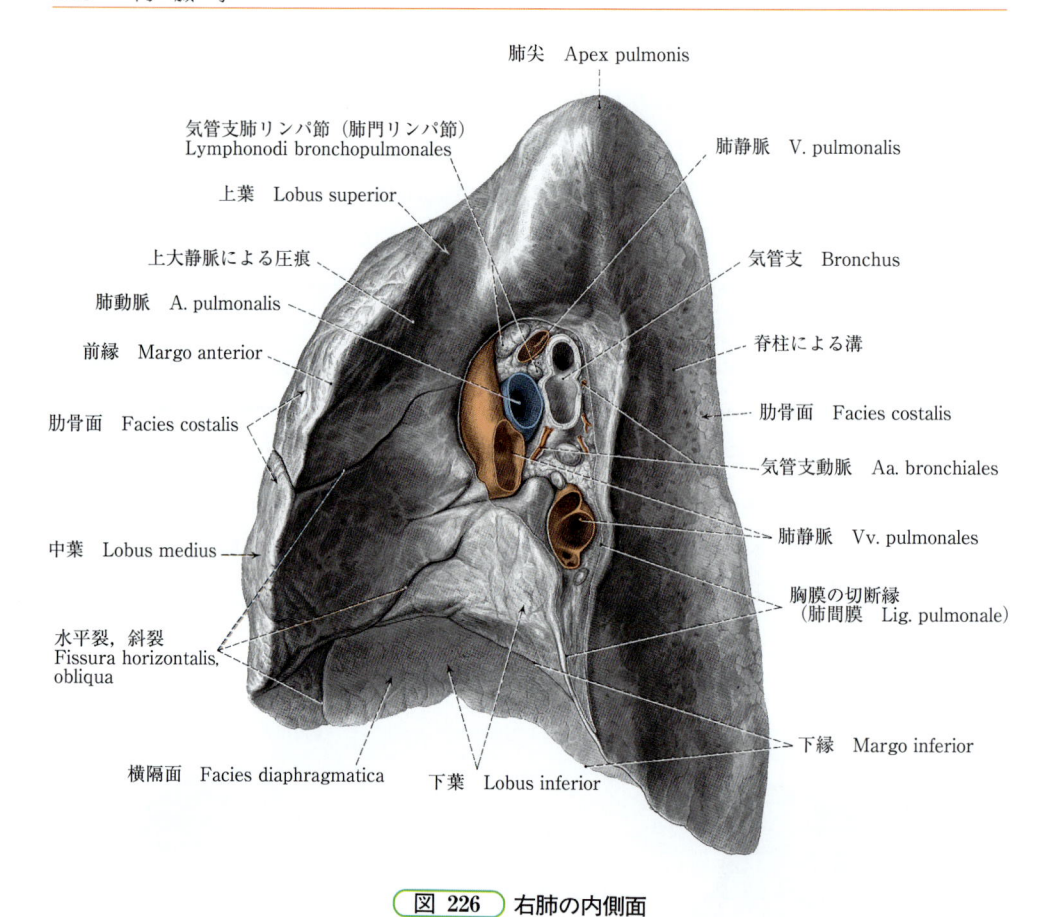

　肺の内側面は 心臓その他の縦隔の内臓に余地を与えるため，これまた凹面をなしている．内側面の中央部には**肺門*** hilus pulmonis があり，気管支・脈管（肺動静脈・気管支動静脈・リンパ管）および神経の出入部をなしている（図226, 227）．
　肺癌の病巣が限局しているばあいは，その患部を部分的に切除することが出来る．各肺葉の気管支（これを**葉気管支** bronchus lobaris という）の分枝を**区域気管支** bronchus segmentalis といい，それぞれの区域気管支に所属する小さい肺部を**肺区域** segmentum bronchopulmonale といって，これが肺切除の単位となる．肺動脈の枝は区域気管支に伴行するので，1区域の切除は1動脈枝の流域の切除を意味する．これに対して肺静脈は区域と区域の境界を走っている．区域気管支と肺区域の概要は図223に示すが，詳細は医学の成書にゆずる．

▶**肺の構造**◀

　肺は形態学的には一種の複合胞状腺とみなすべき器官で，気管支と気管は その導管に相当している．すなわち 気管から分かれた気管支は 肺の内部で樹状に分岐し，肺の各小葉のなかで **細気管支*** bronchiolus となり（図148〜150, 223），その先は **終末細気管支** bronchiolus terminalis, **呼吸細気管支** bronchiolus respiratorius と細くなり，ついに

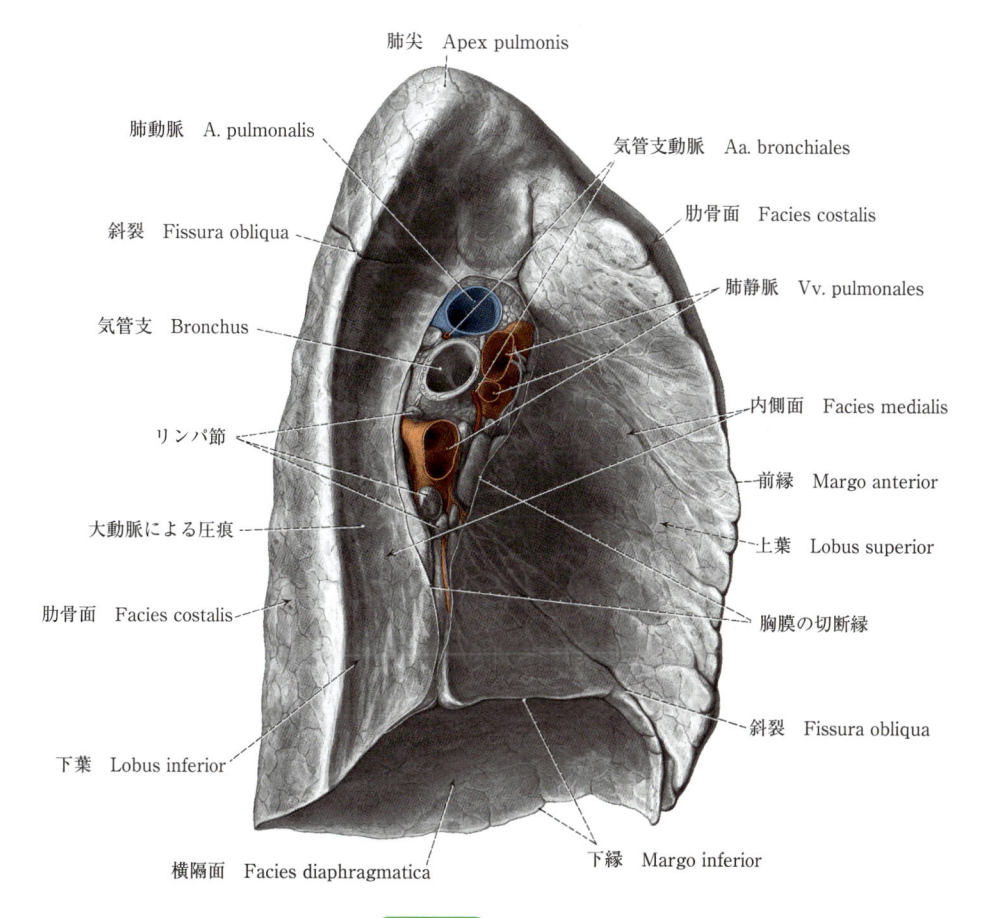

図 227　左肺の内側面

　10〜20個の**肺胞*** alveolus pulmonis が開く**肺胞管** ductus alveolaris に終わっている．細気管支の口径は 0.2〜0.4 mm であり，また肺胞の大きさは径 0.1〜0.3 mm である．肺胞の数は 左右両肺あわせて 7〜15 億，その表面積は 90〜140 m^2 と推算される（図 229）．

　肺小葉* lobulus pulmonis, pulmonary lobule e., Lungenläppchen d. は結合組織によって区画された肺の実質部で，肺の表面においては 多角形の小区として はっきり観察される（図 145, 324）．これは 主として小葉間結合組織に 外気から吸入された炭粉が沈着しているからである．小葉の大きさは約 0.3〜3.0 ml である．

　肺の内部にある**気管支*** bronchus の構造も肺外のものとほぼ同様であるが，管壁の軟骨は不規則な鱗状で，管の末梢に行くにつれて次第に消失してしまう．粘膜も初めは比較的厚く，中に**気管支腺** gl. bronchialis をもっているが，次第に薄くなって 腺を失い，**終末細気管支**あたりからは，単層円柱上皮と薄い平滑筋層だけから成り，ついに**肺胞**となる（図228）．肺胞の壁をつくっている上皮は無線毛で，立方形の大型の細胞と著しく扁平な細胞とから成っており，これを**呼吸上皮*** respiratory epithelium e., respiratorisches Epithel

248　内　臓　学

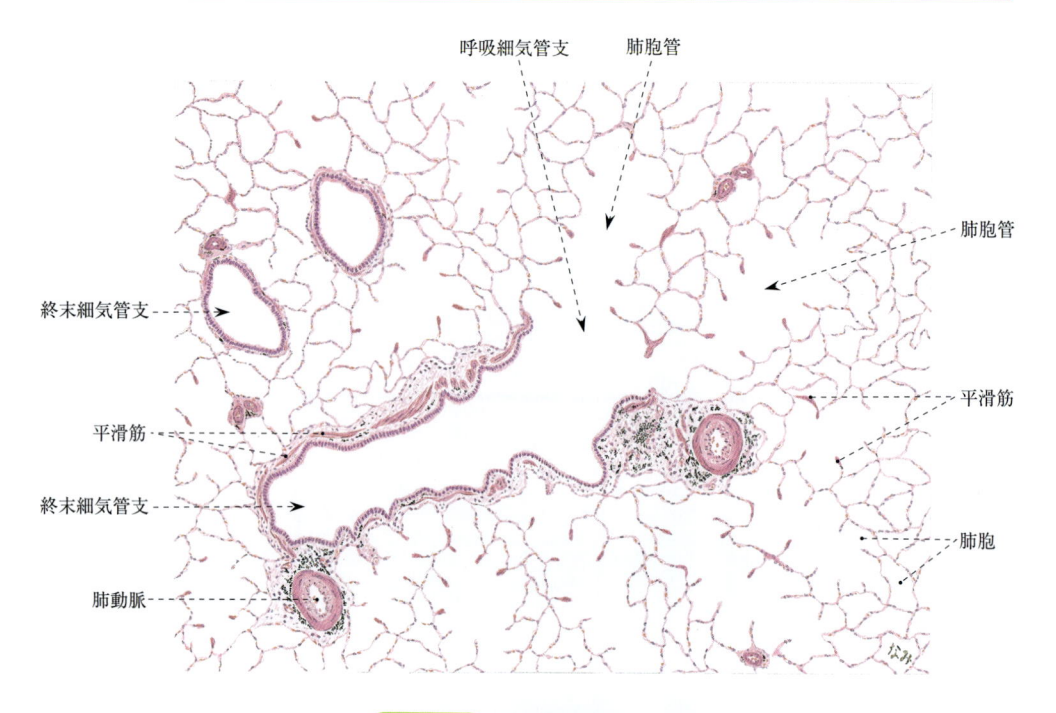

図 228　肺の顕微鏡図　×40

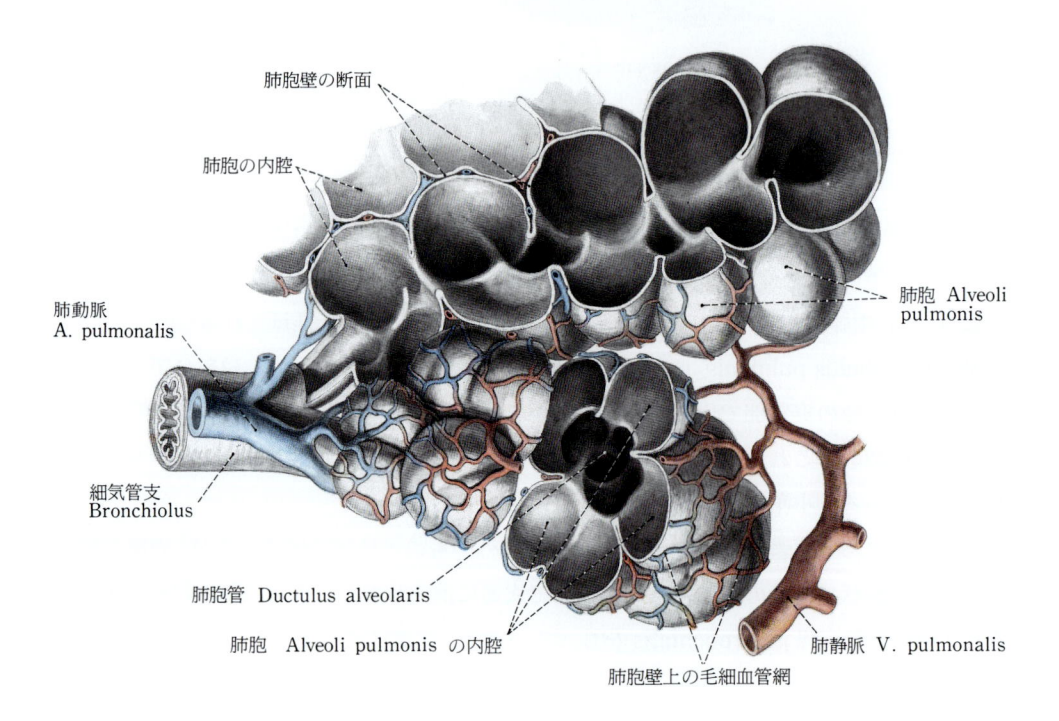

図 229　肺の構造を示す模型図

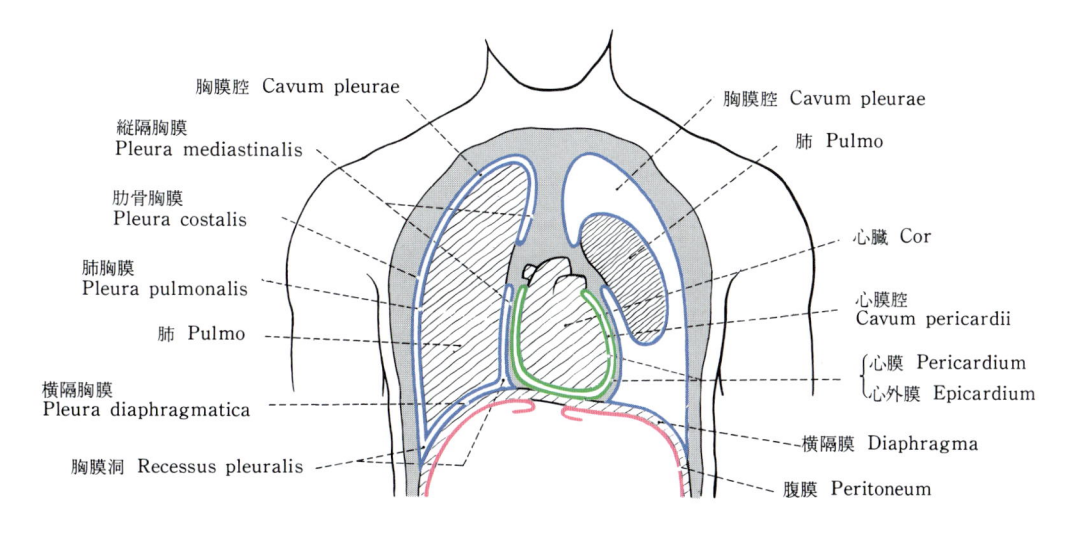

図 230 胸膜と心膜の模型図（前頭断面）
左側では 気胸により 肺が収縮した状態を示した．

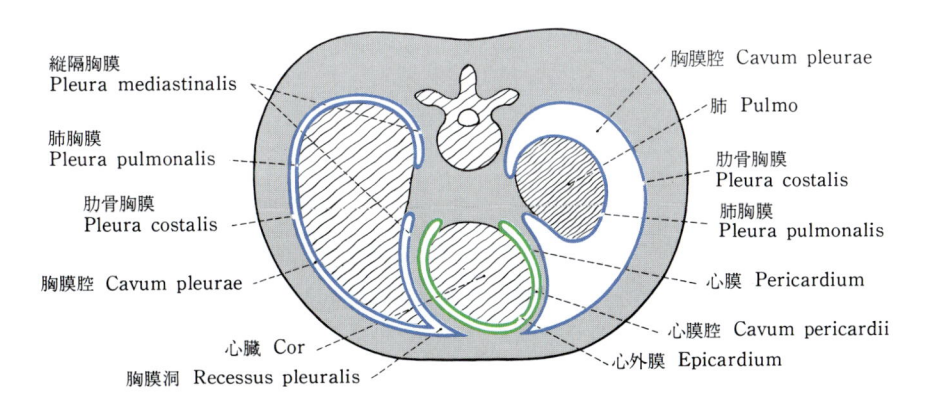

図 231 胸膜と心膜の模型図（水平断面）
左側では 気胸により 肺が収縮した状態を示した．

d. という．

　大型の上皮細胞は表面活性物質 surfactant を産生・分泌し，薄い壁で囲まれたバブルのような肺胞が，表面張力で つぶれることを防いでいる．

　肺門をはいった**肺動脈*** a. pulmonalis は気管支に伴って次第に分岐し，肺胞に達してその壁内に密な毛細血管網をつくっている．毛細血管内の血液と肺胞内の空気とは，毛細管の壁と呼吸上皮とを通して滲透作用によってガス交換を行なう（図229）．この毛細血管網は集まって**肺静脈*** v. pulmonalis となり，気管支と静脈とは伴行せず，肺門に帰っていく．

　若干の細い**気管支動脈*** aa. bronchiales は 肺門から 気管支とともに肺内に分布し（図

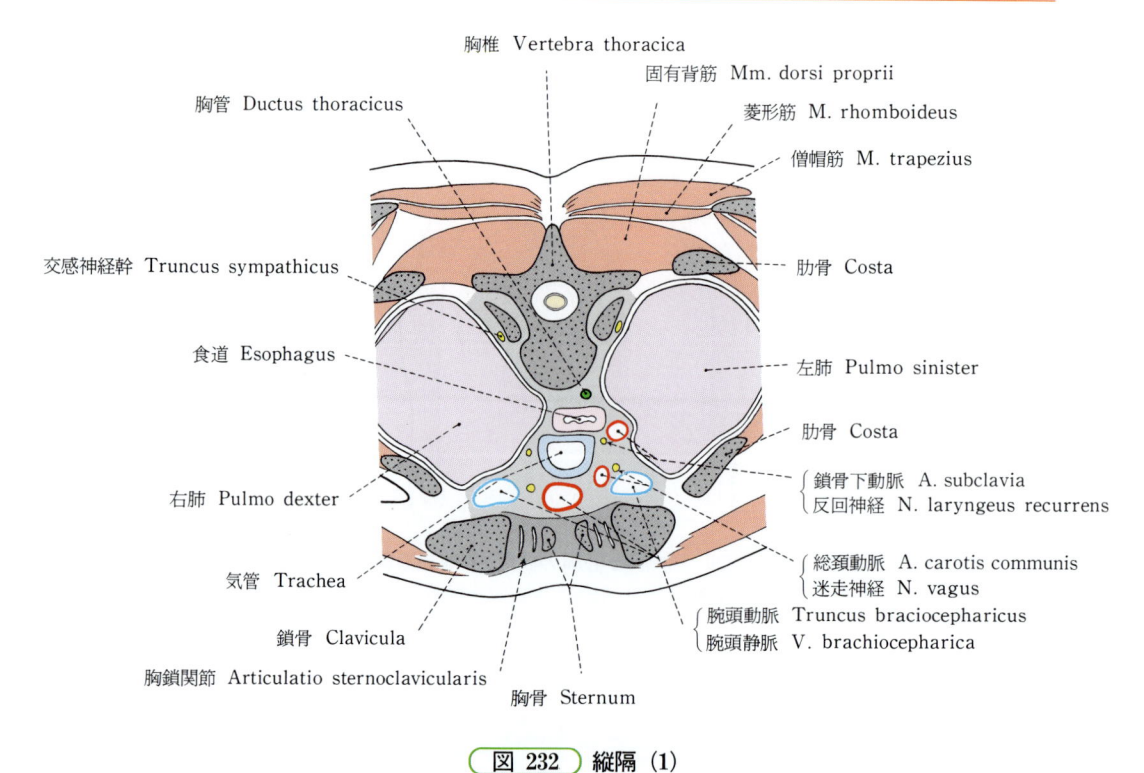

図 232 縦隔（1）
第3胸椎の高さにおける胸部の水平断面．

226，227），毛細血管となって肺の実質を灌漑したのち，もよりの肺静脈および**気管支静脈** vv. bronchiales に注ぐ．気管支静脈は肺門を出て，奇静脈または半奇静脈に注ぐ．気管支動脈は呼吸作用とは直接の関係なく，肺の組織に酸素と栄養物質を供給する．

　このように，肺には その本来の使命を遂行するための**機能血管** すなわち肺動脈および肺静脈と，肺自身を養うための いわゆる**栄養血管** すなわち気管支動静脈とが別になっている．これに似た関係は肝臓にも見られ（226頁），ここでは門脈系が機能血管，固有肝動脈が栄養血管となっていたのである．

7　胸膜（肋膜）

　肺の表面と胸壁の内面とを おおう漿膜を **胸膜**（または**肋膜**）* pleura l., e., Brustfell d. という．臓側葉である**肺胸膜** pleura pulmonalis は左右の肺の表面を直接に包んだのち，肺門のところで折れかえって**壁側胸膜** pleura parietalis に移行する．この移行部の断面の形はコンマ状をなして，内側面の下縁から横隔膜にまで達している．肺門の下から横隔膜までの間は前頭方向に走る漿膜の二重層で，これを**肺間膜** lig. pulmonale といい，肺門を軸とした肺の回転を防ぐためのものと思われる（図226，227）．

　壁側胸膜はその部位によって ① **肋骨胸膜** pleura costalis（胸壁の内面をおおう部で，肺の肋骨面に対向している），② **横隔胸膜** pleura diaphragmatica（横隔膜の上面をおおう部

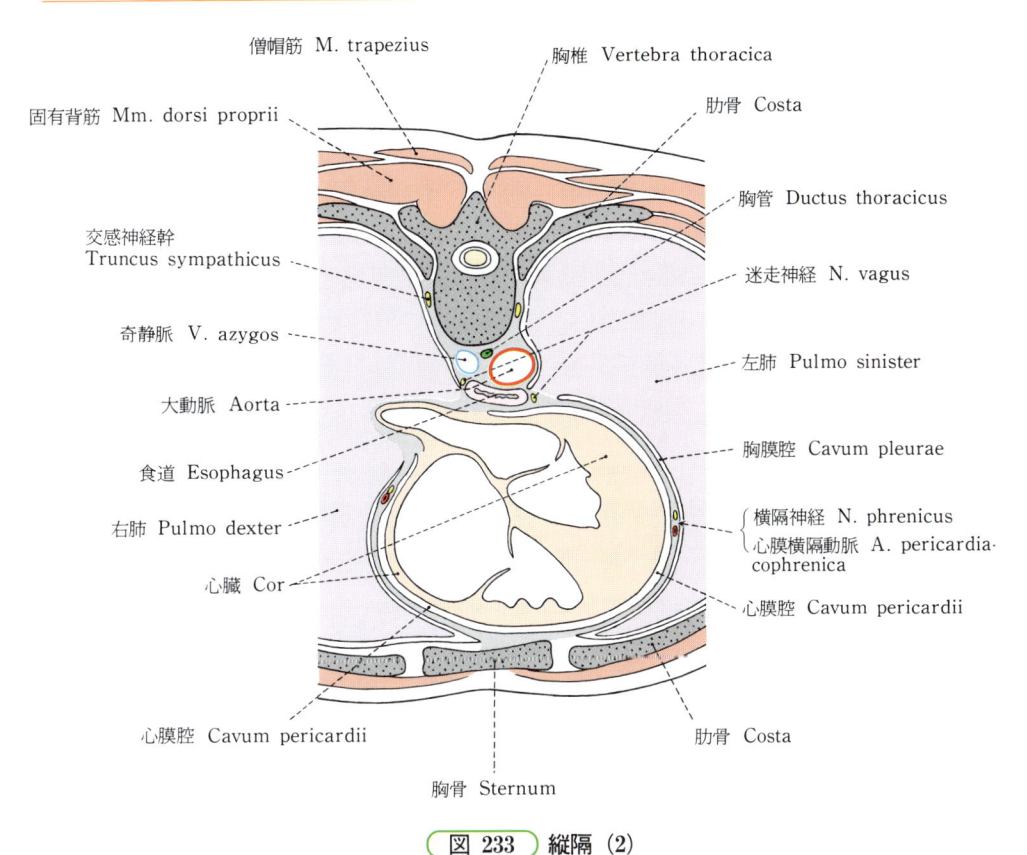

I. 消化呼吸器系（または腸系）　251

図 233　縦隔（2）
第7胸椎の高さにおける胸部の水平断面．

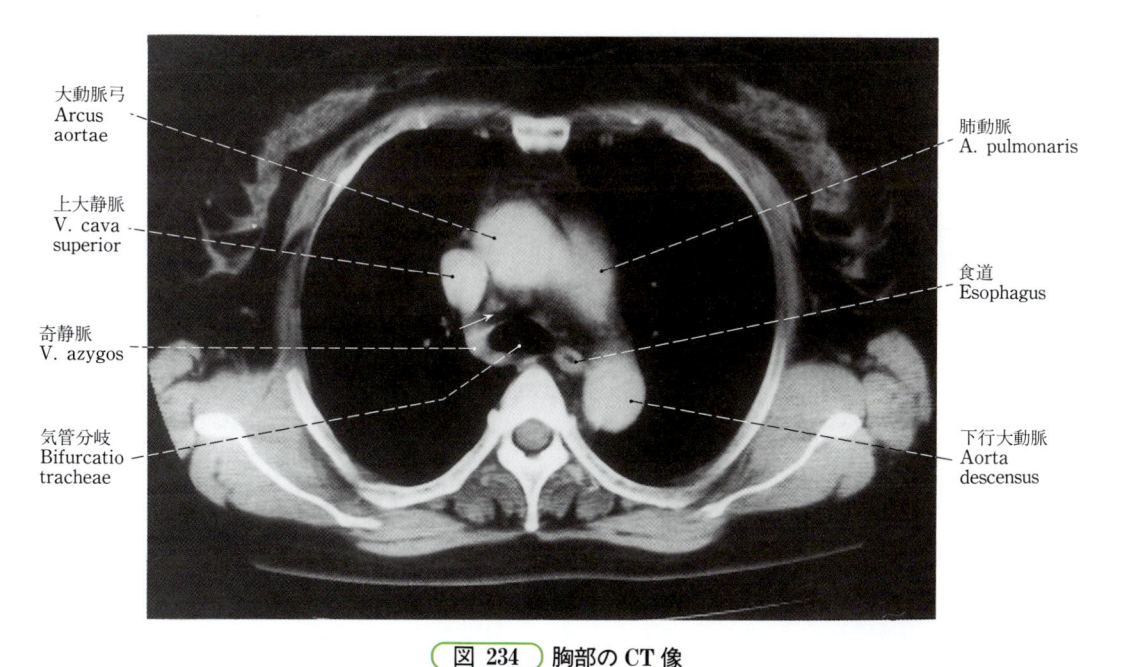

図 234　胸部の CT 像
気管分岐の高さでの横断像．［新潟大学放射線医学教室　酒井邦夫教授の提供］

で，肺の同名面に接している），③ **縦隔胸膜** pleura mediastinalis（縦隔の外側面をおおい，肺の内側面に接している）の3部に分けられる（図230，231）．

肺胸膜と壁側胸膜との間には狭い**胸膜腔*** cavum pleurae があって，そのなかに少量の漿液すなわち**胸膜液*** liquor pleurae を容れ，両胸膜面の摩擦を軽減している[1]．

肺胸膜と壁側胸膜とは 安静状態では その広がりが同じでない．肺の前縁と下縁に相当するところでは，安静時または呼気状態に 胸膜腔に肺のはいっていない 余地が残っていて，これを**胸膜洞*** recessus pleuralis という（図324）．胸膜洞は 吸気時に肺に膨張の場所を与えるもので，そのときには ここも，ほとんど肺で充たされる．

　胸膜腔は観念上の空間で，壁側・臓側両葉は たがいに接触している．胸膜腔のなかの気圧は肺内のそれに比べて かなり小さいから，肺は胸膜の壁側葉に向かって吸いつけられ，胸壁や横隔膜の運動に完全に同調する．胸壁や肺の外傷によって胸膜腔内に空気が進入すると，肺は胸壁への吸着から解除され，自身の弾性によって肺門部に向かって収縮する．このような状態を**気胸** pneumothorax e., d. という（図230，231）．

　肺結核の療法として，1960年ごろまでは，**人工気胸**が行なわれた．これは結核の空洞をおしつぶし，また呼吸運動から肺を解放して安静にするのを目的としたものであった．これに対して，外傷などの明らかな原因がないのに気胸が起こることがあり（すらりとした男性に多い），これを**自然気胸**とよぶ．

8 縦　隔

　左右の肺によって はさまれた部分を**縦隔*** mediastinum という．縦隔は後ろは胸椎，前は胸骨で境され，上は胸郭上口を通じて頸部に続いているが，下は横隔膜によって遮断されている．縦隔を 胸腔の中央部を縦に走る厚い隔壁（しきり）と考えると，その実体を理解することが出来る（図230〜233）．縦隔の局所解剖学は 胸部外科学にとって きわめて重要である．

　縦隔を前部と後部に分ける．**前縦隔**には下部に心臓，上部には胸腺・上行大動脈・大動脈弓とその枝・上大静脈と腕頭静脈・肺動脈・気管・気管支がある．また**後縦隔**のなかには下行大動脈・食道・迷走神経・胸管・奇静脈・半奇静脈・交感神経幹などが走っている（図232，233）．

II. 泌尿生殖器系

泌尿器(ひにょうき) urinary organs e., Harnorgane d. と **生殖器** genital organs e., Geschlechtsorgane d. とは 機能の上では ほとんど関連がないが，発生学的には その由来が共通で，形態学の立場からすれば たがいに不可分の関係にある．それで両者をあわせて**泌尿生殖器**

---

[1] 胸膜炎（肋膜炎）のときに俗に「水がたまる」というのは，胸膜腔に滲出液がたまることで，形態学的に言えば，胸膜液が増量したことに ほかならない．炎症のおさまった結果は，滲出液がなくなって壁側・臓側両胸膜が組織的に癒着するのが ふつうである．

II. 泌尿生殖器系　253

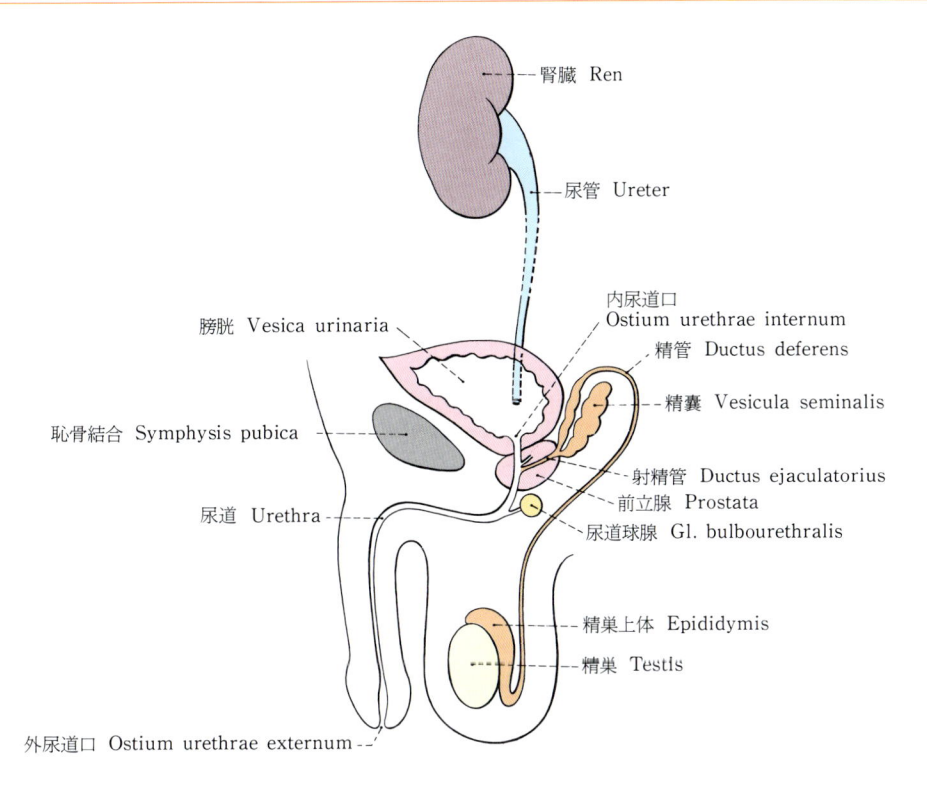

腎臓　Ren
尿管　Ureter
膀胱　Vesica urinaria
内尿道口　Ostium urethrae internum
精管　Ductus deferens
精嚢　Vesicula seminalis
恥骨結合　Symphysis pubica
射精管　Ductus ejaculatorius
前立腺　Prostata
尿道　Urethra
尿道球腺　Gl. bulbourethralis
精巣上体　Epididymis
精巣　Testis
外尿道口　Ostium urethrae externum

図 235　男性泌尿生殖器の全景(模型図)

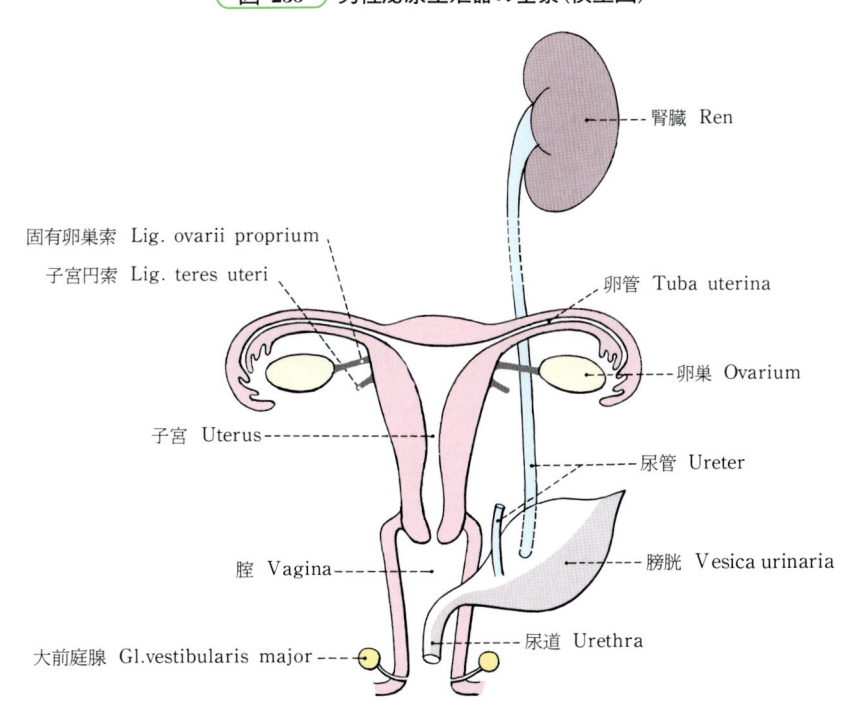

腎臓　Ren
固有卵巣索　Lig. ovarii proprium
子宮円索　Lig. teres uteri
卵管　Tuba uterina
卵巣　Ovarium
子宮　Uterus
尿管　Ureter
腟　Vagina
膀胱　Vesica urinaria
大前庭腺　Gl. vestibularis major
尿道　Urethra

図 236　女性泌尿生殖器の全景(模型図)
卵管・子宮・腟は 前頭断面によって その内腔を示し, 膀胱はその後ろにある子宮を見るために 左方へ押しのけてある.

系 urogenital system e., Urogenitalsystem d. とよぶ．

A. 泌 尿 器

　体内各所で物質の代謝によって生じた分解産物は，血管によって腎臓に運ばれ，余剰の物質や水とともに 尿として排泄される．尿をつくり 体外に排泄する器官系が泌尿器で，その構成は つぎの通りである．

腎 臓 ＝ 尿 管 ＝ 膀 胱 ＝ 尿 道

1 腎 臓

　腎臓* ren, kidney e., Niere d. は泌尿器の主部をなす インゲンマメのような形の実質器官である．脊柱の両側で 上は第12胸椎から，下は第3腰椎に及んでいるが，左右の比較では 左腎の方が右腎より わずかに高く位置している．腎臓は後腹壁に癒着し，腹膜の壁側葉の後ろにかくれているから，腹腔を開放したままでは目撃することが出来ない(図148〜150，195，239)．

　腎臓を包んでいる後腹壁の脂肪組織を**脂肪被膜** capsula adiposa とよぶ．腎臓じしんはうすい緻密な結合組織—**線維被膜** capsula fibrosa で包まれている．両被膜の結合は ごく

腎動脈　A. renalis

腎静脈　V. renalis

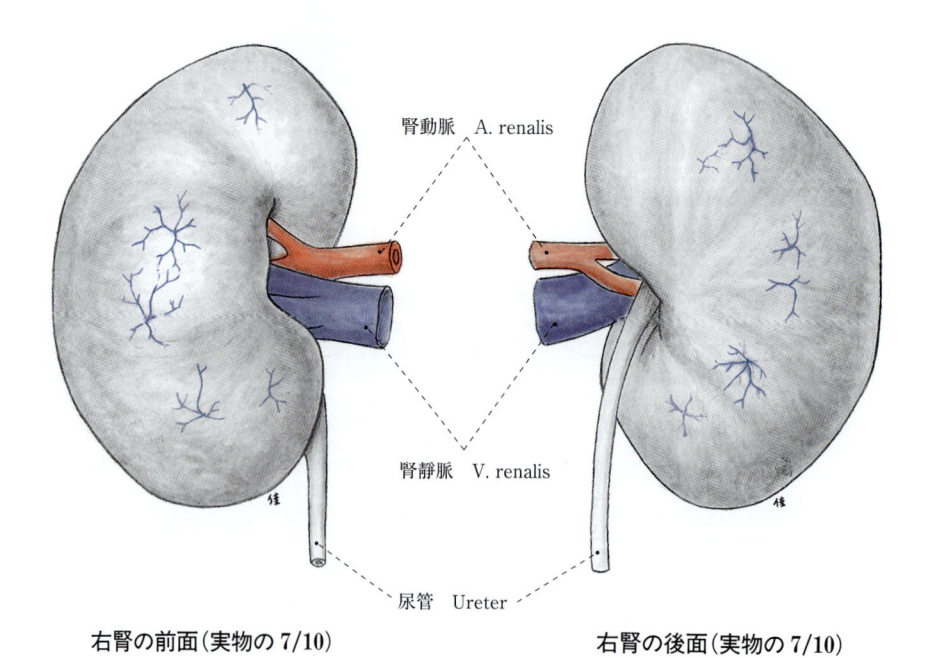

尿管　Ureter

右腎の前面(実物の7/10)　　　　　右腎の後面(実物の7/10)

図 237　腎臓の外観
腎臓の表面に星状細静脈 venulae stellatae がみえる．

II. 泌尿生殖器系　255

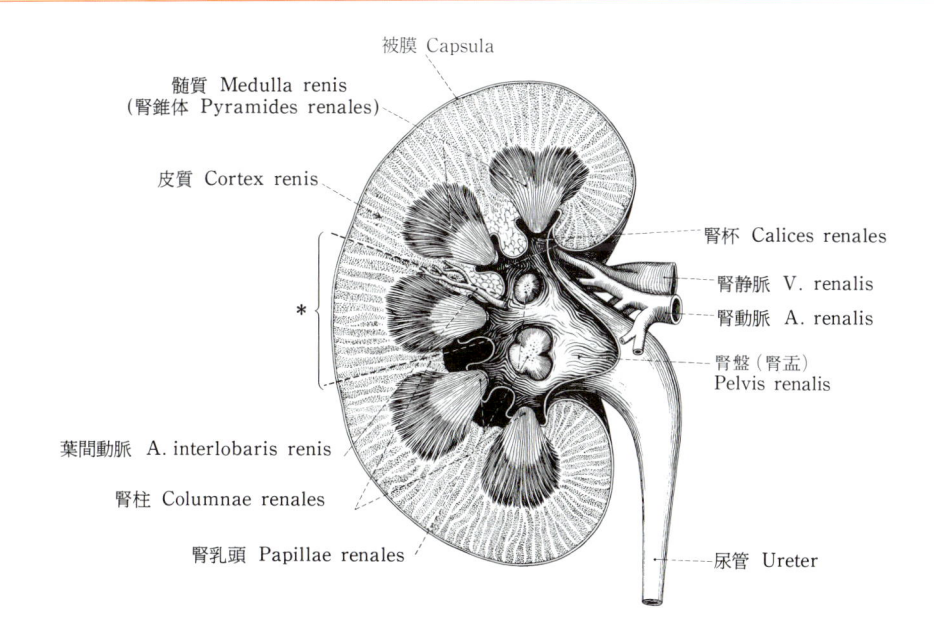

図 238 腎臓の断面（前頭断面）
＊の範囲が1個の葉に相当する．

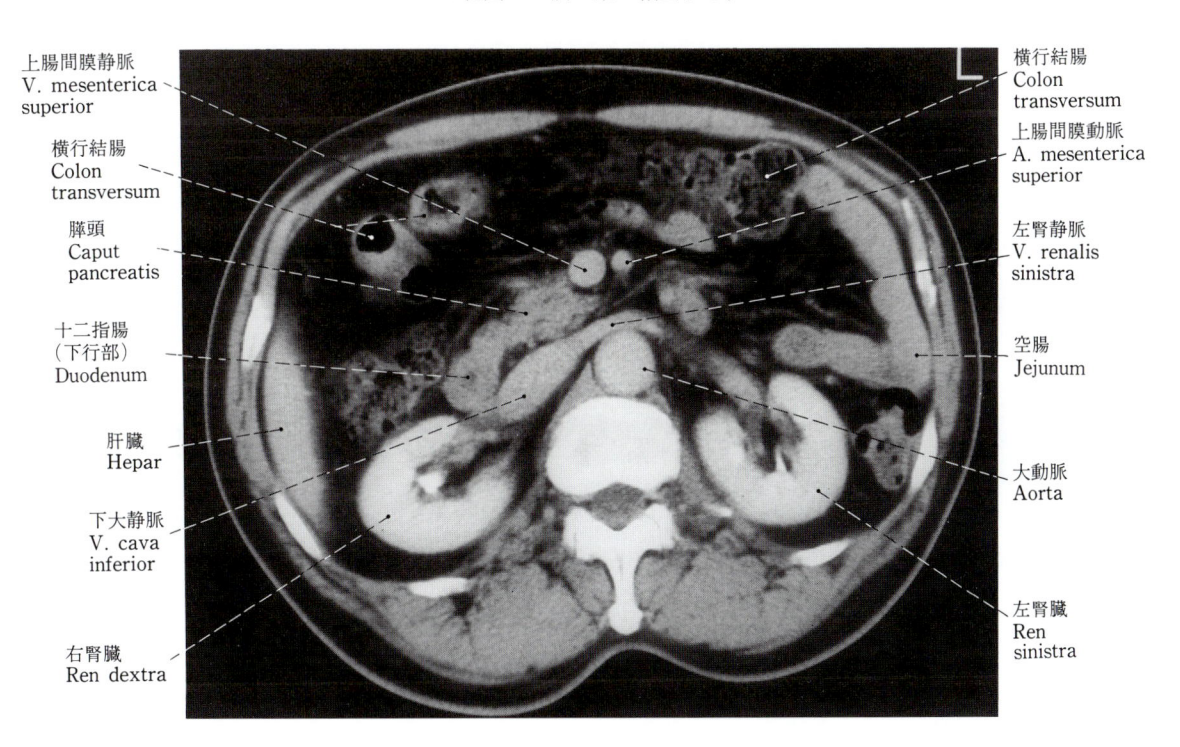

図 239 腎門の高さで横断する腹部 CT 像
［新潟大学放射線医学教室 酒井邦夫教授の提供］

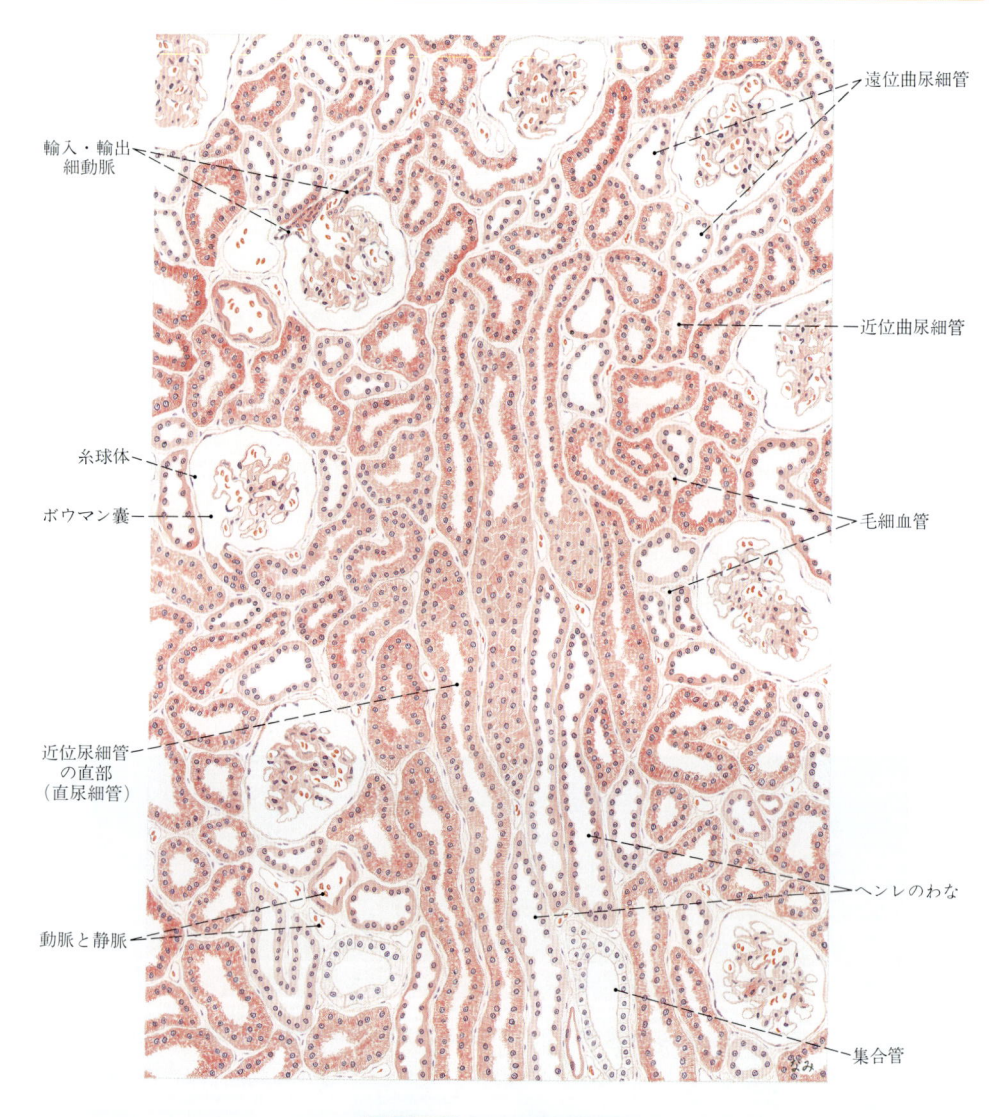

図 240 腎臓の顕微鏡図

ゆるいので，腎臓を脂肪被膜のなかから，スルリと取り出すことが出来る．

腎臓の大きさは長さ約 11～12 cm，幅 5～6 cm，厚さ 3～4 cm である．その内側縁は中央部がやや弯入していて，この部を **腎門*** hilus renalis といい，尿管・脈管（腎動静脈とリンパ管）・神経が ここから出入する（図 150，238）．

腎臓の実質は 皮質と髄質に区別される．**皮質*** cortex renis[1] は表層を占め，比較的均質にみえる．**髄質*** medulla renis は腎門を中心に放射状に排列する十数個の **腎錐体***

---

[1] 腎皮質の特定の細胞から**レニン** renin という物質が内分泌される．この物質はアンギオテンシンという血圧上昇物質の産生にあずかる．腎臓への血流の阻害（腎動脈の硬化など）が起こると，レニンの分泌が高まり，血圧が上昇する．これが腎性高血圧である．

pyramides renales から成る．皮質の組織は各錐体のあいだに はいりこんでおり，この部分を**腎柱** columnae renales という．

錐体の先端を **腎乳頭*** papillae renales といい，腎臓でつくられた尿は ここから出て，**腎杯*** calices renales という尿管の起始部に受けとられる．腎杯は集まって**腎盤**（**腎盂**）[1] pelvis renalis, renal pelvis e., Nierenbecken d. をつくり，腎盤は尿管へと移行する（図238）．

▶腎臓の構造◀

腎臓を顕微鏡でみると，皮質と腎柱には球状の小体が散在し，そのあいだを 曲りくねった細管が埋めている（図240）．一方 髄質は平行に直行する細管で占められている．

皮質の球体は**腎小体*** renal corpuscle e., Nierenkörperchen d., 一名**マルピギー小体*** Malpighian corpuscle e., Malpighisches Körperchen d. とよばれ，ここで最初の尿（原尿という）がつくられる．直径0.1〜0.2mm．1個の腎臓のなかにある腎小体の数は およそ100〜150万である．**糸球体*** glomerulus l., e., d. と，これを包む杯状の**糸球体嚢*** glomerular capsule e.（一名 **ボウマン嚢*** Bowman's capsule e., Bowmansche Kapsel d.）とから成っている．腎動脈の末梢は**輸入管** vas afferens として糸球体嚢のなかにはいり，分岐して数葉の毛細血管の網すなわち糸球体をつくり，のち再び1本の**輸出管** vas efferens に集まり，ボウマン嚢を出ていく（図241）．嚢は尿細管の起始部が膨大したもので，1層の扁平上皮で出来ている．この上皮は飜転して 糸球体の毛細血管の表面をも おおい，ここでは上皮細胞が シダの葉のような突起をもつ特殊な形に分化して **たこ足細胞** podocyte e. とよばれる．

腎小体でつくられた原尿（後述）を運ぶ管が **尿細管*** tubulus renalis, urinary tubule e., Harnkanälchen d. である．尿細管は皮質にある腎小体の外皮をなす糸球体嚢（後述）に始まり，腎小体の周囲を曲がりくねって 髄質のなかに出て **ヘンレのわな*** Henle's loop e., Henlesche Schleife d. を形成する．その先は ヘアピン状にもどって **集合細管** collecting tubule e., Sammelröhrchen d. となる．集合細管は次第に合流して**集合管*** collecting tube e., Sammelrohr d. となり，髄質のなかを たがいに並んで走り，腎乳頭において腎杯に開く．

腎小体とそれに続く尿細管とをあわせて**腎単位***（または**ネフロン***）nephron e., d. という．腎臓は要するに ネフロンという尿生産単位の集合体に ほかならない．

血液が糸球体を通る間に塩分，糖，アミノ酸，若干の廃棄物質が大量の水とともに濾過され，

---

[1]「盂」とは はち とか わん という意味であるが，日常用語には用いられない むつかしい字であるから，「腎盤」という新学名が採用されることになった．歴史的にいうと，「骨盤」pelvis も昔は「骨盂」といわれていたのであるから，骨盂が骨盤に変わった今日，「腎盂」を「腎盤」というのは当然のことである．

ボウマン嚢のなかへ排泄される．1日200lにも及ぶこの**原尿**の99％は尿細管通過中に血液のなかへ再吸収され，食塩，糖，アミノ酸なども選択的に再吸収される．こうして1日2l足らずの**尿**が集合管から腎杯に注がれ，膀胱に送られる．

▶腎臓の血管◀

腎動脈* a. renalis は腎門から はいって分岐し，**葉間動脈** a. interlobaris renis となって腎錐体の間を上り，やがて ほぼ直角の方向に曲がって **弓状動脈** a. arcuata として 皮質と髄質の境のところを，腎臓の表面に並行の方向に走る．弓状動脈からは多数の**小葉間動脈** a. interlobularis が派生して皮質に進入し，糸球体と尿細管に枝を与える．腎小体を出た血管は その壁の性質からいえば細動脈であるが，ここに はたして拍動があるかどうかは不明である．とにかく その先は再び毛細管網をつくって動脈に移行する．髄質では 血管は最寄りの腎小体を出た細動脈が**直細動脈** arteriola recta となって，ヘンレのわなと集

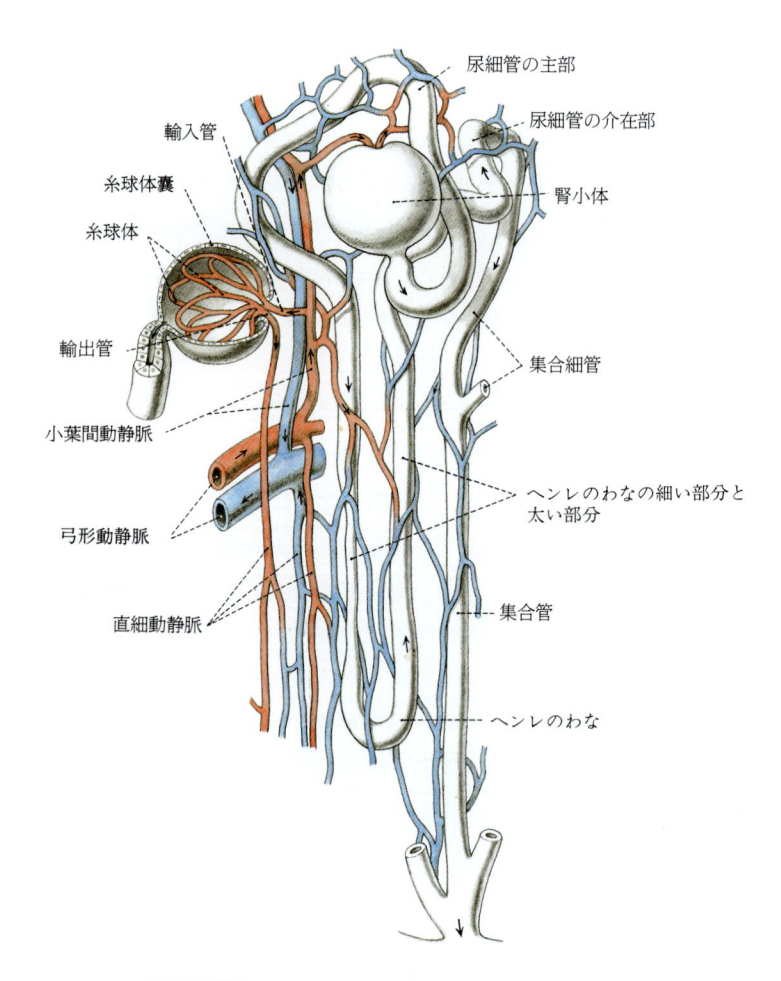

図 241　腎臓の血管の分布を示す模型図

合管をめぐり，ほぼ並行に走っている．これらの動脈や小動脈の先は毛細管網をつくり，これから発する静脈は おおむね動脈に伴行して次第に集まり，**腎静脈*** v. renalis となって腎門を出てゆく（図241，242）．

　小葉間静脈は その先端が噴水のような形で腎臓の表層（線維被膜）から血液を集めるので，表面からみると，クモが足をひろげたような静脈（**星状細静脈** venula stellata）として肉眼でみることができる（図237，242）．

2 尿　管

尿管* ureter l., e., Harnleiter d. は尿を腎臓から膀胱に運ぶ管である．腎盤の続きとして腎門を出ると，後腹壁の腹膜下を腰筋の前面に沿って下り，総腸骨動静脈の前を これらと交叉して骨盤にはいり，膀胱底のところで左右別々に開口する．尿管は膀胱壁を斜に貫いているから，そこに一種の弁機構が成立し，膀胱内の尿は 膀胱が圧迫されても 尿管へ逆流しない．尿管の太さは口径 4～7 mm，長さは 28～30 cm である（図149，235，236）．

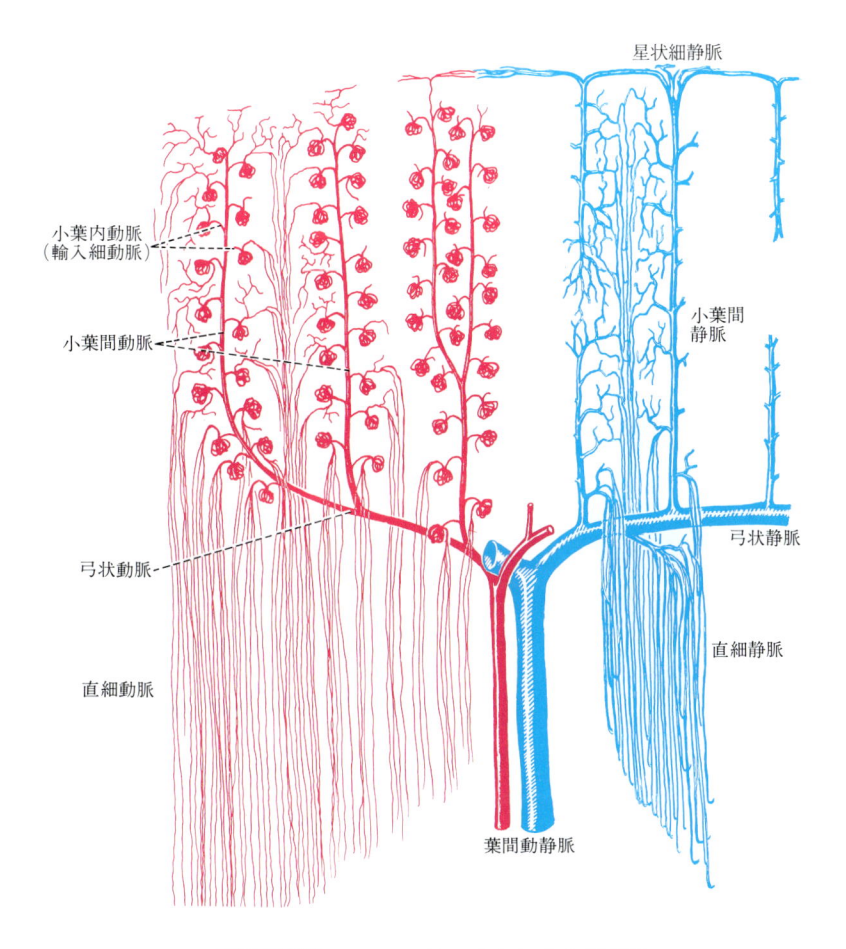

図 242　腎臓の血管の分布を示す模型図

［藤田尚男，藤田恒夫：標準組織学 各論，第3版，医学書院，東京，1992］

260　内 臓 学

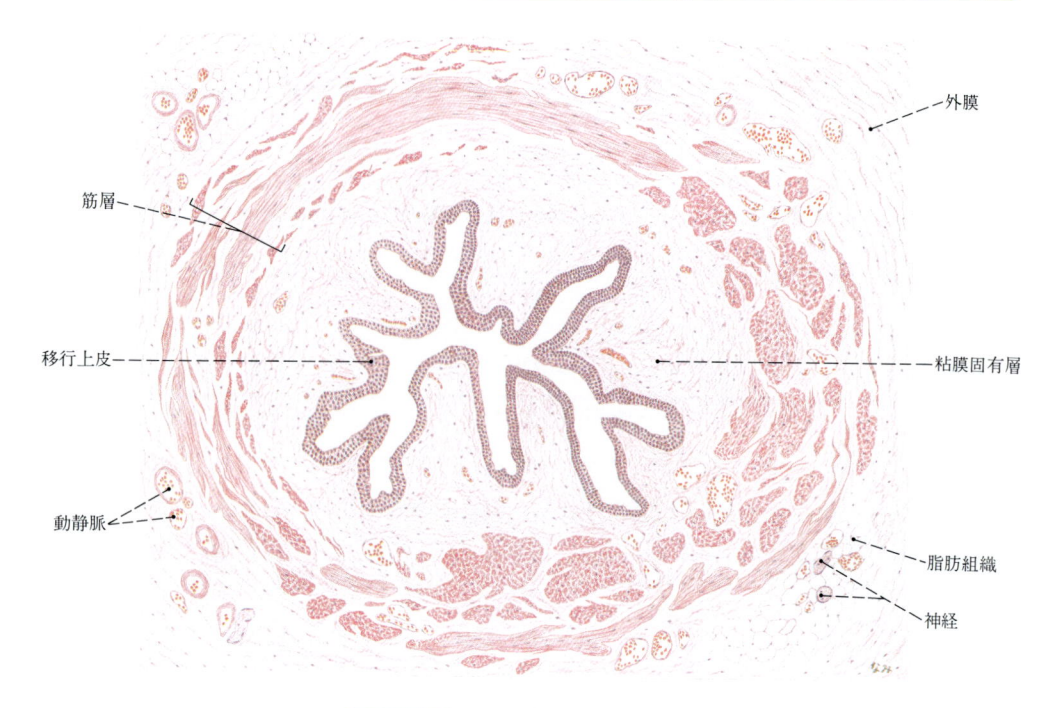

図 243　尿管の横断面の顕微鏡図

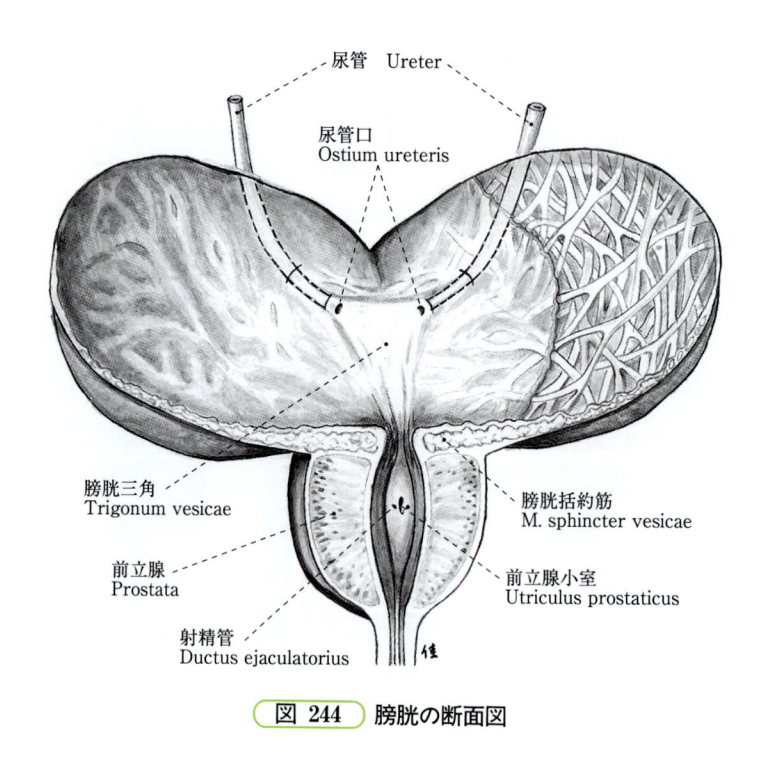

図 244　膀胱の断面図

管壁は厚く，粘膜・筋層・外膜の3層から出来ている．粘膜は尿路に特有な**移行上皮** transitional epithelium e., Übergangsepithel d. (4頁)でおおわれている．筋層は内縦・中輪・外縦の3層から成り，その蠕動(しごく運動)によって尿を膀胱の方に運ぶ(図243)．

3 膀　胱

膀胱* vesica urinaria, urinary bladder e., Harnblase d. は尿を一時ためておく ふくろ である．骨盤腔のなかで恥骨結合の後ろに位置し，男では直腸の前，女では子宮と腟の前にある．後上面だけは腹膜で おおわれて 自由表面をもっているが，前面と下面とは 外膜によって周囲と癒着している(図147，152，235，236，245，252，255，260，269)．

膀胱の大きさは なかの尿量によって 著しい差がある．生体における最大尿容量の平均は約700 m*l*．

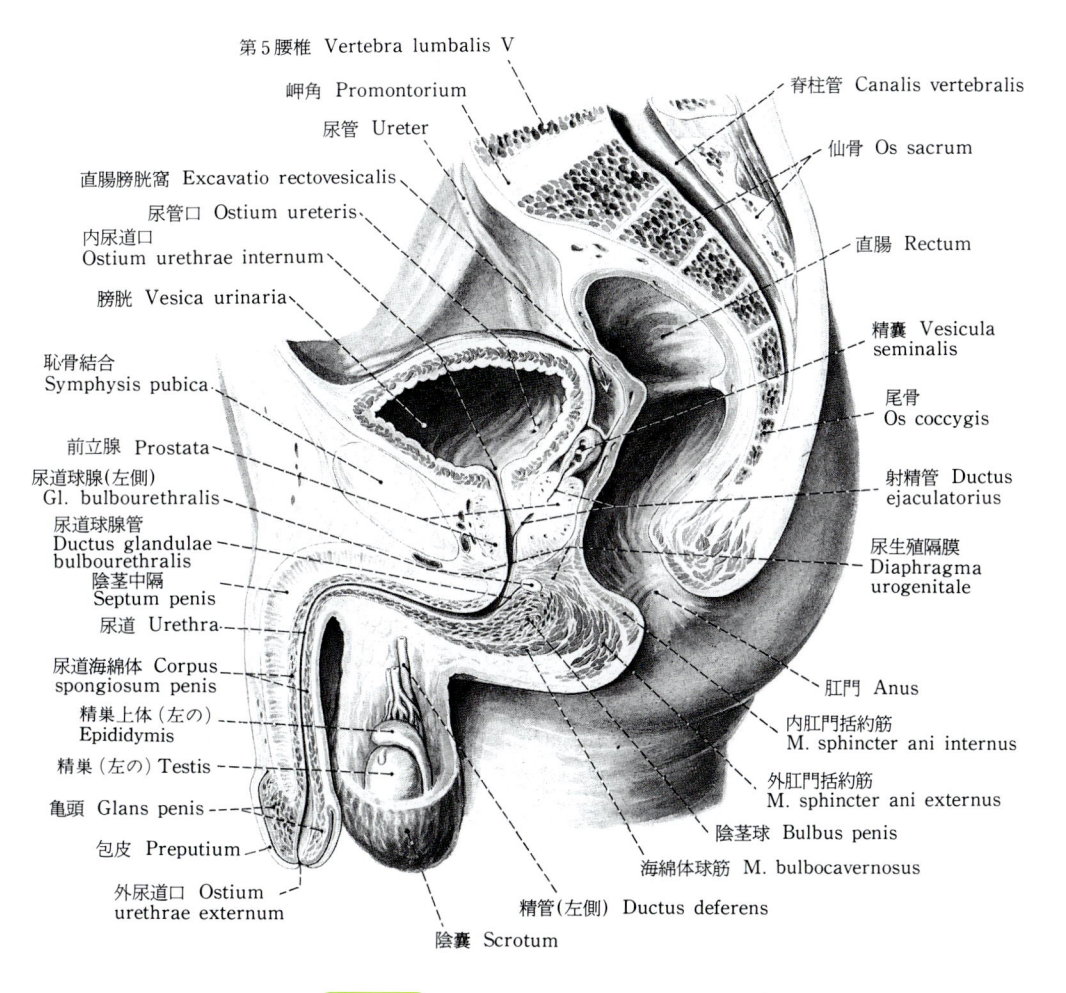

図 245　男の骨盤の正中断面 [Spalteholz]

膀胱を**頂** vertex，**体** corpus，**底** fundus の3部に分ける．底には後部に左右から尿管が開き(**尿管口**＊ ostium ureteris)，前部からは尿道が始まっている(**内尿道口**＊ ostium urethrae internum)(図244，245)．

膀胱内面の外観も また尿の量の多少によって異なり，尿が満ちているときは粘膜はのびて平滑であるが，尿が少ないか空の場合は 粘膜面に多数の不規則な しわが見られる．内尿道口と左右の尿管口を結ぶ範囲は**膀胱三角**＊ trigonum vesicae とよばれ，膀胱底に相当する．この部には粘膜に しわがなく，ほとんど伸縮をしない(図244)．

▶膀胱の構造◀

① **粘　膜**：上皮は尿管と同様に**移行上皮**である．この上皮は 膀胱が ちぢんでいるときは 7〜8層の丈の高い細胞から成るが，尿をためて伸展すると，2〜3層の扁平な細胞の上皮に変化する．粘膜には 膀胱三角に粘液腺があるほか，腺を見ない．

② **筋　層**：よく発達し，およそ内縦・中輪・外縦の3層に分けられるが，各層の間には筋線維束の移行がある．輪走筋は尿道の起始部で とくに肥厚して **膀胱括約筋**＊ m. sphincter vesicae となっている．

③ **漿　膜**(＝腹膜の臓側葉)： 膀胱の上後部をおおい，その他の部分は**外膜**によって周囲と癒着している(図245，252，269)．このため，膀胱穿刺は恥骨結合の上から行なうと，腹膜腔の損傷をさけることが出来る．

B. 生　殖　器

子孫をふやし 種族の維持をはかる器官系である．他の器官系における性差は 単に量的

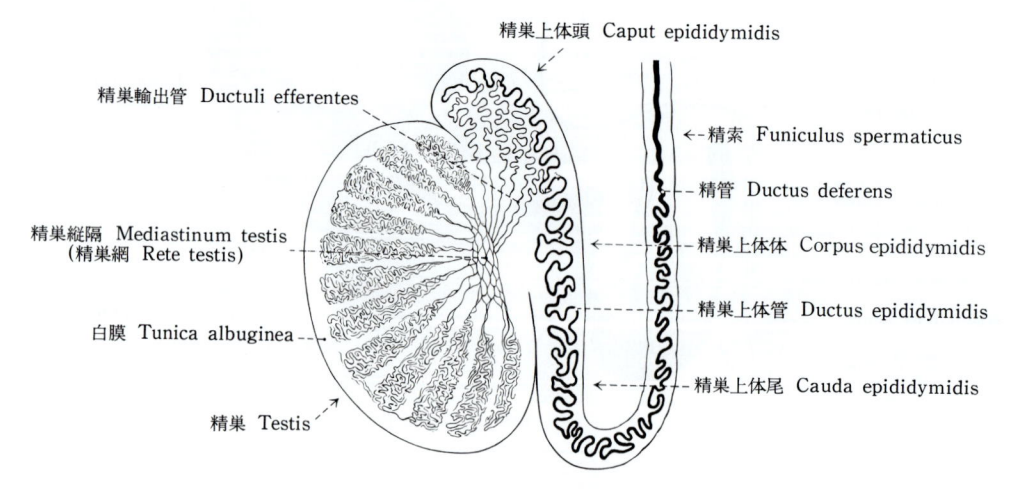

図 246　精巣と精巣上体の構造(模型図)

のものにすぎないが，生殖器だけは 男女によって質的な差異が認められ，著しく その形態と構造を異にするので，別々に記載しなければならない．しかし 発生学的には ともに同一の原基から生じるから，男女生殖器の各部の間には整然たる相同関係が認められる．

●男の生殖器

男の生殖要素である精子を産生する精巣(睾丸)が主体であるが，これに精液の副成分を分泌する付属生殖腺，精液を運ぶ精路，精液を女の生殖器内に注入するための交接器などが従属している．その構成は つぎの通りである．

$$精巣 = 精巣上体 = 精管 = 尿道 \begin{matrix} 海綿体 \\ + \\ \end{matrix} \Big\} 陰茎$$
$$\uparrow \qquad \uparrow$$
$$精嚢 \quad 前立腺・尿道球腺$$

内腹斜筋
M. obliquus internus abdominis

外精筋膜
Fascia spermatica externaを透して
精巣挙筋　M. cremaster

内精筋膜
Fascia spermatica internaを透して
精巣挙筋　M. cremaster

精索（を包む結合組織）
Funiculus spermaticus

精巣上体
Epididymis

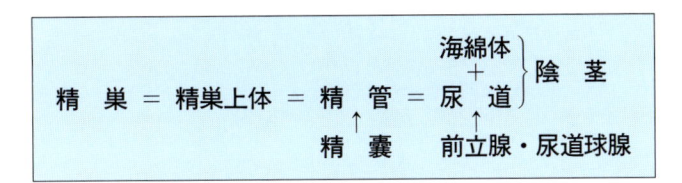

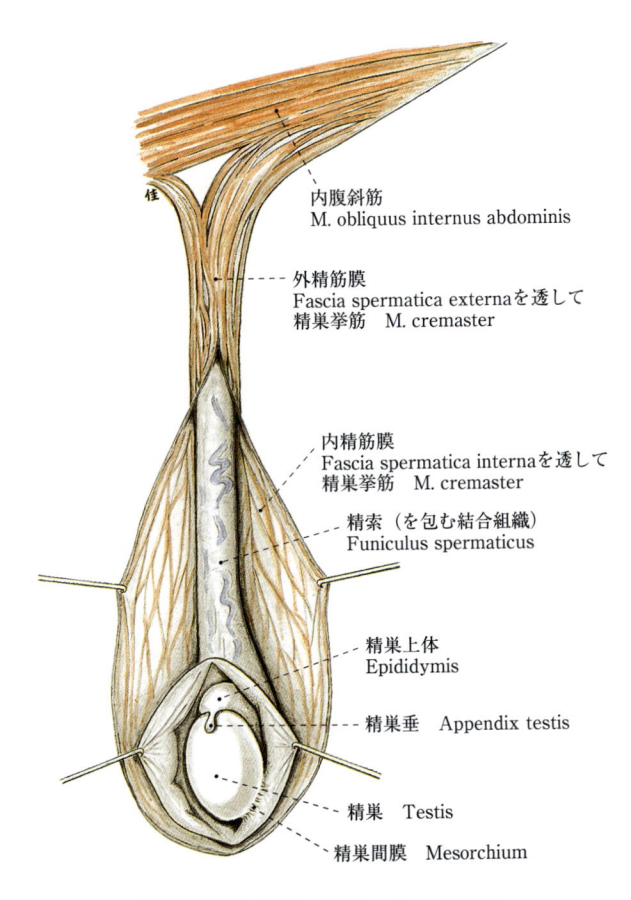

精巣垂　Appendix testis

精巣　Testis

精巣間膜　Mesorchium

図 247　精巣と精索を包む諸構造

曲精細管　　　直精細管　　　精巣網　　　　　　精巣輸出管
Tubuli seminiferi　Tubuli seminiferi　Rete testis　　　Ductuli efferentes testis
contorti　　　recti

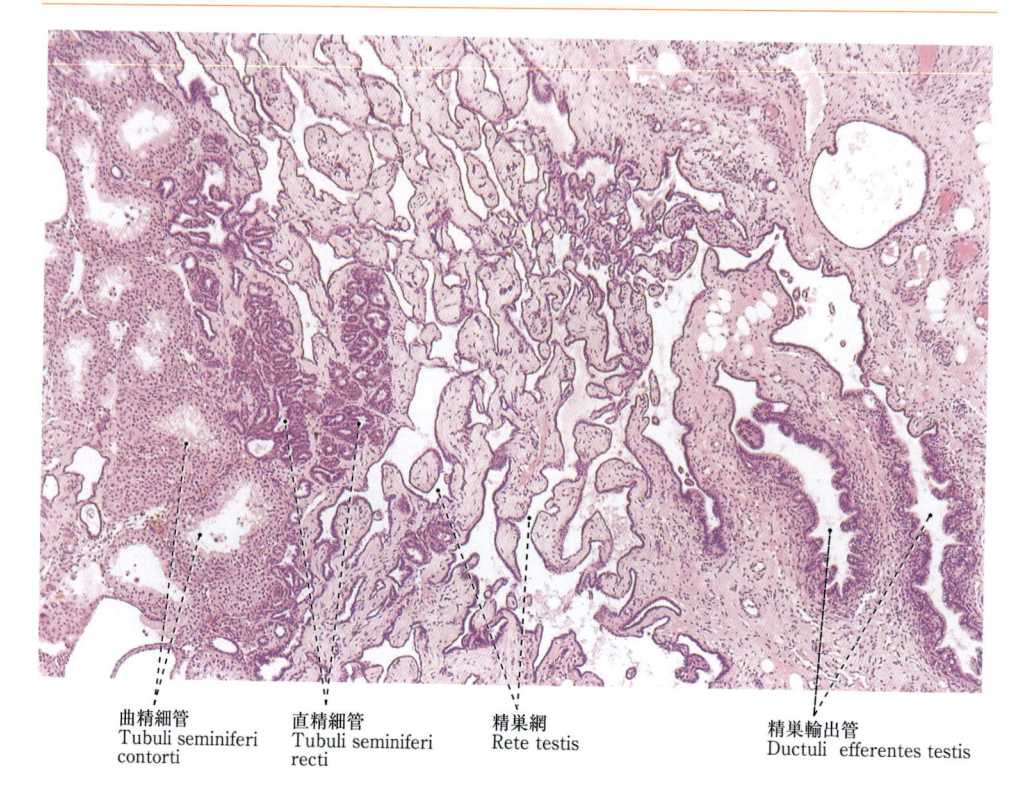

図 248 精巣と精巣上体の顕微鏡写真　×20
[新潟大学実習標本．医学生　八島陽子撮影]

1　精巣と精巣上体

1. 精巣(睾丸) * testis l., e., Hoden d.

　男の生殖細胞である**精子** spermatozoon(複数は-zoa) l., e. を生産する1対の実質器官で，精巣上体とともに数枚の被膜に包まれて陰嚢のなかにある．梅の実ぐらい(縦径3.5〜4cm，横径2cm，矢状径2.5cm内外)の大きさの長円体形である．精巣は白膜(後述)の膠原線維のために白色を呈する．重さは10〜15g(図235，245，247，251)．

2. 精巣上体(副睾丸) * epididymis l., e., Nebenhoden d.

　精巣の上端から起こり，その後縁に沿って下る細長い器官で，上部を**頭** caput，中部を**体** corpus，下部を**尾** cauda という．尾は次第に細くなって　精管につづく(図235，246)．

▶**精巣の構造**◀

　精巣の外表は，厚い膠原線維の層から成る**白膜*** tunica albuginea でおおわれる．白膜は後縁の中央部で肥厚して**精巣縦隔*** mediastinum testis をつくり，これから放射状に結合組織性の隔膜が出て，精巣の実質を多数の**小葉**に分けている．

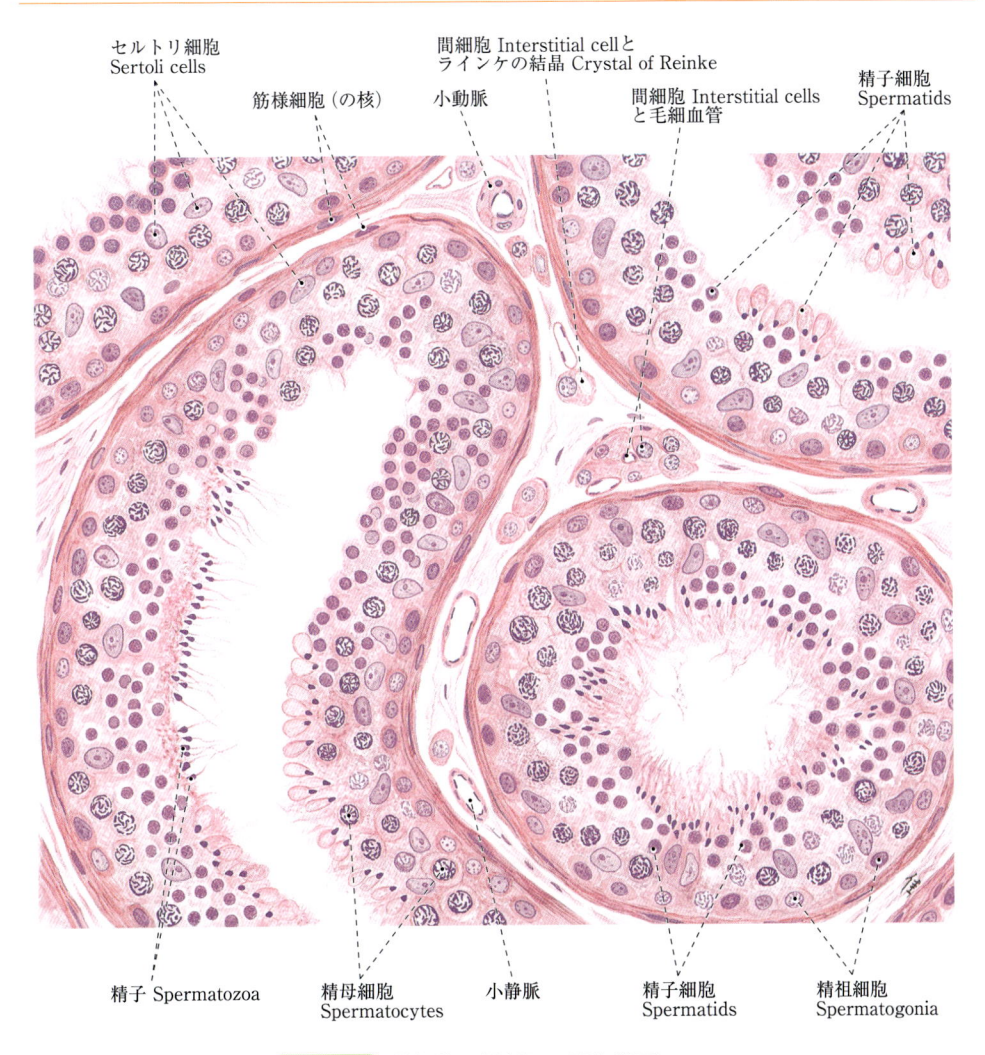

図 249 精細管の横断面の顕微鏡図 ×400

　各小葉は 数条の 曲がりくねった**精細管*** tubuli seminiferi, seminiferous tubules e., Samenkanälchen d.（太さ約 0.2 mm）から出来ている．精細管は縦隔に向かって集まり，ここで たがいに連絡して**精巣網*** rete testis をつくる．これから いく本かの**精巣輸出管*** ductuli efferentes testis が出て，精巣上体頭のなかを走り，1本の**精巣上体管*** ductus epididymidis に注ぐ．精巣上体管は著しく曲がりくねりながら，精巣上体の体を経て尾に至り，ここで精管に移行する（図 246, 248）．

　精巣において精細管こそが精子を産生する もっとも重要な部分である．その数は1側の精巣に約 500 本，全長は 250 m に及ぶ．精細管の壁をつくる組織は**精上皮***germinal epithelium e., Keimepithel d. とよばれ，**精細胞（生殖細胞）**germ cell e., Keimzelle d. とこれを支持し養う**セルトリ細胞** Sertoli cell e. から成る．精細胞としては，精上皮の一番

基底部にある**精祖細胞** spermatogonium（複数は -gonia）が減数分裂を行なって **精母細胞** primary spermatocyte となり，もう一度分裂して**精娘細胞** secondary spermatocyte となる．次第に上皮の上方へ移動しながら，細胞は成熟と変態をとげて**精子細胞** spermatid から**精子** spermatozoon になる（図 249）．精子はセルトリ細胞を離れて流れ出し，精巣網・精巣輸出管・精巣上体管を経て精管にはいる．

精細管の間の結合組織には **間細胞**（あいだ）interstitial cell e., Zwischenzelle d. という細胞質の豊かな細胞の集団がみられる．これは男性ホルモン **テストステロン** testosterone e. を内分泌する細胞である．

3. 陰囊と精巣・精巣上体の被膜

精巣と精巣上体は数層の被膜（後述）に包まれて**陰囊*** scrotum l., e., Hodensack d. のなかにある．陰囊は腹壁の皮膚の伸び出したものであるが，1）メラニン色素に富むこと，2）汗腺の多いこと，3）皮下組織内に脂肪がなくて**肉様膜*** tunica dartos という特殊の層があることなどで，一般の皮膚とはちがっている．肉様膜は平滑筋線維を多量に含む結合組織層で，陰囊のしわは この平滑筋線維の収縮によって生じる．陰囊の表面の正中線上には**陰囊縫線*** rhaphe scroti という すじがあって，これは胎生期に陰囊の原基が左右から癒着した跡をとどめている．

陰囊の下層には 数層の薄い被膜があって 精巣を包んでいるが，これらの被膜と陰囊は胎生期に精巣が下降するとき，腹壁が ふくろ状に ふくれ出して出来たものであるから，その各層は腹壁の各層と一致している．すなわち最外層は いま述べた皮膚であり，最内層は漿膜である．この両層の間に腹壁の諸層の伸び出した いろいろの被膜があり，そのおもなものは，外腹斜筋の伸び出した**外精筋膜** fascia spermatica externa，内腹斜筋と腹横筋のつづきである **精巣挙筋*** m. cremaster，横筋筋膜のつづきである **内精筋膜** fascia spermatica interna である（図 247）．

精巣を包む漿膜を**精巣鞘膜*** tunica vaginalis testis といい，一般の漿膜と同様に壁側葉

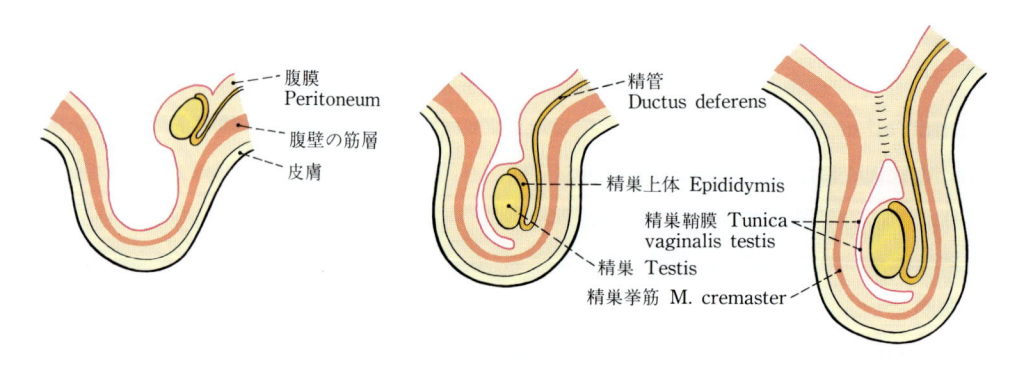

図 250　精巣下降の経過を示す模型図

と臓側葉とから成る．臓側葉は精巣と精巣上体の表面の大半を包んだのち，折れかえって壁側葉となり，漿膜腔をへだてて再び精巣と精巣上体を包む（「腹膜」の項参照，図269）．

▶精巣（卵巣）の下降◀

精巣と卵巣は 腎臓の原基の付近に発生するもので，これが胎生期中に次第に下降して，前者は陰嚢のなかに，後者は骨盤のなかに坐を占めるようになるのである．この現象を**精巣（卵巣）の下降*** descensus testis（ovarii）という．

男では精巣の下降が始まると，鼡径部の腹壁がふくれ出て 精巣が降りてくるのを待つ．このふくれ出た部分が のちの陰嚢その他の精巣被膜となるのであるから，これらが成体における腹壁の各層と一致しているのは 当然のことである．この場合に ふくれ出た腹膜を**腹膜鞘状突起** processus vaginalis peritonei という．腹膜鞘状突起は生後間もなく，その基部が閉じて盲嚢となり，精巣と精巣上体を包む．これが**精巣鞘膜** tunica vaginalis testis である（図250, 269）．

腹膜鞘状突起が生後ながく管状のまま残存するときは **鼡径ヘルニア（脱腸）** hernia inguinalis の原因となる．また まれには 精巣の下降が何らかの原因によって妨げられて，腹腔内あるいは鼡径部にとどまることがあり，これを**精巣停滞（停留睾丸）** retentio testis という．

2 精管と精索

精管* ductus deferens, deferent duct e., Samenleiter d. は鉛筆の芯より やや太い 1対の管（直径約 3 mm，長さ約 40 cm）で，精巣の生産物を運ぶ導管である．精巣上体管の続きとして上行し，**鼡径管*** canalis inguinalis（138頁）を通って腹壁を貫き，骨盤外側壁の内面

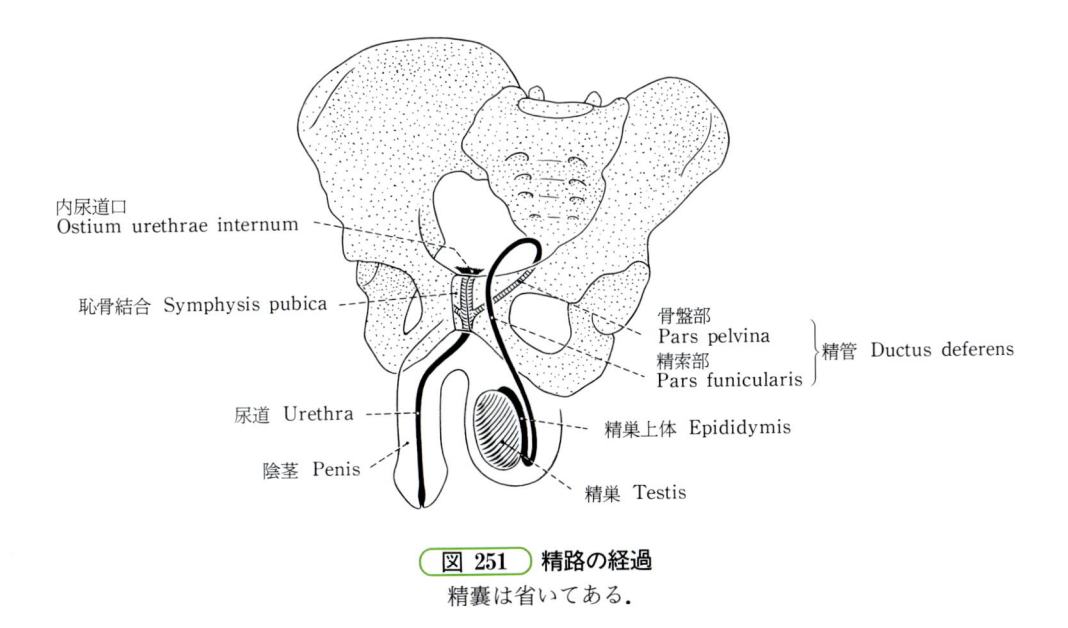

図 251 精路の経過
精囊は省いてある．

に沿って下って 膀胱の後ろに達し，前立腺を貫いて 左右別々に尿道に開いている．その末端の膀胱の後ろにある部分は紡錘形にふくれていて，**膨大部*** ampulla とよばれる．それより先，すなわち前立腺の内部を通る部分は非常に細くなっていて，これを**射精管*** ductus ejaculatorius という．膨大部は後述の精囊と同様の構造を示す(図235, 251)．

　精巣でつくられた精子は，精上皮から分泌された少量の液とともに，おもに精巣上体管にたくわえられている．性的な興奮がたかまると，管壁の筋層が律動的に収縮して，内容が射精管から尿道へ放出される．これが**射精** ejaculation e. である．

　精管は 精巣上体と鼡径靱帯との間では，精巣に往来する脈管や神経とともに 精巣被膜の続きによって包まれ，小指ほどの太さの索状体をなしている．これを**精索*** funiculus spermaticus, spermatic cord e., Samenstrang d. という(図121, 246, 247)．精管は浅鼡径輪をはいると次第に精索の要素を失い，深鼡径輪を過ぎてからは，ただ精管血管だけに伴われて腹膜下(すなわち骨盤壁と腹膜壁側葉との間)を走っている．

　精管の壁は 粘膜・筋層(内縦・中輪・外縦の3層)・外膜から成る．粘膜上皮は **不動毛** stereocilia e., d. という 運動をしない細い突起をそなえた細胞から成る．筋層は発達がとくに著しく，管の太さのわりに管壁が厚いから，生体では精索のなかに針金のような感じで触れることが出来る．

　精索のなかには 内腹斜筋の分束である横紋筋線維束が走り，精巣にまで及んでいる．これを**精巣挙筋*** m. cremaster という．精巣を浅鼡径輪に向けて引きあげる(図247)．

3 付属生殖腺

　生殖作用を助ける分泌物を産出する腺で，主要なものは精囊・前立腺・尿道球腺の3種であるが，このほか 陰茎のなかにある尿道腺も，その作用からみれば付属生殖腺である．

1. 精　囊* vesicula seminalis

　膀胱底の後壁に付いている1対の紡錘形の細長い器官である(長さ3〜5cm)．「囊」と名づけられていても，決して単純な ふくろではなく，内部は粘膜の しきりによって多数の小室に分かれている．粘膜上皮は粘液を分泌する．粘膜の外には3層から成る筋層，その外には結合組織性の外膜がある．

　精囊は射精時に収縮して，精巣で産出された分泌物に 自ら分泌した粘液を混入して，射精管から尿道へと送り出す(図235, 245)．

2. 前立腺* prostata[1]

　膀胱の後下で直腸の前にある栗の実ほどの大きさの腺で，尿道と左右の射精管によって

---

1) 古く「摂護腺」といった．その分泌物が射精にさきだって尿道をうるおし，酸性の尿の有害な作用から精子を護る(防護・保摂)という意味である．「前立腺」は prostata (pro＝前, stata＝置かれたもの，立っているもの)の直訳で，字画がやさしいので，こう改められた．

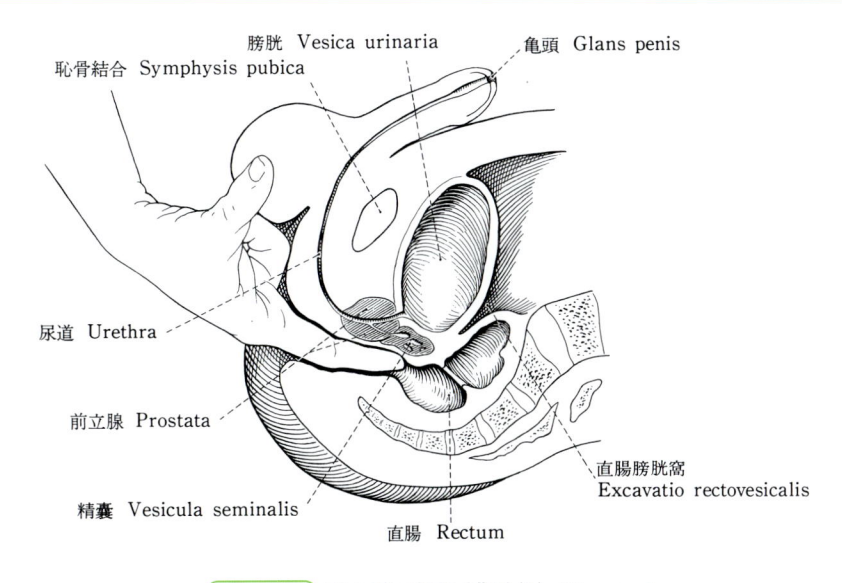

図 252　前立腺の触診（背臥位）［Corning］

貫かれている（図 235，245）．肛門から指を挿入して触診することが出来る（図 252）．その分泌物は乳白色 漿液性の液で，特有の精臭がある．前立腺は射精時に収縮して，その分泌液を 多数の導管によって尿道に放出する．

3. 尿道球腺* gl. bulbourethralis[1]

前立腺の下に位置し，深会陰横筋のなかに埋まっている１対の小腺で，尿道に開いている．その分泌物は無色透明の粘稠な液で，射精にさきだって 性的興奮によって 亀頭をうるおす．女の大前庭腺に相当している（図 235，245）．

4　陰　茎

陰茎* penis は交接器をなすと同時に，そのなかに尿道をいれている．これに根・体・亀頭の３部を区別する．**根*** radix は恥骨の下面に付着している左右に開いた部で，外からはかくれて見えない．**体*** corpus は中央の円柱状の部で，陰茎の主体をなしている．**亀頭*** glans l., e. は先端の樫（かし）の実の形をした部分である．

▶陰茎の構造◀

陰茎は やや特殊化した皮膚と，これによって包まれた海綿体とから出来ている．

---

[1] 発見者の名誉のために **カウパー腺** Cowper's gland ともいう．William Cowper（1666〜1709）は英国の外科医．

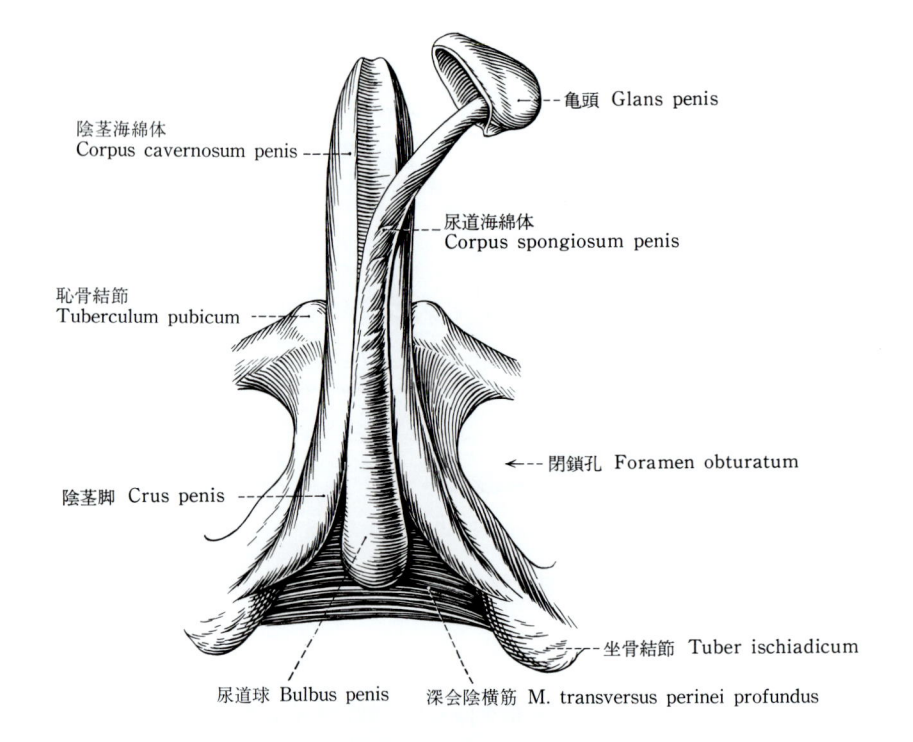

図 253 陰茎の海綿体
皮膚を取り去り，海綿体間の結合組織を除き，各海綿体を分離剖出した．

① **皮膚**： 陰茎体を包む皮膚は，陰嚢と腹壁の皮膚との続きで，メラニン色素に富む．皮下脂肪を欠くかわりに，輪状に陰茎を取り巻く平滑筋性の**肉様膜*** tunica dartos を含み，毛は ほとんどない．体を包んだ後に **包皮*** preputium という ひだをつくって亀頭の表面を包んでいる[1]．包皮の内面と亀頭の表面をおおう皮膚は平滑で色素にとぼしく，粘膜のような感じを与える．もちろん 毛は存在しない．ここには **包皮腺*** gll. preputiales という一種の脂腺がある．その分泌物は白色で，いわゆる**恥垢** smegma の主成分をなす．皮膚と海綿体を包む白膜（後述）との間には**陰茎筋膜** fascia penis があり，そのために陰茎の皮膚は海綿体に対してよく移動する．

② **海綿体**には つぎの3種を区別する（図253，254）．

a）**陰茎海綿体*** corpus cavernosum penis： 1対の**陰茎脚*** crus penis として恥骨角の下面から起こり，正中部に集まって，陰茎体の背部を その先端までゆく．陰茎海綿体の表面は**白膜*** tunica albuginea という 厚くて硬い結合組織の被膜で包まれている．白膜は正

---

[1] 包皮は成人では陰茎体の方に引きもどされて，亀頭の一部または全部を露呈するのが普通である．包皮が亀頭を包んでいる状態を**包茎** phymosis l., e. というが，多くは勃起時には亀頭の先を現わす．真正の包茎は どうしても包皮を引きもどすことの出来ないものである．白人は日本人より包茎の傾向が強い．**割礼** circumcision e. は幼児の包皮の先を切断する ユダヤ教などの宗教的儀式である．

図 254　陰茎の横断面

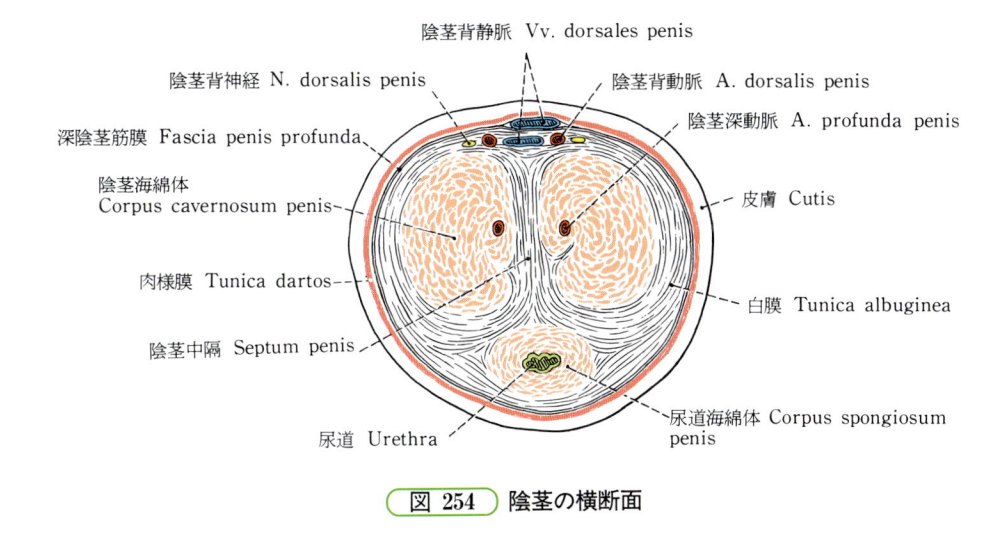

中部で**陰茎中隔** septum penis となって 海綿体のなかに進入し，これを不完全に二分している．

　b）**尿道海綿体** * corpus spongiosum penis：　尿生殖三角（後述）の下面から起こり，陰茎の腹面の正中部を先端に向かう．その中心部は 尿道によって縦に貫かれている．

　c）**亀頭**：　1個の海綿体から出来ている．これは尿道海綿体の続きで，その構造も同じである．

　これら海綿体の内部は，結合組織と平滑筋から成る多数の小梁が 網状に交錯し，その間に多数の小空間（**海綿体洞** cavernous sinuses e.）が出来て 海綿状の構造をなしている．海綿体洞は一種の静脈洞で，動脈がこれに注ぎ，静脈がこれから発する．

　　勃起 erection e., d. は海綿体の充血によって起こる．近年その機序に対する研究がかなり進んできた．内陰部動脈の枝である**陰茎背動脈** a. dorsalis penis と**陰茎深動脈** a. profunda penis の末端は **らせん動脈** a. helicina という蛇行する小動脈となって 海綿体洞に直接 開く．らせん動脈は平滑筋に厚く包まれ，そこに 筋を弛緩させる神経と 収縮させる神経が，それぞれ多量に終わっている．らせん動脈の筋が神経性にゆるめられると，多量の血液が海綿体洞に流れこみ，伸展性のない硬い白膜で包まれた海綿体内の圧力が急上昇する．海綿体の表面から出る静脈は，白膜を斜めに貫いているので，緊張した白膜のなかで つぶれて，血液を逃がすことが出来ない．こうして勃起が起きるのである．交接を可能にする勃起の主体は陰茎海綿体である．尿道海綿体と亀頭とは白膜がうすいので，勃起のときに陰茎海綿体ほど硬くならない．

5　尿　道

男の**尿道** * urethra l., e., Harnröhre d. は尿と精液を体外に運ぶ管である．**内尿道口** * ostium urethrae internum で膀胱に始まり，下行して前立腺と尿生殖隔膜を貫き，恥骨結合の後下で前方に曲がり，尿道海綿体の中軸を縦に貫いて亀頭の尖端で**外尿道口** * ostium urethrae externum によって外に開いている．それで尿道に前立腺部・隔膜部・海綿体部

の3部が区別される(図245,254).

前立腺部* pars prostatica の後壁正中部に**精丘*** colliculus seminalis という高まりがある．その中央部には**前立腺小室*** utriculus prostaticus という微小な管状のくぼみがあり(図244)，発生学的には 女の子宮と腟に相当する痕跡器官である．前立腺小室の両側には射精管が開いている．なお 精丘の両側には 多数の前立腺の導管の開口がみられる．

隔膜部* pars membranacea は尿生殖隔膜(後述)を貫く部分で，横紋筋性の**尿道括約筋*** m. sphincter urethrae がある(これは深会陰横筋の一部である).すなわち尿道も肛門と同様に，上部で平滑筋性の膀胱括約筋(前述)により，下部で横紋筋性の尿道括約筋によって締められるのである(「直腸」と「膀胱」の項参照)．

海綿体部* pars spongiosa はもっとも長く，その末端に近く 亀頭のなかで **舟状窩** fossa navicularis という広まりを示している．また 海綿体部の起始部には 1対の尿道球腺の導管が開く(図245)．

尿道は粘膜と その外を取り巻く平滑筋層とから成る．粘膜上皮は 尿道の起始部では移行上皮，それより先は円柱上皮，舟状窩では重層扁平上皮である．粘膜内には多数の粘液腺(**尿道腺** gll. urethrales)がある．

●女の生殖器

女の生殖細胞である卵子を生産するだけでなく，男の交接器によって注入された精子に受精の場を与え，さらに受精卵を胎児にまで育てあげて 分娩を行なう器官である．その構成は つぎの通りである．

```
                        尿 道
 卵 巣 … 卵 管 = 子 宮 = 腟         腟前庭
                        大前庭腺
```

1 卵 巣

卵巣* ovarium, ovary e., Eierstock d. は **卵子**を生産する1対の実質器官である．骨盤上口の外側壁に接して位置する，梅の実ぐらいの大きさの扁平な長円体状の器官で，精巣よりは小さい(長さ3～4cm，幅2cm，厚さ1cm前後，重さ5～8g)．

卵巣の自由表面をおおった腹膜の臓側葉は **卵巣間膜*** mesovarium をつくって 子宮広間膜に移行している．卵巣間膜の付着縁を**卵巣門** hilus ovarii といい，卵巣に出入する脈管や神経の通るところである．卵巣の下端からは**固有卵巣索*** lig. ovarii proprium が出て，子宮の卵管開口部のすぐ下に付いている(図236, 255, 258).

II. 泌尿生殖器系 273

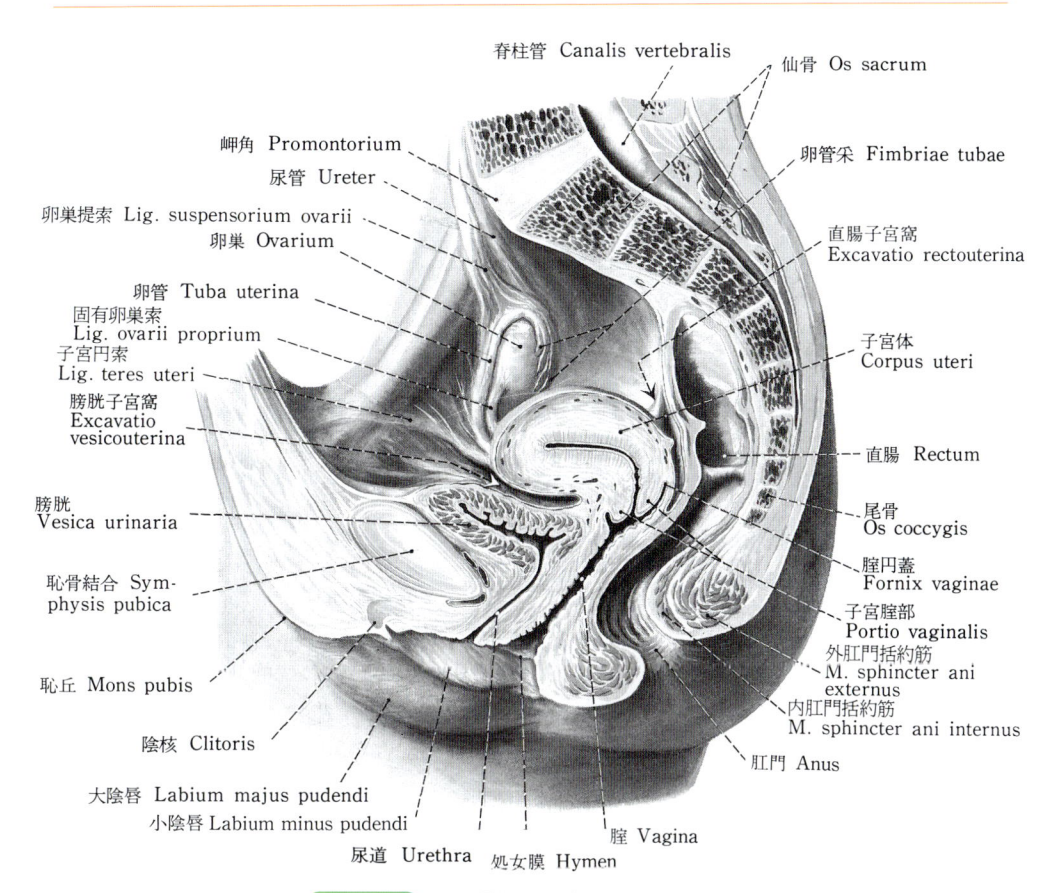

図 255 女の骨盤の正中断面 [Spalteholz]

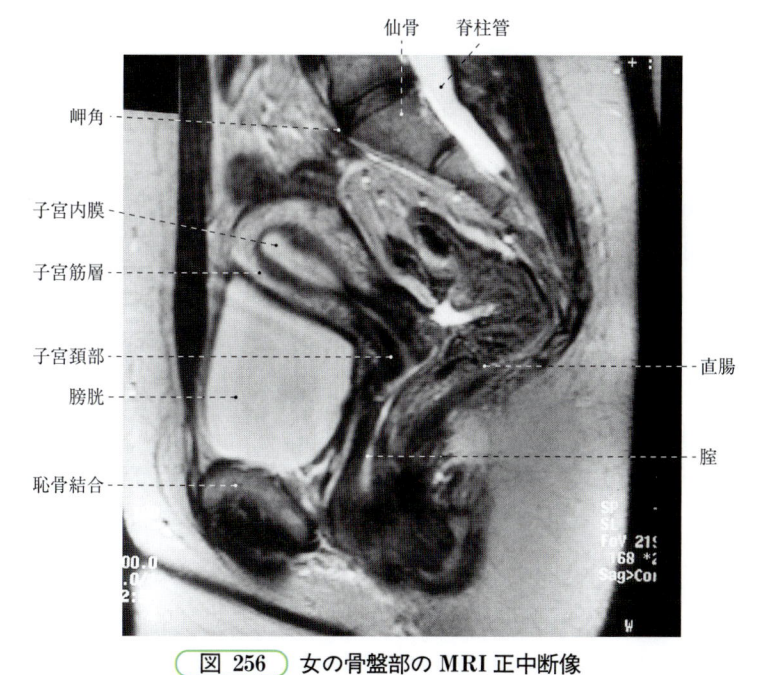

図 256 女の骨盤部の MRI 正中断像
28歳．[新潟大学放射線医学教室 樋口健史医師・酒井邦夫教授の提供]

図 257　卵巣の断面（半模型図）

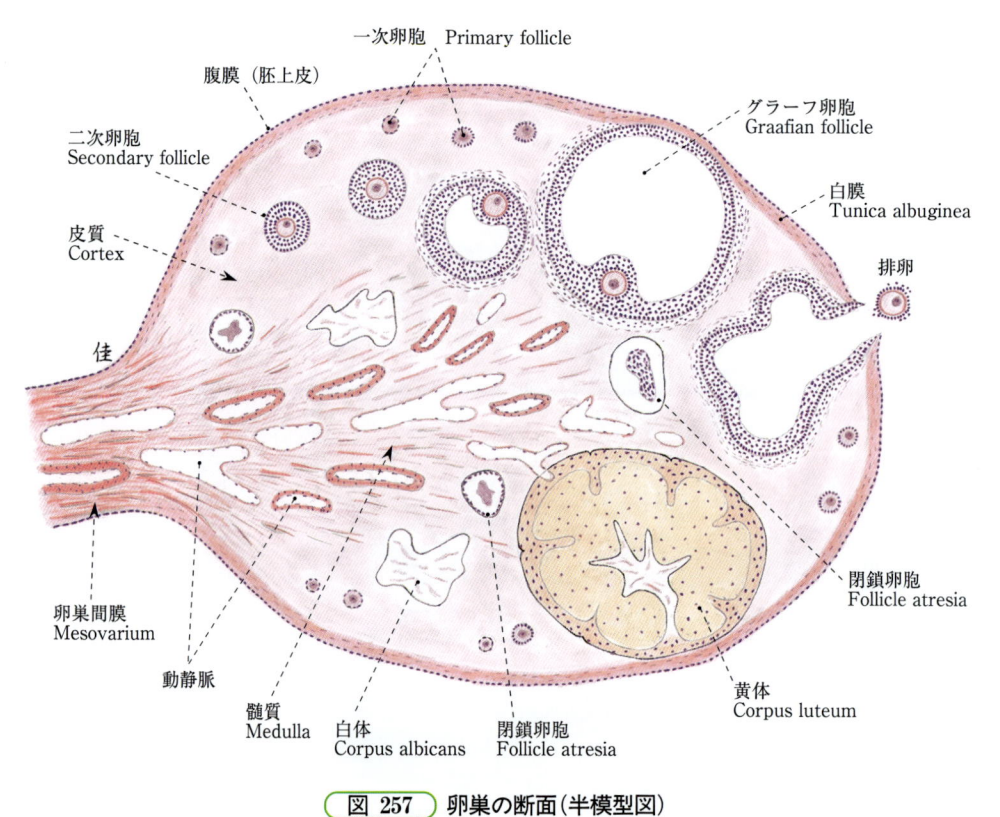

▶卵巣の構造と機能◀

　表面は**腹膜**でおおわれ[1]，その下層には結合組織性の**白膜*** tunica albuginea という薄い層がある．白膜で包まれた卵巣実質は**皮質**と**髄質**とに区別される．ただし皮質と髄質との境は はっきりしてはいない．

　① **皮　質*** cortex l., e., Rinde d. は表層部を占め，そのなかに無数の**卵胞*** ovarian follicle e., Eifollikel d. とその遺残がある．卵胞は，胎生初期に卵巣に迷入してくる原始生殖細胞が増殖して**卵母細胞**となり，これに栄養を供給する**卵胞上皮細胞**が取りかこんだもので，その幼若なものを**原始卵胞*** primordial follicle e., Primärfollikel d. という．原始卵胞は 成長して ついに 大きな液胞をかかえた**成熟卵胞*** ripe follicle e., reifer Follikel d.（**グラーフ卵胞*** graafian follicle e., Graafscher Follikel d. ともいう）となり，思春期以後は およそ28日ごとに1個ずつ（左右の卵巣の いずれかから）破裂して，卵子は卵巣の表面から腹腔のなかに飛び出る．これを**排卵*** ovulation e., d. という（図257）．

---

[1] これは単なる腹膜の臓側葉であるが，その上皮（中皮）は古くは卵子をつくりだす源と考えられていたので，今も胚上皮 germinal epithelium, Keimepithel の名が残っている．

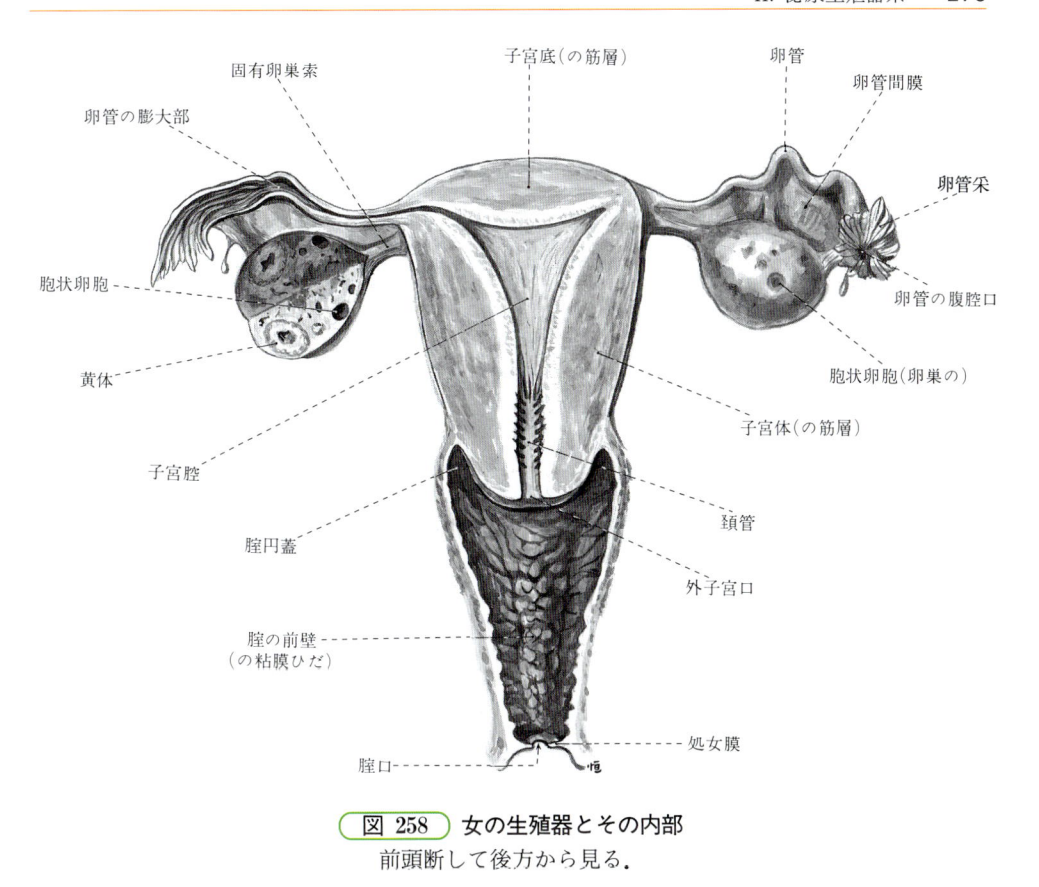

図 258 女の生殖器とその内部
前頭断して後方から見る．

　卵胞(の卵胞上皮細胞)からは**卵胞ホルモン(エストロゲン** estrogene e.)という女性ホルモンが内分泌される．これは一次性徴(性器)と二次性徴(乳房，性毛，皮下脂肪など)の発達を促し，発情期のある動物では発情 estrus l., e. をひき起こす．発情期のないヒトでは，卵胞ホルモンはおよそ 28 日を周期に分泌され，その血中濃度が上がると，(黄体ホルモンと協力して)子宮の粘膜に受精卵を受入れるための変化(肥厚・充血など)を起こさせる．

　卵子の脱落したあとの卵胞上皮細胞は，特殊な変化をして**黄体*** corpus luteum という組織塊になる．そして**黄体ホルモン(プロゲステロン** progesterone e.)という第二の女性ホルモンを分泌する．子宮の粘膜(子宮内膜)への受精卵の着床(妊娠)が起こらないと，黄体は 10 日ほどで退縮し，**白体*** corpus albicans という状態を経て瘢痕化(結合組織のかたまりになること)してしまう(図257)．こうして プロゲステロンの分泌が低下すると，肥厚していた子宮内膜は 自らを維持できなくなり，はげ落ちる．これが**月経** menstruation e., Menses d. である(279 頁も見よ)．

　卵巣は下垂体の二つの**性腺刺激ホルモン** gonadotropins e. の厳しい支配を受けている．その一つ，**卵胞刺激ホルモン(FSH**—詳細は下垂体の項，409 頁)は卵胞を大きく成熟させ，エストロゲンの放出を促す．もう一つの**黄体化ホルモン(LH)**は排卵を誘発し，黄体を成長させて プロゲステロンを放出させる．

　受精卵の着床が起こると，胚組織から出はじめる絨毛膜ホルモンが「妊娠成立せり」の信号

として下垂体に達し，LH を放出させるので，卵巣の黄体は退縮せず成長し，**妊娠黄体**となって，妊娠の前期（約4ヵ月）維持される．これから分泌されるプロゲステロンは，一方では排卵を抑制するとともに，他方では妊娠の持続と乳腺の発達を助ける．

卵子は その直径が 0.2 mm ほどあるから，肉眼で観察することが出来る．排卵直前におけるグラーフ卵胞の直径は 20〜25 mm にも達する．1個の卵巣のなかにある卵胞の数はおよそ 40 万個で，そのうち 一生の間に排出される卵の総数は わずか 400 前後にすぎない．

② **髄　質** medulla l., e., Mark d. は卵巣の中心部を占める結合組織の部分で，脈管と神経に富んでいる．

2　卵　管

卵管＊ tuba uterina, oviduct or fallopian tube e., Eileiter d.[1] は排卵によって卵巣の表面から飛び出した卵子を子宮に向かって運ぶ1対の管で，その長さは約 11 cm である．卵管の外側端は卵巣に接触し，内側端は子宮底の外側隅で子宮につづいている．卵管は はじめ卵巣の上端に接して これを抱き，ついで卵巣の前縁に沿って下行し，最後に内側へ曲がって水平に子宮に達する．

卵管は子宮端から卵巣端に向かって次第に太くなる．そのため 子宮に近いところを**峡部**＊ isthmus，中央を **膨大部**＊ ampulla，卵巣に近い端を **漏斗**＊ infundibulum という．漏斗はその周縁に多数の**卵管采**＊ fimbriae をそなえて 卵巣の上端部を抱いている．この采に囲まれて 卵管の**腹腔口**＊ ostium abdominale が開いている．すなわち 卵管の内腔は一端は腹腔に開き，他端は子宮腔につづいている．その内壁の粘膜は 豊富なひだのため 著しく複雑になっている（図 236，255，258）．

卵子は卵管を通過する間に，腟から子宮を経て上ってくる精子と出会い，通常は**膨大部で受精**する．

　　普通の解剖学書には，卵管采は ボールを手でつかんだように 卵巣表面を包んでいる状態が描かれている．しかし正常状態でも卵管采が卵巣表面から離れていることは しばしばある．卵子は卵巣表面から一応 腹腔内に落ちるのであるが，卵管采の運動と 卵管腹腔口から卵管内部に向かう腹膜液の流動（おそらく卵管の線毛の動きにより生じるもの）のために，さながら電気掃除器に ごみが吸いこまれるように，卵管内に収容されるものと考えられる．
　　卵子が卵管内にうまく収容されず，卵管腹腔口から泳ぎ出した精子と腹膜腔内で出会って受精し，腹膜面などに着床することがある．これが**子宮外妊娠**である．しかし子宮外妊娠としては，卵管内に収容された卵子が，線毛運動の障害などで うまく輸送されずにいるうちに受精し，卵管膨大部などに着床するケースの方が多い．

卵管の表面をおおう腹膜の臓側葉は，その一側で**卵管間膜** mesosalpinx という二重層となり，卵管を子宮広間膜に結合している（図 260）．

---

[1]　"tuba uterina" はこのような形のゆえに付けられた名で，以前には日本名もその訳としての「子宮ラッパ管」が使われていたことがある．「卵管」は "Eileiter" ないし "oviduct" の訳である．"fallopian" はイタリアの解剖学者 Fallopius にちなんだ名称．

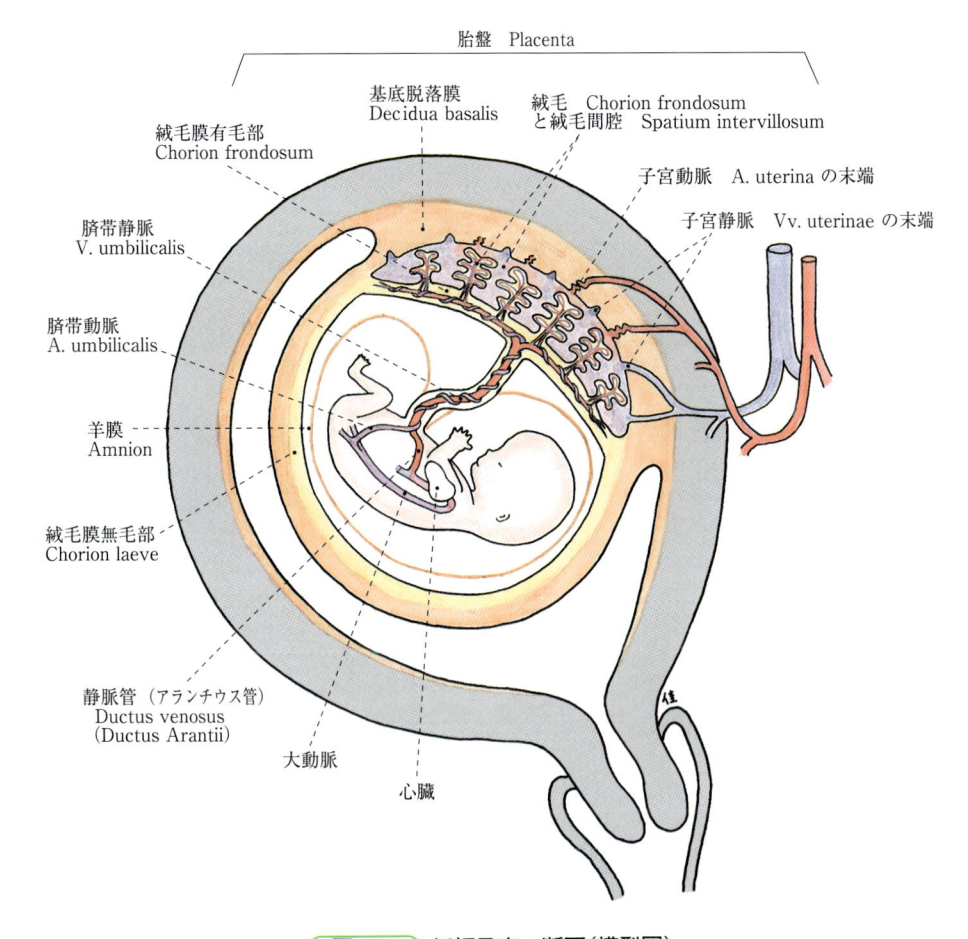

図 259　妊娠子宮の断面（模型図）

▶卵管の構造◀

① **粘　膜**：卵管は円形の断面を示す管であるが，その粘膜は縦走する大きな葉状のひだを出して内腔を複雑な形にせばめている．粘膜は，線毛細胞と粘液分泌細胞のまじった上皮で おおわれている．線毛は子宮の方に向かって運動している．

② **筋　層**：内輪外縦の2層から出来ている．

③ **漿　膜**：卵管の外表をおおう腹膜の臓側葉である（図 275）．

3　子　宮

子宮* uterus l., e., Gebärmutter d. は受精卵を育てあげる器官である．骨盤の中央のところで 膀胱と直腸との間にあり，前後に扁平な逆三角形をしている．大きさは 長さ 7～8 cm，最大幅 4 cm，最大厚 3 cm 前後（図 152, 236, 255, 256）．

これに体と頚の2部を分ける．**体** corpus は上半の大きな部分で，その上前端のもっとも

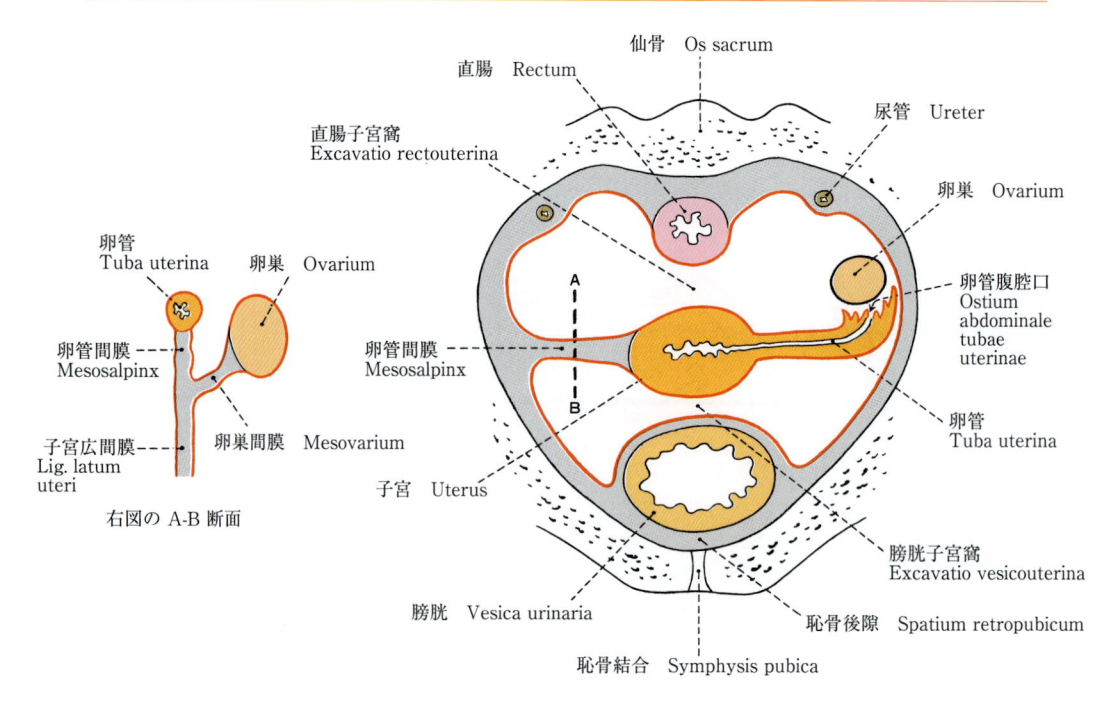

図 260　骨盤の水平断における腹膜(模型図)(女)

幅の広いところを **底*** fundus という．子宮底の両端に卵管が付いている．**頸*** cervix は下方の細い部分で，その下半は**腟部*** portio vaginalis といって腟腔内に突入している．体と頸との移行部は ややくびれて細くなっており，これを**峡部** isthmus という．

子宮の内部には，外形とほぼ同形をした三角形で 前後に強く圧平された**子宮腔*** cavum uteri がある．子宮腔は子宮底では両側に向かって卵管腔に続き，頸部では管状となり(**頸管*** canalis cervicis)，腟部の下端で**子宮口*** ostium uteri によって腟に開口している．

子宮の表面を包む腹膜は，その外側縁から 扁平な**子宮広間膜*** lig. latum uteri となって側方に行き，骨盤の外側部に達している．そのなかには**子宮円索*** lig. teres uteri と**固有卵巣索*** lig. ovarii proprium があって，前者は骨盤の外側壁から鼡径管のなかを通って大陰唇部に放散し，後者は卵巣に付く．いずれも子宮ないし卵巣の固定装置である(図 236, 255)．

固有卵巣索と子宮円索とは 発生学的には ひとつづきの索状体で，中腎の下部の退化したものである．これに相当するものは 男子では **精巣導帯** gubernaculum testis とよばれる結合組織塊で，成体では精巣下端と陰嚢との間にある．

▶ **子宮の構造** ◀

子宮は子宮腔を囲む中空器官で，その壁は厚い(1〜1.5 cm)．粘膜・筋層・漿膜の3層か

ら出来ている．子宮体は次の構造を示す．

① **粘　膜**： 子宮に限って その粘膜を **子宮内膜*** endometrium とよぶ．その全面が線毛円柱上皮で おおわれ(線毛の運動は腟に向いている)，上皮が落ちこんで 多数の長大な**子宮腺** gll. uterinae(単一管状腺)をつくっている．

② **筋　層*** myometrium： よく発達し，厚さ 1 cm をこえる．妊娠時には著しく肥厚し，分娩にさいして決定的な働きをする(280頁)．およそ内縦・中輪・外縦の3層に区別されるが，各層の間には明瞭な境はない．

③ **漿　膜**： 腹膜の臓側葉である．子宮の前後両面を包んだ漿膜は，左右両側で前後のものが合して漿膜の二重層をつくっている．これが前述の子宮広間膜である．子宮の両側では，広間膜のなかに多量の疎性結合組織が含まれていて，これを**子宮傍組織*** parametrium という(図260)．

子宮頚は体と同様の3層構造を示すが，構造も機能も著しく異なる．肉眼的には粘膜にシダの葉のような形の深い溝がある．上皮は管状に落ちこみ，多数の**子宮頚腺** gll. cervicales(粘液性)をつくっている．

> 子宮頚の粘膜は月経時に はげることがない．出産時は産道となるので，子宮体の筋が収縮するさい，子宮頚の筋は逆にゆるむ．子宮頚腺はエストロゲンの支配を受けるので，排卵期に子宮頚の粘液分泌が高まる．

▶月経による子宮の変化◀

子宮内膜は思春期以後は 約28日の周期で 腺の延長迂曲とともに厚くなり，ついにその上層は出血を伴って剥離し，腟から体外に排出される．これが**月経*** menstruation e., Menses d. である．粘膜は 月経ののち 再び深層から再生する．月経は排卵と密接な関係があり，排卵の11〜16日後に起こる．

> **月経の発来する機序**は卵胞から分泌されるホルモンの消長によって説明される．卵胞が成熟してくるとエストロゲンの分泌が高まり，これが子宮内膜を肥厚させる．排卵後 黄体から分泌されるプロゲステロンは子宮内膜をいっそう厚く成長させ，受精卵の着床の準備を完成する．しかし着床がないと，黄体は退縮し，プロゲステロンが欠乏するので，子宮内膜は はげ落ち，出血とともに腟に排出される．こうして月経によって子宮粘膜は一新され，次の排卵後，再び受精卵の着床(の可能性)にそなえるのである．

▶妊娠による子宮の変化◀

受精卵が子宮の壁に着床すると，卵を包む栄養細胞という細胞が突起を子宮内膜にさし入れ，酸素と栄養を吸収して発育をはじめる．胚組織から出るホルモンが下垂体のLH分泌を促し，これが卵巣のプロゲステロンを分泌させるので，子宮内膜は なお肥厚を続ける．

胚は羊膜 amnion と絨毛膜 chorion で二重に包まれ，後者は栄養細胞の増殖したもので，多数の絨毛をのばして母体の子宮内膜から酸素と栄養を吸いとる．絨毛のまわりの絨毛間腔には，母体の動静脈(子宮動静脈の枝)が開放され，絨毛内の毛細血管は絨毛間腔との間

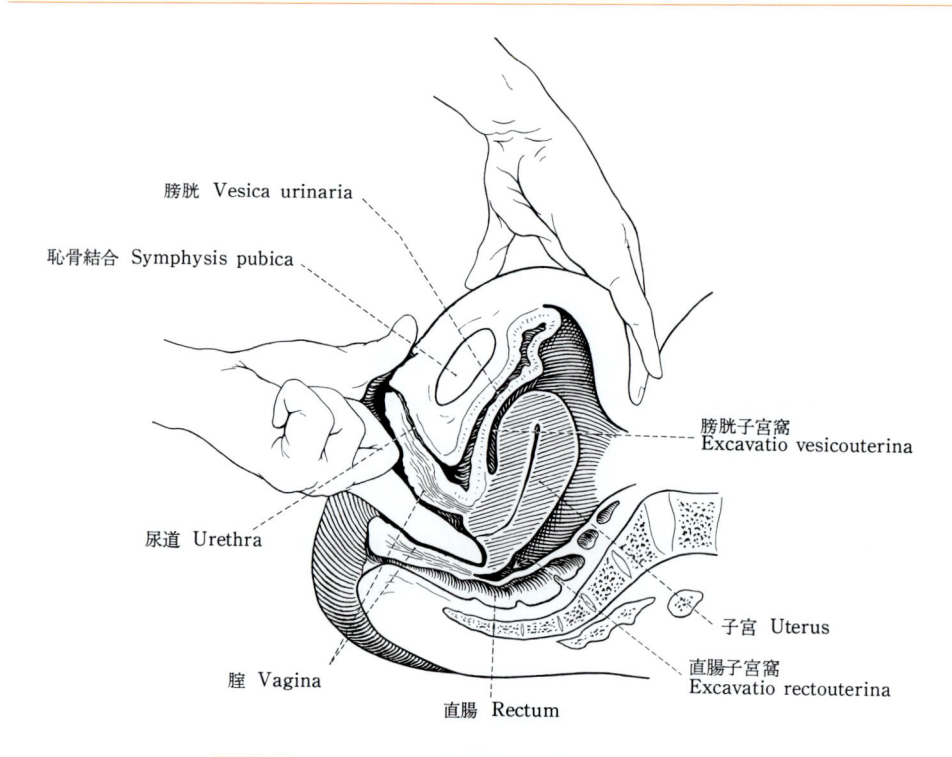

図 261　生体における子宮の触診（背臥位）［Corning］

でガスと物質の交換を効率よく行なうことができる．胚（胎児）の成育とともに，内膜の一部は**脱落膜*** decidua となり，さらに胎児がつくった絨毛膜・絨毛・羊膜組織とともに**胎盤*** placenta をつくる．胎盤と脱落膜は分娩のときに全部 剥離して排出される．これが**後産**である．図259 には胎児が臍帯動静脈を介して胎盤から酸素と栄養をとり，老廃物をすてる経路が描かれている．脈管系の図 315 をも参照せよ．

　妊娠にさいしては **子宮筋層**も著しい変化を受け，各平滑筋線維は平時の 10 倍前後にも肥大する．この強化された子宮筋層の収縮（陣痛）によって，胎児が娩出されるのである．これらの子宮の変化は分娩後 数週間のうちに次第に旧状にもどる．

4　腟

　腟* vagina l., e., Scheide d. は交接器であるとともに産道をなす．前後に扁平な管で，尿道の後ろ，直腸の前にある．上端は子宮腟部を取り巻き，斜に前下方に下って腟前庭に開く．長さは8cm前後．子宮腟部を輪状に取り巻く腟腔の上端部を**腟円蓋*** fornix vaginae という（図236, 255）．腟円蓋は後側で とくによく発達し，この部は外から腹膜でおおわれて，腹膜腔に向かって突出している．臨床で内診を行なうには，この部に指頭を挿入する（図261）．

　腟の開口部に近いところに，粘膜のひだが**処女膜*** hymen をなし，あるいは性交などに

よって裂けた跡の **処女膜痕** carunculae hymenales となっている（図262）．処女膜は 正常状態では腟口を完全に閉じているわけではなく，腟は これを貫く孔によって外と交通している．

発育障害で処女膜が完全に腟口を閉ざしていると**処女膜閉鎖** atresia hymenalis といい，初潮のときに腹痛その他の障害を起こすが，外科的に切開を加えると簡単に正常化する．

▶腟の構造◀

① **粘膜**は重層扁平上皮でおおわれ，**腺を欠く**．上皮の細胞はグリコゲンを多量にふくんでおり，腟内に はげ落ちた細胞のグリコゲンは 特殊な常在細菌（デーデルライン杆菌）によって分解され **乳酸**に変化する．このため 腟のなかは強い酸性（pH 4～5）を呈し，外界からの感染に対して自衛している．

② **筋層**は内輪・外縦の2層の平滑筋から成る．

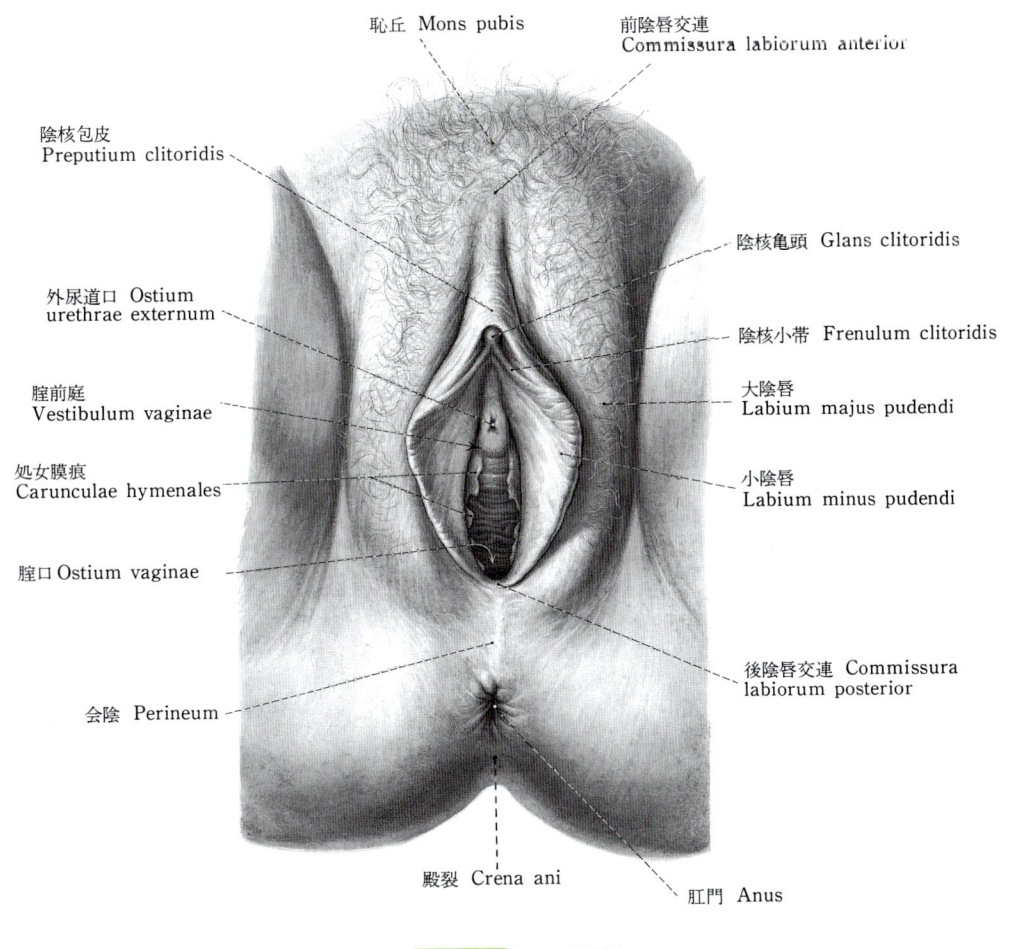

図 262　女の外陰部

③ **外膜**は腟を周囲の器官とつなぐ結合組織である．ただし腟後壁の円蓋部だけは腹膜でおおわれている（図255）．

5　尿　道

女の尿道* urethra l., e., Harnröhre d. は男のそれに比べると はるかに短く（3〜5cm），また曲折を示さない．発生学的にいうと，男の尿道の膀胱から射精管の開口部までの間が女の尿道に相当するのである．**内尿道口*** ostium urethrae internum によって膀胱に始まり，腟の前を その前壁に接して前下方に向かって下り，尿生殖三角を貫いたのち，**外尿道口*** ostium urethrae externum をもって腟前庭に開いている．尿生殖三角を貫くところに横紋筋性の**尿道括約筋*** m. sphincter urethrae のあることは，男の場合と同じである．

6　女の外陰部

女の外陰部 pudendum femininum とは 尿道と腟の外口 およびその周囲の総称である（図258）．

①　**大陰唇*** labium majus pudendi l., e., große Schamlippe d.： 1対の皮下脂肪に富む厚い皮膚の ひだで，男の陰嚢に相当する．左右の大陰唇は 恥骨結合の前で相会して**恥丘*** mons pubis となっている．思春期以後には，恥丘と大陰唇に **陰毛*** pubes l., e., Schamhaare d. が発生する．左右の大陰唇の間にある裂け目を**陰裂*** rima pudendi という．

②　**小陰唇*** labium minus pudendi l., e., kleine Schamlippe d.： 陰裂内にある1対の皮膚のひだで，男の陰茎の皮膚に相当している．左右の小陰唇の間に囲まれた部分を**腟前庭*** vestibulum vaginae といい，ここに 尿道が前に（**外尿道口** ostium urethrae externum），腟が その後ろに開口している．小陰唇の外側面の皮膚は 陰茎の皮膚と同様に，メラニンを多量に含んで黒く，毛も皮下脂肪もない．ひだの内側面は色素が少なくて，表皮の角化を見ないので 淡紅色で粘膜に似ている（図255，262，264）．

③　**陰　核*** clitoris： 男の陰茎に相当する部で，その形も構造も陰茎の縮図そのままである．恥骨弓の下面から**陰核脚** crus clitoridis として起こって正中線に集まり，小陰唇の前端のところで**亀頭** glans l., e. をもって終わる（図262，264）．なかに**海綿体**を容れていることも陰茎と同じである．

④　**前庭球*** bulbus vestibuli[1]： 腟前庭の両側にある海綿体で，外から球海綿体筋でおおわれている（図264）．男の尿道海綿体に相当する勃起装置である．

⑤　**大前庭腺***gl. vestibularis major[2]： 前庭球の後端にあるエンドウ豆大の付属生殖

---

[1] 前庭球を剖出するには，まず小陰唇の皮膚を剥ぎとって，その下にある球海綿体筋を出し（図261），ついで この筋肉を注意深く切り取るのである．
[2] 一名 バルトリン腺 Bartholin's gland という．発見者 Thomas Bartholin（1616〜1680）はデンマークの有名な解剖学者の家系の一人である．

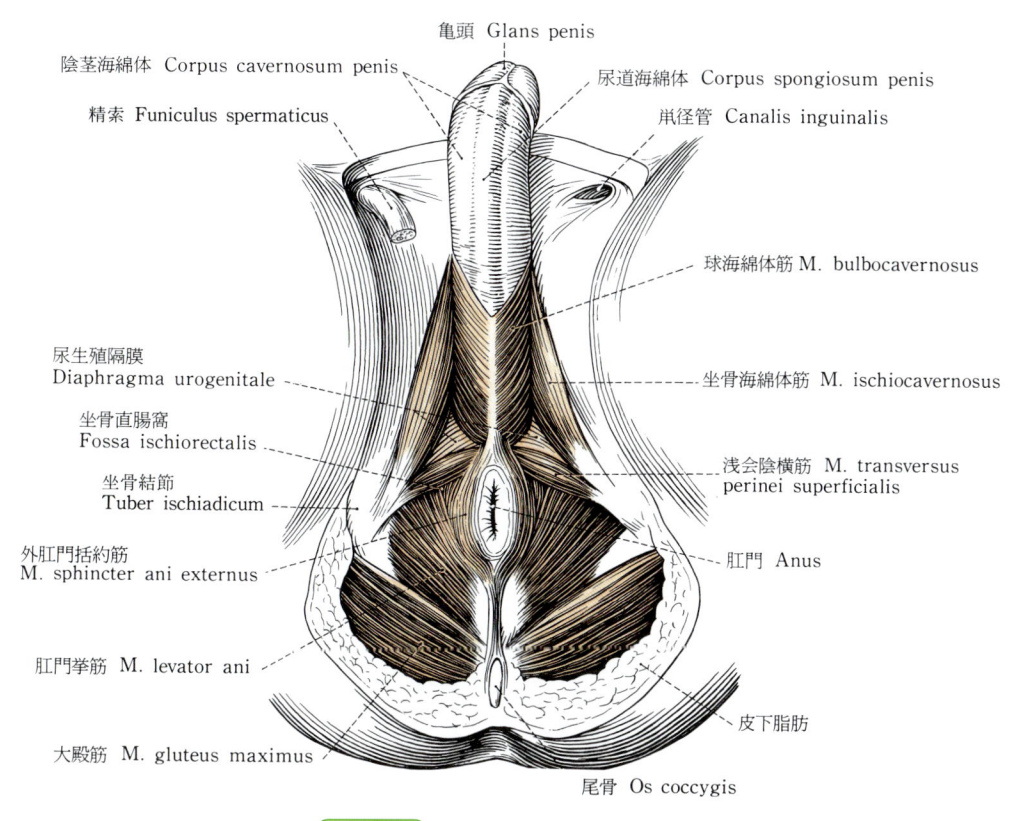

図 263 　男の会陰 [Spalteholz，改変]

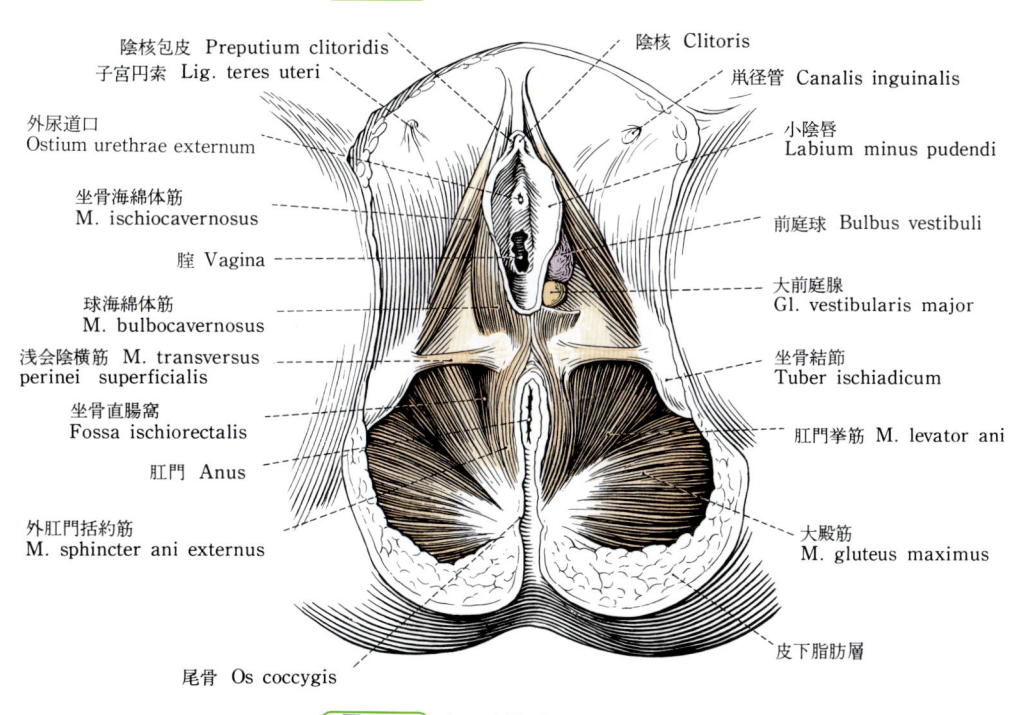

図 264 　女の会陰 [Spalteholz，改変]

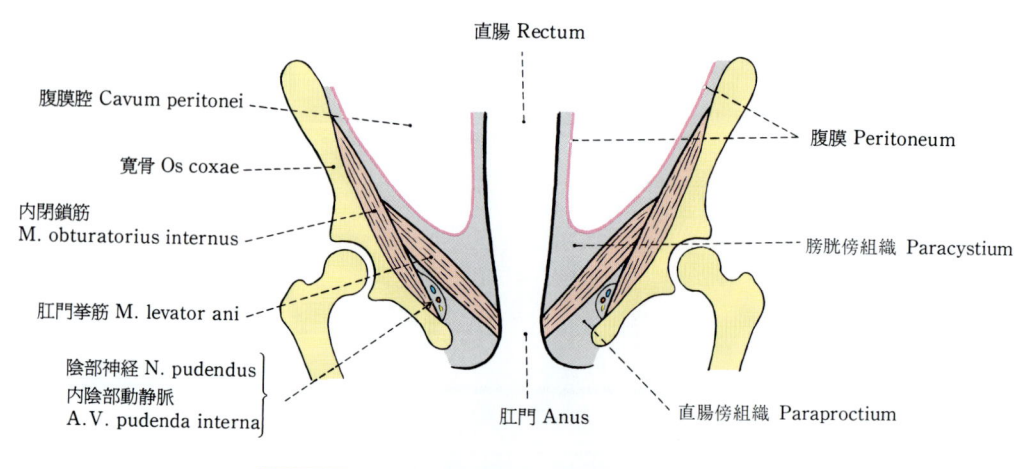

図 265 骨盤隔膜の模型図（肛門を通る前頭断面）

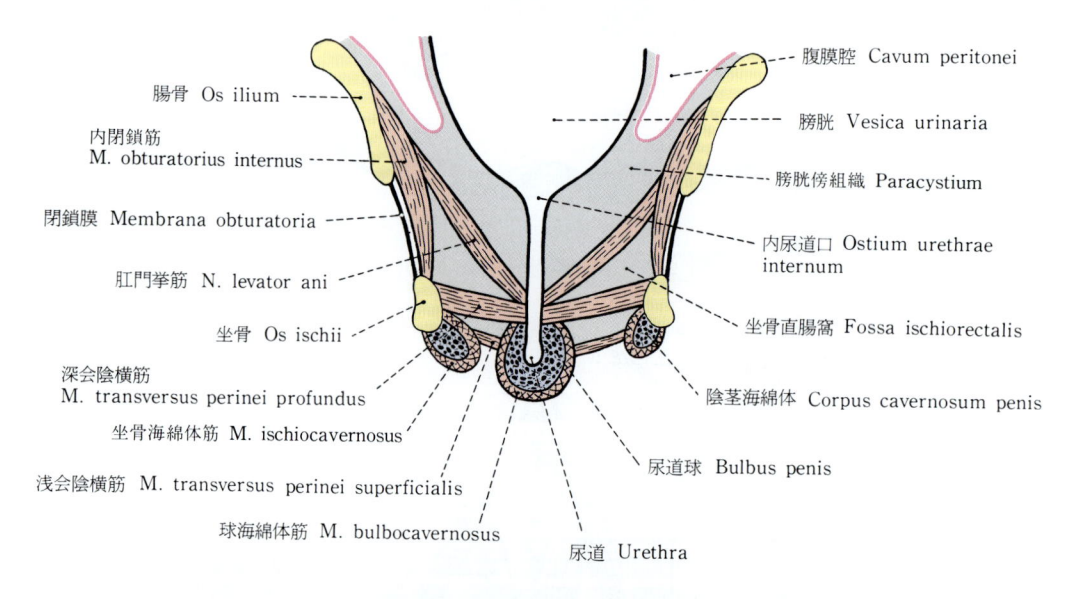

図 266 骨盤隔膜の模型図（前図よりやや前で尿道球を通る前頭断面）

腺で，男の尿道球腺に相当する．導管は腟前庭に開いており，この腺の粘液性の分泌物は性的興奮にさいし腟前庭をうるおす（図264）．このほか 腟開口部の周囲に多数の**小前庭腺** gll. vestibulares minores がある．

C. 会陰と会陰筋

会陰＊ perineum l., e., Damm d. とは，本来は肛門と外陰部との間の部分をいうのであ

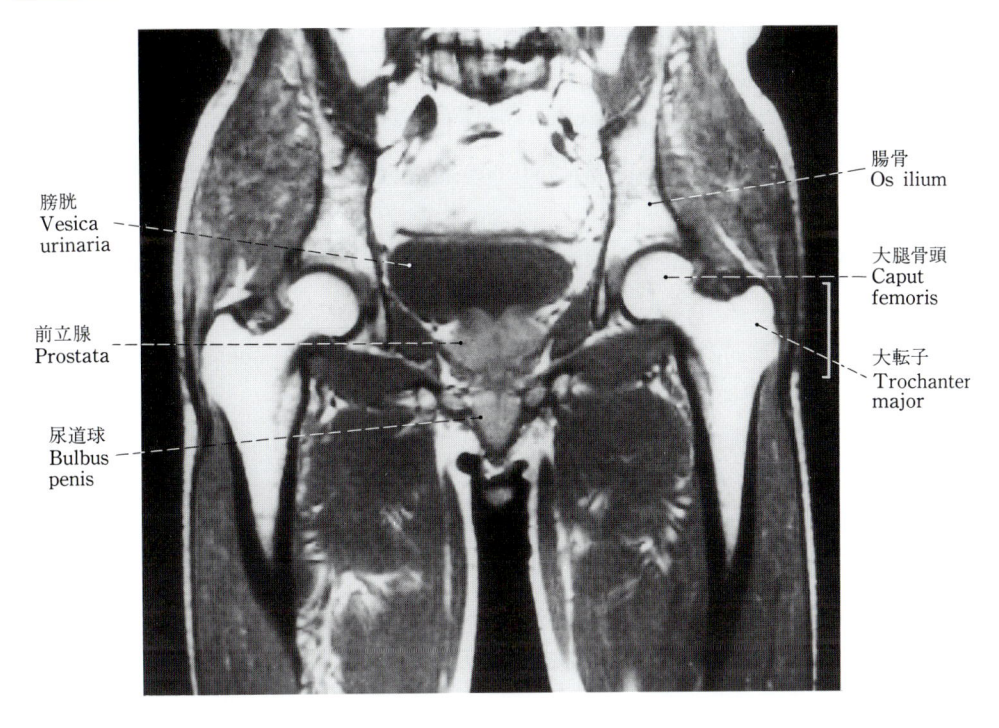

図 267　男の骨盤部の前頭断 MRI 像（プロトン密度像）
［新潟大学放射線医学教室　酒井邦夫教授の提供］

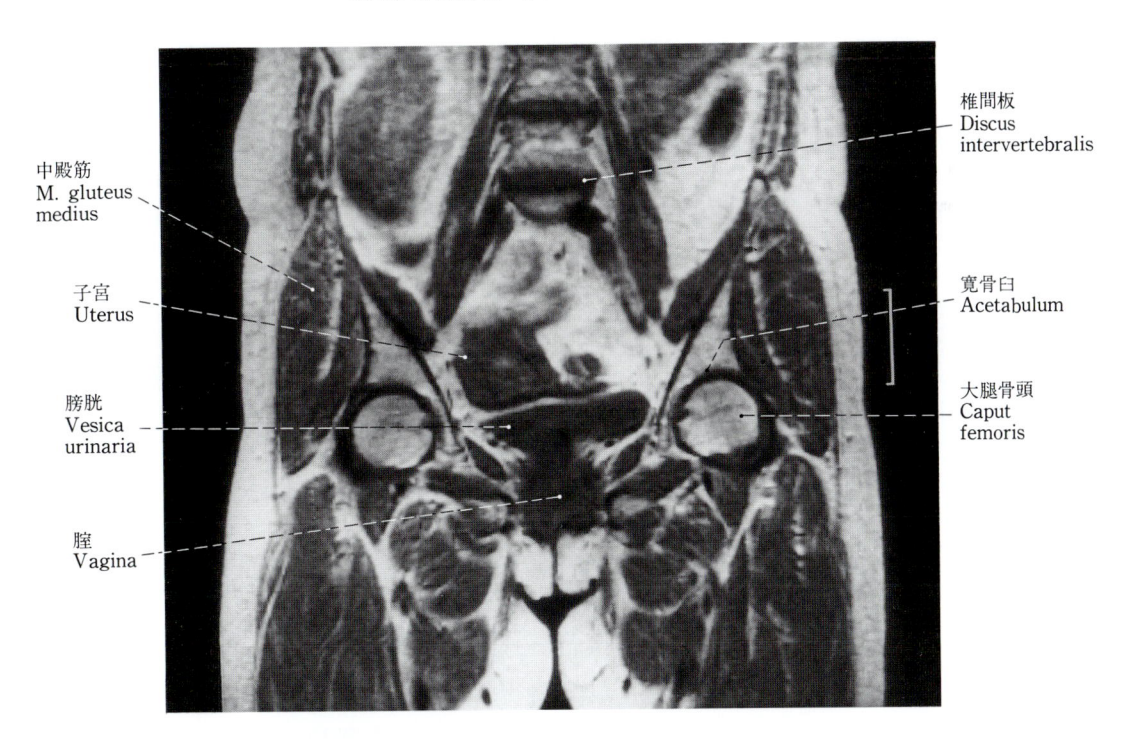

図 268　女の骨盤部の前頭断 MRI 像（プロトン密度像）
［新潟大学放射線医学教室　酒井邦夫教授の提供］

るが，広い意味では骨盤の下口をふさぐ軟部を総称する．広義の会陰は，男では尿道(前)および直腸(後)によって，女では尿道(前)・腟(中間)および直腸(後)によって貫かれている(図263，264)．

会陰には 皮下に多数の小筋がある．これらの**会陰筋**はすべて横紋筋で，これに つぎのものが区別される．

① **骨盤隔膜*** diaphragma pelvis： 左右の**肛門挙筋*** m. levator ani と**尾骨筋** m. coccygeus とで出来ている．骨盤の下口を閉塞する漏斗状の筋板で，その中央は肛門によって貫かれている．肛門挙筋の表層には肛門を囲んで**外肛門括約筋*** m. sphincter ani externus がある(「直腸」の項参照，図263～266)．

> 尾骨筋は薄弱な板状筋である．骨盤のところで述べた仙棘靱帯の前面にあって，これと表裏一体をなしているから，両者を離すことは不可能である．

② **尿生殖隔膜*** diaphragma urogenitale あるいは**尿生殖三角** trigonum urogenitale： 恥骨弓の間に張る三角形の軟部で，結合組織線維を多く交える筋板が その主体である．筋板の素材は横紋筋線維が主であるが，なお多量の平滑筋線維を交えている．**尿道括約筋*** m. sphincter urethrae と**深会陰横筋*** m. transversus perinei profundus とを区別するが，両者を はっきり分離することは困難である．尿生殖隔膜は 男では尿道，女では尿道と腟によって貫かれている(図245，266)．

③ 会陰には このほか**浅会陰横筋*** m. transversus perinei superficialis, **坐骨海綿体筋*** m. ischiocavernosus, **球海綿体筋*** m. bulbocavernosus などがあって，いずれも勃起と射精に関与している(図263，264)．

> 坐骨海綿体筋は 陰茎海綿体ないし陰核海綿体の脚を包んでいるので，その収縮は これらの海綿体を圧迫し 勃起を助けることになる．球海綿体筋は男では尿道海綿体の基部(これを**尿道球** bulbus penis という)を，女では前庭球を表層から おおっている．したがって その収縮はやはりこれらの勃起体を圧迫することになる．
>
> 浅会陰横筋・坐骨海綿体筋・球海綿体筋は尿生殖隔膜の筋とともに**陰部神経*** n. pudendus の枝に支配され，外肛門括約筋も同じ神経支配を受けている．鳥類以下の動物では これらの海綿体筋の分化は見られず，排泄腔の出口を輪状にしめている**排泄腔括約筋** m. sphincter cloacae があるが，哺乳類では会陰によって排泄腔が尿生殖洞と肛門とに分かれるとともに，排泄腔括約筋も尿生殖洞の諸筋(海綿体筋や尿道括約筋)と外肛門括約筋とに分離したのである．外肛門括約筋が陰部神経の支配を受けるのは そのためである．
>
> 肛門挙筋と尾骨筋は それぞれ陰部神経叢 plexus pudendus の直接の枝を受けているから，上記の諸筋とは別の系統に属する．

III. 腹　膜

腹膜* peritoneum l., e., Bauchfell d. は腹壁の内面と，腹腔の運動性ないし移動性の内臓の表面とをおおう漿膜である．臓側・壁側両葉間のすき間を**腹膜腔*** cavum peritonei といい，ここに少量の**腹膜液*** liquor peritonei があって，器官と体壁および器官相互の間の

III. 腹　膜　287

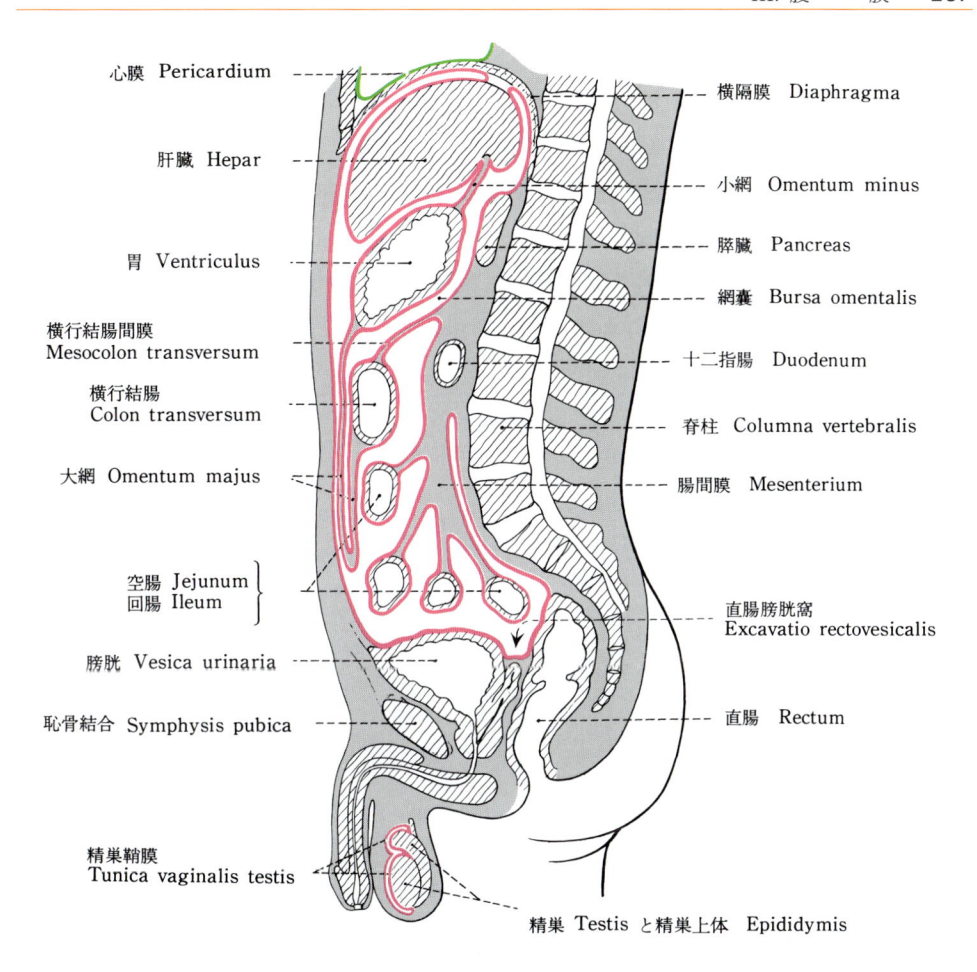

心膜 Pericardium
肝臓 Hepar
胃 Ventriculus
横行結腸間膜 Mesocolon transversum
横行結腸 Colon transversum
大網 Omentum majus
空腸 Jejunum
回腸 Ileum
膀胱 Vesica urinaria
恥骨結合 Symphysis pubica
精巣鞘膜 Tunica vaginalis testis

横隔膜 Diaphragma
小網 Omentum minus
膵臓 Pancreas
網嚢 Bursa omentalis
十二指腸 Duodenum
脊柱 Columna vertebralis
腸間膜 Mesenterium
直腸膀胱窩 Excavatio rectovesicalis
直腸 Rectum
精巣 Testis と精巣上体 Epididymis

図 269 腹膜の半模型図（1）
腹部の矢状断面．癒着によって二次的に消失した腹膜部は省いてある．

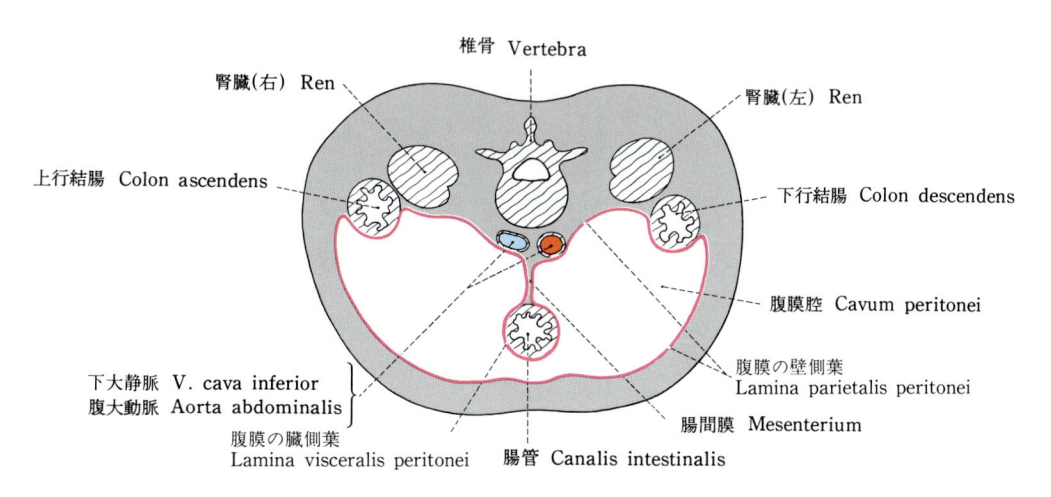

椎骨 Vertebra
腎臓（右）Ren
上行結腸 Colon ascendens
下大静脈 V. cava inferior
腹大動脈 Aorta abdominalis
腹膜の臓側葉 Lamina visceralis peritonei

腎臓（左）Ren
下行結腸 Colon descendens
腹膜腔 Cavum peritonei
腹膜の壁側葉 Lamina parietalis peritonei
腸間膜 Mesenterium
腸管 Canalis intestinalis

図 270 腹膜の半模型図（2）
腹部の水平断面．

288　内 臓 学

摩擦を少なくしている(「漿膜」の項を参照).

　腹部内臓のうち，胃・空腸・回腸・虫垂・横行結腸・S状結腸・脾臓・卵巣・卵管などは，ほとんど全表面が腹膜臓側葉で包まれ，**間膜**によって 体壁ないし他の器官に つながれている．ところが盲腸・上行結腸・下行結腸・直腸・肝臓・精巣・子宮・膀胱などは その一部分が腹膜を欠き，その部で体壁と癒着している．また十二指腸・膵臓・腎臓・腎上体・大動脈・下大静脈などは，いずれも腹膜壁側葉の後ろにかくされているから，**腹膜後器官*** retroperitoneal organs e., retroperitoneale Organe d. とよばれる．このように，それぞ

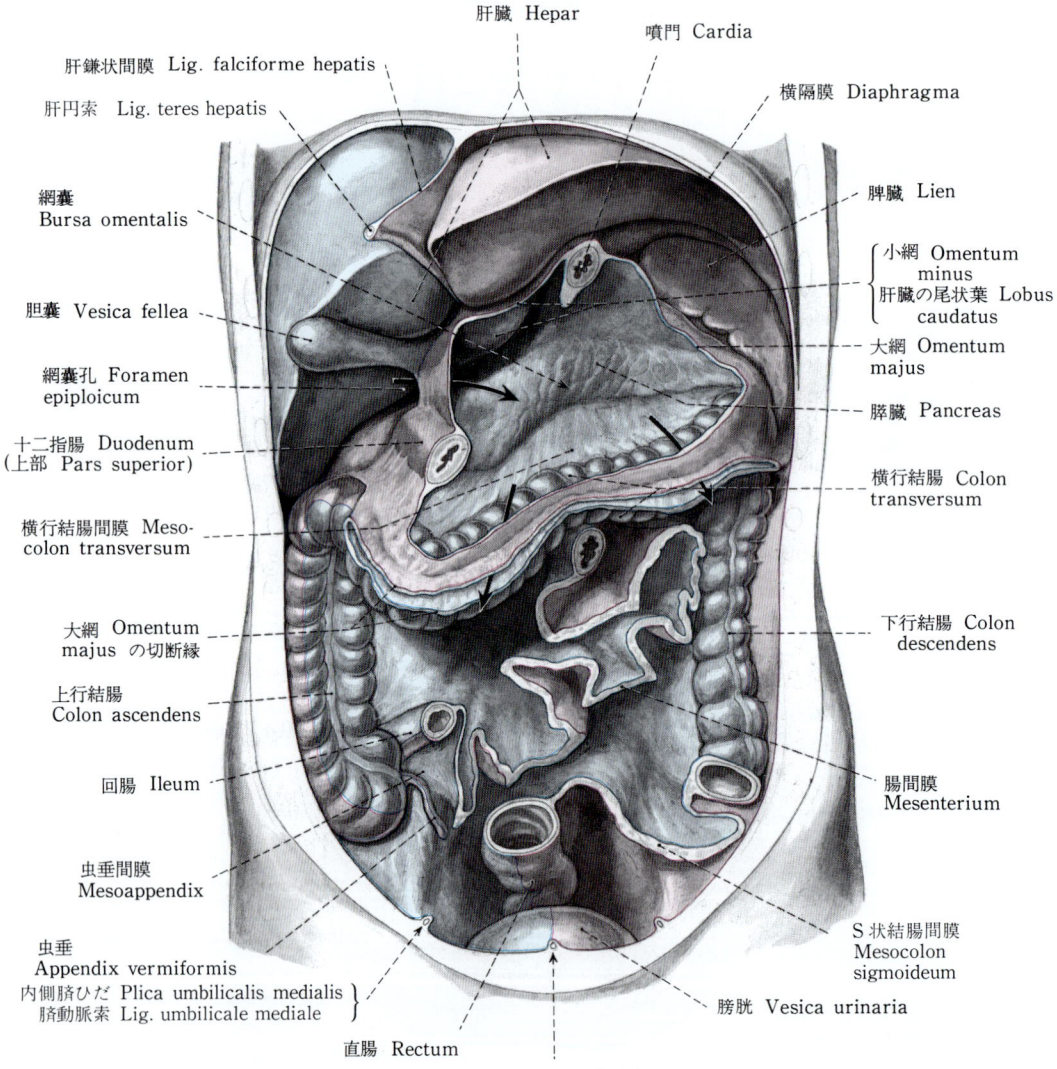

図 271　腹膜 (1)

右の腹膜腔は青，左の腹膜腔は赤．胃・空腸・回腸・S状結腸が切除してある．

III. 腹 膜　289

れの器官が腹膜と どういう関係にあるかは 臨床的に，ことに外科学上 きわめて重要な知識である（図147～149，269～272）．

　腹膜の基本的な解剖学的関係を理解するには，図270のような理想化した腹部横断図が役に立つが，実際は腸管が著しく迂曲し，そのうえ二次的に癒着しているから，胸膜や心膜とは比べものにならないほど複雑である（図195）．まず腹部の正中断（図269）について簡単に述べよう（図152に写実的な図）．

　前腹壁の内面をおおう腹膜の壁側葉は上って横隔膜の下面をおおい，ここで折れかえって臓側葉となり，肝臓の上面に移行する．このさい，臍と肝臓との間では，前腹壁を裏づ

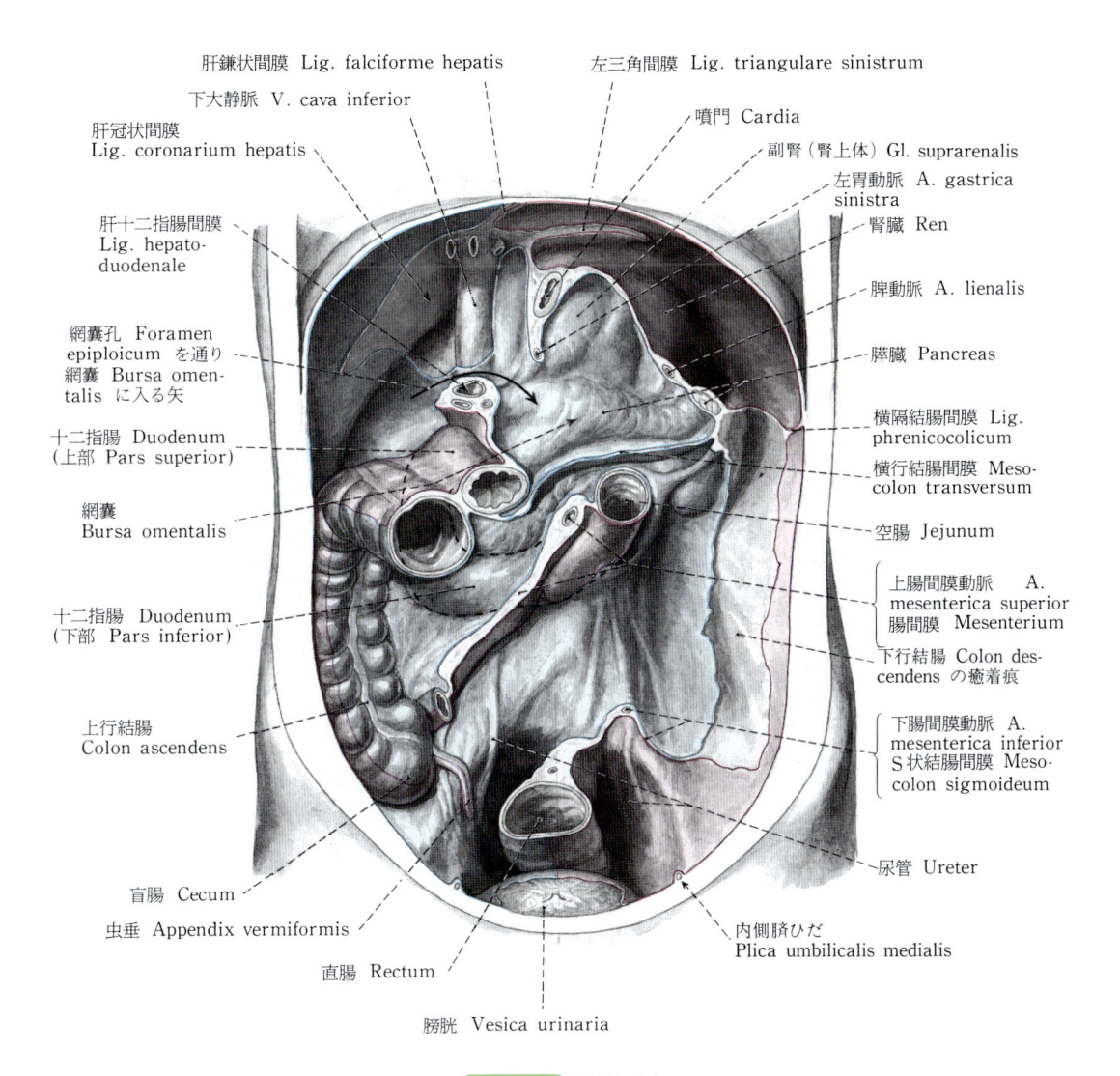

肝鎌状間膜 Lig. falciforme hepatis
下大静脈 V. cava inferior
肝冠状間膜 Lig. coronarium hepatis
肝十二指腸間膜 Lig. hepatoduodenale
網嚢孔 Foramen epiploicum を通り網嚢 Bursa omentalis に入る矢
十二指腸 Duodenum（上部 Pars superior）
網嚢 Bursa omentalis
十二指腸 Duodenum（下部 Pars inferior）
上行結腸 Colon ascendens
盲腸 Cecum
虫垂 Appendix vermiformis
直腸 Rectum
膀胱 Vesica urinaria

左三角間膜 Lig. triangulare sinistrum
噴門 Cardia
副腎（腎上体）Gl. suprarenalis
左胃動脈 A. gastrica sinistra
腎臓 Ren
脾動脈 A. lienalis
膵臓 Pancreas
横隔結腸間膜 Lig. phrenicocolicum
横行結腸間膜 Mesocolon transversum
空腸 Jejunum
上腸間膜動脈 A. mesenterica superior
腸間膜 Mesenterium
下行結腸 Colon descendens の癒着痕
下腸間膜動脈 A. mesenterica inferior
S状結腸間膜 Mesocolon sigmoideum
尿管 Ureter
内側臍ひだ Plica umbilicalis medialis

図 272　腹膜（2）
右の腹膜腔は青，左の腹膜腔は赤．前図においてさらに脾臓・肝臓・横行結腸・下行結腸・小腸間膜を切り取った．

290　内臓学

(A)
横隔膜 Diaphragma
胃 Ventriculus
肝臓 Hepar
脾臓 Lien
十二指腸 Duodenum
膵臓(背側膵) Pancreas dorsale
小腸 Intestinum tenue
大腸 Intestinum crassum

(B)
背側腸間膜 Mesenterium dorsale (背側胃間膜 Mesogastrium dorsale)
腹側胃間膜 Mesogastrium ventrale
背側胃間膜 Mesogastrium dorsale
腸間膜 Mesenterium
腸間膜 Mesenterium
結腸間膜 Mesocolon

(C)
背側胃間膜 Mesenterium dorsale (結腸間膜 Mesocolon)
大網 Omentum majus

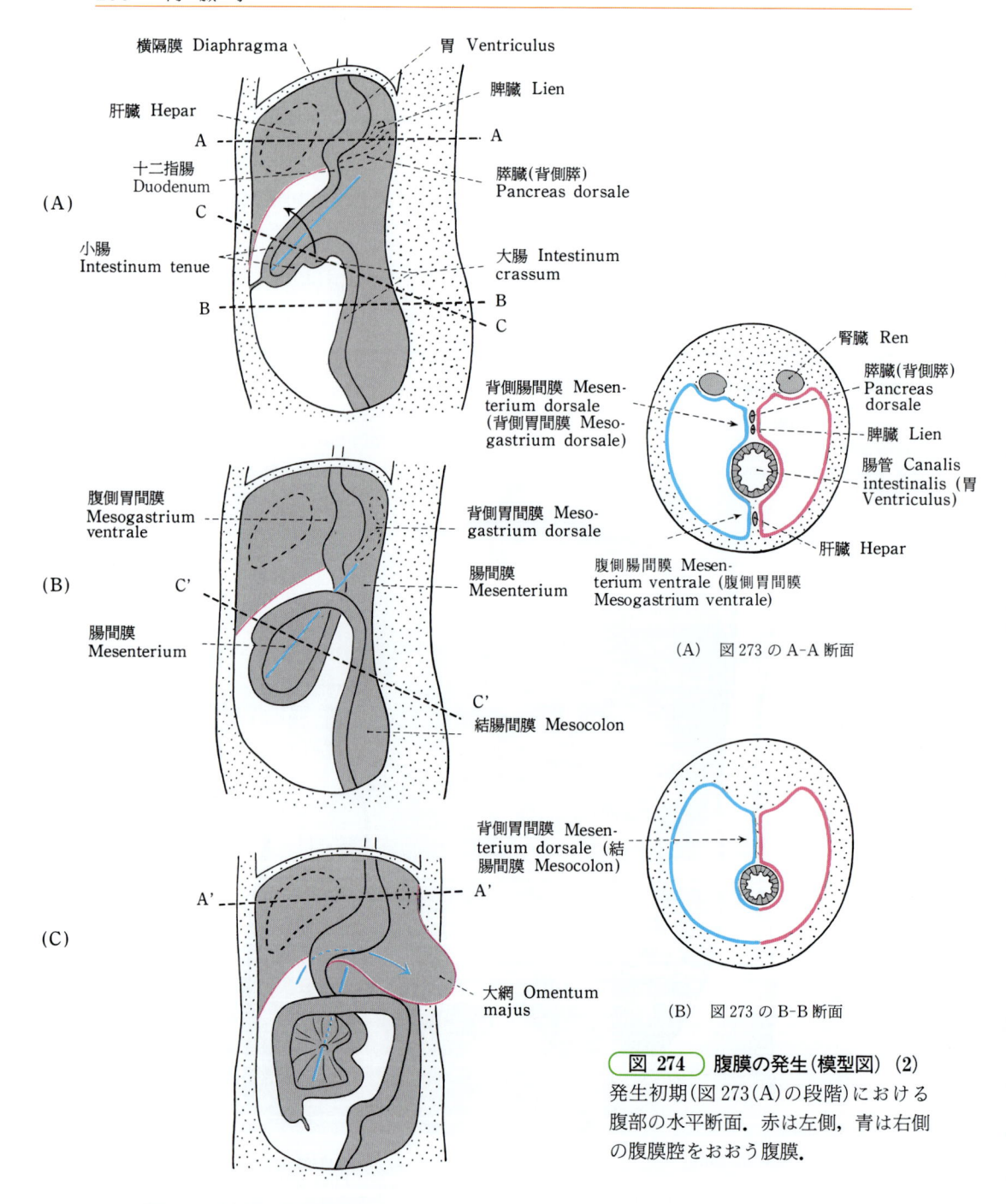

図 273 腹膜の発生（模型図）(1)
腹部を開いて(A)→(B)→(C)と発生の進むところを示す．(A)と(B)は左から，(C)は前から見たところ．

腎臓 Ren
膵臓(背側膵) Pancreas dorsale
脾臓 Lien
腸管 Canalis intestinalis (胃 Ventriculus)
腹側腸間膜 Mesenterium ventrale (腹側胃間膜 Mesogastrium ventrale)
肝臓 Hepar

(A)　図 273 の A-A 断面

(B)　図 273 の B-B 断面

図 274 腹膜の発生（模型図）(2)
発生初期（図273(A)の段階）における腹部の水平断面．赤は左側，青は右側の腹膜腔をおおう腹膜．

ける腹膜が 正中面上で 鎌形の ひだをつくっていて，これを **肝鎌状間膜*** lig. falciforme hepatis という（図 146，201，271）．肝臓の上面をおおった腹膜は，その前縁から下面に至り，肝門で後方からくるものと合して**小網*** omentum minus という腹膜の二重層をつくって胃の小弯にゆく．小網の右半は **肝十二指腸間膜*** lig. hepatoduodenale とよばれて十二指腸に至っており，そのなかに総胆管・門脈・固有肝動脈を包む．左半は薄くて**肝胃間膜** lig. hepatogastricum という．

　小網の前後両葉は，それぞれ胃の前後両面を おおったのちに，大弯で再び合して**大網*** omentum majus という脂肪組織を含んだ膜となり，エプロンのように前腹壁の後ろに垂れ下がったのち，再び上行して横行結腸に癒着し，**横行結腸間膜*** mesocolon transversum と一緒になって後腹壁に達する．ここで その前葉は膵臓の前面を通って横隔膜の下面から肝臓の後面に至る．そのため肝臓・小網・胃の後ろで膵臓・横行結腸間膜・横行結腸の前には，腹膜腔の別室というべきものがつくられ，これを**網嚢*** bursa omentalis という．網嚢は 肝十二指腸間膜の自由縁の後ろにある**網嚢孔*** foramen epiploicum によって，他の腹膜部と交通している（図 271，272）．

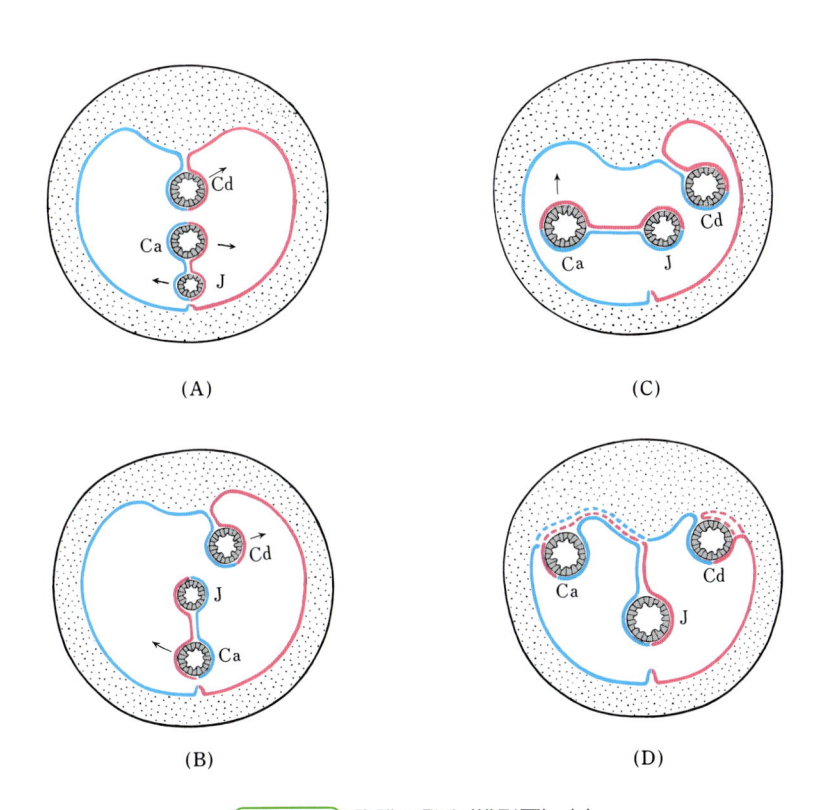

図 275　腹膜の発生（模型図）（3）
水平断面で腸管の臍係蹄が回転し，結腸が後腹壁に癒着（点線部）するところを示す．Ca：上行結腸，Cd：下行結腸，J：小腸．赤は左側，青は右側の腹膜腔の腹膜．矢は腸管移動の方向．

横行結腸間膜の後葉は後腹壁の前を下り，下部からくるものと合して**腸間膜*** mesenterium となり，小腸を包んでいる．腸間膜は後腹壁から起こって小腸をつり下げている腹膜二重層で，小腸にゆく血管（上腸間膜動静脈）・リンパ管・神経などは，すべて そのなかを通っている．腸間膜が後腹壁に付くところは 幅わずか 20 cm 前後であるが（図272），小腸に付く縁は 著しくひだをつくって 幅が広くなり，6 m もある小腸の全長に及んでいる．

腹膜腔は 女では子宮の前後に それぞれ **膀胱子宮窩*** excavatio vesicouterina と**直腸子宮窩*** excavatio rectouterina[1] とをつくり，男では 直腸と膀胱との間に **直腸膀胱窩*** excavatio rectovesicalis をつくっている（図260）．なお 男では腹膜腔の一部は陰囊のな

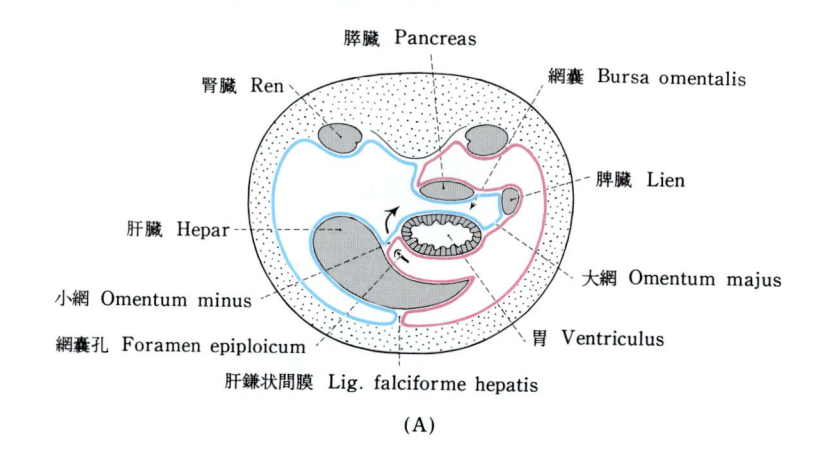

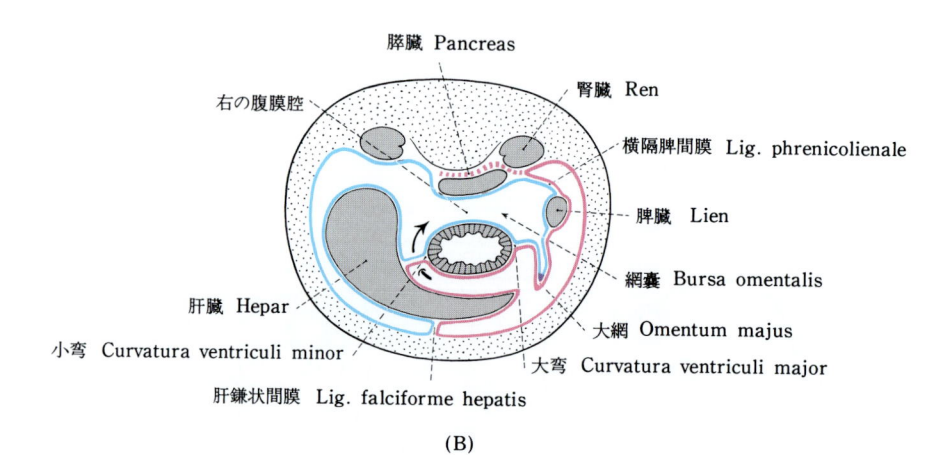

(A)

(B)

図 276 腹膜の発生（模型図）(4)
水平断面で 前後胃間膜と それに包まれた内臓との転位の有様を示す．
(A)は図273(A)より少し進んだ状態，(B)は成体に見る状態．

---

1) 一名**ダグラス窩** Douglas pouch e., Douglasscher Raum d. ともいい，外科や産婦人科で重要な名称である．James Douglas (1675〜1742)はスコットランド出身の解剖学者で産科医．

かに陥入して**精巣鞘膜*** tunica vaginalis testis となっている(「精巣と卵巣の下降」の項参照, 図245, 255, 269).

腹腔の内臓は, はじめには 他の体部と同様に 完全に左右対称的に発生するが, 発生過程の進むとともに, 消化管が著しく延長して 曲がりやねじれを起こし, 腹膜の臓側葉と壁側葉との間に二次的の癒着が起こり, 成体に見るような非対称的で複雑な解剖学的関係が生じるのである.

発生の初期には, 十二指腸より上の方の腹膜は**背側腸間膜** mesenterium dorsale と**腹側腸間膜** mesenterium ventrale とをつくって 腹膜腔を完全に左右の両半に分けているが, 十二指腸より下の方では 背側腸間膜だけで, 腹側腸間膜は欠けている(図273, 274). この状態から出来あがった状態までの変化の過程は複雑であるから, 発生学書に委ねるが, 要点だけを記すならば, 1)肝臓と腹側膵は腹側腸間膜のなかに生じ, 2)背側膵と脾臓とは背側腸間膜のなかに生じる(図273, 274). 3)ついで臍に伸びる腸のわなが上腸間膜動脈を軸としてねじれ(図273, 275), 十二指腸は正中線より右の方へ移動するとともに 後腹壁に癒着する. その結果, 背側胃間膜とそのなかに発生した器官は正中線より左の方へ, 腹側胃間膜とそのなかに発生した器官は正中線より右の方へ転位し(図276(A)), 膵臓は後腹壁に癒着する(図276(B)). 4)小網と肝鎌状間膜は腹側腸間膜の一部であり, 大網・小腸間膜・横行結腸間膜・S状結腸間膜などは, 背側腸間膜の残っている部分である. 5)上行結腸・下行結腸も二次的に後腹壁と癒着したものである(図275). 6)このような腹膜の形成過程と出来あがった状態とを理解するためには, **腹膜腔の右側半と左側半とを厳密に区別**し, 成体の腹膜腔の各部が右の腹膜腔に属するか, 左の腹膜腔に属するかを念頭におくことが重要である. 図271～276では両者が色分けしてある. これらの図で見ると, 例えば 網嚢は本来は右側の腹膜腔だったことがわかる.

IV. 内分泌腺

すでに内臓学の総論で述べたように, 導管がなく, 分泌物が血管やリンパ管のなかに流れこんで体内を循環するものを**内分泌腺(内分泌器)** endocrine glands or organs e., innersekretorische Organe d. という. 内分泌腺の分泌物は, 標的の器官や細胞に特定の作用を及ぼす(生理活性をもつ)物質を含んでいる. このような生理活性物質を一般に**ホルモン** hormone e., Hormon d. という.

内分泌腺という概念は むしろ生理学的のもので, 形態学的には これを系統的に分類して整理することは困難である. 内分泌作用をもった組織が他の器官の内部に分散して含まれていることもある(精巣・卵巣・膵臓・腸管など).

現在 一般に内分泌腺として扱われる器官は つぎの通りである.

甲状腺, 上皮小体, 副腎, 膵臓(のランゲルハンス島), 精巣と卵巣, 下垂体, 松果体

このうち, 膵臓・精巣・卵巣はすでに消化器と生殖器の章で述べ, 下垂体と松果体は中枢神経系のところで記すことになっているので, ここでは甲状腺, 上皮小体, 副腎などを取り扱うことにする.

どの器官を内分泌腺とみなすかは, 形態学・生理学・生化学の進歩に伴い 変化してきた. 胸腺の機能が明らかになるにつれ, これが(少なくとも典型的な)内分泌腺とは言えないことになった. また 腎臓はレニンを分泌するし, 心房は心筋細胞がANP(atrial natriuretic peptide

図 277　内分泌腺の分布（模型図）

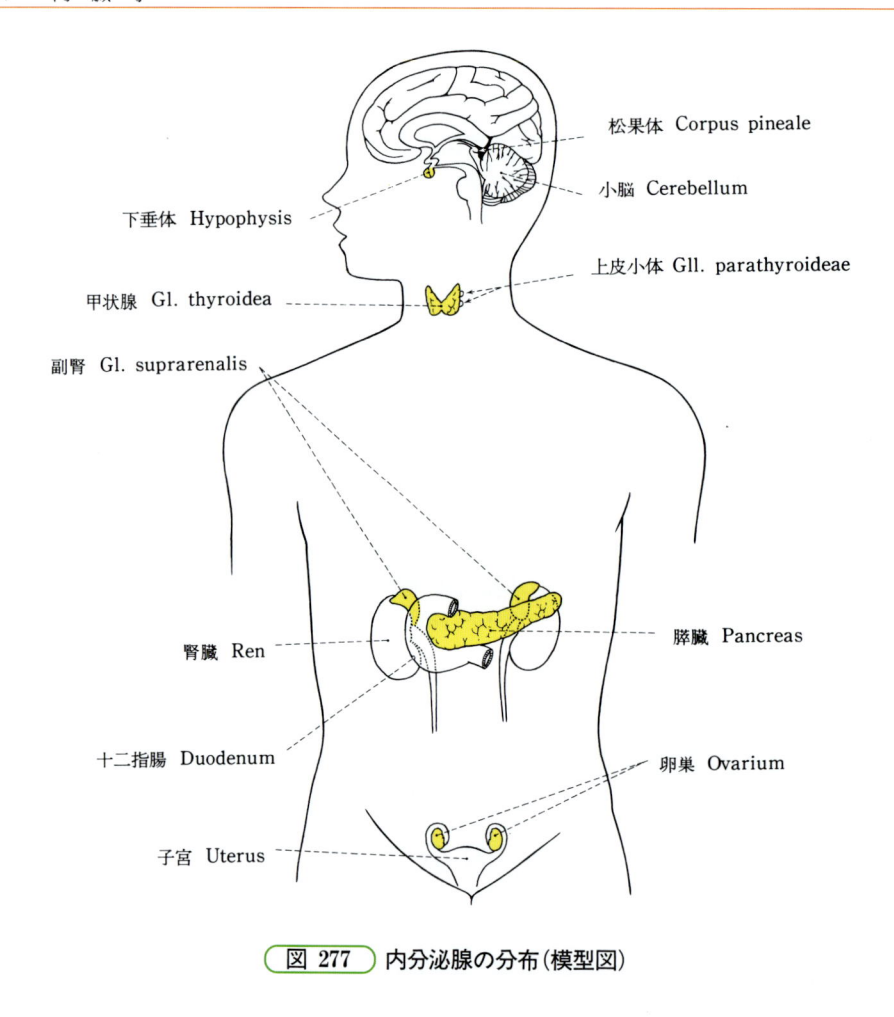

心房性ナトリウム利尿ペプチド）を分泌するので，それぞれ内分泌腺とみなすことも可能である．

1 甲 状 腺

甲状腺* gl. thyroidea, thyroid gland e., Schilddrüse d.[1)] は喉頭と気管の移行部の前と外側を囲んでいる実質器官で，**右葉** lobus dexter，**左葉** lobus sinister，そして これを結合する中央部の**峡** isthmus に分けられる（図 145，146，277，278）．峡から上方へ 細長い実質が伸びていることがあり，その形から**錐体葉** lobus pyramidalis とよぶ，甲状腺が舌盲孔から落ちこんで生じた甲状舌管（193 頁）の名残りである．

　甲状腺は実質は多数の**小葉**の集まりで，もちろん導管はない．小葉は 無数の**小胞*** follicle e., Follikel d. が密集して出来ている．小胞の壁は単層の立方上皮から成り，内腔には

---

1)　「甲状腺」は「甲の形をした腺」ではなくて，「甲状軟骨の傍にある腺」という意味である．

IV. 内分泌腺　295

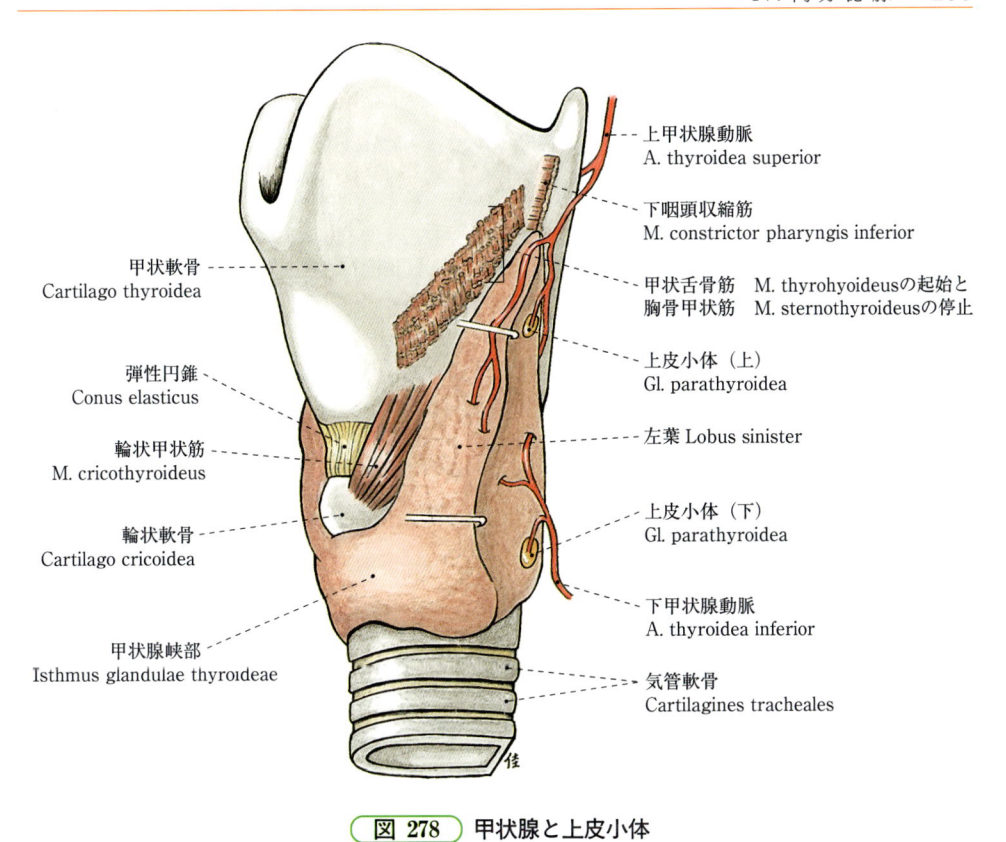

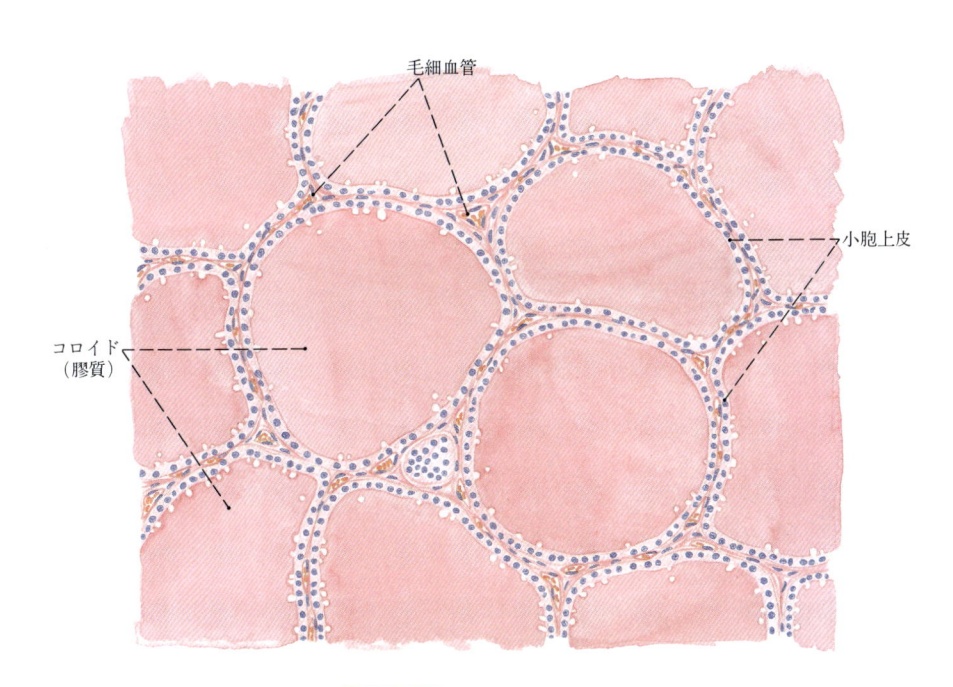

甲状軟骨 Cartilago thyroidea
弾性円錐 Conus elasticus
輪状甲状筋 M. cricothyroideus
輪状軟骨 Cartilago cricoidea
甲状腺峡部 Isthmus glandulae thyroideae

上甲状腺動脈 A. thyroidea superior
下咽頭収縮筋 M. constrictor pharyngis inferior
甲状舌骨筋 M. thyrohyoideusの起始と
胸骨甲状筋 M. sternothyroideusの停止
上皮小体（上）Gl. parathyroidea
左葉 Lobus sinister
上皮小体（下）Gl. parathyroidea
下甲状腺動脈 A. thyroidea inferior
気管軟骨 Cartilagines tracheales

図 278　甲状腺と上皮小体

毛細血管
小胞上皮
コロイド（膠質）

図 279　甲状腺の顕微鏡図

コロイド(膠質)colloid e., Kolloid d. を充たしている(図145，146，277，278，279)．

甲状腺ホルモン(**チロキシン**または**サイロキシン** thyroxine e., Thyroxin d.)は，小胞の上皮細胞から分泌される物質で，全身の細胞の物質代謝を促進する働きがある．また 心身の発育に重要な作用をもっている．

甲状腺の小片またはチロキシンをオタマジャクシに与えると，その変態が早く起こる．甲状腺の機能が異常に高まると(**甲状腺機能亢進症** hyperthyroidism e.)甲状腺は通常 肥大し，心臓の拍動が亢進し，異常発汗，多食多飲して なお からだはやせているという状態になる．甲状腺の機能低下が幼少時に起こると，肉体的にも精神的にも発育が停止して**クレチン病** cretinism e. という状態をきたし，思春期後に起こると，**粘液水腫** myxedema e.(皮膚の乾燥と浮腫様のはれ，肉体と精神の活動の鈍化，基礎代謝の低下など)になる．

小胞の外側や小胞のあいだに**傍小胞細胞** parafollicular cell e., parafollikuläre Zelle d. という別種の上皮細胞が散在し，血中のカルシウムの量を下げ，その骨への沈着を促す働きをする**カルシトニン** calcitonin e., d. というホルモンを分泌している．

2 上皮小体(副甲状腺)

上皮小体(副甲状腺) * gll. parathyroideae, parathyroid glands e., Epithelkörperchen d. は米粒ないし大豆ぐらいの大きさの内分泌腺で，甲状腺の後外縁に接着している．ふつう各側に2個ずつある(図277，278)．

パラトルモン parathormone e., Parathormon d. または parathyroid hormone e., 略して**PTH** は上皮小体の上皮細胞から分泌されるホルモンで，血液のカルシウムの量を高める作用がある．

上皮小体の機能亢進が起こると，骨のカルシウムが異常に多く血中に溶け出し，骨格が柔らかく もろくなる．また 上皮小体の欠損あるいは機能低下は 血液のカルシウム量を減らし，**強**

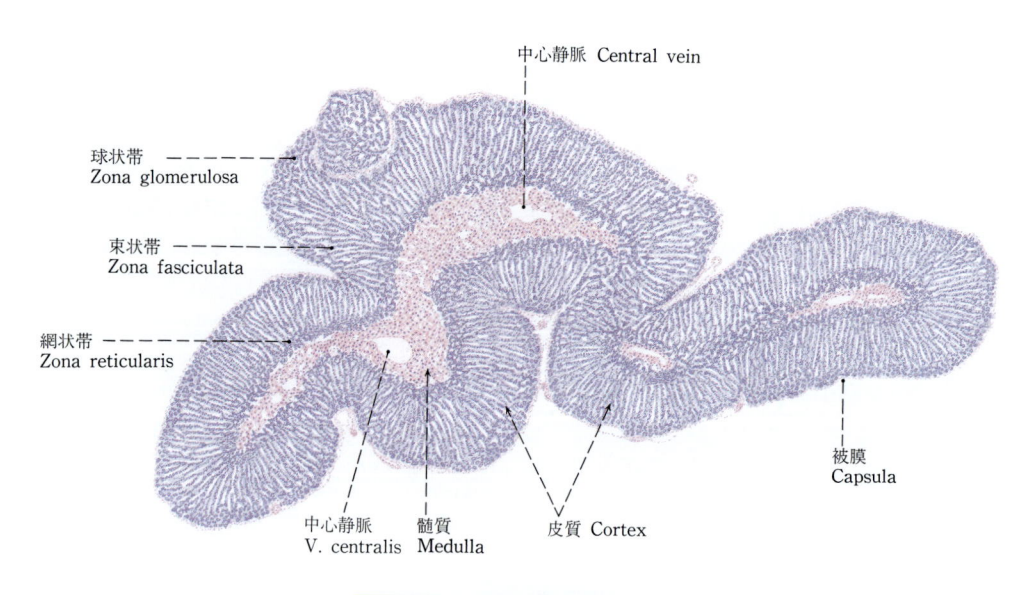

図280 副腎の顕微鏡図 ×12

図 281　副腎の顕微鏡図

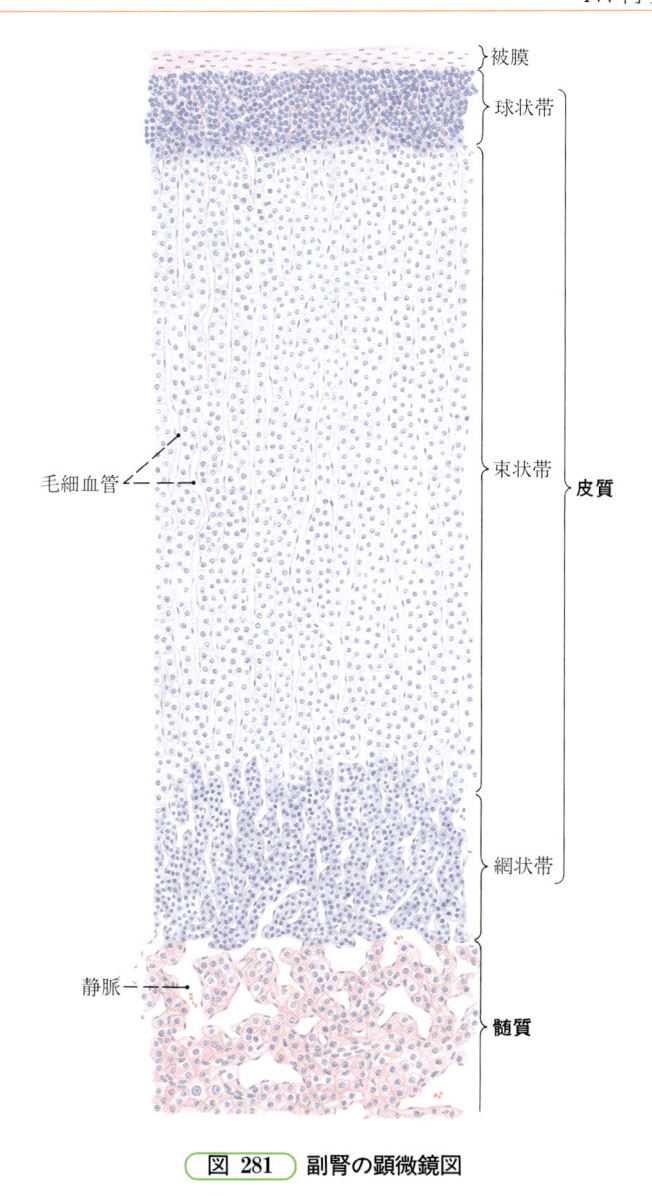

(図中ラベル：被膜／球状帯／束状帯／網状帯／皮質／髄質／毛細血管／静脈)

縮症(テタニー) tetany e., Tetanie d. をひき起こす．甲状腺の手術のさいには，小さく目立たない上皮小体 4 個を取り去ることがないよう，十分の注意が必要である．

3　副腎(腎上体)

腎臓の上端には**副腎(腎上体)** gl. suprarenalis, adrenal gland e., Nebenniere d.[1] という重要な内分泌器が乗っている．副腎は三角形ないし半月形の扁平な器官で，腎臓と同様に

---
[1] 「副腎」は Nebenniere d. の訳であるが，これは腎臓とは形態学的にも機能的にも従属関係のない器官なので，副甲状腺を上皮小体としたのと同じ理由で「腎上体」という名称も使われる．

腹膜の後ろにあり，後腹壁に癒着している(図150)．

▶副腎の構造◀

副腎の割断面を肉眼でみると，表層の厚い部分は 鈍い白い輝きをもち(脂肪を多く含むため)，中心部に赤味を帯びた部分がある．すなわち副腎は皮質と髄質から成る(図280)．

① **皮　質*** cortex l., e., Rinde d.： 表層を占め，球状・索状および網状に並んだ多面体状の細胞から成り，細胞索の間ごとに毛細血管が分布する．皮質の細胞は多量の脂肪滴を含んでいる．

② **髄　質*** medulla l., e., Mark d.： 中心部を占め，やや大型の まるみを帯びた細胞の集団と，その間に分布する毛細血管から成る．細胞は(固定液に含まれる)クローム塩類によって褐色に発色するので，**クローム親和細胞*** chromaffin cell e., chromaffine Zelle d. とよばれる．

> 発生学的には 皮質は腹膜と，髄質は交感神経系と由来を同じくしている．したがって 皮質は中胚葉性，髄質は外胚葉性である．素姓も機能(下記)も全く異なる二つの組織が一つの器官をつくる理由については，いくつかの学説もあるが，十分に説明されるに至っていない．下等脊椎動物では 皮質と髄質とは分かれて それぞれ独立の器官をなしている．

▶副腎の機能◀

副腎は 皮質と髄質とで その内分泌作用が全く異なっている．髄質のクローム親和細胞からは**アドレナリン** adrenaline e. と**ノルアドレナリン** noradrenaline e. が分泌される．これらのアミン性のホルモンは，また交感神経系のニューロンの伝達物質であり，このことが髄質と交感神経の兄弟関係を裏づけている．

アドレナリンとノルアドレナリンの作用は若干 異なるが，いずれも血管収縮(顔面が蒼白になる)，血圧上昇，立毛，瞳孔散大などの作用がある．人や動物が敵に襲われて危機に陥ったとき，副腎から これらのホルモンが多量に放出される．

> アドレナリンは1900年に 高峰譲吉と上中啓三によってウシの副腎髄質から抽出精製され，命名された．これが結晶にまで純化された生理活性物質(「ホルモン」の名称はまだなかった)の初めての発見であった[1]．

皮質のホルモンとしては30種類に近いステロイド化合物があり，**コルチコステロイド** corticosteroids e. と総称される．それらは 1)からだの性的成熟を促進させ，2)血中 Na^+ と K^+ の濃度の調節，3)糖質の新生，4)外力に対する抵抗性維持などの役割を演じている．

---

[1] 幕末，腰に刀をさして少年時代を過ごし，化学者となった高峰譲吉(1854～1921)は1892年 ヴェンチャー精神に燃えて渡米，製薬会社 パーク・デービス社の顧問技師として「タカジアスターゼ」(世界で初めての酵素製剤)の開発に成功．その余勢をかってニューヨークに私設実験室をつくり，パーク・デービス社の資金を受けて副腎から血圧上昇・止血作用のある物質を抽出することに没頭する．日本から上中啓三(1876～1960)を助手として招き，この若い化学者の技術的貢献によって，1900年，有効物質を結晶としてとり出し，adrenalin と名づけた．アメリカの高名な薬理学者 J. J. Abel が抽出しエピネフリン epinephrin と命名した物質は効力がなかった．

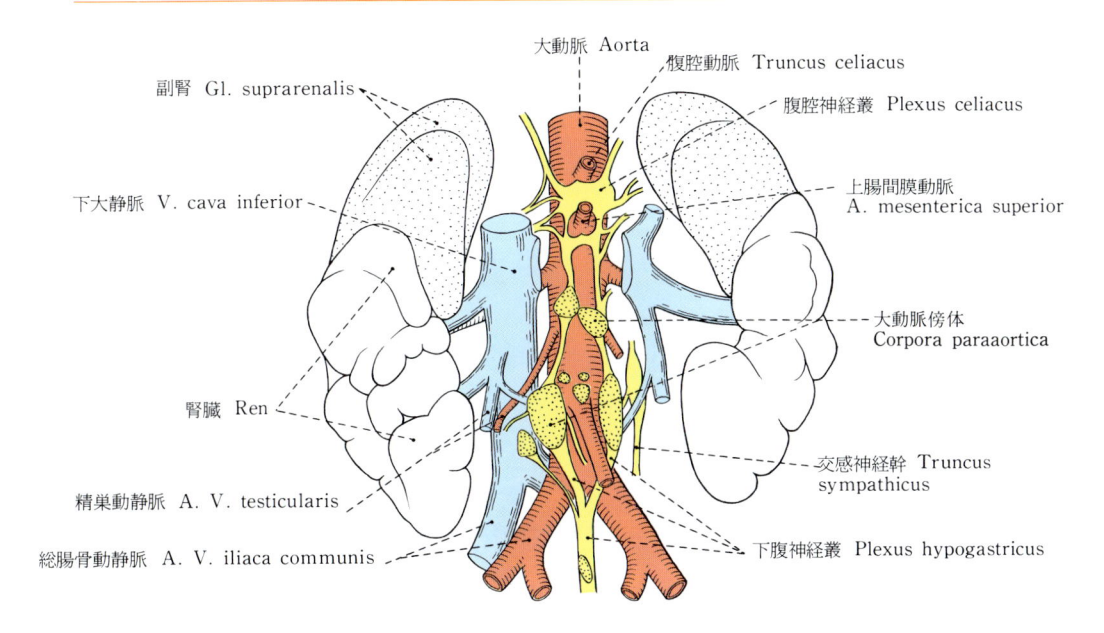

図 282 大動脈傍体（頂尾長 29 cm の男の胎児） ×8/7 ［窪田］

関節リウマチや炎症性疾患などに有効な**コーチゾン** cortisone e. も これら皮質ホルモンの一つである．

▶パラガングリオン◀

副腎の髄質のような組織を**クローム親和系*** chromaffin system e., chromaffines System d. といい，このような組織を主体として，それに交感神経性要素の混じった器官を**パラガングリオン*** paraganglion e. と総称する．クローム親和系の細胞はアドレナリン系の生理活性物質を分泌して 血管の収縮，したがって 血圧の上昇を招く．パラガングリオンのうちで もっとも著明なのは 上述の副腎髄質であるが，このほかに 腹大動脈の沿線に数個散在する**ツッケルカンドルの器官** organ of Zuckerkandl e., Zuckerkandlsches Organ d.（または **大動脈傍体** corpora paraaortica，**腰部パラガングリオン** paraganglion lumbale)[1] がある．ただし これらの組織塊は胎生時から幼児の頃まで存在し，その後 退化してしまうから，成人では見られないのが ふつうである（図 282）．

総頸動脈の分岐部には，その内側面に 米粒大の**頸動脈小体*** glomus caroticum, carotid body or carotid gland e., Carotisdrüse d.[2] という小体がある（図 306）．これもパラガングリオンと類似の構造をもち，クローム親和細胞の存在と，アドレナリン系の生理活性物質

---

[1] ドイツの解剖学者 E. Zuckerkandl によって 1901 年に報告された．しかし真の発見者は，その指導者でパラガングリオンの概念を確立した A. Kohn であるという（近藤尚武による）．

[2] ドイツの学者 Hatzler, Taube 両氏が 1743 年に発見したという．

の分泌が確認されている．

　頚動脈小体は，迷走神経，舌咽神経，交感神経から豊富な自律神経線維を受けている．この小体は血液の炭酸ガスの分圧を感受し，それが高くなると分泌物を放出して神経に作用し，呼吸中枢を刺激し，吸気衝動を促すとされている．

脈管系

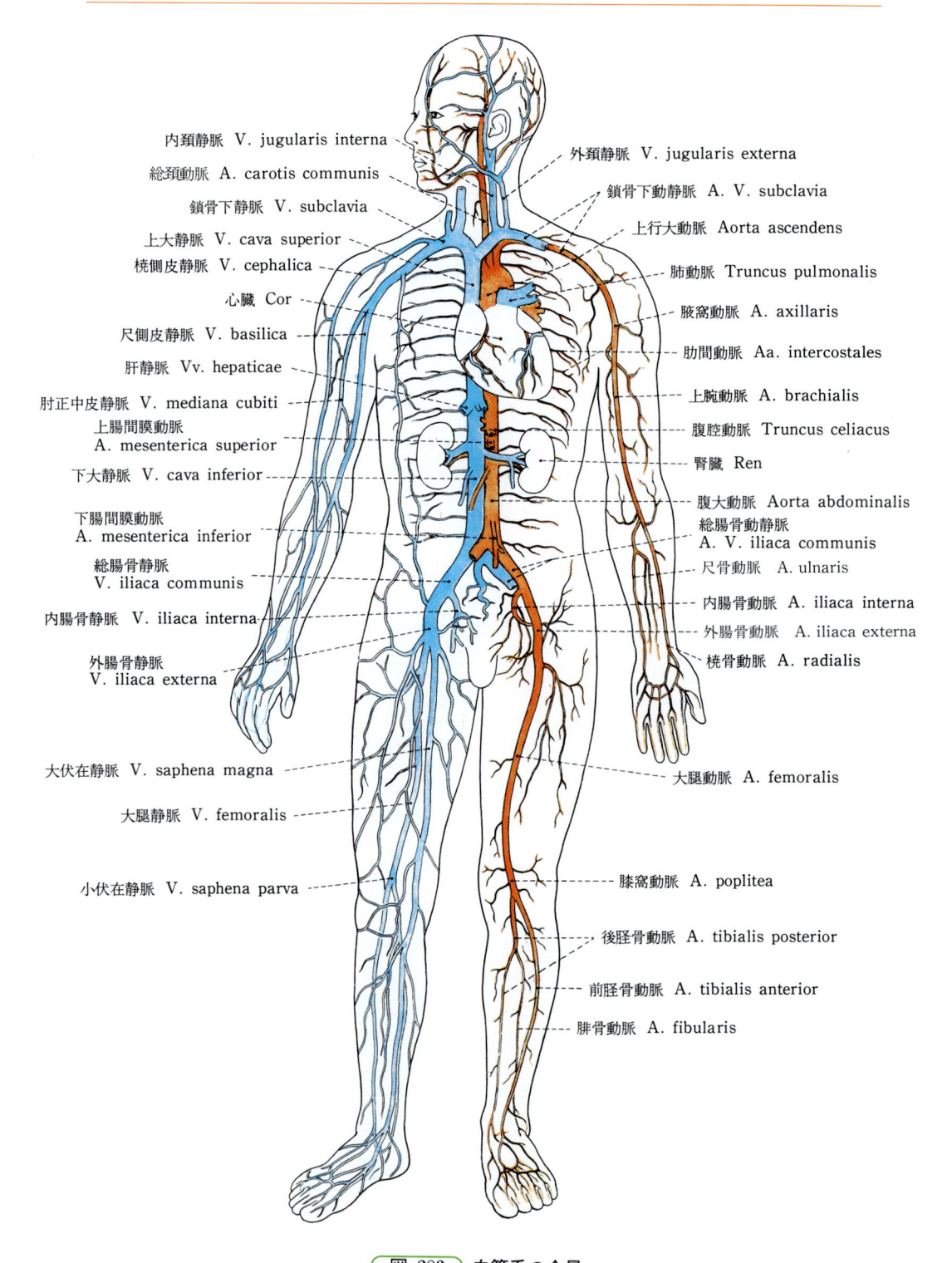

図 283 血管系の全景
右側では静脈だけが，左側では動脈だけが描いてある．

脈管系* vascular system e., Gefäßsystem d. はまた**循環系*** circulatory system e., Zirkulationssystem d. ともいう．全身にくまなく分布する管系で，消化管から吸収した栄養と 肺から取り入れた酸素とを からだの各部に配給し，そこで生じた分解産物 すなわち 老廃物を 肺と腎臓とに運ぶ役目をもっている．内分泌腺から放出されるホルモンを標的の器官に運ぶのも脈管系である．すなわち 体内での，距離をへだてた 物質の運搬は，主として 脈管系によって行なわれるのである．

　脈管系に**血管系**と**リンパ管系**とを区別する．血管のなかには血液が循環している．リンパ管は 全身の組織液（リンパ）を血管に還流する（流しもどす）管系である．

　　このほかに 脳と脊髄の組織液（髄液）を血管系に還流する**髄液循環系**があり，"第3の循環系"（橋本一成）として重要であるが，これについては神経系で扱う．

　本書では さらに，血球をつくる造血器と リンパ性器官をも脈管系にふくめて扱う．

総　　論

1　血管系の構成

　血管系* blood-vessel system e., Blutgefäßsystem d. は心臓・動脈・静脈・毛細血管の4部から成っていて，これらは体循環と肺循環の2系を構成している．いずれの循環系でも，心臓から出る動脈は はじめは太くて壁もまた厚いが，末梢にいくにしたがって 樹状に分岐し，次第に細くなって ついに毛細血管となり，網状に各組織内に分布したのち，また次第に集まって静脈となり，再び心臓に帰る[1]（図284，285）．

　① **心　臓*** cor, heart e., Herz d.：　血管系の中心をなすポンプである．ポンプとしての働きを支えるものは心臓の弁装置で，これによって 血液が血管系のなかを 一定の方向に流れる．ポンプの原動力は 心臓の壁をつくっている筋層の収縮である．

　② **動　脈*** arteria, artery e., Arterie d.：　血液を 心臓から からだの各部に向かって遠心的に送り出す管．

　③ **静　脈*** vena, vein e., Vene d.：　逆に 血液を からだの各部から心臓に向かって求心的に送り返す管である．

　ゆえに 動脈には心臓の収縮と一致する**脈拍** pulsation e., d. があるが，静脈では その血流がほぼ一様で，脈拍を認めない．そのなかを通る血液の性質は動静脈の名称をきめるものではない．あとで述べるように，肺循環と胎生時の臍動静脈とは，動脈と静脈とが体循

---

[1] 血液循環の原理は英国の医学・生理学者 William Harvey（1578〜1657）によって1628年に明らかにされたが，彼は動脈から静脈への移行部の形態学的関係については知らなかった．この部が「毛細血管」で連絡していることを明らかにし，かつ動脈血が毛細血管を経て静脈に移り行くことを直接に観察したのは，イタリアの解剖学者 Marcello Malpighi（1628〜1694）である（1661）．

環系におけるとは逆の関係を示していて，動脈のなかに炭酸ガスを多く含む いわゆる**静脈血** venöses Blut d. が流れ，静脈のなかに酸素に富む いわゆる**動脈血** arterielles Blut d. が通っている．

静脈血とは 炭酸ガスを多く含んで暗赤色を呈する血液をいい，**動脈血**とは酸素に富んで 鮮紅色を呈する血液をいう．このほかの血液成分に関しても，動静脈の名称とは関係がない．たとえば 門脈には静脈血が通っているが，この静脈血は 腸から吸収された栄養分を多量に含んでいる．また 腎静脈のなかの静脈血は，尿成分に関する限りは，体内で もっとも浄化された血液と言える．

④ **毛細血管*** vas capillare, blood capillary e., Blutkapillare d. は動脈と静脈のあいだをつなぐ きわめて細い管で，全身の組織に分布して[1]，酸素や栄養を供給し，炭酸ガスや老廃物質を回収する(図285，286)．ホルモンを その産生組織から受けとったり，標的組織に与えるのも毛細血管である．その横断面は 直径 $10\mu m$ 内外であるから，肉眼では見えない．毛細血管の壁は 内皮細胞と その外を取り巻く基底膜とだけから出来ていて(309頁)，非常に薄いため，血液の液体成分や 比較的小さい分子は 容易にこれを透過して，管外の組織細胞をうるおすことが出来る．このようにして，血液成分と組織との接触は毛細血管部においてだけ行なわれ，動脈や静脈は単に血液の通路をなすにすぎない．

毛細血管から外へ浸み出した血液成分を**組織液*** tissue fluid e., Gewebssaft d. または広義の**リンパ*** lymph e., d. とよび，ふつう赤血球を含んでいない．

▶ **血管の口径** ◀

動脈では本幹の横断面積は その枝の横断面積の総和よりも小さい．これは 管腔が細くなるにしたがって血流に対する抵抗が増すため，そのなかの血流の速さが減少するからである．すなわち本幹でも末梢でも 単位時間内に流れる血液量は同じはずであるから，血流の遅い末梢では 管腔の総和は本幹部よりも大きいのである．静脈では 本幹と末梢における管腔の断面積の差は ずっと小さい．それは静脈では その本幹ですらも血流の速さが比較的小さいからである．上下の大静脈と冠状静脈洞の横断面の和は，大動脈の横断面よりはるかに大きいのであるが，これも血流の速さのちがいを考えれば 容易に理解できよう．

▶ **体循環と肺循環** ◀

血管系は体循環と肺循環に分けられる(図284)．

体循環* systemic circulation e., Körperkreislauf d. は心臓の左心室から大動脈として始まり，全身に分布して 各部で毛細血管網をつくり，ここで組織に酸素と栄養物質を与えるとともに，これから老廃物を受け取り，再び相集まって上下の大静脈となって右心房に

---

[1] 角質器(爪・毛など)・上皮組織・角膜・水晶体・硝子体・歯の硬組織などは毛細血管をもたない．これらでは物質の交流を要しないか，あるいは必要量を浸透作用に仰いでいる．

脈管系　305

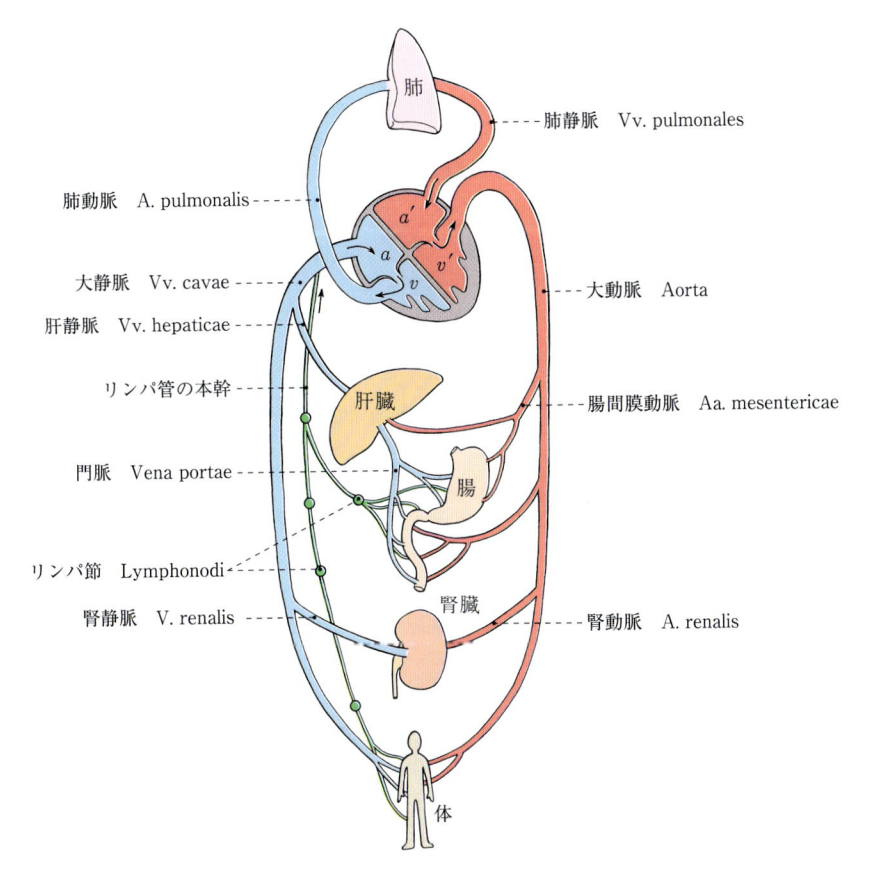

図 284 循環系の全景を示す模型図
赤は動脈血，青は静脈血，緑はリンパ．
a，a' は右左心房，v，v' は右左心室．

帰る経路で，全身の栄養・代謝をになっている．つぎに述べる肺循環より規模が大きいので **大循環*** greater circulation e., großer Kreislauf d. ともいわれる．

　肺循環* pulmonary circulation e., Lungenkreislauf d. は右心室から肺動脈として始まり，肺の内部で枝分かれして肺胞の壁のなかで毛細血管網をつくり，肺静脈に集まって左心房に帰る経路である．体循環によって全身からもどった静脈血を肺に送り，これを呼吸作用によって酸素に富む動脈血に変えて，再び体循環に送りだすのである．また**小循環*** lesser circulation e., kleiner Kreislauf d. ともいう．

　　体循環と肺循環の規模の大小ということは，単にその分布範囲についてのことであって，そのなかを通る血液の総量は 両者の間に差はないはずである．ゆえに大動脈と肺動脈とは ほぼ同じ太さであり，体循環系の大動脈の横断面の総和は 4本の肺静脈の横断面の和に等しい．ただし 大動脈と肺動脈の壁の厚さに著しい差のあることは もちろんである．

　　体循環では 動脈に動脈血が，静脈に静脈血が通っているが，肺循環では これと反対の関係になっていることは すでに述べた．

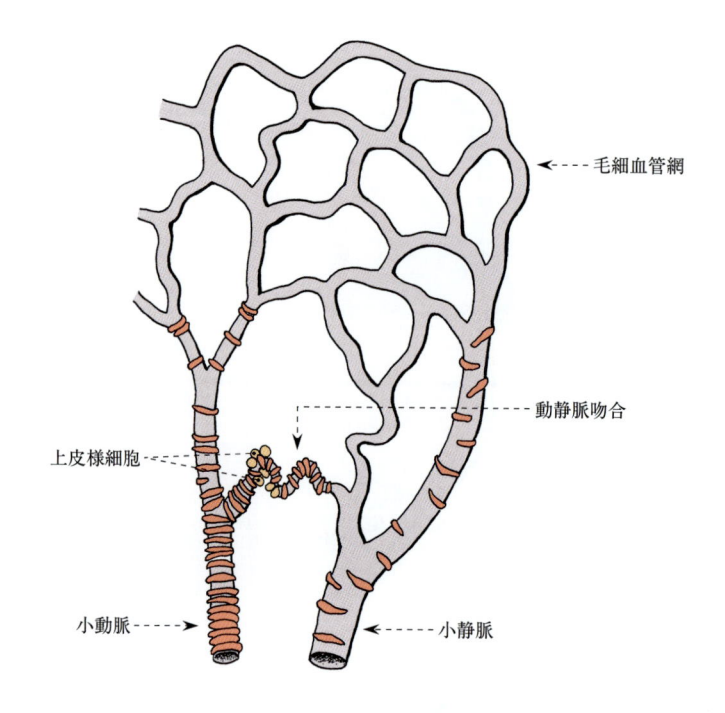

図 285 血管の微小循環（模型図）
小動脈から毛細血管網を経て小静脈にもどる血液路．動静脈吻合をも示す．

▶吻合，終動脈，側副路◀

　動脈も静脈も だいたい樹状に分岐しているものであるが，樹木の枝分かれと 根本的にちがうところは，各枝の間に これらを結合する連絡枝のあることである．このような連絡を**吻合*** anastomosis l., e., Anastomose d. という．ここでは動脈と動脈との間，または静脈と静脈との間に存在する吻合について述べる．

　吻合は血液の循環を安全に確保するために重要な意義をもっている．たとえば，並列的に分布する2本ないし数本の動脈のあいだに吻合が存在すれば，ある一局部の組織は複数の血管から血液を受けることになるから，そのどれかが機械的な圧迫や病的原因で通過障害を起こした場合にも，他の血管から血液の供給を受けることが出来る．外科手術のときに 比較的 大きな血管を結んだり切ったりしても，局所の栄養に障害をきたすことは少ないが，これは 吻合の存在のおかげである．

　ある種の器官では，そこに分布する動脈の末梢部に吻合がないか，あっても ごく細いことがある．このような動脈を**終動脈*** endartery e., Endarterie d. といい，脳・肺・肝臓・腎臓・脾臓などに その例をみる（図287）．終動脈によって養われる組織は，その動脈に故障があると，その灌漑区域は血液の供給を遮断され，早晩 組織の壊死をきたすことが多い．脳梗塞，心筋梗塞や脾臓・腎臓などの梗塞は，このような循環障害の結果である．

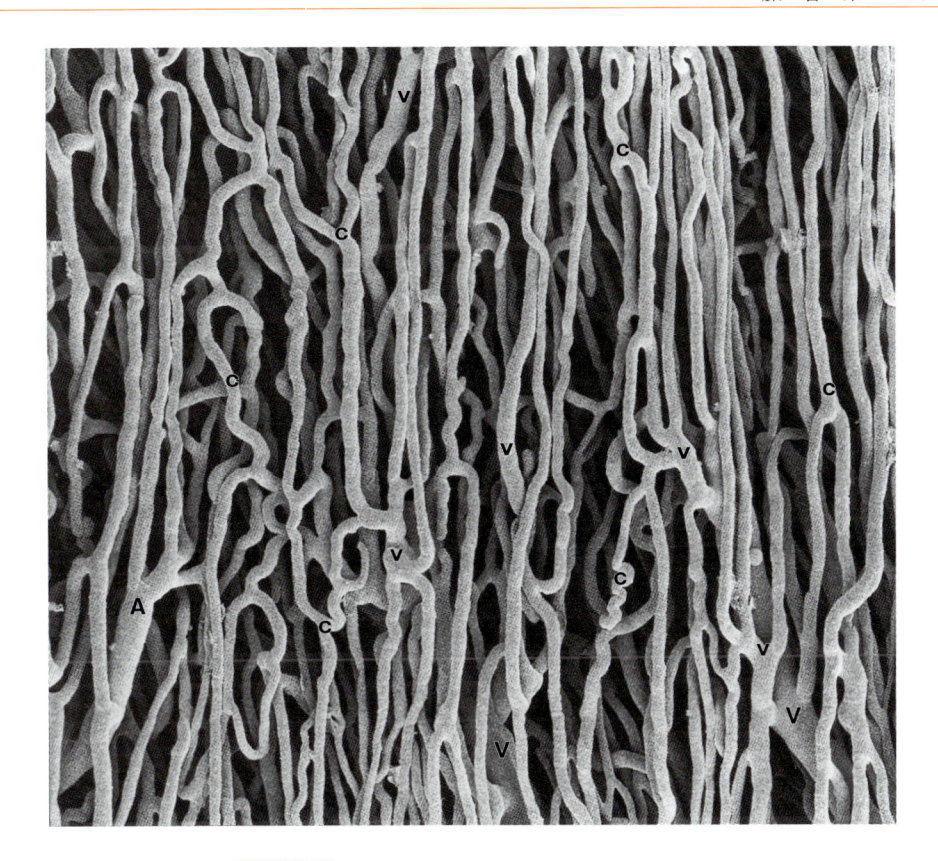

図 286　心筋に分布する毛細血管の網工　×150

レジン（メタクリレート樹脂）による血管鋳型を走査電子顕微鏡で撮影した．ラットの右心室から得られたこの標本は，極めて緻密な血管分布の1例を示す．小動脈（A）から毛細血管（c）にひろがり，静脈性毛細血管（v）を経て小静脈（V）につながる．

［この方法を開発した岡山大学　村上宅郎教授の提供］

　終動脈といっても，その終末部が となりの動脈の終末部から完全に遮断されているわけではない．細い吻合があることが多いし，もちろん 毛細血管網は その器官の全体にわたって たがいに交通している（図286）．それにもかかわらず，実際問題として他の動脈からの血液の供給が不十分なのであって，これを**機能的終動脈** functional endartery e. という．心臓壁の動脈は形態学的には終動脈ではないが，動脈の枝のあいだに十分の太さの血管による吻合がないので，一つの枝がつまると隣の枝でカバーすることが出来ないため，その枝の分布域の心筋が死滅して，**心筋梗塞** myocardial infarction e., Myokardinfarkt d. になる（329頁）．

　静脈間の吻合は 動脈間のものより多く存在し，1局部の血液を いくつかの経路によって心臓に返すことが出来る．静脈は壁が薄くて血圧が低いために圧迫されやすいから，その経路のどこかで血流が阻まれても，局部は鬱血を免れるように出来ている．体表にある皮静脈には とくに吻合が多く，この状態は手や足の甲で よく観察できる．これは体表では圧迫を受けて血流が妨げられる機会が多いためである．

　以上述べたようなわけで，終動脈の支配区域以外では，一つの器官または体部は，それ

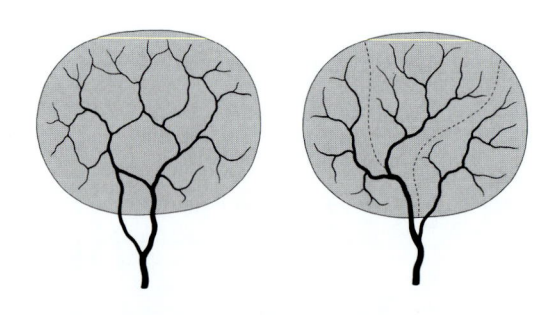

図 287 吻合をもつ動脈(左)と終動脈(右)との比較(模型図)

に至る主動脈 または それから出る主静脈のほかに，主経路と並列に位置する経路からも吻合によって血液を受け，または血液を送り出すのが 普通である．このような補助的な経路を**側副路*** collateral circulation e., kollaterale Bahn d. という．側副路は平時は大した意味をもっていないが，一たび主経路に循環障害が起こり，しかも それが持続すると，次第に太くなり，管壁も厚くなって，ついには元の主経路の代理をつとめるようになる．

▶動静脈吻合◀

　動脈と静脈との間にも**動静脈吻合*** arteriovenous anastomosis e., arteriovenöse Anastomose d. といって，両者が小さな血管で直接に連絡していることがある(図 285)．この種の吻合は 細い動脈と静脈の間に存在するのが普通で，全身に かなり広く分布している．多くの場合に 血管の周囲には **上皮様細胞** epitheloid cells e. が集団をつくっている．血管壁の平滑筋細胞が まるく石垣状になったものであるが，その機能の詳細は不明である．

　　ウサギの耳には 多数の動静脈吻合があり，古く Hoyer(1877)が その顕微鏡的構造を明らかにし，Clark ら(1934)は生きたウサギの耳に透明小室を装着して，各種の刺激や薬物に対する反応をしらべた．

　ヒトでも耳介，鼻，唇などに動静脈吻合が存在する．このような突出部では，気温が下がると，体温喪失を防ぐために動静脈吻合が開いて，血液はこのバイパスを流れる．寒いときに唇が紫色になるのは，このようにして 唇に動脈血が乏しくなった状態である．

　胃，腸，腎臓のほか，さまざまな内臓にも動静脈吻合の存在が知られており，生体の状況に応じて，その組織への血液供給の切りかえが行なわれているものと考えられるが，詳細は今後の研究にまつところが多い．

　　尾骨の先端近くにある米粒大の**尾骨小体** glomus coccygeum と手足の指先(爪床と指腹)にある**ホイヤー・グローサー器官** Hoyer-Grosser's organ e., H.-G. sches Organ d. は，動静脈吻合が糸球状に集まったものであるが，その働きは十分に解明されていない．

2　血管壁の構造

　血管の壁は内膜・中膜・外膜の 3 層から出来ていて，ゴム管のように丈夫で弾性がある．

内膜* tunica intima は最内層の比較的 薄い結合組織の膜で，その内面は1層の扁平上皮すなわち**内皮*** endothelium e., Endothel d. でおおわれているから平滑である．**中膜*** tunica media は内膜の外にある より厚い層で，平滑筋の輪走線維から成り，その間に弾性線維を含んでいる．最外層の**外膜*** tunica externa は結合組織が その主成分をなすが，ときに少量の筋線維が混じっている．

動脈は静脈に比べると管壁が厚く，弾性線維に富み，かつ 筋組織を多量に含んでいる．これは心臓の収縮によって生じる大きな血圧に耐えるためと，管壁の筋の緊張度を増減することによって血流を調節するためである．

動脈と静脈の壁の構造は つぎのような特徴を示す．

一般に 静脈は動脈に比べて中膜の発達が弱く，その代わりに外膜の発達が優っている．静脈の外膜には 比較的 多量の縦走筋線維を含む．

動脈は太いものは **弾性型**といって，弾性組織が その壁の主構成要素をなし，中等度の太さの動脈は**筋型**といって，その壁は筋組織が優位を占めている．

毛細血管の壁は内皮と基底膜とだけから出来ているから，水や電解質のような小分子は自由にこれを通過する．蛋白質のような高分子は，この壁にさえぎられるために，毛細血管内の血液は一定のコロイド浸透圧を保つ．しかし このような高分子も，時により 組織によって，高度に選択的な毛細血管壁通過をゆるされ，それを調節する いくつかの因子も明らかになっている．

以上述べたように，血液と組織との間に物質交換の行なわれるのは，毛細血管において

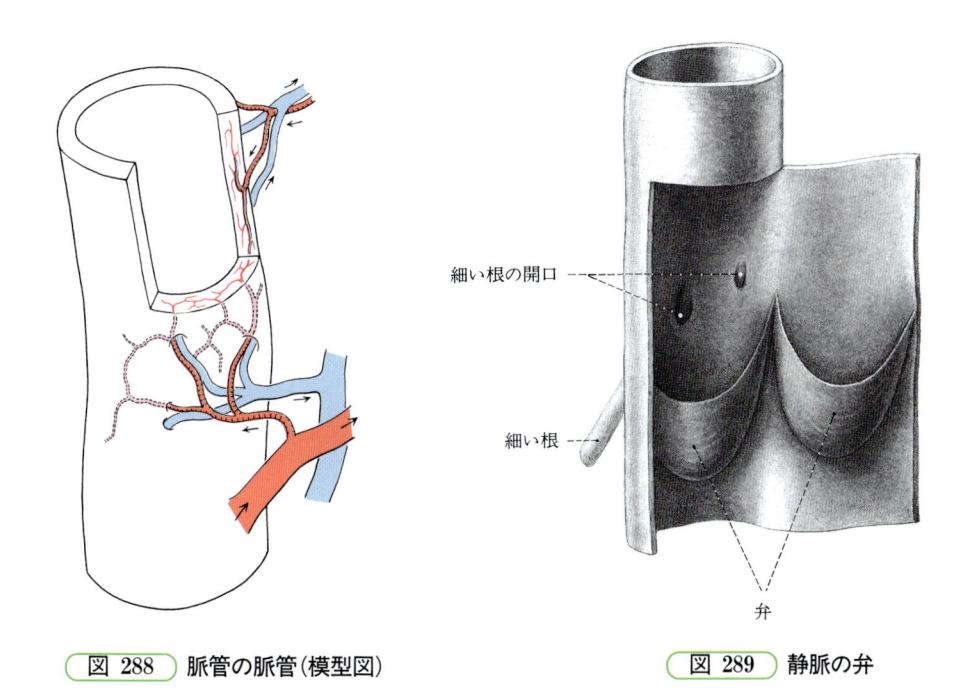

図 288　脈管の脈管（模型図）

図 289　静脈の弁

だけである．動脈や静脈は これに反して 単に血液の輸送路をなすだけであるから，その壁は，むしろ 血液が外に滲み出さないように 緻密な構造をそなえている．したがって，比較的太い血管では，その管壁の組織を養うために 独自の血管をもっている．これを**脈管の脈管*** vasa vasorum といい，本幹から分かれ出たのち 直ちに本幹の壁のなかに進入し，毛細血管になる．この毛細血管は外膜・中膜に分布するほか，内膜直下にまで達している．直径1mmほどの血管は すでに脈管の脈管をもっている(図288)．

▶**静脈の弁**◀

静脈は ところどころに **弁*** valvulae, valves e., Klappen d. をそなえて，血液が末梢に向かって逆流するのを防いでいる(図289)．静脈内の血液は末梢からの圧力が弱く，胸腔内や心房における陰圧の助けによって，心臓に向かって流れ帰るのであるから，胸腔内部に圧力が高まったり(せき・くしゃみ・強く楽器を吹くときなど)，からだの一部に遠心力が働いたり(たとえば物を投げるとき)すると，すぐに逆流を企てるのである．

弁はポケット状の内膜のひだで，ふつう2枚から成り，その凹面を心臓の方に向けている．弁は体肢の静脈にもっとも多く，たとえば上肢の皮膚を末梢に向かって急にこすると，弁のある場所は 小さくふくれるから，容易に その存在を知ることが出来る[1]．これに反して 頭頸部には 大きな静脈の合流する場所を除いては ほとんど弁を認めない．これは 頭頸部が 自然の位置では心臓よりも高く，血流は 重力や遠心力によって逆流することが少ないからである．(頭を低くたれている四足獣では 頭頸部にも多数の静脈弁がある．)

一般に 上下の大静脈や これに注ぐ太い根には弁はなく，また 胸腔や腹腔のなかにある静脈も 弁のないものが多い．また反対に ある程度より細い静脈にも弁はない．それは血管が細くなると管壁と血液との摩擦が増して，たやすくは逆流しなくなるためである．

3 リンパ管系の構成

組織液(広義のリンパ，後述)の一部は 再び血管に帰るが，残りは 別の管系にはいって狭義のリンパとなり，のちに静脈の本幹に注ぐ．この管系を**リンパ管*** vas lymphaticum, lymphatic vessel or lymphatic e., Lymphgefäß d. という[2]．

リンパ管も血管と同様に，全身に くまなく分布する細管であるが，その起こりと終わりは，血管と著しくちがっている．すなわち リンパ管は組織内で**毛細リンパ管** lymph capillary e., Lymphkapillare d. (「毛細」と称しても非常に太いことがある)として始まり(図

---

[1] William Harvey は血液循環説(1628, 303頁の脚注)の根拠の一つとして，上肢の皮静脈をしごいてみて，静脈血が弁の存在によって一方向に流れることを観察し，これを精細な図で示した．なお静脈弁の発見はイタリア・パドヴァの Gabriel Fallopius(1523〜1562)に帰せられる．
[2] 正しい意味でのリンパ管系を発見したのはスウェーデンの解剖学者 Olaus Rudbeck(1651)であるという．英語では lymphatic vessel というよりも lymphatic(複数は lymphatics)ということが多い．形容詞の名詞的用法である．

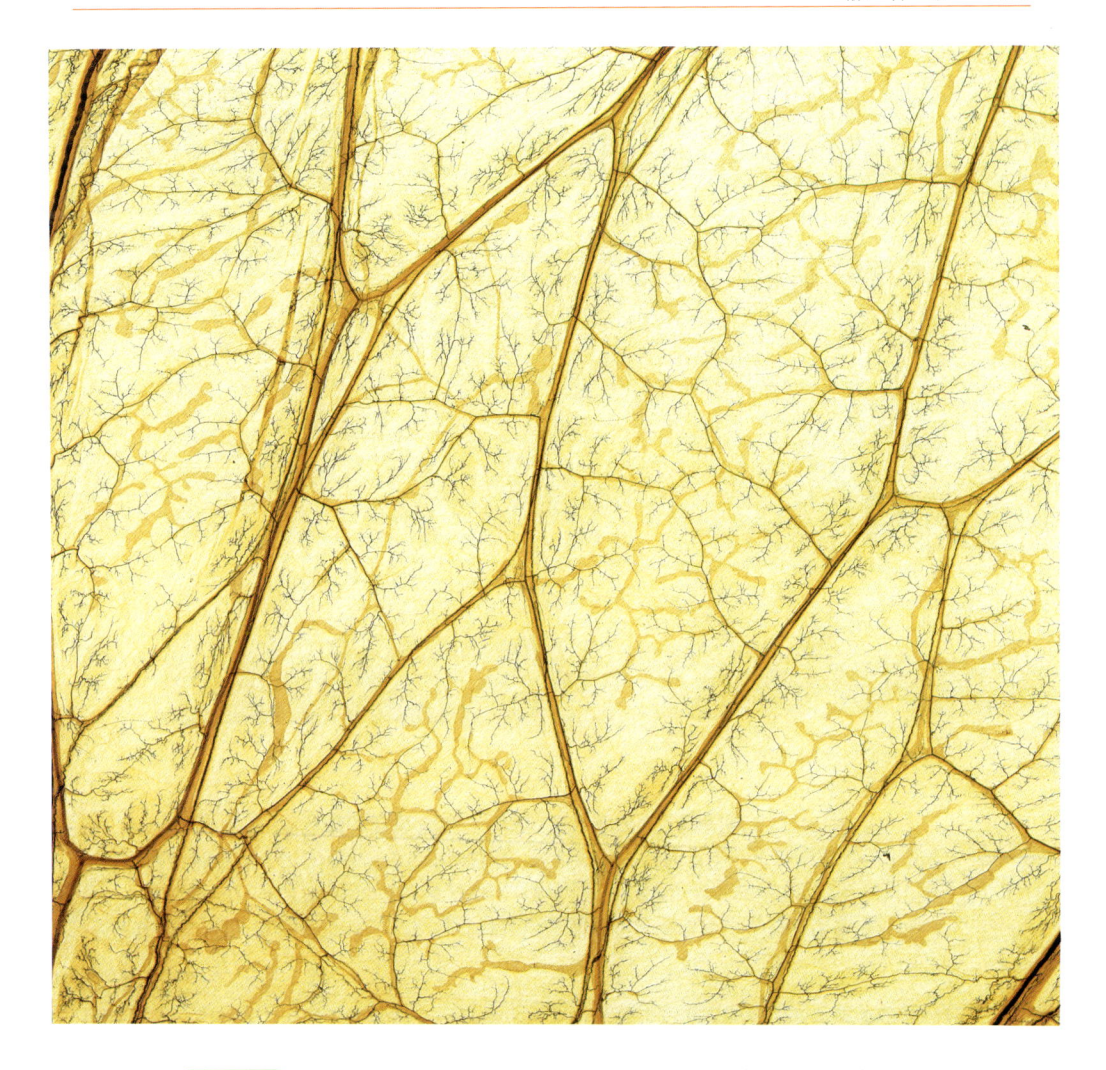

図 290 腸間膜（サル）の伸展標本にみる動脈とリンパ管の微細分布　×7
リンパ管壁の5'ヌクレオチダーゼが褐色に，小動脈壁のアルカリフォスファターゼが青黒く染められている．動脈の大きな吻合と樹枝状の細枝の吻合に注意．褐色のリンパ管と その起始部が トナカイの角のように見える．
［大分医科大学 加藤征治教授の提供］

290)，次第に集まって 胸管その他のリンパ本幹となり，結局 静脈に注ぐ(図284)．

　毛細リンパ管の末端(起始部)が閉鎖しているか 開放しているかは，長いあいだ 論議の的であった．今日の認識によると，リンパ管の起始部は一般に閉鎖しているが，内皮細胞は著しく菲薄で，時に応じて細胞間に すきまをつくりやすく，基底膜も不完全である．いわば 形態的には閉鎖しているが，機能的には多少とも開放していると言える．組織内に盲目的に注入した色素が その部のリンパ管に容易に侵入するのは このためである．腸の絨毛の中心リンパ腔は明らかに盲端で始まっているが，最近では いろいろな組織の膜片標本に特殊な染色を施して，リンパ管の盲端(多くは太鼓のばち状)が観察できるようになった(加藤征治, 図290)．

312　脈　管　系

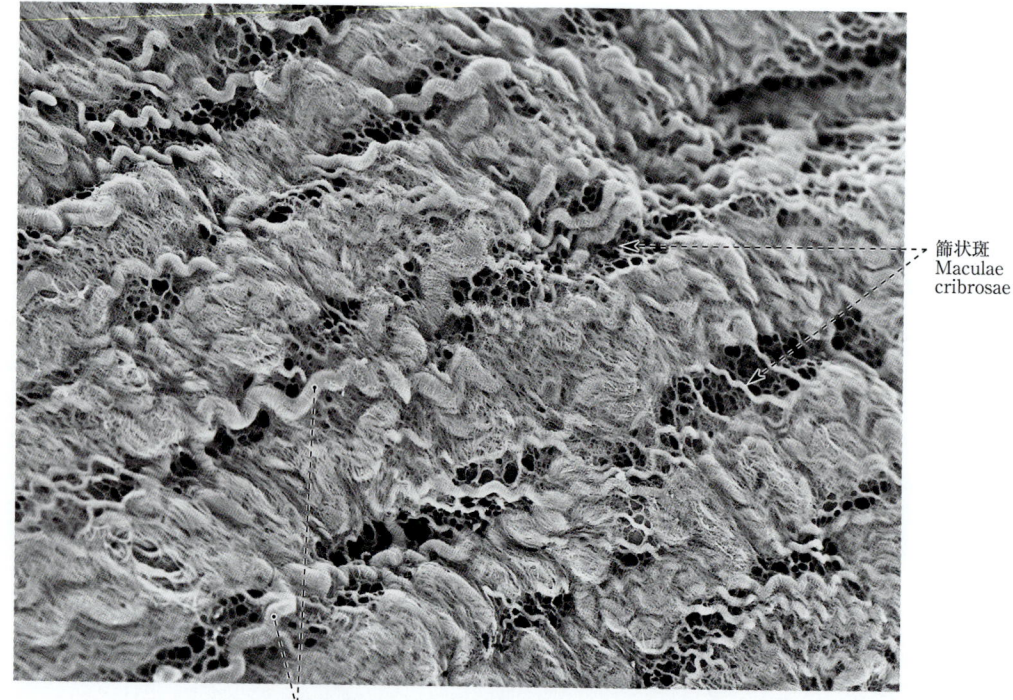

篩状斑
Maculae cribrosae

太い膠原線維

図 291　横隔膜下面の篩状斑(サル)　走査電顕写真　×200
横隔膜の中皮下の膠原線維シートに散在する篩状斑．写真に示さないが，この上面をおおう中皮にも小孔が開いている．また篩状斑の下面(向こうがわ)にはリンパ管が接近している．横隔膜を2N NaOHで処理し，露出した膠原線維網を走査電子顕微鏡で見た．〔富山医科薬科大学　大谷　修教授〕

　リンパ管の水源地は組織間隙が密に張りめぐらされている湿地帯であることが多い．湿地帯の一隅から川の源が発するように，リンパ管も組織間隙のリンパを集めて生まれるのである．肝小葉・歯髄(磯川宗七)・脳の実質・内筋周膜で包まれた筋線維束・リンパ小節・扁桃などはことに大きな湿地帯をなすが，それらの内部では　まだリンパ管は出現していない．
　漿膜腔(胸膜腔・心膜腔・腹膜腔・精巣鞘膜腔)をうるおす漿液，前後の眼房を満たす眼房水なども　広義のリンパであるが，これらは貯水池のようなもので，貯水池の水(リンパ)は腔所の壁の一定の部位にある落ち口から腔外のリンパ管にはいる．漿膜腔の場合，漿液の落ち口は，細網線維が篩のような孔のある**篩状斑** macula cribrosa とよばれる構造をなし(木原卓三郎，1950)，その漿膜腔がわをおおう中皮に小孔が多数あり，壁側にはリンパ管(これも内皮が不連続)が接近している(大谷　修, 1993)(図291)．胸膜腔では胸膜の肋間部に，腹膜腔では横隔膜に落ち口がある．
　中枢神経をつつむ脳脊髄液は，別の大きなリンパ系をなすものと言えるが，これについては「中枢神経系」の項(438頁)にゆずる．

▶リンパ管の経過◀

　リンパ管は　ほぼ血管　ことに動脈に沿って走っている．ただし 1本の動静脈に対してリンパ管は2本以上，数本も並んで伴行する．また リンパ管は比較的 吻合や分岐が少ない

脈管系　313

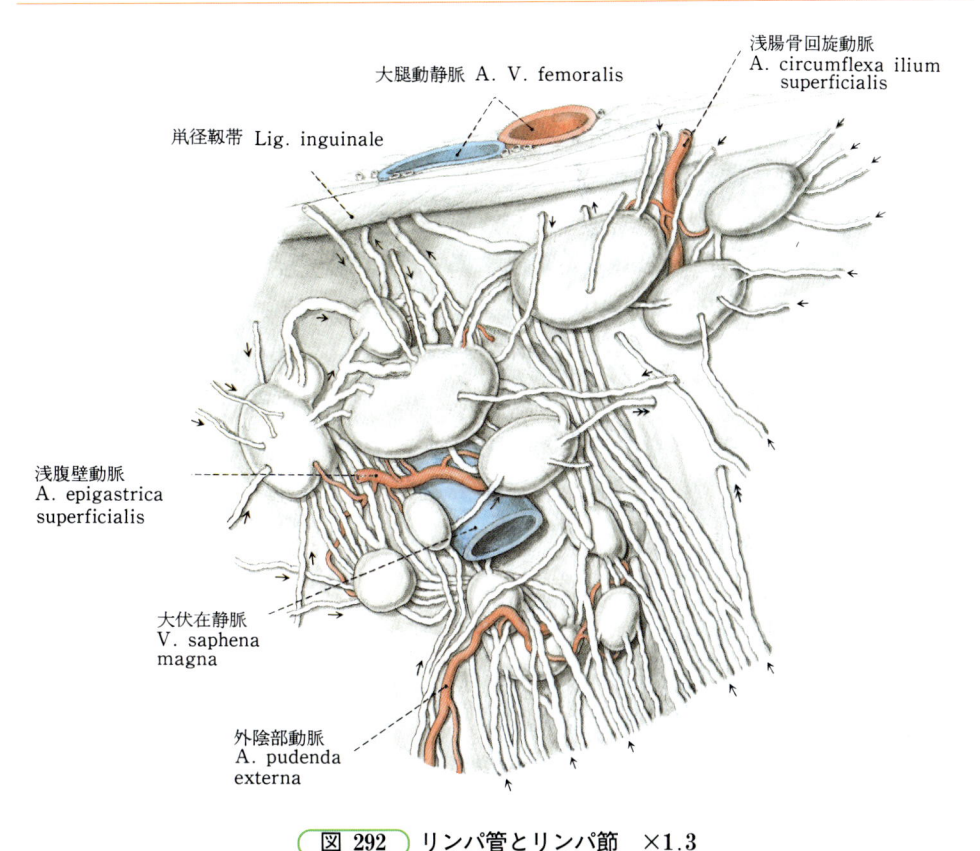

浅腸骨回旋動脈　A. circumflexa ilium superficialis
大腿動静脈　A. V. femoralis
鼡径靱帯　Lig. inguinale
浅腹壁動脈　A. epigastrica superficialis
大伏在静脈　V. saphena magna
外陰部動脈　A. pudenda externa

図 292　リンパ管とリンパ節　×1.3
左側の浅鼡径リンパ節群と それに出入するリンパ管．
矢印はリンパの流れる方向を示す．二重矢印は深鼡径リンパ節へ．

(図 292)．

　リンパ管は その経過中 必ず一度以上は**リンパ節**(318頁)を通り抜ける．一般にリンパ節に流入する管(輸入管)の数は，流出する管(輸出管)の数より多いから，リンパ管は リンパ節を通過するごとに 太くなって行く(図 292)．

　　リンパ管は血管より はるかに細いから，その観察は困難である．しかし 予備知識をもって注意深く解剖するならば，リンパ本管はもちろんのこと，さらに末梢へリンパ管をたどり，一般にリンパ節の輸出入管のあたりまでは 鋭いピンセットで剖出できる．
　　末梢リンパ管の研究には色素液の注入という方法が用いられる．注入は動脈の場合のように中心側から末梢に向かって行なうことは出来ない．それは後述の弁が妨げとなるからである．ゆえに，注入は細い注射針により末梢の組織内へ盲目的に行なう．成功すると，注入剤がリンパ管の末梢から からだの中心部に向かって流れこむのである．こんなわけで，リンパ管の色素注入は かなりむつかしい上に，たとえ成功しても，色素のはいったものが必ずしも 存在するリンパ管の すべてではない．

▶**リンパ管の壁の構造**◀

　リンパ管の壁は，およそ静脈と同様であるが，一般にこれより薄い．毛細リンパ管の壁

は内皮細胞の1層から成り，管が太くなるにしたがって**内膜・中膜・外膜**の3層をそなえるようになる．切片標本を顕微鏡で観察するときに，細い静脈とリンパ管とを確実に区別することは 不可能である．管腔の中に赤血球があれば 血管であることは確かであるが，赤血球がないからといって，リンパ管と断定することは出来ない．

　リンパ管もまた **弁**をそなえて リンパの逆流を防いでいる．弁は半月形の内膜のひだで，2枚ずつ1組になっており，その機構は静脈の弁と同じである．その数は静脈の弁より はるかに多く，細い管では 2〜3mm の間隔で続くから，管がリンパまたは注入物質で満ちているときには，珠(じゅ)数(ず)のような外観を与える．胸管のような，リンパ管としては もっとも太いものにも 弁がある．

　　リンパ管の壁の平滑筋は貧弱であるが，1分間 数回の周期で収縮—すなわち**拍動**し，弁の作用とあいまってリンパを運ぶことが，多くの動物で報告されている．拍動はモルモットやラットの腸間膜で もっとも明瞭に観察できる．人体におけるリンパ管の拍動については よく分かっていない．

4 血液とリンパ

　血液 blood e., Blut d. は血管のなかにあって全身を循環している体液で，普通の大人で 4〜5 *l*（体重の約7％）の体積がある．

　赤い血液は生命の象徴である．この色は赤血球に含まれる**ヘモグロビン** hemoglobin e. によるもので，とくに それに酸素が結合した状態では 鮮血色を呈するのである．からだの各部へ酸素を送る動脈血が明るい赤色で，酸素を失って戻ってくる静脈血が暗赤色であるのは，このためである．

　血液は有形成分である**血球** blood cells e., Blutzellen d. と，無形成分（液体）である**血漿** blood plasma e., Blutplasma d. からなる．血漿はアルブミン，グロブリンをはじめとする蛋白質，そのほか さまざまな有機物，食塩をはじめとする無機物を含んでいる．血漿を放置すると，フィブリン fibrin e., d. という線維成分が析出し，透明な液体が残る．これが**血清** serum e., d. である．

　毛細血管から組織のなかに滲出した**液体**を**組織液** tissue fluid e., Gewebssaft d. または広義の**リンパ** lympha, lymph e., Lymphe d. という．赤血球を含んでいないために無色透明の液体である．組織液は 一方において細胞に栄養を供給するとともに，他方 細胞から新陳代謝の結果 生じる老廃物を受け取り，血漿と細胞の間にあって 物質代謝の媒介をするものである．言いかえると，細胞はすべて組織液のなかに漬かっているのであって，細胞の生存と活動は 組織液の存在と性状に依存しているのである．

　　血液と対照的に，リンパを意識して目にすることは少ないが，まめや水疱のなかに たまる液も，出血の止まった傷口や潰瘍の表面から滲み出す透明な液も，広義のリンパである．

　狭義のリンパはリンパ管のなかにある体液をさす．その成分は血漿に似ているが，蛋白質の濃度が低い．体外に出すと 凝固はするが きわめて遅く，十分に固くならない．その

組成は からだの部位や器官の種類によって 大いに異なる．とくに 腸管からくるものは，食後は脂肪球を多く含み，乳白色に濁っているので 乳糜 chylus, chyle e. という．

5　血　球

　血球の圧倒的多数を占める赤血球 erythrocytes, red blood cells e., rote Blutzellen d. は，成熟の途中で核を放出して身軽になった円盤状の細胞である．細胞質の大部分を占めるヘモグロビンという蛋白質が，周囲の酸素濃度に応じて 酸素をとらえたり はなしたりする性質があるので，赤血球は酸素の運び屋として，肺での呼吸と，体内すべての細胞の呼吸とを担っている．

　血球の ごく少数を占めるのが 白血球 leucocytes, white blood cells e., weiße Blutzellen d. で 1 mm³ の血液中に 6000〜9000 個を数える．大部分は 細胞質に果粒をたくさん含んでいるので，果粒球 granulocytes e., Granulozyten d. とよばれる．果粒球のほとんどは好中球 neutrophils e., neutrophile Leukozyten d. で，細菌や異物を食べて消化する食作用(貪食能) phagocytosis e., Phagozytose d. によって生体防衛に重要な役割を演じる．好中球は白血球の総数の 60〜70％を占めるが，化膿性の炎症にさいして劇的に増加する．

　果粒球には ほかに少数の好酸球 eosinophils e., eosinophile Leukozyten d. と好塩基球 basophils e., basophile Leukozyten d. がある．前者は白血球全数の 2％，後者は 0.5％を占める．

　リンパ球 lymphocytes e., Lymphozyten d. は抗体を産生することで生体防衛に必須の白血球で，小さい まるい核を 狭い細胞質が包む，単純なかたちの細胞である．白血球総数の 20〜30％を占める．リンパ球については，さらに項を改めて述べる(316 頁)．

　単球 monocytes e., Monozyten d. は大きい核と豊かな細胞質をもち，食作用を示し，血管外にでると マクロファージ(365 頁)になる．白血球の全数の 6〜8％を占める．

　上記の血球より ずっと小さい 円板状の小体が血小板 blood platelets e., Blutplättchen d. である．これは巨核球 megakaryocytes e., Megakaryozyten d. という大きな細胞が骨髄内で分割して生じた細胞質片である．血管が損傷すると，血小板が粘着し集合して血栓をつくり，止血を行なう．また血小板は血液の凝固にあずかる物質を含んでいる．

6　造血と血球の分化

　血球の産生を造血 hematopoiesis e. という．胎生後半から以後，造血は骨髄で行なわれるようになり(後述)，生後は以上に述べた各系統の血球の すべてが骨髄でつくられる．しかも それらすべてが「元祖の」細胞—造血幹細胞 hematopoietic stem cell e. に由来する．造血幹細胞は分裂によって，一方で同じ幹細胞を存続させながら，他方で各系統の血液細胞(赤血球，果粒球，巨核球など)に段階状に分化した(特殊化した)細胞を生み出してゆく．血球は各系統ごとに きまった寿命(数日から数週)をもっているから，絶えず補給されねば

ならず，そのために 幹細胞は生涯 新しい細胞をつくりつづける．

　　造血幹細胞の増殖能が枯渇すると**再生不良性貧血**が起こる．また幹細胞の分化が異常をきたして，未熟な血液細胞が末梢血液中でも増殖する病変が**白血病**である．

　　造血(血球の産生)が骨髄で行なわれるのは 胎生 4ヵ月以後のことである．造血はまず 胎生 6週のころ 卵黄嚢にはじまり，10週ころから肝臓と脾臓で さかんに行なわれ，その後 骨髄の形成とともに，もっぱら ここが造血器官となる．

7 リンパ球の分化

　リンパ球 lymphocytes e., Lymphozyten d. は生体の免疫反応の主役をなす一群の白血球である．リンパ管を流れる血球の 100％を占め，血液中では全白血球の 20〜30％を占める細胞である．

　リンパ球は 他の白血球と同様に，骨髄の造血幹細胞(315頁)に由来するが，未熟のまま骨髄をはなれ，血流を介してリンパ性組織(下記)に漂着し，そこで増殖し分化する．リンパ球はリンパ性組織に大集団をなしているが，血液に乗って からだを循環し，抗原に対するパトロールを行なう時期がある．

　リンパ球には B と T の 2型を区別する．前者は骨髄 bone marrow 由来という意味から **Bリンパ球，B細胞** B lymphocytes, B cells e. とよばれる．**免疫グロブリン** immunoglobulin(IG)を産生し，これを細胞表面に配備して，到来する抗原の認識に用いる．こうしてB細胞が抗原と反応すると，大型化して**形質細胞** plasma cells e. に変化しながら，同じ免疫グロブリンを 今度は抗体として量産し，血中に放出する(液性免疫)．個々のB細胞(のクローン)は分子構造の細部が少しずつ異なる IG を産生するので，莫大な種類の抗原を認識し無力化することが出来る．B細胞はリンパ性組織に集合しており，末梢血中のリンパ球の 10〜20％を占めている．

　後者は やはり骨髄に由来するが，一時期 胸腺という特別のリンパ性組織に滞在した経歴をもつので，胸腺 thymus 由来という意味で **Tリンパ球，T細胞** T lymphocytes, T cells e. とよぶ．胸腺は"リンパ球の学校"といわれ，ここでリンパ球は，Bリンパ球の働きを調節するヘルパーT細胞や，ウイルスに感染した細胞などを認識して殺害するキラーT細胞に変身する．Tリンパ球は末梢血リンパ球の 70〜80％を占める．

　T細胞は IG のかわりに **T細胞受容体** T cell receptor(TCR)という蛋白を産生し，この分子を細胞表面につけている．TCR もまた分子構造の細部が個々の T細胞(のクローン)ごとに異なるので，多様な抗原を認識できる．B細胞と対照的に，T細胞は TCR を放出することはせず，抗原をもっていることを提示する細胞と接触することで作用を発揮する(細胞性免疫)．

　近年，肝臓や腸管の未分化な間葉細胞から T細胞(TCR を産生するリンパ球)が分化することが知られ，胸腺を経由しないので **胸腺外(分化)T細胞** extrathymic(ally differentiated)T cells とよばれる(安保 徹, 1990)．癌化した細胞を(以前に感作されたことがないのに)認識して殺害する **ナチュラルキラー細胞** natural killer(NK)cells も この類に属する．NK細胞は癌の

自然治癒にあずかりうる重要な細胞である．

8　リンパ性器官

細網性結合組織が多量のリンパ球を含有したり産生している器官を**リンパ性器官** lymphatic organ e., lymphatisches Organ d. と総称する．これに つぎの各種がある．

① **リンパ球 浸潤**（しんじゅん） lymphocyte infiltration e., Lymphozyteninfiltration d.： 組織のなかにリンパ球が小集団をなして集まっているものである．皮膚・粘膜・脈管の周囲などの結合組織のなかに見られ，体外からの抗原の侵入に対して 局所の毛細血管から リンパ球が遊出した病理的反応とみなされてきた(浸潤とは しみ出るという意味)．

ところが最近，これらリンパ球の小集団は，あらかじめ抗原侵入にそなえて，一定の場所に T リンパ球を産生し配備する装置であることが判明した．すなわち胸腺に由来しない **胸腺外 T リンパ球**(上述)の集団である．

とくに腸粘膜の"リンパ浸潤"は そのような小構造の典型であることが明らかにされ，**クリプトパッチ** cryptopatch e.（陰窩 crypt の周囲にある斑点の意）とよぶことが提唱されている（石川博通，1998）．これについては小腸の項(216頁)を見よ．

② **リンパ小節*** lymphonodulus, lymph nodule e., Lymphknötchen d.： これはリンパ球が①より大きく，球形に しかも密に集まったものである．粘膜の上皮下に多く見られ，B リンパ球を産生する．産生がさかんな場合は，**明中心**という明るい目玉のような部分が現われ，これは抗原の侵入に対応して消長する．

③ **集合リンパ小節*** lymphonoduli aggregati： 多数のリンパ小節が集合したものである．その典型は下部小腸の粘膜に見られる長円板状の構造で，**パイエル板** Peyer's patch e., Peyersche Platte d. とよばれる．虫垂(218頁)もまた 集合リンパ小節と みなすことが出来る．

④ **扁桃*** tonsilla： 消化管と気道の入口を囲むように配置された一種の集合リンパ小節で，外界からの抗原侵入にそなえた重要なリンパ性器官である．これについては 202頁を見よ．

⑤ **リンパ節*** lymphonodus, lymph node e., Lymphknoten d.： これは③④よりさらに分化したリンパ性器官で，その特徴は，内部に**リンパ洞**という空所が発達していて，外から出入りするリンパ管(輸入管・輸出管)とつづいていることである．リンパ管の中継所をなして 全身に広く分布しているので，このすぐあとで 項を改めて述べる．

⑥ **脾臓*** lien, spleen e., Milz d.： 脾臓は 上記の諸器官とちがって 血管系に付属している．胎生期にはすべての種類の血球を産生する造血器官であり，生後は 生涯にわたってリンパ小節(白脾髄)をもって リンパ球をつくっている．脾臓については 363頁を見よ．

⑦ **胸腺*** thymus l., e., d.： ②から⑥までの器官のリンパ小節では B リンパ球が産生，貯蔵されるのに対して，胸腺は上記のように T リンパ球をつくる器官であって，その形態

318　脈管系

も組織構造も著しく異なっている．これについては項を改めて述べる(365頁)．

9　リンパ節

リンパ節* lymphonodus, lymph node e., Lymphknoten d. は リンパ管の経過中に介在し，何本かのリンパ管が **輸入管*** vasa afferentia として これに流れこみ，何本かの**輸出管*** vasa efferentia がこれから流れ出している(図292)．

リンパ節は扁平な円形または長円形の実質器官で，大きさは さまざまであるが，およそ米粒から そら豆ぐらいである．一般に 大きい血管の周囲に多く存在し，ほぼ定まった場所に集団をつくっている．各集団は 付近の一定範囲からリンパを集めているから，これをその局所の**所属リンパ節*** regional nodes e., regionäre Lymphknoten d. という．

　　外傷による細菌の進入や局部の炎症で**腫脹**し，あるいは癌その他の悪性腫瘍が**転移**を起こすのは，まず その局部の所属リンパ節であるから，からだの各部や各器官の所属リンパ節が どこにあって どういう名称をもっているかを知っていることは，臨床上 きわめて重要なことである．正常状態では，表在性のリンパ節でも 皮膚の上から触れることは出来ない場合が多いが，病的に大きくなったり 硬くなったものでは 容易に触診できる．

リンパ節は ①Ｂリンパ球を産出し，②外傷などによって 外界からリンパ管内に侵入してきた細菌・毒物などに対して**免疫抗体を産生**するところであり，さらに③Ｔリンパ球の活動の場でもある．こうして リンパ節はからだの重要な防衛装置をなしている．

▶リンパ節の構造◀

細網組織から成る実質器官である．外表は線維性結合組織の**被膜**でおおわれ，これから内部に向かって 仕切り壁─板であるが 切片像での印象から**小柱**とよばれる─が出てい

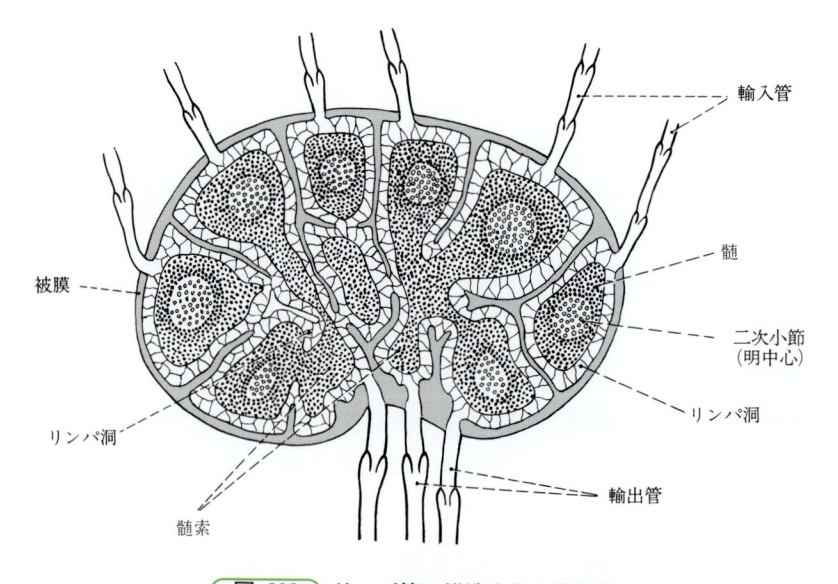

図 293　リンパ節の構造を示す模型図

る．小柱間の空所には海綿状組織があって，(リンパ)**髄** pulp e., Pulpa d. とよばれる．その細い索状の部分は**髄索**という．この髄と被膜や小柱との間の空間を**リンパ洞** lymphatic sinus e., Lymphsinus d. といい，細網細胞が あらい網工をなし，そのなかにリンパが通っている．リンパ節の辺縁に近く，リンパ球集団のなかに明るい球形の領域が見られる．ここは未分化なBリンパ球が集まって分裂増殖しているところで，**明中心，胚中心** germinal center e., Keimzentrum d., **二次小節**などの名でよばれる．**輸入管**として進入するリンパ管は被膜を貫いてリンパ洞に開口し，反対側から**輸出管**となって出ていく(図293)．

明中心に近いリンパ髄には，石垣のように厚くなった内皮をもつ特殊な小静脈があり，**毛細血管後小静脈** postcapillary venule(PCV)とよばれる．胸腺での"留学"を終えて血中を循環するT細胞は，PCVの内皮に接着し，これを通過して髄に分散する．T細胞の多いPCV周辺を胸腺依存域 thymus dependent area とよぶ．こうしてリンパ節に"赴任"したT細胞は，この地のマクロファージや樹状細胞から抗原情報を得たり，B細胞の抗体産生を調節したりする．

各 論

A. 心 臓

1 位置と形態

心臓は前縦隔のなかにあり，左右の肺の間に はさまれて 横隔膜の上に乗っている．その形は桃の実のようで，大きさは 握り拳より やや大きい(およそ長さ14 cm，幅10 cm，厚さ8 cm)．重さは平均 男で290 g，女で230 gである．正中線から やや左にかたよって位置し，**心底** basis cordis を後上右に，**心尖*** apex cordis を前下左に向けているから，**心軸** axis cordis は後上右から斜に前下左に向いている．前面は胸郭の前壁に接しているから，左側の第5肋間隙，乳房の下に**心尖の拍動**を触れることが出来る．心臓は その表面が心膜の臓側葉すなわち心外膜で包まれて 自由表面をもっており，心膜の壁側葉すなわち狭義の心膜のなかに おさめられている(図146〜149, 294)．

2 心臓の区分

心臓は一種の中空器官で，その内腔は4室から成っている．すなわち，まず縦の隔壁―**心房中隔*** septum interatriale と**心室中隔*** septum interventriculare―によって完全に左右の両部に分けられている．左右の各半は 心房と心室とに分けられているが，各側の心房と心室とは 房室弁で囲まれた**房室口*** ostium atrioventriculare によって たがいに交通し

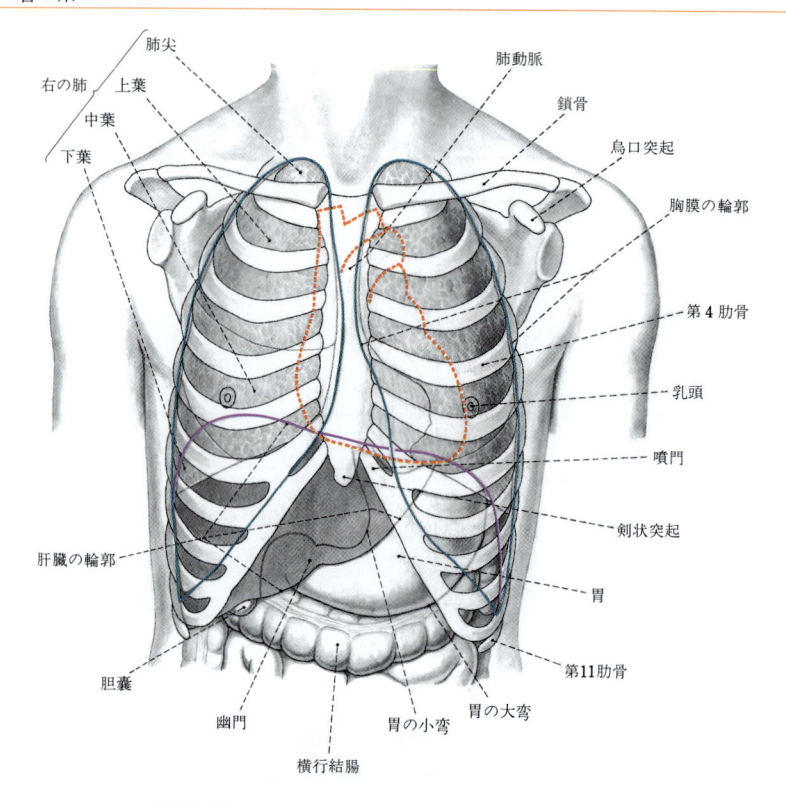

図 294　胸部と上腹部の内臓の位置と輪郭

ている（図 297, 298）．

　① **右心房*** atrium dextrum, right atrium e., rechter Vorhof d.：　心臓の右上部を占めている．上方から上大静脈，後下方からは下大静脈が開き，前下部には静脈口があって右心室に通じている．後下の隅には 下大静脈の開口部と房室口との間に 冠状静脈洞が開いている．また 右心房の前部は 三角形の**右心耳*** auricula dextra となって，右から大動脈の基部を抱いている．心房中隔の右心房面には**卵円窩*** fossa ovalis（図 297）という浅い長円形のくぼみがあり，胎生時の**卵円孔*** foramen ovale の跡をなしている（「胎生期の循環系」の項参照，図 321）．

　② **右心室*** ventriculus dexter, right ventricle e., rechte Kammer d.：　心臓の前下部を占める部で，後上方は静脈口によって右心房と交通し，上は**動脈口*** ostium arteriosum によって肺動脈に連なっている．

　③ **左心房*** atrium sinistrum, left atrium e., linker Vorhof d.：　心臓の後上部を占めている．左右から 2 条ずつ肺静脈が開口し，前下方は静脈口によって左心室に通じ，右方は心房中隔によって右心房から境されている．左心房の前左端は**左心耳*** auricula sinistra となって，左から肺動脈の基部を抱いている．

　④ **左心室*** ventriculus sinister, left ventricle e., linke Kammer d.：　心臓の左下部を

A. 心　臓　321

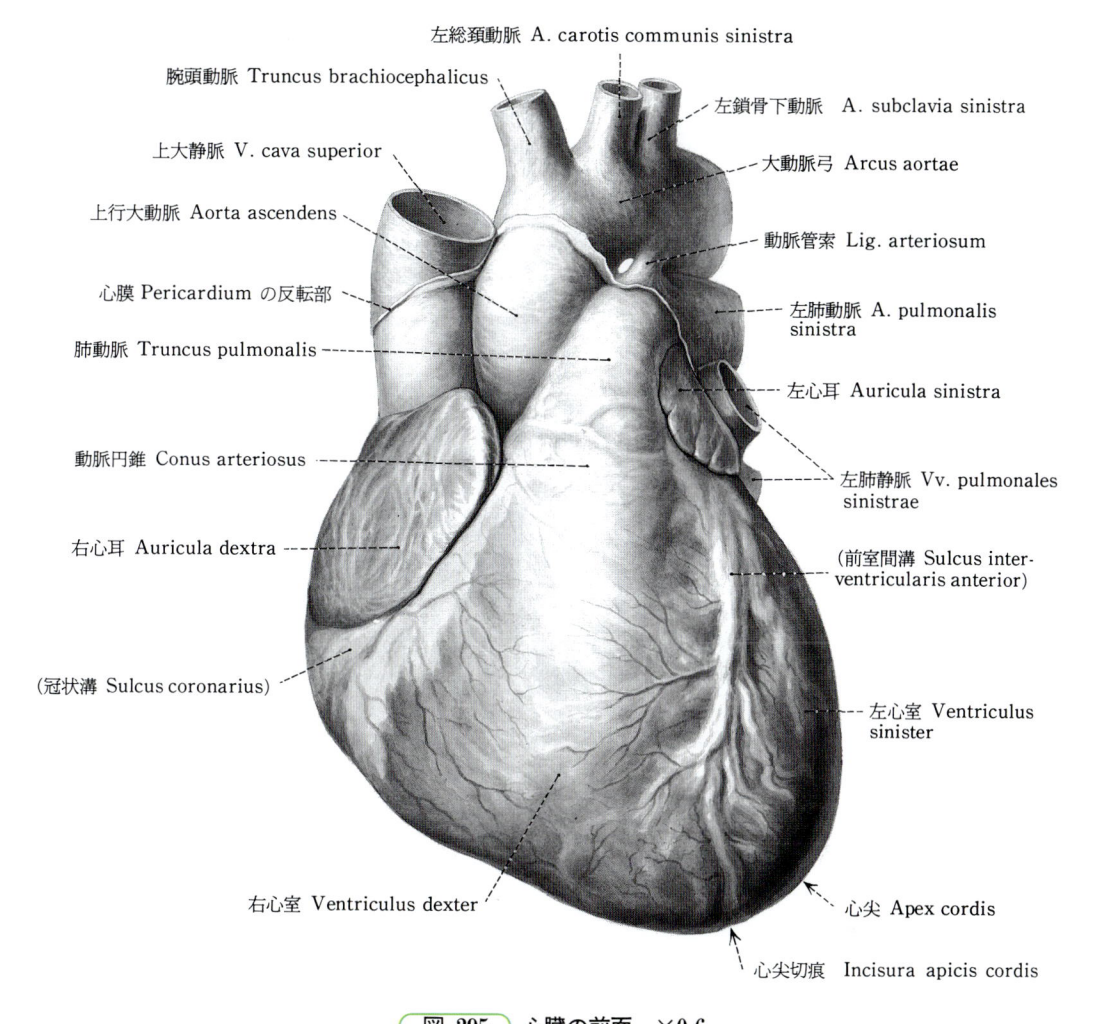

図 295　心臓の前面　×0.6

占め，右心室の左に となりあっている．後上方は静脈口によって左心房と交通し，右上隅には動脈口があって 大動脈に続いている．すなわち 左心室は右心室と同様の基本形態をとりながら，体循環に血液を送り出す強力なポンプである必要上，右心室に比べると壁がずっと厚く，その外形も大きい．心尖の部分が左心室で出来ているのも そのためである．

3　心臓の弁装置

心臓は 同じ機構をもつ2個のポンプ系—つぎのa, b—が並列したものと考えてよい．

a	大静脈→右心房→右心室→肺動脈
b	肺静脈→左心房→左心室→大動脈

図299はこのポンプ系の一つを示したもので，2種4個の弁をもっている．

322　脈 管 系

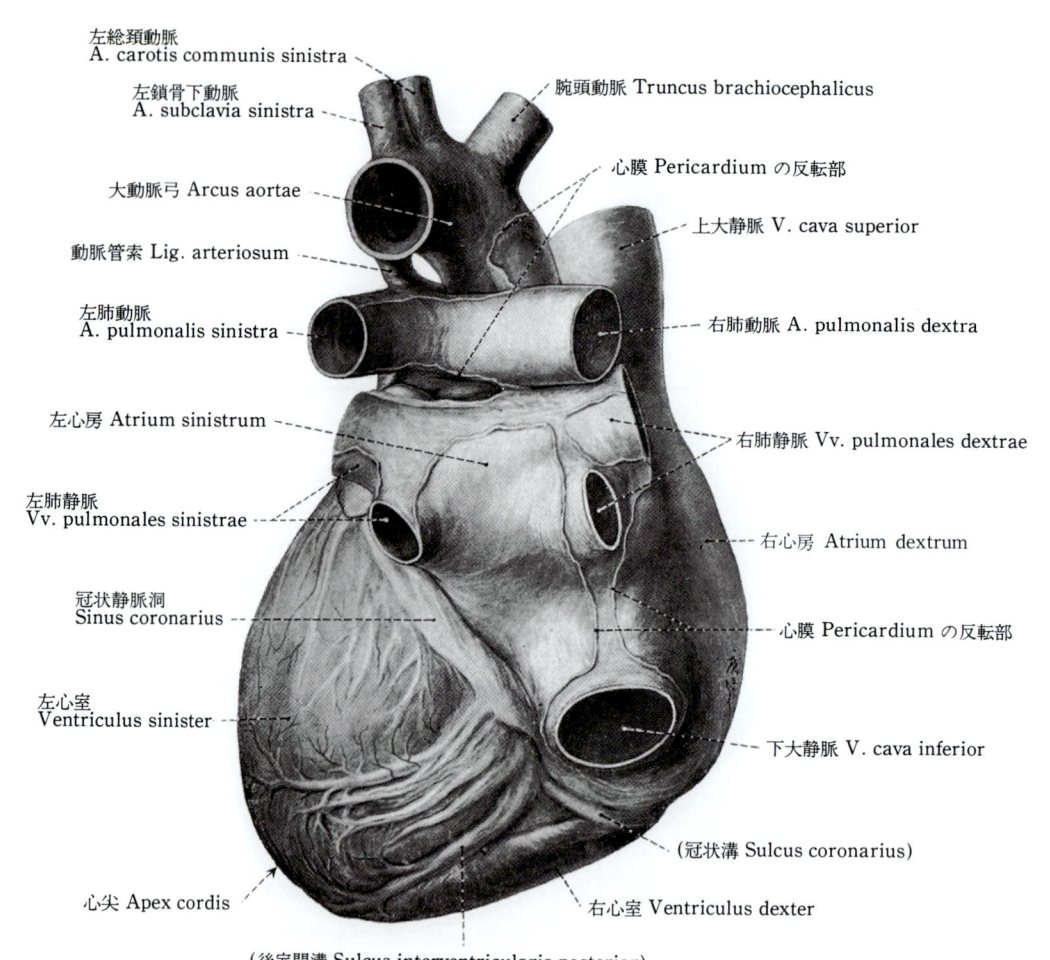

図 296　心臓の後面　×0.6

① **房室弁*** valvae atrioventriculares： 左右の房室口にあるパラシュートのような形の弁で，血液が心室から心房へ逆流するのを防いでいる．左心房と左心室の間にあるものを**左房室弁** valva atrioventricularis sinistra（または **二尖弁*** v. bicuspidalis, **僧帽弁*** v. mitralis, mitral valve e., Mitralklappe d.）といい，右心房と右心室の間にあるものを**右房室弁** v. atrioventricularis dextra（または**三尖弁*** v. tricuspidalis, tricuspid valve e., Trikuspidalklappe d.）という（図 297, 298, 300）．

房室弁は弁尖・腱索・乳頭筋の3部から成る．**弁尖*** cuspis は静脈口の周囲から起こる薄い心内膜のひだで，だいたい二尖弁では2個，三尖弁では3個あるが，各弁尖の境界はあまりはっきりしていない．**乳頭筋*** mm. papillares は心室壁の内面に突出する大小数個の筋肉の突起で，それぞれから数本の**腱索*** chordae tendineae が起こって弁尖の自由縁に付

A. 心　臓　323

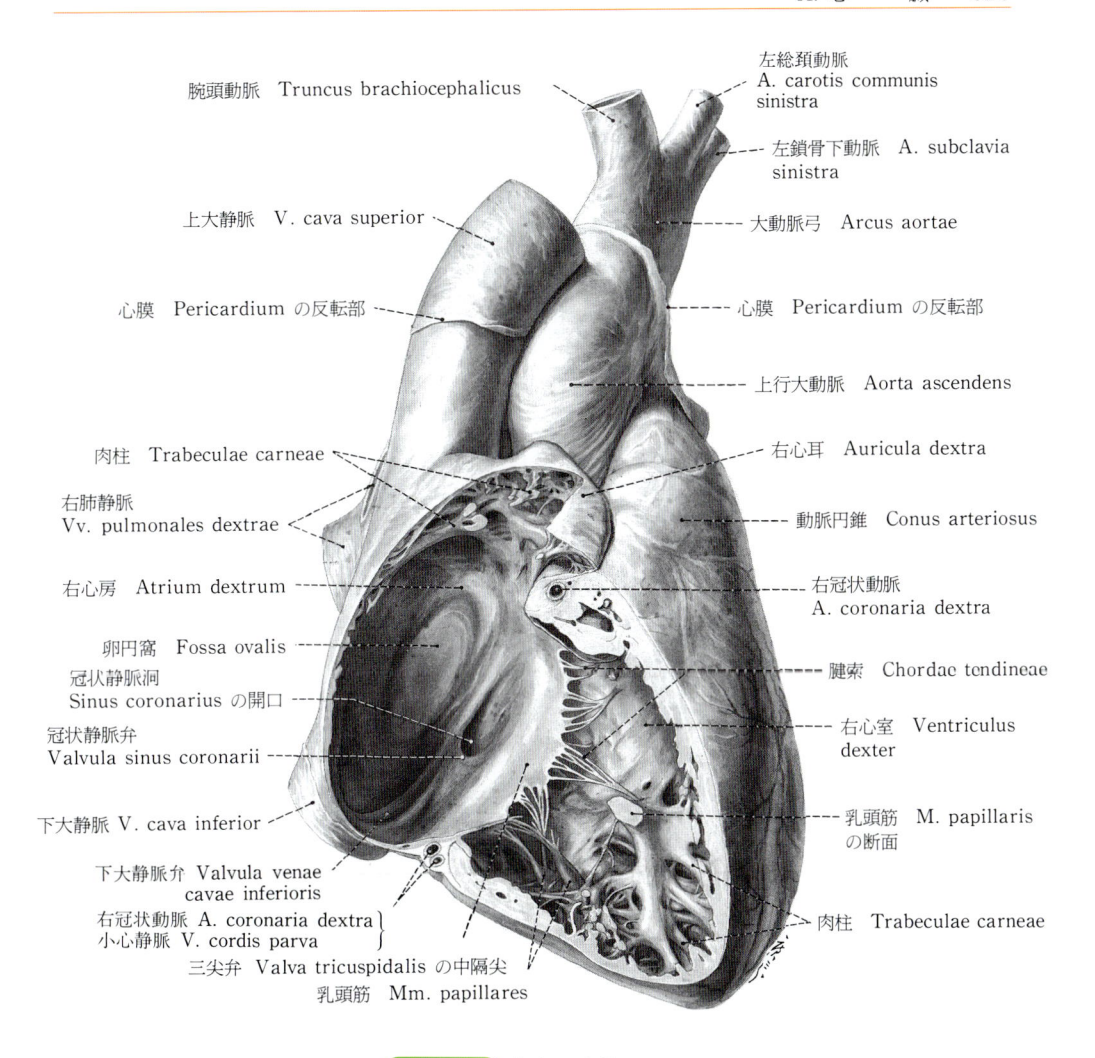

図 297　右心の内景　×0.6
右心房と右心室を矢状断面で切開し，これを右方から見たところ．

② **大動脈弁*** valva aortae, aortic valve e., Aortenklappen d. と**肺動脈弁*** valva trunci pulmonalis, pulmonary valve e., Pulmonalklappe d.：　これらは左右の動脈口にある弁装置で，大動脈と肺動脈へ押し出された血液が 心室に逆流するのを防いでいる．両者とも動脈口にあって 同じ形と機構とをもつので，**動脈弁**と総称すると便利である．

動脈弁は いずれも 3 個のポケット状の弁膜——**半月弁*** valvulae semilunares という——で出来ている．各半月弁は動脈口の周壁から起こる内膜のひだで，その凸面を心室の方に向けている．弁の基部はポケット状にひろがり，**大動脈洞** sinus aortae（ヴァルサルヴァ洞 sinus Valsalvae）とよばれる．心室が弛緩すると，各弁膜は心室に逆流しようとする血液の圧で心室の方へ押されて，その自由縁で たがいに接触しあい，動脈口を完全に閉

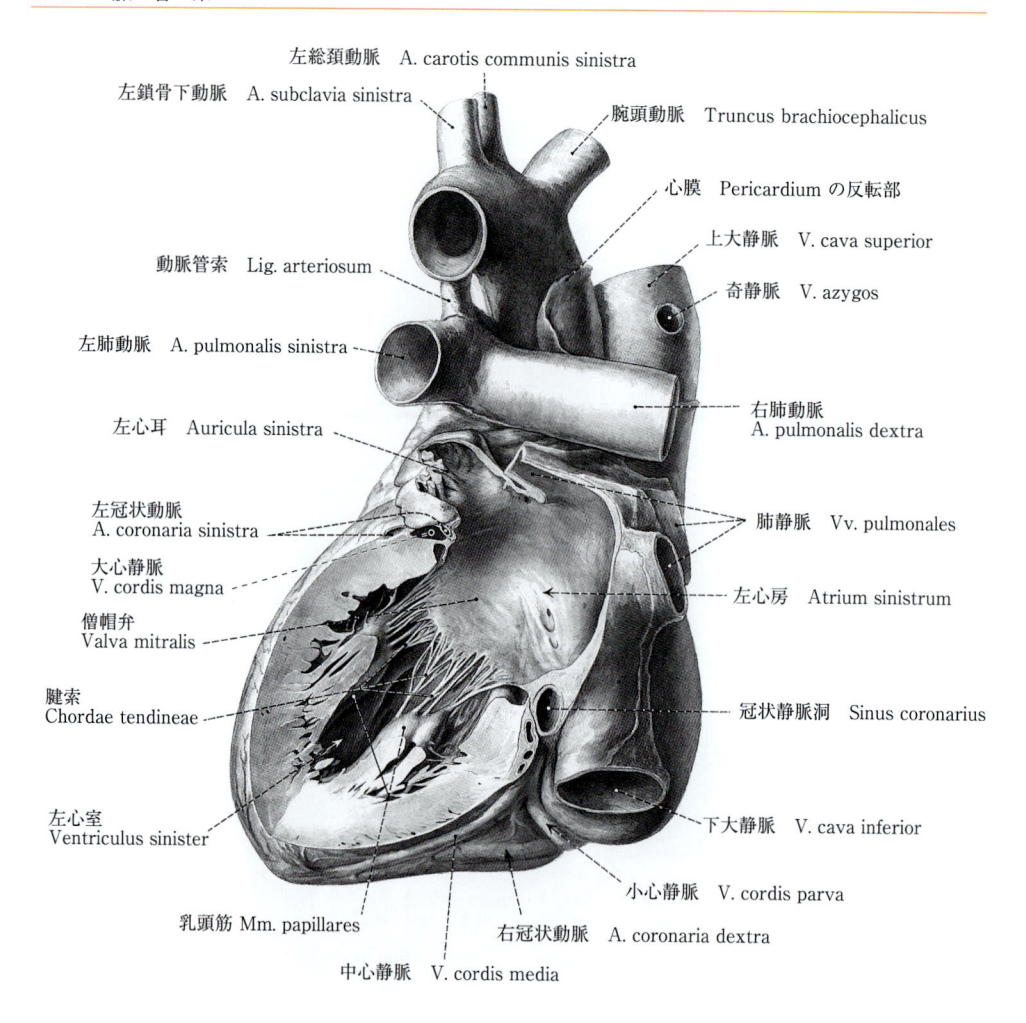

図 298 左心の内景 ×0.6
左心房と左心室を矢状断面で切開し，これを後方やや左から見たところ．

塞するのであって，その機構は静脈の弁と同じである（図 299, 300）．

　心臓の弁膜が完全に閉じないために，血液が逆流したり（閉鎖不全），弁膜が十分に開かないために 血液の押し出しが困難であるような状態（弁口狭窄）を**心臓弁膜症** valvular disease e., Herzklappenfehler d.という．通常 心内膜炎・動脈硬化症などのために後天的に起こるもので，多くの場合，左心室関係の弁（僧帽弁と大動脈弁）がおかされる．

4　心臓壁の構造

　心臓の壁は内膜・筋層・外膜の3層から成っている．

　① **心内膜*** endocardium：　最内層にある結合組織性の薄い膜で，その内面は血管と同様に 内皮という一種の扁平上皮で おおわれている．心臓の弁が すべて この内膜のひだであることは 上記の通りである．

A. 心　臓　325

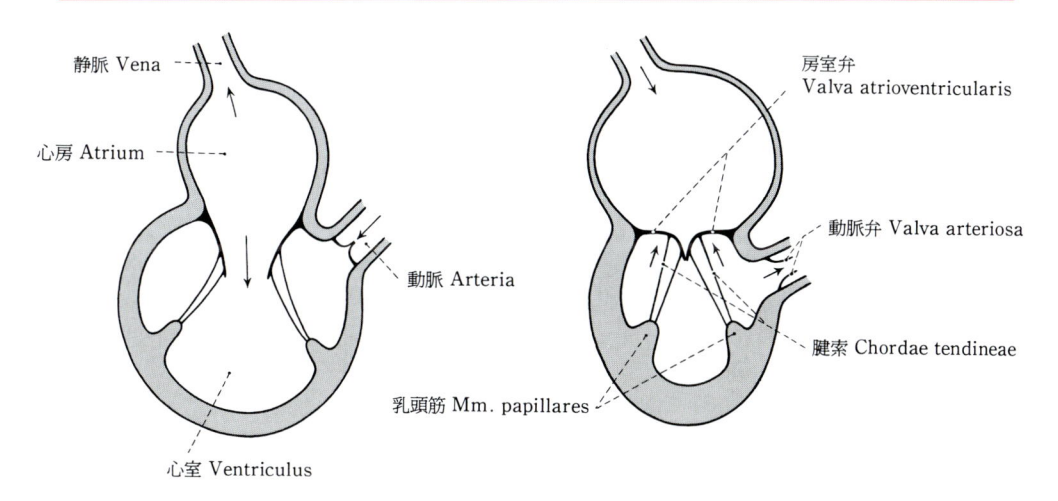

図 299　心臓のポンプ作用を示す模型図
左図は心房収縮，心室弛緩の状態，右図は逆に心房弛緩，心室収縮の状態．
矢印は血液の流れる方向を示す．

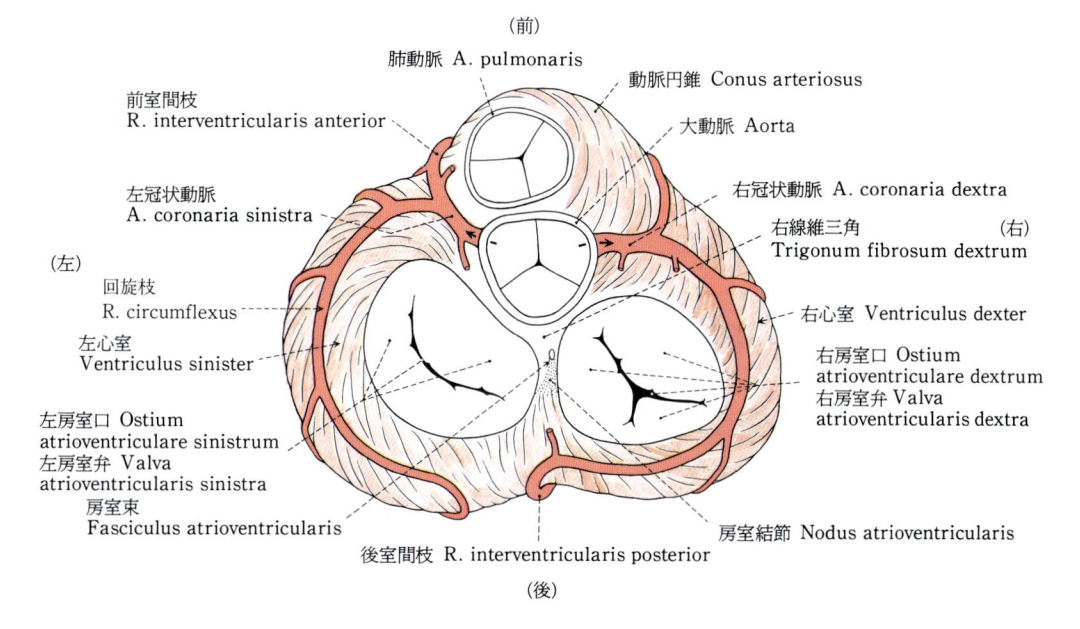

図 300　心臓の弁と動脈　［順天堂大学　浅見一羊教授］
心房を取り除いて　心室を上から見たところ．

② **心筋層* myocardium**：　中層をなす厚い筋層で，心臓壁の主部をなしている．いわゆる心筋線維（緒論の「筋組織」の項，6頁参照）で出来ていて，その運動は平滑筋のように不随意性であるが，骨格筋に似て敏速である．

筋層（したがって心臓壁）の厚さは，心房と心室とで 著しくちがっている（図297〜299）．心房は血液を心室に送りこめば足りるのであるから，比較的 薄く，心室は肺ないし全身の抵抗に打ち勝って血液を押し出さねばならないので，非常に厚い．なお 左右の心房は その仕事の量に差がないから，壁の厚さも同じであるが，心室では体循環と肺循環の差に相当して左が右より はるかに厚い．

心臓壁をメスで外表から深部へと解剖していくと，筋層に線維束の走向により心房では2層，心室では3層（外斜層・中輪層・内斜層）が区別される．しかし 心臓を まるごと煮て，心筋をばらしてみると，上記の各層はたがいに連絡していて，ひと連なりの筋線維束で出来ていることが知られる．ただし心房の筋層と心室の筋層とは たがいに独立していて，その間には 後述の刺激伝導系を除いては筋線維の連絡がない．

心房と心室との境には，左右の房室口を取り巻いて 結合組織性の輪状帯（**線維輪** anulus fibrosus）があり，また肺動脈口と大動脈口も線維性の輪で取り巻かれている．これらは順次に連絡して，結合組織性の「心臓骨格」（"Herzskelett" d.）をつくっている．この「骨格」の中心をなすのは，左右の房室口と大動脈口との間に はさまれた **右線維三角** trigonum fibrosum dextrum で，反芻類では ここに心臓骨 Herzknocken d. という小骨がある．後述の刺激伝導系の房室束はここを貫いている（図300）．左の房室口と大動脈口との間にも「骨格」の肥厚部があり，これを**左線維三角** trigonum fibrosum sinistrum という．なお大動脈口の右側の骨格部は下方にのびて，心室中隔の上部に**膜性部** pars membranacea をつくっている（刺激伝導系の房室束はここを通る）．

③　**心外膜*** epicardium：　最外層すなわち心臓の表面を おおう漿膜で，心膜の臓側葉である．その表面は平滑で，漿液によって ぬれている（「心膜」の項，330頁参照）．

5　刺激伝導系

心臓の壁には，一般の心筋線維とは形態と機能の異なる「特殊筋線維」系が広く分布して，心房の一局部に起こった興奮（すなわち収縮命令）を心筋全体に伝達するようになっている．この系統を**刺激伝導系***conducting system e., Reizleitungssystem d.（田原 淳, 1906）といい，つぎの各部から成っている．

①　**洞房結節*** または**洞結節** sinuatrial node, sinus node e., Sinusknoten d., また**キース・フラックの結節*** Keith-Flack's node e.[1]：　右心房の上前隅に上大静脈が開口するところを内面から見ると，鋭い鎌状のひだが走っている．心臓と静脈の境界にあたるので **分界稜*** crista terminalis とよばれる．この稜線の内膜下に細い特殊筋線維の集塊があり，これが洞（房）結節である（図301）．心臓の拍動の起こるところ―**歩調とり** pace maker が存在する場所である．この結節の筋線維は右と左の心房筋のなかに放散し，姿をかくすが，収縮刺激は伏流水のように下方へ伝達されて，②に集まる．

②　**房室結節*** atrioventricular node e., Atrioventrikularknoten d., また**田原の結節***

---

[1] Sir Arthur Keith（1862〜1956）はロンドンの著名な解剖学者．田原 淳の刺激伝導系の発見（1906）に刺激されて生理学者 Martin Flack（1882〜1931）とともに洞房結節を発見したのは1907年である．

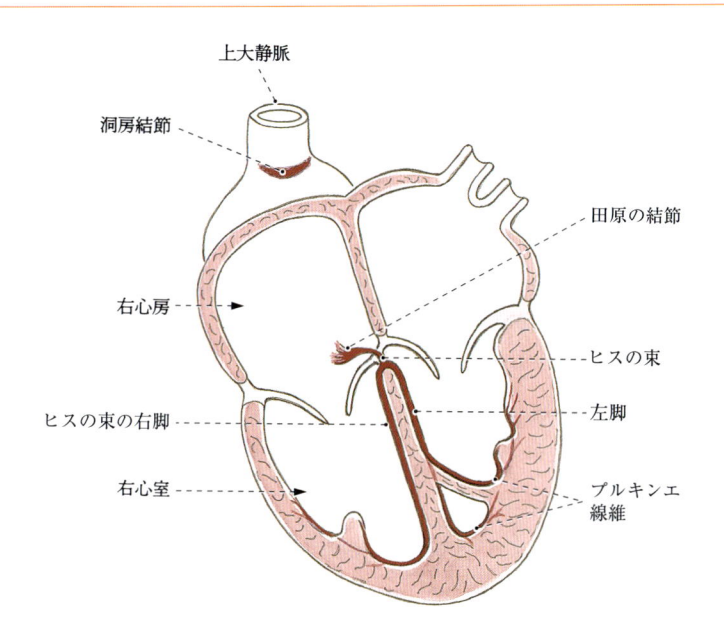

図 301 刺激伝導系の全景（模型図）

node of Tawara e., Tawarascher Knoten d.[1]： 右心房の下面に横たわる，開きかけた扇子のような形の特殊筋線維集団である．扇子の先には，心房から興奮を伝える無数の筋線維が流入してくる．要(かなめ)のがわは，茎のように伸びて，③ に移行する．

③　**ヒスの束*** bundle of His e., Hissches Bündel d.[2]（**房室束*** fasciculus atrioventricularis）： ②から伸びる太さ 1 mm あまりの特殊筋線維の束で，これが心房と心室の筋の唯一の連結部である．すなわち ヒスの束は右線維三角を貫いて下行し，心室中隔を またぐように右脚と左脚に分かれる．

④　**プルキンエ線維** Purkinje fiber e., Purkinjesche Faser d.： 右脚と左脚の特殊筋束は，それぞれ 右心室と左心室の内膜下を 樹枝状に分かれながら 心室中隔を下行し，さらに心室の側面を這い上がる．組織像としては，太い特殊な筋線維が内膜下に特別の層をつくって走っており，古くからプルキンエ[3] 線維の名で知られていた．この特殊筋線維は次第

---

1) 田原 淳(タワラ・スナオ)(1873〜1955)はドイツの病理学者 Ludwig Aschoff のもとに留学し，ほとんど独力でヒトを含む数種の哺乳類の心臓の刺激伝導系の研究を行ない，成果を単行書 "Das Reizleitungssystem des Säugetierherzens" として刊行した(1906)．この研究で田原は単に房室結節を発見しただけでなく，この結節からヒス束，プルキンエ線維を経て一般心室筋に達する「刺激伝導系」(この名称も田原の提唱)の存在と，その機能的意義を はじめて明らかにした．心臓生理学，心臓病学の基礎を築いたこの研究は，当然 ノーベル賞に価するものだった．その後 長く九州大学の病理学教授をつとめた．
2) Wilhelm His junior(1863〜1934)はドイツの著名な解剖学者 Wilhelm His の息子で，バーゼル，ゲッチンゲン，ベルリンなどの内科の教授だった．房室束の発見は 1893 年である．
3) Johannes Evangelista Purkinje(1787〜1869)はチェコの著名な生理学者で，組織学や発生学にも大きな貢献をした．彼が細胞学を提唱したのは 1837 年であり，心室内面に不思議な細胞の網工を記載したのは 1845 年であるが，その正体は 田原の研究まで不明だった．

に心室壁の一般筋線維に移行する．

　こうして心臓の筋は ① から ④ の順序に興奮が伝わることによって，心房の大静脈の流入部から心室の先端部へと，順序正しく収縮することが出来る[1]．

　心臓に分布する副交感神経(迷走神経)と交感神経は，洞房結節に集中的に分布し，結節の筋線維と密接して終わっている．

　以上の刺激伝導系の構成をまとめると，つぎのようになる．（各部の発見者と年も記してある．発見の順序と逆方向に筋収縮が進行することに注意．）

```
洞房結節 → 心房筋 → 房室結節 → 房室束 ┬ 右脚 → プルキンエ線維 → 右心室の筋
keith &             Tawara 1906  His 1893 │
 Flack                                     └ 左脚 → プルキンエ線維 → 左心室の筋
 1907                                                     Purkinje 1845
```

　顕微鏡でみる刺激伝導系の筋線維は 普通の心筋線維よりも筋形質に富み，原線維に乏しいことが特徴である．筋線維の太さは，結節のところは普通の心筋線維より細くて網状に錯綜しているのに対して，プルキンエ線維は非常に太くて，あらい網をなして心内膜下にひろがっている．この構造は，注意すれば 内膜面から肉眼で見ることが出来る．ウシ，ヒツジなどの反芻類では，プルキンエ線維が著しく太いので，肉眼で非常に明瞭に観察できる．

6 心臓の脈管

　心臓は終生 間断なく運動する器官であるから，その壁は 著しく血管とリンパ管に富んでいる．これらは 太いものは心臓の表層で 外膜下を走るが，それから次第に深部に進入する．心臓の動脈は形態学的には かなり吻合を示すが，いわゆる**機能的終動脈**(307 頁)と考えるべきものである．

　　動脈枝が壁の肥厚によって細くなったり，凝血がつまったりして血流障害を起こすと，その領域の心筋組織の壊死をきたす．これが**心筋梗塞** myocardial infarction e., Myokardinfarkt d.である．

　心臓の動脈は 2 本の**冠状動脈*** aa. coronariae(cordis)で，大動脈の起始部から起こって左右に向かい，心臓全体に分布する．**左冠状動脈*** a. coronaria sinistra は大動脈洞(323 頁)の左半月弁の直上から起こり，心臓の前面に出るところで **前室間枝*** r. interventricularis anterior(前室間溝を下行する)と**回旋枝*** r. circumflexus(冠状溝を後ろへ回る)に分かれる．**右冠状動脈*** a. coronaria dextra は右半月弁の直上から起こり，右心室の前面に枝を下ろしながら 冠状溝を後ろへ回り，**後室間枝*** r. interventricularis posterior となって終わる(図 300，302，303)．

　　左右の冠状動脈の分布域と分枝パターンには，著しく個人差が大きい．しかし一般には**左冠**

---

1) 臨床で遭遇する**心臓遮断** heart block e., Herzblock d. は房室系の中断された状態で，この場合には心房と心室が たがいに無関係に収縮する．人工的心臓遮断の簡単な実験として，カエルの心臓で心室と心房との間を糸でしばると，それまで整然と協調的に収縮していた心室と心房が，それぞれ独自の運動を行なうようになる．

A. 心　臓　329

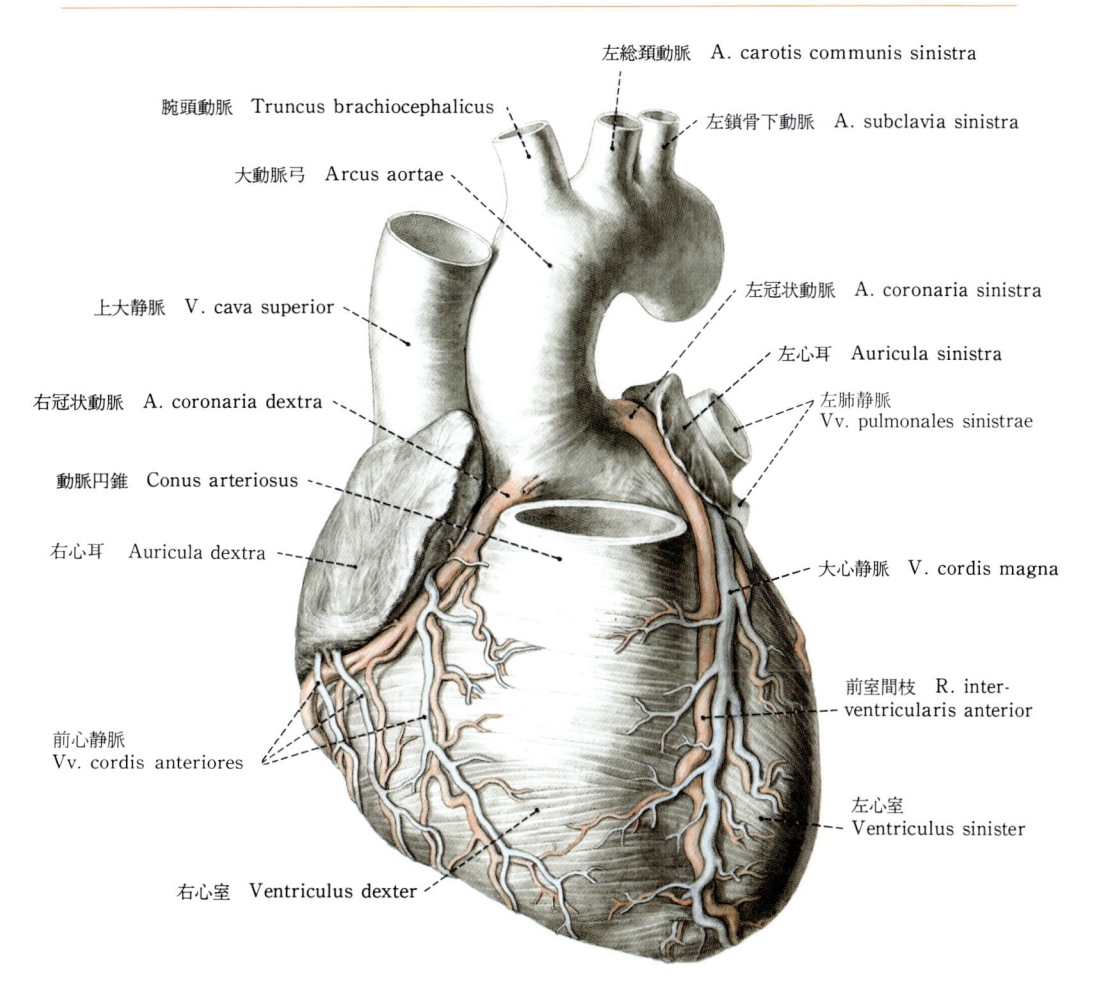

図 302　心臓の血管（前面）　×0.6
心外膜は心臓に分布するリンパ管や神経とともに除いてある．図 295 参照．

状動脈の前室間枝が強大で，この枝の血流障害に起因する**狭心症** angina pectoris（心筋の酸素不足による機能障害で激しい痛みを伴う）や**心筋梗塞**（上記）は致命的となることが多い．

静脈は ほぼ動脈と並んで走り，主として**冠状静脈洞*** sinus coronarius（図 297, 303）に集まって右心房に開き，なお一部の小静脈は直接に最寄りの心房または心室に注いでいる．
リンパ管については後述の「リンパ管系」を見られたい．

7　心臓の神経

心臓を支配する神経は **交感神経*** と**迷走神経*** とであって，これらの心臓枝は 大動脈と肺動脈の基部の周囲で**心臓神経叢*** plexus cardiacus をつくり，これから出る多数の神経線維が心臓全体に分布している．とくに心臓の**歩調とり** pace maker e. である洞房結節に集中的に分布し，そのさい 交感神経は心臓の運動を促進し（拍動数と収縮力を高める），

330　脈管系

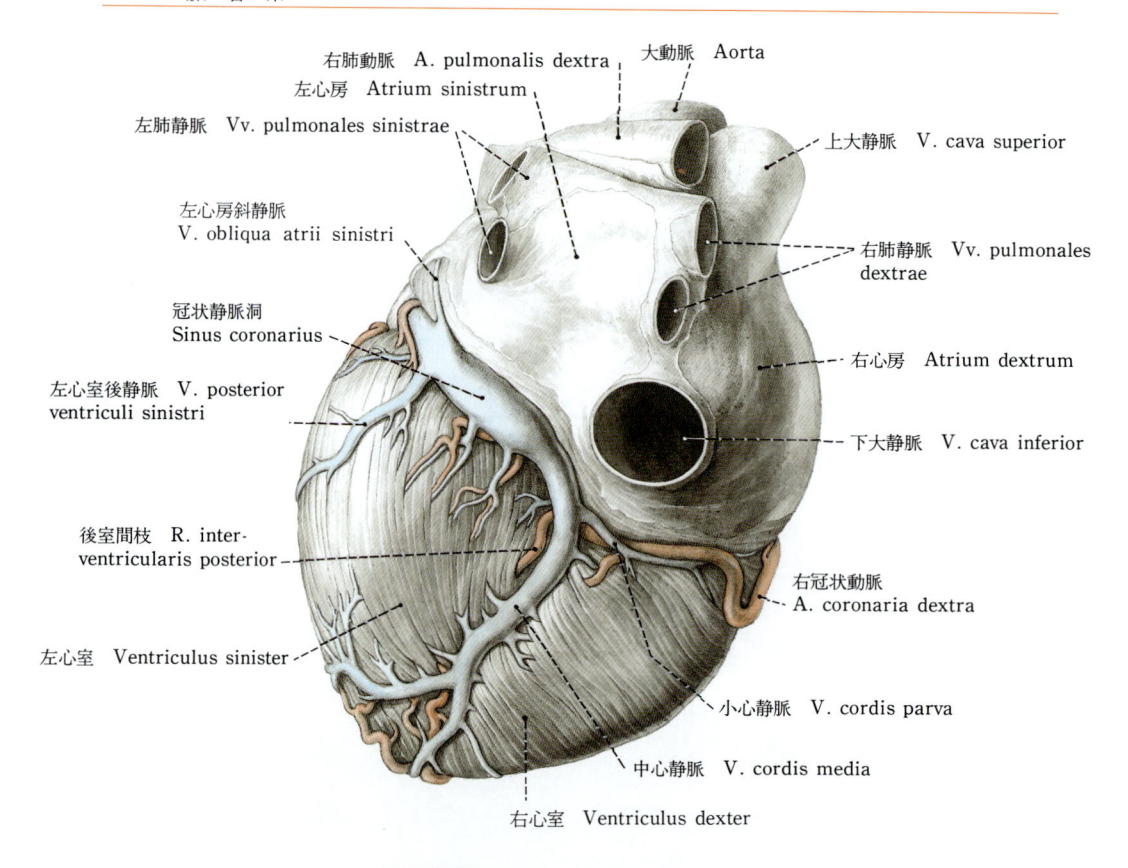

図 303　心臓の血管（後下面）　×0.6
心外膜は心臓に分布するリンパ管や神経とともに除いてある．図296参照．

迷走神経はこれを抑制する（「自律神経系」の項を参照）．これらの遠心性線維のほかに，心臓には**求心性線維**もかなり多く分布している．なかでも　心筋線維の酸素不足（狭心症の場合のように血液供給の不足による）を**痛み**として伝える線維は　交感神経の経路をとる．

　このほか 心房や房室境界部の壁のなかには 多数の神経細胞が分布し，心臓の自動的運動に関与しているといわれるが，よくわかっていない．

8　心　膜

　心膜* pericardium は心臓を包む漿膜の囊である．腹膜や胸膜と同様に臓側葉と壁側葉とから成り，その間に狭い**心膜腔*** cavum pericardii をはさんでいる．心膜腔のなかにある漿液を**心膜液*** liquor pericardii という．

　臓側葉はすなわち前述の**心外膜*** epicardium で，心臓の表面を包んだのち，動脈幹の基部で折れ返って 壁側葉 すなわち 狭義の心膜（または**心囊*** Herzbeutel d.）となり，心膜腔を隔てて 再び心臓を包んでいる．心囊は前は前胸壁の内面，下は横隔膜の上面に癒着し，また左右両側は胸膜の縦隔部と癒着して 漿膜の二重層をつくっている．壁側胸膜に

くらべると はるかに厚くて 丈夫である（図146〜149，230，231，233）．

B. 肺循環の血管系

肺循環系は また**小循環系**ともよばれる．次の経路から成る．

> 肺動脈 → 肺の毛細血管網 → 肺静脈

全身から集まってくる静脈血を肺に送り，ここで 呼吸作用によって 血液から炭酸ガスをとり去って酸素を与え（すなわち動脈血に変えて），心臓に送り返すのである．肺循環が体循環よりも規模の小さいことは，小循環という名の示す通りであるが，心臓に出入りする血管の内径は 大循環のものと変わらない（図284，295〜298）．

1 肺動脈

肺動脈* truncus pulmonalis は右心室の前上隅にある動脈口から始まり，**大動脈の基部の前**を上左後方にねじれて上り，大動脈弓の下で左右の枝に分かれ（図295，296，298），肺門から気管支とともに肺のなかにはいって 樹状に分かれる．その末梢の方は 終動脈となっている．肺動脈のなかには 全身から集まった静脈血が通る．この動脈の基部に **肺動脈弁*** があることは すでに述べた（図300）．

2 肺静脈

肺静脈* vv. pulmonales は左右2条ずつある．左右の肺の内部から起こって 肺門を出，内側の方に走って それぞれ独立に左心房に注いでいる．そのなかには 肺で浄化された動脈血が通っている（図226，227，296，303）．

C. 体循環の血管系

体循環系（また**大循環系**とも呼ばれる）は つぎの経路から成っている．

> 大動脈 → 全身の毛細血管網 → 上下の大静脈

腸から吸収した栄養と 肺からとり入れた酸素は この系統によって全身に供給され，また体内で発生した老廃物と炭酸ガスは この系統によって集められる．

●動 脈 系

体循環の動脈は すべて1本の本幹から派出する．この本幹が**大動脈*** aorta で，直径は 2～3 cm もある．左心室から始まり，わずかに上行したのち，後左方に曲がって脊柱に沿って下り，横隔膜を貫き，第4腰椎の前面に達し，急に細い正中仙骨動脈となって 終わっている．その全景は さながら柄の曲がったステッキのようである（図304，305）．

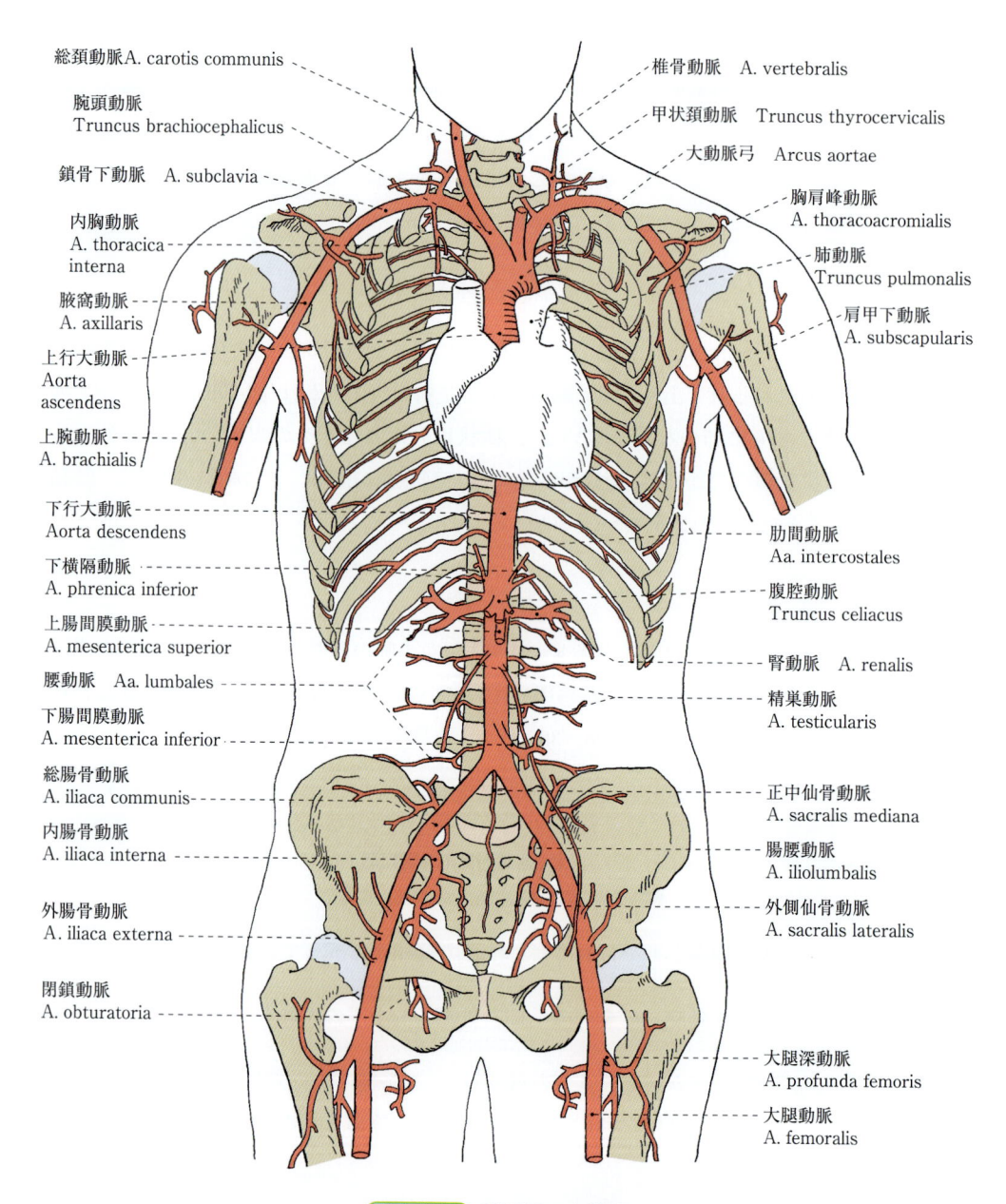

図 304 動脈系の本幹部

C. 体循環の血管系　333

これを その部位によって，1) 上行大動脈，2) 大動脈弓，3) 胸大動脈，4) 腹大動脈，5) 正中仙骨動脈に区別する．胸大動脈以下を総称して**下行大動脈*** aorta descendens という（図 305）．

1 上行大動脈

上行大動脈* aorta ascendens は左心室の動脈口から起こり，**肺動脈の後ろを**，これとねじれて上右前方に進み，肺動脈の右前（第 2 胸肋関節の高さ）で大動脈弓に移行する．大動

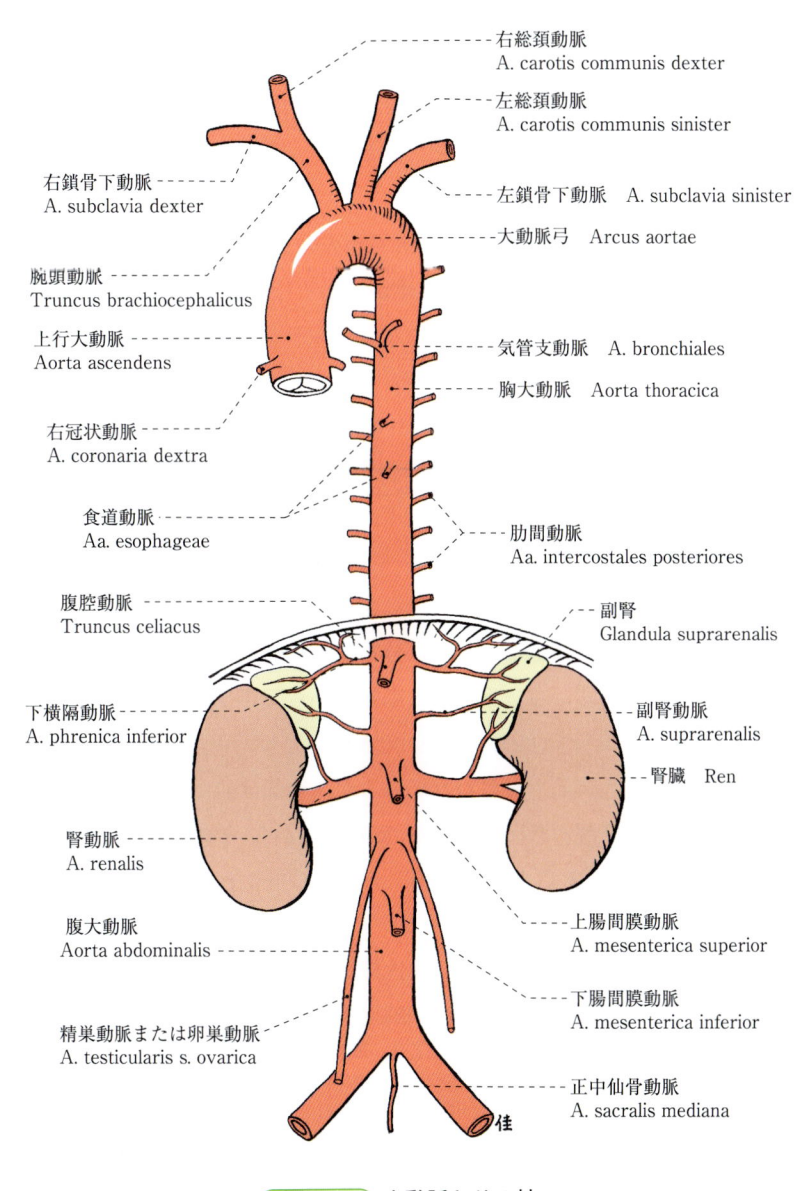

図 305　大動脈とその枝

脈と肺動脈のねじれは ねじと同じ方向であると覚えておくと便利である．上行大動脈の長さは5〜6cmである．上行大動脈の起始部には大動脈弁があって，血液が心室に逆流するのを防いでいることは，すでに心臓の項で述べた．

上行大動脈から出る枝としては，左右の**冠状動脈**があるだけである(図302，305)．

2　大動脈弓

大動脈弓* arcus aortae, arch of aorta e., Aortenbogen d. は上行大動脈と下行大動脈との移行部をなす弯曲部である．上行大動脈に続き，**右の肺動脈と左の気管支の上**を越えて後方に曲がり，気管と食道の左側を通り，第4胸椎体の左側で下行大動脈となる．大動脈弓の枝としては つぎの3本がある．

① **腕頭動脈*** truncus[1] brachiocephalicus：　気管の前を右上の方に上り，右側の胸鎖関節の後ろで右総頸動脈と右鎖骨下動脈とに分かれる．後者が上肢すなわち「腕」に，前者が「頭」に分布するので「腕頭」の名が付けられた(図150，304)．

② **左総頸動脈**：　腕頭動脈の左側で大動脈弓から分かれる(図146〜150，304)．

③ **左鎖骨下動脈**：　左総頸動脈のすぐ左側から出る(図150，304)．

動脈系の本幹が なぜ このように著しい左右非対称形を示しているのだろうか．両生類と爬虫類では 大動脈は2個の大動脈弓をもち，左右対称である．鳥類と哺乳類でも，発生の初期には 動脈系は左右対称に出来るが，のちに鳥類では左の大動脈弓が，哺乳類では右の大動脈弓が消失するのである．哺乳類の腕頭動脈は 右の大動脈弓の一部が残存したものである(発生学書を参照せよ)．

3　総頸動脈

総頸動脈 a. carotis communis は頸と頭に分布する動脈と考えてよい．右は胸鎖関節の後ろのところで腕頭動脈から，左は直接に大動脈弓から起こり，気管と甲状腺との外側を上行する．

総頸動脈は下部は胸鎖乳突筋でおおわれているが，上部は前に述べた頸動脈三角のところで皮膚と広頸筋の直下に現われているから，皮膚の上から その拍動が触れられる．総頸動脈は 甲状軟骨の上縁の高さで 内頸動脈と外頸動脈に分かれる(図150，308)．

この動脈の分岐部には，内側面に米粒よりやや小さい**頸動脈小体*** glomus caroticum があり，迷走神経と舌咽神経から多数の自律性線維を受けている(図306)．

　　頸動脈小体は，ペプチド性分泌果粒をもつ細胞(パラニューロン)の集団と神経線維束の混在する組織に 多数の毛細血管が侵入した構造で，血液中の CO_2 の分圧を感知する**化学受容器**

---

[1] 短い動脈で その先が いくつかの ほぼ等値の枝に分かれているものを truncus という．「動脈幹」という意味である．truncus brachiocephalicus のほかに tr. costocervicalis と tr. thyrocervicalis がある．日本語名はこれにとらわれず，簡単に「動脈」としてある．

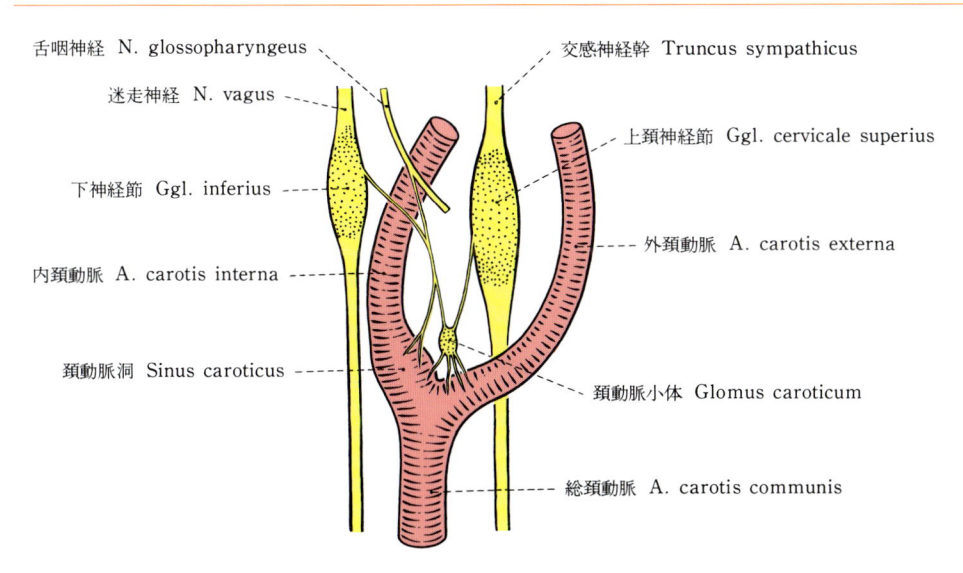

図 306　頚動脈と頚動脈小体の神経支配（模型図）　［斎藤，改変］

chemoreceptor であると考えられている．すなわち，呼吸機能が低下するなどして 血中の CO_2 の量がふえると，パラニューロンの興奮を起こし，神経を介して呼吸運動を促すといわれる．

4　内頚動脈

内頚動脈＊a. carotis interna は総頚動脈から分かれて咽頭の外側を上り，頭蓋底の頚動脈管を通って 頭蓋腔のなかにはいる．このとき 著しく前方に弯曲している[1]．頭蓋腔のなかでは，まず トルコ鞍の外側を海綿静脈洞を貫いて S 状に前進し，視神経管の直後で眼動脈を分枝し，後上方に曲がって[2] 数本の枝に分かれつつ 脳に分布する（図 308）．

　内頚動脈の起始部は やゃふくらんでいて，これを**頚動脈洞**＊ sinus caroticus という（図 306, 308）．洞壁は実験的研究によると循環機能を調節する働きをもち，解剖学的には特殊の知覚神経（主として舌咽神経の枝）の分布を受けている（Hering, 1923）．この部を頚椎の肋横突起に向かって圧迫すると，いわゆる**頚動脈洞症状**（徐脈と降圧）が起こる．このように，頚動脈洞の壁は**血圧受容器** pressoreceptor として はたらいている．

　分岐部における内外頚動脈の位置関係は局所解剖学的に重要である．内頚動脈は外頚動脈の後外側にある．外科手術のとき内外頚動脈を識別するには，この位置関係のほかに，内頚動脈は分岐部付近では まったく枝を出していないことを目じるしにするとよい（図 307, 308）．

内頚動脈の枝の主なものをあげると つぎの通りである．

① **眼動脈**＊ a. ophthalmica： 視神経とともに視神経管を通って眼窩にはいり，多数の枝に分かれて眼窩の内容（眼球・涙腺・結膜）・眼瞼・前頭部・鼻腔壁などに分布する．その枝の主なものを以下にあげる．

---

[1], [2]　内頚動脈がこのように弯曲するのは，心臓の拍動による血液の衝撃を殺して，脳組織に均等な血圧の血流を送るための機構であると思われる．椎骨動脈の 環椎上での弯曲も 同じ意味をもつものであろう．

網膜中心動脈* a. centralis retinae： 眼動脈のもっとも重要な枝である．視神経の中心を貫いて前進し，視神経円板から網膜に分布する（「視覚器」の項参照）．

眼窩上動脈* a. supraorbitalis： 同名の神経とともに 眼窩上壁の前縁をまわって 前頭部に分布する（図392）．

滑車上動脈 a. supratrochlearis： 前述の眼窩上動脈の内側で眼窩上壁の前縁をまわって前頭部に現われ，前頭部と その付近に分布する（図374, 392）．この動脈が 内眼角部で顔面動脈の終枝である眼角動脈（図307）と吻合していることに 注意すべきである．

篩骨動脈 aa. ethmoidales： 前後2本あり，眼窩の上内側壁を貫いて篩骨洞，鼻腔壁，脳硬膜などに分布する．

 ② 前大脳動脈
 ③ 前交通動脈
 ④ 前脈絡叢動脈
 ⑤ 中大脳動脈
 ⑥ 後交通動脈

②〜⑥ はいずれも脳に分布するので「脳の血管」の項で述べる（図308, 387）．

5 外頸動脈

外頸動脈*a. carotis externa は内頸動脈と分かれて その前内側を上行し，顎二腹筋後腹と茎突舌骨筋の内側，下顎角の内側を通って下顎の高さに達し，ここで終枝すなわち顎動脈と浅側頭動脈とに分かれる．その経過中の主な枝と分布区域とをあげる（図307）．

 ① **上甲状腺動脈*** a. thyroidea superior： 外頸動脈の根もとから起こり（図307, 308），甲状腺とその付近に分布する（図393）．

 ② **舌動脈*** a. lingualis： ほぼ舌骨の高さで外頸動脈から分かれる（図307, 308）．舌骨後端の上を前内方に走り，舌骨舌筋の内側を通って 2枝に分かれ，舌と その付近に分布する（図179, 393）．

 ③ **顔面動脈*** a. facialis： 舌動脈の少し上方から出る．顎二腹筋の後腹と茎突舌骨筋の内側を通って 前方に折れ，咬筋停止部の前縁のところで 下顎底の下を外方にまわって顔面に現われ，表情筋の間を縫って斜に上前方に走り，**眼角動脈*** a. angularis となって内眼角部に至る．この経過中に**上行口蓋動脈** a. palatina ascendens, **おとがい下動脈** a. submentalis, **下唇動脈** a. labialis inferior, **上唇動脈** a. labialis superior などを派出し，それぞれの部位に血液を送る（図307, 392）．

 ④ **後頭動脈** a. occipitalis： ③の少し上方から起こり，顎二腹筋の後腹におおわれて後上方に走り，乳様突起の後ろをまわって後頭部に行く（図307）．

 ⑤ **後耳介動脈** a. auricularis posterior： ④のさらに上方から分かれる．耳下腺におおわれながら後上方に走り，外耳道と乳様突起との間を通って，耳介・中耳および後頭部

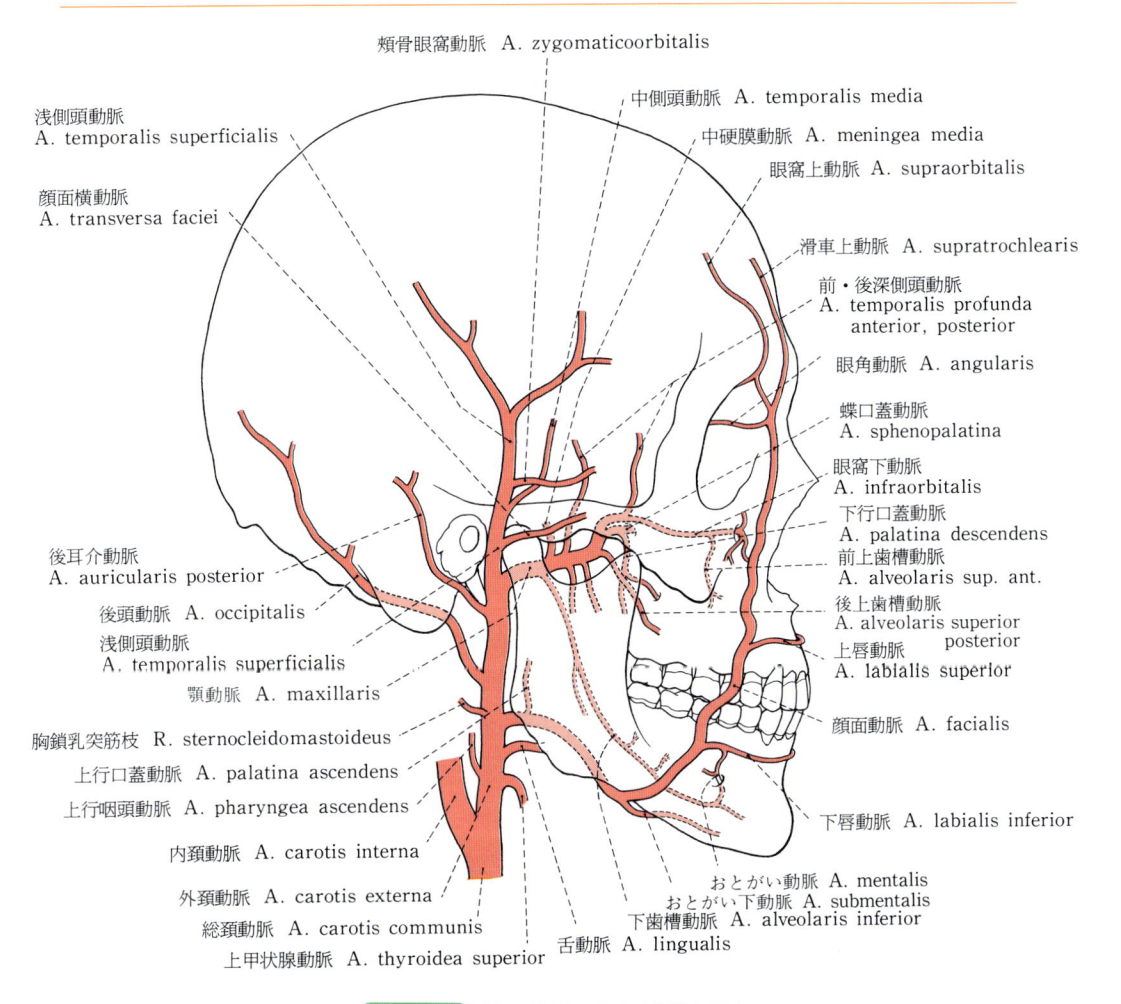

図 307 外頚動脈の分布（半模型図）

に分布する（図307）．

⑥ **上行咽頭動脈** a. pharyngea ascendens： 外頚動脈の起始部の近くから起こり，咽頭の外側を上行して 咽頭壁と頭蓋底に分布する（図307）．

⑦ **浅側頭動脈*** a. temporalis superficialis： 外頚動脈の終枝で，下顎頚の後ろで顎動脈と分かれ，耳下腺に包まれて外耳の前を上行し，多数の枝に分かれて前頭部・頭頂部・側頭部などに分布する（図307, 392）．

⑧ **顎動脈*** a. maxillaris： これも外頚動脈の終枝で，側頭下窩・上顎・下顎・鼻腔・口蓋などに分布する．浅側頭動脈と分かれて下顎頚の内側を通って側頭下窩にはいり，外側翼突筋の外側を前進して翼口蓋窩にはいり，その終枝に分かれる（図307, 393）．経過中の主な枝をあげる．

中硬膜動脈* a. meningea media： 棘孔を通って頭蓋腔にはいり，脳硬膜に分布する

かなり大きい動脈である(図382, 393).（この動脈は，前硬膜動脈・後硬膜動脈とともに，脳の実質とは何も関係のないことに注意せよ.）

下歯槽動脈* a. alveolaris inferior: 同名の神経とともに 下顎孔をはいって 下顎管のなかを前走し，管の前端で **おとがい動脈** a. mentalis となって おとがい孔を出，おとがい部に分布する．この動脈は 下顎管のなかで多数の細枝を出して 歯に血液を送っている．おとがい動脈は 顔面動脈の枝の下唇動脈と吻合する(図307).

頬動脈 a. buccalis: 同名の神経とともに前下方に走り，頬筋と頬粘膜に行く．

後上歯槽動脈* a. alveolaris superior posterior: 本幹が翼口蓋窩にはいる少し手前で発し，2～3枝に分かれて上顎骨の歯槽孔をはいり，主として臼歯部に分布する．

眼窩下動脈* a. infraorbitalis: 下眼窩裂を通って側頭下窩から眼窩にはいり，同名の神経とともに眼窩下溝・眼窩下管を経て 眼窩下孔から再び顔面に現われ，その付近に分布する．この動脈が眼窩底を通過する間に 2～3本の**前上歯槽動脈** aa. alveolares superiores anteriores が派出し，後上歯槽動脈の枝と吻合して，上顎の前歯部に分布する(図307).

下行口蓋動脈* a. palatina descendens: 翼口蓋窩の中で蝶口蓋動脈と分かれ，口蓋神経とともに口蓋管のなかを下って，大小口蓋孔から口蓋に現われる．そのうち 2～3本の**小口蓋動脈** aa. palatinae minores は小口蓋孔を出て 軟口蓋と口蓋扁桃に至り， 1本の**大口蓋動脈** a. palatina major は大口蓋を出て前走し，硬口蓋に分布する．

蝶口蓋動脈* a. sphenopalatina: 翼口蓋窩で下行口蓋動脈と分かれ，内方に向かって蝶口蓋孔を貫き，鼻腔外側壁の後上部に出て鼻腔の後部に分布する．

6 鎖骨下動脈

鎖骨下動脈* a. subclavia は右は腕頭動脈から，左は大動脈弓から起こって 肺尖の前を外方へ走り，前斜角筋と中斜角筋の間を通って 外下方に曲がり，鎖骨の下をすぎて 腋窩に出て 腋窩動脈となる．その経過中の枝には つぎのようなものがあり，主として脳・頚部・胸壁に分布する(図149, 304, 308).

① **内胸動脈*** a. thoracica interna: 前斜角筋の内側で分かれ出て(図308, 309)，前胸壁の後面を下り，前腹壁のなかにはいって**上腹壁動脈*** a. epigastrica superior となり，腹直筋の内部で下から上ってくる下腹壁動脈と吻合している．これは鎖骨下動脈と外腸骨動脈との間の吻合で，いわば大動脈の側副路にあたる．この動脈は その経過中に心膜と横隔膜に枝を与えるとともに，各肋間動脈とも吻合している(「下腹壁動脈」の項参照).

② **椎骨動脈*** a. vertebralis: この動脈は前斜角筋の内側で起こり，第6以上の頚椎の横突孔を順次に貫いて上行し，大後頭孔から頭蓋腔にはいる．環椎の横突孔を貫いたあとで急に内側に向かって弯曲していることは 注目すべき経過である[1]．その後 左右の椎骨

---

1) 335頁の脚注を見よ．

C. 体循環の血管系　339

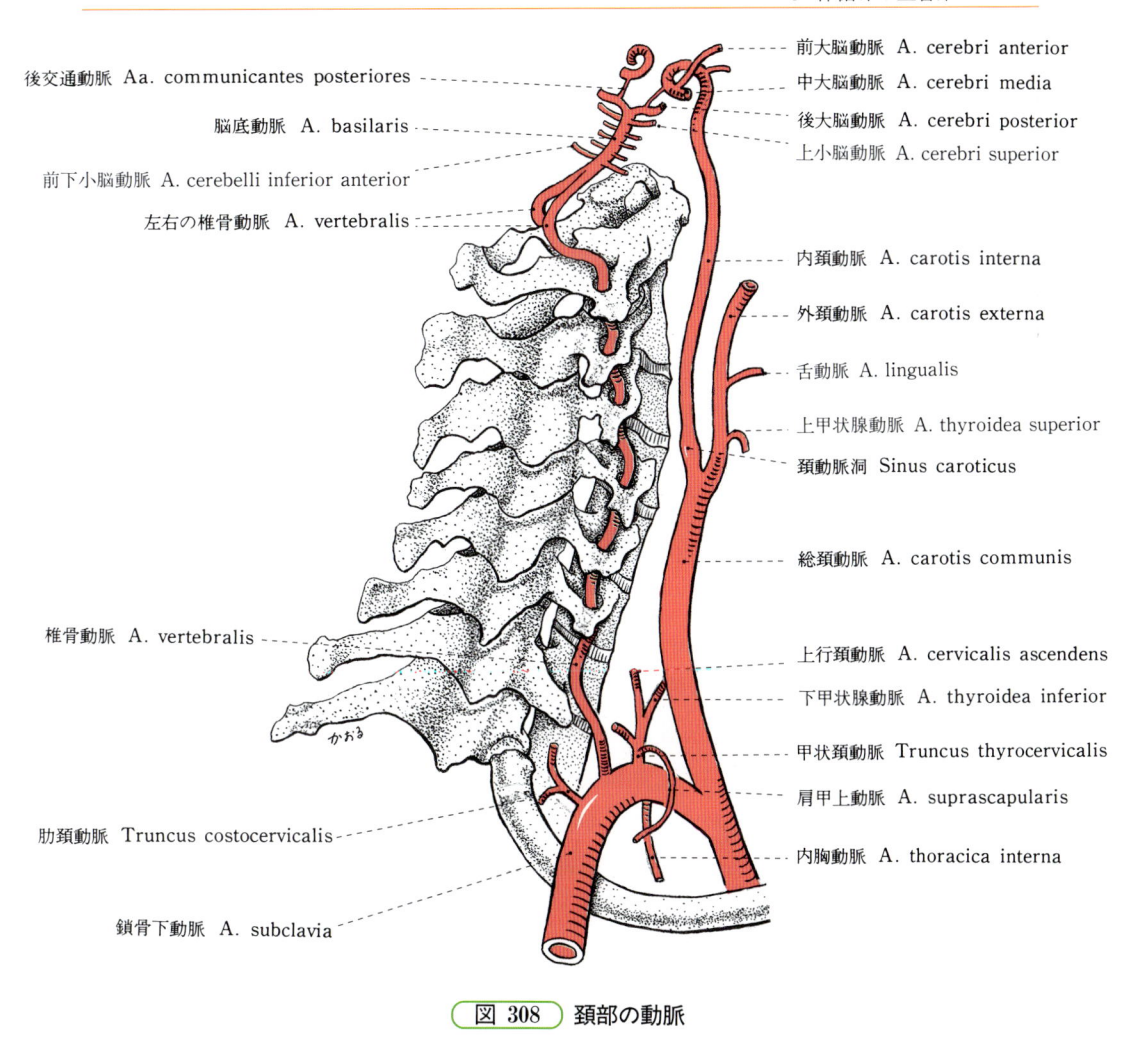

図308　頸部の動脈

動脈は合して1本の**脳底動脈*** a. basilaris となり，延髄・橋・小脳・大脳後部に分布する（図308，386，387）．詳細は「脳の動脈」の項で述べる．

　③　**甲状頸動脈*** truncus thyrocervicalis：　これもまた前斜角筋の内側で始まり，直ちに終枝に分かれる．その主要なものは つぎの3本である（図308）．

　下甲状腺動脈* a. thyroidea inferior：　甲状腺と その付近に分布する．

　上行頸動脈 a. cervicalis ascendens：　前斜角筋の前を上の方に上る．

　肩甲上動脈 a. suprascapularis：　鎖骨の後を外方に走り，肩甲切痕のところで肩甲骨の上縁から背面にまわり，肩甲回旋動脈と吻合している．

　④　**肋頸動脈*** truncus costocervicalis：　甲状頸動脈の近くで後方に出て，これも直ちにつぎの2枝に分かれる．

　最上肋間動脈 a. intercostalis suprema：　さらに2本に分かれ，第1と第2肋間隙を走

る（「肋間動脈」の項参照）．

深頚動脈 a. cervicalis profunda： 第7頚椎横突起と第1肋骨との間を通って後方に進み，頚部深層の筋に分布する．

⑤ **頚横動脈** a. transversa colli： 前斜角筋の外側のところで鎖骨下動脈から起こり，腕神経叢を貫いて肩甲骨の上角部に達し，上下の2枝に分かれる．上枝は上行して頚部の筋に，下枝は肩甲骨の椎骨縁に沿って下り，菱形筋とその隣接筋に分布する．

7　腋窩動脈

腋窩動脈＊ a. axillaris は鎖骨下動脈の続きである．腋窩の外側壁を通り，大胸筋付着腱の下縁の高さで上腕動脈に移行する．その経過中に つぎのような数本の枝を出して，肩甲部・胸郭浅層などに血液を送っている（図304，309，408）．

① **最上胸動脈** a. thoracica suprema： 第1と第2肋間隙の諸筋に分布する小動脈．
② **胸肩峰動脈** a. thoracoacromialis： 三角筋・大胸筋および その付近に分布する．
③ **外側胸動脈** a. thoracica lateralis： 主として前鋸筋に行く．
④ **肩甲下動脈** a. subscapularis： **肩甲回旋動脈** a. circumflexa scapulae と **胸背動脈** a. thoracodorsalis とに分かれ，前者は肩甲骨の腋窩縁を下からまわり，内側腋窩隙を通って肩甲部の背面へ行き（ここで肩甲上動脈と吻合），後者は広背筋と前鋸筋の間を同名神経とともに下って，主として これらの筋を灌漑する．
⑤ **前上腕回旋動脈** a. circumflexa humeri anterior： 肩関節とこれを包む諸筋に分布する．
⑥ **後上腕回旋動脈** a. circumflexa humeri posterior： 後方へ走り，上腕骨と上腕三頭筋の長頭との間にある外側腋窩隙から上腕後面に出て，肩関節と付近の諸筋に分布する．

8　上腕動脈

上腕動脈 a. brachialis は腋窩動脈の続きとして，上腕の内側を上腕二頭筋の内側縁に沿って下り，肘窩で橈骨動脈と尺骨動脈とに二分する．その経過中に3本の枝が出て上腕に分布する（図129，309，406）．なかでも **上腕深動脈**＊ a. profunda brachii がもっとも大きく，これは後方に出て，橈骨神経とともに上腕三頭筋の橈側頭と尺側頭との間を外下方に走り，主として上腕の後側に分布している．

① **橈骨動脈**＊ a. radialis と ② **尺骨動脈**＊ a. ulnaris： 前者は前腕前面の橈側を，後者は尺側を たがいに並んで下り，途中で 前腕に いくらかの枝を与えたのち，手掌において たがいに吻合して，**浅掌動脈弓**＊ arcus palmaris superficialis と **深掌動脈弓**＊ arcus palmaris profundus をつくり，これから手と指に枝を送る．

　　　橈骨動脈は橈骨下端の前面で皮下を走るから，医師が**脈をとる**のに ここが選ばれる．尺骨動脈は 筋におおわれて，皮下に触れないことが多い．

C. 体循環の血管系　341

上行頸動脈　A. cervicalis ascendens
肋頸動脈　Truncus costocervicalis
甲状頸動脈　Truncus thyrocervicalis
頸横動脈　A. transversa colli
浅頸動脈　A. cervicalis superficialis
肩甲上動脈　A. suprascapularis
胸肩峰動脈　A. thoracoacromialis
前上腕回旋動脈　A. circumflexa humeri anterior
後上腕回旋動脈　A. circumflexa humeri posterior
肩甲下動脈　A. subscapularis
肩甲回旋動脈　A. circumflexa scapulae
胸背動脈　A. thoracodorsalis
上腕動脈　A. brachialis
橈側側副動脈　A. collateralis radialis
橈側反回動脈　A. recurrens radialis
橈骨動脈　A. radialis
後骨間動脈　A. interossea posterior
前骨間動脈　A. interossea anterior
浅掌枝　R. palmaris superficialis
深掌動脈弓　Arcus palmaris profundus

下甲状腺動脈　A. thyroidea inferior
椎骨動脈　A. vertebralis
鎖骨下動脈　A. subclavia
総頸動脈　A. carotis communis
腕頭動脈　Truncus brachiocephalicus
内胸動脈　A. thoracica interna
腋窩動脈　A. axillaris
最上胸動脈　A. thoracica suprema
外側胸動脈　A. thoracica lateralis
上腕深動脈　A. profunda brachii
上尺側側副動脈　A. collateralis ulnaris superior
下尺側側副動脈　A. collateralis ulnaris inferior
尺側反回動脈　A. recurrens ulnaris
尺骨動脈　A. ulnaris
総骨間動脈　A. interossea communis
正中動脈　A. mediana
尺骨動脈　A. ulnaris
浅掌動脈弓　Arcus palmaris superficialis
掌側中手動脈　Aa. metacarpeae palmares
掌側指動脈　Aa. digitales palmares

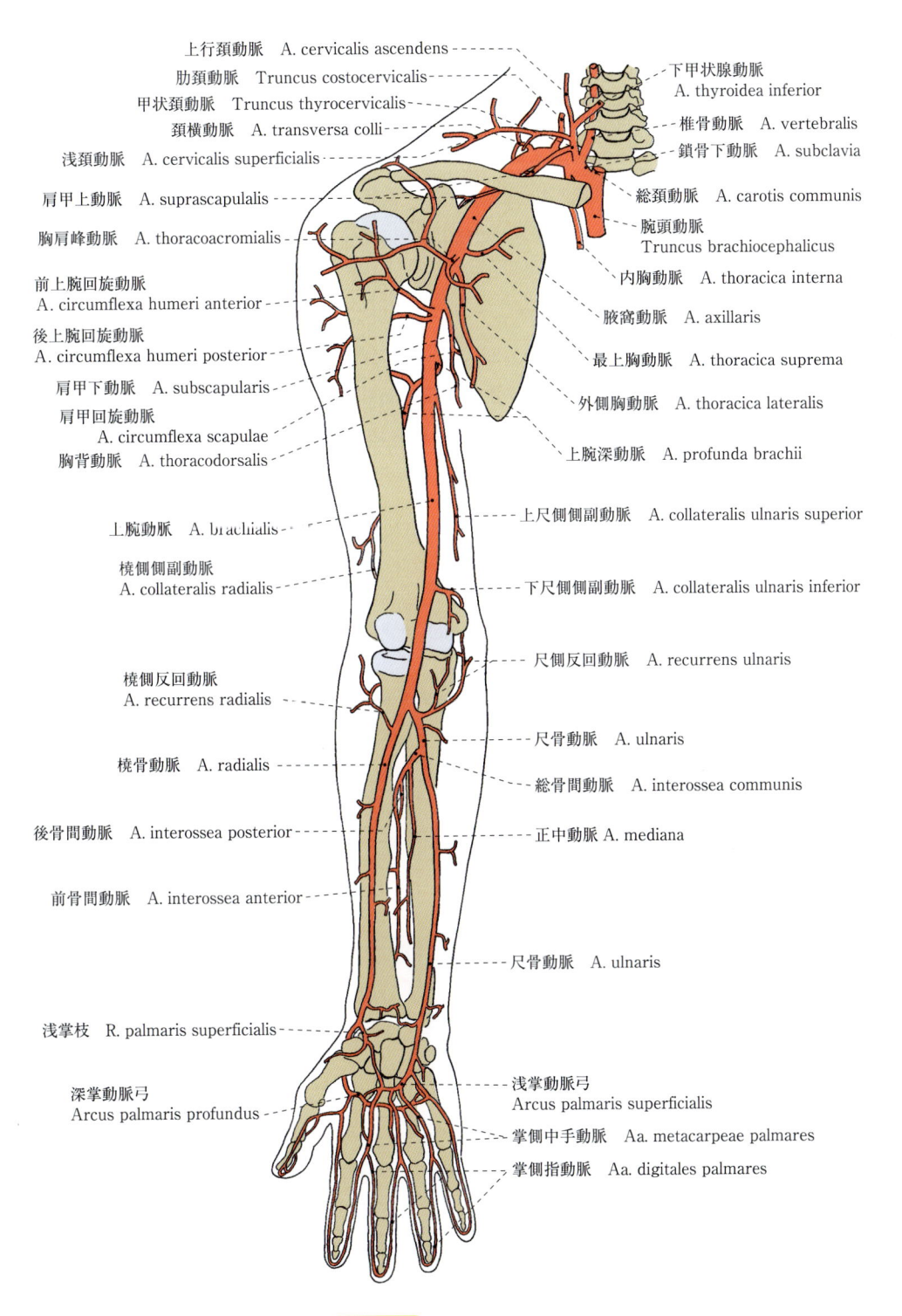

図 309　上肢の動脈（掌側）

なお 尺骨動脈からは**総骨間動脈** a. interossea communis が出て，**後骨間動脈** a. interossea posterior と**前骨間動脈** a. interossea anterior とに分かれ，前腕の深部に分布する（図309，406）．

9 胸大動脈

胸大動脈* aorta thoracica は第4胸椎体の左側で大動脈弓の続きとして始まる．はじめは食道の左側に沿って走るが，下るにしたがって 次第に その後方によじれ，第12胸椎体の前で横隔膜を貫き，腹大動脈となる（図150，305）．

1. 臓側枝

① **気管支動脈*** aa. bronchiales： 2～3本の細い動脈で，気管支に伴って肺門をはいり，肺に分布して その組織に動脈血を供給している（図226，227，「肺の構造」の項参照）．

② **食道動脈** aa. esophageae： 胸大動脈の種々の高さで分かれ出る 数本の小動脈で，食道に分布している．

③ **上横隔動脈** rr. phrenicae superiores： 1対の小枝で 横隔膜に分布する．

2. 壁側枝

壁側枝は 10対の**肋間動脈*** aa. intercostales である．胸大動脈から 一定の間隔を置い

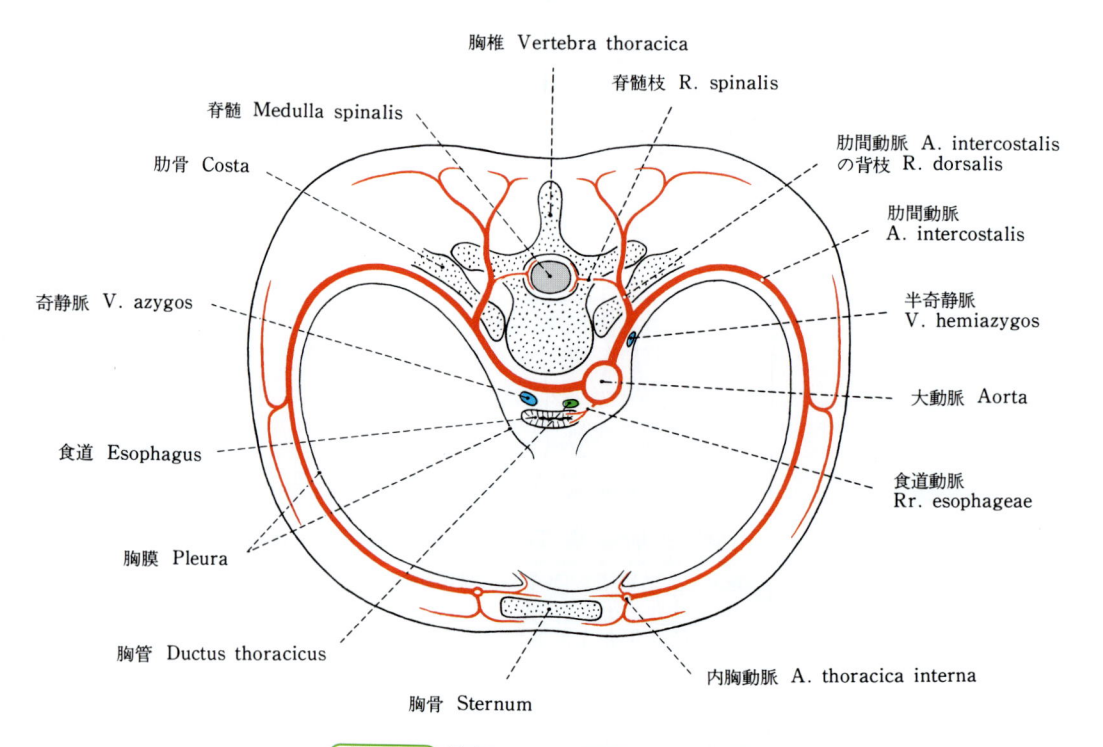

図 310 胸部における動脈の分布（模型図）

て順次に派出し，第3以下の各肋間隙を 同名の神経と並んで走る．本幹は それぞれの肋間隙を肋骨の下縁に沿って脊髄神経の前枝とともに走り，胸壁と上部腹壁とに分布し，また それぞれ 内胸動脈および上腹壁動脈と吻合している．一方 **背枝**は脊髄神経の後枝とともに背方に走り，脊髄と，背なかの筋と皮膚に分布している（図310）（第1，第2肋間隙は最上肋間動脈から枝を受ける．図150，「鎖骨下動脈」の項参照）．

10 腹大動脈

腹大動脈* aorta abdominalis は第12胸椎の高さで（すなわち横隔膜を境として）胸大動脈に続いている．脊柱の前面を下って 第4腰椎の前で 左右に総腸骨動脈を出し，本幹は細い正中仙骨動脈となって 尾骨の先端まで達している．腹大動脈は胸大動脈に比べると，その臓側枝が豊富で強大である（図150，304，305，312）．

1. 臓側枝

腹部内臓の血管系は，**泌尿生殖器系に属する血管**と**消化器系に分布する血管** とに はっきり区別される．前者は大動脈または内腸骨動脈から出る**対性**の枝であり，後者は大動脈

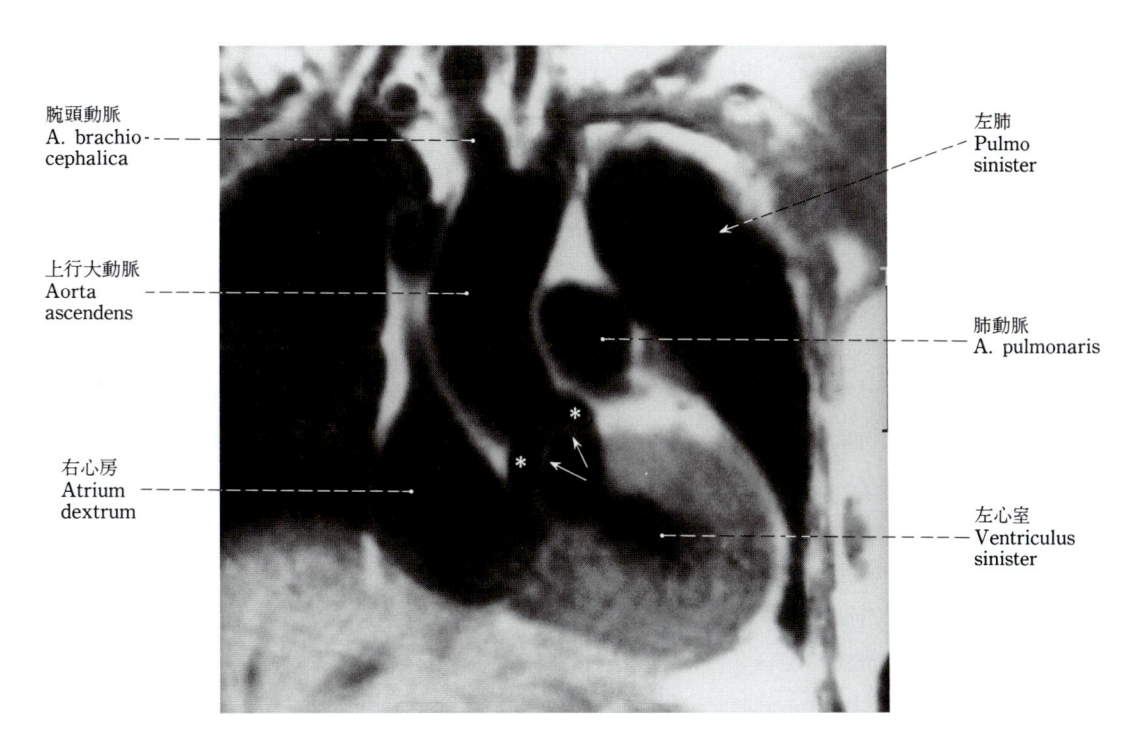

図 311 心臓を中心に胸部の前頭断 MRI 像（T1 強調像）
矢印は大動脈弁 valvae aortae, その上のふくらみ（＊印）は大動脈洞 sinus aortae（ヴァルサルヴァ洞 sinus Valsalvae）．［新潟大学放射線医学教室 酒井邦夫教授の提供］

から出る**非対性**の3本の枝である．血管分布の このような基本法則は 腹部内臓の発生を考えると当然の結果で，泌尿生殖器系は体軸の両側に対性の原基として発生するのに対し，消化器は1本の腸管が分化し 転位して生じるからである(図274)．大動脈の直接の枝としては，副腎[1]・腎臓・精巣(卵巣)に対性の副腎動脈・腎動脈・精巣(卵巣)動脈が分布し，消化器と脾臓[2]に非対性の腹腔動脈・上腸間膜動脈・下腸間膜動脈が分布している．以下これらの動脈を列記するについては，以上に述べたことを強調するため，まず消化器，次に泌尿生殖器の動脈というように並べ，あえて大動脈からの派生順序は無視した．

① **下横隔動脈** a. phrenica inferior： 1対の小枝で，本幹は横隔膜の下面に分布し，別に小枝を副腎に送っている(図149，305)．

② **腹腔動脈*** truncus celiacus： 横隔膜の直下で前方に出る1本の太い動脈で，直ちにつぎの3枝に分かれて 胃・十二指腸・肝臓・膵臓・脾臓に分布する(図149，150，304，312)．

左胃動脈* a. gastrica sinistra： 胃の噴門部から小弯に沿って走り，主として胃壁に血液を送っている．

総肝動脈* a. hepatica communis： これは さらに3枝に分かれる．**右胃動脈*** a. gastrica dextra は比較的 細くて，幽門の近くで分かれ出し，胃の小弯に沿って走り，前述の左胃動脈と吻合している．**固有肝動脈*** a. hepatica propria は小網の肝十二指腸間膜のなかを門脈・総胆管とともに走り，どこまでも これらと行動をともにしながら 肝門から肝臓のなかにひろがり，肝臓に酸素を供給する(「肝臓の構造」の項参照)．胆嚢もこの動脈から血液を受けている．**胃十二指腸動脈*** a. gastroduodenalis は**上膵十二指腸動脈*** a. pancreaticoduodenalis superior を十二指腸と膵臓に送るほか，**右胃大網動脈*** a. gastroepiploica dextra を胃の大弯部に派出している．

脾動脈* a. lienalis： 膵臓の上縁に沿って左方へ走り，脾門から脾臓にはいる．その経過中に いくつかの細枝を膵臓に与える．また **左胃大網動脈*** a. gastroepiploica sinistra を出し，これは胃の大弯に沿って左から右へ走り，右側の同名動脈と吻合している．

③ **上腸間膜動脈*** a. mesenterica superior： 腹腔動脈のすぐ下で大動脈から分岐する1本の太い動脈で，膵臓の後ろを通って十二指腸下部の前面に現われる．ここで腸間膜のなかにはいって 著しく分岐し，主として小腸と大腸の頭側半とに分布する．なお 基部からは**下膵十二指腸動脈*** a. pancreaticoduodenalis inferior が出て，上膵十二指腸動脈とともに膵臓と十二指腸に分布する(図149，203，305，312)．

④ **下腸間膜動脈*** a. mesenterica inferior： 腹大動脈の下部から起こり，下行結腸・S状結腸・直腸に分布する動脈で，上腸間膜動脈より小さい．直腸に行く枝を**上直腸動脈***

---

1),2) 副腎や脾臓は 機能上は 泌尿器ないし消化器と直接の関係がないが，発生学的には それぞれ これらの器官と密接な関係があるから，血管分布の状態にも この関係が残っている．「腹膜の発生」の項を参照のこと．

C. 体循環の血管系

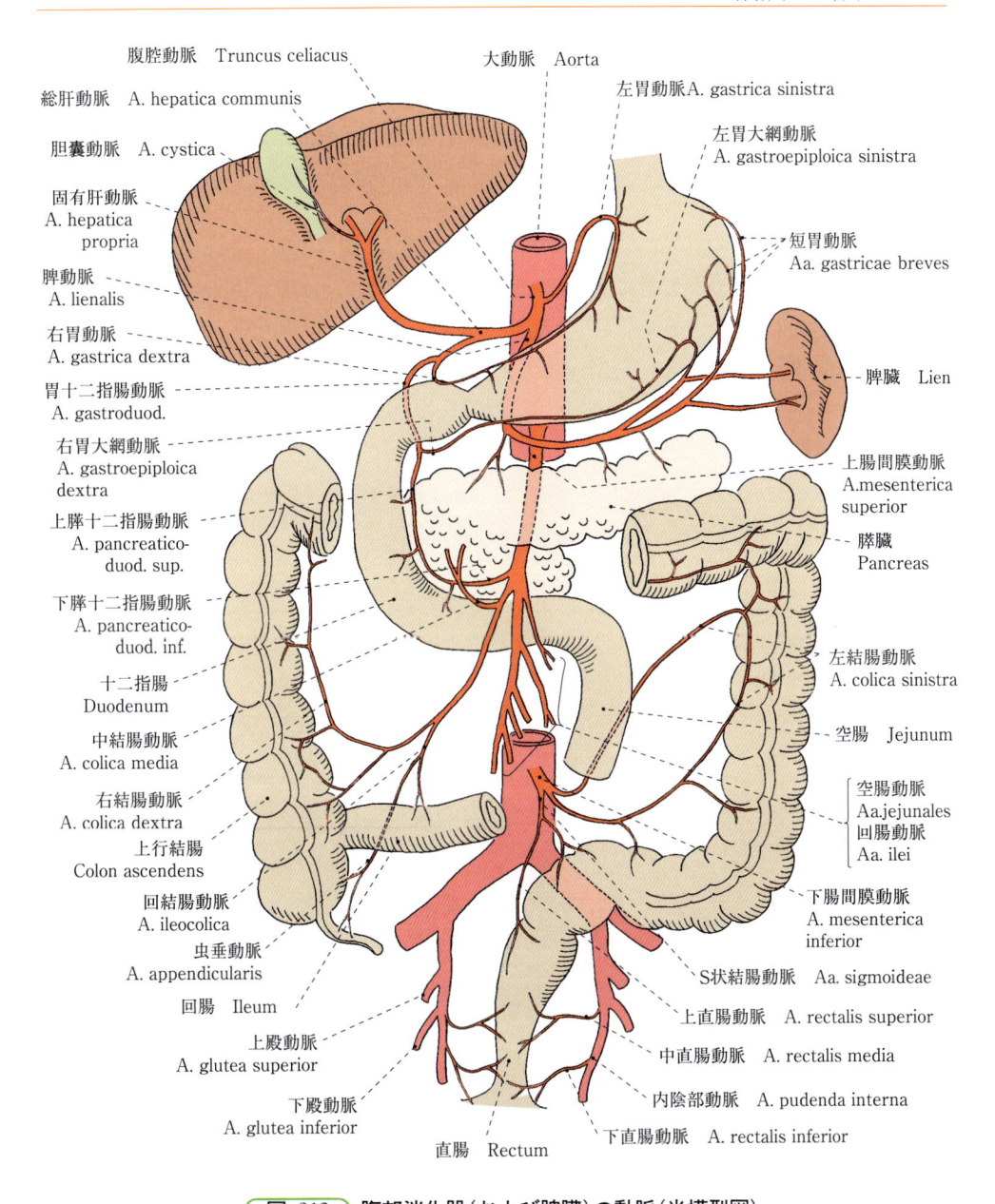

図 312 腹部消化器(および脾臓)の動脈(半模型図)

a. rectalis superior という．

　これらの腸間膜動脈は，基部から最短距離を通って その分布区域に達するために，扇の骨のように放散するとともに，隣の枝との間に 多数のアーケード状の吻合を いとなんでいる．この状態は静脈でも同じで，腸間膜の血管に このように吻合が著しいのは，腸の運動や外圧によって 腸間膜に局所的な圧迫が加わりやすいからである(図149, 312)．

⑤　**副腎動脈*** a. suprarenalis： 1対の小動脈で 副腎に分布する(図305)．

346　脈管系

⑥　**腎動脈*** a. renalis： これも対性で，上腸間膜動脈の下から左右に出て腎臓にはいる．1枝を副腎に送っている．右の腎動脈は下大静脈の後ろを通る(図149，238，305)．

　　副-腎動脈 a. renalis accessoria はしばしば見られる異常で，腎門以外の場所から腎臓に進入するのが普通である．日本名は a. suprarenalis と区別がつかないので，本書ではハイフンをつけた．

⑦　**精巣動脈*** a. testicularis，**卵巣動脈*** a. ovarica： 腹大動脈の中部から起こる1対の細い動脈で，尿管に沿って斜に下外方に下り，精巣(男)または卵巣(女)に行く(図149，304，305，314)．

　　精巣や卵巣が このように高いところから血管を受けていることは，これらの器官が 胎生時に腎臓の近くに存在していたことを物語るものである(「精巣と卵巣の下降」の項参照)．

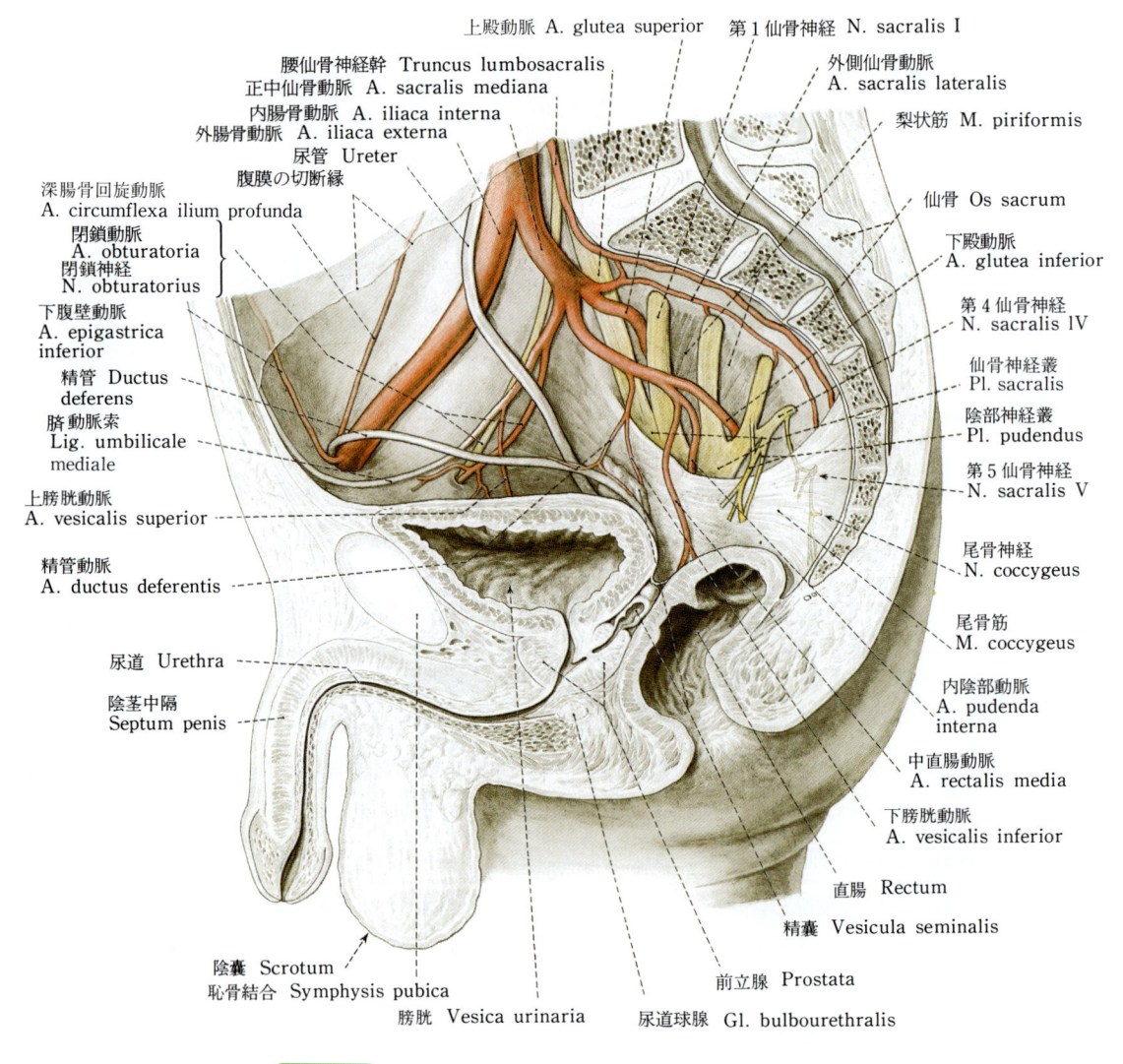

図 313　男の骨盤の動脈と神経(右側を正中面から見る)

2. 壁側枝

これは胸部の肋間動脈に相当するもので，4対の**腰動脈*** aa. lumbales である．肋間動脈と同様の経過を示しながら，脊髄・腰部および腹壁に分布している（図304）．

⑪ 総腸骨動脈

総腸骨動脈* a. iliaca communis は第4腰椎の前で大動脈から分かれて外下方に走り，仙腸関節の高さで内外の腸骨動脈に分かれる．この経過中には枝はない（図304，314，315）．

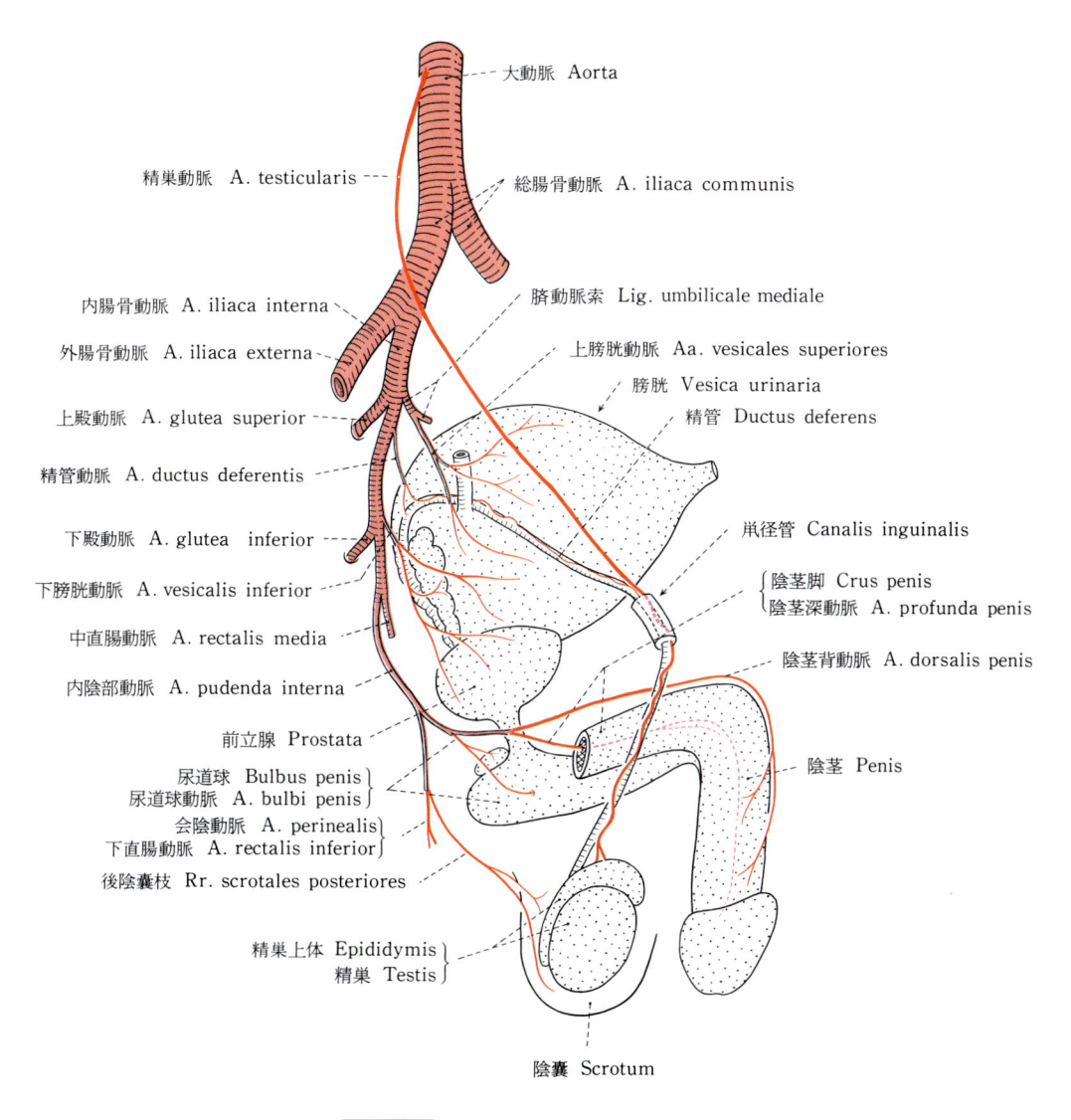

図 314 男の骨盤内臓の動脈（模型図）
骨盤内臓と その右側の動脈系を 外側から見たところ．

348　脈管系

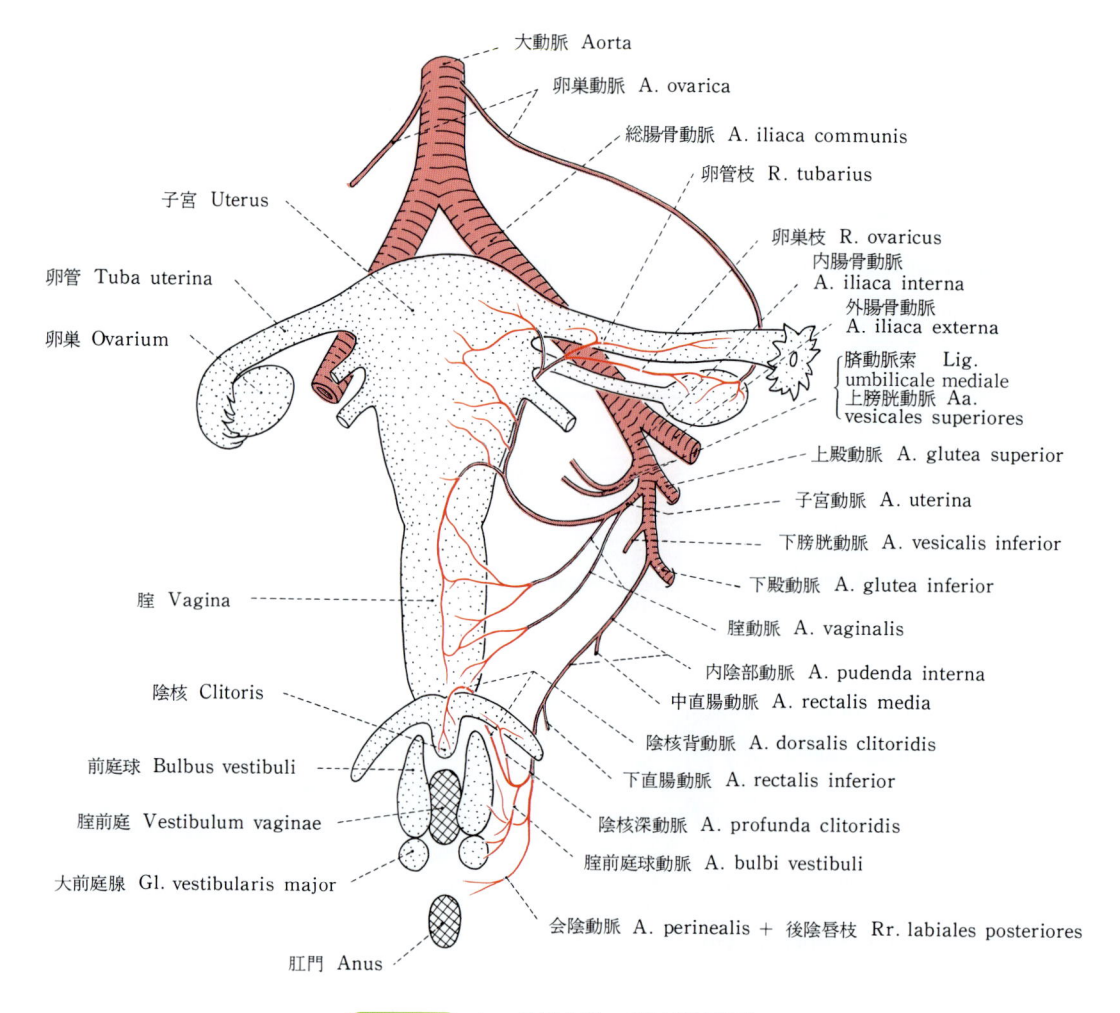

図 315　女の骨盤内臓の動脈（模型図）
女の生殖器と その左側の動脈を 前から見たところ．

⑫　内腸骨動脈

内腸骨動脈* a. iliaca interna は総腸骨動脈から派出し，骨盤の外側壁に沿って骨盤腔にはいり，多数の臓側枝と壁側枝に分かれる．この動脈では腹大動脈とは逆に，臓側枝より壁側枝の方が強大である．臓側枝は 卵巣と直腸上部を除く すべての骨盤内臓に分布する（図 304，313〜315）．

1. 臓側枝

①　**膀胱動脈*** aa. vesicales： 上下 2 対あって 膀胱に分布する．そのなかで 上膀胱動脈は後述の臍動脈の枝である．

②　**臍動脈*** a. umbilicalis： 胎生時に 前腹壁の後面を上って 臍帯から母体の胎盤に

行く動脈である．生後は閉塞して **臍動脈索*** lig. umbilicale mediale として残っている（図321，「胎生期の循環系」の項参照）．

③ **精管動脈** a. ductus deferentis（男）： 非常に細い動脈で，精管に達したのち2枝に分かれ，精管の壁上を走って 一方は精嚢に，他は精巣上体に至る（図313，314）．

④ **子宮動脈*** a. uterina（女）： 精管動脈と相同のものであるが，これよりは強大である．子宮広間膜のなかを通って子宮に達し，さらに枝を腟・卵管・卵巣に送っている．妊娠時には とくに太くなる（図315）．

⑤ **中直腸動脈*** a. rectalis media： 下腸間膜動脈の枝である上直腸動脈，内陰部動脈の枝である下直腸動脈とともに 直腸に分布する（図312～315）．

2. **壁側枝**

その主なものをあげる．

① **腸腰動脈** a. iliolumbalis： 後上方に上り，下腰部と腸骨窩に分布する（図304）．

② **閉鎖動脈** a. obturatoria： 若干の小枝を骨盤内壁に派出したのち，同名の神経とともに骨盤の側壁にある閉鎖孔を通過して その付近に分布している（図304，313）．

③ **上殿動脈** a. glutea superior，**下殿動脈** a. glutea inferior： これらは大坐骨孔を（前者は梨状筋の上を，後者は梨状筋の下を）通って殿部に出，殿筋とその付近に分布する（図313～316，414）．

④ **内陰部動脈*** a. pudenda interna： 坐骨の内側を前進し，**下直腸動脈** a. rectalis inferior，**会陰動脈** a. perinealis，**陰茎動脈*** a. penis（**陰核動脈** a. clitoridis）をはじめ多数の枝に分かれて 会陰と外陰部に分布する（図312～315）．

⑬ 外腸骨動脈

外腸骨動脈* a. iliaca externa は内腸骨動脈と分かれて前下方に走り，鼠径靱帯の下にある血管裂孔を通って大腿の前面に現われ，大腿動脈となる（図121，304，413）．

その枝である**下腹壁動脈*** a. epigastrica inferior は鼠径靱帯の直上で分岐し，前腹壁のなかを上行する（図316）．そのとき はじめは鼠径靱帯の後ろで深鼠径輪の内側を通り，それから腹膜下を走り，さらに上るにしたがって次第に腹直筋の内部に進入し，この筋のなかで上腹壁動脈と吻合している（「内胸動脈」の項参照）．この動脈が深鼠径輪の内側を通ることは，臨床上 ヘルニアの診断に重要な意義がある．

⑭ 大腿動脈

大腿動脈* a. femoralis は外腸骨動脈の続きとして鼠径靱帯の下に始まり，下るにしたがって 次第に大腿の内側から後側にまわり，膝関節の後面すなわち膝窩において 膝窩動脈となる（図142，304，316，411）．

350　脈 管 系

総腸骨動脈　A. iliaca communis
腸腰動脈　A. iliolumbalis
外腸骨動脈　A. iliaca externa
下腹壁動脈　A. epigastrica inferior
深腸骨回旋動脈　A. circumfl. ilium prof.
浅腹壁動脈　A. epigastrica superficialis
浅腸骨回旋動脈　A. circumfl. ilium superf.
外陰部動脈　A. pudenda externa
大腿深動脈　A. profunda femoris
外側大腿回旋動脈　A. circumflexa femoris lateralis
　上行枝
　下行枝
大腿動脈　A. femoralis

下行膝動脈　A. genus descendens

前脛骨動脈　A. tibialis anterior
前脛骨反回動脈　A. recurrens tibialis anterior

前脛骨動脈　A. tibialis anterior

足背動脈　A. dorsalis pedis
弓状動脈　A. arcuata
内側足底動脈　A. plantaris medialis

正中仙骨動脈　A. sacralis mediana
内腸骨動脈　A. iliaca interna
上殿動脈　A. glutea superior
下殿動脈　A. glutea inferior
陰部動脈　A. pudenda interna
閉鎖動脈　A. obturatoria
内側大腿回旋動脈　A. circumflexa femoris medialis
貫通動脈　Aa. perforantes

膝窩動脈　A. poplitea
内側上膝動脈　A. genus superior medialis
内側下膝動脈　A. genus inferior medialis
後脛骨動脈　A. tibialis posterior
腓骨動脈　A. fibularis

後脛骨動脈　A. tibialis posterior

外側足底動脈　A. plantaris lateralis

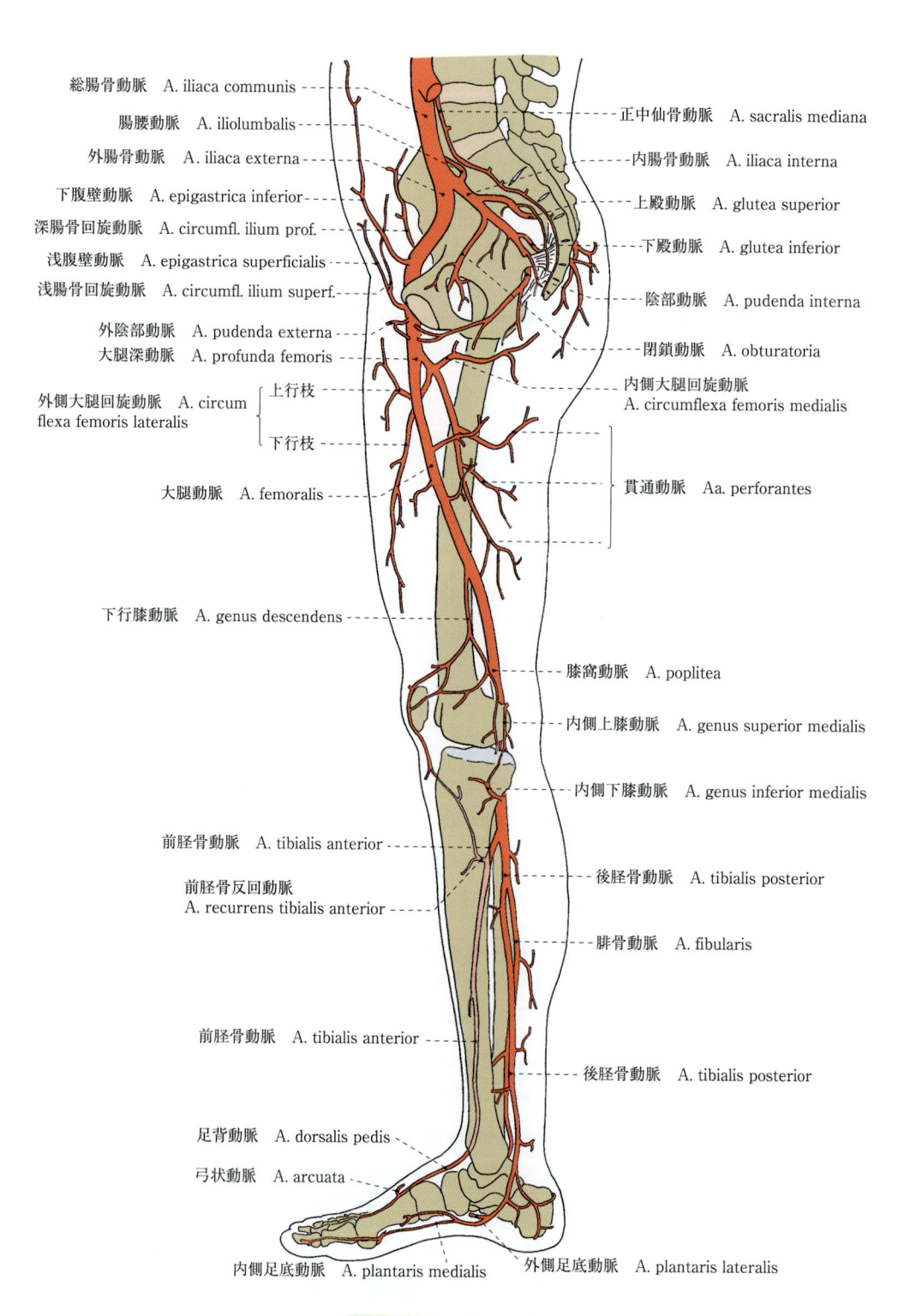

図 316　下肢の動脈

その経過中に たくさんの枝を出すが，とくに**大腿深動脈*** a. profunda femoris は非常に太く，さらに **内側大腿回旋動脈** a. circumflexa femoris medialis, **外側大腿回旋動脈** a. circumflexa femoris lateralis その他の枝に分かれて 大腿の全領域に血液を送っている (図 316, 413).

膝窩動脈* a. poplitea： 大腿動脈の続きとして膝関節の後面を下り，ひらめ筋の起始部で 2 終枝すなわち前後の脛骨動脈に分かれる．経過中 若干の枝を出して，膝関節と その付近に分布している (図 316, 414).

前脛骨動脈* a. tibialis anterior： 下腿の上部で脛骨と腓骨との間の骨間膜を貫いてその前面を下り，途中で付近の筋と皮膚に枝を与えながら足背に至り，**足背動脈** a. dorsalis pedis となる (図 143, 316, 413).

後脛骨動脈* a. tibialis posterior： ひらめ筋の下層を下って，内果の下を後から前へまわり，足底に達して**足底動脈***a. plantaris となる．後脛骨動脈の起始部の近くで分枝する**腓骨動脈*** a. fibularis は本幹の外側を これと並行して下り，外果の付近に達している (図 143, 316, 414).

足背動脈は**弓状動脈** a. arcuata となって，足根との境のところを弓を描いて外側に向かって走り，その凸側から中足と指に向かって枝を出している．足底動脈は足底の深層で**足底動脈弓** arcus plantaris をつくり，それから さらに中足と指に枝を送っている (図 316).

15　正中仙骨動脈

正中仙骨動脈 a. sacralis mediana は大動脈の終末をなす細い動脈で，仙骨と尾骨の前面を下って尾骨の先端に達する．その末端は尾骨の先端または背側にある尾骨小体に終わる (図 304, 313, 316).

●静　脈　系

静脈は おおむね動脈と並行して走るものと考えてよいが，本幹部では 両者の走行の間に かなり著しい相違がある．ことに 動脈の本幹が ただ 1 本の大動脈であるのに反し，静脈の本幹が上下 2 本の大静脈から成っていることは，もっとも大きい違いである．

中等度以下の動脈には 一般に静脈が伴っているものであって，これを**伴行静脈*** v. comitans, Begleitvene d. という．伴行静脈は 普通 2 本あって 動脈の両側に並んで走り，動脈と同じ名でよばれる．しかし 静脈には このほかに 動脈と全く無関係の経過をとるものが多数ある．その代表は**皮静脈*** v. cutanea, cutaneous vein e., Hautvene d. である．皮静脈は皮下組織のなかを走るもので，一般に吻合に富み，網状の経過を示す．

体循環の静脈は 1) 心静脈, 2) 上大静脈, 3) 下大静脈に区別され，おのおの独立に右

352　脈管系

心房に注いでいる．これらの静脈はそれぞれ，動脈の場合と同様に，心臓に近い方から末梢に向かって記載されるが，その各部分については，逆に血流の方向にしたがって，末梢から心臓の方に向かって記載される習慣になっている．したがって，ある静脈に流れこむ細い静脈を「枝」とは言わず，**根** root e., Wurzel d. と言うのが 学問的には正しい．

1　上大静脈

上大静脈* v. cava superior は主として頭頸部・胸郭・上肢などから血液を集める静脈の

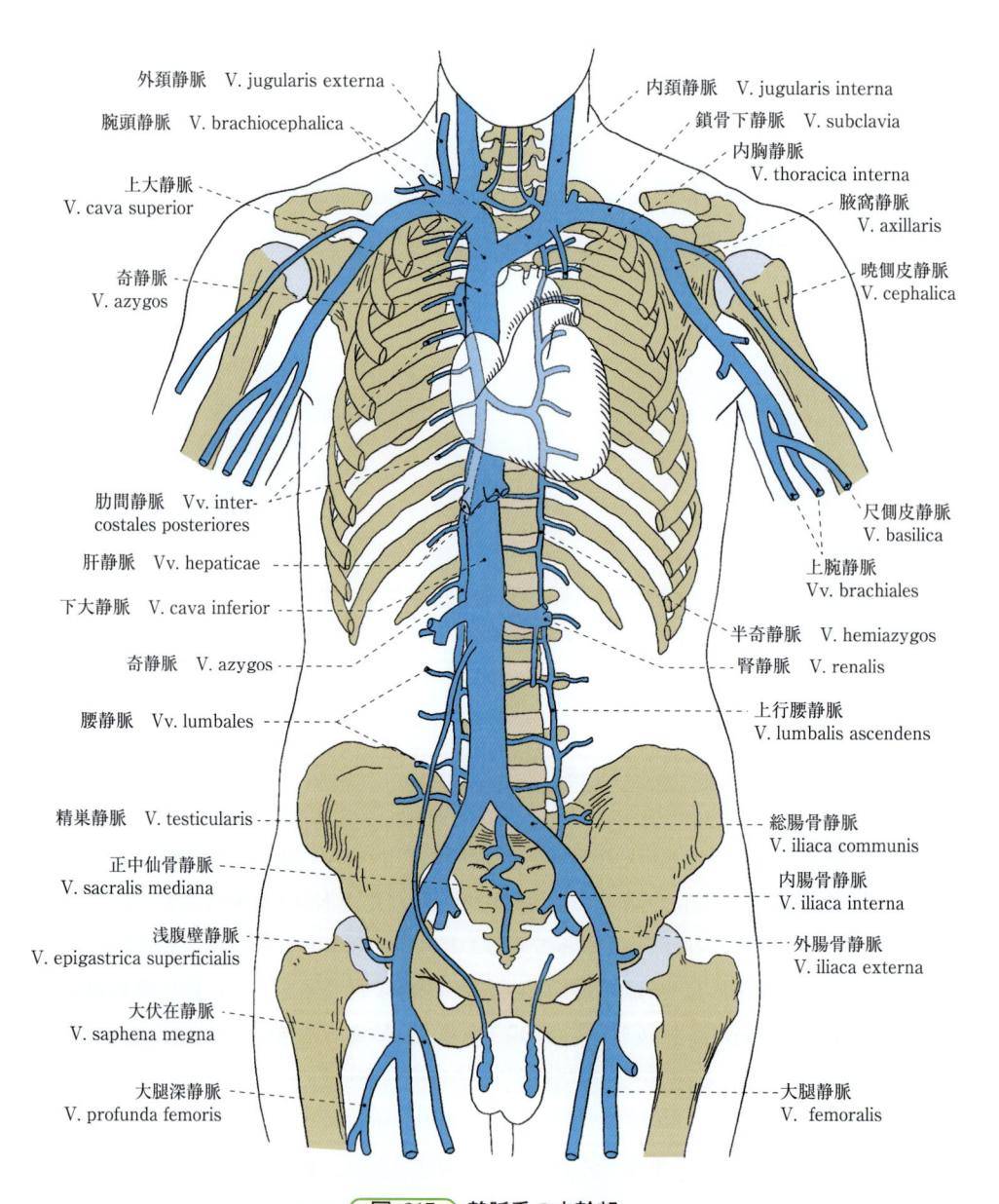

図 317　静脈系の本幹部

- 外頸静脈　V. jugularis externa
- 腕頭静脈　V. brachiocephalica
- 上大静脈　V. cava superior
- 奇静脈　V. azygos
- 肋間静脈　Vv. intercostales posteriores
- 肝静脈　Vv. hepaticae
- 下大静脈　V. cava inferior
- 奇静脈　V. azygos
- 腰静脈　Vv. lumbales
- 精巣静脈　V. testicularis
- 正中仙骨静脈　V. sacralis mediana
- 浅腹壁静脈　V. epigastrica superficialis
- 大伏在静脈　V. saphena megna
- 大腿深静脈　V. profunda femoris
- 内頸静脈　V. jugularis interna
- 鎖骨下静脈　V. subclavia
- 内胸静脈　V. thoracica interna
- 腋窩静脈　V. axillaris
- 橈側皮静脈　V. cephalica
- 尺側皮静脈　V. basilica
- 上腕静脈　Vv. brachiales
- 半奇静脈　V. hemiazygos
- 腎静脈　V. renalis
- 上行腰静脈　V. lumbalis ascendens
- 総腸骨静脈　V. iliaca communis
- 内腸骨静脈　V. iliaca interna
- 外腸骨静脈　V. iliaca externa
- 大腿静脈　V. femoralis

本幹である．右の第1肋軟骨の後ろで左右の腕頭静脈の合流したもので，右の気管支と右の肺動静脈の前を下って右心房にはいる．その長さは 約7cm である（図146〜148, 317）．

2 腕頭静脈

腕頭静脈* v. brachiocephalica は 左右の胸鎖関節の後ろで 内頚静脈と鎖骨下静脈の合流したものである．右は同名動脈の右前を下り，左は大動脈弓から出る3本の動脈の前を横ぎって 右の第1肋軟骨の後ろに達し，ここで左右のものが合して 上大静脈となる．その根の主要なものは つぎの通りで，おおむね同名動脈に伴行している（図317）．

① **内胸静脈*** v. thoracica interna
② **椎骨静脈*** v. vertebralis（図340）
③ **下甲状腺静脈*** vv. thyroideae inferiores
④ **最上肋間静脈** v. intercostalis suprema

3 内頚静脈

内頚静脈* v. jugularis interna は主として頭頚部から血液を集めるもので，ほぼ総頚動脈に相当すると思えばよい．頭蓋腔内の横静脈洞の続きとして頭蓋底の頚静脈孔を出て，はじめ内頚動脈，ついで総頚動脈の外側を これらと並んで下り，胸鎖関節の後ろで鎖骨下静脈と合流して 腕頭静脈となる．その根の主なものをあげる（図113，146，317，318）．

① **上甲状腺静脈*** v. thyroidea superior： 甲状腺と その付近から血液を集める．
② **舌静脈*** v. lingualis： ほぼ舌動脈に伴行して走る．
③ **顔面静脈*** v. facialis： ほぼ顔面動脈の分布区域から血液を集めるもので，**眼角静脈** v. angularis として鼻根部に始まり，顔面動脈のやや後ろを斜に下り，下顎骨の下縁をまわって，下顎後静脈と合流して内頚静脈に注ぐ．
④ **下顎後静脈*** v. retromandibularis： 耳下腺のなかで浅側頭静脈と翼突筋静脈叢とが合流したものである．外頚動脈の外側に沿って下り，下顎角の下で顔面静脈と合して内頚静脈と外頚静脈とに注ぐが，このあたりの経過と連絡には変異が著しい．**浅側頭静脈*** v. temporalis superficialis は同名動脈に伴って側頭部・頭頂部などの血液を集める．また**翼突筋静脈叢*** plexus pterygoideus は だいたいにおいて 顎動脈の分布区域から血液を集めるもので，内側および外側翼突筋の内部と その周囲で網状の経過を示し，上下顎・側頭下窩・鼻腔・口蓋などから多数の根の合流を受けている．顎動脈に相当する静脈が このように静脈叢をつくるのは，咀嚼（ものを嚙む）のさい，翼突筋の収縮による圧迫を避けるためと思われる．

4 頭蓋と頭蓋腔の静脈

頭蓋と脳の血液は 主として内頚静脈と その根に注ぎ，一部は椎骨静脈と外頚静脈に注

354 脈管系

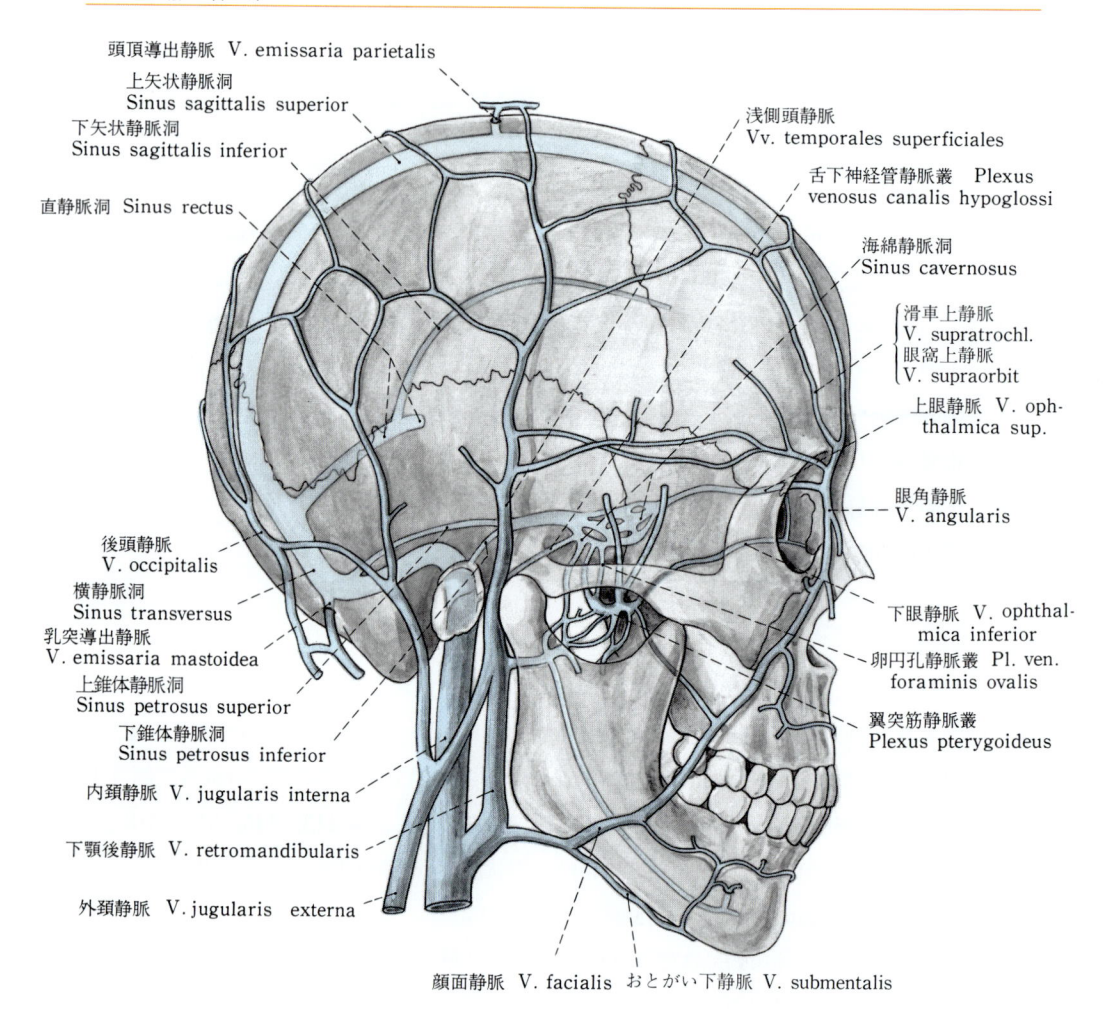

図 318 頭部の静脈の全景

ぐ．その経過は 一般に動脈とは著しく異なり，これを つぎの数種に分けることが出来る．

① **導出静脈*** vv. emissariae： 頭蓋壁を貫いて頭蓋の内外にある静脈を連絡するもので，いずれも短い吻合路にすぎない．その主なものは乳突孔・果管・卵円孔・破裂孔・頚動脈管・舌下神経管などを通っている(図 318)．

② **板間静脈*** vv. diploicae： 頭蓋冠の扁平骨の内板と外板の間にある海綿質(これを **板間層** diploë という)のなかを走るもので，たがいに吻合して網状を呈している．その一部は頭蓋の外にある静脈に，他は頭蓋腔の硬膜静脈洞に注ぐ．骨質のなかを走るため機械的に保護されているから，その壁はきわめて薄く，ほとんど血管という感じを与えない(「椎体静脈」の項参照)．

③ **硬膜静脈*** vv. meningeae： 脳硬膜の静脈は すべて硬膜動脈に伴行している．とくに**中硬膜静脈*** vv. meningeae mediae が最大で，同名動脈の両側に伴って走り，棘孔を出

て翼突筋静脈叢に注ぐ(図381)．

④　**硬膜静脈洞*** sinus durae matris：　硬膜静脈洞とは脳硬膜の両葉の間に封じられた腔洞で，内面は内皮細胞でおおわれ，そのなかに静脈血を通じるものである．脳を流れた血液は多数の脳静脈となって　随所で脳の表面に現われ，その部にある硬膜静脈洞に注いでいる．ゆえに静脈洞を通る血液の総和は，およそ内頸動脈と椎骨動脈とによって供給される血液に相当する．硬膜静脈洞の主要なものは　つぎの通りである(図318，379，380)．

上矢状静脈洞* sinus sagittalis superior：　大脳鎌の付着縁のなかにある．頭蓋上壁の正中線を後走し，内後頭隆起のところで横静脈洞に注ぐ．

下矢状静脈洞* sinus sagittalis inferior：　大脳鎌の自由縁のなかを後走して　直静脈洞に注ぐ．

直静脈洞* sinus rectus：　下矢状静脈洞と**大大脳静脈*** v. cerebri magna の合流したもの．大脳鎌と小脳テントとの会合部のなかを後走し，内後頭隆起のところで上矢状静脈洞と合する．

横静脈洞* sinus transversus：　上矢状静脈洞と直静脈洞とが合流したもの．左右に分かれて小脳テントの付着縁のなかを外側の方に走り，側頭骨の岩様部の内面をS状に曲がって(この部をとくに**S状静脈洞** sinus sigmoideus ということがある)頸静脈孔に達し，ここで内頸静脈となって頭蓋腔を出る．

海綿静脈洞* sinus cavernosus：　蝶形骨体の両側にある．左右のものが下垂体の前後で連絡しているほか，前方からは上眼静脈　その他　若干の静脈が流れこみ，後方からは**上・下錐体静脈洞** sinus petrosus superior, inferior が出て横静脈洞に注いでいる．

　　以上のようなわけで，頭蓋腔内の静脈血は種々の道を通って外部の静脈と連絡している．これは　どこに流通障害が起こっても，他の　いずれかの道を通って血液が流れ帰ることが出来るための仕組みである．頭部の皮膚は　その下に頭蓋が直接に接しているために，皮膚のなかを通る静脈は圧迫を受けやすく，板間静脈系は　その側副路をなすものと思われる．このようにして脳は決して鬱血が起こらないような仕組みになっている．

　　導出静脈と硬膜静脈洞とは　臨床上　重要な意義をもっている．そのなかを通る血流の方向は必ずしも一定していないので，頭蓋腔の外に起こった病変が　導出静脈を仲介として　容易に静脈洞に伝えられ，その結果　静脈洞血栓症，ひいては脳膜炎を起こすことになるからである．

5　鎖骨下静脈

鎖骨下静脈* v. subclavia は腋窩静脈のつづきである．同名の動脈の前を内側の方に走って前斜角筋の前を通り(同名動脈はこの筋の後ろを通る)，胸鎖関節の後ろで内頸静脈と合流して腕頭静脈となる(図146，317)．

外頸静脈* v. jugularis externa は鎖骨下静脈の根である．後頭部とその付近の血液を集めるが，なお　上述の下顎後静脈や顔面静脈の血液の一部も　これに流れこむ．広頸筋におおわれながら，胸鎖乳突筋の表面を　前上方から後下方へと　斜に横ぎって下り，鎖骨下静脈に注ぐ(図390)．

6 上肢の静脈

上肢の静脈は　深静脈と浅静脈とに区別される（図129，130，317）．

1. 深静脈

伴行静脈で，一般に動脈の両側に1本ずつ走っている．その経過と名称は動脈と同じである．

```
腋窩静脈 v. axillaris ― 上腕静脈 v. brachialis ＜ 橈骨静脈 v. radialis
                                              尺骨静脈 v. ulnaris
```

2. 浅静脈

皮静脈で，本幹はつぎの3本から成っているが，その経過は変異性が著しい．**静脈注射**や**採血**には，肘窩に明らかに認められる　これらの静脈の　いずれかが選ばれる（図407）．

① **橈側皮静脈*** v. cephalica：　前腕の橈側を上り，上腕では上腕二頭筋の外側縁に沿って上行し，三角筋と大胸筋の間を通ったのち，鎖骨の下で腋窩静脈に注ぐ．

② **尺側皮静脈*** v. basilica：　前腕の尺側を上り，さらに上腕二頭筋の内側縁に沿って上行して，上腕の中部で上腕静脈にはいる．

③ **前腕正中皮静脈*** v. mediana antebrachii：　前腕掌側の正中部を上行し，肘窩で①または②に合流し，あるいは①と②とを連ねる**肘正中皮静脈** v. mediana cubiti にはいる．

7 奇静脈と半奇静脈

奇静脈* v. azygos と **半奇静脈*** v. hemiazygos は胸腹壁の深層の血液を集める血管である．左右でその経過を異にしており，右側では**上行腰静脈*** v. lumbalis ascendens（図317, 319）として腰椎の前右側を上行し，横隔膜を貫いて奇静脈として胸椎の前右側を上り，上大静脈にはいるが，左側のもの（半奇静脈）は上行腰静脈に続いて　脊柱の前左側を上行し，中位胸椎の前，食道・大動脈・胸管の後ろを右に折れて奇静脈にはいる．中位胸椎より上の左側のもの（**副半奇静脈** v. hemiazygos accessoria）は下行して半奇静脈に注ぐ．これらの両静脈には　それぞれ右および左の**肋間静脈** vv. intercostales が流れこんでいる（図150, 317, 319, 326）．

　肋間動脈は大動脈から派出しているのに対し，肋間静脈が上下大静脈とは直接の関係をもたず，奇静脈ないし半奇静脈に注ぐことは注目すべきである．これは奇静脈と半奇静脈とが胎生時には静脈系の本幹であったことを物語るものである．

8 脊柱の静脈系

脊柱の内外は　きわめて豊富な静脈網で張りめぐらされている（図319）．これを整理する

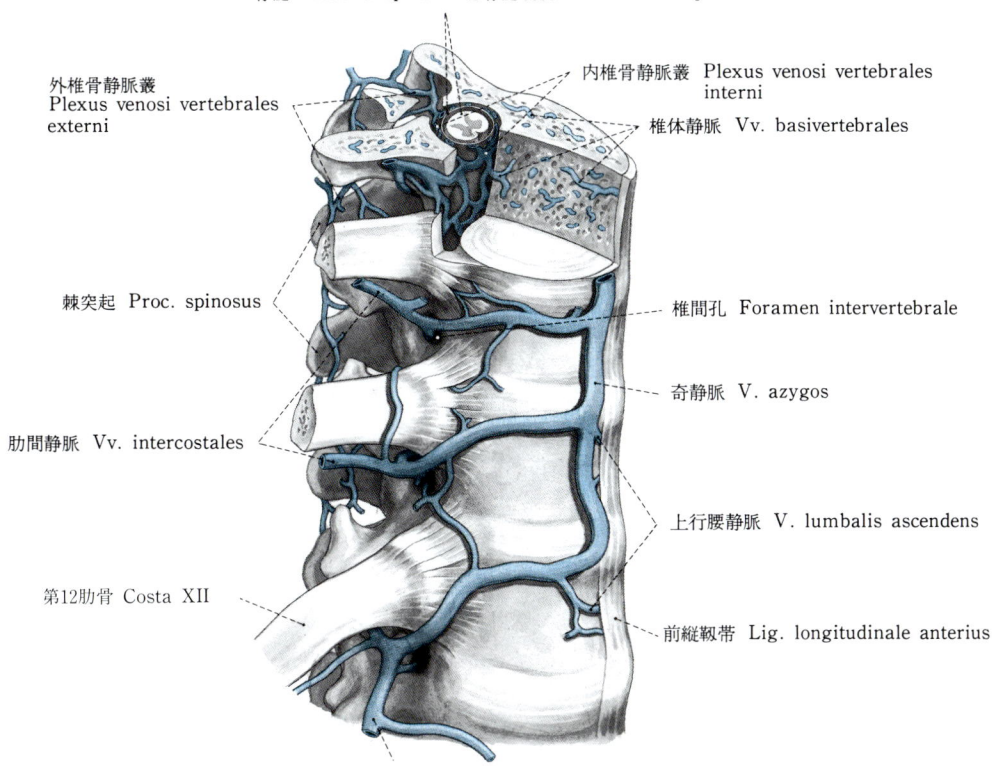

脊髄 Medulla spinalis と脊髄硬膜 Dura mater spinalis

外椎骨静脈叢 Plexus venosi vertebrales externi
内椎骨静脈叢 Plexus venosi vertebrales interni
椎体静脈 Vv. basivertebrales
棘突起 Proc. spinosus
椎間孔 Foramen intervertebrale
奇静脈 V. azygos
肋間静脈 Vv. intercostales
上行腰静脈 V. lumbalis ascendens
第12肋骨 Costa XII
前縦靱帯 Lig. longitudinale anterius
上行腰静脈 V. lumbalis ascendens

図 319　脊柱の静脈
胸部脊柱の下部を右前から見る．

と つぎの3系となるが，脊柱の静脈系は 要するに頭蓋のそれと同一構成を示すものであるから，両者を対比しながら理解することが望ましい．

① **外椎骨静脈叢** plexus venosi vertebrales externi：　椎骨の外表にまつわりついている．これは頭蓋底の静脈叢に相当し，これと続いている．頭蓋冠の表面の静脈は むしろ一般の体表の静脈である．

② **内椎骨静脈叢** plexus venosi vertebrales interni：　椎管のなかで，脊髄硬膜の両葉（「硬膜」の項参照）の間にある．これは脳の硬膜静脈洞に相当するもので，大後頭孔を通って両者は連絡している．

③ **椎体静脈** vv. basivertebrales：　各椎体のなかを不規則に走る静脈で，水平方向に後走して最寄りの内椎骨静脈叢に注ぐ．これは頭蓋の板間静脈に相当するもので，やはりその壁は極めて薄い（図 319）．

これらの静脈系は いたるところで たがいに著しく吻合している．そのほか内椎骨静脈叢は 一方では いろいろの高さで **脊髄静脈** vv. spinales を受けており，他方では 各椎間

孔を通って肋間静脈・腰静脈などと連絡している（この流出路は頭蓋における導出静脈に相当する）．このようなわけで，脊柱の静脈系は上に記した奇静脈・半奇静脈・上行腰静脈によって，上は上大静脈，下は総腸骨静脈と吻合している．こうして脊柱の静脈系，ことに内外椎骨静脈叢は**上・下大静脈間の側副路**を形成している．これは腹部の圧迫その他の原因で下大静脈に血流の減退ないし障害をきたした場合に，重要な役割を演じる（Batson）．

9　下大静脈

下大静脈* v. cava inferior は だいたい 胸部以下の下半身の血液を集める本幹である．第4または第5腰椎の高さで 左右の総腸骨静脈が合流したもので，脊柱の前を 大動脈の右側に沿って上行し，肝臓の後部と横隔膜とを貫いて すぐに右心房にはいる．すなわち胸腔内には 下大静脈と称すべき部分は ほとんどないことに注意しよう．その経過中の根の主なものをあげる（図150, 317）．

①　**腎静脈*** v. renalis：対性．臓側根のうちでは もっとも大きいもので，左右の腎臓から血液を集める．左の腎静脈は大動脈の前を通る．なかを通っている血液は もちろん静脈血ではあるが，少なくとも尿成分に関する限りは，体内で もっともきれいなものである（図238, 317）．

②　**精巣静脈*** v. testicularis, **卵巣静脈*** v. ovarica：対性．精巣動脈または卵巣動脈に伴行し，精巣または卵巣から血液を集める．右側では直接に下大静脈に注ぐが，左側では腎静脈にはいる．

③　**肝静脈*** vv. hepaticae：肝臓の実質から起こり，その後縁を出て すぐに横隔膜の直下で下大静脈にはいる．普通3本ある（「肝臓の構造」と「門脈」の項参照）．

④　**腰静脈** vv. lumbales：4対あって同名の動脈に伴行している．これらを上下に連ねる**上行腰静脈** v. lumbalis ascendens は前述のように上行して，奇静脈ないし半奇静脈となる．

10　門　脈

門（静）脈* v. portae, portal vein e., Pfortader d.[1]) は胃・腸・脾臓・膵臓などから血液を集めて これを肝臓に運ぶ非常に重要な静脈で，その流域は腹腔動脈と上・下腸間膜動脈の分布区域に相当する．**上腸間膜静脈***・**下腸間膜静脈***・**脾静脈***・**左胃静脈***・**右胃静脈***などの合流したもので，膵臓の後ろを通って小網の肝十二指腸間膜のなかを走り，固有肝動脈・肝管とともに 肝門から肝臓にはいる（図320）．門脈は 消化管などの起始器官の内部で **毛細血管が集まって生じるものであるが**，肝臓の内部で**再び毛細血管に分かれたのち**，

---

1)　肝門をはいるというので この名が付けられた．しかし 現在では転じて，毛細血管に終わる型の静脈をすべて「門脈」とよぶようになった．下垂体門脈や膵島門脈はその例であり，また両生類には腎臓にも門脈系をみる．

C. 体循環の血管系　359

図中のラベル:
- 臍傍静脈　V. paraumbilicus
- 食道静脈　Vv. esophageae
- 左胃静脈　V. gastrica sinistra
- 短胃静脈　V. gastricae breves
- 胆嚢静脈　V. cystica
- 右胃静脈　V. gastrica dextra
- 右胃大網静脈　V. gastroepiploica dextra
- 上腸間膜静脈　V. mesenterica superior
- 膵十二指腸静脈　V. pancreaticoduodenalis
- 中結腸静脈　V. colica media
- 右結腸静脈　Vv. colicae dextrae
- 回結腸静脈　V. ileocolica
- 左胃大網静脈　V. gastroepiploica sinistra
- 脾静脈　V. lienalis
- 左結腸静脈　V. colica sinistra
- 下腸間膜静脈　V. mesenterica inferior
- 空回腸静脈　Vv. jejunales et ilei
- S状結腸静脈　Vv. sigmoideae
- 上直腸静脈　V. rectalis superior
- 下直腸静脈　Vv. rectales inferiores
- 中直腸静脈　Vv. rectales mediae

図 320　門脈の分布（半模型図）

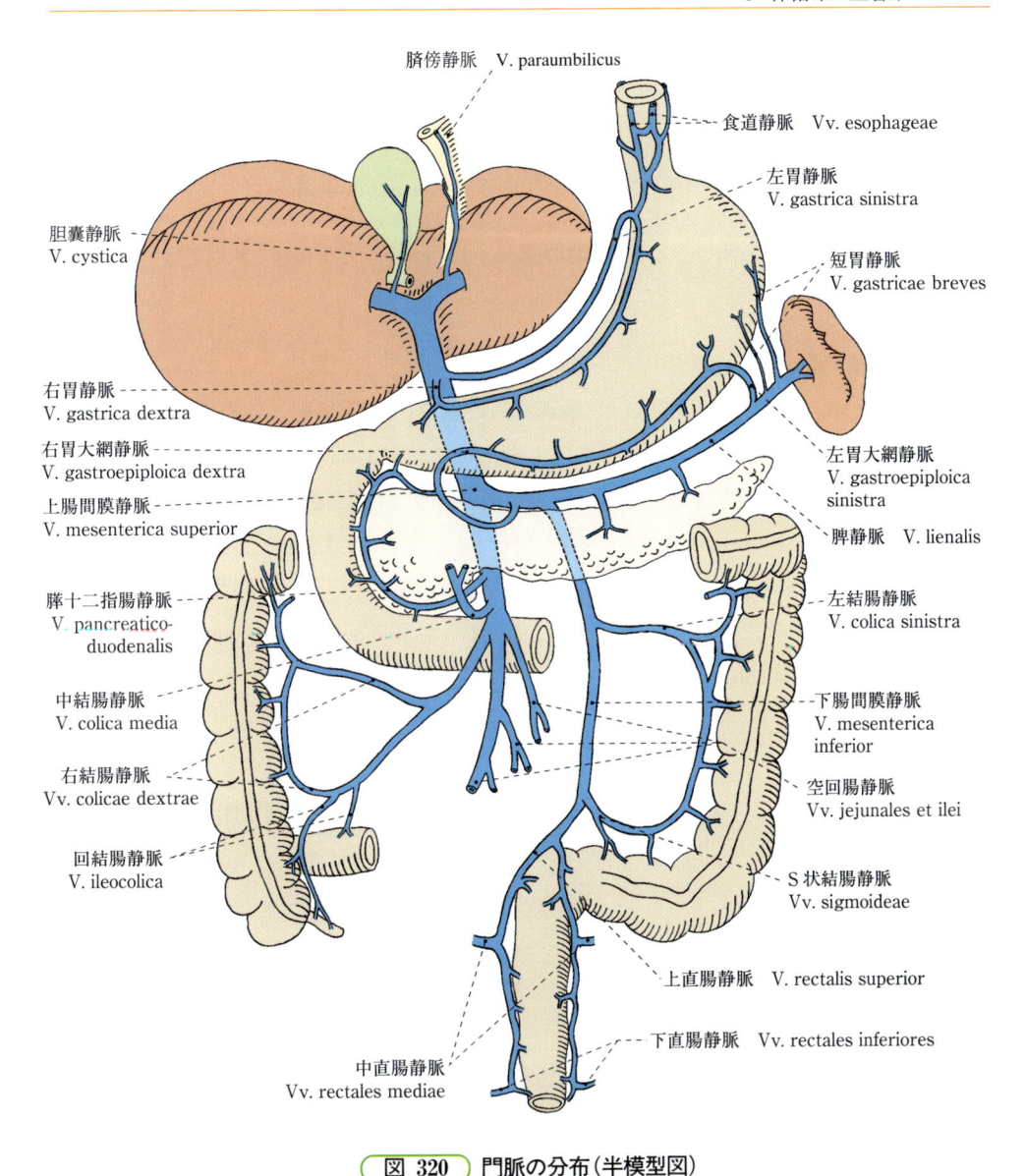

前記の肝静脈に集まるのであって，この点は 普通の静脈と著しく趣を異にしている．消化管から吸収された栄養物質（脂肪を除く）は門脈によって肝臓を経過したのち，初めて循環血液のなかにはいる（図204，「肝臓」の項参照）．

　門脈は つぎのような3種の吻合をもっている．これらは健常時には大した意味をもたないが，肝臓の病変により門脈の血流が障害を受け，**門脈圧亢進症**をきたすと，腹部内臓の血液はこの吻合を利用して心臓に帰ることになるから，臨床的に重要な役割を演じる（図320）．

　① 胃の噴門のところで**左胃静脈** v. gastrica sinistra と**食道静脈** vv. esophageae の連絡（門脈と奇静脈との間の吻合）がある．門脈圧亢進にさいして，食道静脈が膨隆し，破れて大出血を起こすことがある．

② 直腸部において，下腸間膜静脈の根である**上直腸静脈** v. rectalis superior と 内腸骨静脈の根である**中直腸静脈・下直腸静脈**とが**直腸静脈叢** plexus venosus rectalis をつくっている．これは門脈と内腸骨静脈との間の吻合で，直腸で吸収される物質（坐薬として肛門から挿入される薬物を含め）が，肝臓を通らずに直接に循環血液にはいる経路として 注意を要する．

③ 肝円索のなかを通る数条の細静脈（**臍傍静脈** vv. paraumbilicales）によって，前腹壁の静脈（下腹壁静脈・浅腹壁静脈など）と連絡する．門脈圧亢進症では，へそから これらの静脈へ向かって 腹の皮静脈が膨隆し，**メドゥーサの頭** caput medusae とよばれる状態を呈することがある．

11 総腸骨静脈

総腸骨静脈* v. iliaca communis は 仙腸関節の前で 内腸骨静脈と外腸骨静脈とが合流したものである．同名の動脈と並行して内上方に走り，第4または第5腰椎の高さで両側のものが一緒になって下大静脈となる．左の総腸骨静脈は 同名動脈の後ろを通っている．**内腸骨静脈*** v. iliaca interna は同名の動脈に伴行する静脈で，骨盤壁と骨盤の内臓から血液を集め，総腸骨静脈に注ぐ．その根も ほぼ動脈に一致している．**外腸骨静脈*** v. iliaca externa は大腿静脈の続きで，同名の動脈に伴行し，仙腸関節の前で内腸骨静脈と合して総腸骨静脈となる（図150，317）．

12 下肢の静脈

上肢の場合と同じく，これもまた深静脈と浅静脈とに区別される（図121，142，143，317，412）．

1. 深静脈

伴行静脈で，動脈と同じ名が付けられており，同様の経過を示す．その本幹部だけを表示すると つぎの通りである．

> **大腿静脈*** v. femoralis―**膝窩静脈** v. poplitea ＜ **前脛骨静脈** v. tibialis anterior
> **後脛骨静脈** v. tibialis posterior

2. 浅静脈

皮静脈で 本幹は2本ある．ともに深静脈に注ぐ．

① **大伏在静脈*** v. saphena magna： **足背静脈弓** arcus venosus dorsalis pedis の血液を受けて内果の前を通り，**下腿と大腿の内側面**の皮下を上行し，鼠径靱帯の下の方で大腿筋膜を貫いて大腿静脈にはいる（図142，143，412）．

② **小伏在静脈*** v. saphena parva： 足背外側部の血液を集めて外果の後ろを通り，さらに**下腿後面**の皮下を上り，膝窩において膝窩静脈に注ぐ（図143，412）．

D. 胎生期の循環系

　胎生期には 肺や消化器がまだ活動していないので，栄養や酸素の摂取と 炭酸ガスその他の老廃物の排泄は，胎盤を介して母体との間で行なわれる．それで 血液循環の経路が生後のそれと大きく異なっている．以下 胎生期循環系の主な特徴をあげる(図321)．

　1) 肺循環は まだ呼吸作用に関与していない．肺動脈と大動脈弓との間には**動脈管*** ductus arteriosus (**ボタロ管*** ductus Botalli[1)]) という吻合があって，肺動脈の血液も主として大動脈に注いで 体循環にあずかっている．

　2) 左右の心房は**卵円孔*** foramen ovale によって たがいに交通している．したがって体循環から右心房に戻った血液の大半は，右心室を経ることなく，卵円孔・左心房・左心室を通って 体循環に流れこむ．卵円孔の存在は 左の心臓にも血液を送って，ポンプとしての訓練をさせるためである．肺循環がまだ活動していないから，卵円孔がないと，左の心臓は ほとんど無血状態になってしまうだろう．

　3) 母体の胎盤から発する 1本の**臍静脈*** v. umbilicalis は臍帯を通って臍輪から胎児の身体にはいり，その前腹壁の腹膜下を肝臓に向かって上り，一部は門脈に合流し，一部は**静脈管*** ductus venosus (**アランチウス管*** ductus Arantii[2)]) となって直接に下大静脈に注ぐ．胎盤から臍静脈を通ってくる血液は 常時 栄養に富む清浄血液であるから，胎児の肝臓で浄化されたり グリコゲン貯蔵のための糖の収奪を受ける必要がない．それで 肝臓をさけて 静脈管を通るのである．臍静脈は 胎盤で母体の血液から摂取した栄養と酸素を胎児に運ぶ血管であるから，機能の上からみれば 生後の［肺静脈＋門脈］に相当する．

　4) 胎児の内腸骨動脈から起こる 1対の**臍動脈*** a. umbilicalis は，前腹壁の腹膜下を臍輪に向かって上り，臍帯を通って胎盤に行く．この動脈は 胎児から 炭酸ガスや老廃物を母体に送り返すもので，機能の上からは 生後の［肺動脈＋腎動脈］に相当する．

　このようにして 胎児では，胎盤からの動脈血は 臍静脈から**下大静脈**に流入して，体の下半からくる静脈血と混じり，右心房にはいる．そして大部分の血液が，下大静脈の開口に向き合って開いている卵円孔を通って 左心房にはいり，大動脈から全身に送られる．一方 上半身の静脈血を集めて右心房に注ぐ**上大静脈**は，その血流の大部分が 房室弁を経て右心室にはいるような向きになっている．この静脈血は動脈管を経て大動脈に合流する．この合流点は大動脈弓の三つの大きな枝—右腕頭動脈，左総頸動脈，左鎖骨下動脈より下流に当たるので，これらの動脈によって養われる頭頸部と上肢は，胸腹部と下肢よりも動脈血の割合の高い(酸素と栄養の多い)血液を受けることになる．胎児の頭部や上肢が下半

---

1) L. Botallo (1530〜?) はイタリアの著名な解剖学者，外科医．
2) J. C. Arantius (1530〜1589) はイタリアの著名な解剖学者，生理学者．

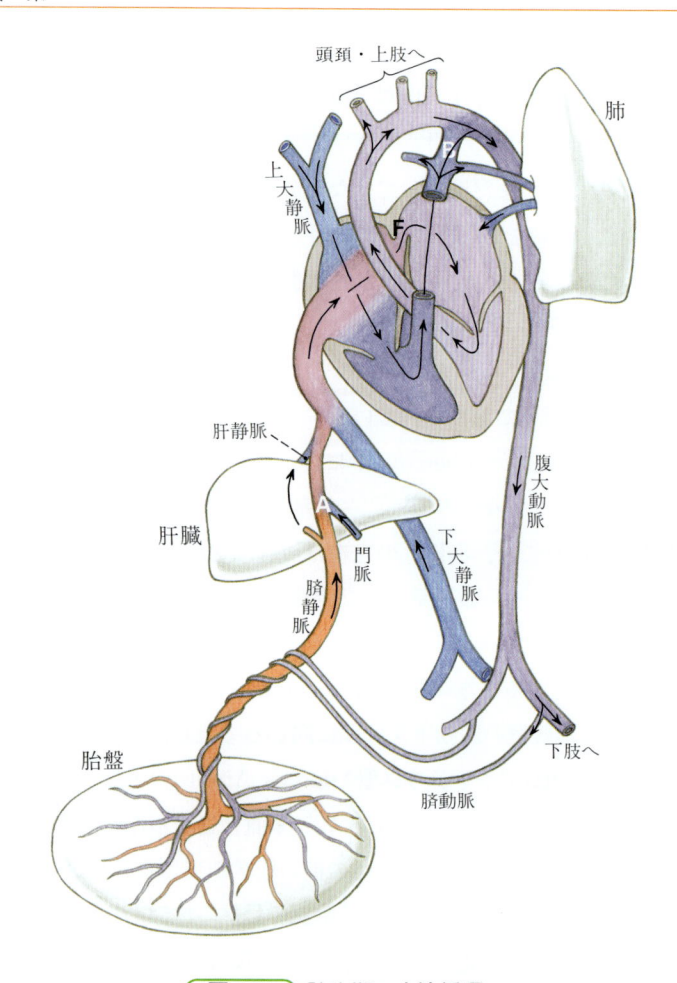

図 321 胎生期の血液循環
A：アランチウスの静脈管　B：ボタロの動脈管　F：卵円孔

身より大きく発達しているのは，この理由によるところが大きい．上・下半身の このような差があるとしても，**胎児を養うすべての血液は動脈血と静脈血の混合**であって，その一部が臍動脈を経て母体の胎盤に運ばれ，浄化されるわけである（図259，321）．

　胎児が生まれると 肺の呼吸作用が始まり，これとともに 肺循環も その活動を始める．これに反して 動脈管・臍動脈・臍静脈・静脈管は いずれも一定時間ののちに閉塞してしまう．卵円孔もまた閉じて 左右の心房は完全に分離する．閉塞した動静脈は管腔を失い，結合組織で置きかえられ，索状体として その痕跡を残す．すなわち 成体に見られる 1) **動脈管索*** lig. arteriosum（**ボタロ索*** lig. Botalli），2) **臍動脈索*** lig. umbilicale mediale，3) **肝円索*** lig. teres hepatis（臍静脈索 chorda v. umbilicalis），4) **静脈管索*** lig. venosum（**アランチウス索*** lig. Arantii）は，それぞれ同名の動静脈の名残りである．また 卵円孔の閉じたあとは **卵円窩*** fossa ovalis となって，心房中隔の右心房面に 痕跡をとどめ

ている．

　卵円孔は　生後も　いろいろの大きさで閉じずに残っていることがあり(20～30%)，これを**卵円孔開存** patent foramen ovale e., Offenbleiben von Foramen ovale d. という．動脈管もまれに残存し(**ボタロ管開存** patent Botallo's duct e., Offenbleiben von Ductus Botalli d.)，肺動脈と大動脈との吻合を示す．

E. 脾　臓

　脾臓 lien, spleen e., Milz d. は発生学上は消化管と密接な関係があるが，構造と機能の上からは脈管系に所属する器官である(図148, 271, 276)．

　腹腔の左上隅において，横隔膜に接して後腹壁の近くに位置する1個の器官である．大きさは同一個体でも　充血の程度によって　かなり変動するが，およそ子供の握りこぶしほど(長さ10 cm，幅6～7 cm，厚さ約3 cm)である．その表面は　脾門を除いては　全面にわたって腹膜で包まれて自由表面をなしている．前縁には2～3個の切痕(切れこみ)がある．

被膜　Capsula

脾洞　Sinuses

脾柱　Trabeculae lienis

脾小節　Splenic nodule (白脾髄 white pulp)

赤脾髄　Red pulp

脾柱動脈　Trabecular artery

脾柱静脈　Trabecular vein

中心動脈　Central artery

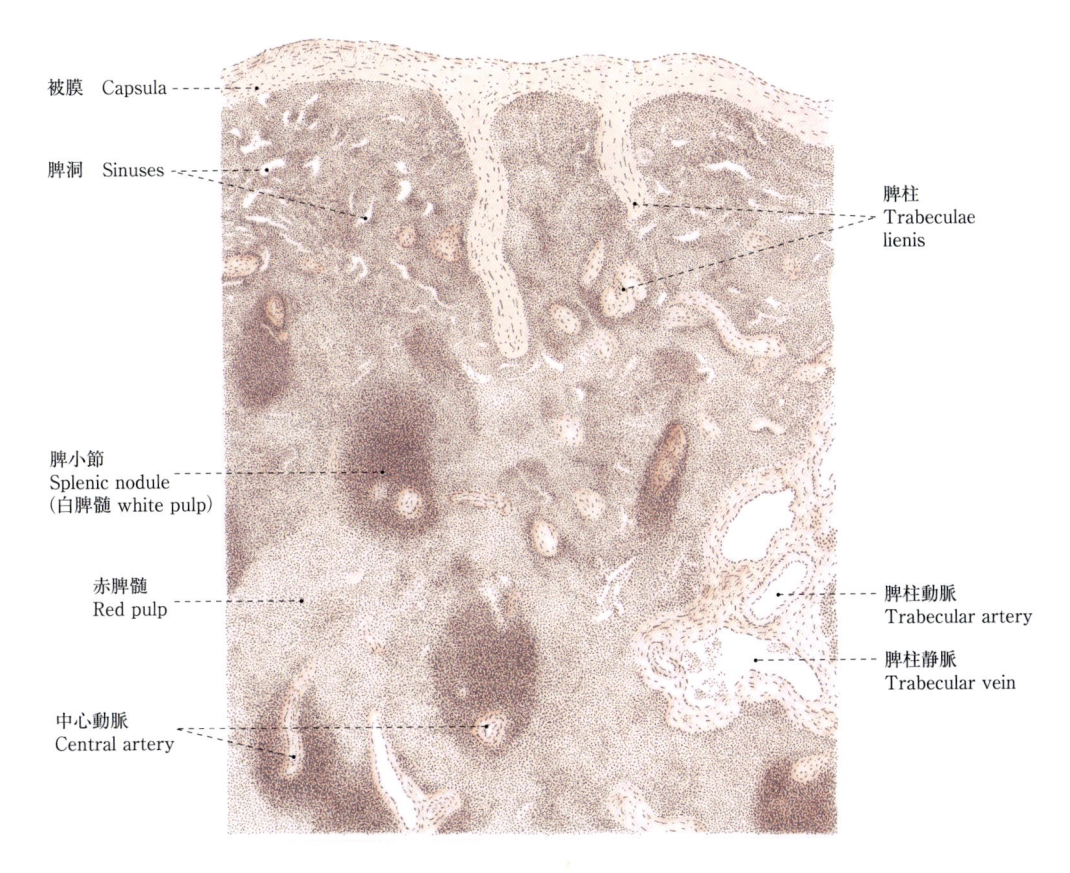

図322　脾臓の顕微鏡図　×40

また内側面には**脾門** hilus lienis があって，脈管や神経が ここから出入している．

脾臓の働きは，1) 赤脾髄(後述)において老化した**赤血球を破壊**し，体外から侵入したり体内に生じた**異物を分解**する．また 2) 白脾髄(後述)において**リンパ球を産生**し，生体防衛の器官として はたらいている．しかし これらの機能は他のリンパ性器官で代行できるので，脾臓は生命に必須の器官ではなく，手術で切除しても 目だった支障なく生きて行くことが出来る．

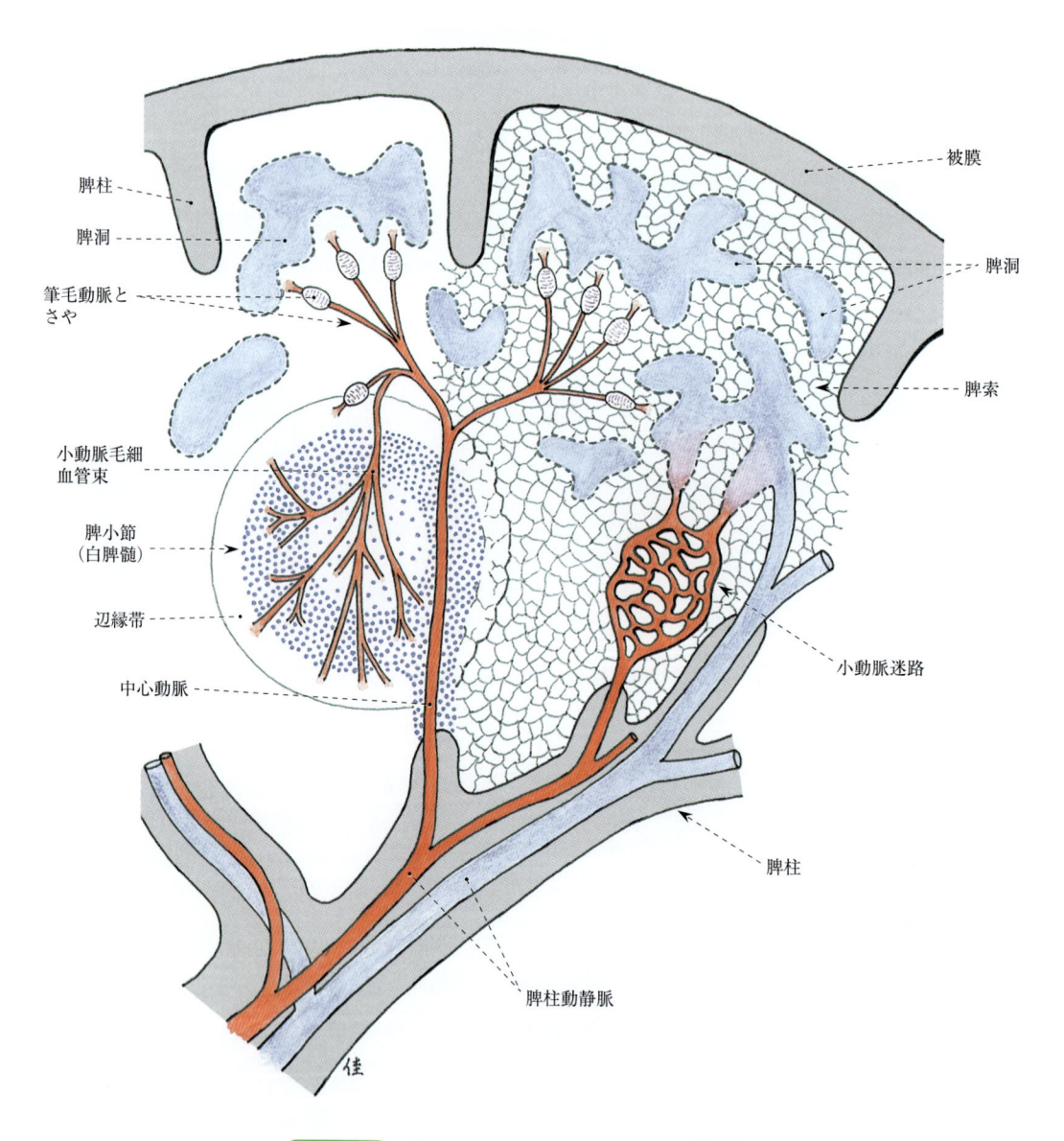

図 323　脾臓の構造と血流の関係を示す模型図
中心動脈の脾小節への分布様式，筆毛動脈の開放性終末，小動脈迷路によるバイパスの存在などに注意．

▶脾臓の構造◀

　脾臓は実質器官で，その表面は厚い結合組織の**脾被膜** capsula lienis で包まれている．被膜は実質に向かって**脾柱*** trabeculae lienis という突起を出している．脾柱は強い膠原線維から成り，器官の支柱をつくっている．脾柱の間を充たす脾臓の実質は細網組織から成り，**脾髄*** pulpa lienis とよばれる．そのなかにリンパ小節—**脾小節*** lymphonoduli lienales, splenic nodules e., Milzknötchen d. が散在している(図322, 323)．脾小節ではBリンパ球が生産され，胸腺から到来するT細胞が これを監督している．脾臓の切断面を肉眼で見ると，脾髄の暗赤色のなかに 脾小節が白く点状に見える．それで 前者を**赤脾髄** red pulp e., rote Pulpa d., 後者を**白脾髄** white pulp e., weiße Pulpa d. という．

　脾動脈は脾門から進入し，枝分かれして脾柱のなかを走ったのち，脾髄にはいって脾小節を貫き(**中心動脈** central artery e., Zentralarterie d.), さらに細かく分岐する．その一部は脾小節にもどって これに分布し，また 小節周囲の赤脾髄(**辺縁帯** marginal zone)に開放して終わる．また一部は ブラシの穂のように分かれ(**筆毛動脈** penicillar arteries e., Pinselarterien d.), その先は**赤脾髄に開放**して終わっている．赤脾髄には**脾洞*** splenic sinuses e., Milzsinus d. という太い特殊な毛細血管の網が走っている．その内皮細胞は かごのように すきまをつくっており，血球が身を細めて通りぬけることが出来る．脾洞に続く静脈は直ちにまた脾柱に帰り，そのなかを走って脾門を出で，**脾静脈**となって**門脈に注ぐ**(図149, 320).

　　脾動脈の末端(筆毛動脈)は直接 脾洞に連絡することなく，脾髄のなかに開放している．無脊椎動物にみられる**開放性血管**が，哺乳類では脾臓にだけ残っているのである．こうして動脈末端から吐き出された血液は，脾髄の細網組織のなかを ゆっくり流れ，その間に，この組織に多数分布するマクロファージによって，老化した赤血球や細菌・異物などが処理されるのである．しかし ヒトの赤脾髄の一部の場所で，動脈末端が 特殊な迷路状の血管(**小動脈迷路** arteriolar labyrinth)を介して静脈に直結し，血液が速やかに脾臓を流れぬける経路をなすことが示されている(柏村 眞, 1985). 必要なとき血液が脾臓を速やかに通過する，すなわちバイパス機能があることは，生理学者の実験からも知られている．
　　筆毛動脈が赤脾髄に終わる直前では，細網組織が紡錘状に厚く集積しており，その部を **さや動脈** sheathed arteries e., Hülsenarterien d. という(図323).
　　脾臓の血液が 脾静脈から門脈を経て 肝臓に流れこむことは注意すべき事実である．脾臓で破壊された赤血球の血色素(ヘモグロビン)は，こうして直接に肝臓に運ばれ，ここで 胆汁色素(ビリルビン)に変えられ，小腸に排泄されるのである．

F. 胸　腺

　胸腺 thymus は 胸骨のすぐ後ろで 心嚢の上(前面)に乗っている，木の葉のような形の1対のリンパ性器官である(図145, 324). 胎生後期に すべてのリンパ性器官に さきがけて急速に発育し(出生時に 12〜15g), 思春期に 30〜40g に達する．**思春期以後は次第に退**

366　脈　管　系

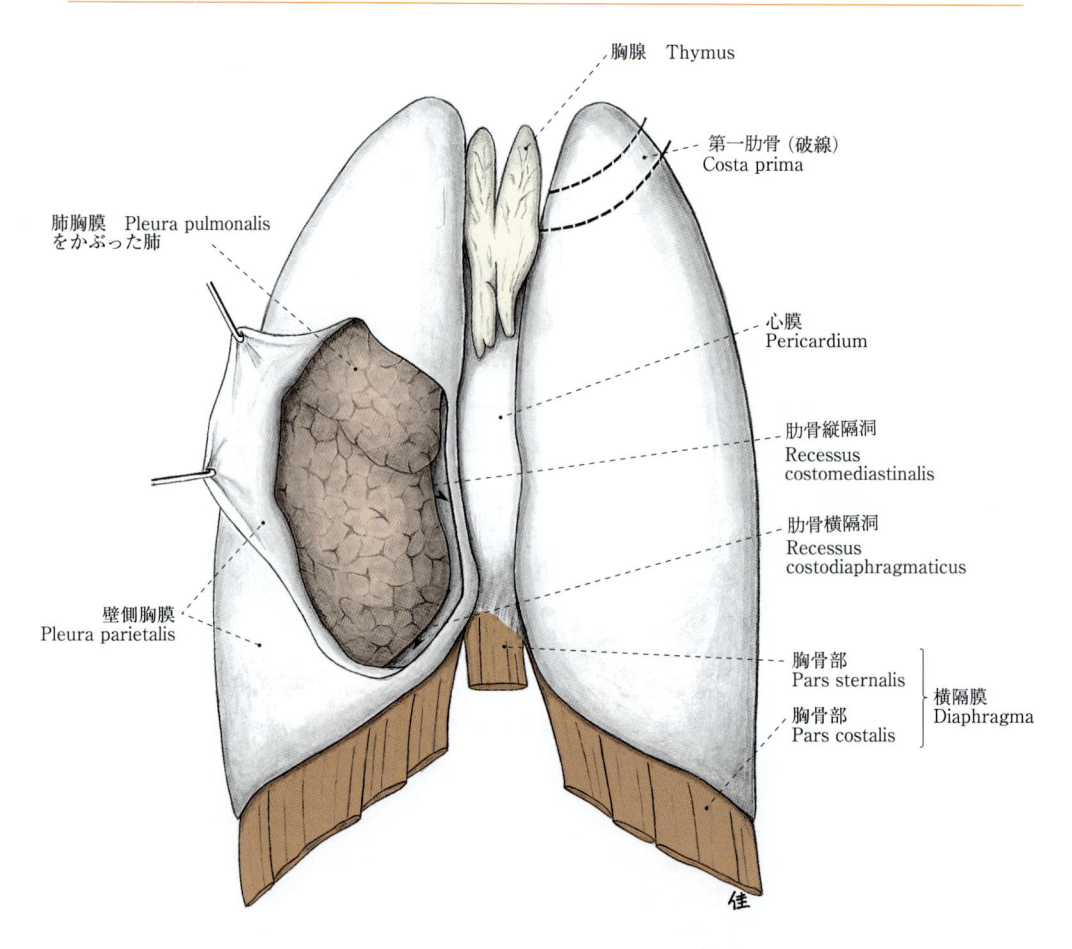

図324　胸腺・心膜・胸膜・肺など
胸骨と肋骨を取り除いた若い女の胸郭．

縮し，成人では ほとんど脂肪塊になっている．

▶胸腺の構造と機能◀

　顕微鏡でみる胸腺は 暗調の**皮質**と明調の**髄質**に分けられるが，これは皮質にリンパ球がより密集して存在するため，暗く染まって見えるのである（図325）．皮質も髄質も細網組織を土台にして，特殊な上皮性の細胞がつくる網目に，無数のリンパ球と若干のマクロファージ・樹状細胞がつまっている．

　リンパ球は，すべて骨髄でつくられるが，その一部のものが胸腺に ある期間 滞在して，一般のリンパ球（B細胞）の抗体（免疫グロブリン）産生のはたらきを指導，調節するエリートのリンパ球（T細胞）に変えられる（316頁）．T細胞は胸腺から（血管によって）全身のリンパ性器官（扁桃，リンパ節，白脾髄など）に分配される．T細胞はT細胞受容体（TCR）を細胞表面に発現して，マクロファージや樹状細胞から抗原の情報を得ながら B細胞を指揮

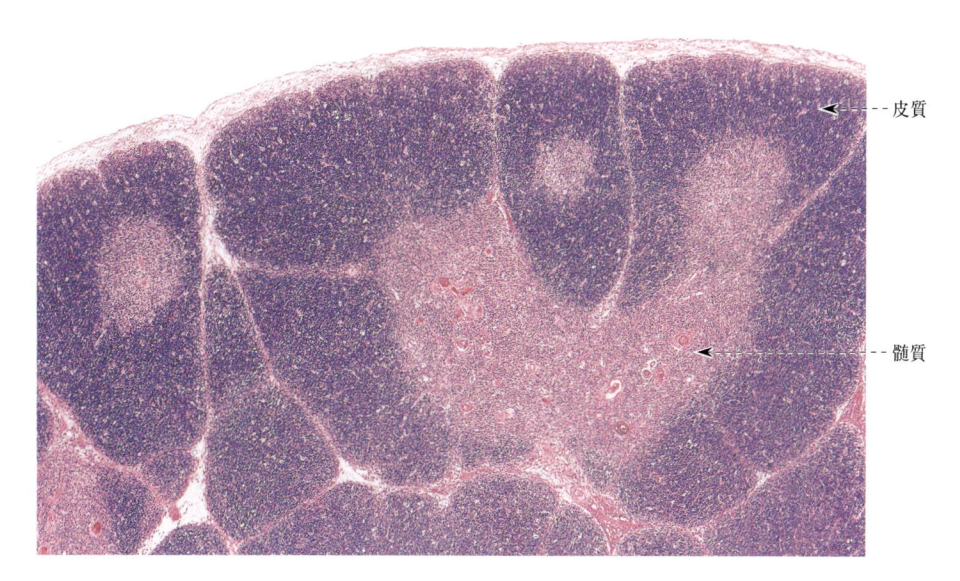

図 325
上：新生児の胸腺の顕微鏡写真 ×15
下：髄質のハッサル小体 ×100
ヘマトキシリン-エオジン染色．

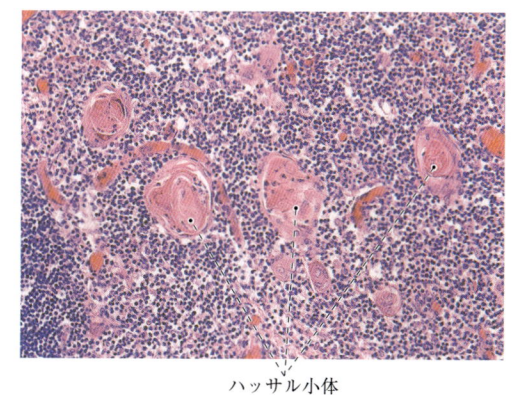

皮質
髄質
ハッサル小体

し，これと協同して生体防衛の機能を発揮する．

　胸腺は このように 他のリンパ性器官（第二次リンパ性器官）の上に立って その抗体産生機能を調節するので，**第一次リンパ性器官**とよばれることがある．

　胸腺に特有の組織学的構造として**ハッサル小体** Hassall's corpuscle e., Hassall'sches Körperchen d. が髄質にみられる．上皮小体が タマネギのように同心状に集まった この小体は，顕微鏡下に胸腺を同定するのに役立つが，その機能と存在意義は不明である．

　　胸腺は鰓の原基―鰓弓から分化した器官である．生物が上陸を果たして 鰓は退化したが，一部は胸腺として残り 免疫組織を形成するに至ったと言うことが出来る．鰓も鰓弓も，外胚葉上皮の落ちこみに内胚葉上皮が寄りそったものである．胸腺がつくられる時，内胚葉上皮のまわりを取り巻く細網細胞とリンパ球が母体となり，外胚葉上皮の成分がこれに混ざる．角化するハッサル小体は後者に由来するものである．

G. リンパ管系

全身のリンパ管は，それぞれの体部の**リンパ本幹** trunci lymphatici に集まっている．頚リンパ本幹・鎖骨下リンパ本幹・右気管支縦隔リンパ本幹・腸リンパ本幹・腰リンパ本幹がそれである(図326).

このうち 右の頚リンパ本幹・鎖骨下リンパ本幹・気管支縦隔リンパ本幹の3者は 集合して**右リンパ本幹*** ductus lymphaticus dexter となり，右の鎖骨下静脈と内頚静脈の合流部[1]に流れこんでいる．右リンパ本幹の長さは わずかに1cm足らずである．

左側では，下半身のリンパ管を集める腸リンパ本幹と 左右の腰リンパ本幹とが，第2腰椎体の前で合して **胸管*** ductus thoracicus[2] となり(図329)，上行して 左の鎖骨下静脈と内頚静脈との合流角[3]のところで，頚リンパ本幹および鎖骨下リンパ本幹と合して，静脈に流れこんでいる(図326)．右リンパ本幹も胸管も，ともに静脈への流入部に弁装置があって，血液がリンパ管へ逆流するのを防いでいる．

リンパ管の本幹部は著しい左右非対称性を示す．これも，その発生の初めには対称的に形成されるのであって，非対称性は二次的現象である．

「リンパ本幹」とよばれるものは，1本の太い管であることが典型的な状態であるが，2本または それ以上のリンパ管が 並走する場合も少なくない．頚リンパ本幹・鎖骨下リンパ本幹・胸管(または気管支縦隔リンパ本幹)は必ずしも1本の幹に合するとは限らず，それぞれ独立に静脈角 または その付近の静脈に注ぐことがある．

胸管も変異に富み，途中で二分することもあり，まれには右の静脈角に注ぐこともある．

1 胸 管

胸管* ductus thoracicus, thoracic duct e. は色鉛筆の芯ほどの太さの管で，その全長にわたって多数の弁をそなえている．第2腰椎の前で横隔膜の直下，腹大動脈の右後側で，1本の腸リンパ本幹と 2本の腰リンパ本幹の合流に始まり，大動脈の右後側について横隔膜の大動脈裂孔を通って胸腔にはいり，初めは大動脈と脊柱との間，のちには食道と脊柱との間を上行している(図310)[4]．胸管の起始部は 膨大して **乳糜槽**（にゅうびそう）* cisterna chyli[5] (図326)と名づけられているが，実は 乳糜槽の位置や大きさは かなり変異が著しく，それら

---

1), 3) 内頚静脈と鎖骨下静脈が合流する隅角部を**静脈角*** angulus venosus, venous angle e., Venenwinkel d. という．正式の解剖学名ではないが，広く用いられる．
2) 胸管が乳糜槽に始まり，左の静脈角で血管に注ぐことを最初に発見したのは，フランスの若き医学生 Jean Pecquet(1647)で，これはイヌでなされた観察であった．ヒトの胸管は その約10年後に，デンマークの解剖学者 Thomas Bartholin(1616〜1680)によって発見された．
4) 解剖実習で胸管を剖出するには，右側から進んでいく．まず右肺を摘出し，ついで下部胸椎体の前右のところで壁側胸膜を切開し，大動脈を少し持ちあげると，これと脊柱との間に，脂肪組織に埋まった胸管を たやすく見出すことが出来る．
5) 「乳糜（にゅうび）」chylus, chyle e.とは，消化された食物から腸のリンパ管内に吸収された乳白色の液体のことで，リンパと脂肪の懸濁液である．動物で消化時に腹腔を開いてみると，吸収された乳糜が乳糜槽から胸管を通っていくのが観察できる．

図 326　リンパ管系の本幹部

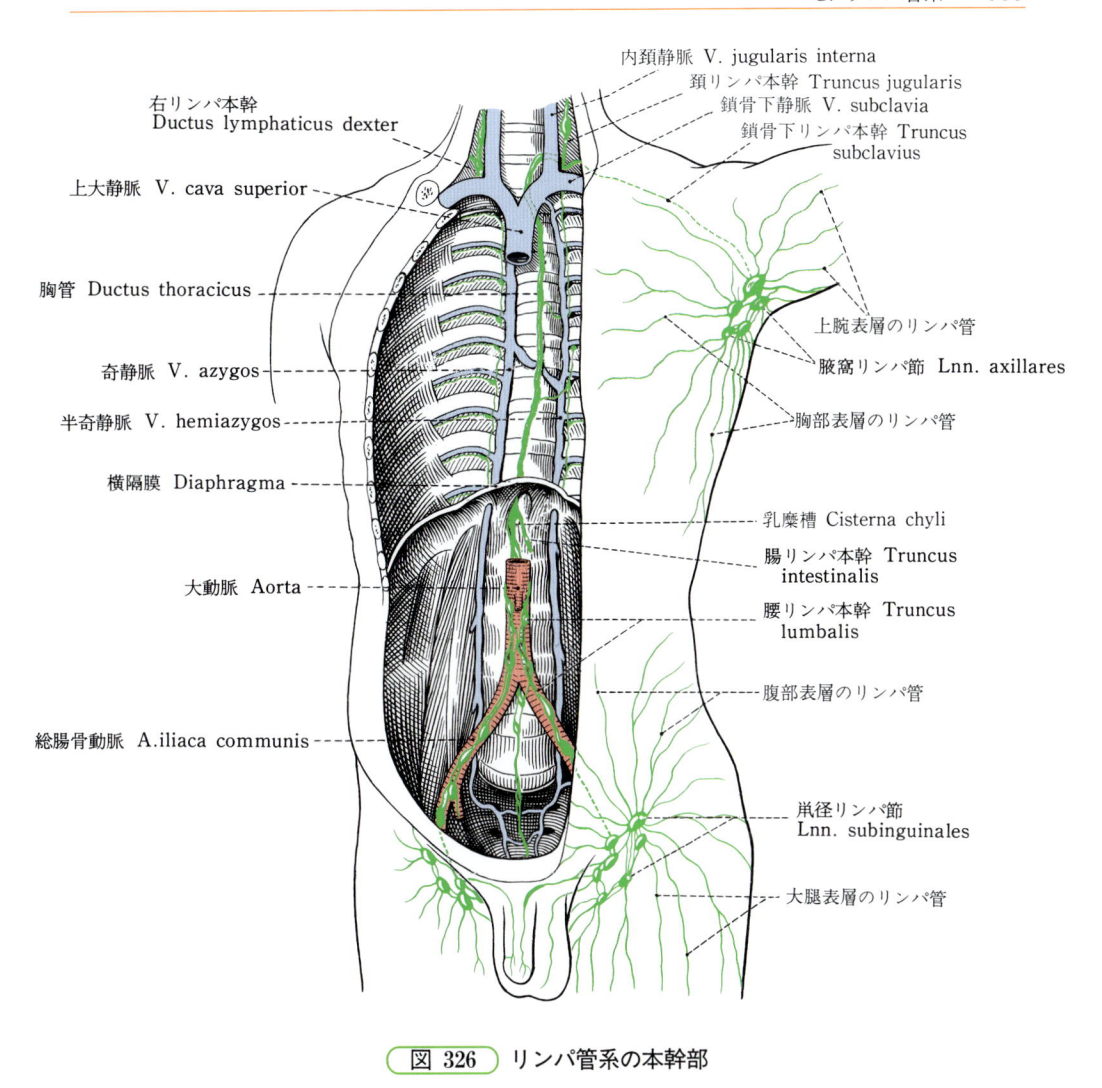

しい膨大部を認めないことが多い．

2　頚リンパ本幹とリンパ節群

頚リンパ本幹* truncus jugularis は頭部と頚部からリンパを集める本幹で，頚静脈の分布領域に相当する．後頭部と顔面の皮下リンパ管は，それぞれ その所属リンパ節を経過したのちに，頭部深在のリンパ管と合流し，内頚静脈に伴行する後頭部と頚部のリンパ管をあわせて頚リンパ本幹となる．その経過中の主なリンパ節集団をあげる(図 327)．

①　**後頭リンパ節** lymphonodi occipitales：　外後頭隆起の付近にあり，後頭部のリンパ管が流れこんでいる．後頭動静脈の領域に属する．

②　**耳下腺リンパ節** lymphonodi parotidei：　耳下腺の外表と内部にあり，主として浅側頭動静脈の流域からのリンパ管を集める．

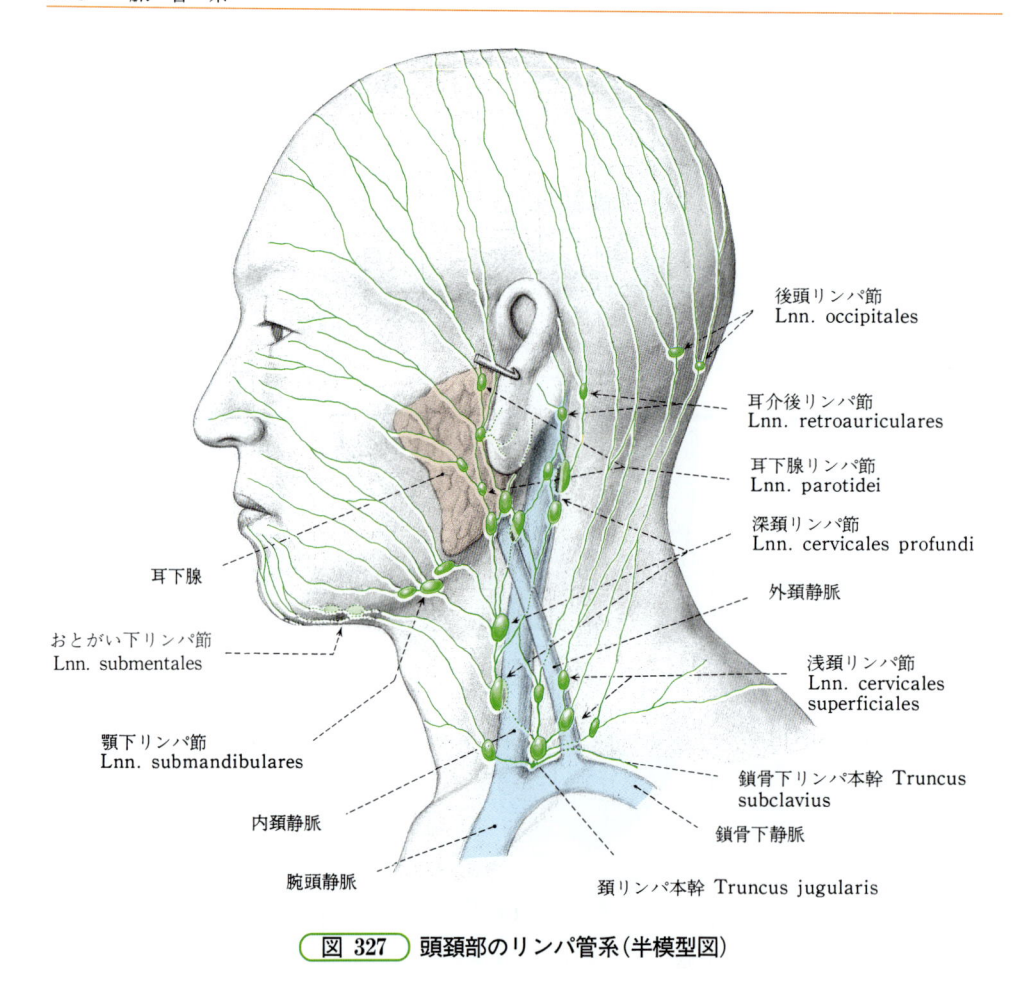

図 327 頭頸部のリンパ管系（半模型図）

③ **顎下リンパ節*** lymphonodi submandibulares： 顎下腺の付近にあり，主として顔面動静脈の分布区域，すなわち顔面の浅層（前頭部・外鼻・眼瞼・頬・口唇など）と上下の歯および顎からのリンパを集める．

④ **深顔面リンパ節** lymphonodi faciales profundi： 側頭下窩のなかにあり，顔面深部（眼窩・鼻腔・翼口蓋窩・口蓋・咽頭・側頭下窩），すなわち顎動静脈の分布範囲からのリンパ管を集める．

⑤ **浅頸リンパ節*** lymphonodi cervicales superficiales[1]： 側頸部の皮下にあって，主として外頸静脈に沿っている．頭部浅層のリンパ管の一部は これに流れこんでいる．

⑥ **深頸リンパ節*** lymphonodi cervicales profundi[2]： 内頸静脈に沿って存在する大集団（20〜30個）である．上述の頭部の リンパ節群から流れ出るリンパ管は，結局 すべて

---

1),2) 「るいれき」というのは今日では稀になったが，昔は しばしば見られた 頸リンパ節の結核による腫脹のことで，学名は **結核性リンパ節炎** lymphadenitis colli tuberculosa である．

再び この深頸リンパ節群に流れこむから，顔面・眼窩・鼻腔・口腔などの疾患のときにはその触診を忘れてはならない．

3 鎖骨下リンパ本幹とリンパ節群

鎖骨下静脈の分布領域，すなわち胸部(背部上半を含む)の表層と上肢のリンパを集める本幹を **鎖骨下リンパ本幹*** truncus subclavius という．そのリンパ節集団の主なものをあげる(図326)．

① 肘(ひじ)リンパ節 lymphonodi cubitales： 肘窩にあり，浅深の両群に区別される．
② 腋窩リンパ節* lymphonodi axillares： 腋窩にある大きな集団(20〜40個)である．

上肢のリンパ管は一部は浅いリンパ管として皮下を，他は深リンパ管として深部動静脈に伴行して上る．その経過中に 前者は浅肘リンパ節を，後者は深肘リンパ節を通過し，いずれも腋窩リンパ節にはいる．腋窩リンパ節には このほかに 胸部浅層から集まってくるリンパ管が注いでいる(図326)．したがって 乳房のリンパも大部分 腋窩リンパ節に注ぐのであって，この点は 乳癌の転移の経路として注意すべきである．腋窩リンパ節から出る 数条の輸出管は ほぼ並行して鎖骨下動静脈に沿って走り，静脈角の少し手前で合して1本の鎖骨下リンパ本幹となる．鎖骨下リンパ本幹は 同名静脈に沿って内側の方に走り，頸リンパ本幹その他と合して，鎖骨下静脈と内頸静脈との合流部で静脈角に注ぐ．

4 気管支縦隔リンパ本幹とリンパ節群

気管支縦隔リンパ本幹* truncus bronchomediastinalis は右側の胸郭とその内容のリンパを集める本幹で，その経過は およそ奇静脈に相当している(図328)．左側では 胸郭と胸部内臓のリンパ管は このような本幹に集まることなく，個々に胸管に注いでいる．胸郭とその内臓に所属するリンパ節群の主なものは つぎの通りである．

① 胸骨傍リンパ節 lymphonodi parasternales： 前胸壁の後面で胸骨の両側すなわち内胸動静脈の沿線にある．
② 前縦隔リンパ節 lymphonodi mediastinales anteriores： 前縦隔のなかにある．
③ 後縦隔リンパ節 lymphonodi mediastinales posteriores： 後縦隔のなかにある．
④ 肋間リンパ節 lymphonodi intercostales： 脊柱の両側で各肋間隙にあり，胸膜壁側葉の下層にある．
⑤ 肺リンパ節* lymphonodi pulmonales： 肺内気管支の沿線に散在している．
⑥ 気管支肺リンパ節* lymphonodi bronchopulmonales： 肺門部にあたる肺外気管支の周囲に密着している多数のリンパ節集団で，臨床家は **肺門リンパ節*** Hilusdrüsen d. とよんでいる．肺結核の初期に反応を示し，X線やMRIによって その腫脹を確かめうるために，臨床的価値が高い．
⑦ 気管気管支リンパ節 lymphonodi tracheobronchiales： 気管分岐部にあるリンパ

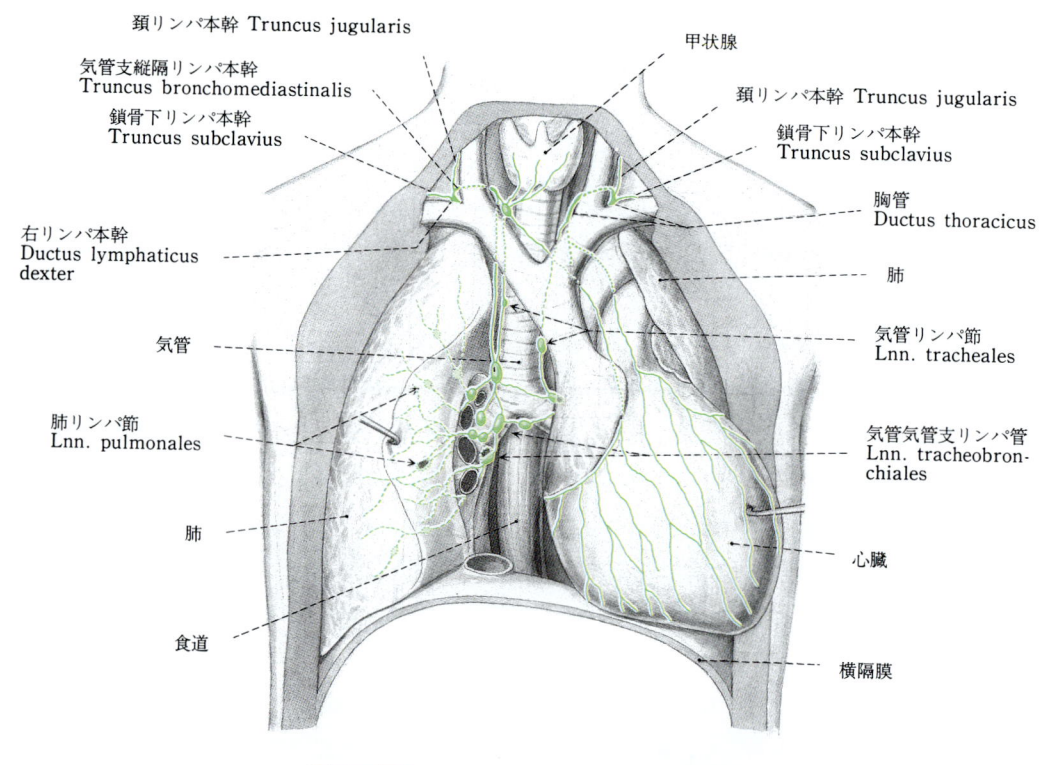

図 328 胸部内臓のリンパ管系（半模型図）

節集団をいう．

⑧ **気管リンパ節** lymphonodi tracheales： 気管の下部の周囲にある．

胸壁のリンパ管は前部のものは正中部に走って，胸骨リンパ節や前縦隔リンパ節にはいり，これらのリンパ節から出る輸出管は上行して，右側では右リンパ本幹に，左側では胸管に注いでいる．胸壁の外側部と後部のリンパ管は，肋間動静脈に沿って各肋間隙を後走し，肋間リンパ節に注ぐ．肋間リンパ節の輸出管は 順次 上位の肋間リンパ節を経て上行し，右では気管支縦隔リンパ本幹に，左では随所で胸管にはいる．

肺のリンパ管は表在性（すなわち胸膜下）のものも 深在性のものも，血管に沿って すべて肺門部に集まる．これらは途中で何回か肺リンパ節を通過したのち，肺門で気管支肺リンパ節にはいり，さらに気管リンパ節を経て，気管に沿って後縦隔のなかを上行し，右では その他の胸部内臓のリンパ管と合して 気管支縦隔リンパ本幹をつくり，左では そのまま胸管の基部に開口する．

心臓のリンパ管は だいたい 冠状動脈の経過に一致した分布を示している．多数のリンパ管は次第に集まって 左右それぞれ1本の本幹となり，右では 上行大動脈の傍を上行して気管支縦隔リンパ本幹に流入し，左では 肺動脈に沿って上行して胸管に注ぐ．これらの両幹は その経過中に 前縦隔リンパ節を通過する．

食道のリンパ管は 下部のものは横隔膜を貫いて 後述のリンパ節に，中部のものは後縦隔リンパ節に，上部のものは深頚リンパ節に注ぐ．

5 腸リンパ本幹とリンパ節群

腸リンパ本幹* truncus intestinalis は骨盤の内臓と腎臓・副腎とを除く すべての腹部内臓のリンパを集める本幹で，その領域は およそ腹腔動脈と上下腸間膜動脈の分布範囲（すなわち**門脈の流域**）に相当している（図329）．各器官のリンパ管は結局 腹腔リンパ節に集まり，このリンパ節群からは 1本（ときに2〜3本）の太い本幹が出て，乳糜槽で胸管に注ぐ．この本幹を腸リンパ本幹という．その領域のリンパ節群の主なものは つぎの通りである．

① **腸間膜リンパ節*** lymphonodi mesenterici： 腸間膜のなかに散在している大きなリンパ節群で，100〜200個のリンパ節を数える．

② **結腸リンパ節*** lymphonodi colici： 結腸間膜 あるいは その癒着した部分のなか

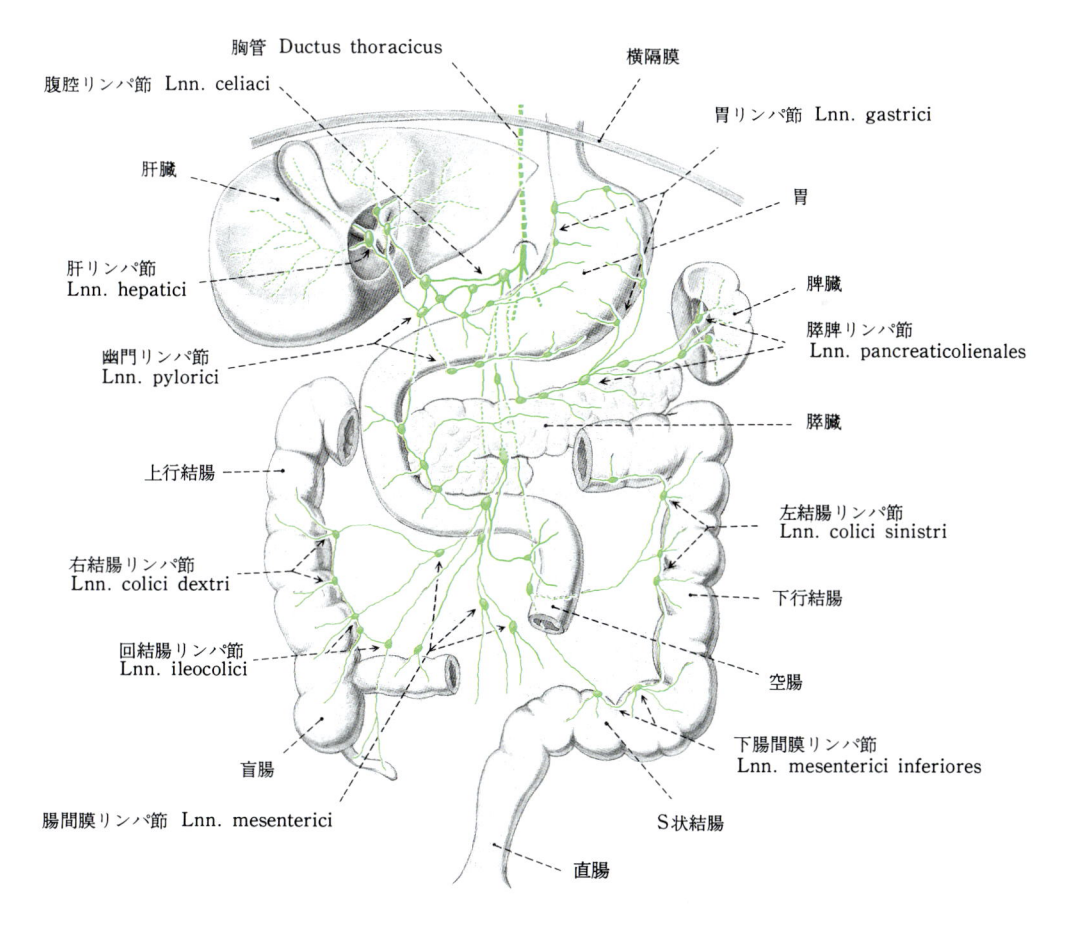

図 329 腹部消化器のリンパ管系（半模型図）

に広く分布している．

　③　**膵脾リンパ節*** lymphonodi pancreaticolienales：　脾動静脈の沿線にあり，10個前後のリンパ節の集団である．

　④　**左胃リンパ節*** lymphonodi gastrici sinistri は小弯部，**右胃リンパ節*** lymphonodi gastrici dextri は大弯部において漿膜の下層にある．

　⑤　**肝リンパ節*** lymphonodi hepatici：　固有肝動脈の付近で，小網の肝十二指腸間膜のなかにある．

　⑥　**腹腔リンパ節*** lymphonodi celiaci：　腹腔動脈の基部の周囲を取り巻く10個前後のリンパ節の集団である．

　腸のリンパ管は　腸間膜動静脈に沿って　腸間膜の漿膜二重層の間を走り，腸間膜リンパ節または結腸リンパ節を通過し，次第に集まって太くなり，ついに腹腔リンパ節にはいる．**胃のリンパ管**は　一部は小弯部に集まって左胃リンパ節に，他は大弯部に走って　右胃リンパ節にはいるが，これら両リンパ節群の輸出管は　いずれも再び腹腔リンパ節にはいる．

　膵臓のリンパ管は至るところで膵臓の表面に現われ，一部は直接に，一部は膵脾リンパ節を経て　腹腔リンパ節にはいる．**脾臓のリンパ管**は　浅在性のものも　深部のものも　みな脾門に集まり，膵脾リンパ節を経て腹腔リンパ節に注ぐ．

　肝臓のリンパ管は，表在性のものの大部分および内部のものは　一度　肝門に集合し，肝リンパ節を通過したのちに，小網の肝十二指腸間膜のなかを通って，再び腹腔リンパ節に流れこむ．ただし　肝臓上面のリンパ管の一部は　横隔膜を貫いて胸腔にはいり，前縦隔リンパ節に流入する．

６　腰リンパ本幹とリンパ節群

　腰リンパ本幹* truncus lumbalis は腹壁・背部下半・外陰部・下肢・骨盤とその内臓などのリンパを集める本幹である．はじめ左右の総腸骨動静脈に，ついで腹大動脈と下大静脈に沿って走る数条のリンパ管は，リンパ節を経るにしたがって次第に太くなり，ついに左右それぞれ1～2条の本幹となって　乳糜槽に注ぐ．腰リンパ本幹とは　この流入部の比較的　短い部位だけをさした名である（図326，330）．この領域の主要なリンパ節群をあげる．

　①　**膝窩リンパ節*** lymphonodi poplitei：　膝窩動静脈の周囲に集まっている数個の小型のリンパ節である．

　②　**鼡径リンパ節*** lymphonodi inguinales[1)]：　鼡径靱帯の下方にある大集団で，腹部（背部下半を含む）の表層と下肢全体のほか，外陰部・会陰・肛門部からのリンパ管を集めるもので，もっとも重要なリンパ節群である．浅深の両群に区別される．**浅鼡径リンパ節***

---

1) 鼡径リンパ節の炎症性の腫脹を横痃（よこね）bubo l., e., d. という．梅毒・淋疾などの性感染症をはじめ，肛門周囲炎，外傷など，種々の原因で起こる．

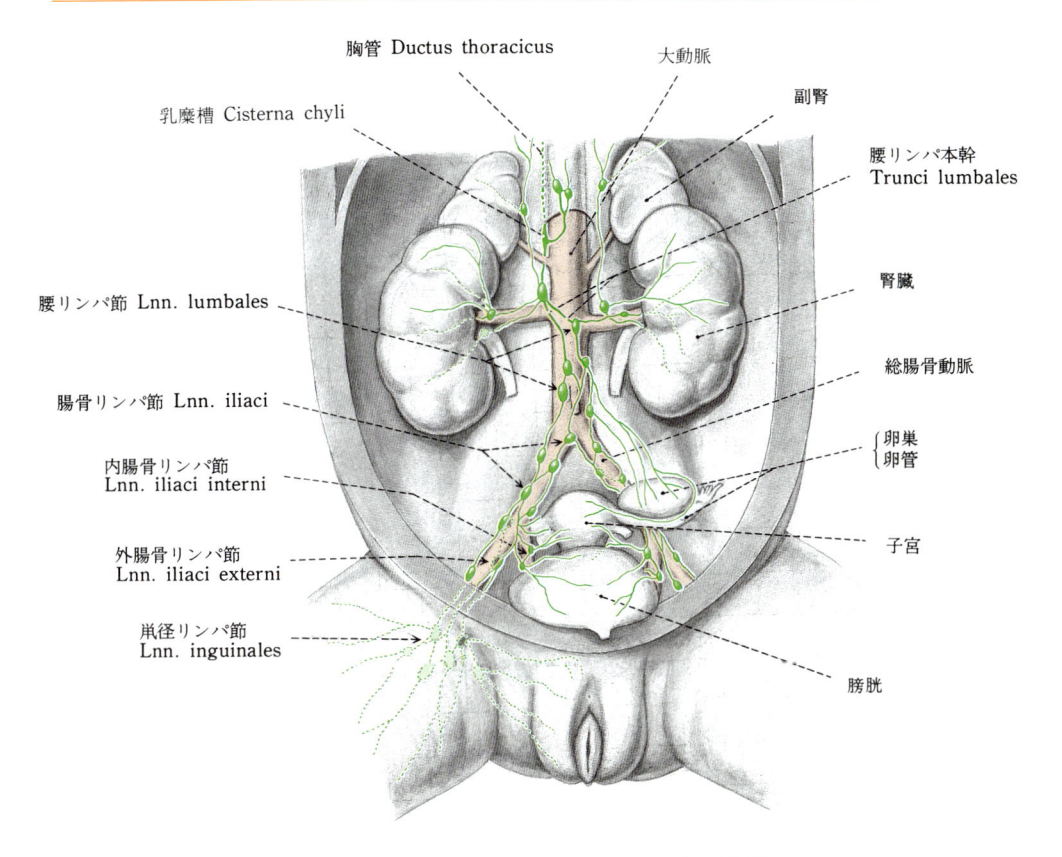

図 330 泌尿生殖器のリンパ管系（女の胎児）
やや模型化した図．図 315 参照．

lnn. ing. superficiales は その部の皮静脈と同層にあり，したがって大腿筋膜の上にある．健常な からだでも，皮膚の上から かすかに触れることが出来る．**深鼠径リンパ節*** lnn. ing. profundi は大腿筋膜の下層で 大腿静脈の内側に数個 集まっている．

　③　**肛門直腸リンパ節*** lymphonodi anorectales： 直腸の周囲にある．痔瘻(じろう)には，このリンパ節群の膿瘍が破れて慢性化したものがある．

　④　**内腸骨リンパ節** lymphonodi iliaci interni： 骨盤内で同名血管の沿線にある．

　⑤　**腸骨リンパ節** lymphonodi iliaci： 外腸骨動静脈と総腸骨動静脈の沿線に散在している．

　⑥　**腰リンパ節*** lymphonodi lumbales： ⑤につづいて腹大動脈と下大静脈の周囲にあり，その総数 20～30 個を数える．

　下肢のリンパ管も上肢におけると同様に，浅深両群に分けることが出来る．浅リンパ管は足背と足底の皮下のリンパ管網から始まり，およそ大小伏在静脈に沿って上行する．そのうち小伏在静脈に伴うものは膝窩で膝窩リンパ節に流れこみ，大伏在静脈に伴うものは鼠径靱帯の下方で浅鼠径リンパ節に流れこむ．浅鼠径リンパ節の輸出管は伏在裂孔を通っ

て深鼠径リンパ節にはいる．下肢の深リンパ管は深部の血管，すなわち前後脛骨動静脈に伴って下腿の深部を上行し，上述の膝窩リンパ節にはいる．膝窩リンパ節の輸出管は大腿動静脈とともに上行し，深鼠径リンパ節に流れこむ．

外陰部・会陰・肛門周囲のリンパ管が浅鼠径リンパ節に流れこむことは，臨床上 きわめて重要な事実で，性感染症のさい このリンパ節が はれる．ただし陰茎深部(男)や腟(女)のリンパ管は浅鼠径リンパ節にはいることなく，骨盤のなかのリンパ節にはいる．

    女の性感染症では 鼠径リンパ節の腫脹をみることが少ないが，これは このようなリンパ管の流路のちがいから説明できる．

浅深鼠径リンパ節の輸出管は鼠径靱帯の下をくぐって，外腸骨動静脈とともに腹腔内にはいり，腸骨リンパ節を順次に経過して腰リンパ節にはいり，ついに腰リンパ本幹となって乳糜槽に注ぐ．

骨盤壁と骨盤内臓のリンパ管は次第に集まって，結局は 内腸骨リンパ節を経て 腰リンパ節にはいるのであるが，直腸と肛門のリンパは，まず肛門直腸リンパ節に集まった後に内腸骨リンパ節に注ぐ．

神経系

378　神経系

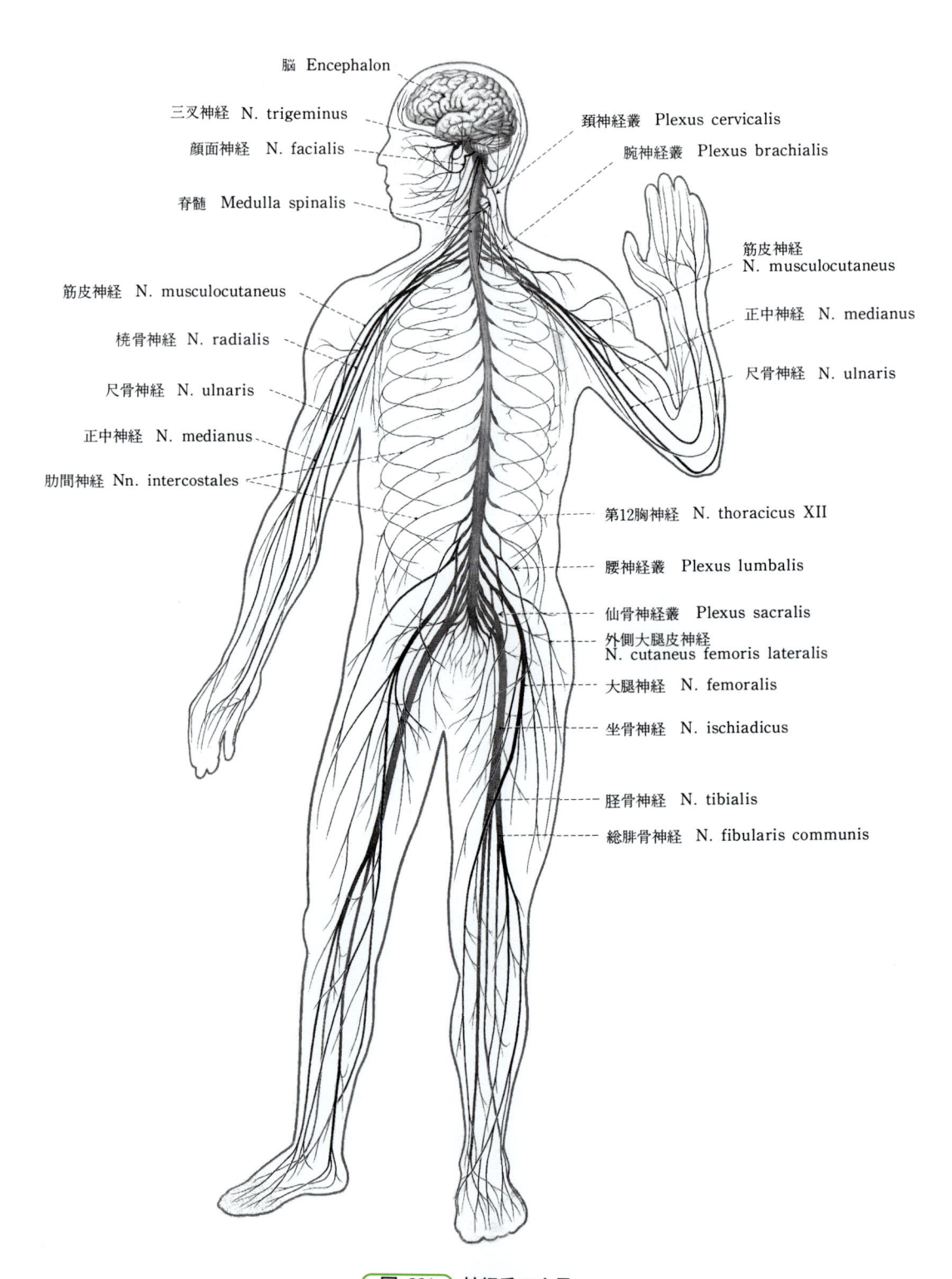

- 脳　Encephalon
- 三叉神経　N. trigeminus
- 顔面神経　N. facialis
- 脊髄　Medulla spinalis
- 筋皮神経　N. musculocutaneus
- 橈骨神経　N. radialis
- 尺骨神経　N. ulnaris
- 正中神経　N. medianus
- 肋間神経　Nn. intercostales
- 頚神経叢　Plexus cervicalis
- 腕神経叢　Plexus brachialis
- 筋皮神経　N. musculocutaneus
- 正中神経　N. medianus
- 尺骨神経　N. ulnaris
- 第12胸神経　N. thoracicus XII
- 腰神経叢　Plexus lumbalis
- 仙骨神経叢　Plexus sacralis
- 外側大腿皮神経　N. cutaneus femoris lateralis
- 大腿神経　N. femoralis
- 坐骨神経　N. ischiadicus
- 脛骨神経　N. tibialis
- 総腓骨神経　N. fibularis communis

図 331　神経系の全景

総論

神経系は 1)皮膚，目（視覚器），内耳（平衡聴覚器），舌（味覚器），鼻腔（嗅覚器）などの器官（これらを**受容器** receptor e., Rezeptor d. という）で受けいれた外界の刺激，ならびに身体の内部で起こった さまざまな**刺激** stimulus e., Reiz d. を中枢に導き，2)これに反応して中枢で**興奮** excitation e., Erregung d. を起こし，3)この興奮を命令として身体各部の筋，腺など（これらを**効果器** effector e., Erfolgsorgan d. とよぶ）に伝えるものである．すなわち内に対しては体内諸器官の連絡・調和を計って これを有機的に統合し，外に向かっては身体各部に外界の状勢に適応した反応を起こさせる生体調節系である（図332）．

外界からの刺激に対する適切な反応と，体内の環境を ほぼ一定に保つ働き[1]は，一般に神経系と内分泌系（ホルモン）の巧妙な共同作業で遂行されている．それを**神経性**および**ホルモン性**（または**液性**）**調節** neural and hormonal (humoral) regulation e. という．

神経系を理解するには，刺激と興奮の伝達の仕組みを，立体的に捕えなければならない．さまざまな刺激が集まる中枢が どのように配列しているか，また刺激や興奮は どのような経路で伝わって行くのかを理解することが必要である．近年の神経学の進歩により，いろいろな手段で生体の外から，神経の構造をみることが出来るようになってきた．とくにX線CTスキャンや核磁気共鳴コンピュータ断層撮影（MRI-CT）の開発により，神経系の病変部を直視できるようになった．このような進歩に見合うだけの 神経系の解剖学の理解なしには，これらの画像を正しく診断することが出来ないだろう（図349, 353, 446）．

1　神経系の構成

神経系は 他の諸系には見られない 特別の形態学的機構をそなえている．すなわち，末梢からの刺激を受け入れ，かつ これに対して興奮を起こす中心部を **中枢神経系*** central nervous system e., zentrales Nervensystem d. といい，刺激や興奮を伝導する部を**末梢神経系** peripheral nervous system e., peripheres Nervensystem d. と名づける．中枢神経系は**脳**と**脊髄**であり，末梢神経系は**脳神経**・**脊髄神経**および**交感神経**から成っている．

交感神経と対立するものとして**副交感神経**があるが，これは機能的には立派な系をなすが，解剖学的には 脳神経・脊髄神経にまぎれこんでいて 実体が希薄である．腸管の壁内には独立の**腸管（壁内）神経系** enteric or intramural nervous system e. が存在する．これらについては485頁で論じる．

脳は ほぼ卵形の器官で，頭蓋腔のなかに納められており，脊髄は細長い柱状体で，脊柱管のなかに保護されている．末梢神経は脳および脊髄の所々から発する神経線維の束で，

---

[1] これを生体の**恒常性** homeostasis という．homeo は「ほぼ同じ，似ている」の意，stasis は「状態」を指す．

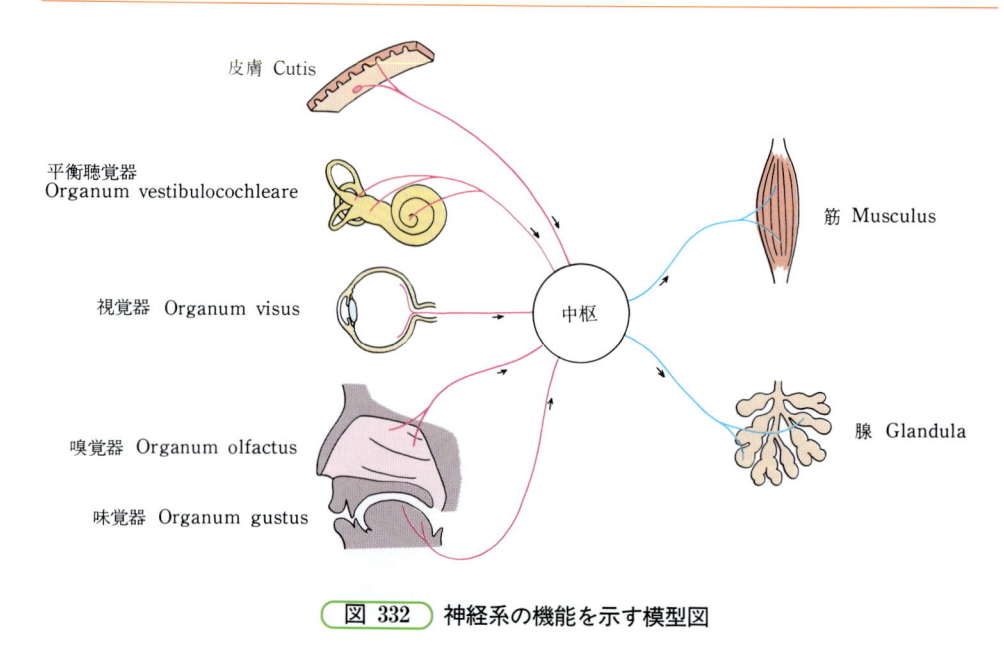

図 332 神経系の機能を示す模型図

次第に枝分かれして細くなり，その終末部は全身に くまなく分布する(図331，332)．

　神経系をその機能にしたがって**体神経系** somatic nervous system e., somatisches Nervensystem d. と**内臓神経系** visceral nervous system e., viszerales Nervensystem d. とに分けることもある．体神経系は動物性機能，内臓神経系は植物性機能と平滑筋の運動を支配するとされるが，全神経系を厳密にこの2系に分けることは，少なくとも形態学的には困難な点が多い．
　末梢神経は その興奮伝導の方向によって つぎの2種に区別される．

① **求心性神経*** centripetal nerve e., zentripetaler Nerv d.： 末梢からの刺激を中枢に導くもので，総称して**知覚神経*** sensory nerve e., sensibler Nerv d. という．そのうち特殊な感覚 すなわち視覚・聴覚・平衡覚・味覚・嗅覚などに関するものを，とくに**感覚神経*** sensorischer Nerv d. と呼ぶことがある．

② **遠心性神経*** centrifugal nerve e., zentrifugaler Nerv d.： 中枢からの興奮を筋と腺とに伝えるもので，そのうち筋に分布して その運動を調節するものを**運動神経*** motor nerve e., motorischer Nerv d. といい，腺に分布して その分泌を調節するものを**分泌神経*** secretory nerve e., sekretorischer Nerv d. という．

　運動神経とか知覚神経とかいうのは，要するに その神経を構成している神経線維が 運動性であるか 知覚性であるか によって定まる．(「神経」と「神経線維」とを混同しないよう注意すること．)近年は ある神経線維が求心性か遠心性か，どのような化学伝達物質を出して他の細胞を調節しているかが，形態学的手法(電子顕微鏡，組織化学など)で分析できるようになった．しかし電気生理学の手法によって，個々の神経線維や神経回路の性質を決めることは，昔も今も重要である．

　一般的にいうと，純粋に単一な性質の線維だけから成る神経は少なく，多くは2種，あるいはそれ以上の異種の線維が混在している．この種の神経を**混合神経** mixed nerve e., gemischter

Nerv d. という．しかし，あらゆる神経は 結局は 単一の線維にまで分かれて終末器官に到達するのであるから，混合神経も末梢に行くにしたがい，次第に純粋なものになる．

2 神経系の素材

神経系は組織学的には，一定の排列と連結をなす無数の**神経細胞*** nerve cell e., Nervenzelle d. と**神経膠細胞（グリア細胞）***neuroglial cell l., e., Gliazelle d. とから成っている．機能の上からいえば，前者が神経本来の作用の担い手で，後者は支持組織・栄養細胞・髄鞘のつくり屋・食細胞などとしての働きをもつだけで，神経機能とは直接の関係はない．

神経細胞と神経膠細胞は胎生期に共通の母細胞―**神経系幹細胞** nervous system stem cell から分化した，いわば兄弟細胞である．388頁の脚注をも参照されたい．

1. 神経細胞の微細構造

神経細胞は **細胞体**（細胞の本体という意味，また**核周部**ともいう）と これから出る突起とから出来ている．一般の体細胞に比べて大きく，核も大きくて明調に染まり，核小体がはっきりしている．

神経細胞の細胞質には，ミトコンドリアやゴルジ装置のほかに，**ニッスル小体*** Nissl's body e., Nisslsche Scholle d.（メチレン青，チオニンなどの色素に染まる）がヒョウの斑紋状に排列している．**虎斑物質** tigroid substance e. ともよばれる この小体は，電子顕微鏡で見れば粗面小胞体の集合で RNA に富み，蛋白質の合成を行なう構造に相当している（図 333）．

神経細胞の細胞質には，もう一つの特徴的な構造として**神経原線維** neurofibrils e., Neurofibrillen d. という細い線維が鍍銀染色によって染め出される．これは核周部の細胞質内を錯走し，細胞の突起のなかに伸び出している．これは電子顕微鏡によって認められる**神経細糸（神経フィラメント）**neurofilaments と**神経細管** neurotubules の集束に相当するものである．

神経細胞体から伸び出る突起は，細い糸状または樹状の線維で（直径 1～5μm），**神経線維*** nerve fibers e., Nervenfasern d. とよばれる．その長さは種々で，末梢神経を形成するものでは 1m に及ぶものすらある．神経細胞体とその突起をあわせて―すなわち神経細胞のまるごとを―**ニューロン*** neuron e., Neuron d.[1] という．

2. 神経細胞の突起

神経細胞からは通常2種の突起が出ている．その一つは**樹状突起*** dendrite e., Dendrit d. とよばれて 刺激を求心性に細胞体に導き，他は**神経突起*** neurite e., Neurit d. とよば

---

[1] Neuron とは「神経系の構成単位」という意味で，「神経元」の邦語もある．腎臓の Nephron, 骨の Osteon など，みな同じ見地からつくられた名称である．わが国では長年「ノイロン」とよばれてきたが，近年では英語式に「ニューロン」とよぶ人が多いので，本書ではこれを採る．

れて 細胞体の興奮を遠心性に末梢に伝える．

神経線維は軸索と それを包む さやから成っている．**軸索*** axon e., Achsenzylinder od. Axon d. は神経細胞体の直接の続きで，線維の中軸部を占めている．

軸索のなかには，上述の鍍銀染色で染まる神経原線維が多数 走っている．これを電子顕微鏡でみれば **神経細糸** neurofilaments と **神経細管** neurotubules である．前者は支持のための線維であり，後者はシナプス小胞(伝達物質を容れる小胞)やミトコンドリアを核周部から軸索の末端部へ運ぶモーター分子(キネシン kinesin)を導くレールの役割をしている(廣川信隆，1990)．

軸索を包む さやとしては 髄鞘_{ずいしょう} とシュワン鞘がある．**髄鞘*** myelin sheath e., Markscheide d. は軸索を包む被膜で，脂質を主成分とするミエリンという物質から成る．**神経鞘** neurilemma(**シュワン鞘*** sheath of Schwann e., Schwannsche Scheide d.)は最外部をとり巻く被膜で，**シュワン細胞*** Schwann cell e., Schwannsche Zelle d.[1] (中枢では希突起膠細胞―後述)の細胞膜が層をなして重なったものである．

髄鞘は軸索に対する電気的絶縁装置であり，速やかな興奮伝導を行なう太い神経線維(後述)に発達している．神経系の発生の途上で，シュワン細胞(中枢では希突起膠細胞)が軸索のまわりをグルグルとまわりながら，自らの菲薄な細胞質を巻きつけて髄鞘をつくるのである．

神経線維には，軸索のまわりに髄鞘をもつ線維と，もたない線維とがある．前者を**有髄線維*** myelinated fiber e., markhaltige Faser d., 後者を**無髄線維*** unmyelinated fiber e., marklose Faser d. という．シュワン鞘(神経鞘)は，有髄 無髄を問わず 神経線維の外がわを包む薄い膜で，シュワン細胞のうすい細胞質から成っている．中枢神経では神経線維にシュワン鞘がない．

神経線維の太さと興奮伝導の速度には関連があり，太いほど速い．一般に体神経の線維は太く，骨格筋の運動線維はその代表的なもので，伝導の秒速は 60m 以上に達する．知覚線維のうちでは痛覚線維が細い部類に属する．自律神経の線維は細く，伝導秒速は 1～2m である．

末梢神経の伝導速度を臨床的に測定することは可能で，それが神経の障害の有無を判断する材料となる．髄鞘が消失する脱髄性疾患では，神経伝導速度が著しく落ちている．

3. ニューロンの連絡

神経線維の末端は，次のニューロンもしくは感覚細胞，筋細胞，腺細胞などと連絡しており，これらの連接部分を **シナプス** synapse e., Synapse d. と呼ぶ．この部分では，神経線維の末端は膨らんで**神経終末** nerve terminal e., Nervenendigung d. をつくり(シナプス前部)，細胞体や樹状突起(シナプス後部)と連絡している．神経線維を電気的に伝わってきた興奮は，この間隙に**神経伝達物質** neurotransmitter e. (ノルアドレナリン，アセチルコリン，ペプチド性の生理活性物質など)を放出することによって，次のニューロンに伝えられる(化学伝達 chemical transmission e.)．

---

[1] Theodor Schwann(1810～1882)はドイツの著名な解剖学者・生理学者で，細胞学説(生体は細胞を単位として構成されているとの考え)の創始者である．

神経系　383

図 333 ニューロンの形態を示す模型図

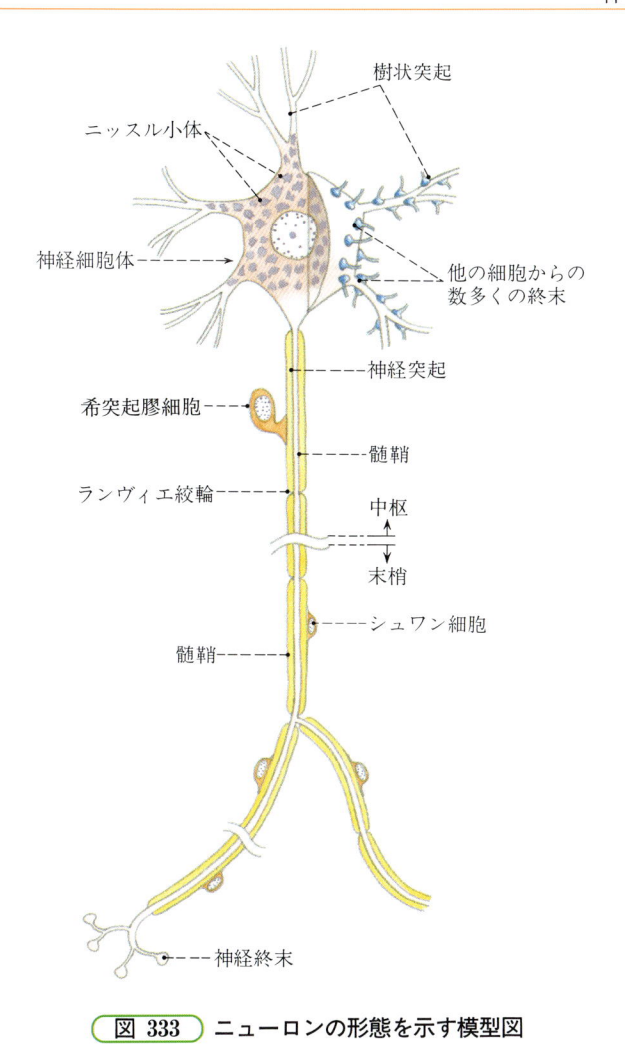

　伝達物質は ほぼ一定の大きさの ふくろ—**シナプス小胞** synaptic vesicle に包まれてシナプス前部に集積しており，興奮が到達すると，この小胞が次つぎに開いて，内容物をシナプス間隙に放出する（開口放出）．シナプス後部の膜には 伝達物質に対するレセプター receptor の分子が付いていて，伝達物質と結合すると シナプス後部の興奮を引きおこす．

　神経系は複雑な線維の網から成っている．これは 神経細胞の突起の連続による ひとつづきの構造であるとの考え—イタリアの C. Golgi（ゴルジ，1844～1926）の「網状説」—が 19 世紀末には支配的だった．この考えを斥けて，神経系は突起によって たがいに接しあうだけの別個の細胞から成り立っていることを主張したのは，スペインの偉大な神経学者 S. Ramon y Cajal（カハール，1852～1934）だった．その説に共鳴したドイツの Waldeyer[1] は，この個々に切り離された存在としての神経細胞を Neuron（ノイロン，381 頁脚注参照）とよぶことを提唱したの

---

1)　Wilhelm von Waldeyer（1836～1921）はドイツの著名な解剖学者で，長くベルリン大学の教授であった．日本解剖学会の長老，小金井良精（1858～1944）はその高弟である．ワルダイエルがカハールの標本を見，その所説に納得して ノイロン説を発表したのは 1891 年であった．

だった(1891)．しかし 網状説に対するノイロン説の勝利は，1950年代に，電子顕微鏡によってシナプスの構造が明らかにされ，はじめて確定した．

4. 神経膠細胞(グリア細胞)

大脳皮質には 130 億個の神経細胞があるといわれるが，グリア細胞は その5～10倍 存在すると考えられている．神経細胞は，一般には生後 分裂増加することがないが，グリア細胞は，必要に応じて盛んに分裂増加する．グリア細胞は，散在する神経細胞の隙間を満たし，支持組織として働くだけでなく，神経細胞の栄養，代謝にあずかる．

中枢神経のグリア細胞は，次の3種に分けられる(図334)．

① **星状膠細胞(アストログリア)** astrocyte e., Astrozyt d.： その名の通り星形の比較的大きな細胞体をもち，四方八方に突起を出している．この突起は神経細胞や他のグリア細胞や血管壁にのびている．この細胞の役割はきわめて多岐にわたるが，おもな働きを挙げれば，(1)血管壁に接した突起から 栄養や そのほかの物質を神経細胞に運び，逆に神経細胞の代謝産物を血管に運ぶ．(2)毛細血管を包んで 血液のなかの細菌，ウイルス，特定の液性物質(ホルモン，毒物，薬物など)が神経組織に及ばないようにする，つまり血液から脳実質への物質移動を選択的に制限する関所(**血液脳関門** blood-brain barrier e., Blut-Hirn-Schranke d. という)をつくっている．(3)障害を受けた神経組織の修復の働きや，神経成長因子の放出などの働きも考えられている．

② **希突起膠細胞(オリゴデンドログリア)** oligodendroglia e., Oligodendroglia d.： アストログリアに比べて突起が少ないところから名づけられた．円形の核をもつ小さな細胞で，有髄線維の間に存在して髄鞘の形成にあずかる(末梢神経では，シュワン細胞がこの役割を担う)(図333)．

③ **小膠細胞(ミクログリア)** microglia e., Mikroglia d.： 細胞体が小さいので，こう名づけられている．組織内を遊走し，食作用によって物質の破壊，神経細胞の除去，病的代謝物質の清掃などの役割をもつ．上の2種のグリア細胞とちがって，本来の神経系の細胞ではなく，血中の単球(貪食細胞)が神経系に侵入したものである．

3 神経系の微細構造

ここでは神経系の各部が 顕微解剖学的に どんな構造を示すかを概観してみたい．神経系の全体は無数のニューロンの集合体であるが，それは雑然とした集合ではなく，ニューロンの整然とした分布と排列から成っている．

大まかに言うと，神経細胞体は中枢(脊髄と脳)にだけあって，末梢神経は それから発する神経線維の束にすぎない．ただし 知覚性脳脊髄神経には その経過中に神経細胞の集団があり，また 自律神経系では，末梢にも いくつかの場所に神経細胞の集団を見る．

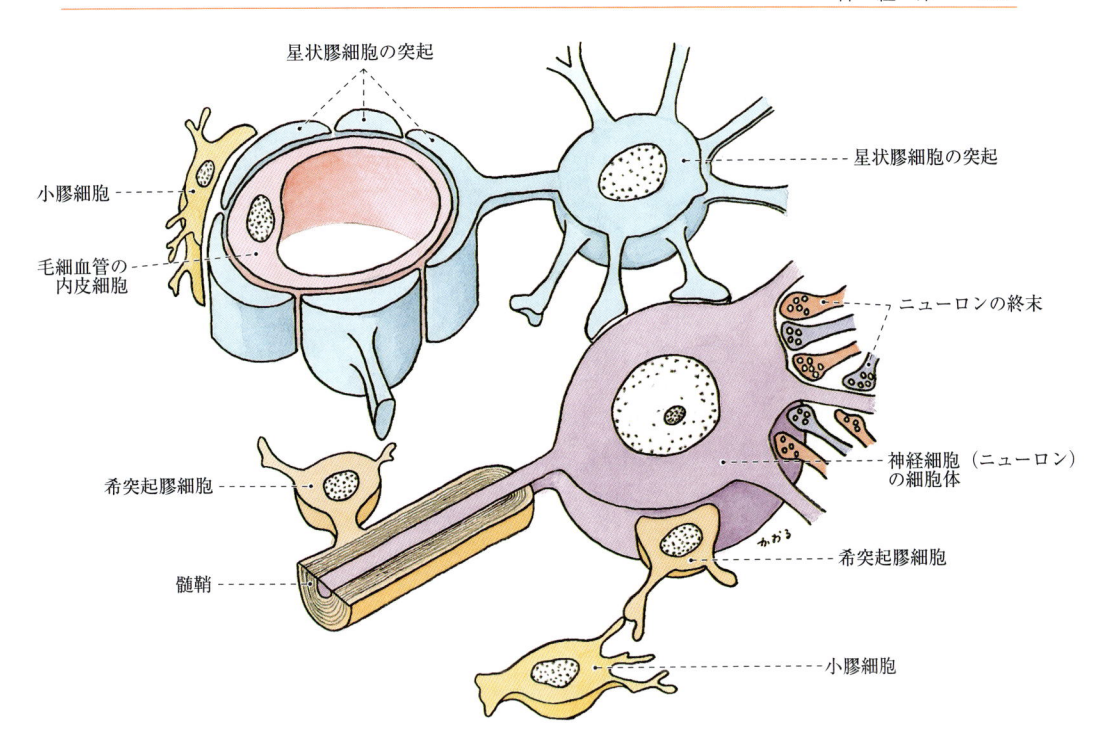

図 334　グリア細胞の種類と さまざまな はたらきを示す模型図

▶中枢神経の構造◀

　脊髄や脳では 神経細胞体は一定の集団をつくっている．その場所は もろくて軟らかく，灰色に見えるので，**灰白質*** substantia grisea, gray substance e., graue Substanz d. とよぶ．灰白質は実は灰色をしているのではなく，色調はずっと褐色に傾いている．この色調の原因は，ここに神経細胞体が集まっているためばかりではなく，この部の神経線維が無髄性，すなわち白く輝く髄鞘を欠いているからである．灰白質は 脊髄では中心部に柱状をなして存在するが，脳では 主として表層部を占めている(大脳皮質・小脳皮質など)．ただし 脳の内部には，このほかに なお大小多数の独立した灰白質の塊が散在している．このようなものを**核*** nucleus l., e., Kern d. という．

　灰白質以外の部分は，神経性要素としては神経線維だけを含んでおり，しかも その神経線維は大部分が有髄性である．そのため こうした場所は絹糸の束のような外観をしており，**白質*** substantia alba, white substance e., weisse Substanz d. と名づけられる．

▶末梢神経の構造◀

　末梢神経は原則的には神経線維の束である．図335 に示すように，線維束は その構造の上から3段階に分けられる．第1次束は いく本かの神経線維が**神経内膜*** endoneurium という結合組織でまとめられたもので，神経内膜は次第に分かれて，最後には個々の神経

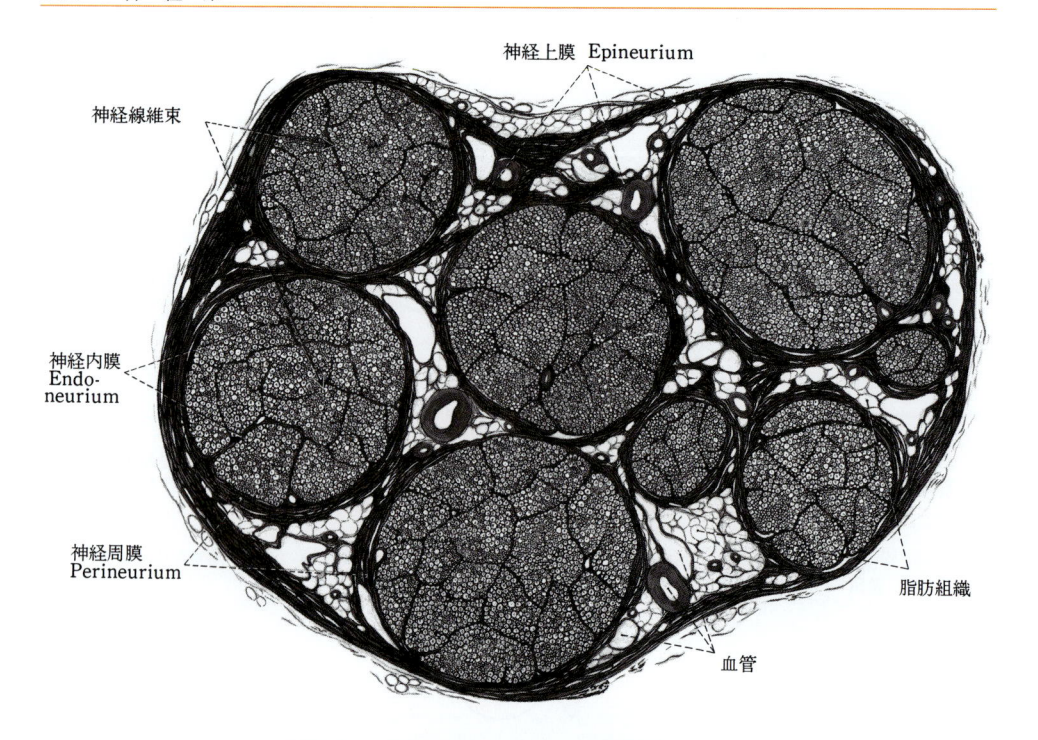

図 335　末梢神経の横断面の顕微鏡図　×40

線維を包んでいる．第1次束は集まって非常にしっかりした結合組織のさや—**神経周膜*** perineurium で包まれ，第2次束をつくる．第2次束はその断面が円く，これは末梢神経の形態単位である．すなわち，末梢神経は 細いものは 第2次束そのものであり，太いものは これが いくつか集まったものである．第2次束の周囲は**神経上膜*** epineurium という結合組織膜で補強されている．神経周膜は脳・脊髄の軟膜の続きであり，それによって閉ざされた空間は クモ膜下腔の続きである．一方 神経上膜は硬膜が伸び出したものである（「脊髄と脳の被膜」の項，434頁参照）．

　　末梢神経（その1本1本を ふつう単に「神経」という）が神経線維の束であることは，解剖実習のさいに，神経の一片を指先またはピンセットで縦に裂いて見れば，肉眼でも十分に実感することが出来る．中枢神経の白質では，同様の観察は末梢におけるほど はっきりしないが，それでも 小さいヘラかピンセットで その実質を裂きほぐしてみれば，これが一定の方向に走る神経線維の束の集団であることが 納得できるだろう．

　末梢神経には その経過中に神経細胞体の集団を蔵しているものがある．このような場所は結節状に肥厚しているから，これを**神経節*** ganglion l., e., d. という．神経節のなかではニューロンの中継が行なわれているものもあり（自律神経系の神経節），また知覚性脳脊髄神経に所属する神経節のように ニューロンの中継を見ないものもある．

4 神経の変性と再生

　神経系の構成単位はニューロンであるから，神経系の変性や再生の問題もニューロンのそれに帰結することになる．

　神経細胞体は神経機能の中枢であるばかりでなく，またニューロンの栄養の中心でもある．それで，もし神経突起なり 樹状突起なりが 細胞体との連絡を断たれると，切断部より末梢の部は変性に陥って ついに消失するが，中心部は生き残る．これは神経変性に関する一つの重要な法則で，ワラー[1]によって発見されたので **ワラーの法則** Waller's law e., Wallersches Gesetz d. といい，またこの種の変性を**ワラーの変性** Wallerian degeneration e., Wallersche Degeneration d. または**二次変性** secondary deg. e., sekundäre Degeneration d. という．ワラーの変性のときには，神経線維の髄鞘に もっとも早く著明な変化が起こる．すなわち髄鞘が断裂して果粒状となり，ついに消失するのである．

　しかし神経線維が切断されると，細胞体自身にも一種の病的変化が起きる．それは核周部細胞質のなかにあるニッスル小体の崩壊消失（虎斑溶解）となって現われる．この種の変性を**逆行変性** ascending degeneration e., retrograde Degeneration d. と名づける（図336）．

　これらの変性は 病理学的に重要なものであることは もちろんであるが，解剖学では，これを利用して伝導路を追跡することが行なわれる．すなわち，実験的に ある神経線維束を切断し，その後 適当な時間を経て変性線維を探せば，切られた線維が どこへ伸びていたかが分かる．また 虎斑溶解を起こしている細胞体を探せば，切られた線維が どこから来ていたかが，逆行的に判定できるのである．

　切断された神経線維は再び その中心断端から伸び出し，形態も機能も元通りに**再生**する

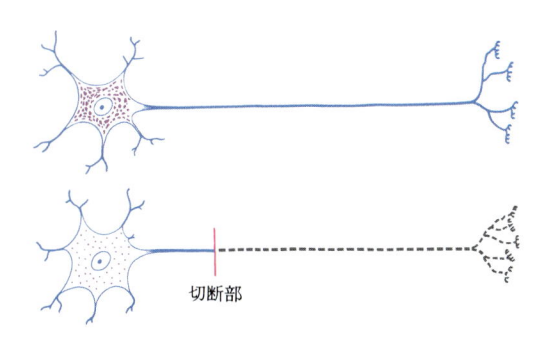

図 336　ニューロンの変性を示す模型図
上は健全なニューロン，下は神経突起の切断により，末梢に二次変性が，神経細胞体に逆行変性による虎斑溶解が起こったところを示す．

---

[1] Augustus Volney Waller: イギリスの生理学者（1816〜1870）．神経変性の法則を発表したのは1852年．

ことが出来る．この場合に神経線維の再生する部分は，変性に陥った末梢部のシュワン鞘のなかを伝って伸びて行く（井出千束，1983）．このことから，神経が切断された場合の手術では，その両断端を接触させて縫合することが重要である．

神経細胞体自身には再生の能力はなく，また 神経細胞は ほとんど新生しえないものである[1]．したがって，一般に 灰白質・核・神経節などは，一度 損傷を受けたら，再び修復されることはない．

各 論

I. 中枢神経系

中枢神経系は脊髄と脳とに分けられる．発生学的には神経管という円筒状の構造に由来し，脊髄では比較的その形を保っているが，脳では円筒の壁が大きく複雑に肥大し，内腔は脳室系をなしている．

A. 脊 髄

1 脊髄の外景

脊髄* medulla spinalis, spinal cord e., Rückenmark d. は脊柱管のなかにある軟らかい白色の器官である．小指ほどの太さ（径約1cm）の円柱状で，長さは約40cmである．上は環椎と後頭骨との境の高さで延髄に移行し，下は第1～2腰椎の高さで円錐状に終わっている（**脊髄円錐*** conus medullaris）（図337, 338）．神経管の内腔のなごりは **中心管*** canalis centralis という孔として脊髄を貫いている（図341, 342, 343）．

脊髄は体肢の発達のために頸部と腰部とで太くなっている．これをそれぞれ**頸膨大*** intumescentia cervicalis, **腰膨大*** intumescentia lumbalis という（図337, 338）．

脊髄は その前面の正中線を走る深い**前正中裂*** fissura mediana anterior と 後面の正中線を走る浅い**後正中溝*** sulcus medianus posterior とによって，外観的に左右の両半に分けられ，各半は さらに**前外側溝** sulcus lateralis anterior, **後外側溝** sulcus lateralis posterior という2条の浅い溝によって**前索*** funiculus anterior, **側索*** funiculus later-

---

[1] 近年，ヒトを含む哺乳類の脳で，成体にいたるまで，海馬の深部などに未分化な幹細胞が存続して，神経細胞とグリア細胞に分化しうることが示された．この細胞を **神経系幹細胞** nervous system stem cell という．381頁もみよ．

I. 中枢神経系　389

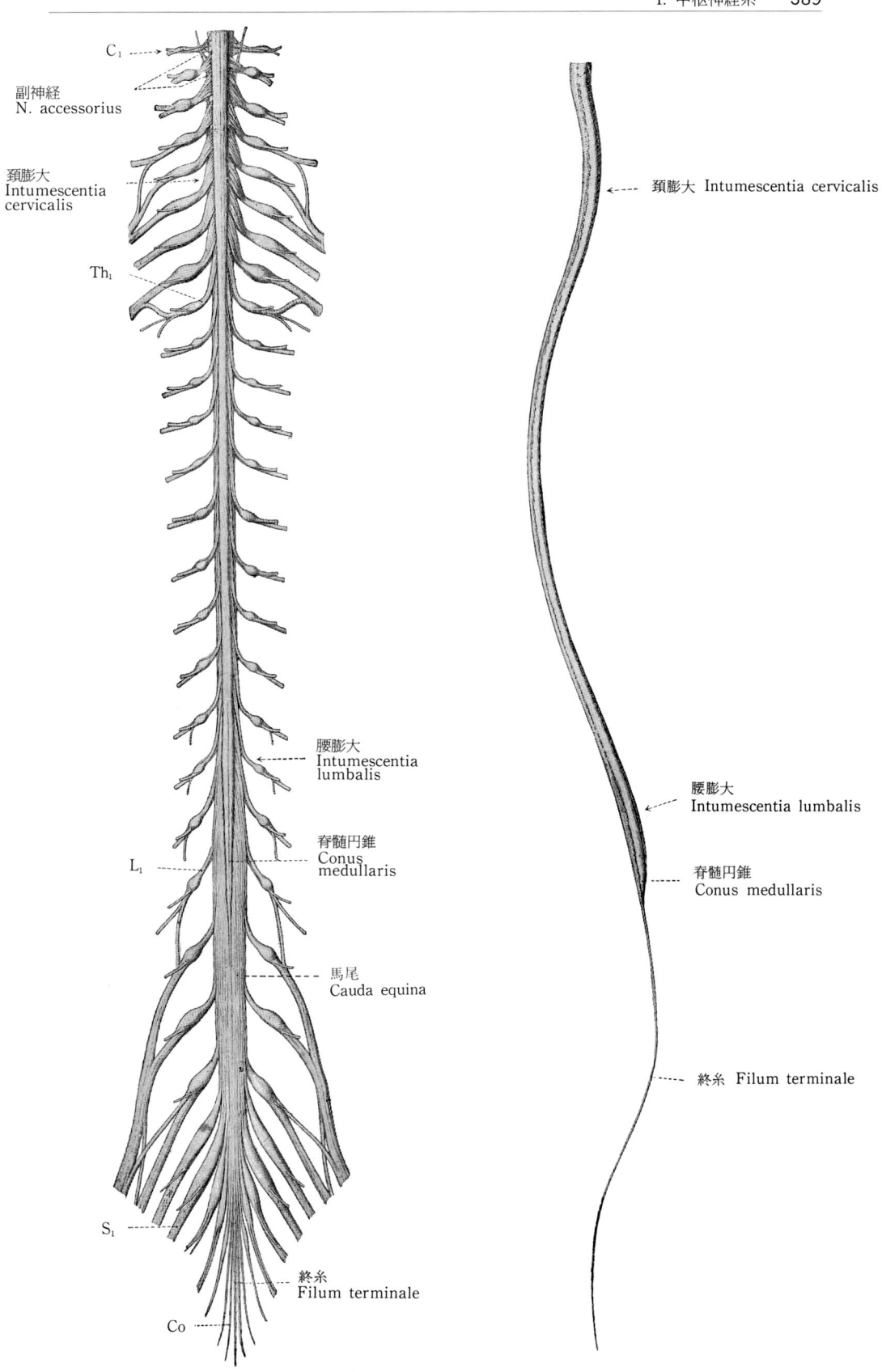

図 337　脊髄の全景（背面）

図 338　脊髄の全景（側面）

図337のラベル:
- C₁
- 副神経 N. accessorius
- 頚膨大 Intumescentia cervicalis
- Th₁
- 腰膨大 Intumescentia lumbalis
- 脊髄円錐 Conus medullaris
- L₁
- 馬尾 Cauda equina
- S₁
- 終糸 Filum terminale
- Co

図338のラベル:
- 頚膨大 Intumescentia cervicalis
- 腰膨大 Intumescentia lumbalis
- 脊髄円錐 Conus medullaris
- 終糸 Filum terminale

390　神経系

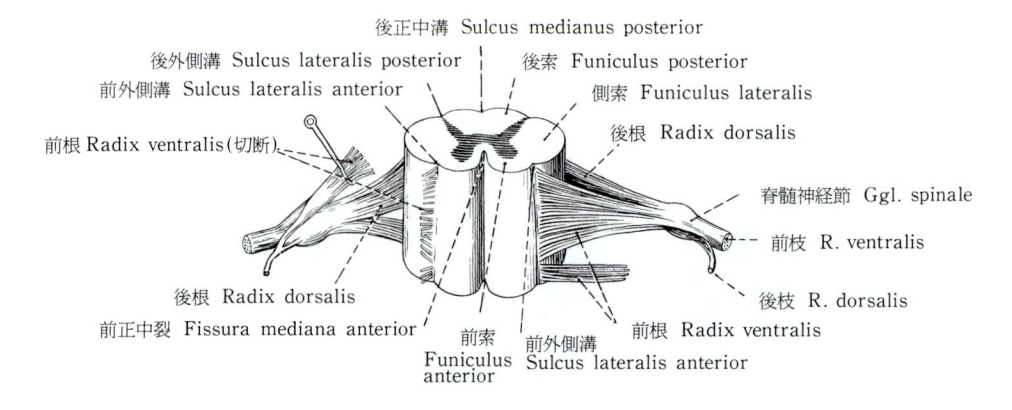

図 339 切断した脊髄の一部 [Rauber-Kopsch]

主要ラベル：後正中溝 Sulcus medianus posterior，後外側溝 Sulcus lateralis posterior，前外側溝 Sulcus lateralis anterior，前根 Radix ventralis（切断），後根 Radix dorsalis，前正中裂 Fissura mediana anterior，前索 Funiculus anterior，前外側溝 Sulcus lateralis anterior，前根 Radix ventralis，後索 Funiculus posterior，側索 Funiculus lateralis，脊髄神経節 Ggl. spinale，前枝 R. ventralis，後枝 R. dorsalis．

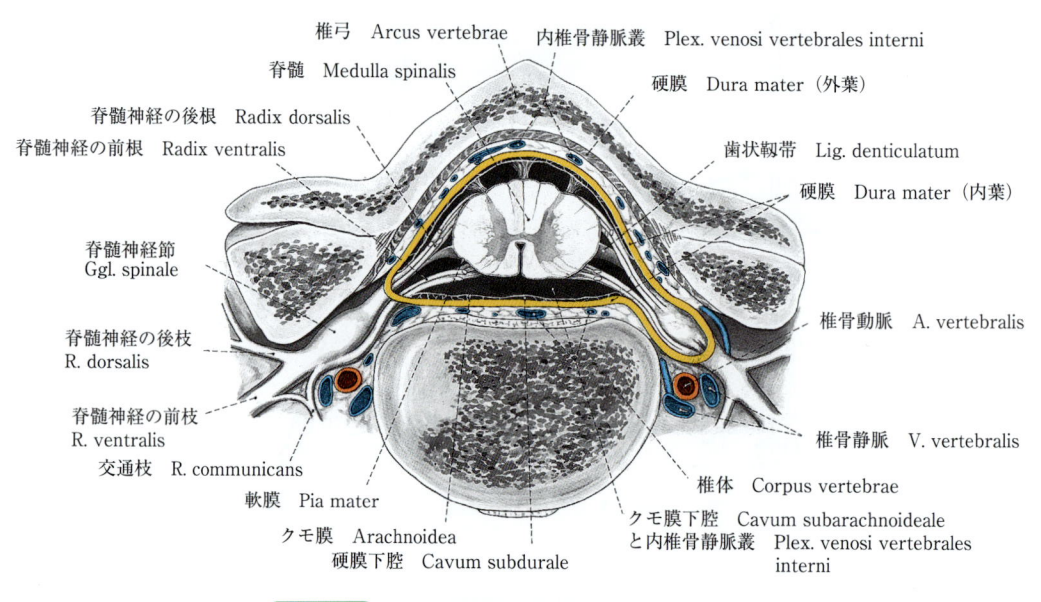

図 340 脊柱と脊髄との横断面 [Rauber-Kopsch]
第4頸椎部における横断面．

主要ラベル：椎弓 Arcus vertebrae，脊髄 Medulla spinalis，脊髄神経の後根 Radix dorsalis，脊髄神経の前根 Radix ventralis，脊髄神経節 Ggl. spinale，脊髄神経の後枝 R. dorsalis，脊髄神経の前枝 R. ventralis，交通枝 R. communicans，軟膜 Pia mater，クモ膜 Arachnoidea，硬膜下腔 Cavum subdurale，内椎骨静脈叢 Plex. venosi vertebrales interni，硬膜 Dura mater（外葉），歯状靱帯 Lig. denticulatum，硬膜 Dura mater（内葉），椎骨動脈 A. vertebralis，椎骨静脈 V. vertebralis，椎体 Corpus vertebrae，クモ膜下腔 Cavum subarachnoideale，内椎骨静脈叢 Plex. venosi vertebrales interni．

alis，**後索*** funiculus posterior の3索に区別されている．後索は頸部では さらに**薄束*** fasciculus gracilis と**楔状束*** fasciculus cuneatus とに分かれている（図339，341）．

脊髄からは，その全長にわたって**脊髄神経*** nervi spinales が左右両側に向かって出ている．脊髄神経が脊髄から出るところは糸状の細い神経が上下に並んでいて，この部を**根** radix という．脊髄神経根は前外側溝と後外側溝から それぞれ1列になって出ており，前者を**前根*** radix ventralis, ventral root e., Vorderwurzel d., 後者を**後根*** radix dorsalis, dorsal root e., Hinterwurzel d. という．これらの根は いく本かずつが一団をなして，それぞれ相当の椎間孔に向かって集まり，ついには前根団と後根団も合して一幹となり脊柱

管を出てゆく．後根は椎間孔のなかに**脊髄神経節*** ganglion spinale をつくっている（図339, 340）．

脊髄硬膜は各脊髄神経に相当して円錐状に突出し，脊髄神経をさやのように包んでいる．末梢神経における**神経上膜** epineurium は この硬膜の続きである（図333, 335, 340）．

脊髄神経は 31 対ある．これを その相当する脊柱部にしたがって つぎの 5 群に分ける．

① **頚 神 経*** nervi cervicales ………8 対
② **胸 神 経*** nervi thoracici ………12 対
③ **腰 神 経*** nervi lumbales ………5 対
④ **仙骨神経*** nervi sacrales ………5 対
⑤ **尾骨神経*** nervus coccygeus ………1 対

ここで注意すべきは，頚神経と尾骨神経の数が頚椎と尾椎の数に一致していないことである．第 1 頚神経は頭蓋と第 1 頚椎との間から，第 8 頚神経は第 7 頚椎と胸椎の間から出るから，各頚神経の番号は その下の頚椎の番号に一致している．ところが，胸神経から仙骨神経までは それぞれその上の椎骨の番号と同じである．尾骨神経は ただ 1 対あるだけで，第 1 尾椎と第 2 尾椎の間から出る．

脊髄を 脊髄神経の出発部位に応じて **頚髄*** Halsmark d., **胸髄*** Brustmark d., **腰髄*** Lendenmark d., **仙髄*** Kreuzmark d. の 4 部に分ける．尾骨神経の出るところは とくに尾髄とは名づけず，仙髄に加えられている．

脊髄の長さは，すでに述べたように 脊柱より はるかに短いから，上記の各部は脊柱の各同名部と同じ高さに位置するものではない．たとえば仙髄は，ほぼ第 11 胸椎から第 1 腰椎の高さにある．そのため 脊髄神経は上部では ほぼ水平に外側の方に走って直ちに椎間孔を出るが，下るにしたがって次第に斜走し，腰髄や仙髄から出るものは みな並行して**馬尾*** cauda equina をつくり，脊柱管のなかを一定距離 下行したのちに，順次 椎間孔を出て行く（図337）．

腰椎穿刺 lumbar puncture e., Lumbalpunktion d. のときに第 3〜4 腰椎間を選ぶのは，一つにはこの部の椎骨の形態学的関係が穿刺に適することにもよるが，いま一つの理由は，上に述べたように，この部には すでに脊髄がないので，損傷のおそれがないからである．
脊髄と脊椎との間のずれは発生の初期ほど小さい．新生児では脊髄の下端は およそ第 3 腰椎の高さまで達しており，胎児では さらに下まで伸びている．すなわち，このような ずれは脊髄の成長が脊柱のそれに伴わないために生じている．脊髄の退縮度は 男の方が女より やや強いから，成体では脊髄円錐の下端の位置は男が第 1 腰椎の下縁，女が第 2 腰椎の中部である．

❷ 脊髄の内景

脊髄内部の構造は，横断面の観察によって もっともよく理解される（図341, 342）．

脊髄の横断面を見ると，中心部に針でついたように細い**中心管*** canalis centralis がある．これは脊髄を縦に貫き，上は第 4 脳室（後述）に連なり，下は脊髄の下端で盲状に終わっ

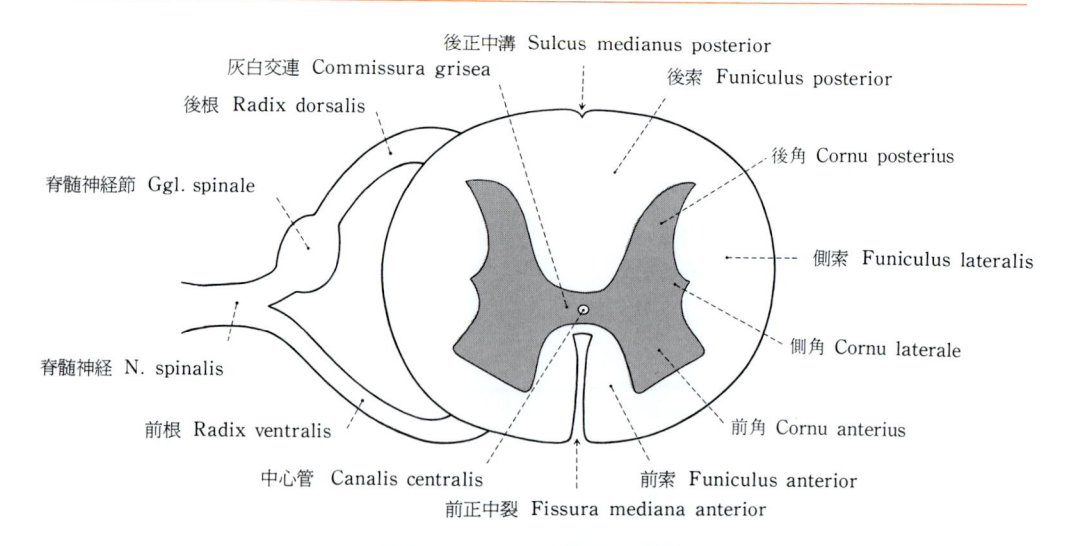

図 341 脊髄の横断面（模型図）

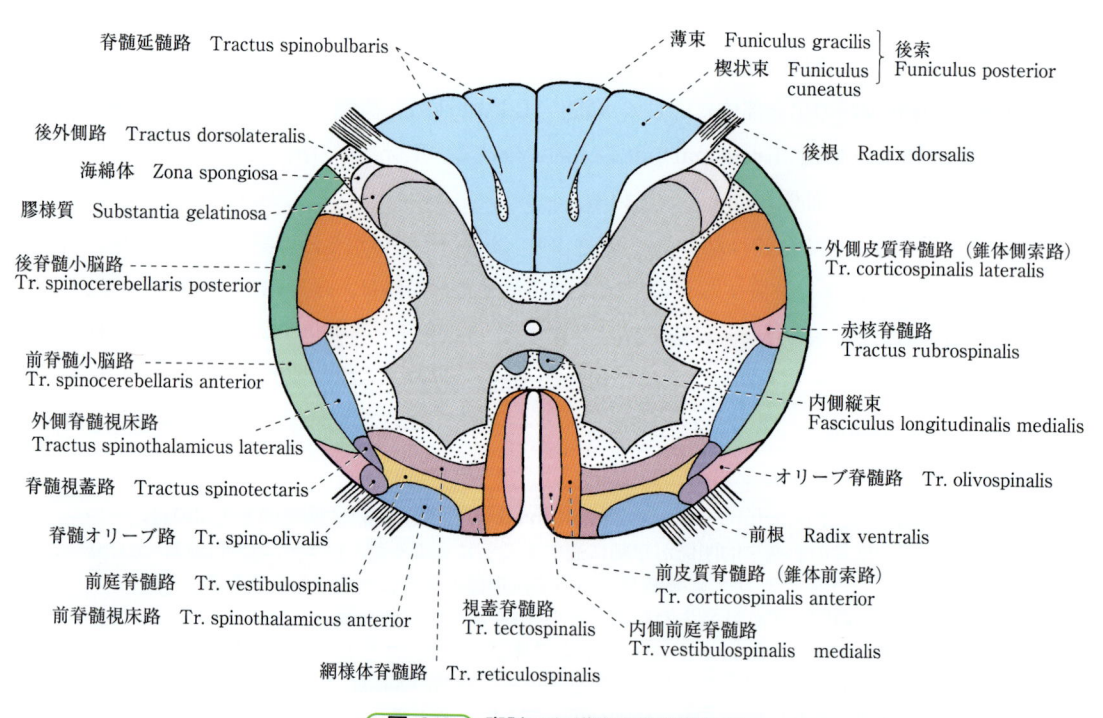

図 342 脊髄の伝導路（横断模型図）
白質深部の点影部は索細胞の突起の束．

ている．中心管を囲んで H 字形の**灰白質*** substantia grisea, gray substance e., graue Substanz d. があり，その周囲は**白質*** substantia alba, white substance e., weiße Substanz d. でとり巻かれている．前面には**前正中裂*** fissura mediana anterior という さけ

めが，ほとんど灰白質の交連部まで達しており，また 後正中溝からは 結合組織性の中隔が交連部まで及んでいるから，左右両半の境界は明瞭である．

　灰白質の前方に突出した部を**前角*** cornu anterius, ventral column e., Vordersäule d., 後方に突出した部を**後角*** cornu posterius, dorsal column e., Hintersäule d. といい，左右両部を連ねる細い部を**灰白交連** commissura grisea という．なお胸髄より上方では灰白質は側方に向かって **側角*** cornu laterale を出している．側角と後角との間には **網様体*** formatio reticularis という白質と灰白質の混合体が見られる（脳幹の同名体参照）．

　白質は左右おのおの**前索*** funiculus anterior, ventral funiculus e., Vorderstrang d., **側索*** funiculus lateralis, lateral funiculus e., Seitenstrang d., **後索*** funiculus posterior, dorsal funiculus e., Hinterstrang d. の3索に分かれ，前索と側索とは前外側溝と前角により，側索と後索とは後外側溝と後角によって不完全に境されている．

3　脊髄の構造

1. 灰白質

　灰白質をつくるものは，総論で述べたように，主として神経細胞体であり，それから出る突起の基部と，それに終わる ほかのニューロンの神経終末とがある．灰白質の神経線維が ほとんど無髄性であることも，すでに総論で述べた通りである．

　神経細胞は大小さまざまで，注意深く観察すると，不明瞭ながら一定の群をなして並んでいる．同一群の細胞は同じ種類に属するもので，次の3種に大別される．

　① 　**前角細胞*** anterior horn cells e., Vorderhornzellen d.：　前角のなかにある大きな神経細胞で，運動伝導路の第1ニューロンである．この細胞の興奮によって，骨格筋の運動がひき起こされる．この細胞から出る遠心性の神経線維（神経突起）は前外側へ走り，脊髄神経の前根となって脊髄の外に出て，骨格筋に分布する（図417，「伝導路」の項参照）．

　　　前角細胞の数は，胸髄の各分節で左右両柱のものをあわせて約3000，頚部と腰部では体肢の存在のため もっと多いから，脊髄全体の前角細胞の総数は およそ20万余りといわれる．小児麻痺（ポリオ）はポリオウイルスが前角細胞を選択的に破壊することによって，下肢などの骨格筋の麻痺を起こす疾患である．

　② 　**中間外側核*** nucleus intermediolateralis：　側角は頚髄下部から胸髄で発達し，ここに**交感神経系の起始細胞**（第1ニューロン）がある．これは前角細胞よりは小さく，これから発する神経突起は，いわゆる節前線維（後述）として前根を通って，交感神経幹にあるそれぞれの高さの神経節で第2ニューロンとシナプスをつくる．これから出る突起が節後線維である（図437）．

　③ 　**索細胞*** fasciculus cells e., Strangzellen d.[1]：　後角にみられる やや大型の細胞で，

---

[1] 索細胞の神経突起は，脊髄の後索・側索・前索を構成する主要素をなしている．「索」細胞という名はここから出たものである．

後正中中隔 Septum medianum posterius
軟膜 Pia mater
クモ膜 Arachnoidea
後根 Radix dorsalis
後脊髄動脈 A. spinalis posterior
後外側路 Tractus dorsolateralis
後根 Radix dorsalis
後角 Cornu posterius
歯状靱帯 Lig. denticulatum
網様体 Formatio reticularis
前根 Radix ventralis
背核 Nucleus dorsalis
前根 Radix ventralis
中心管 Canalis centralis
前正中裂 Fissura mediana anterior
前脊髄動脈 A. spinalis anterior

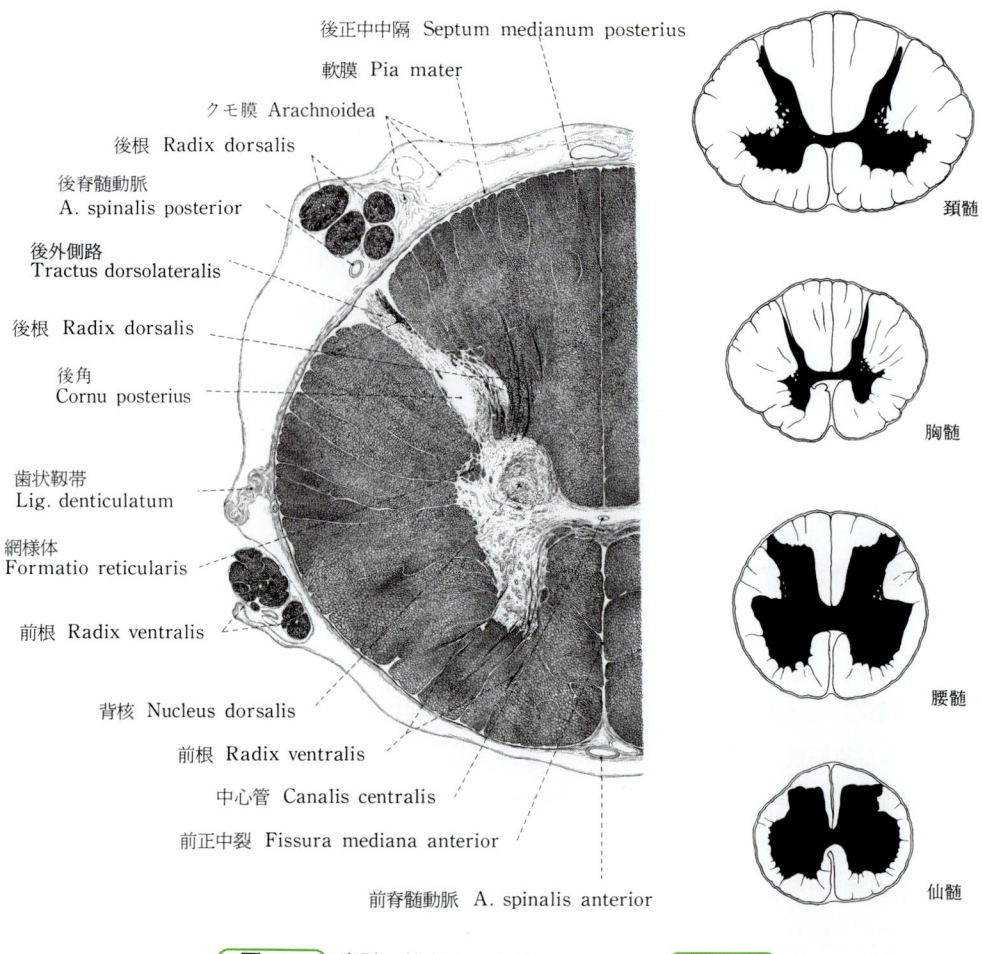

頚髄
胸髄
腰髄
仙髄

図 343 脊髄の横断面 ×10
胸髄の髄鞘染色切片．

図 344 脊髄の横断面 ×3
脊髄各部の形態的差異．

大部分が知覚に関与する．

　胸髄では 後角の基部内側面に比較的 限局した索細胞の集団が見られる．これを**胸髄核** nucleus thoracicus(**背核*** nucleus dorsalis)または**クラークの柱*** columna Clarki といい，これから出る神経突起は同側の側索のなかにはいり，上行して小脳に行く．これが後脊髄小脳路である(図 423, 430 参照)．

2. 白　質

　白質は神経細胞を含まず，おもに縦走する神経線維で出来ている．**後索は主として上行性線維**の集まりで(図 342, 418)，**側索は下行性伝導路**(錐体側索路・前庭脊髄路)を含んでおり(図 342, 428)，**前索は下行性の伝導路**から成る(図 342, 431, 432)．

　脊髄神経のなかを通る伝導路は，脊髄を仲介として 結局 みな脳に達しているから，脊髄の白質は上に行くにしたがい，次第にその量を増している．これに反して 灰白質は，頚

膨大と腰膨大で(支配すべき体部の量が大きいので)大きくなっている以外は，高さによる量的差異は ほとんど認められない(図344)．

B. 脳

脳 encephalon, brain e., Gehirn d. は脊髄の上に続いて 大きく ふくらんだ中枢神経部である．頭蓋腔を充たしている軟らかい器官で，その形は ほぼ卵形に近い．その大きさはおよそ矢状径160〜170mm，幅140mm，高さ125mm あり，重量は平均して男が約1390g，女が約1250g で，男の脳は女の脳よりも平均値において約140g 重い[1]．

出来上がった脳の形態は非常に複雑で，その理解は学生諸君をもっとも悩ますものである．しかし**発生過程**の大略をまず理解し，常に幼若形態と完成形態とを比較していくならば，脳の解剖学も それほど むつかしいものではない．

「中枢神経系」の冒頭に述べたように，脳は発生学的には**神経管*** neural tube e., Neuralrohr d. という外胚葉性の管の上端が複雑化して生じたもので，神経管の下の方の部分は脊髄となる．神経管の上端の脳になる部分は 間もなく3個の膨大部を生じる．これらを前から後ろへ**前脳** prosencephalon，**中脳** mesencephalon，**菱脳** rhombencephalon と名づける．前脳はさらに著しく発達して**終脳** telencephalon と**間脳** diencephalon に分かれる．終脳はまた**大脳**[2] ともいい，大きく左右に膨隆し，半球状の**大脳半球**をなしている．中脳はあまり発展をとげずにしまうが，菱脳はさらに分化して**橋・小脳・延髄**の3部に分かれる．このうち橋と小脳をあわせて**後脳** metencephalon，延髄のことを**髄脳** myelencephalon という．この区別を表示すると，つぎの通りである(図345)．

```
       ┌ 髄  脳(延髄)
菱 脳 ┤
       └ 後  脳(橋＋小脳)
中 脳(中脳蓋＋被蓋＋大脳脚)
       ┌ 間  脳(視床＋視床下部)
前 脳 ┤
       └ 終脳＝大脳(大脳半球)
```

このようにして出来上がった大脳の全体を見ると，大ざっぱにみて，間脳＋中脳＋橋＋

---

[1] 近年，脳の形態と機能の性差が重要な研究領域になってきた．脳重の性差については，男の脳のどの部分が女より大きいのかを解明し，男女の脳の働き方のちがいと関連づける試みがなされている．女の方が男より発達のよい構造として代表的なのが，脳梁(412頁)である．脳梁の正中断面を肉眼あるいはMRI(図349)でみると，女のものが男のものより明らかに大きい．両半球の情報交換が，女で より豊かに活発に行われていることを示唆している．

[2] 大脳 cerebrum l., e., Großhirn d. という概念は一定していない．P. N. A. では終脳と同じものを指すが，J. N. A. では中脳・間脳・終脳をあわせて大脳と称した．

396　神経系

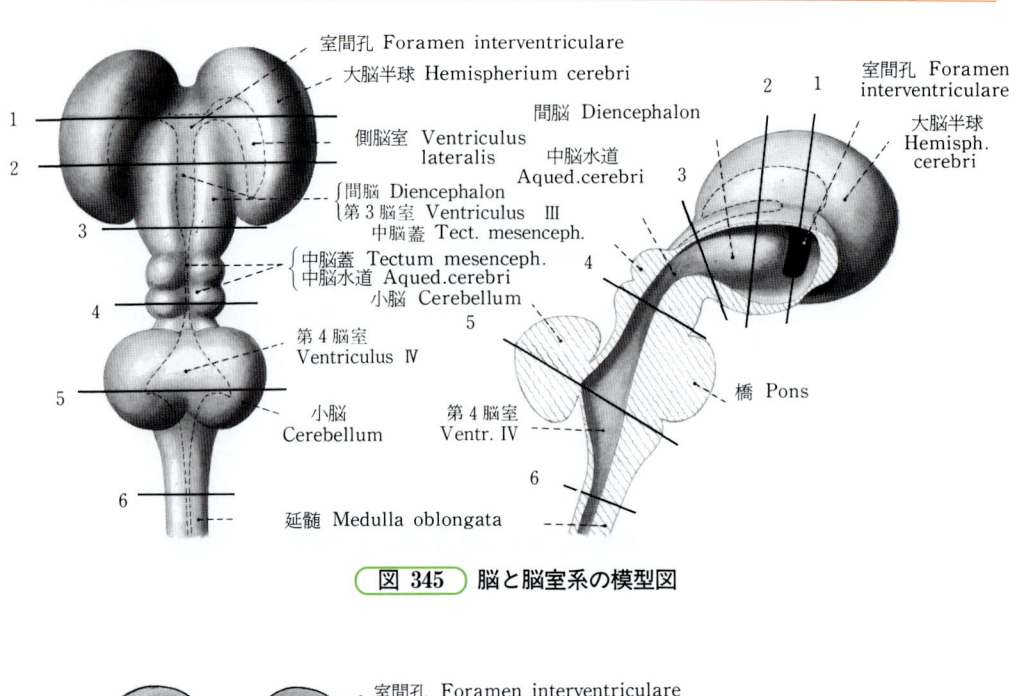

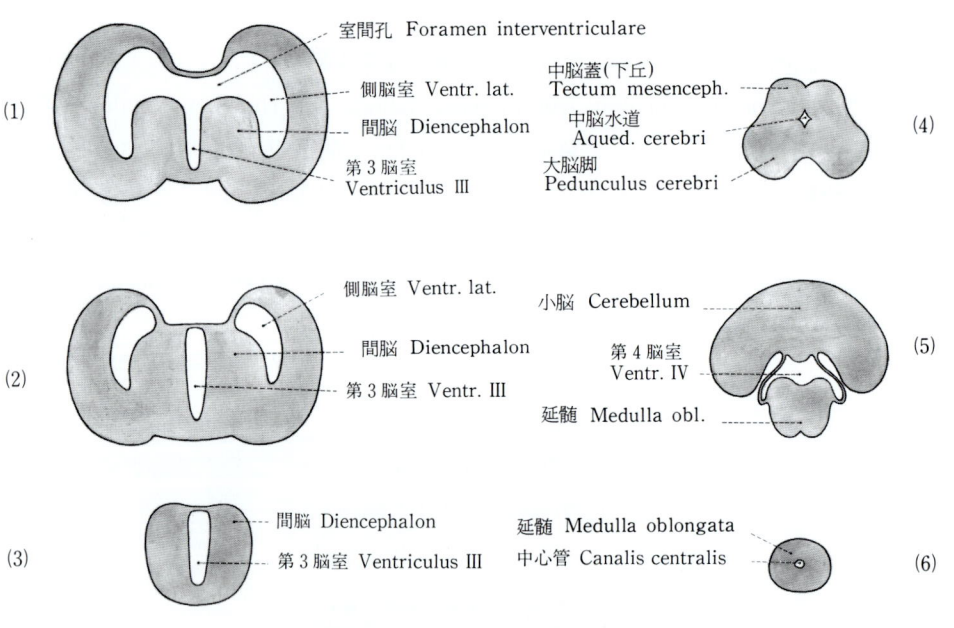

図 345 脳と脳室系の模型図

図 346 脳の各部の横断面（模型図）
各図の番号は前図の数字に相当している．

　延髄が比較的細くて その中軸をなし，これから大脳と小脳とが ふくれ出していると言える（図345, 346）．それで，この中軸部を**脳幹*** brain stem e., Hirnstamm d. と総称することがある．これは正規の解剖学名ではないが 重要な名称である．ただし どの範囲までを脳幹と呼ぶかは，人により一定しない．

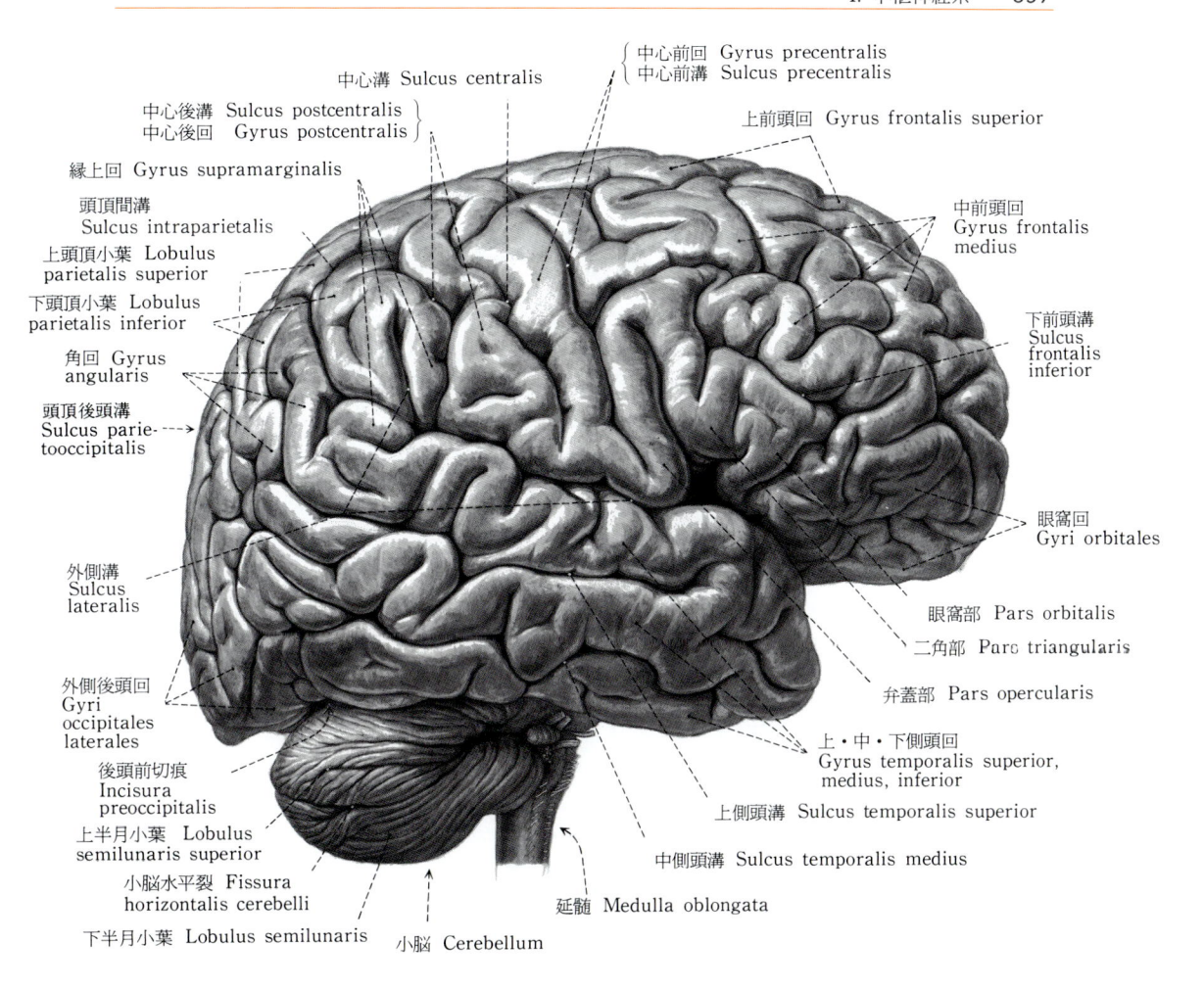

図 347　脳の右側面

　神経管の壁が 上記のように 発生による形態変化を受けるに伴って，内部の管腔もまた著しい変化をとげる．すなわち 神経管の膨隆したところでは，管腔もこれに伴って拡大して**脳室**をつくり，神経管がほぼ原形を保っている部位では，内腔も単純な管として とどまっている（図 345，377〜380）．

1 延　髄

　延髄* medulla oblongata l., e.[1)] はおよそ円錐状の肥厚部で，下は環椎の上縁で脊髄に連なり，上は大後頭孔を通って頭蓋腔にはいり，橋に続いている．脊髄と延髄との間は移行していて明瞭な境界はない（図 337，345〜347，359）．

---

1)　脊髄の延長部という意味．

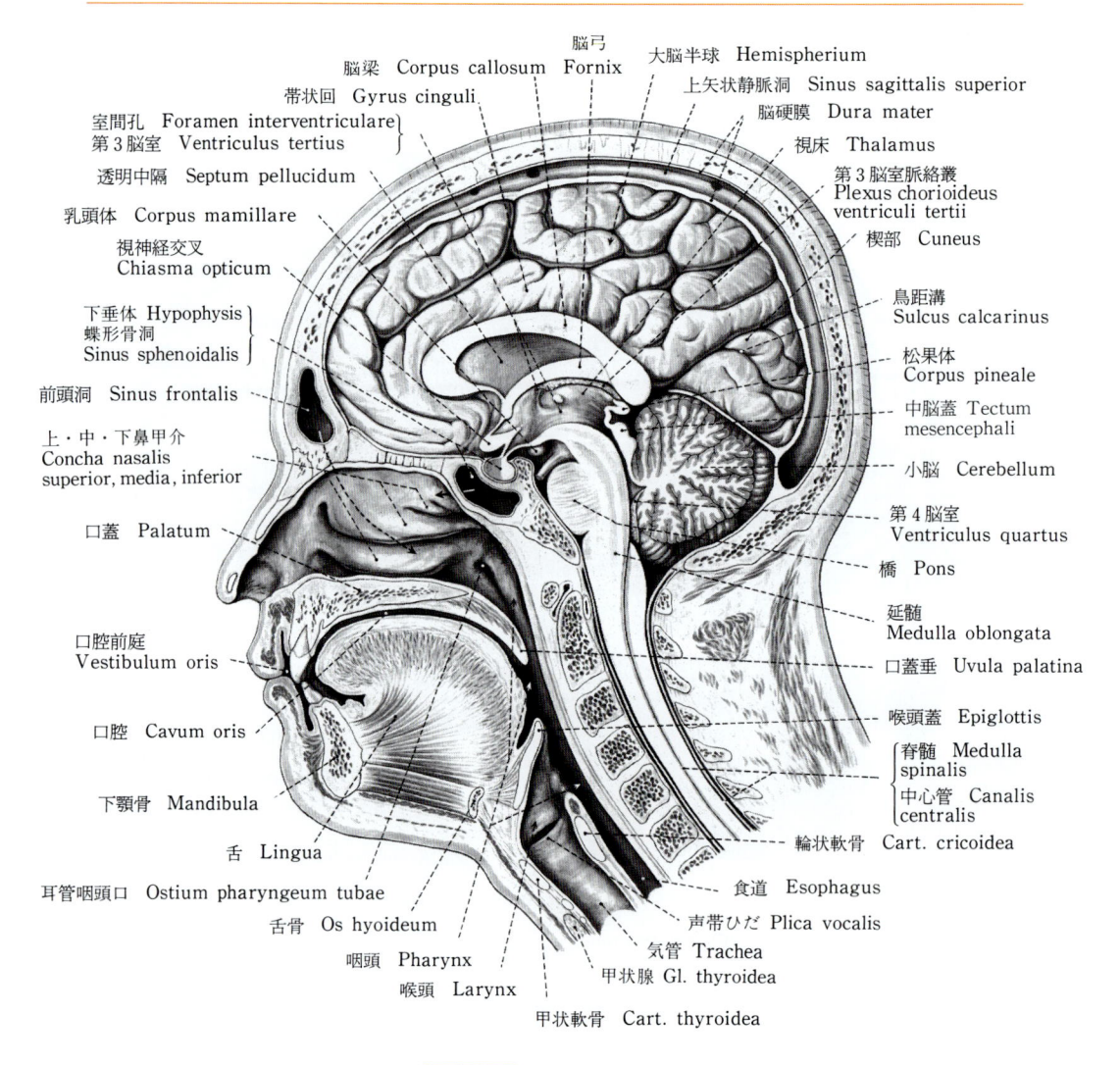

図 348　頭部の正中断面

　延髄の前面には **錐体*** pyramis という細長い隆起部があり，また 錐体の外後側にはオリーブ* oliva という長円形のふくらみがある．

　延髄の後面には **後正中溝** sulcus medianus posterior（脊髄の同名溝の連続）という溝がある．その両側には**薄束*** fasciculus gracilis と **楔状束*** fasciculus cuneatus とがあって，下は それぞれ脊髄の同名束に続いている．延髄の上外側部は**下小脳脚*** pedunculus cerebellaris inferior（**索状体*** corpus restiforme）をつくって小脳にはいる．

　舌下神経は錐体の外側のところで前外側溝（脊髄の同名溝の続き）から，**舌咽神経**と**迷走神経**とはオリーブの後側から，**副神経**は迷走神経の下方と頚髄の側索とから起こっている（図 360, 389）．

　延髄には これらの**脳神経の核**がある（図 359, 360, 362）．また延髄には嚥下・嘔吐・せき・

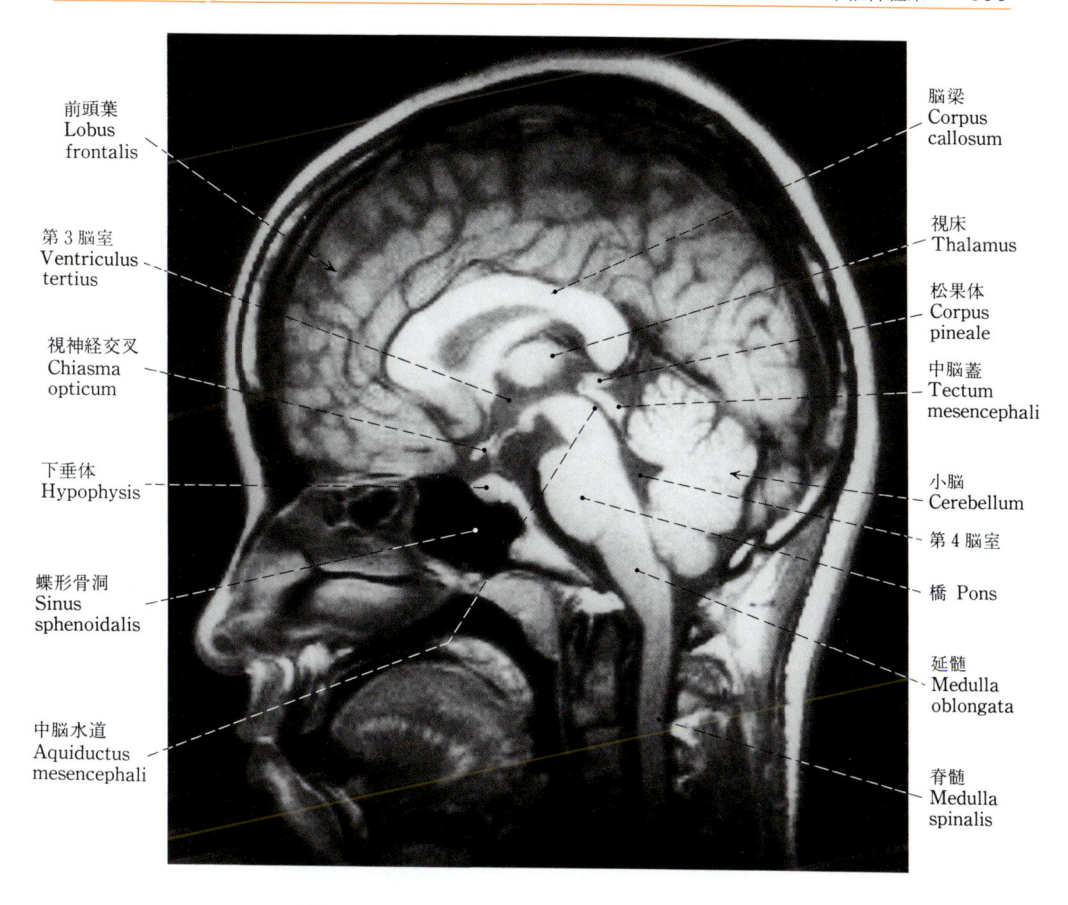

図 349 頭部の正中面における MRI 像(24歳 女)
[新潟大学放射線医学教室 酒井邦夫教授の提供]

MRI について 物質を構成する原子核には固有の磁気の方向性(磁気モーメント)がある．物質を強い磁場におくと，この磁気モーメントが一方向にそろう．こうして磁化された原子核に特定周波数のラジオ波(磁力波)を作用させると，同じ周波数のラジオ波を放出する．この現象が核磁気共鳴 NMR(nuclear magnetic resonance)である．からだの一部を強い磁場に置き，ラジオ波をかけて得られる信号(ラジオ波)を分析し，コンピュータで画像に再構成する．このようにして画像を得る手段が核磁気共鳴映像法 MRI(magnetic resonance imaging)である．

くしゃみ・唾液や涙液の分泌などの**反射中枢**と，呼吸運動・心臓運動・血糖量などの**調節中枢**があるから，生命の維持に絶対必要な中枢である．

2 後 脳

後脳 metencephalon, hindbrain e., Hinterhirn d. は延髄の上に続く菱脳の一部で，腹側の**橋**と背側の**小脳**とから成り，その間に**第4脳室**が包まれている(図345〜347, 378)．

1. 橋* pons l., e., Brücke d.

延髄の上に続く膨隆部で，後頭骨の底部の上に乗っている(図348, 447)．上は左右の大

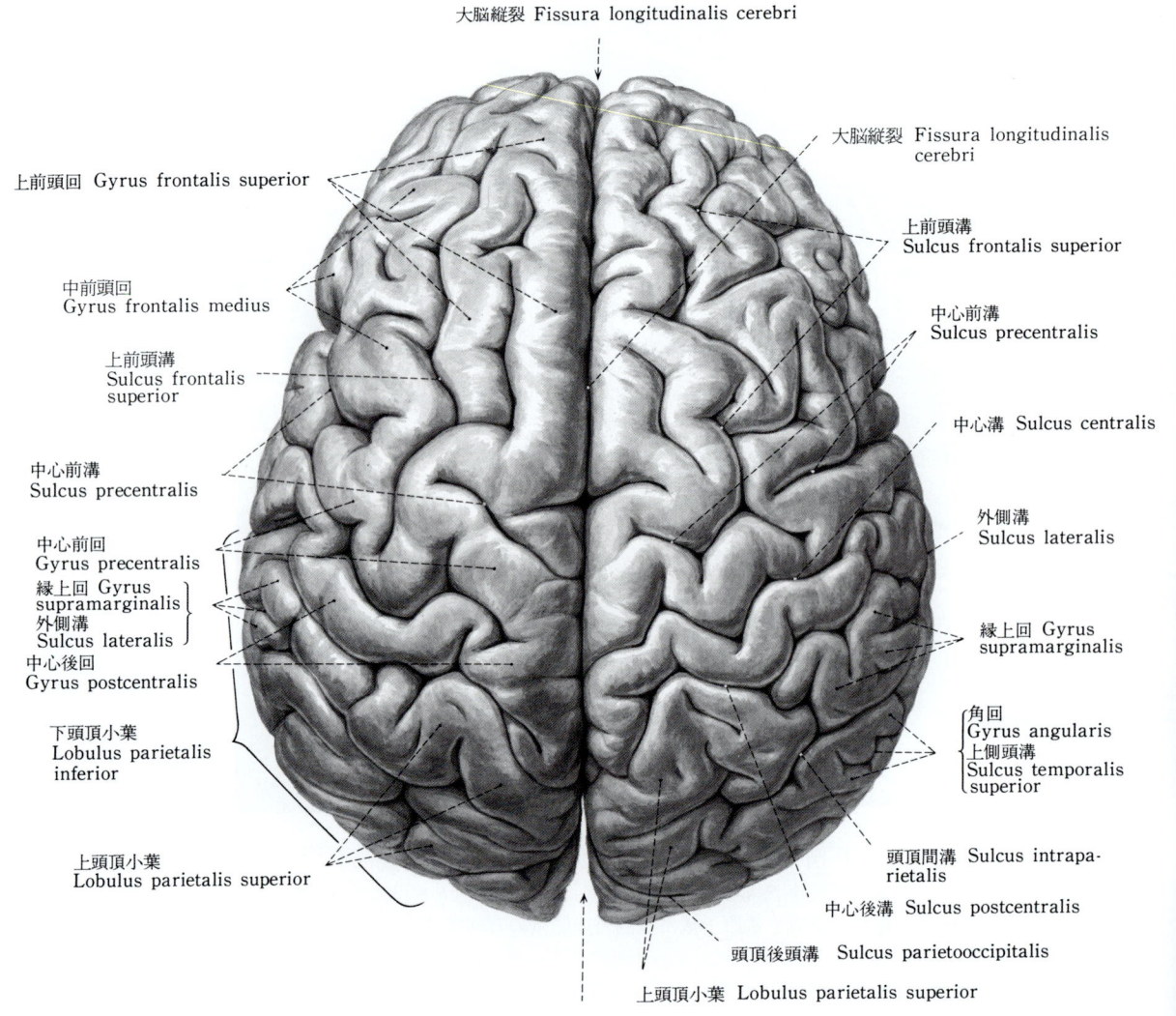

図 350　脳の上面

脳脚に続き，背面は第4脳室上半の底をなし，外側部はのびて**中小脳脚*** pedunculus cerebellaris medius(**橋腕*** brachium pontis)となり，小脳に続いている(図357).

橋は 延髄や脊髄と大脳との間を行きかう 多数の伝導路の通路にあたり，これらの伝導路の一部は橋で中継されて小脳に連絡している．このほかに 橋には いくつかの脳神経所属の核がある．すなわち**三叉神経**は橋の外側部から発し，**外転神経・顔面神経・内耳神経**は橋の後縁において延髄との境から起こる(図351, 359, 360, 387).

橋はその内部構造の上から 背部と底部とに区別される．**橋背部** pars dorsalis pontis は一名 **橋被蓋**（きょうひがい）tegmentum pontis といい，後述の内側毛帯の腹側縁が**橋底部** pars basilaris

図 351 脳の下面

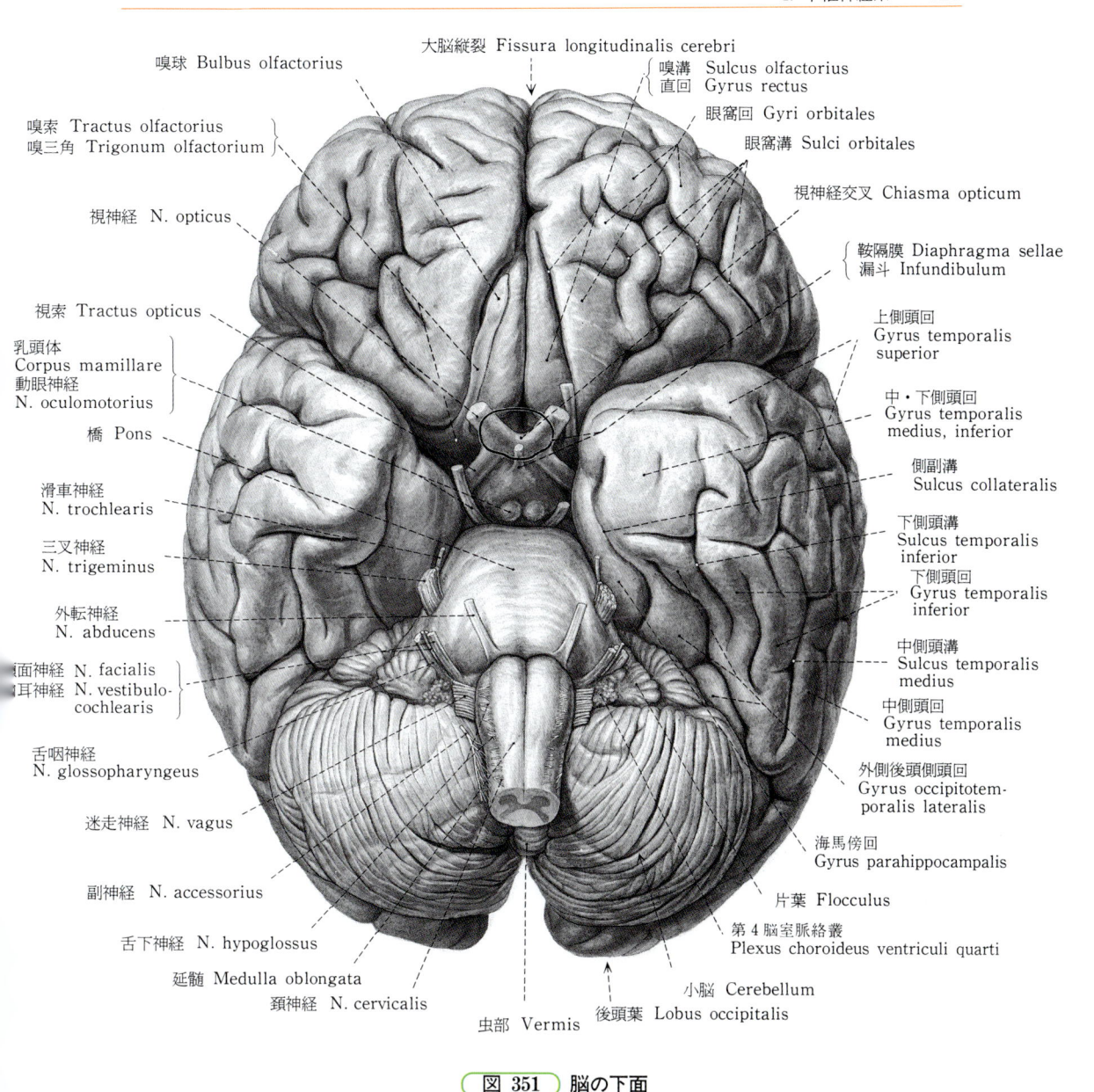

pontis との境になっている（図363）．

2. 小　脳* cerebellum l., e., Kleinhirn d.

　第4脳室を隔てて　延髄と橋との背面にある　こぶし大の膨隆部（左右径10cm，矢状径5cm，高さ3cm）で，延髄および橋とともに　後頭蓋窩を充たしている．これには　正中部の**虫部*** vermis と左右の**小脳半球*** hemispherium cerebelli を区別する．これらは それぞれさらに細かい部分に分けられているが，すべて省いて，小脳の腹側面で脳幹の両側に顔を

402　神経系

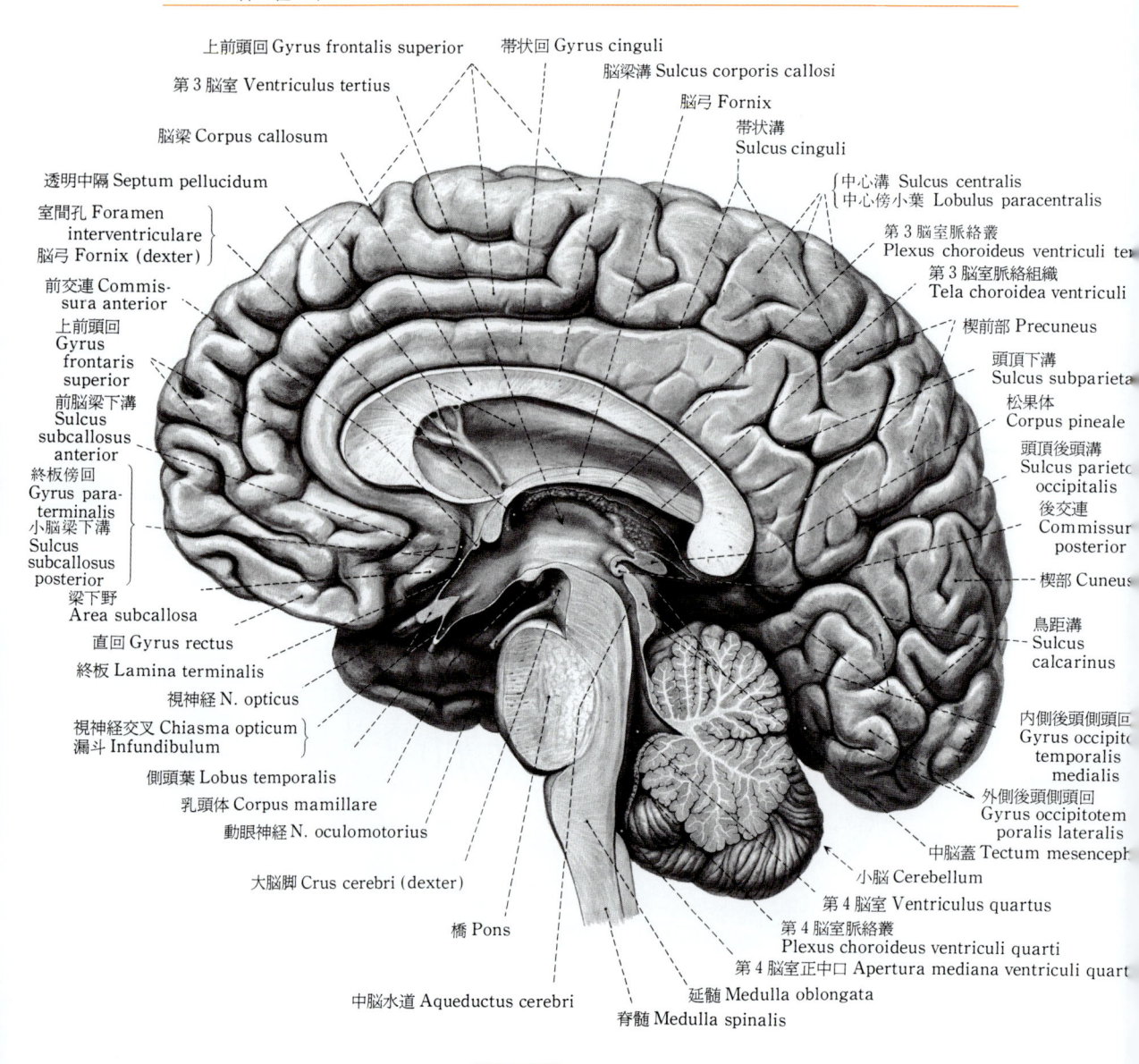

図352　脳の正中断面

脳の正中断面の主な名称:
上前頭回 Gyrus frontalis superior／第3脳室 Ventriculus tertius／脳梁 Corpus callosum／透明中隔 Septum pellucidum／室間孔 Foramen interventriculare／脳弓 Fornix (dexter)／前交連 Commissura anterior／上前頭回 Gyrus frontaris superior／前脳梁下溝 Sulcus subcallosus anterior／終板傍回 Gyrus paraterminalis／小脳梁下溝 Sulcus subcallosus posterior／梁下野 Area subcallosa／直回 Gyrus rectus／終板 Lamina terminalis／視神経 N. opticus／視神経交叉 Chiasma opticum／漏斗 Infundibulum／側頭葉 Lobus temporalis／乳頭体 Corpus mamillare／動眼神経 N. oculomotorius／大脳脚 Crus cerebri (dexter)／橋 Pons／中脳水道 Aqueductus cerebri／帯状回 Gyrus cinguli／脳梁溝 Sulcus corporis callosi／脳弓 Fornix／帯状溝 Sulcus cinguli／中心溝 Sulcus centralis／中心傍小葉 Lobulus paracentralis／第3脳室脈絡叢 Plexus choroideus ventriculi ter.／第3脳室脈絡組織 Tela choroidea ventriculi／楔前部 Precuneus／頭頂下溝 Sulcus subparieta./松果体 Corpus pineale／頭頂後頭溝 Sulcus parietooccipitalis／後交連 Commissur. posterior／楔部 Cuneus／鳥距溝 Sulcus calcarinus／内側後頭側頭回 Gyrus occipitotemporalis medialis／外側後頭側頭回 Gyrus occipitotemporalis lateralis／中脳蓋 Tectum mesenceph.／小脳 Cerebellum／第4脳室 Ventriculus quartus／第4脳室脈絡叢 Plexus choroideus ventriculi quarti／第4脳室正中口 Apertura mediana ventriculi quart./延髄 Medulla oblongata／脊髄 Medulla spinalis

出している**片葉*** flocculus（虫部に属する）だけをあげておく．系統発生学的には，虫部は古くて下等動物に よく発達しており，半球は新しくて高等動物で あとから発展をとげた部分である（図347，348～352，447）．

　小脳の表面には 多数の**溝** sulcus と **回転** gyrus とがあって，著しい しわを示している．この溝がみな ほとんど並行して 横の方向に走っていることと，溝の間隔すなわち回転が細かいことが小脳の特徴で，大脳半球とは この点で はっきり区別される（図347）．

　小脳は**下小脳脚*** pedunculus cerebellaris inferior（**索状体*** corpus restiforme）によっ

て延髄と，**中小脳脚*** ped. cerebell. medius（**橋腕*** brachium pontis）で橋と，**上小脳脚*** ped. cerebell. superior（**結合腕*** brachium conjunctivum）で中脳と連絡している（図357，359）．

小脳は大脳と脊髄との間を走る伝導路の途中に介在するもので，錐体外路系の一つの重要な中枢をなしている．その機能は主として**運動および平衡の調節中枢**をなしている．小脳の機能がおかされると構語障害や運動失調が起きる．酒に酔ったときにも，小脳機能の障害をみることが出来る．

3. 第4脳室* ventriculus quartus

菱脳の内部にある腔室で，下は脊髄中心管に続き，上は中脳水道によって第3脳室に通じている．前下壁すなわち室底は延髄と橋の背面でつくられており，菱形のくぼみをなしているから，**菱形窩*** fossa rhomboidea という．菱脳という名はここから出ている．後上壁すなわち背面は，前上半が**上髄帆** velum medullare superius（正中部）と結合腕（外側部），後下半が**下髄帆** velum medullare inferius と**第4脳室脈絡叢** plexus choroideus ventriculi quarti とから出来ていて，これらを隔てて 小脳が背方から おおいかぶさっている．菱形窩の下角と外側角とに相当する部には，脈絡組織にそれぞれ**正中口*** apertura mediana（不対性）および**外側口*** apertura lateralis（対性）という孔があいており，第4脳室は これらの3個の孔によって クモ膜下腔（後述）と交通している（図348，373〜380）．

3 中　脳

中脳* mesencephalon, Mittelhirn d. は菱脳の前上の方に続く部分である．比較的 発生初期の状態にとどまっているから 他の脳部より細く，あたかも大脳の くびのように見える．成体では大きく発達した大脳半球におおわれているから，背面からも側面からも見えず，腹面で わずかに大脳脚の一部を露出している．これに背側の中脳蓋と腹側の大脳脚とを区別し，そのなかに**中脳水道*** aqueductus cerebri が通っている（図345，348，364，378）．

中脳は大脳と脊髄および小脳とを連絡する多数の伝導路の通路と中継所に当たっているほか，視覚と聴覚の反射中枢をなし，眼球運動や瞳孔収縮の運動中枢がある．

1. 中脳蓋* tectum mesencephali[1)]

中脳の背部をなす四角い板状の部で，中脳水道を含んで左右に走る平面が大脳脚との境

[1)] 中脳蓋は下等脊椎動物では上丘だけから成り，よく発達して，視覚の中枢をなしているので，これを「視蓋」tectum opticum とよぶ．「視覚に関係した中脳の屋根」という意味である．動物が高等になるにしたがい，上丘の下方に聴覚と関係の深い下丘が発達してくるので，もはや tectum *opticum* という名は不適当となり，単に tectum mesencephali とよぶことになる．

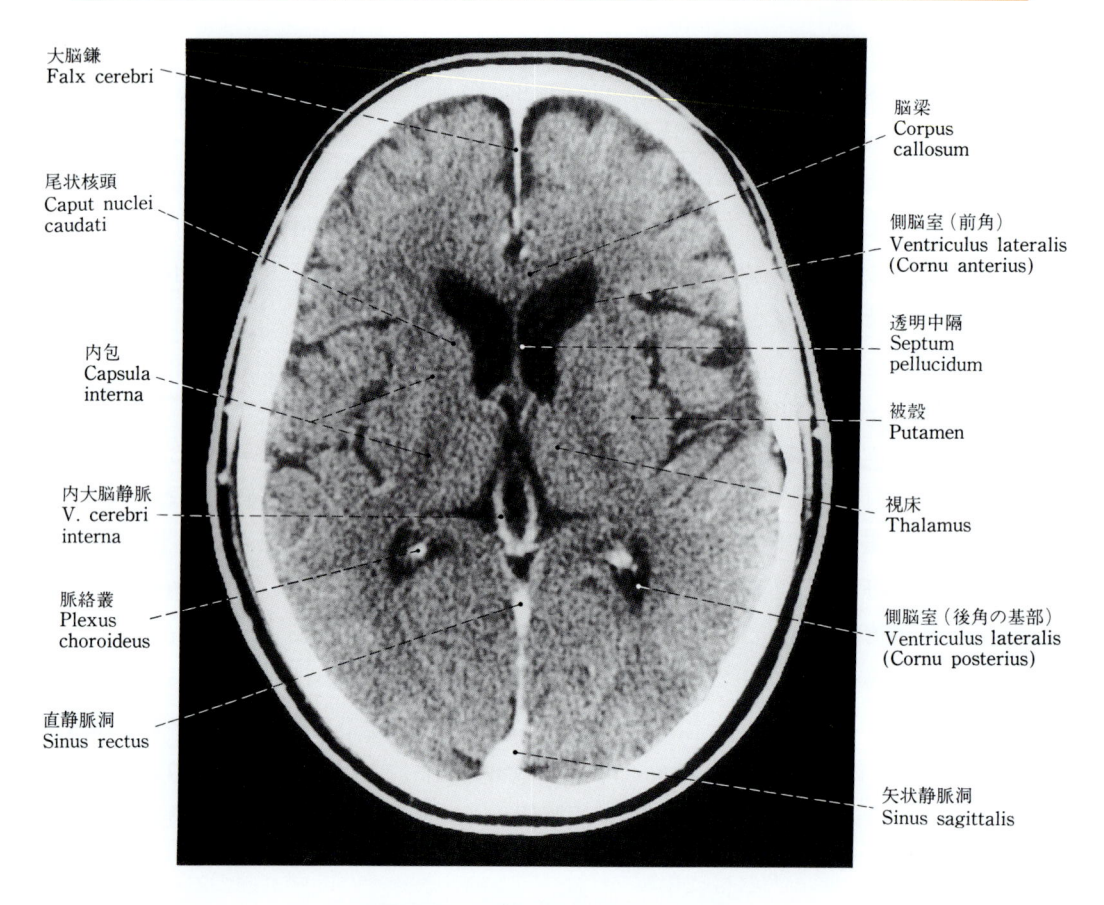

図 353 頭部水平面における CT 像
［新潟大学放射線医学教室　酒井邦夫教授の提供］

になっている．背面には上下 2 対の円い隆起があり，これをそれぞれ**上丘*** colliculus superior および**下丘*** colliculus inferior という．下丘の直下からは**滑車神経**が出ている．

2. 大脳脚* pedunculus cerebri

これをさらに被蓋と狭義の大脳脚とに分ける．

① **被蓋*** tegmentum：　大脳脚の背内側部を占め，前述の橋被蓋に続いている．ほぼ中央部には長円体状の**赤核*** nucleus ruber があり，狭義の大脳脚との境のところには**黒質*** substantia nigra がある．いずれも錐体外路系に属する灰白質塊である（図 364, 431）（詳しくは「脳の内部構造」の項—420 頁）．

② **大脳脚**（狭義）* crus cerebri：　橋の上前方に続く 1 対の強大な堤防状の部分で，左右のものが およそ直角をなして 上前方に向かって開いている．大脳半球から下降する運動性伝導路（錐体路と皮質橋路）の線維束から成り，前述の橋底部に続いている．左右の大脳脚の間からは 橋の前で**動眼神経**が発し，前下方に走っている（図 364）．

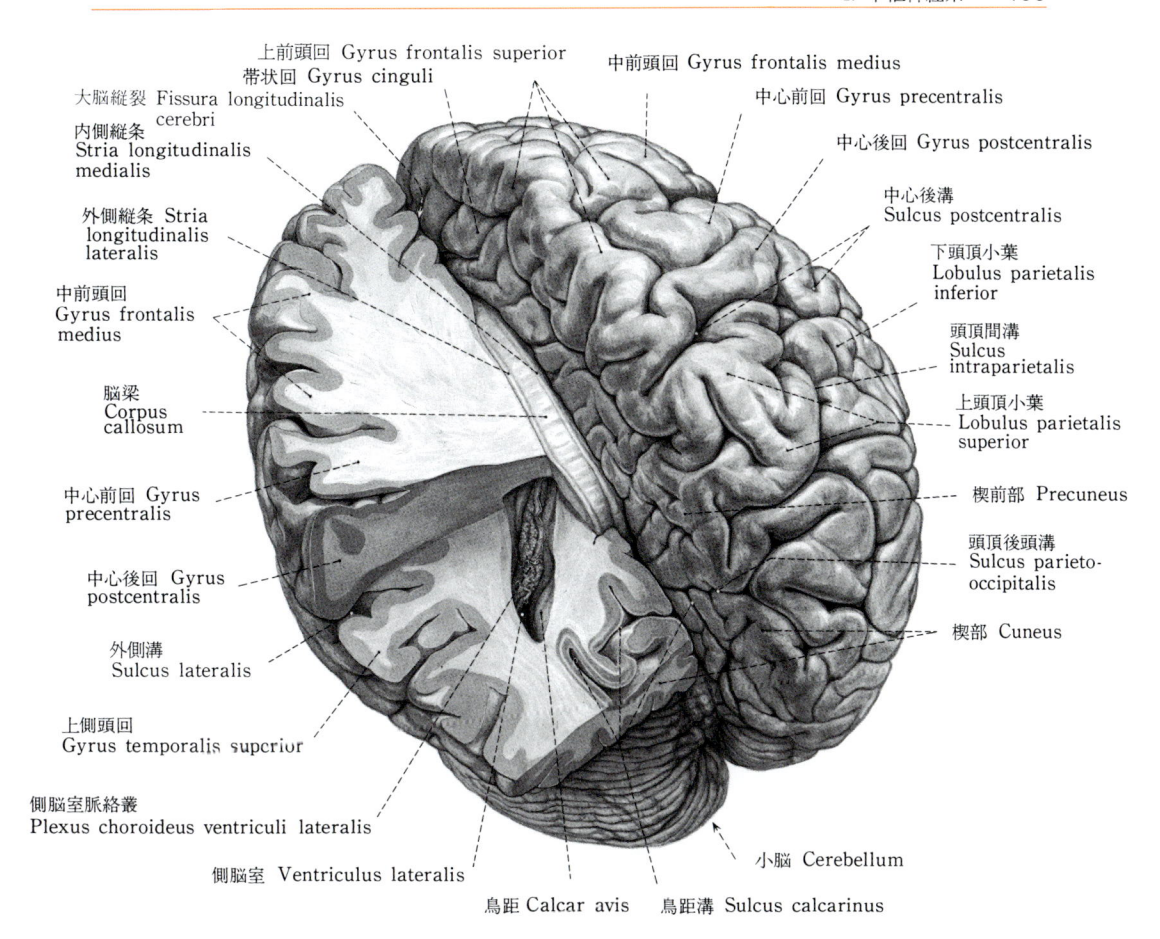

図 354　大脳の内部(1)(左上後方から見る)
左の大脳半球の上半を切り取り，さらに後半部を2段に切り取って脳梁と側脳室とが示してある．

3. 中脳水道* aqueductus cerebri

中脳のなかを貫く脳室系で，第4脳室と第3脳室とを連ねている．その長さは約1.5cmで，横断面は およそ三角形である（図364，378）．

4　間脳と下垂体

間脳* diencephalon l., e., Zwischenhirn d. は中脳と大脳半球との間にある脳部である．背面は全く大脳半球におおわれているので，外からは見えないが（図345と352を比較せよ），腹面の一部は大脳脚の前に露出している．間脳のなかには第3脳室がある．間脳はさらに**視床脳**と**視床下部**に分けられる（図345，346，352，366，367）．

1. 視床脳* thalamencephalon

中脳の前に続く部で，第3脳室の両側を占めている．視床脳の主部をなす**視床***

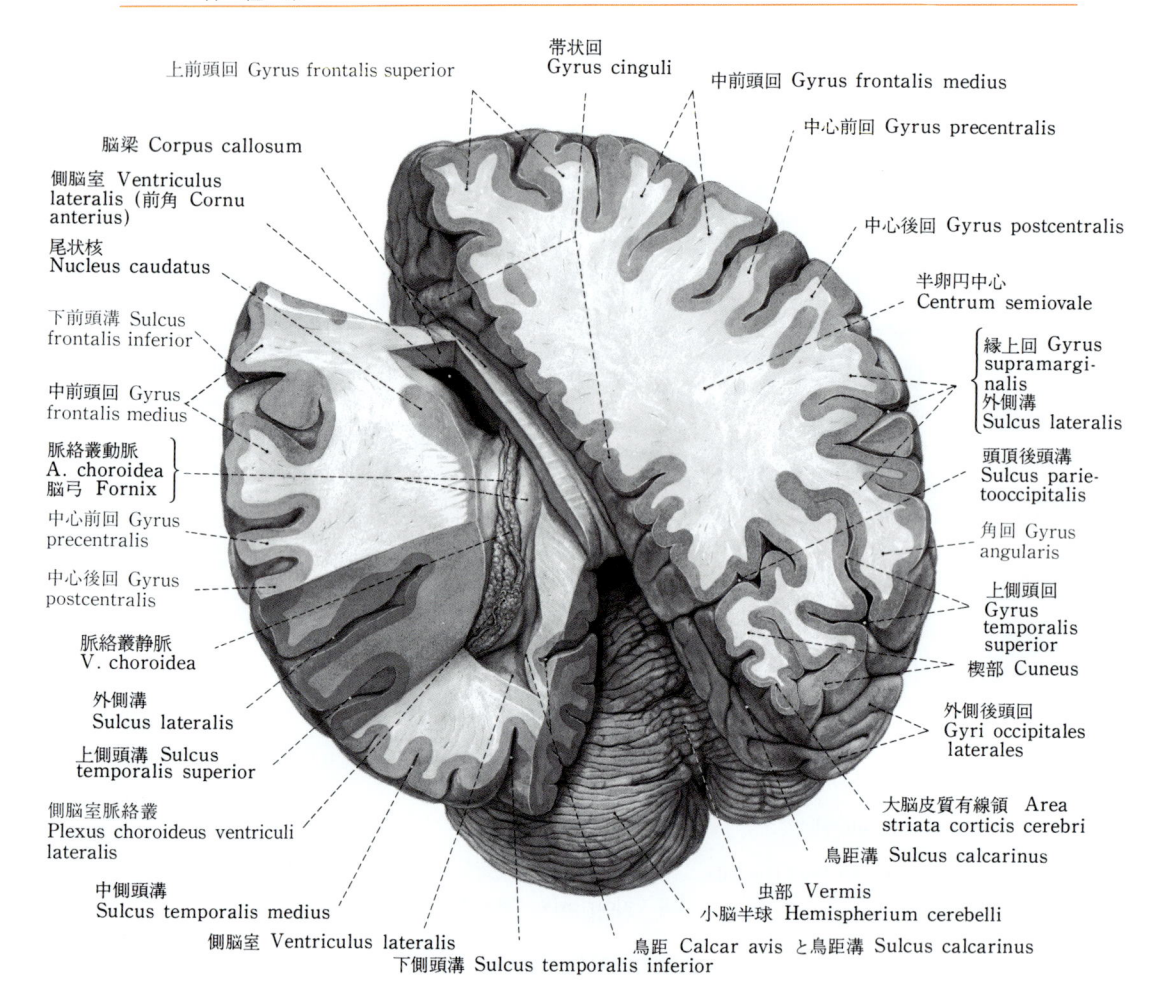

図 355 大脳の内部(2)(左上後方から見る)
前図の標本で，右の大脳半球も水平断して内部を見せ，
左側ではさらに切除を進めて側脳室を大きく開放した．

thalamus[1] は中脳蓋の前にある卵形の隆起部で，前外方は大脳半球に移行している(図 356，357，372)．視床の後端部は**視床枕*** pulvinar という隆起をつくり，その腹側には**内側膝状体*** corpus geniculatum mediale および**外側膝状体*** corpus geniculatum laterale という二つの高まりがある．

　視床脳は視覚・聴覚をはじめ体の各部から集まる知覚伝導路が中継されるところで，これらの知覚に対する無意識的反射運動の中枢である．このほか視床脳は意識下の感情の発

---

[1] thalamus は「室」という意味のギリシャ語である．側脳室の前部にある この高まりが 視覚に関係するとの考えから，古くは thalamus opticus とよばれたが，今日では この部は 視覚以外にも重要な機能をいとなんでいることが明らかなので，opticus(視)という形容詞が省かれ，わが国の解剖学名に名ごりをとどめることになった．

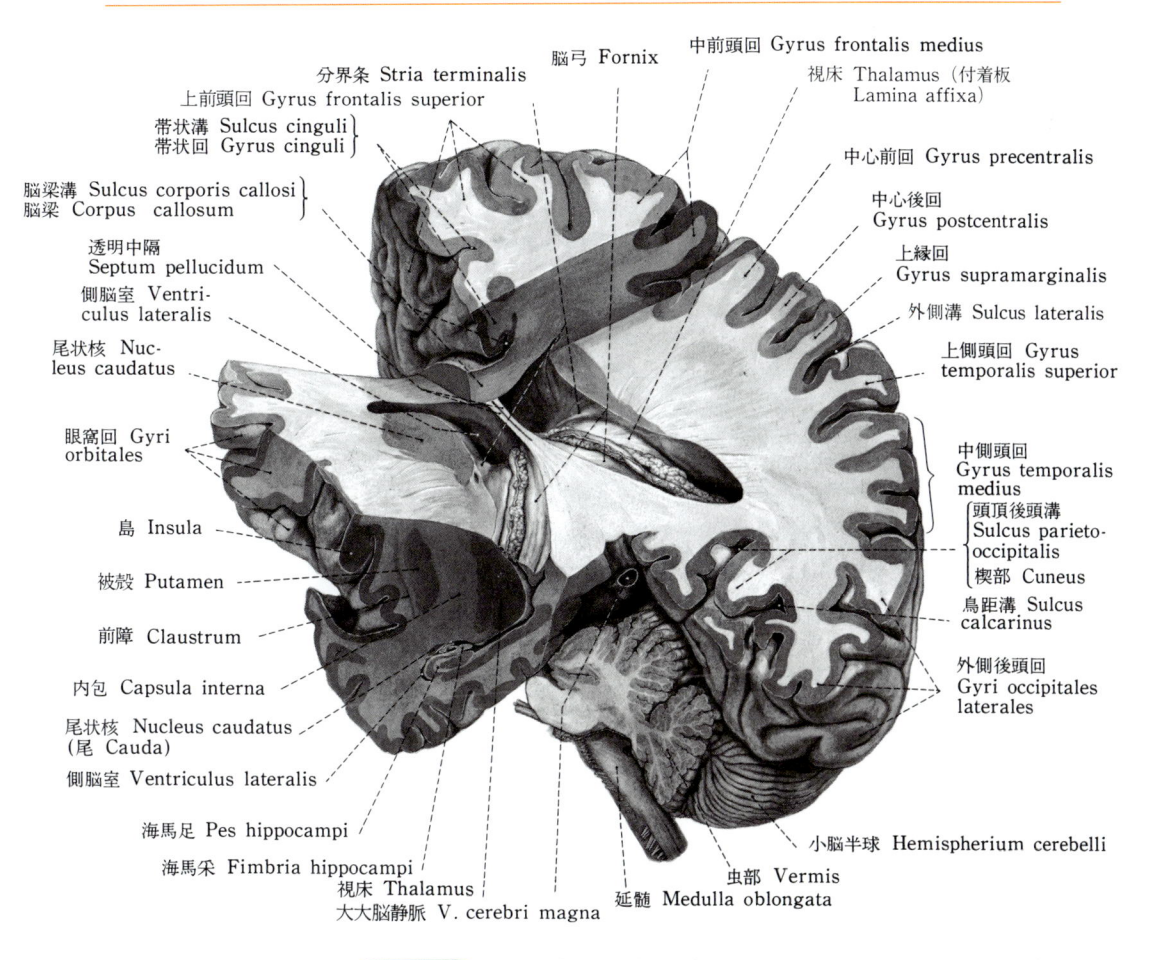

図 356 大脳の内部(3)(左上後方から見る)
前図の標本で，左右の大脳半球をさらに切除して左右の側脳室と透明中隔と脳弓を示した．

するところであると考えられる．

視床脳の背面正中線には中脳蓋の上に接して1個のエンドウ大の**松果体*** corpus pineale がある．松果体は**メラトニン** melatonin e. というホルモンを分泌する内分泌腺である．メラトニンは夜間に多く分泌され，性的な成熟を抑え，性腺と性器の発育を抑制する(図 348，349，352)．視床の核については後述する(420頁)．

2. 視床下部* hypothalamus

視床脳の前下方に位する部で，第3脳室の前下底をなしている．視床下部には自律神経系の総合的中枢があって，生体のはたらきに極めて重要な地位を占めている．この部が破壊されると，体温調節・脂肪代謝などの障害をきたし，また胃粘膜の出血や血糖量の上昇をみる．

視床下部の後部には，左右の大脳脚にはさまれて 1対の半球状の**乳頭体*** corpus

408　神経系

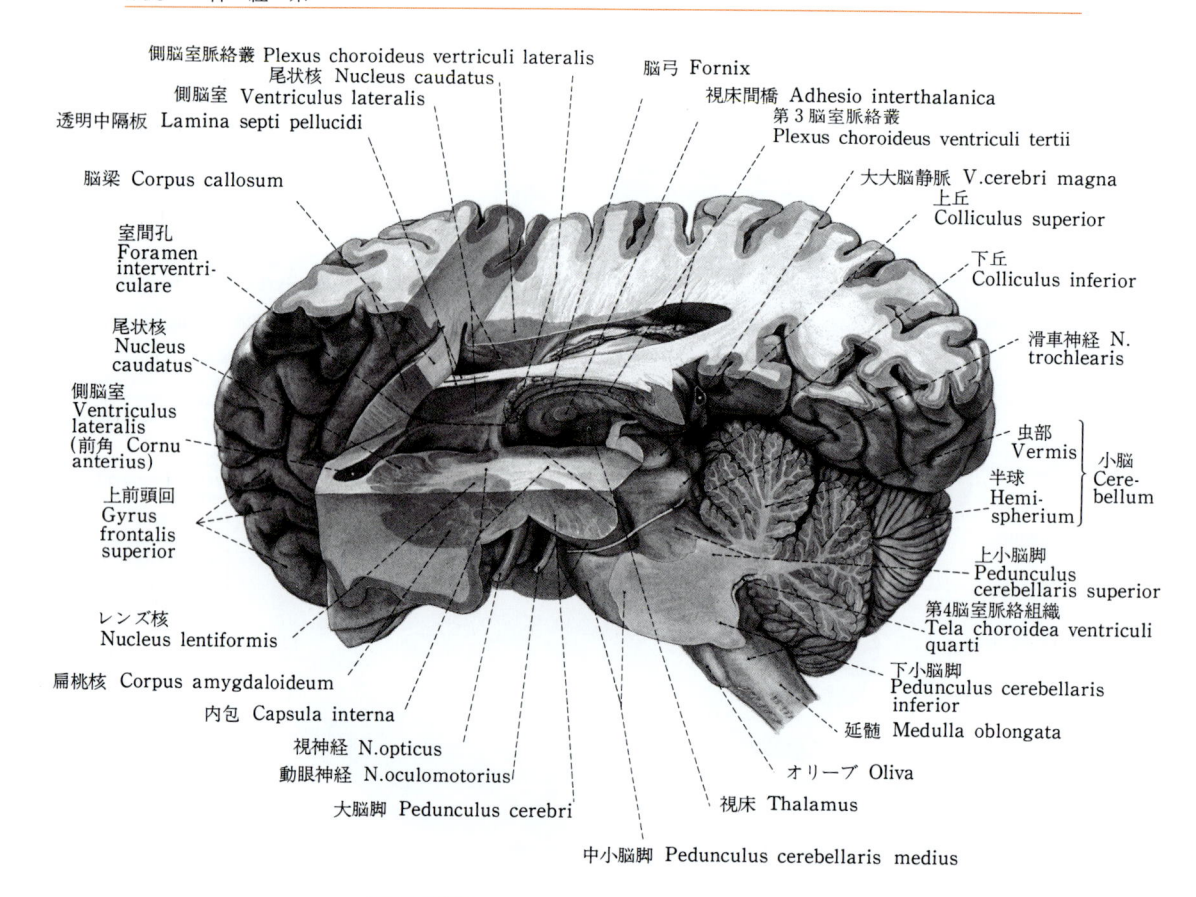

図 357　大脳の内部(4)(左上後方から見る)
前図の標本で左の大脳半球をさらに切り去り，第3脳室と基底核を示した．

mamillare があり，その内部の灰白質は主として嗅覚伝導路に関係している．乳頭体の前には正中線に**漏斗** infundibulum という突起部があり，その先端に小指先大の下垂体が付いている(図348，351，352)．視床下部のなかには**視索上核*** nucleus supraopticus，**室傍核*** nucleus paraventricularis，**隆起核** nuclei tuberales をはじめ，いくつかの小核が含まれていて，それぞれ重要な神経ホルモン(神経分泌物)を産生している(409頁)．

3. 下垂体* hypophysis, pituitary e., Hypophyse d.

　蝶形骨体のトルコ鞍の上に乗っている長円体状の実質器官である(図348，349)．漏斗との境のところで脳硬膜の ひだ(**鞍隔膜** diaphragma sellae)によって くびられているために，脳を切り出すときにはトルコ鞍のなかに残る．下垂体は他のさまざまな内分泌腺を制御する極めて重要な内分泌器で，前後両葉から成っている(図358)．

　前葉* lobus anterior, Vorderlappen d. は胎生時に口腔粘膜の上皮から由来したもので，腺様の構造を示しているから，これを**腺(性)下垂体** adenohypophysis ともいう．腺下垂体

は多種の細胞から成り[1],それらが分泌するホルモンの機能も多様である.一部のホルモンは直接 標的器官に働き,他の大部分は標的器官を支配する二次内分泌器に作用して,それを介して標的の調節を行なう.後者を刺激ホルモン tropic or trophic hormones e., tropische od. trophische Hormone d.[2] という.前葉のホルモンにはつぎの6種が知られている.

1)**成長ホルモン** growth hormone e., Wachstumshormon d. (その分泌過剰で下垂体性巨人症や末端肥大症が,また分泌低下で下垂体性小人症が起こる),2)**乳腺刺激ホルモン** lactogenic hormone e., lactogenes Hormon d. —プロラクチン prolactin e. ともよぶ(乳腺を増大させ乳を分泌させる),3)**甲状腺刺激ホルモン** thyrotropic hormone e. (これが分泌過剰になると甲状腺機能亢進症を起こす),4)**副腎皮質刺激ホルモン** adrenocorticotropic hormone e., 略して ACTH,5)**卵胞刺激ホルモン** follicle stimulating hormone e., FSH,6)**黄体化ホルモン** luteinizing hormone e.,後二者は**性腺刺激ホルモン** gonadotropins, gonadotropic hormones e. とよばれる.

後葉* lobus posterior, Hinterlappen d. は脳実質の伸び出しで,神経膠と神経線維から成るから,**神経下垂体** neurohypophysis ともいう.後葉から二つのホルモンが抽出される.1)**ヴァゾプレッシン** vasopressin e. は小動脈の平滑筋を収縮させて血圧を上昇させ,また腎臓の尿細管での尿の再吸収を促すので **抗利尿ホルモン** antidiuretic hormone e. の名がある(その分泌低下で**尿崩症**が起こり,うすい尿が大量に排泄される).2)**オキシトシン** oxytocin e. は子宮筋を収縮させ(陣痛),分娩後は 乳首の刺激に応じて このホルモンが分泌され,乳腺の平滑筋を収縮させ 乳を射出させる(射乳ホルモン).しかし これらのホルモンは前葉のように内分泌細胞から分泌されるのではなく,視床下部から神経線維によって 後葉に運ばれてくるのである(図358).

視床下部の**視索上核** nucl. supraopticus と**室傍核** nucl. paraventricularis の神経細胞には,特殊な染色を行なうと 果粒状の分泌物が認められる(**神経分泌** neurosecretion e., Neurosekretion d.).この分泌物が後葉ホルモン(ヴァゾプレッシンとオキシトシン)ないしその前駆物質であって,神経細胞の突起(この神経線維束を視床下部下垂体路 tractus hypothalamo-hypophyseus とよぶ)のなかを伝って後葉に運ばれ,必要に応じて血管内に放出される(Bargmann, 1954)(図358).

　下垂体前葉を支配する動脈は,隆起部に侵入して特殊な毛細血管ループを形成し,このループが下垂体漏斗のなかに頭を出して,上記の神経分泌線維に接近している.この毛細血管は細

---

1) 前葉はさらに**主部** pars principalis,**中間部** p. intermedia,**隆起部** p. tuberalis に細分される.前葉の細胞として**酸好性細胞** acidophil cell e.,**塩基好性細胞** basophil cell e.,**色素嫌性細胞** chromophobe cell e. の3種が区別される.酸好性細胞はさらに2種に分かれ,それぞれ成長ホルモンと乳腺刺激ホルモンを分泌する.塩基好性細胞は数種類に分かれ,刺激ホルモンの各種を分泌する.色素嫌性細胞は未分化の細胞と考えられている.
2) tropic は「何々に向かう」の意,trophic は「何々を養う」あるいは「大きくする」の意.

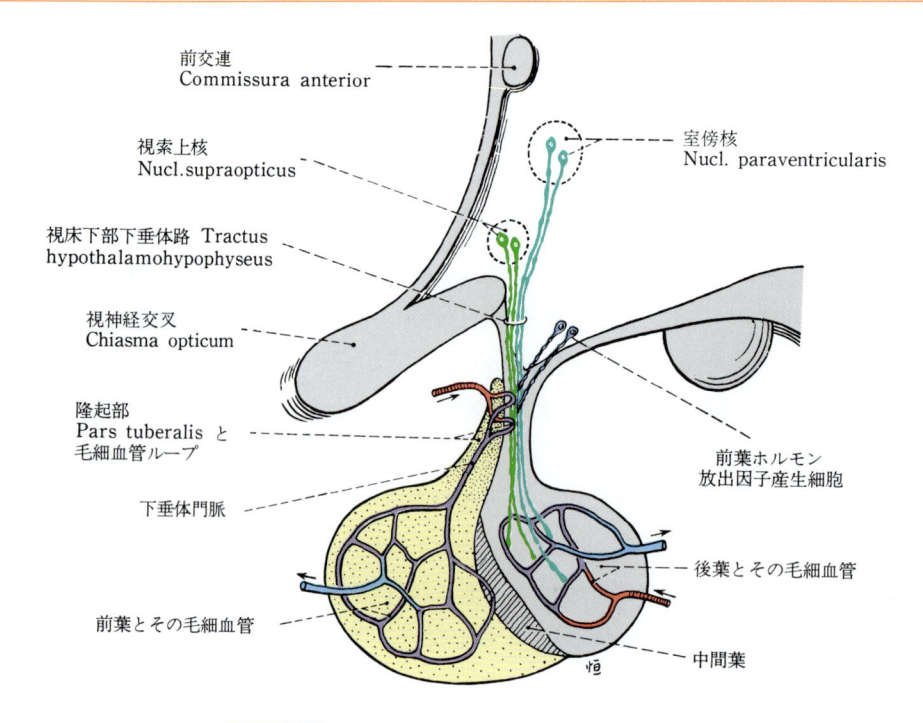

図 358　下垂体と神経分泌系の模型図（正中断）

静脈となって下降し，再び前葉の中に毛細血管として散らばるので，**下垂体門脈系** hypophyseal portal system e. とよばれている．神経分泌物の一部は，毛細血管ループからこの血管系にとりこまれ，前葉の内分泌機能に影響を与える．近年は また隆起核ないし その付近の神経細胞が，前葉の数種のホルモンの放出を促す物質（**放出因子** releasing factors e.）を産生し，神経線維によって上記の血管ループに送っていることが明らかになった．視床下部が下垂体前葉の内分泌機能を支配する しくみが，こうして明らかになった（図 358）．

視床脳の後部からは索状の**視索*** tractus opticus が起こり，大脳脚の外側をまわって脳底に現われ，漏斗の前で左右合して**視神経交叉*** chiasma opticum をつくっている．視神経交叉からは前外方へ**視神経*** nervus opticus が出るから，交叉部はX字形を呈している（図 348，387，426）．

4. 第3脳室* ventriculus tertius

間脳の中にある脳室系の一部である．左右から圧しつぶされた形の腔室で，左右径は非常に小さいが，上下径と前後径はかなり大きい．後方は**中脳水道**を経て第4脳室に，前方は両側の**室間孔**（後述）によって左右の側脳室に通じている．その側壁は視床，下壁は視床下部，上壁は薄い**脈絡組織** tela choroidea で出来ている（図 346，352，367，373〜380）．

5 大脳半球

大脳半球* hemispherium cerebri は本来 間脳の前に続く部分であるが，人類では著し

く発達して左右に半球状を呈し，間脳と中脳とを背面からおおって，後頭蓋窩を除く頭蓋腔のほとんど全部を充たしている．**外套**と**嗅脳**から成り，内部に1対の**側脳室**がある．

大脳半球は 知情意の最高精神機能を いとなむところで，動物の進化とともに大きくなり，人類でその頂点に達している．

1. 外套* pallium, mantle e., Mantel d.

大脳半球の外まわりの大部分を外套とよんでいる．正中線を走る深い**大脳縦裂*** fissura longitudinalis cerebri によって 左右の両半に分けられ，小脳との間は **大脳横裂*** fissura transversa cerebri によって境されている．これに前頭・頭頂・後頭・側頭の4葉および島を区別する（図347，348，357，367，370）．

前頭葉* lobus frontalis は外套の前部を占め，前頭蓋窩のなかにはいっている[1]．**頭頂葉*** lobus parietalis は前頭葉の後ろにあり，**後頭葉*** lobus occipitalis はさらに その後方に連なり，外套の後部を占めている．また **側頭葉*** lobus temporalis は後頭葉の前下方にあって中頭蓋窩を充たし，**島*** insula は前頭・頭頂・側頭3葉におおわれて外側溝（後述）の奥に深くかくれている．前頭葉は大脳半球の全表面の約40%をも占めており，これがヒトの大脳の特徴の一つである．

外套の表面には多数の曲りくねった**溝*** sulci があり，そのため 表面には著しい ひだが見られる．この ひだは うねうねと曲って走っているので **回転*** gyrus, convolution e., Windung d. と名づけられる．大脳の回転は小脳のそれより幅が広く，また その走向も小脳の回転のように並行していない．これらの溝や回転には一々 学名が付けられているが，ここには重要なものだけをあげておこう．

外套外側面の中部には上後方から斜に下前方に走る**中心溝*** sulcus centralis があって前頭葉と頭頂葉との境をなし，また中心溝の下にはこれと斜交して前下方に走る**外側溝*** sulcus lateralis（**シルヴィウス裂溝** fissura Sylvii, Sylvian fissure e.）[2] があって前頭葉と側頭葉の間を隔てている．中心溝の前後にはそれぞれ**中心前回*** gyrus precentralis と**中心後回*** gyrus postcentralis とが長く走り，前頭葉と側頭葉には それぞれ**上・中・下前頭回** gyrus frontalis superior, medius, inferior と**上・中・下側頭回** gyrus temporalis superior, medius, inferior とがある（図347，350，370）．

これらの回転や溝のどれに，どのような中枢（運動野，知覚野など）が分布しているかが重要なポイントであるが，それについては426頁で述べる（図368，370，371）．

---

[1] 前頭葉は理性的な意志と，これに基づく行動の指令が起こる場所で，もっとも人間的な神経活動の中枢である．精神病を治療する目的で前頭葉を広汎に切断する前頭葉切断術 lobotomy e., Lobotomie d. という外科手術が行なわれた時期があったが，これは人格の破壊を起こすというので，行なわれなくなった．

[2] Sylvius（1614～1672）はオランダの医師．François de la Boë が本名だが，boë（フランス語の bois）は森．そこで森を意味するラテン語 sylvius を著述用の名にしたものであろう．

左右の外套は，前述のように 大脳縦裂によって たがいに隔てられているが，中央部だけは**脳梁**(のうりょう)(後述)その他 若干の白質によって連絡されているから，これらを正中断すれば大脳半球は切半され，その内側面を観察することが出来る(図352)．この内側面の観察のときには，どこまでが脳の自然表面であり，どれが切断面であり，どこが脳の内腔であるかを つねに念頭においていなければならない．脳の自然の表面は 内側面の周辺部を占めており，溝と回転がある．その主なものは まず後述の脳梁をとり巻いている**帯状回*** gyrus cinguli で，脳梁との間の溝を**脳梁溝** sulcus corporis callosi，外郭を境する溝を**帯状溝** sulcus cinguli という．内側面では前頭葉と頭頂葉とは移行していて明瞭な境はないが，頭頂葉と後頭葉との間には，深くて明瞭な **頭頂後頭溝** sulcus parietooccipitalis がある．この溝と**鳥距溝***(ちょうきょこう) sulcus calcarinus との間に はさまれて，三角形の**楔部***(けつぶ) cuneus がある(図352)．

　脳から小脳と脳幹を切り取ると，側頭葉の下内側面すなわち大脳横裂に面していた表面を観察することが出来る．側頭葉と後頭葉との境界は この面でも明瞭ではない．この面の中央部には 前後に走る**側副溝** sulcus collateralis があり，その前上に **海馬傍回** gyrus parahippocampalis がある．海馬傍回の前の端は上から後ろに折れまがって**(海馬傍回)鈎** uncus(gyri parahippocampalis) となっている．帯状回と海馬傍回をあわせて**脳弓回** gyrus fornicatus という(図352，371)．

　脳実質の切断面は大脳半球内側面の中央部を占め，ここに脳梁および前交連の横断面と脳弓体の縦断面とが認められる．なお，間脳で述べた松果体・後交連・下垂体・視神経交叉・第3脳室脈絡組織など，およそ第3脳室の壁をなすものは，みな その断面を現わしている(図352)．

　脳梁* corpus callosum は左右両半球を結ぶ神経線維から成る強大な白質板で，矢状断面では背側に向かって凸弯を示している．**脳弓*** fornix は脳梁の下側にある1対の弓形の白質で，これをつくる線維は乳頭体と海馬傍回を連ねている．脳梁の前半と脳弓とによって囲まれた三角形の板状部を**透明中隔*** septum pellucidum といい，左右の側脳室の間の隔壁をなしている．**前交連*** commissura anterior は主として左右の側頭葉の間を連絡している白質索で，正中断面では第3脳室前壁のなかで，脳弓の前を横ぎっている．

　外套の底部は側脳室のなかに向かって長円体状に膨れ出している．これを**線条体*** corpus striatum という(図357，367)．そのなかには後述の尾状核・レンズ核などの灰白質塊があり，錐体外路性の運動伝導路の中継所として運動の調節に関与している．

2. 嗅　脳* rhinencephalon l., e., Riechhirn d.

　嗅脳は本来 大脳半球の底をなす部分であるが，ヒトでは外套に比べて発達が弱く，視神経交叉の前部を占める**前有孔質** substantia perforata anterior と，これから前方に突出する嗅葉から成っている．**嗅葉** lobus olfactorius は前頭葉の下面にある棍棒状の部で，尖端

の多少ふくらんだところを**嗅球*** bulbus olfactorius，その後に続く柄のような部分を**嗅索** tractus olfactorius という．嗅球は篩骨の篩板の上に乗っていて，その下面からは多数の**嗅神経*** nervi olfactorii が出ている（図170，351，372，「嗅神経」の項参照）．

3. 側脳室* ventriculus lateralis, lateral ventricle e., Seitenventrikel d.

これは左右の大脳半球のなかにある弓形の腔室で，頭頂葉のなかには**中心部** pars centralis という広い場所があり，それから前頭葉と後頭葉と側頭葉のなかへ，それぞれ**前角** cornu anterius，**後角** cornu posterius，**下角** cornu inferius が延び出している．前角の内側壁は すでに述べた透明中隔になっている．また 前角と中心部との境には **室間孔*** foramen interventriculare があり，これによって側脳室は第3脳室と交通している（「第3脳室」の項参照）．下部は中心部から下前方に向かって折れまがった部で，側頭葉のなかに進入している（図346，354～357，377）．

> 脳の解剖学の学習には，1) まず**発生過程**を頭に入れて，それと比較しながら出来上がった形を観察すること．2) どれが**自然の表面**で，どれが**人工的につくられた断面**であるか，また どこが**脳の外表**で どこが**脳の内腔**すなわち脳室系に面する表面であるかを区別することが大切である．それには図373～376が役立つだろう．

6　脳の内部構造

脳の内部構造を知るには，脳をいろいろの方向に切断して，その断面を観察する．肉眼で かなり細かいところまで見ることが出来るが，肉眼の及ばない微細構造は 切片標本をつくって 顕微鏡でしらべる．

脳もまた白質と灰白質とから出来ている．白質が主として神経線維から，灰白質が主として神経細胞から成ることは脊髄におけると同じである．脳のなかの白質と灰白質の分布状態は各部によって一様でないから，つぎの3部に分けて説明しよう．

1. 脳　幹

（延髄＋橋＋中脳＋間脳）を一般に**脳幹*** brain stem e., Hirnstamm d. と総称することはすでに述べた．これは脊髄・小脳・大脳半球の間の連結部であって，狭義の脳神経はすべてこれから派出している．

脳幹における白質と灰白質の分布は かなり脊髄に似ていて，大脳や小脳のように 皮質というものがない．しかし 灰白質は もはや脊髄に見られるような1本の柱を形づくらず，大小の塊すなわち**核*** nuclei に分かれて存在し，そこへ白質が入りこんでいるから，脳幹の構造は脊髄より複雑になっている．脳幹のうちでも延髄は比較的 脊髄に近い構造を示し，上の方に行くにしたがって次第に様相が変わってゆく．

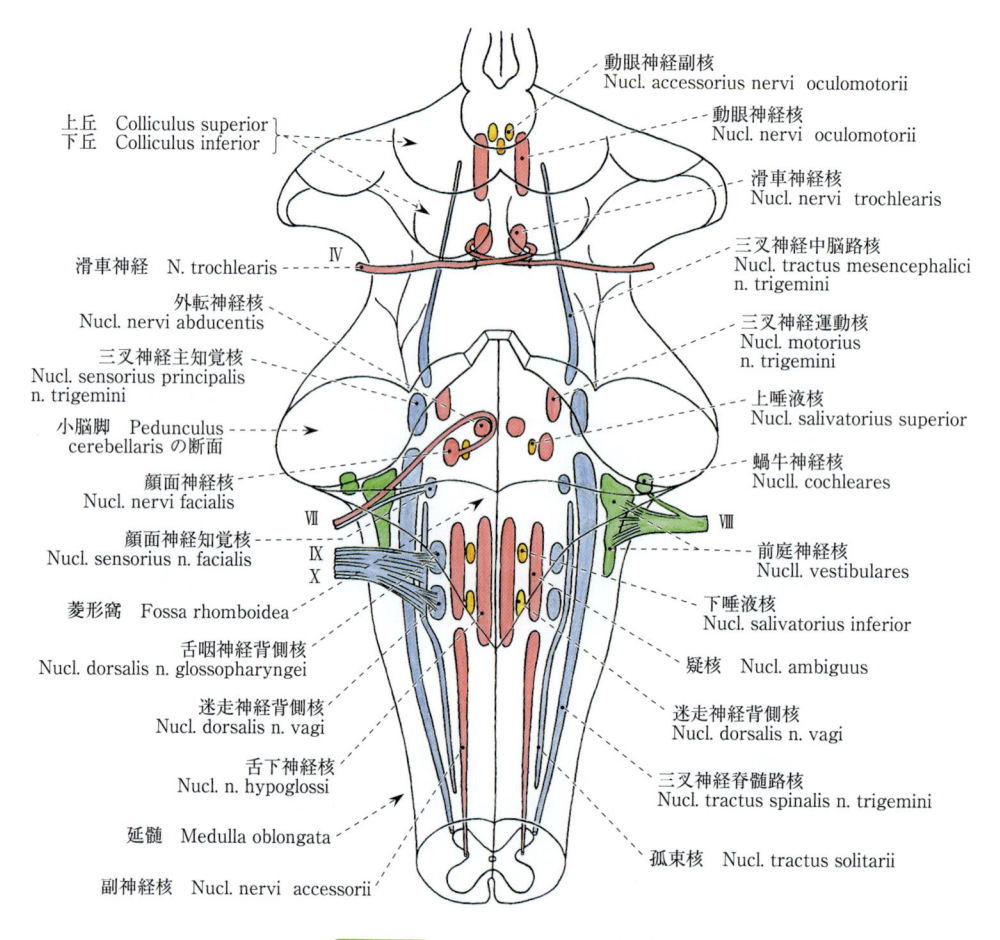

図 359　脳神経の核（半模型図）
脳幹を背側から見る．運動核は赤，知覚核は青，内耳神経の核は緑，副交感神経核は橙で示した．

▶脳幹の核◀

　脳幹の内部に存在する核は，1)脳神経所属の核と，2)脳幹を通る各種伝導路の中継所とに大別される．

1) 脳神経所属の核

　これは知覚神経の**終止核*** nuclei terminationis（**知覚核*** nuclei sensorii）と，運動神経および自律神経の**起始核*** nuclei originis とに分けられ，前者は脊髄の後角に，後者は前角と側角に相当する．これらの核は延髄・橋・中脳にわたって菱形窩底にあって，脳神経の番号順に上から下へと並んでいる．起始核は正中線の両側に，終止核はさらに外側に座を占めているが，それは脊髄が後正中溝のところで割れて左右に開いたと考えると，よく説明がつく．

　① **舌下神経核*** nucleus nervi hypoglossi： 菱形窩の下半で正中線の両側にある細長

図 360　脳神経の核（半模型図）

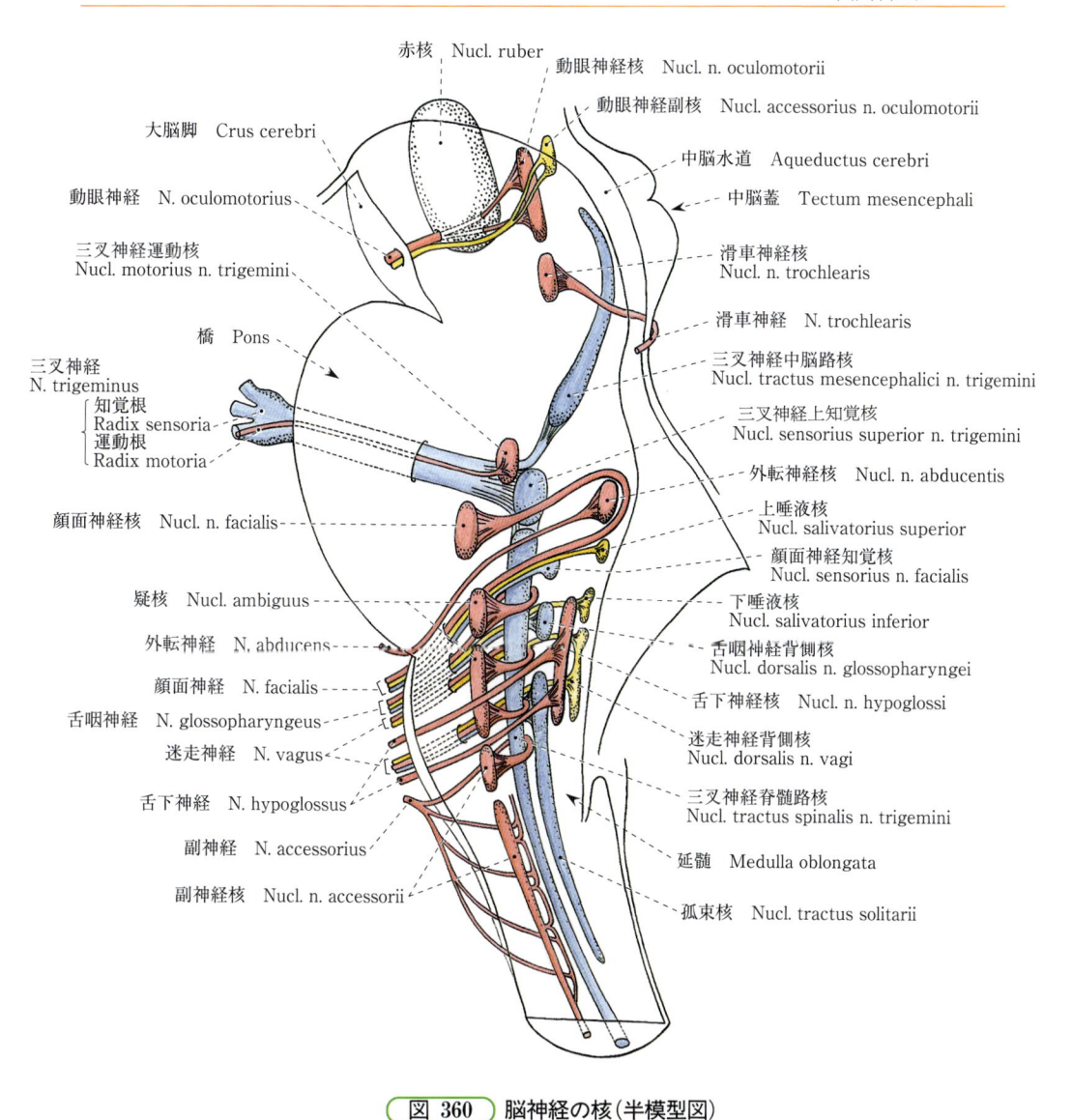

脳幹を正中断し，その右半を左側から見る．運動核は赤，知覚核は青，副交感神経の核は橙で示した．内耳神経の核は省いてある．

い核である（図359，360，362）．この神経細胞の神経突起が舌下神経をつくる．

　②　舌咽・迷走・副神経の核：　これらの三神経は**迷走神経群**と総称され，末梢では明瞭に分かれているが，中枢神経のなかでは ひとつに合体している．**疑核*** nucleus ambiguus は延髄の深部で後述の網様体のなかにある細長い核で，その下方はずっと延びて**副神経核** nucleus nervi accessorii となり，頚髄の下部で前角の背外側部に移行している．迷走神経群の横紋筋支配線維の起始核をなしている．菱形窩の下端に近く，浅い所には**迷走神経背側核*** nucleus dorsalis nervi vagi がある．これは起始性の部分と知覚性の部分とがある．

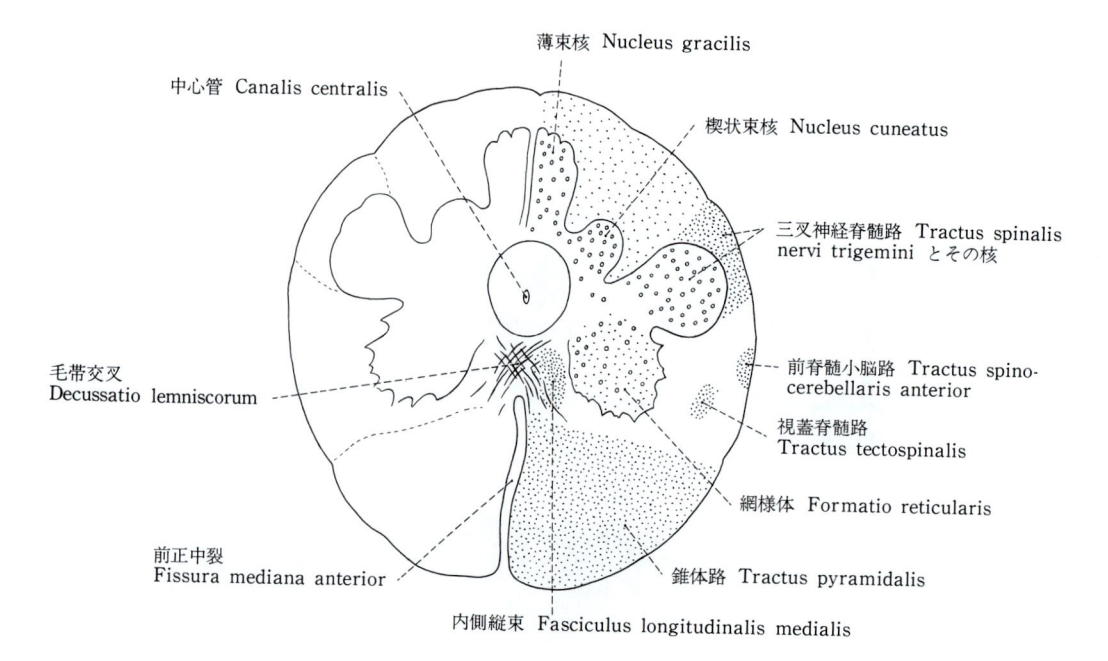

図 361　延髄下部の横断面
図 359, 360 を参照せよ．

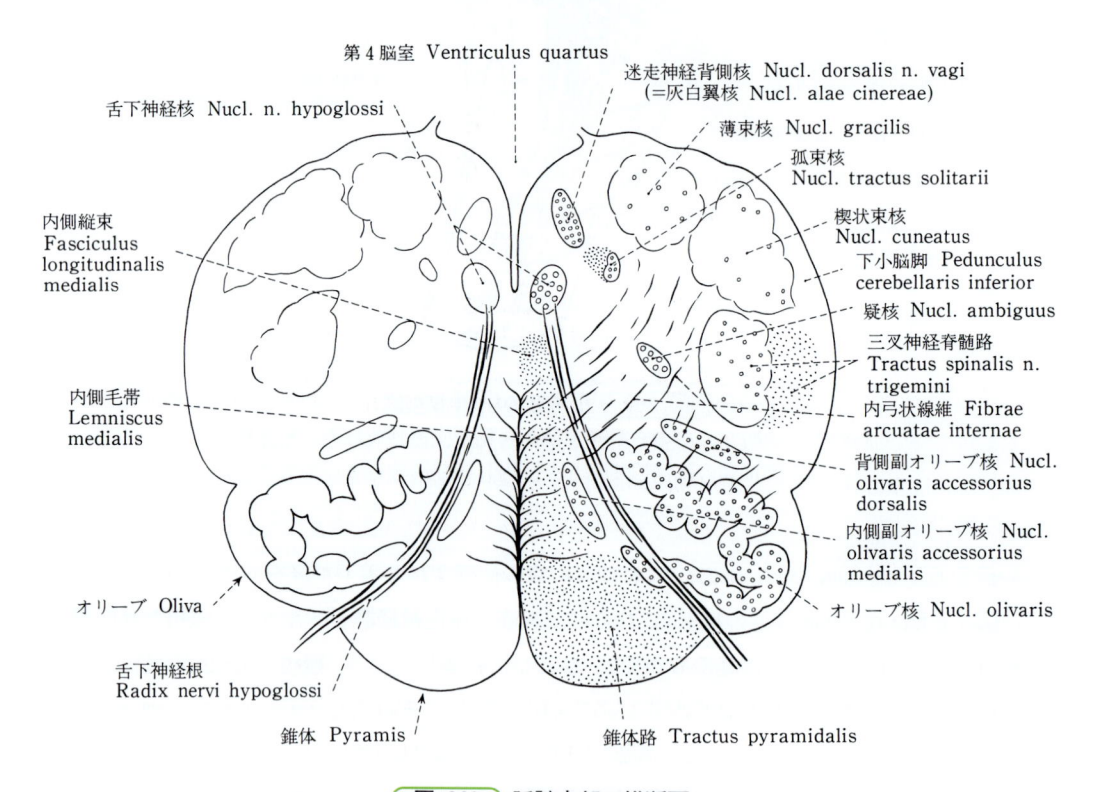

図 362　延髄中部の横断面
図 359, 360 を参照せよ．

前者は核の内側部を占め，舌咽・迷走両神経の副交感性の線維の起始核である．その上方には 舌咽神経の耳下腺分泌線維を発する**下唾液核*** nucleus salivatorius inferior がある．これに対して外側部は これら両神経の知覚性線維の終止核で，以前には**灰白翼核** nucleus alae cinereae という特別の名でよばれた．灰白翼核の腹外側に接して **孤束核*** nucleus tractus solitarii がある．延髄の ほぼ全長にわたって走る細長い核で，舌咽・迷走両神経の粘膜からの知覚線維（とくに味覚線維）の終止核である．その線維は孤束核のなかで**孤束*** tractus solitarius という束をつくって脊髄の方へ下っている（図 359, 360, 362, 421）．

③ 内耳神経の核： 内耳神経は 後述するように 蝸牛神経と前庭神経とに分けられる．蝸牛神経の終止核は**背側蝸牛神経核*** nucleus cochlearis dorsalis と**腹側蝸牛神経核*** nucleus cochlearis ventralis で，これらは第4脳室の外側隅に相当する菱形窩底のなかにある．前庭神経の終止核は蝸牛神経核の内側に接して位置し，延髄上部から橋にかけて広い範囲を占めている．これに**内側前庭神経核*** nucleus vestibularis medialis, **上前庭神経核*** nucleus vestibularis superior, **下前庭神経核*** nucleus vestibularis inferior, **外側前庭神経核*** nucleus vestibularis lateralis（一名 **ダイテルスの核*** nucleus Deitersi）の4核が区別される（図 359, 361, 432）．

④ 顔面神経の核： 延髄と橋の境界部で，菱形窩底の奥深くに長円体状の**顔面神経核*** nucleus nervi facialis がある．顔面神経の運動線維の起始核で，これから起こる線維束は背内側に向かって走り，後述の外転神経核をまわって腹外側に反回し，延髄と橋との境のところで脳外に出る．中間神経の分泌線維の起始核（**上唾液核*** nucleus salivatorius superior）は顔面神経核の背方の網様体のなかにあるが，比較的 散在性で，明瞭な細胞塊をつくらない．中間神経の知覚線維の終止核は前述の**孤束核**の最上端の部である（図 359, 360, 363, 424, 436）．

⑤ **外転神経核*** nucleus nervi abducentis： 外転神経の起始核で，橋の高さで正中線に近い菱形窩底のなかにある．ほぼ球形をしている（図 359, 360, 363）．

⑥ 三叉神経の核： これは両側に4個ある．**三叉神経運動核*** nucleus motorius nervi trigemini は橋の網様体の背外側部にあり，外転神経核の上外側の方向に位置する．三叉神経の運動根の起始核である．その上方に続く**三叉神経中脳路核*** nucleus tractus mesencephalici nervi trigemini は細長く延びて中脳に及び，咀嚼筋に分布する知覚線維の終止核である．**三叉神経上知覚核*** nucleus sensorius superior nervi trigemini は上記の三叉神経起始核の外側に接しており，それから長い**三叉神経脊髄路核*** nucleus tractus spinalis nervi trigemini が下方に向かって延び出し，延髄を縦走して頚髄の後角に続いている．これら3核は三叉神経の知覚根の終止核で，この線維のうち脊髄路核に終わるものは**三叉神経脊髄路*** tractus spinalis nervi trigemini という密な線維束をつくり，脊髄路核の外側に沿って脊髄の方へ下る（図 359, 363, 421, 422）．

三叉神経上知覚核が触覚，圧覚などをつかさどるのに対して，三叉神経脊髄路核は，痛温度

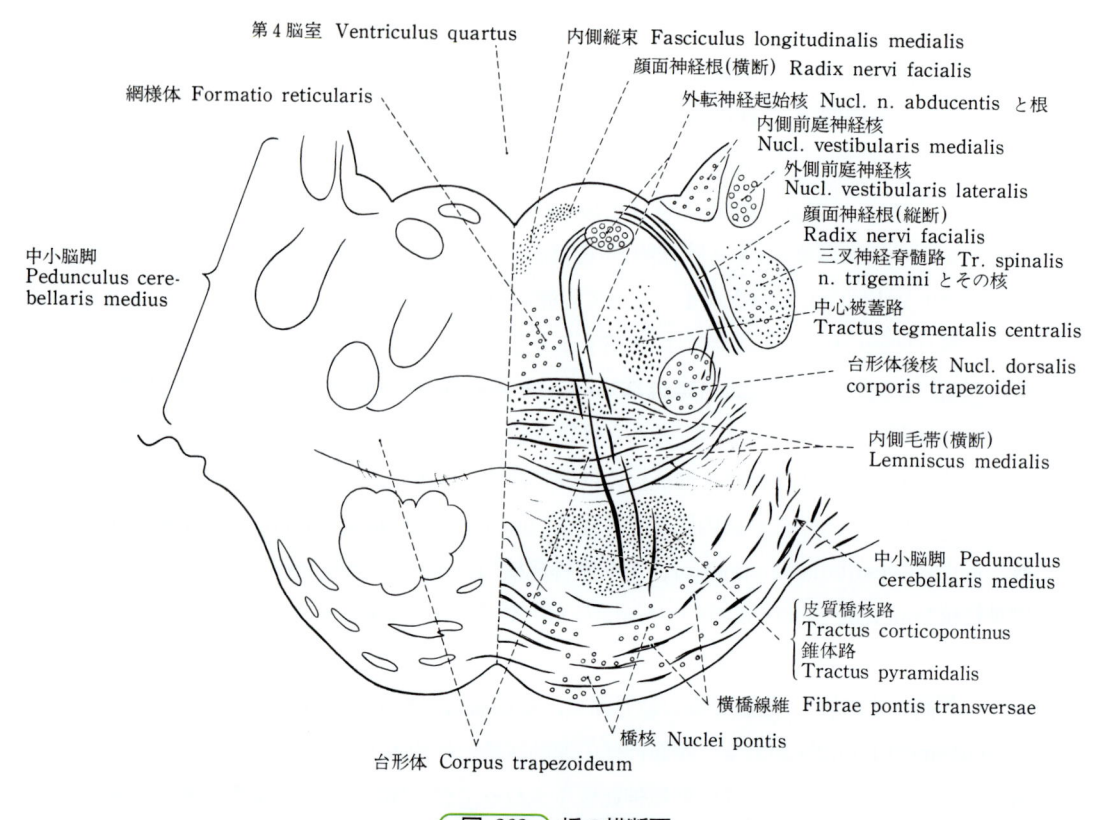

図 363 橋の横断面
図 359, 360 を参照せよ.

覚をつかさどっている．このため脳幹内で障害が起こったとき，顔面半側の温痛覚が脱失するが触覚は保たれる という症状（感覚解離）を起こすことがある．これに対して 末梢に病変があるときは，その支配領域で すべての感覚が同時に障害される．

⑦　**滑車神経核*** nucleus nervi trochlearis： 中脳にある．上丘と下丘の境の高さで，中脳水道の腹側にある球形の核である．滑車神経の起始核で，これから出る神経線維束は背側の方に走り，水引のように中脳水道を取り囲んで，その背方で 左右のものが たがいに交叉し，滑車神経として脳の外に出る（図 359, 360）．

⑧　**動眼神経核*** nucleus nervi oculomotorii： 滑車神経核の上方に位置する細長い核で，動眼神経のうちの横紋筋に行く線維の起始をなしている．これから出る線維は腹側に向かって走り，赤核を貫いて大脳脚の間から動眼神経として脳の外に出る（図 359, 360, 364, 426）．

2) 伝導路の中継核

これらは脳幹で はじめて現われるもので，脊髄には これに相当するものはない．この種の核は多数あるが，ここには重要なものだけをあげよう．

①　**オリーブ核*** nucleus olivaris： 延髄腹側面のオリーブのなかにある しわのよった

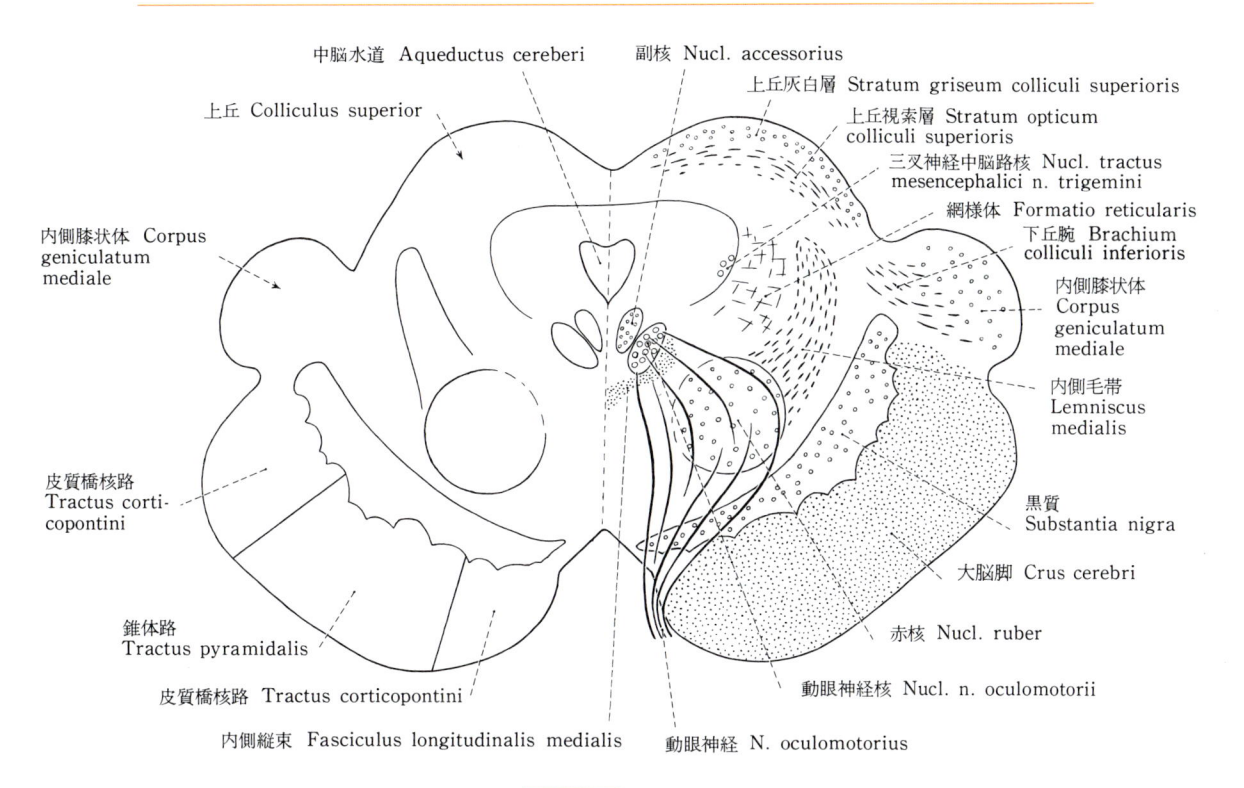

図 364　中脳の横断面

上丘を通る断面．図 359, 360 を参照せよ．

きんちゃく形の灰白質である．きんちゃくの口に相当するところ，すなわち核門は背内側を向いて開いている．中心被蓋路の終わるところであり，オリーブ小脳路とオリーブ脊髄路の起始核で，**錐体外路性運動伝導路**に対して重要な位置を占めている（図 362, 429, 431）．

② **薄束核*** nucleus gracilis と **楔状束核*** nucleus cuneatus： 延髄下部の背面にある薄束と楔状束のなかにある灰白質で，あわせて **後索核** nuclei funiculi posterioris という（図 361, 362, 420）．知覚伝導路の一つである脊髄延髄路の終わるところで，延髄視床路の起こるところである．

③ **橋　核*** nuclei pontis： 橋の腹側部の白質のなかに散在する多数の灰白質小塊の全体である（図 363, 429）．錐体外路系に属する皮質橋路の終わるところで，橋小脳路の起始核である．

④ **網様体*** formatio reticularis： 延髄・橋・中脳にわたって散漫性にひろがっている構造で，脊髄の同名の構造に相当する．種々の方向に入りくんで走る神経線維網と，その網目を充たす神経細胞とから成っているから，いわば灰白質と白質の混合体である．

網様体は意識の水準を支えるのに重要な働きをしている．感覚のインパルスは，ここから大脳皮質全体にひろがり（上行性網様体賦活系），意識を明晰にする．逆にこの系の活動が下がると，睡眠ないし昏睡の状態になる（図 365）．

⑤ **赤　核*** nucleus ruber： 中脳被蓋のなかにある長円体状の大きい灰白質塊である．細胞体に鉄を含むため 赤味を帯びているので この名がある．小脳赤核路の終わるところであり，中心被蓋路（赤核オリーブ路）の起始核をなすので，錐体外路系の要衝である．この部位の障害で不随意運動が起こる（図 360，364，429，431）．

⑥ **黒　質*** substantia nigra： 中脳被蓋の腹側部で，大脳脚との境のところにある．中脳の横断面では新月形を呈し，神経細胞にメラニン色素を含むために黒味を帯びて見える．この神経細胞は，ドーパミンを産生し，ドーパミン作動性の神経線維を大脳基底核（被殻と尾状核）に送っている（図 364，431）．

　　無動，筋硬直，振戦（ふるえ）を主症状とする**パーキンソン病**は，この黒質内のドーパミン産生神経細胞の変性萎縮によって起こる．

⑦ **上丘*** と**下丘*** は外観こそ似ているが，内部構造は全く異なり，したがって機能的な意味もちがっている．下丘では神経細胞が 1 個の**下丘核** nucleus colliculi inferioris という塊をなしており，この核は**聴覚伝導路の中継所**である．上丘は灰白質が層序排列を示し，かなり複雑な構造を示している．上丘は 末梢からの諸刺激を集めて これに応じて適当の反応を示す総合中枢（大脳皮質・小脳皮質のようなもの）の一つと考えられているが，なかでも重要なのは **視覚伝導路の中継所**[1] としての はたらきである（図 364，425）．

⑧ **視床核*** nuclei thalami： 視床の内部には**前核** nucleus anterior thalami，**内側核** nucleus medialis thalami，**外側核** nucleus lateralis thalami の 3 核があり，視床の大部分を占めている．これらの核は主として知覚伝導路の中継所をなしている．このほか**視床枕*** pulvinar と**外側膝状体*** corpus geniculatum laterale のなかにある灰白質は伝導路の中継核（図 426），**内側膝状体*** corpus geniculatum mediale の灰白質は聴覚伝導路の中継核をなしている．視床は，嗅覚以外のすべての**求心線維の最終中継点**である（図 364，420，425，426，431）．

　　痛みや温度の感覚は，大脳に伝えられる前に，視床で漠然とした快感や苦痛として意識されるという．したがって視床は動物的，情動的な意識の座といえる．

▶**脳幹の白質**◀

① **延　髄**： 脊髄に似て おおむね白質が表層を占めている．この白質をつくる線維束のうちで，とくに重要なものは つぎの通りである．

錐体路* tractus pyramidalis： 延髄の腹側部を占める強大な線維束で，前述の錐体はこれによって生じた隆起である．オリーブ核に対しては その内腹側にある．錐体路は その線維束の大部分が延髄で左右交叉する．この**錐体交叉*** decussatio pyramidum（図 428）は延髄の横断面でよく認められるが，また延髄の腹側面で 外表からもよく見える．

---

1) 下等脊椎動物では，中脳には上丘だけしか発達せず，これを視蓋 tectum opticum と呼ぶ．406 頁の脚注参照．

内側毛帯* lemniscus medialis: 延髄の薄束核および楔状束核から発する線維群は**内弓状線維** fibrae arcuatae internae となって内腹側に向かって弓形の経過をとり，**毛帯交叉*** decussatio lemniscorum を行なって反対側に渡り，錐体路の背側，オリーブ核の内側において内側毛帯という強大な線維束をつくっている(図361〜363, 420).

下小脳脚* pedunculus cerebellaris inferior(**索状体*** corpus restiforme): 延髄の背外側部を占める強大な白質塊で，主として脊髄側索のなかの後脊髄小脳路と，楔状束核および薄束核から発する線維の一部と，オリーブ小脳路とから成り，さきに述べたように 小脳に行っている(図362, 430).

② **橋**: 白質は橋背部と橋底部とで趣を異にしている．橋背部では その基礎的構造は**網様体** formatio reticularis で，その腹側には**内側毛帯*** lemniscus medialis が比較的まばらな，しかし強大な線維束として認められる．橋の上半では内側毛帯の背外側にあたって**外側毛帯*** lemniscus lateralis という，より弱い線維束が縦走しており，聴覚伝導路をなしている．内側毛帯のすぐ背側には**中心被蓋路*** tractus tegmentalis centralis(**赤核オリーブ路** tractus rubro-olivaris)があり，また背側正中部には**内側縦束*** fasciculus longitudinalis medialis があって，いずれも重要な**運動伝導路**をなしている(図363, 429, 430).

橋底部の白質は縦走と横走の両線維群から成る．前者は大脳皮質から下行する強大な線維束群で，**錐体路*** tractus pyramidalis と**皮質橋路*** tractus corticopontini がある．錐体路は橋を縦に貫いて走るが，皮質橋路は前述の橋核に終わる．橋核からは**橋小脳路*** tractus pontocerebellaris という横走の線維群が発し，正中線を越えて反対側に渡り，**中小脳脚*** pedunculus cerebellaris medius(**橋腕*** brachium pontis)となって小脳にはいる

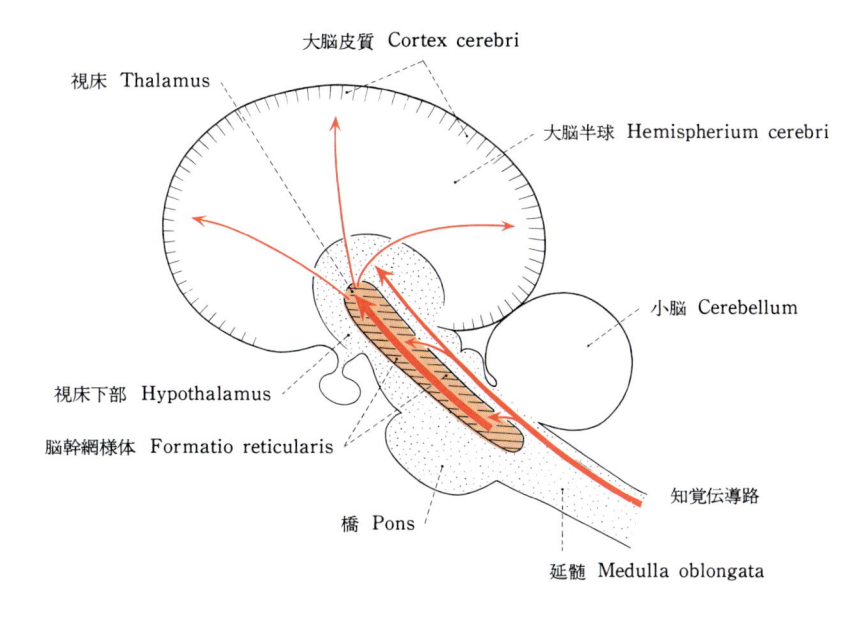

図 365　網様体と上行性網様体賦活系(模型図) [時実を参照]

(図363, 429, 430).

③ 中 脳：中脳蓋・被蓋・大脳脚の3部に分けられる．中脳蓋は主として灰白質から成るから記載を省く．被蓋は橋被蓋の続きで，その構造もこれと同じく**網様体***・**内側毛帯***・**外側毛帯***・**中心被蓋路***・**内側縦束***が認められる．このうち外側毛帯は下丘核のなかに，また 中心被蓋路は赤核のなかに消えてしまい，内側縦束も中脳では すでにかなり弱っていて，中脳より上では 間もなく消失する．このほかに 橋になくて中脳に特有な白質系が一つある．それは**上小脳脚** pedunculus cerebellaris superior(**結合腕*** brachium conjunctivum)で，小脳から発し，初め中脳被蓋の背外側部の表層にあるが，次第に内方すなわち深部に移動して，内側毛帯と網様体との間に移り，ついで正中線上で左右のものが交叉して主として赤核に終わっている．錐体外路系に属する重要な伝導路である．大脳脚は橋底部の続きで，もっぱら白質から成り，中央部が**錐体路**で占められ，その両側に**皮質**

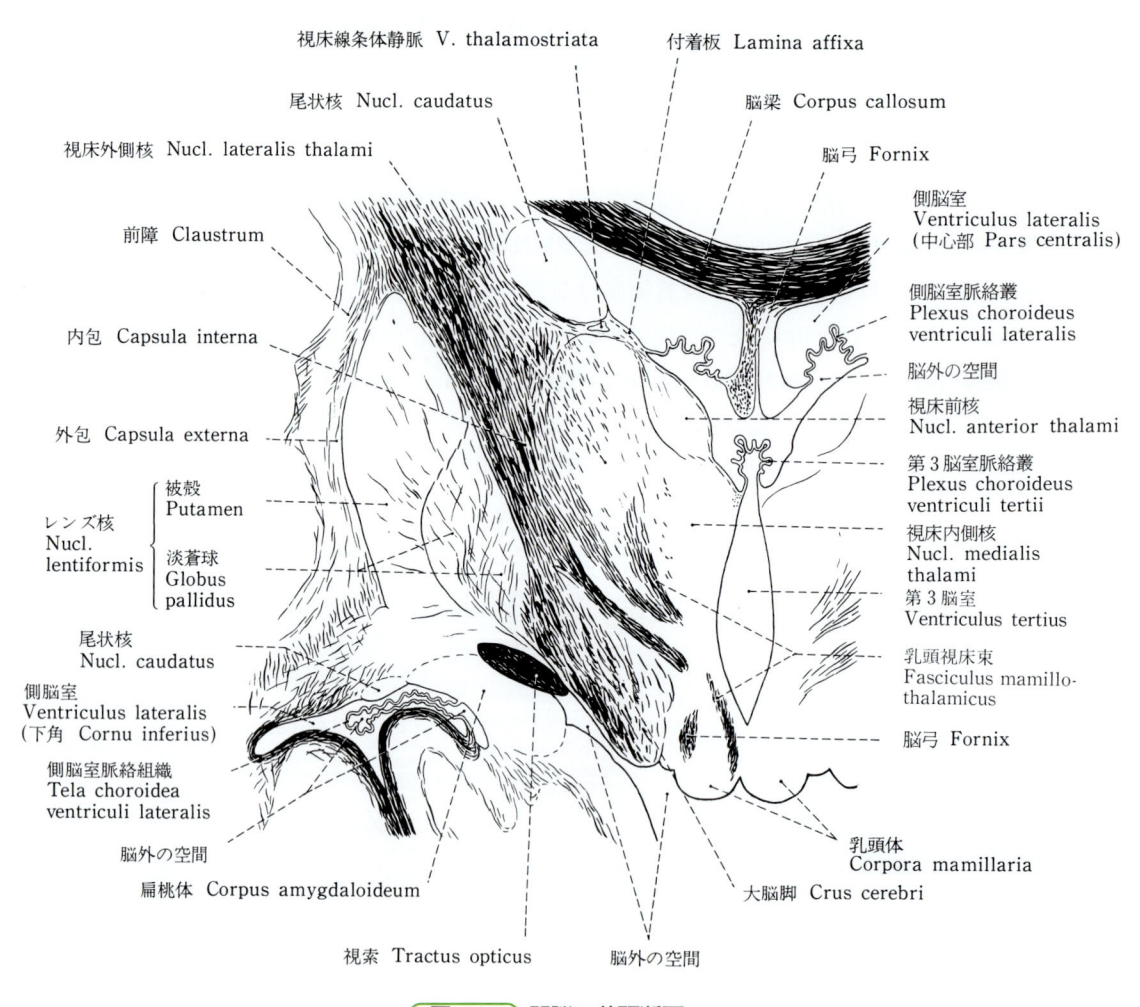

図 366 間脳の前頭断面
内部構造を示す．図373～376を参照せよ．

橋路が走る(図364, 425, 426, 429).

④ 間　脳: 主として灰白質で占められ,白質はこの灰白質に出入する線維群から成っている.その重要なものは1)脊髄や延髄から上行する知覚線維群 とくに**内側毛帯***, 2)終脳の基底核との間の連絡線維群, 3)大脳皮質との間の連絡線維群 とくに**視床皮質路*** fasciculus thalamocorticalis(知覚性)である(図366, 367, 420, 426, 429).

2. 小　脳

小脳は皮質(灰白質)と髄体(白質)と若干の核とから出来ている(図348, 447).

皮質* cortex cerebelli: 小脳の表層を占める灰白質の薄い層で,神経細胞の種類とその排列状態により,組織学的に**分子層,神経細胞層,果粒層**の3層が区別される.神経細胞層には**プルキンエ細胞** Purkinje cell e., Purkinje'sche Zelle d. という大型の神経細胞が排列している.これらの詳細については組織学書を参照されたい.小脳皮質には後述の大脳皮質に見られるような はっきりした機能局在性はない.

髄体 corpus medullare: 深部を占める白質のかたまりで,これから多数の白質の薄板が表層の回転のなかへ放散している.そのため,小脳の矢状断面は**生命樹** arbor vitae(図352)とよばれる特異な像を示す.髄体が木の幹,白質板が枝,灰白質の皮質が葉ということになる.髄体は脊髄・脳幹および大脳から皮質に往来し,また皮質と核とを結合する神経線維束によって出来ている.

核: 髄体のなかには **歯状核*** nucleus dentatus をはじめ いくつかの核がある.歯状核は小脳核のうちで最大で,その形がオリーブ核に似て,表面が鋸歯状に でこぼこしているので,こう名づけられている.小脳皮質のプルキンエ細胞から発する神経突起がこれに終わり,この核の神経細胞から発する神経突起は上小脳脚を通って赤核に行く(図429).

3. 大脳半球

大脳半球(ただし嗅葉を除く)も小脳と同様に皮質と髄質から成り,髄質のなかには いくつかの核を蔵している(図367, 447).

a. 皮　質 cortex cerebri

大脳半球の表層をなす灰白質で,厚さは平均2.5mmほどで,ここにある神経細胞の総数は約130億と推定されている(佐野 豊).皮質の組織像は神経細胞の排列状態すなわち**細胞構築** cytoarchitectonic e., Zytoarchitektonik d. と,有髄線維の排列状態すなわち**髄構築** myeloarchitectonic e., Myeloarchitektonik d. の総合として特異な6層の層状構造を示している(詳細は組織学書に譲る).

> この層状構造は大脳皮質の部位によって多少異なり,皮質の神経機能が構造に反映している.とくに運動領・体知覚領・視覚領が それぞれ特有な構造をもっている.脳表面の地理的なマークというべき回転や溝と皮質構造との間の関係は厳密なものではなくて,個体的に多少のずれ

がある．

b. 大脳核 nuclei cerebri

基底核* basal ganglia e., Basalganglien d.[1] ともよばれるが，それは これらが大脳半球の下壁のなかにあるからである．大脳核には つぎの4種を数える．

① **尾状核*** nucleus caudatus： 線条体の表層をなす灰白質で，前下方に開いた鈎状をしている．側脳室の外側壁のなかを その弯曲に沿って走り，脳室内にふくれだしている（図367，375，431）．

有名な遺伝性疾患である**ハンチントン舞踏病**では，尾状核の細胞の変性・脱落がみられる．

② **レンズ核*** nucleus lentiformis： 線条体の内部において尾状核と視床の外側にあるレンズ形の核で，その内側半を**淡蒼球*** globus pallidus，外側半を**被殻*** putamen とよぶ（図367，431）．

被殻は本来 尾状核と同系のものである．その色調も同じであり，これを構成する神経細胞の形や大きさもよく似ており，また至るところで両者が灰白質の橋で続いている．すなわち系統

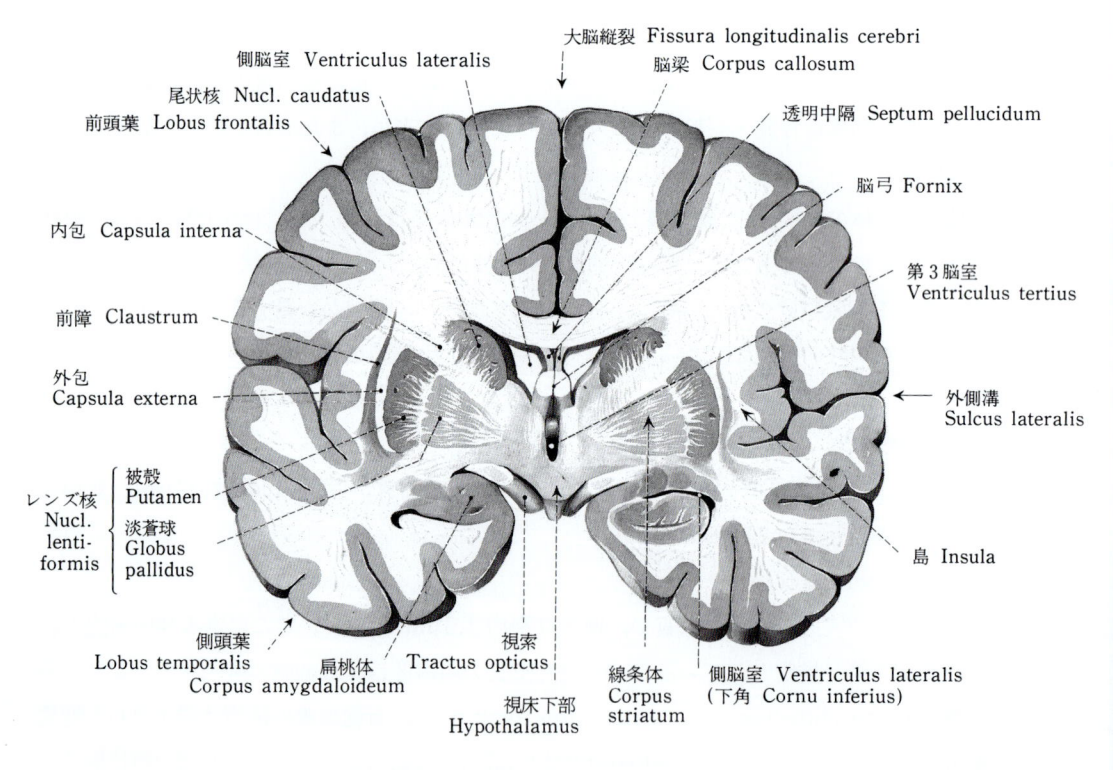

図 367　大脳半球の前頭断面

---

1) 今日では 中枢神経系内の灰白質塊は nucleus e., Kern d. とよんで "ganglion" とはよばないが，basal ganglia e., Basalganglien d. だけは古くからの慣習で使われている．ただし日本語では基底「神経節」とはせず，正しく基底「核」とされている．

発生学的には 初めに一つの灰白質塊であったものが，内包の発達によって 尾状核と被殻とに分けられたのである．それで この両核をあわせて**線条体*** corpus striatum[1] とよぶことがあるが，その意味は，上記の連絡の灰白質の橋が断面で多数の線条となって現われるからである．

③ **前　障*** claustrum： レンズ核の外側に**外包** capsula externa という薄い白質層を隔てて存在する薄っぺらな核で，ちょうど島の皮質の内側に相当して位置している（図366，367）．

④ **扁桃体*** corpus amygdaloideum： 海馬傍回の内部において側脳室側頭部の前端の上蓋にあり，レンズ核のすぐ腹側に位置する 大きい核である．形が扁桃（アーモンド）に似ているので この名がある（図357，366，367）．

扁桃体は古い脳部分—旧皮質に属し，情動的行動，動物的行動の発現にあずかる（大脳辺縁系の項—431頁を参照）．

c. 髄　質 substantia medullaris

大脳半球の深部にある 有髄線維の集団である．これは 全体が一続きの広大な実質をなしているが，同系の線維は大小の差こそあれ 集団をなして走っている．それで白質を構成する神経線維束を その経過から つぎの3種に大別する．

① **投射線維*** projection fibers e., Projectionsfasern d.： 大脳皮質と大脳核・脳幹・小脳・脊髄とを連結する線維で，その大部分のものは 集まって 前述のレンズ核の内側を通っている．これが**内包*** capsula interna, internal capsule e., innere Kapsel d.[2] とよばれる，生理学的にも臨床医学的にも きわめて重要な白質部分である（図357，366，367，428）．内包の外側は レンズ核，内側は 尾状核と視床核によって境されているから，大脳半球の水平断面では「く」の字形をなしている．その中央部が**錐体路**，その前後には**皮質橋核路**が通って，**運動伝導路**をなし，その他の部分が**知覚伝導路**の通路をなしている．

内包とその周辺に分布する動脈は梗塞や出血を起こしやすく，内包を集中的に通過する運動，知覚伝導路が犯されるため，**片麻痺（半身不随）**と**半身の感覚障害**を起こす．そのさい 内包のどの線維群が障害されるかにより，症状が異なることになる．

脳弓* fornix（図348，367）もまた 乳頭体と海馬傍回や視床とを結合する投射線維束がその主体をなしている．

② **連合線維*** association fibers e., Assoziationsfasern d.： 同側半球内の皮質の2点間を連ねる線維で，短いものは隣りあう回転の間を連ね，長いものは遠く離れた皮質のあいだを結んでいる．

③ **交連線維*** commissural fibers e., Kommissurenfasern d.： 左右の大脳皮質の対称部間を連結する線維で，これは**脳 梁*** corpus callosum と**前 交 連*** commissura anterior に集まっている．脳梁は系統発生学的には新しいもので，ヒトでは膨大な発達をとげてい

---

1) 線条体の意味は必ずしも一定しない．尾状核とレンズ核の全体をさすこともあり，尾状核によって生じた側脳室内への膨隆をさすこともある．
2) レンズ核を内部から包んでいるという意味．これに対してレンズ核の外側にある白質層を**外包** capsula externa というが，これは主として連合線維から成り，あまり重要なものではない．

る．側脳室の天井をなして，前交連で結ばれている以外の すべての大脳皮質を左右連結している．前交連は系統発生学的には古いが，脳梁に比べると はるかに貧弱である．側脳室の腹側を通って，左右の側頭葉下部間および左右の嗅三角間を結ぶ．

　近年，左右の大脳皮質が異なる機能を分担し，あるいは異なる活動状況を示すとの知見が増加しつつあるので，左右の連絡をとる交連線維の意義に注目が集まっている．また女では脳梁や前交連の交連線維が，男より多く，左右の大脳皮質の連繫にすぐれていることが指摘されている．

7　大脳皮質の諸中枢とその機能

　大脳皮質は 知・情・意といわれる最高の精神機能を いとなむところである．皮質の機能は その全般にわたって一様なものではなくて，各部位が それぞれに定まった役割を演じている．これを**機能局在*** localization of functions e., Funktionslokalisation d. という．

　すなわち **特定の機能は特定の場所で行なわれる**のであって，このような場所を それぞれの機能の**中枢*** center e., Zentrum d. とよぶ．また それらは大脳皮質の一定の領域に ひろがっているので **野*** area e., Sphäre d. ともいう．

　大脳皮質の野によって その構築（前述の細胞構築と髄構築）のちがいがあり，**ブロートマン** Brodmann[1] は大脳皮質を 52 野に区分した．野による構築のちがいは大脳皮質の機能局在と深い関係をもっている．皮質野を特定するときには"ブロートマンの第何野"とよぶことが多い（図 368）．

　機能的にみて大脳皮質は，運動野，感覚野および連合野に分けられる（図 370，371）．

　① 　**運動野*** motor area e.：　中心溝を境にして 前方の **中心前回を中心とする領域**は，全身の骨格筋肉運動（随意運動）をつかさどる運動野で，ブロートマンの脳地図の**第 4 野***に相当する．この皮質の第Ⅴ層には，大型で特徴的な形の**ベッツ錐体細胞** pyramidal cells of Betz e., Betz'sche Pyramidenzellen d. があり，この細胞からは もっとも伝導速度の早い，厚い髄鞘におおわれた線維が出て 脊髄の前角細胞に達している．

　第 4 野の錐体細胞の神経突起が集合してつくる伝導路が**錐体路*** pyramidal tract e., Pyramidenbahn d. である（502 頁）．錐体路は延髄で交叉しているので，**反対側の半身の運動を支配**することになる．この運動野において，さらに体部位に対応する機能局在がある．この局在は，**ペンフィールド** Penfield[2] の"運動のこびと"として有名で，運動野の最下部から上方に向かって脳神経領域，頸部，上肢，体幹，下肢の中枢がならぶ．このなかで，嚥下，構音，発声，表情に関係する部分と手指に関係する部分が，とくに大きく発達して

---

1) Korbinian Brodmann（1868～1918）はドイツの精神科医，神経学者．ヒトの大脳の細胞構築を詳細に研究し，今日も世界中で使われる大脳地図を創り上げた．
2) Wilder Penfield（1891～1976）はアメリカに生まれ医学を修めたのち，カナダに帰化してモントリオールで活躍した脳外科医，脳生理学者．局所麻酔下に開頭手術を行ない，患者と会話しながら皮質の運動，知覚，感情をモニターし，ヒトの大脳の機能地図を創った．

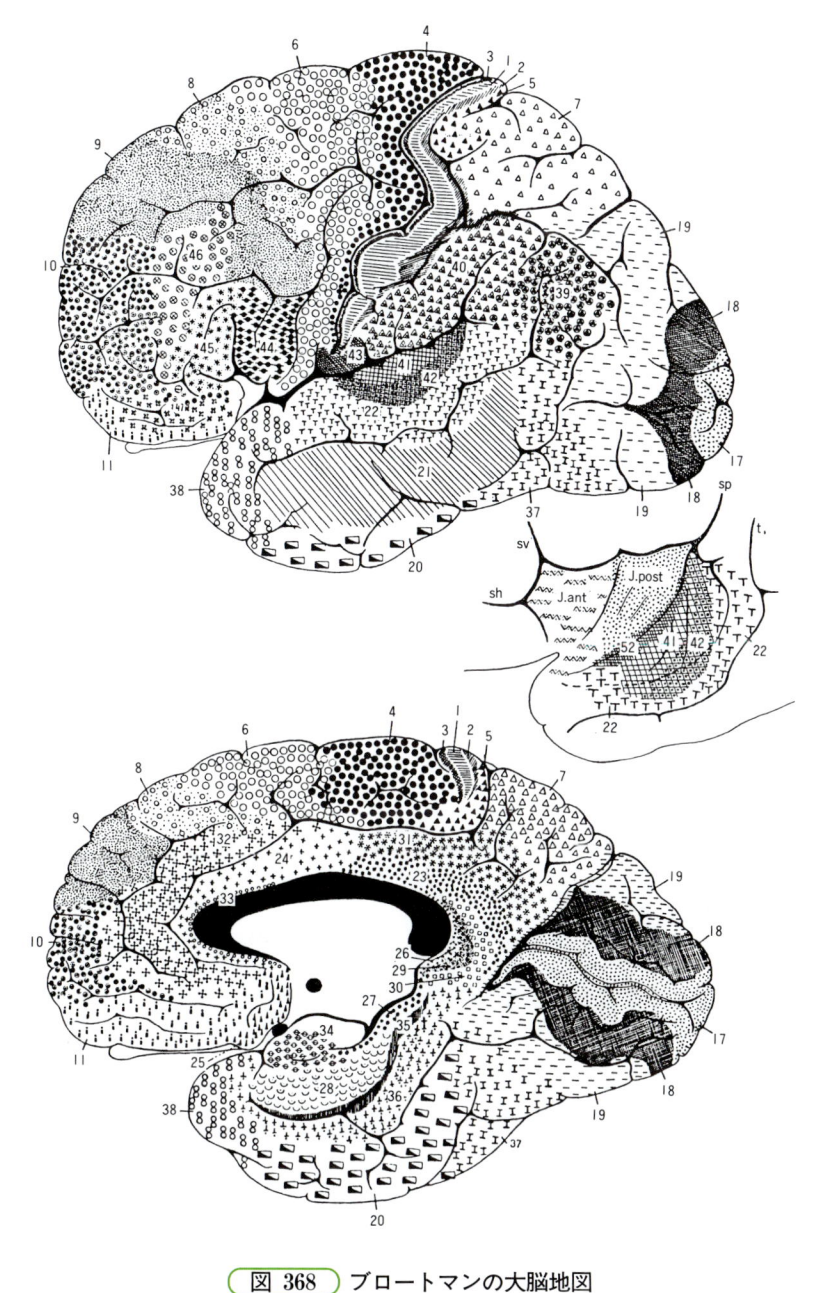

図 368 ブロートマンの大脳地図
大脳皮質が1〜52野に区別されている．[Brodmann]

いることは，興味深い（図369）．

　運動野に接する前方の**第6野*** は **運動前野**とよばれ，運動野（第4野）より高度に組織化された運動に関わる．この部位が侵されると，麻痺がないのに箸や鉛筆が使えないといった症状が起こったりする．

② **体知覚野*** somatosensory area e.： 全身の知覚の中枢は 中心溝の後方，**中心後回**

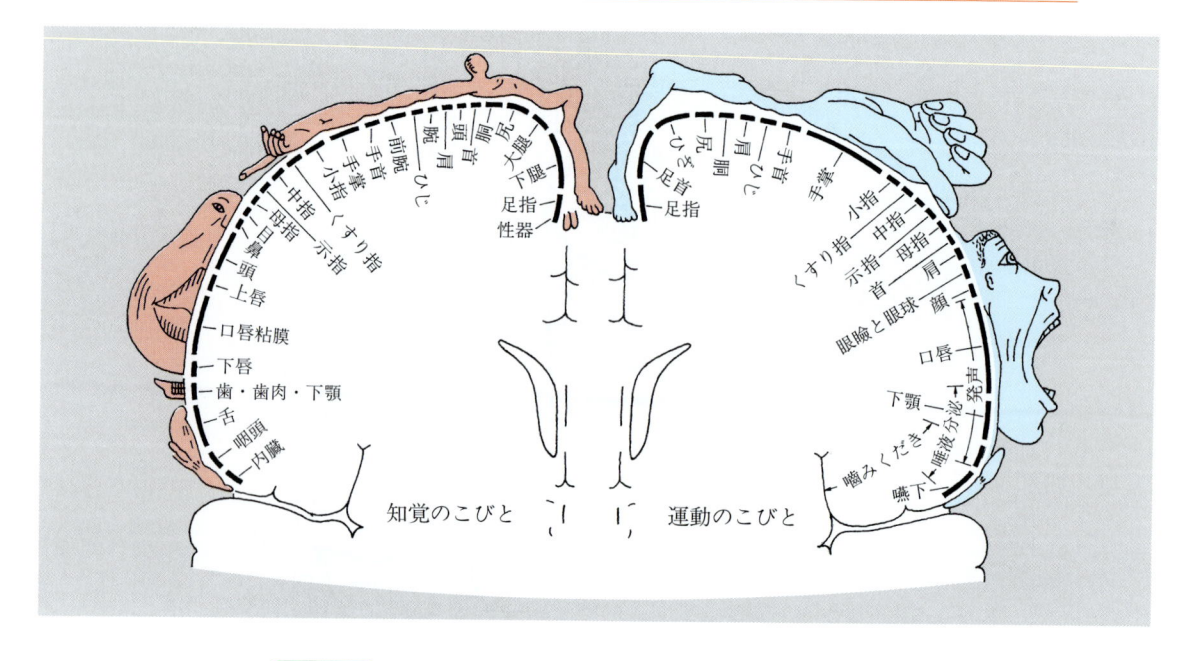

図 369　大脳の"運動のこびと"(青)と"知覚のこびと"(赤)
[Penfield]

を中心とする領域にあり，第3，1および2野*がこれに相当する．主に感覚の統合と識別にあずかるが，第3野はとくに触覚に，第1，2野は主に深部感覚，関節位置覚に関係する．体知覚を伝える求心性伝導路も延髄で交叉するので，これらの大脳野は いずれも**反対側の半身の感覚刺激**を受ける．この体知覚野にも体部位に対応する機能局在があるので，"知覚のこびと"を描くことが出来る(図369)．

③　**視覚野*** visual area e., Sehsphäre d.：　視覚の中枢は 大脳半球内側面の**鳥距溝の周囲**の領域にある．ブロートマンの17，18，19野がこれにあたる．これは左右の眼球の右側半の網膜から来る刺激(視野の左半)が右の半球に，左側半の網膜から来る刺激(視野の右半)が左の半球に受け入れられる[1]．脳血管障害などで この領域が侵されると，眼球に異常がなくても物が見えなくなり，これを皮質盲という．

④　**聴覚野*** auditory area e., Hörsphäre d.：　側頭葉の島に面した側にある横側頭回の中央部にある(41野)．右耳の刺激は左の半球に，左耳の刺激は右の半球にはいる[2]．

⑤　**言語野*** speech areas e., Sprachzentrum d. は次の二つに分けられる．

ⓐ　**運動性言語中枢*** motor center of speech e., motorisches Sprachzentrum d. は一名 **ブローカ**[3]**の中枢*** Broca's center として有名で，左の大脳半球(右ききの人で)の下前

---

1), 2)　伝導路は，求心性のものも遠心性のものも，そのほとんどが交叉するが，その理由はまだ明らかにされていない．
3)　Paul Broca(1824〜1880)はフランスの著名な人類学者で，かつ病理学者，外科医であった．彼が言語中枢について発表したのは1861年で，失語症患者の剖検所見にもとづいたものである．

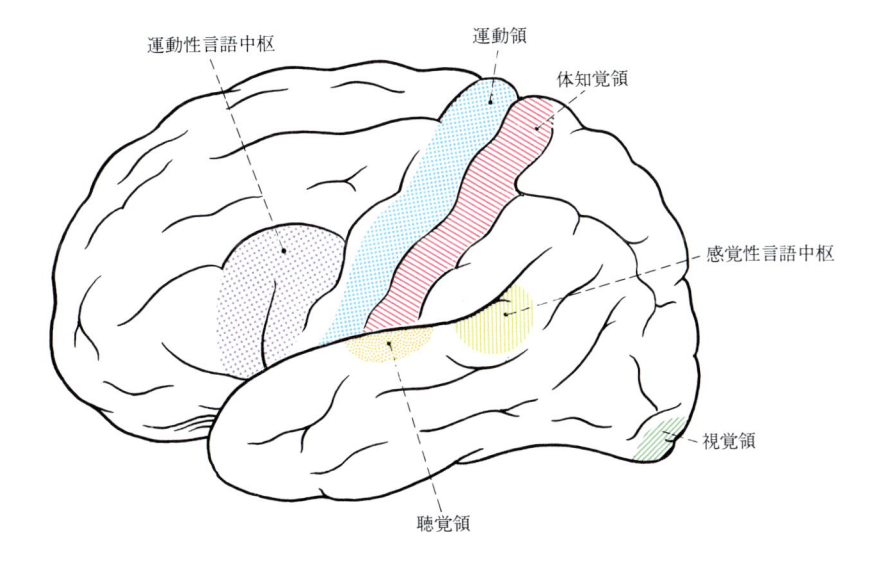

図 370 大脳の外側面の主な機能域
[寺田-藤田]

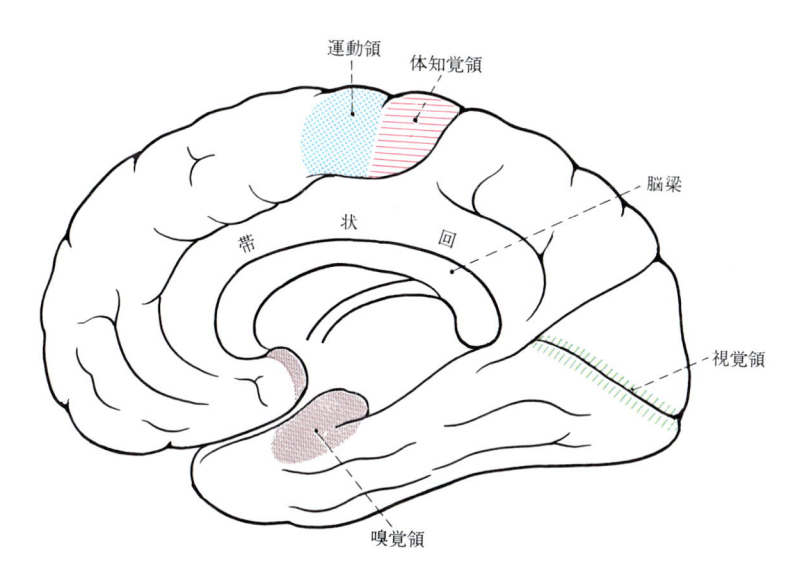

図 371 大脳半球の内側面の主な機能域
[寺田-藤田]

頭回の後部にある（6 野の下の 44 野と 45 野）．これは意味のある言葉を発音するのに必要な領域である．もし この中枢が機能を失うと，**運動性失語症** motor aphasia e., motorische Aphasie d. といって発語運動が不可能になる．（ただし同じ筋を必要としながら呼吸運動・嚥下運動・咀嚼運動などは侵されない．）

　　ⓑ　**聴覚性言語中枢*** acoustic center of speech e., akustisches Sprachzentrum d. はま

たヴェルニッケ[1]の中枢* Wernicke's center ともいい，左側の大脳半球で上側頭回の後上部と その付近を占めている（すなわち聴覚領の後上方の近くにある）．これは 聞いた言葉の意味を理解する中枢である．もし その機能が停止すると **感覚性失語症** sensory aphasia e., sensorische Aphasie d. といって，言葉は聞えていても その意味を理解することが出来なくなる．

　　運動性言語中枢は前頭葉にあり，聴覚性言語中枢は側頭葉に存在し，これら二つの言語中枢は連合線維でつながっている．この経路が断たれても失語が生じ，連合性失語症という．言語の復唱が侵され，錯語（言語の混乱）がみられる．

⑥　**連合野*** association area e., Assoziationssphäre d.：　以上 記した中枢は いずれも大脳皮質では第一次の，すなわち下位の，単純な中枢である．だから運動領といっても，それは単に各個の筋を収縮させるだけの中枢で，複雑な しかも調和のとれた運動は さらに**高次の中枢**によって支配される．また 知覚領では，たとえば ポケットの中に手をつっこんで財布に触れたとしても，ただ触れたという感じだけで，それが財布であることを判断するまでには至らない．視覚領や聴覚領でも同じで，ただ物が見える，音が聞こえるというだけで，見える物が何であるか，聞こえるものが何という言葉であるかを知り分けることは出来ないのである．体性感覚野と聴覚野と視覚野に囲まれた広い領域が，これらの高次の精神活動や神経機能をつかさどるところで，連合野とよばれる．

以上①から⑥に代表される高級な神経活動は，いずれも**大脳半球の外側面**で行なわれる．

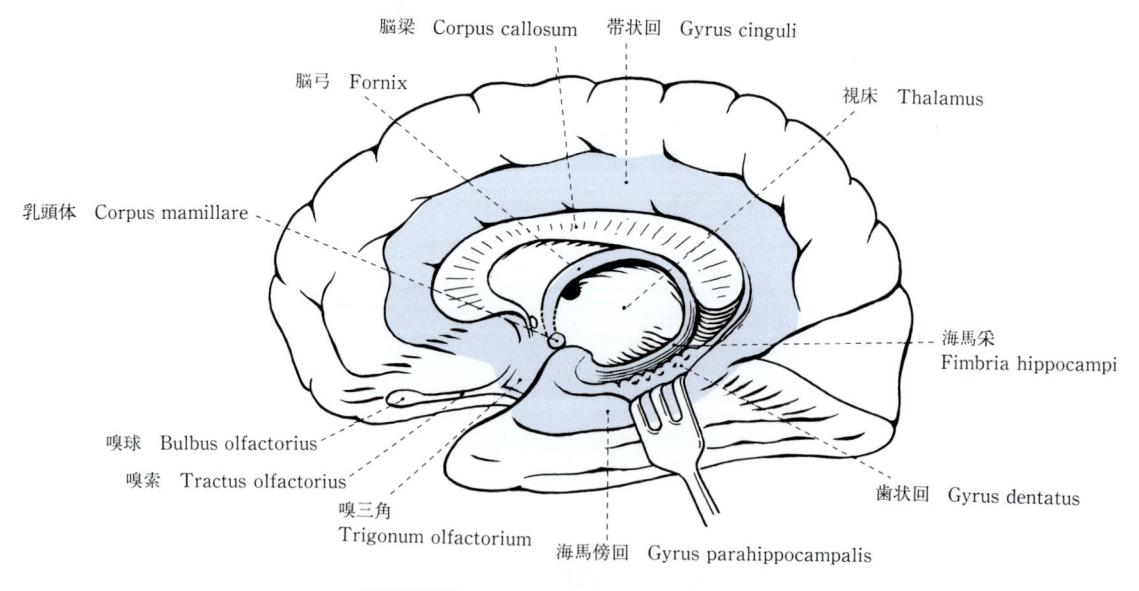

図 372　大脳辺縁系（大脳の正中断）
辺縁系を青で示す．

---

1)　Karl Wernicke(1848〜1905)はドイツの精神科医.

この領域は系統発生学的に新しい(哺乳類で初めて出現する)ので **新皮質*** neocortex とよばれる．新皮質では皮質を構成する神経細胞と線維が「6層構造」を示すが，つぎに述べる古い皮質では「6層構造」を示さない．

⑦　**大脳辺縁系*** lymbic system e.：　大脳の深部には脳幹に接して，系統発生的に古い(両生類ですでに存在する)皮質がある．そのうち もっとも古いのは においの感覚にあずかる嗅脳(412頁)で，**古皮質*** paleocortex l., e. とよばれる．嗅脳は魚類では脳の大部分を占めるが，ヒトでは嗅索，嗅三角につづく大脳底の小部分として残るだけである．古皮質よりやや新しい領域は**旧皮質*** archicortex l., e. とよばれ，**海馬*** hippocampus l., e.(後述)，**扁桃体*** amygdala l., e.，**乳頭体*** corpus mammilare に代表される．これらの古い脳の部分と，それらをつなぐ脳弓，帯状回，海馬傍回の全体は**大脳辺縁系*** lymbic system e. とよばれ，嗅覚を中心とする快・不快の感覚，情動 emotion すなわち動物的な欲望や衝動，視床下部の自律機能の調節にあずかる中枢と考えられている．

　　海馬 hippocampus は記憶と学習に関係することが，近年 明らかになってきた．両側の海馬が障害されると，新しいことが全く覚えられなくなる(記銘力障害)．

C. 脳室系・髄膜・髄液

1 中心管と脳室系

1. 四つの脳室

　脳と脊髄は はじめ 神経管という1本の管から発生して来るが，この管の上端部が特別に分化発達して脳をつくり，脊髄は比較的 原形に近くとどまっている．ゆえに脳の内部にある脳室系は本来 脊髄中心管の続きであって，脳の発達とともに 膨大部をつくり，**側脳室*** ventriculus lateralis，**第3脳室*** ventriculus tertius，**第4脳室*** ventriculus quartus の別を生じたものである．側脳室は大脳半球のふくらみを なぞるように大きく弓なりに伸びる1対の脳室で，左右のものが**室間孔*** foramen interventriculare(別名 **モンロー孔** foramen Monroi)によって第3脳室と連絡している(413頁)．第3脳室は視床に はさまれた正中部のすきまで，視床下部から下垂体漏斗へと下前方に突出している(410頁)．これと**中脳水道*** aqueductus cerebri で交通している第4脳室は，菱形窩の上で 小脳と延髄の間にテント状の部屋をなしている(図373〜379)．第4脳室は細くなって延髄と脊髄の中心管につづくが，また**正中口*** apertura mediana と左右の**外側口*** apertura lateralis によって，脳の外面にひろがるクモ膜下腔に開いている(図383)．

　脳室系の内面は**上衣** ependyma l., e. という線毛の生えた単層円柱上皮でおおわれている．これはグリア細胞が特殊化したものである．

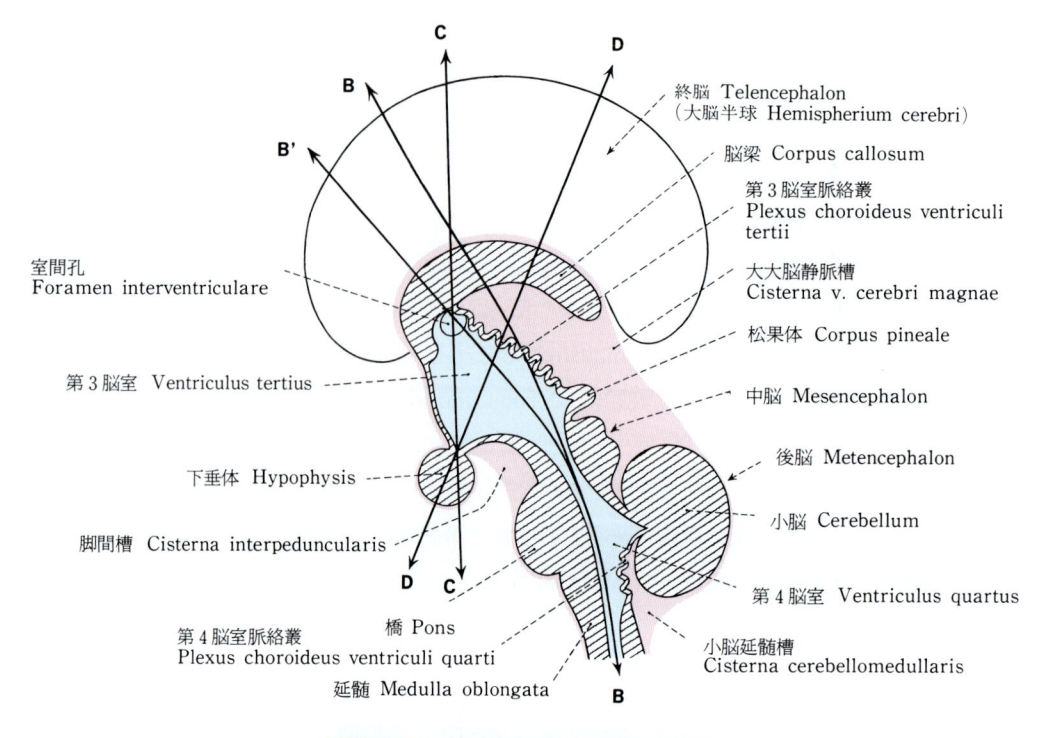

図 373 脳の断面模型図1（正中断面）

斜影を付けた部が断面，赤色の部はクモ膜下腔，青色の部は脳室系．A—A

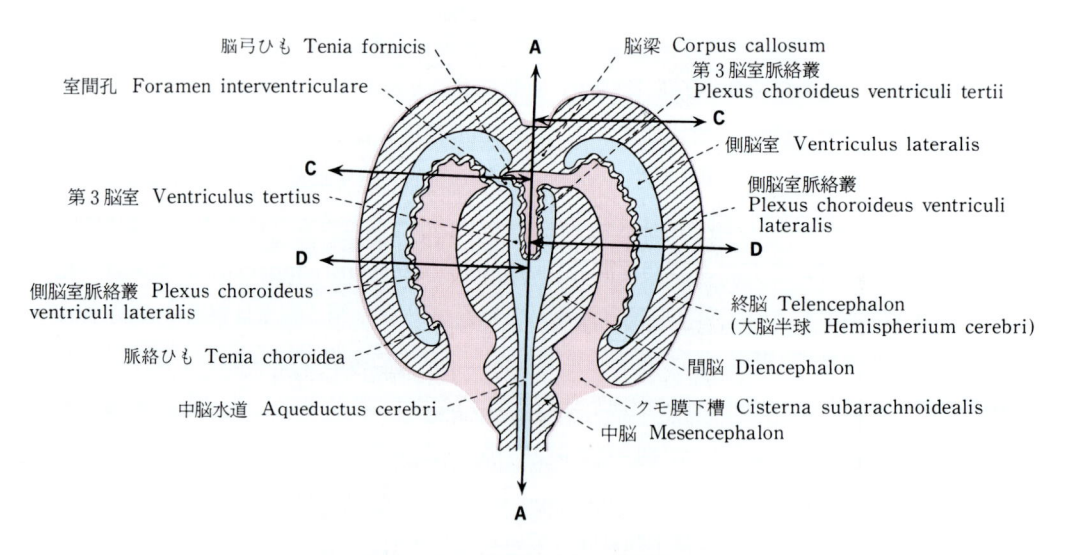

図 374 脳の断面模型図2（左右の方向に切った面）

前図の説明参照．左側：B′—B，右側：B—B

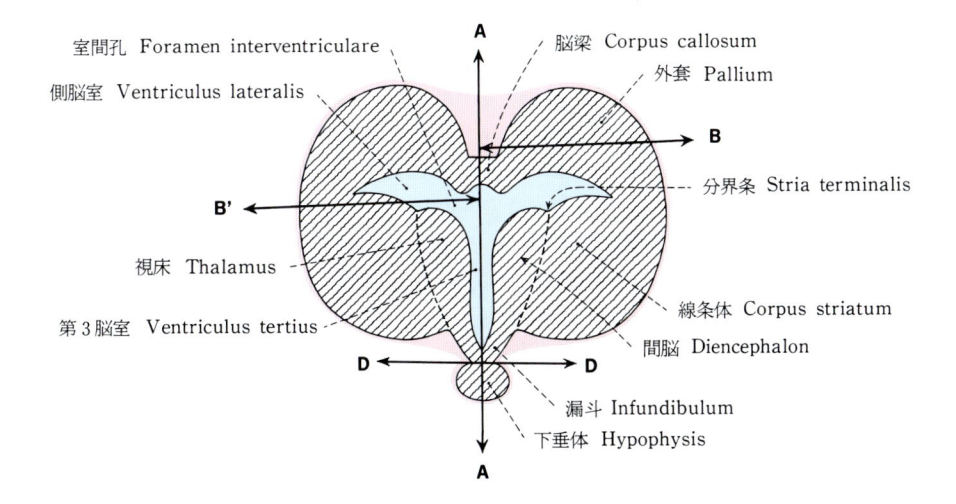

図 375 脳の断面模型図 3（前頭断面）
図 373 の説明参照．C—C

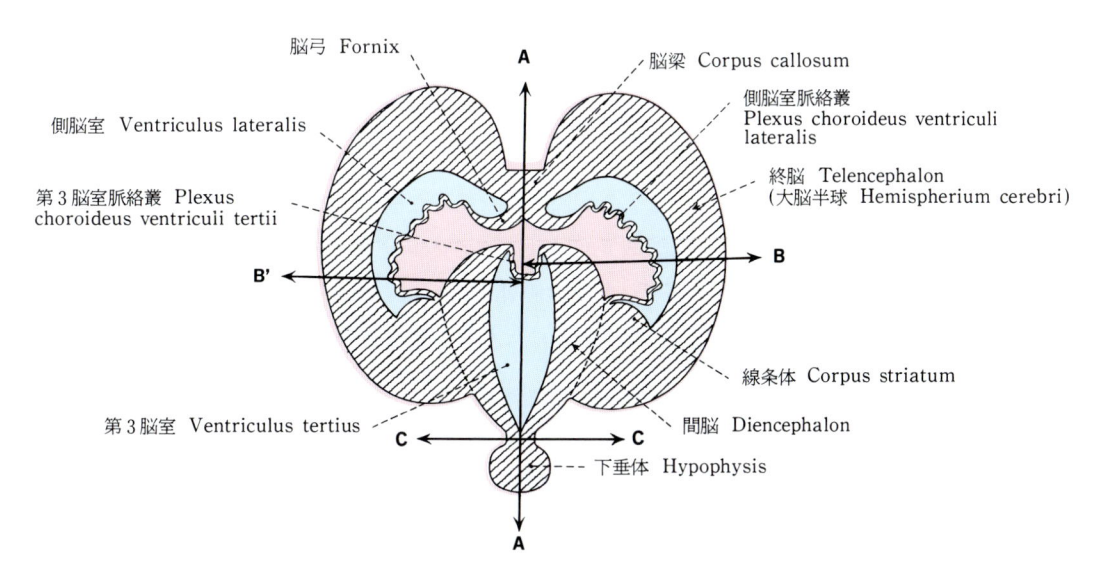

図 376 脳の断面模型図 4（前頭断面）
図 373 の説明参照．D—D

2. 脊髄の中心管* canalis centralis

中心管はその径 0.1〜0.2mm で，肉眼では認めにくいほどである．中心管は 脊髄円錐の下端部で やや太くなって **終室** ventriculus terminalis をつくり，さらに終糸のなかまで続いている．終糸中心管が背面の小孔を介してクモ膜下腔に通じるという知見については441 頁に記す．

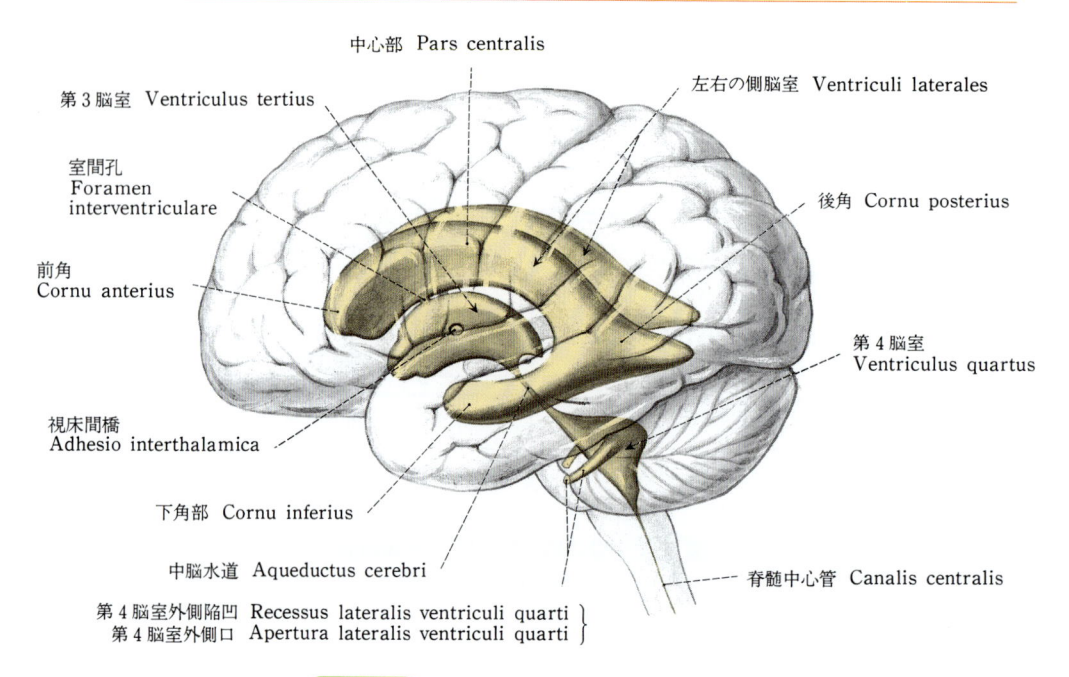

図 377　脳室系の透視図 [Tandler, 改変]

3. 脈絡組織* tela choroidea

　脈絡組織は 四つの脳室に それぞれ配備された特殊な構造で、脳壁が極めてうすくなり、かつ血管が密に分布している．組織学的には，脳実質が ここでは なくなっていて，上衣が特殊な立方上皮に分化したもの(**上皮性脈絡板** lamina choroidea epithelialis)と**軟膜**(下記)の２層から成っている．各脈絡組織には左右１条ずつの血管が進入し，脳室に突出する無数の毛細血管の わなをつくっている．上皮性脈絡板は この血管のわなを一々包んでいるので，腸の絨毛に似た構造になっている．血管を中心にみて このような構造に **脈絡叢*** plexus choroideus という名が与えられている(図 352，373〜376，383)．脈絡叢は**脳脊髄液の分泌**を行なう場所である(441頁)．

2　脊髄と脳の被膜

　脊髄と脳の実質は極めて軟らかく弱いので，脊柱管および頭蓋腔という丈夫な骨格の腔所に蔵められているうえに，さらにつぎの３層の結合組織の被膜で包まれている．これらの被膜が**脳膜** meninges encephali と**脊髄膜** meninges spinales であって，総称して**髄膜** meninges という．脳膜と脊髄膜は大後頭孔のところで続いている(図 348，373〜376，378〜383，447)．

1. 硬　膜* dura mater

　髄膜の最外層をなす非常に強靱な被膜で，本来 内外２葉から成っている．内葉は狭義の

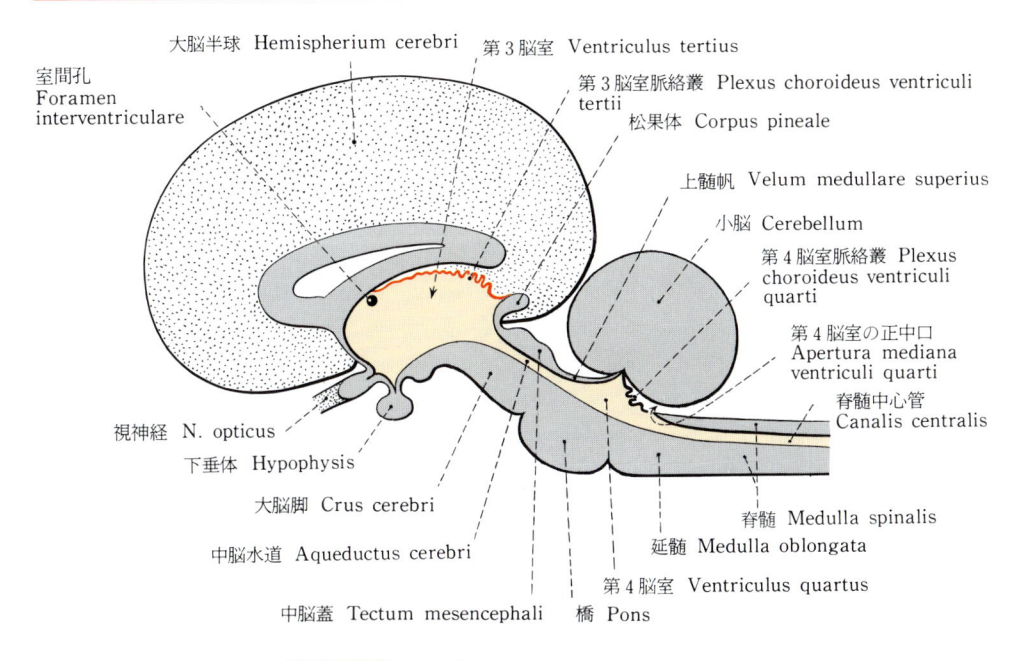

図 378　中心管と脳室系の模型図（正中断面）

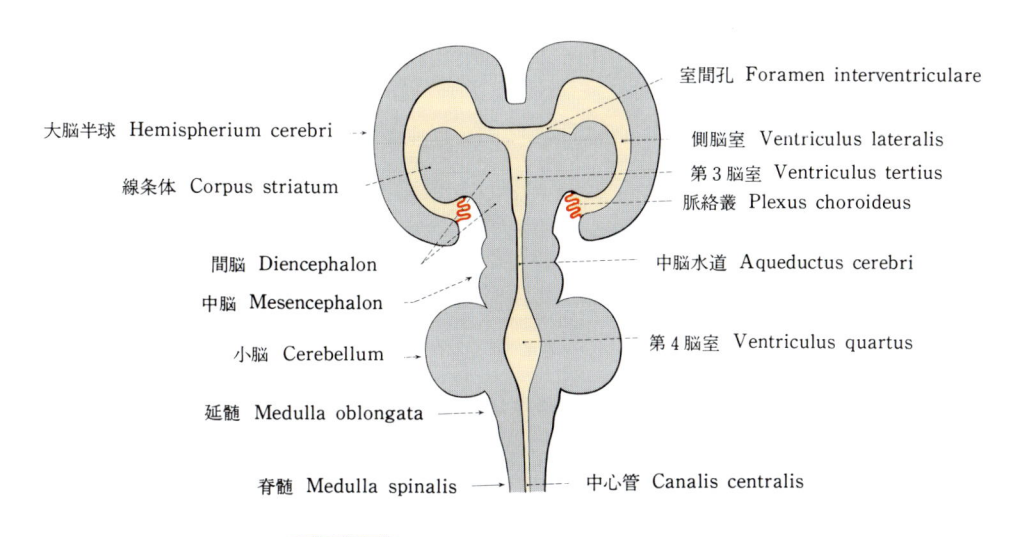

図 379　中心管と脳室系の模型図（前頭断面）

真正の硬膜であり，外葉は脊柱管および頭蓋腔の内面を裏づける骨膜である．

　脊髄硬膜* dura mater spinalis では 骨膜と狭義の硬膜との区別が はっきりしていて，両葉の間は脂肪組織と静脈叢で充たされている．それで椎弓を切り取って脊柱管を開くと，外葉は骨と一緒に取り去られるから，脊髄と脊髄神経根を さやのように包む内葉が すぐに見えてくる．そのため，脊髄硬膜といえば この内葉だけを意味することが多い（図 152, 171, 340）．

　脳硬膜* dura mater encephali もまた内外 2 葉から成るが，両者の関係は脊髄硬膜にお

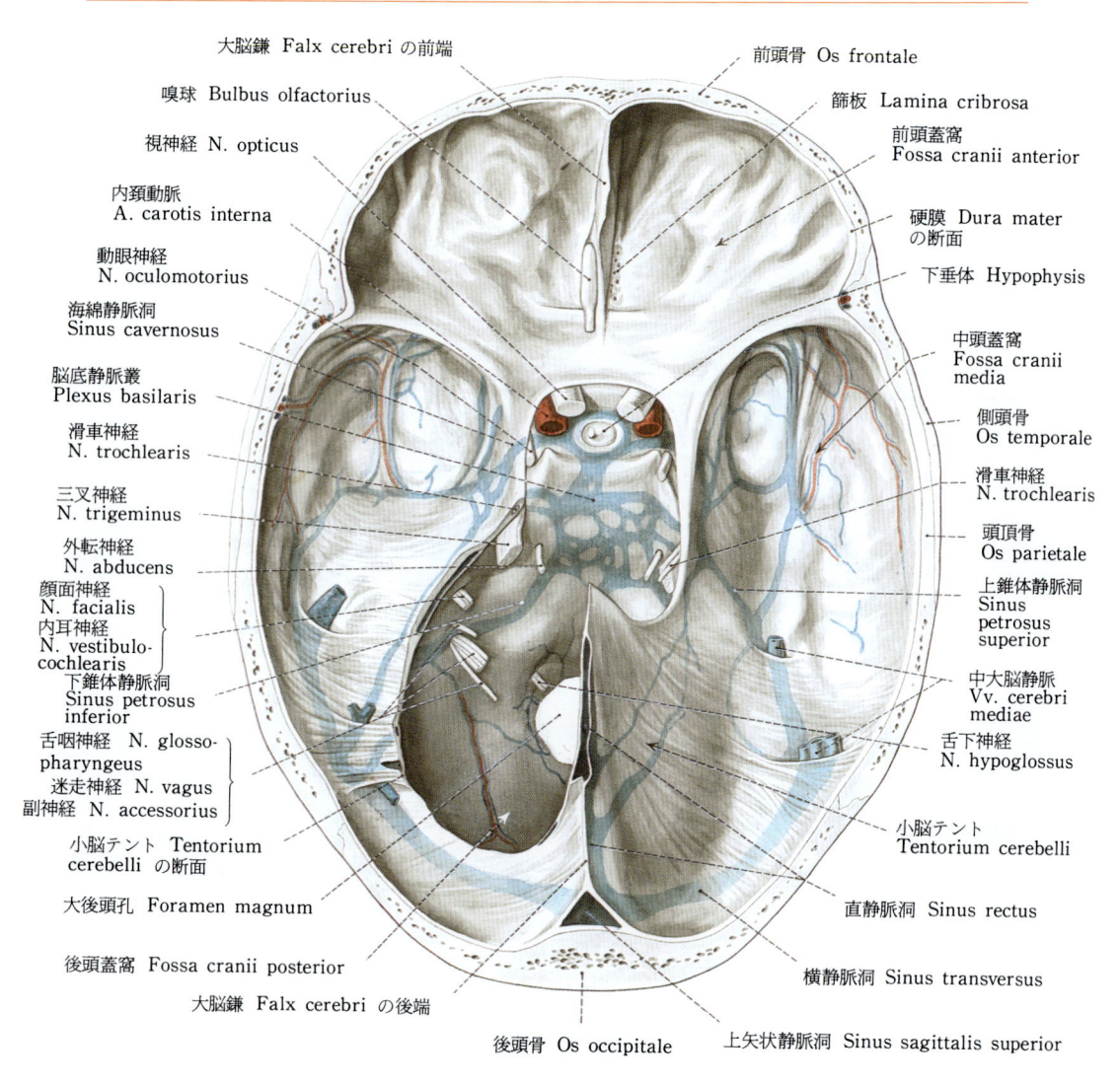

図 380 頭蓋底の脳硬膜と脳神経
左側では小脳テントが切除してある．

けるより ずっと緊密で，静脈洞のある場所を除いては，両葉が かたく癒着して1枚の厚い膜となっている．外葉は頭蓋腔面の骨膜であるが，頭蓋冠の内側とは比較的ゆるく結合しているので，たやすく引きはがすことが出来る．内葉は ところどころで頭蓋腔に向かって ひだをつくり，脳実質の支柱をなしている．ひだには つぎの3種がある．

① **大脳鎌*** falx cerebri： 頭蓋腔の正中面上で，矢状溝から鎌の刃のような形で垂れ下がった隔膜である．大脳縦裂に進入して，左右の大脳半球を隔てている（図380〜382）．

② **小脳テント*** tentorium cerebelli： 後頭骨の横溝と側頭骨錐体の上稜とから起こり，ほぼ水平の方向に張っている隔膜で，大脳鎌と直交している．大脳横裂に進入して，大脳と小脳とを境している（図348，380，381，447）．

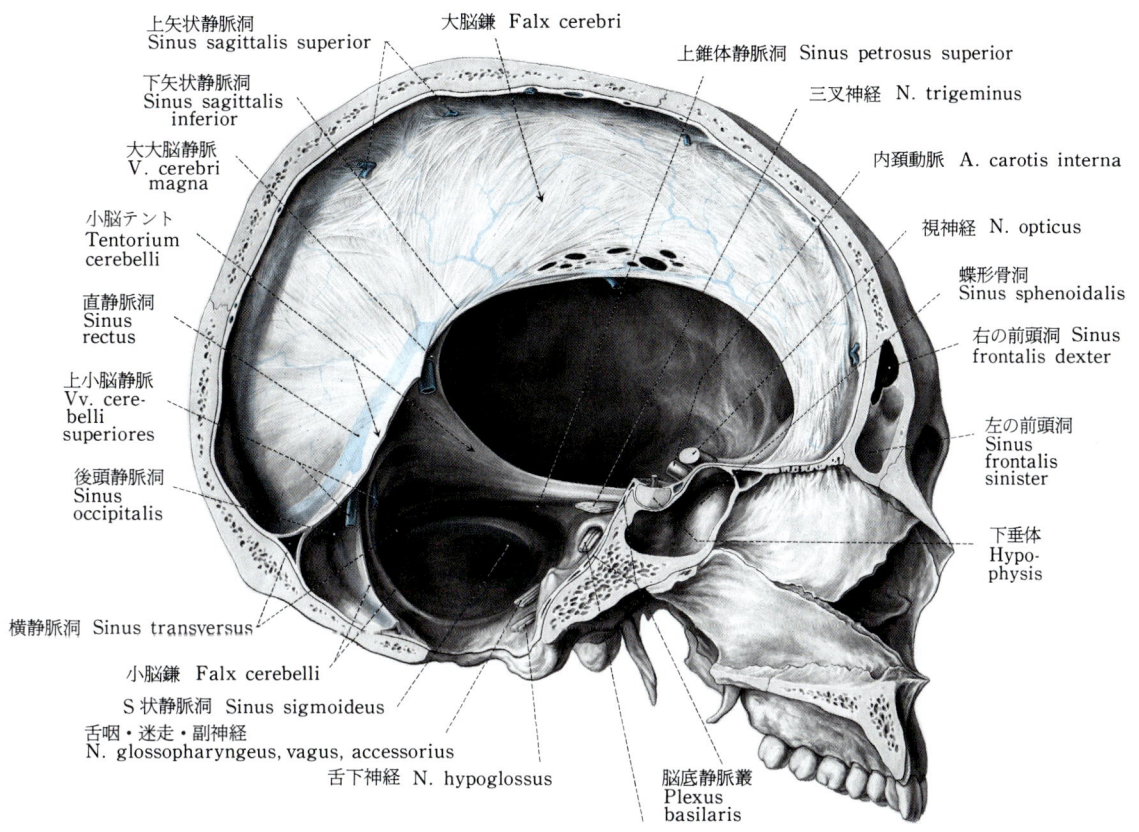

図 381 脳硬膜と硬膜静脈洞
正中線のすぐ右で矢状断し，右やや前から見たところ．

③ **小脳鎌*** falx cerebelli： 大脳鎌の下に続く ごく小さい隔膜で，小脳の左右両半球を境している．大脳鎌のような1枚のひだではなくて，2枚の隔膜が並んで走っていることが多い（図381）．

以上の4個の隔膜，すなわち 正中面上にある大脳鎌と小脳鎌 および左右へ翼のように張っている小脳テントは，内後頭隆起から前の方に走る水平直線上で交わっており，この交線のなかを直静脈洞が走っている．

硬膜の神経 硬膜には知覚神経（一部は有髄，一部は無髄線維）が豊富に分布して，頭痛の原因となることが多い．硬膜を引っぱると激しい痛みを感じるので，神経は伸展刺激に反応している．

2. クモ膜と軟膜―広義の軟膜

クモ膜* arachnoidea： 硬膜の内面にある柔らかい膜で，軟膜（後述）に向かって網状に無数の結合組織線維束の突起を出して これと連絡している．クモ膜には血管がない．

硬膜とクモ膜との間の結合はゆるやかで，ここに**硬膜下腔*** cavum subdurale という 潜

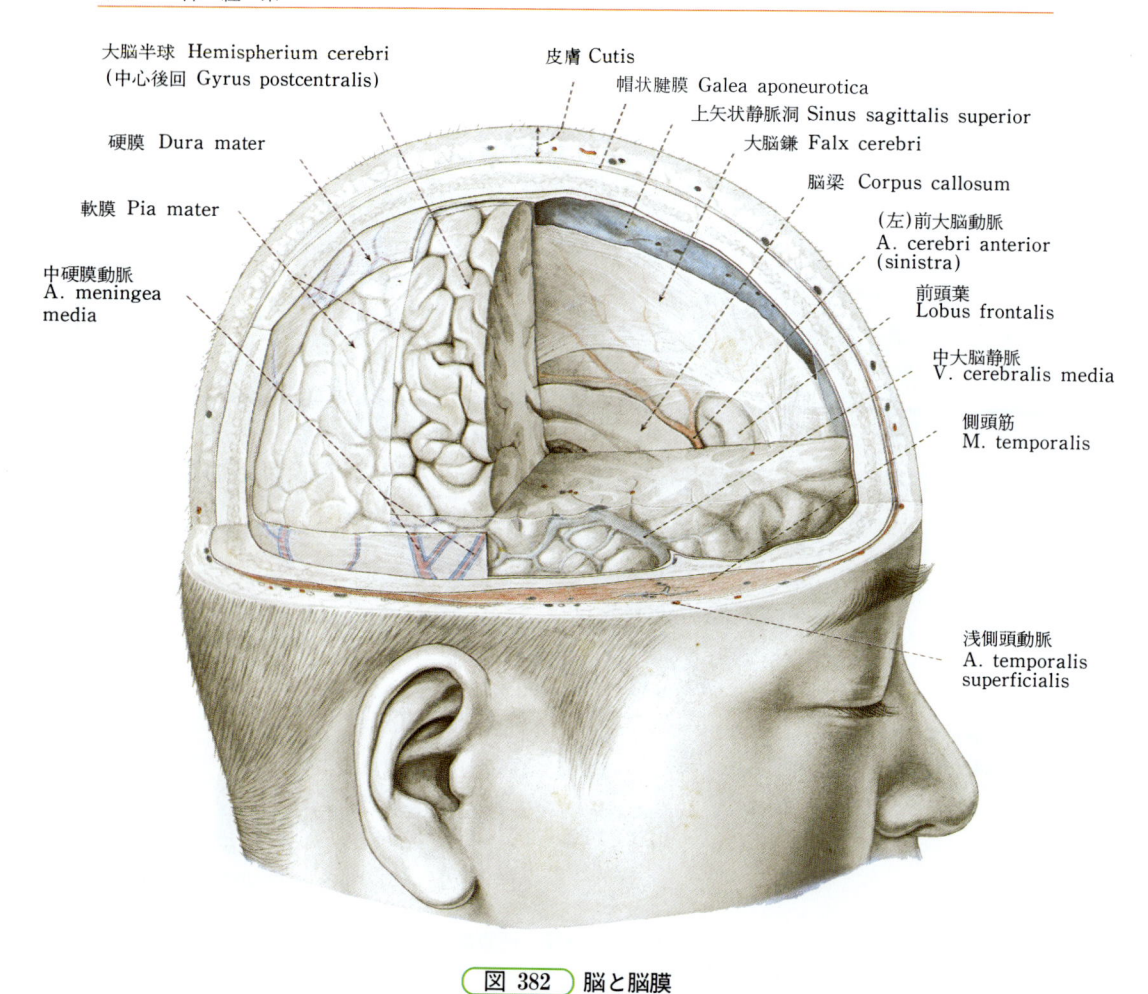

図中ラベル:
- 大脳半球 Hemispherium cerebri（中心後回 Gyrus postcentralis）
- 硬膜 Dura mater
- 軟膜 Pia mater
- 中硬膜動脈 A. meningea media
- 皮膚 Cutis
- 帽状腱膜 Galea aponeurotica
- 上矢状静脈洞 Sinus sagittalis superior
- 大脳鎌 Falx cerebri
- 脳梁 Corpus callosum
- （左）前大脳動脈 A. cerebri anterior (sinistra)
- 前頭葉 Lobus frontalis
- 中大脳静脈 V. cerebralis media
- 側頭筋 M. temporalis
- 浅側頭動脈 A. temporalis superficialis

図 382 脳と脳膜

在的な すきまがある．頭蓋を開いて脳を取り出す場合には，この硬膜下腔のところが離れて，硬膜は頭蓋の方に残り，クモ膜と軟膜は脳の方に付くのである．

硬膜直下のクモ膜の細胞は 強い細胞間結合をなし，クモ膜下腔の脳脊髄液（後述）を硬膜がわに漏らさない構造になっている．これを**クモ膜バリア細胞層** arachnoid barrier cell layer（鍋島祥男，1975）という（図383）．

頭蓋から脳神経が，また脊柱管から脊髄神経が出る場合には，狭義の硬膜は管状に伸び出してこれらの神経を包み，その**神経上膜** epineurium となる．その状態は，胴（中枢神経）を包んだ着物が，袖（神経上膜）となって腕（末梢神経）をも包んでいる様子にたとえられる．このさい クモ膜は同様に神経線維束を包んで伸び出し，**神経周膜** perineurium をつくっている．クモ膜バリア細胞層（後述）のつづきが神経周膜の内面を裏うちしており，ここに存在する組織液は髄液のつづきである（図340，383）．

大脳の上面，とくに大脳縦裂の近くに，クモ膜が粟つぶ ないし米つぶ大の突起をつくって，硬膜静脈洞の中に突出している．これを**クモ膜果粒*** granulationes arachnoideales

(**パッキオニ果粒** Pacchionian bodies)[1] といい(図383)，なかには硬膜を押し出して 骨の中にまで はいりこんでいるものがある．

　　クモ膜果粒は 脳脊髄液が血流へ排出される場所とされてきたが，近年 この考えは否定された(441頁を参照)．クモ膜果粒はウマ，ヒツジなど大型の動物に発達しているが，ネズミなど小型の動物では見出せない．ヒトでは 周産期には みとめられず，成人で明瞭になり，加齢とともに増加する(橋本一成)．

　軟　膜* pia mater[2]： クモ膜をはぎとったあと，脊髄と脳の表面に密着している結合組織の膜が**軟膜**(狭義)である．

　クモ膜と軟膜とをあわせて**軟膜**(広義)* leptomeninx[3] ともいい，これに対応して硬膜のことを また pachymeninx ともいう(lepto は柔らかい，pachy は硬いの意)．

　クモ膜と軟膜とは組織学的には一続きのものであって，両者の間に境界はない．ことに脳の回転のように表面に突出している部では，両者が たがいに接近して 一枚の膜になっている．ところが 溝その他の陥凹部では，軟膜は どこまでも脳や脊髄の表面に沿っているのに対し，クモ膜は こういう陥凹部を すべて橋渡しに またいでいる．それで 軟膜とクモ膜とを識別するには このような場所を選ぶがよい．

　クモ膜下腔* cavum subarachnoideale： クモ膜の結合組織線維束の間には広い空隙があり，これをクモ膜下腔と呼ぶ．クモ膜下腔は後述の脳脊髄液で充たされている．

　クモ膜下腔には脳に分布する動静脈が，クモ膜の突起にからめられるように走っている．こうした血管の異常(多くは先天性の小動脈瘤の破裂)により出血が起こると，血液が広くクモ膜下腔に充満し，急速に頭蓋内圧亢進の症状(頭痛と嘔吐)を起こす(**クモ膜下出血**)．

　クモ膜下槽* cisternae subarachnoideales： クモ膜は 上に述べたように 脳や脊髄の表面の陥凹部をまたいで走っているから，場所によっては クモ膜下腔が非常に広くなっている．このような場所をクモ膜下槽という．その主なものは，小脳と延髄背側面との間にある **小脳延髄槽*** cisterna cerebellomedullaris[4]，大脳外側溝に相当する **大脳外側窩槽** cisterna fossae lateralis cerebri などであるが，このほか 脳底には 左右の大脳脚の間や視神経交叉の周囲に，小脳と大脳半球の間には 大大脳静脈の周囲に，また 脳梁に沿ってその付近にも クモ膜下槽が存在している．

　脊髄ではクモ膜下腔は広いが(図383)，ことに下端では 盲状に終わる円錐形のふくろをつくり，馬尾を包んでいる．腰椎穿刺に当たって針を刺しこむのは，この腔所である．

---

1) クモ膜果粒を記載した Antonine Pacchioni(1665〜1726)はイタリアの当時一流の解剖学者で，ローマ大学で Malpighi と一緒に学んだという．
2), 3) P. N. A. には leptomeninx という総合名がないので，pia mater のことを昔のように再び「軟膜」ということになった．それで新用語では「軟膜」は広義には leptomeninx，狭義には pia mater のことになったので，注意を要する．また一方では leptomeninx＝pia mater として使われることもある．
4) **大槽** cisterna magna ともよばれる．脳脊髄液を採るために行なわれる**後頭下穿刺** suboccipital puncture e., suboccipitale Punktion d. は後頭骨と環椎の間から この軟膜槽に向かってなされる．

3 脳脊髄液

脊髄および脳の内部にある脳室系と，外をとりまくクモ膜下腔は，**脳脊髄液*** liquor cerebrospinalis, cerebrospinal fluid e., Zerebrospinalflüssigkeit d.(**髄液**と略称)という無色透明な液体で充たされている．これは一般体部のリンパとは組成が異なっている．臨床で**腰椎穿刺**または**後頭下穿刺**によって採取するのは，クモ膜下腔内にある脳脊髄液である．

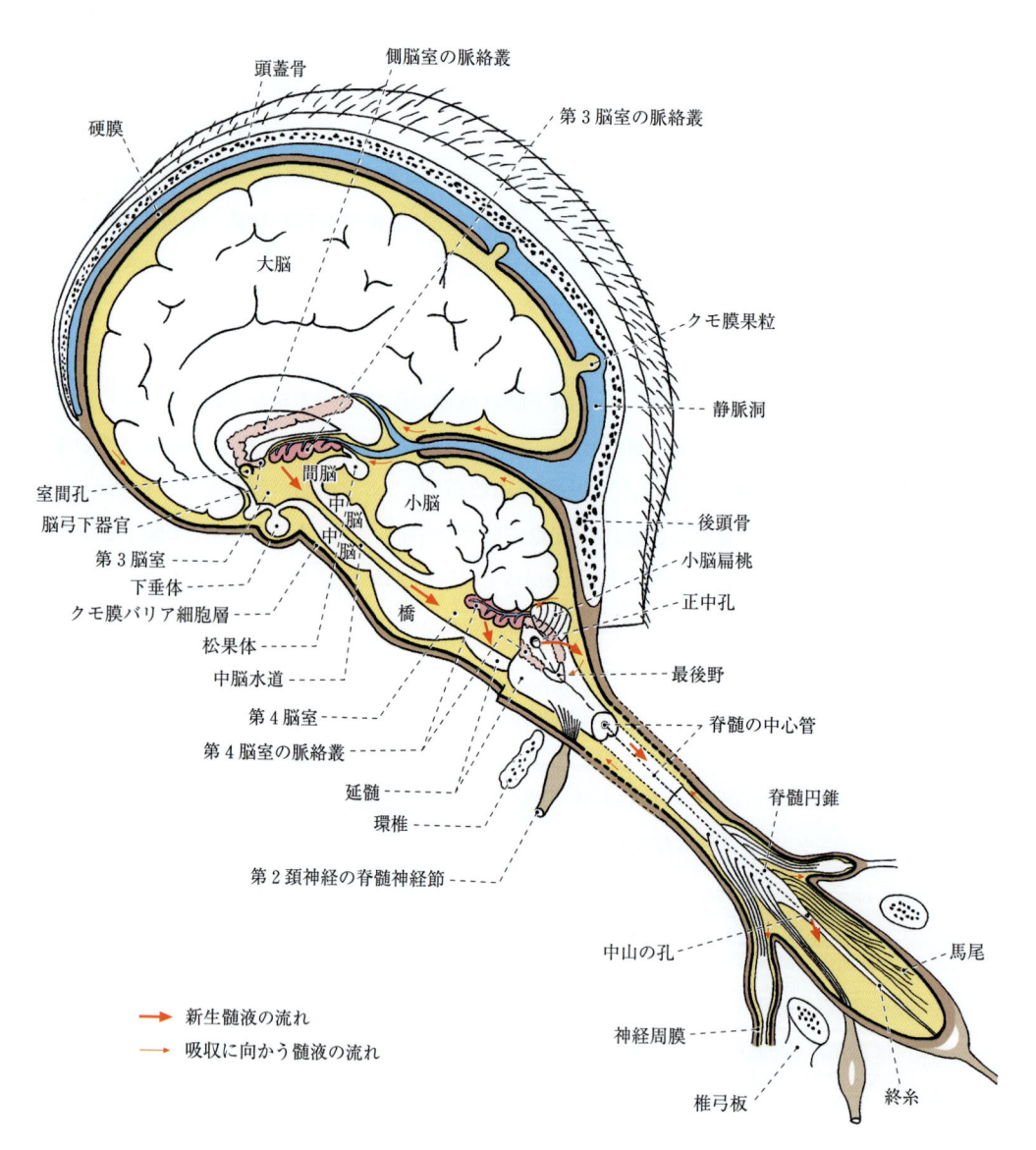

図 383　脳脊髄液の循環
左後上方からみた半模型図．クモ膜バリア細胞層を太線で示す．
［橋本一成：ミクロスコピア 20 巻 2 号，2003 より転載］

▶脳脊髄液の循環◀

髄液は四つの脳室の天井に配備された**脈絡叢**でつくられる．脈絡叢の毛細血管内の血液の成分を用いて，上皮性脈絡板(434頁)が分泌するのである．髄液の全量は平均130〜150 ml であり，1日の産生量が400〜500ml と考えられているので，髄液は1日に3回以上 入れかわっていることになる．

産生された髄液は図383の矢印のように，側脳室から第3脳室，第4脳室へと流れ，二つの外側孔と一つの正中孔から 脳の外面のクモ膜下腔に出る．また 第4脳室から 一部の髄液が脊髄中心管を下行すると考えられる．

　ウサギ，ラット，モルモットでは 髄液が脊髄中心管のなかを流れ，終糸中心管末端の天井でクモ膜下腔に出ることが，墨汁注入実験などで知られている(中山雄三，1976)．橋本一成ら(1983)はニホンザルの終糸付近の電顕観察と，ヒトの光顕観察で この出口("中山の孔")を確認している．

　髄液を吸収して血液にもどす器官が**クモ膜果粒**であるとの説(Weed, 1914)が長年 信じられてきた．しかし 形態学的な所見も標識物質の注入実験も，これを支持しない(橋本一成，1982)．**脳室周囲器官** circumventricular organs としてまとめられる脳領域(各脈絡叢，脳弓下器官，最後野，下垂体・松果体)では静脈性毛細血管が窓あきの内皮をもつので，このような場所で髄液が血管に回収されると考えられる(橋本一成，1992)．

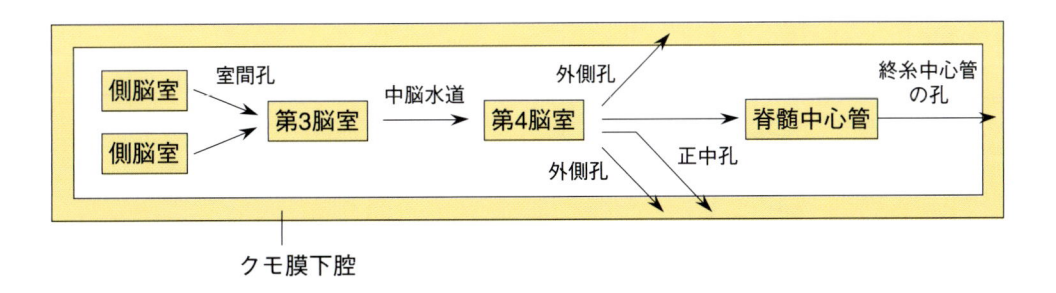

```
側脳室 ─室間孔→ 第3脳室 ─中脳水道→ 第4脳室 ─外側孔→ 脊髄中心管 ─終糸中心管の孔→
側脳室 ↗                              ─正中孔→
                                      ─外側孔→
```
クモ膜下腔

脳脊髄液は上記のように，脳室系とクモ膜下腔のなかを循環し，血液，リンパについで"**第3の循環系**"(橋本)をなしていると言える．脳実質は その組織液として 髄液成分に内部まで浸されていることになる．

　室間孔，中脳水道など，髄液の流通路が腫瘍などで閉塞されると，脳圧亢進症(激しい頭痛，嘔吐など)を起こす．胎生時や幼児にこうした障害が起きると，頭部のふくれた**水頭症**をひき起こす．

　すでに438頁で述べたように，中枢神経を包むクモ膜バリア細胞層が，末梢神経の神経周膜に連続している．そこで クモ膜下腔の髄液が 神経に沿って 全身に分散していると言える．しかし この神経周膜下のスペースを髄液がどのように移動しているかは，未だ不明である．

D. 中枢神経系の脈管

1 脊髄の血管

　脊髄を養う血液は，椎骨動脈の下行枝および肋間動脈，腰動脈に由来する**根動脈** aa. radices, radicular arteries e. により 分節的に供給されている．椎骨動脈は 延髄の前外側面に沿って上行するとき，4本の下行枝を出す．このうち2本は，脊髄前面で1本の**前脊髄動脈** a. spinalis anterior, anterior spinal artery e. となり，残りの2本は 後面で2本の**後脊髄動脈** a. spinalis posterior, posterior spinal artery e. となる．これらは 肋間動脈・腰動脈からの根動脈を上下に結んで 仙髄まで伸びている（図384）．

　根動脈は，上行頸動脈，深頸動脈，肋間動脈，腰動脈，仙骨動脈などの体節に関係する

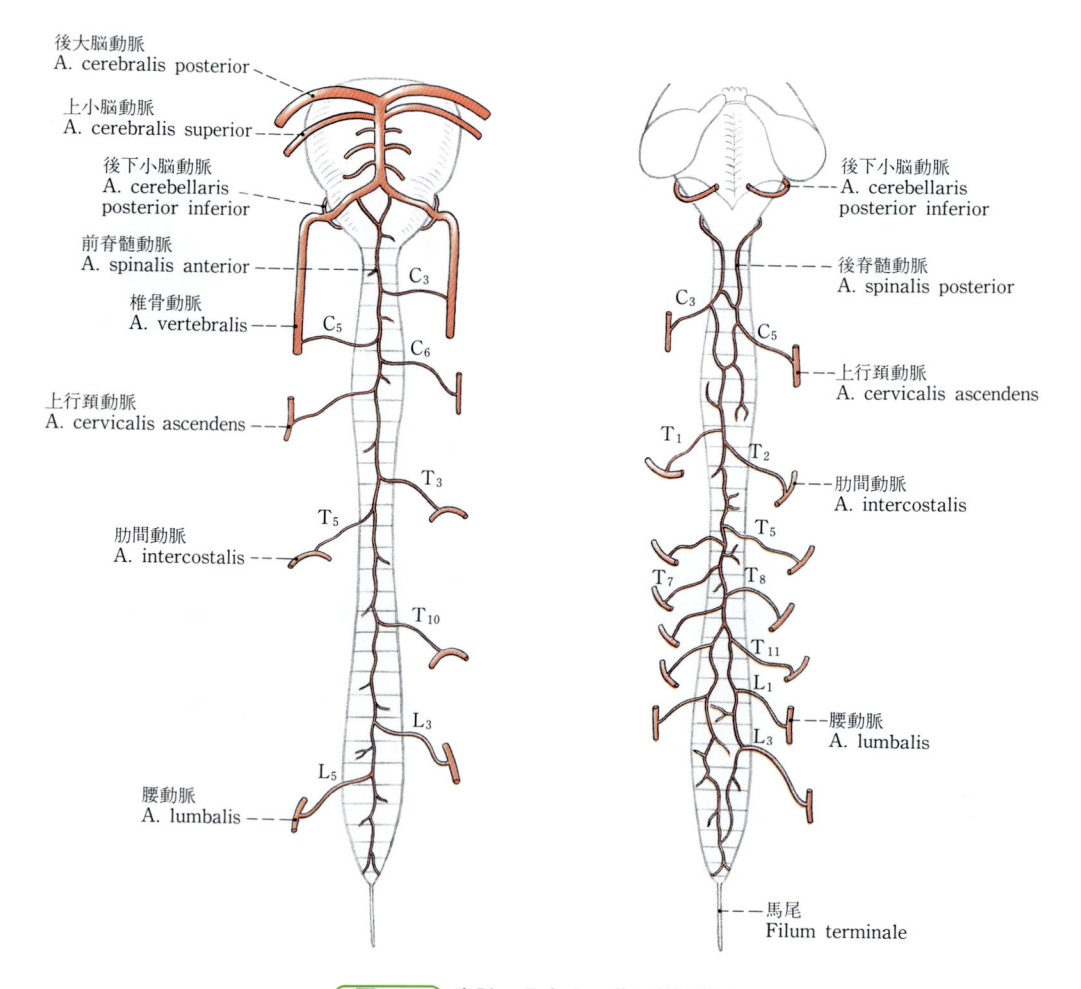

図 384　脊髄に分布する動脈（模型図）
左図は前面，右図は後面．[Truex and Carpenter，改変]

血管から出て，椎間孔を通ってから前根動脈と後根動脈に分かれ，胸髄，腰髄，仙髄などに血液を送る（図384）．

前脊髄動脈は，前根動脈の吻合枝で，前正中裂に沿う．前脊髄動脈から脊髄の深部に多数の枝を出し，脊髄の前2/3の領域を養う．後脊髄動脈は，脊髄の左右の後根起始部付近をジグザグに縦走し，その枝は脊髄の後ろ1/3を養う（図385）．

脊髄血管閉塞でもっとも重要なものが前脊髄動脈症候群 anterior spinal artery syndrome e. である．この場合，脊髄の前2/3が障害され，皮質脊髄路，脊髄視床路，前角などが侵されるが，後索は障害されない．

静脈は 脊髄を出ると随所で脊柱管の内外にある静脈叢（内・外椎骨静脈叢）に流れこみ，これらから さらに 椎骨静脈・肋間静脈・腰静脈などに注ぐ．脊髄を出た静脈が吻合枝によって上下に連結されている様子は，動脈と同様である．

2 脳の動脈

脳は，**内頸動脈**（総頸動脈の枝）と**椎骨動脈**（鎖骨下動脈の枝）から血液を受ける[1]．

1. 内頸動脈* a. carotis interna, carotid artery e.

内頸動脈は，視神経のうしろで脳硬膜を貫いて脳底に現われ，大脳の前下部に分布する（図386, 387）．脈管系の項でも述べた通り，頭蓋腔を通るさいに，海綿静脈洞に包まれて

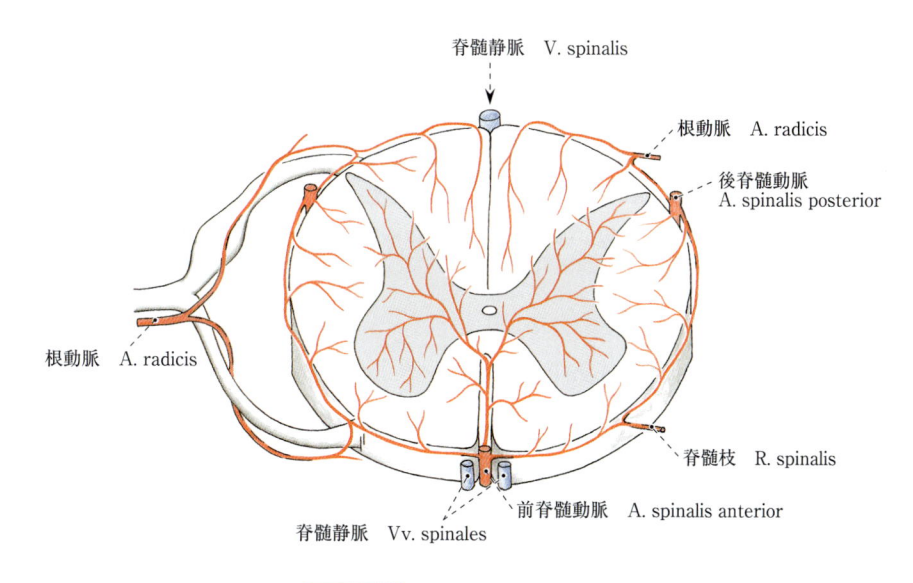

図 385 脊髄の動脈分布（模型図）

---

[1] 内頸動脈も椎骨動脈も頭蓋に進入するところで急に曲がっている．これは動脈性拍動を殺して，脳に比較的平等な血圧の血液を送るための仕組みであると考えられる．

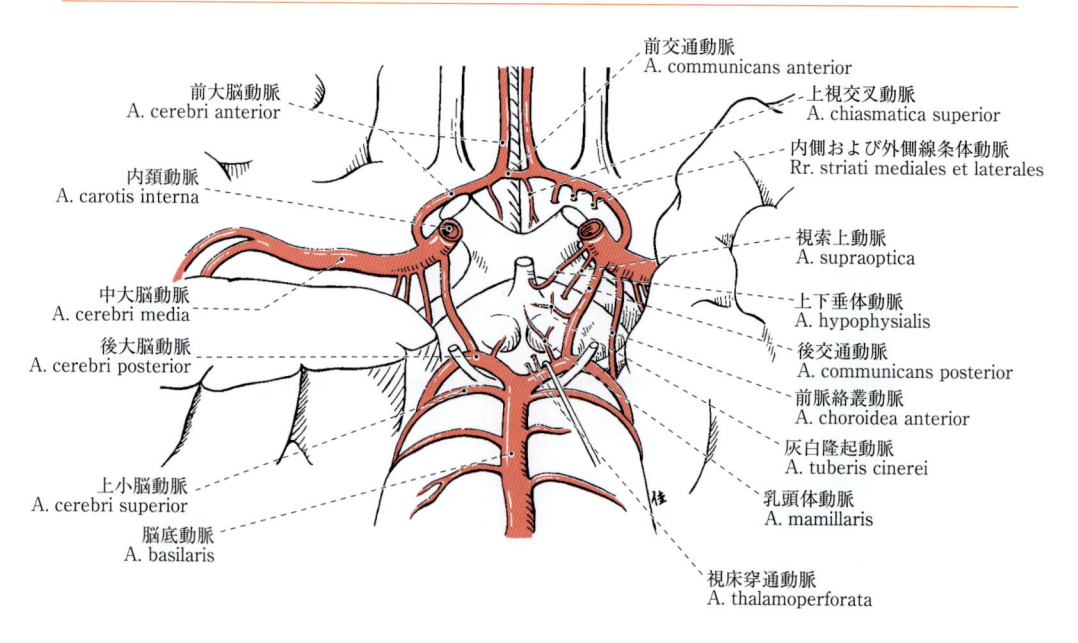

図 386 ウイリスの脳底動脈輪と関連する動脈

S状に彎曲して進む.

画像診断学の立場から，この彎曲した内頚動脈の走行を**頚動脈サイフォン** carotid siphon e. とよぶ．この部位は，外傷や動脈瘤などによって海綿静脈洞とつながることがある（頚動脈-海綿静脈洞瘻 carotid-cavernous fistula e.）ので，脳外科領域で重要である．

内頚動脈の第1枝は眼動脈である（図401）．この動脈を出したのち 脳硬膜を貫き，**後交通動脈** a. communicans posterior, **前脈絡叢動脈*** a. choroidea anterior を分枝する．内頚動脈は，視交叉の外側で前大脳動脈と中大脳動脈に分枝する（図386, 387）．前脈絡叢動脈は，視索，外側膝状体，内包，視床などに血液を送る穿通枝の役割を果たし，重要である．

2. 椎骨動脈* a. vertebralis, vertebral artery e.

椎骨動脈は鎖骨下動脈より分枝し，第6以上の頚椎の横突起をすべて貫いて上行し，大後頭孔から頭蓋腔にはいり，左右 合して**脳底動脈*** a. basilaris, basilar artery e. となり，橋下面の正中線を前走する（図308, 386, 387）．椎骨動脈と脳底動脈の枝から成る分枝系列を**椎骨脳底動脈系** vertebral basilar system e. とよび，この系の血流により延髄，橋，小脳，中脳が養われる．椎骨動脈は，後脊髄動脈を分枝したのち，頭蓋内で **後下小脳動脈*** a. cerebelli inferior posterior, posterior inferior cerebellar artery（PICA）e. を分枝する．その後 前脊髄動脈となる枝を分枝したのち，左右あわさって脳底動脈となる（図384, 387）．**前下小脳動脈*** a. cerebelli inferior anterior, anterior inferior cerebellar artery

I. 中枢神経系　445

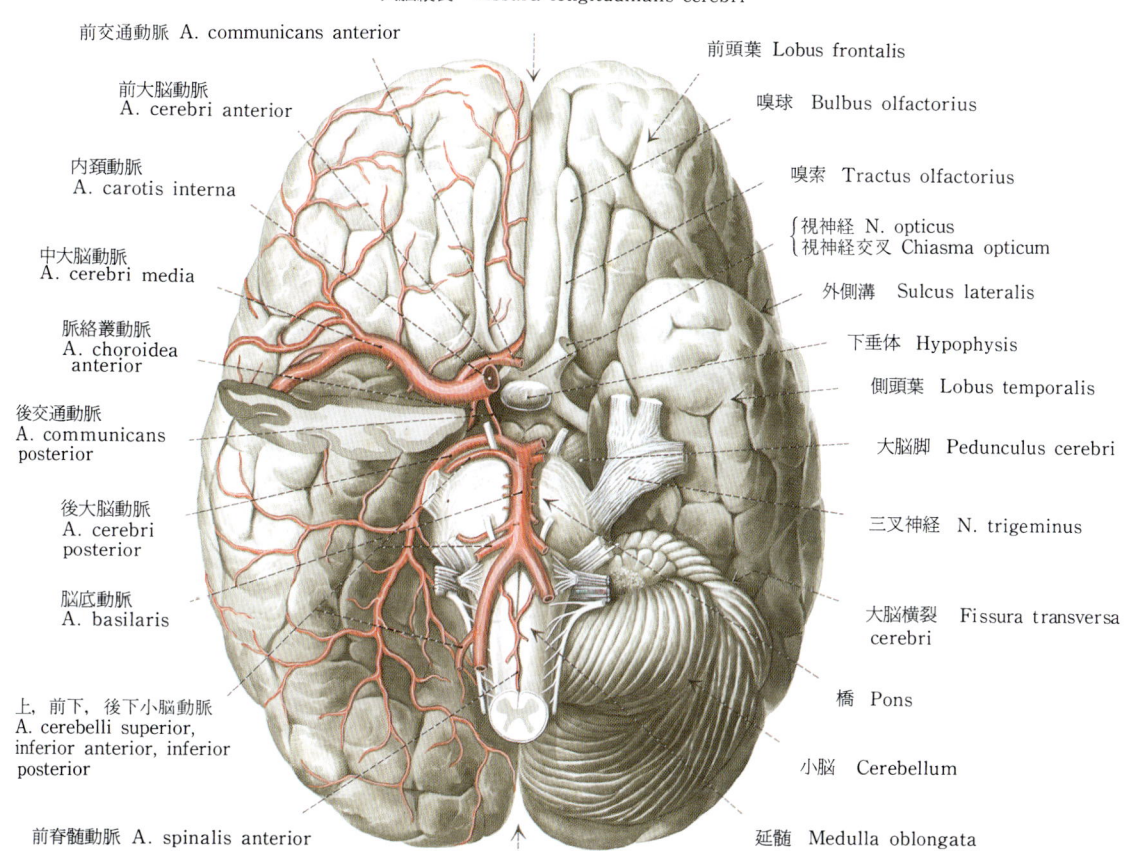

大脳縦裂　Fissura longitudinalis cerebri
前交通動脈　A. communicans anterior
前頭葉　Lobus frontalis
前大脳動脈　A. cerebri anterior
嗅球　Bulbus olfactorius
内頚動脈　A. carotis interna
嗅索　Tractus olfactorius
視神経　N. opticus
視神経交叉　Chiasma opticum
中大脳動脈　A. cerebri media
外側溝　Sulcus lateralis
脈絡叢動脈　A. choroidea anterior
下垂体　Hypophysis
側頭葉　Lobus temporalis
後交通動脈　A. communicans posterior
大脳脚　Pedunculus cerebri
後大脳動脈　A. cerebri posterior
三叉神経　N. trigeminus
脳底動脈　A. basilaris
大脳横裂　Fissura transversa cerebri
上，前下，後下小脳動脈　A. cerebelli superior, inferior anterior, inferior posterior
橋　Pons
小脳　Cerebellum
前脊髄動脈　A. spinalis anterior
延髄　Medulla oblongata
大脳縦裂　Fissura longitudinalis cerebri

図 387　**脳の下面と脳動脈**［Sobotta，改変］
右側では側頭葉と小脳とが切除してある．

(AICA) e. は，脳底動脈となった直後に出る 比較的 発達した動脈である．**上小脳動脈*** a. cerebelli superior, superior cerebellar artery e. は，脳底動脈が終枝である**後大脳動脈*** a. cerebri posterior を出す直前に出る枝である（図 384，386，387）．これら 3 対の小脳動脈は，脳腫瘍などのさい 血管造影で その走行が変わるので，臨床的に極めて重要である．

　これらの血管の閉塞は，それぞれの血管が支配している領域の神経症状をひき起こす．たとえば 後下小脳動脈(PICA)の閉塞は ワレンベルグ症候群 Wallenberg's syndrome（延髄外側症候群）として知られ，1)同側の顔面の温痛覚障害，2)同側の縮瞳，3)小脳失調，4)反対側の体幹，上下肢の温痛覚消失を認める．なぜ このような症状を呈するかは，この血管の支配領域と延髄の断面の構造（図 362）の関係から説明できるが，詳細は専門書にゆずる．

3. 大脳動脈輪* circulus arteriosus

ウイリス動脈輪* circle of Willis e. ともよばれる．左右の前大脳動脈の間の**前交通動脈***

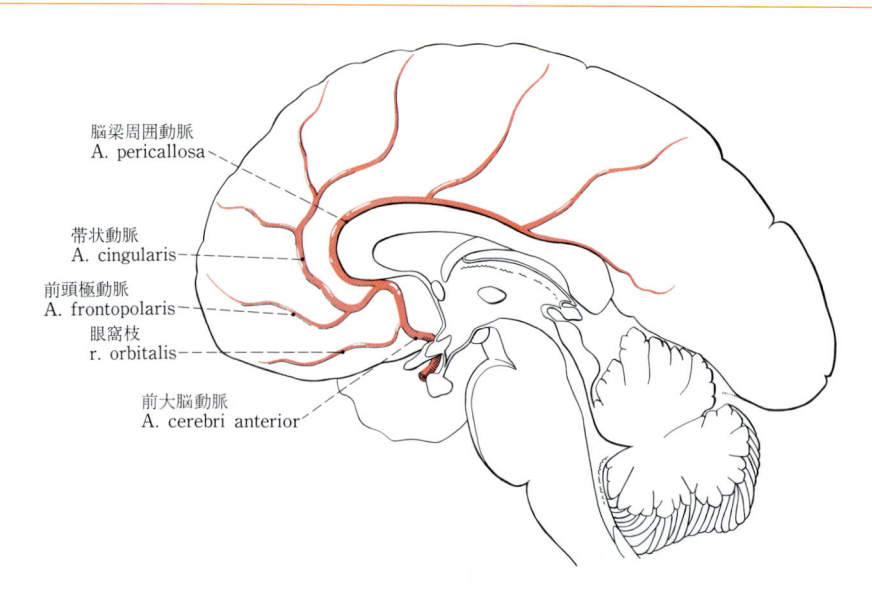

図 388　前大脳動脈の分布

a. communicans anterior，中大脳動脈と後大脳動脈との間の対性の**後交通動脈*** a. communicans posterior および前，中，後大脳動脈の近位の部分で形成される(図 386)．大脳動脈輪は 内頚動脈と椎骨動脈の吻合をなすものである．

4. 皮質枝* rami corticales, cortical branches e.

　大脳半球の皮質枝は 前大脳動脈，中大脳動脈，後大脳動脈から成る．それらの おおまかな血管支配領域は図 389，390 のようである．

　① **前大脳動脈*** a. cerebri anterior：　内頚動脈の枝で，大脳縦裂にはいって前頭葉と頭頂葉の内側面に分布する．この動脈は 眼窩枝 ramus orbitalis, 前頭極動脈 a. frontopolaris, 帯状動脈 a. cingularis, 脳梁周囲動脈 a. pericallosa などに分枝する(図 388)．

　② **中大脳動脈*** a. cerebri media：　内頚動脈の枝で，外側溝にはいり，主として大脳半球の外側面と島とに血液を送る(図 386, 387)．この動脈の分枝は，その分布領域により，眼窩枝 rami orbitales, 前頭枝 rami frontales, 頭頂枝 rami parietales, 側頭枝 rami temporales などに分けられる．

　③ **後大脳動脈*** a. cerebri posterior：　脳底動脈の枝で，大脳脚の外側をまわって大脳横裂の中に進入し，主として後頭葉と側頭葉の一部に分布する(図 387)．その枝は 側頭枝 rami temporales, 後頭枝 rami occipitales, 頭頂後頭枝 ramus parietooccipitalis に分けられる．

　頭頂後頭動脈から分かれる**鳥距動脈** calcarine artery e. は鳥距溝に沿って視覚領の一帯に分

I. 中枢神経系　447

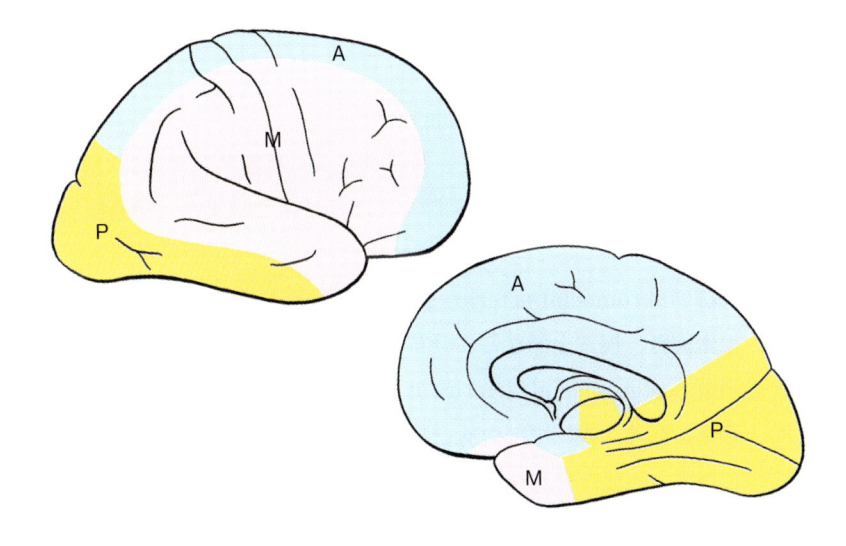

図 389　大脳の血管支配領域
外側面（左上図）と正中面（右下図）から見る．A，M，Pはそれぞれ前，中，後大脳動脈．

前大脳動脈 A. cerebralis anterior（皮質枝 Rr. corticales）

中大脳動脈 A. cerebralis media（皮質枝）

後大脳動脈 A. cerebralis posterior（皮質枝）

中大脳動脈 A. cerebralis media（中心枝 Rr. centrales）

後大脳動脈 A. cerebralis posterior（中心枝 Rr. centrales）

前脈絡叢動脈 Anterior choroidal artery

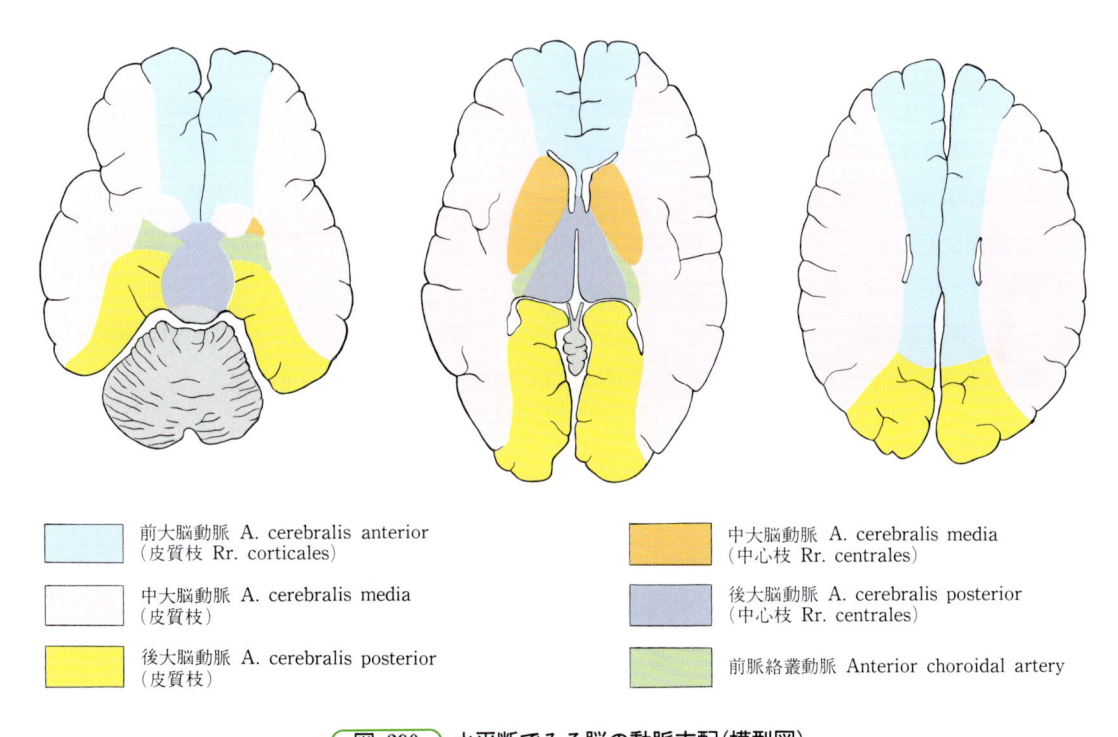

図 390　水平断でみる脳の動脈支配（模型図）
[H.-J. Kretschmann and W. Weinrich (Georg Thieme, 1984)より改変]

布し，血管障害を生じやすく，その場合は対側の同名半盲を呈する．
　最近の画像診断学の進歩により，脳の断面をCTやMRIで自由自在に見ることが可能になった．おのおのの血管の支配する領域を頭にいれておくことは，血管障害などの画像診断に

さいし非常に有用である．

5. **中心枝*** rami centrales, central branches e.

脳表面に沿って走行する皮質枝に対して，大脳の主要な動脈や交通動脈の近位部から起こり，間脳，大脳核，内包などに分布する動脈をまとめて**中心枝**または**穿通枝** penetrating branches e. とよぶ．

① **前内側動脈群** anteromedial arteries e.：　前大脳動脈と前交通動脈から分枝して，視床下部前野，視索前野，視索上部などに分布する．

② **後内側動脈群** posteromedial arteries e.：　後交通動脈および後大脳動脈の起始部から分枝して下垂体，漏斗，視床下部の灰白隆起，視床，中脳被蓋，大脳脚などに分布する．とくに視床の前部，内側部に達する視床穿通動脈 thalamoperforating arteries e. が重要である．

③ **後外側動脈群** posterolateral arteries e.（または視床膝状体動脈 thalamogeniculate arteries e.）：　後大脳動脈と後交通動脈の吻合部より外側の後大脳動脈から分枝して外側膝状体と視床後部に分布する．

④ **前外側動脈群** anterolateral arteries e.（または線条体枝 rami striati）：　中大脳動脈の近位部から分枝する**外側線条体動脈** lateral striate artery e. と前大脳動脈起始部から出る**内側線条体動脈** medial striate artery e. があり，**線条体と内包に分布**する．これらの動脈は，前大脳動脈や中大脳動脈と　はじめ逆行する走行をとったのち，これらの重要な領域に分布する．しかも　これらの動脈は高血圧性脳内血腫を起こしやすいので，"**脳卒中動脈**"ともよばれ　臨床上　重要なものである．

⑤ **脈絡叢動脈*** aa. choroideae：　後交通動脈を分枝後の内頚動脈から出る**前脈絡叢動脈** a. choroidea anterior と，後大脳動脈起始部から分枝する**後脈絡叢動脈** a. choroidea posterior がある．

3　脳の静脈

動脈は脳実質内で毛細血管に分かれたのち，再び集まって静脈となり，至るところから脳の表面に出てくるが，これらの**大脳静脈*** vv. cerebri は動脈に伴行することなく，独自の経過をとっている．すなわち　一定の太さに達した静脈は随所で　もよりの硬膜静脈洞に注ぐ．そのうち　とくに重要なものは，大脳の内部から血液を集め，脳梁と中脳蓋との間から一直線に後方に走って　直静脈洞に注ぐ　不対性の**大大脳静脈*** v. cerebri magna である（図170, 381）．

硬膜静脈洞の血液は，一部は導出静脈によって頭部外表の静脈に注ぎ，他の一部は大後頭孔を通って　脊柱管の内外にある静脈叢に連絡しているが，主部はＳ状静脈洞から頚静脈孔を通って内頚静脈に送られる．

4 脳のリンパ管

脳と脊髄は内部（脳室系）と外部（クモ膜下腔）に脳脊髄液をめぐらし，実質全体がしみこんでいる液（これをリンパと言ってさしつかえない）につかっていると言える．脳と脊髄の内部にも表面にも，**リンパ管は存在しない**．実質内のリンパは血管の壁を取り巻くリンパ隙を流れて，上記のクモ膜下腔に注ぐのであって，このリンパ隙を**ウィルヒョウ・ロバンの腔隙** space of Virchow-Robin e. という．

II. 末梢神経系

末梢神経系は**脳脊髄神経系**と**交感神経系**に分けられ，前者はさらに**脳神経**と**脊髄神経**に分けられる．

A. 脳 神 経

脳神経 nn. craniales, cerebral or cranial nerves e., Hirnnerven d. は脳から出る末梢神経で 12 対あり，あるものは感覚性ないし知覚性，あるものは運動性，また あるものは混合性である（「脊髄神経」の項参照）．そのうち嗅神経は嗅上皮の感覚細胞の突起であり，視神経は 本来は大脳の一部とみなすべきものであるが，古くから便宜上 脳神経のなかに加えられている．

1 嗅 神 経

嗅神経* nn. olfactorii は嗅覚をつかさどる感覚神経で，各側およそ 20 条ある．各嗅神経は大脳の嗅球の下面から起こり，篩骨の**篩板**を貫いて鼻腔粘膜の嗅部に分布する（図 170）．嗅神経をつくっている神経線維は，鼻腔の嗅部粘膜の嗅細胞の突起であることを忘れてはならない（「嗅覚器」の項参照，図 427）．

2 視 神 経

視神経* n. opticus は網膜の視覚を脳に導く道である．脳底の視神経交叉から起こり，前外側の方に走って**視神経孔**から眼窩にはいり，眼球の後極の近くで強膜を貫く（図 380，387，393）．

視神経を構成している線維は，網膜の第 3 ニューロンの求心性線維で（「視覚器」の項参照），視神経交叉のなかで**半交叉**を行なう．すなわち 網膜の外半側からくる線維は 交叉せずに同側の視覚の中枢に行き，内側からくる線維は 左右のものが交叉して 反対側の中枢

450　神経系

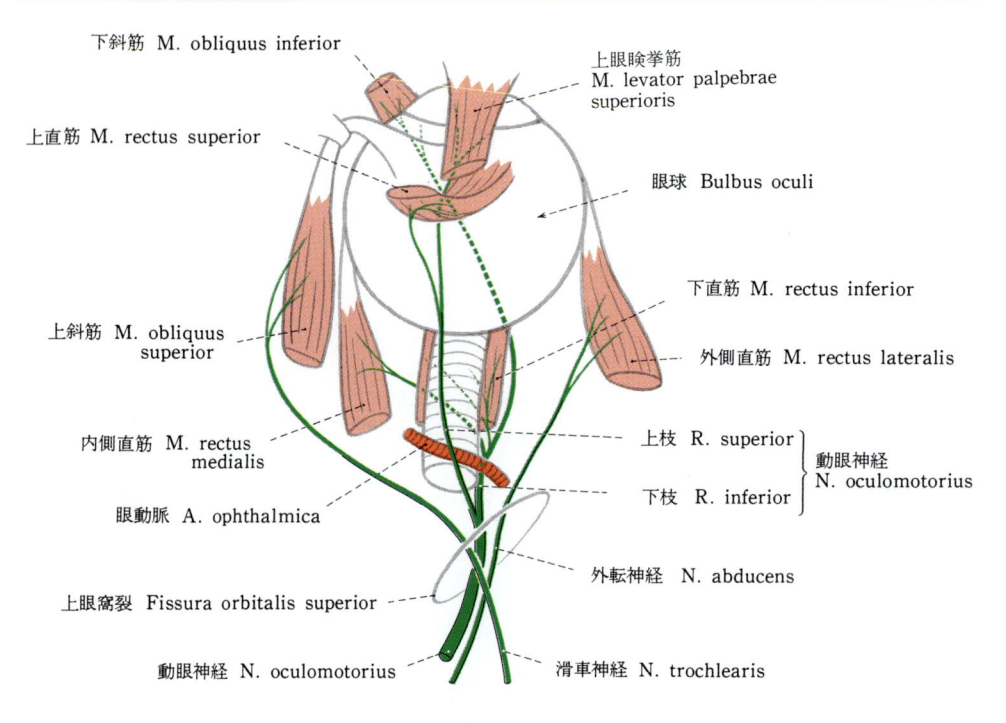

```
下斜筋 M. obliquus inferior
上眼瞼挙筋 M. levator palpebrae superioris
上直筋 M. rectus superior
眼球 Bulbus oculi
上斜筋 M. obliquus superior
下直筋 M. rectus inferior
外側直筋 M. rectus lateralis
内側直筋 M. rectus medialis
上枝 R. superior
下枝 R. inferior　動眼神経 N. oculomotorius
眼動脈 A. ophthalmica
外転神経 N. abducens
上眼窩裂 Fissura orbitalis superior
動眼神経 N. oculomotorius
滑車神経 N. trochlearis
```

図 391　眼球を動かす筋とその神経
右側の眼球を上から見る．

にはいる（図 426）．

3　動眼神経

動眼神経* n. oculomotorius は大部分の眼筋と上眼瞼挙筋に分布する運動性の神経で，そのために「動眼」神経と名づけられる．大脳脚の内側から起こって前方に進み，**上眼窩裂**を通って眼窩にはいり，次の諸筋に分布する．上眼瞼挙筋・上直筋・内側直筋・下直筋・下斜筋（「眼筋」の項参照）（図 171，380，391，401）．

なお この神経からは 細枝を毛様体神経節に与えている．そのなかを通る神経線維は眼球内部の平滑筋（毛様体筋・瞳孔括約筋）の運動を調節する副交感性のものとされている（「副交感神経」の項参照，図 394，401）．

4　滑車神経

滑車神経* n. trochlearis[1] も動眼神経と同様に眼筋の運動に関与している．脳幹の背面において中脳蓋下丘の直下から起こり，大脳脚の外下方に回り，前方へ走って**上眼窩裂**か

---
[1] この神経が支配する上斜筋には，その腱の折れ曲がるところに**滑車** trochlea という特別の装置が付いている．それで昔はこの筋を「滑車筋」とよんだ．今日では「滑車」という名は筋からは消えて，この筋を支配する神経だけに残っているのである．

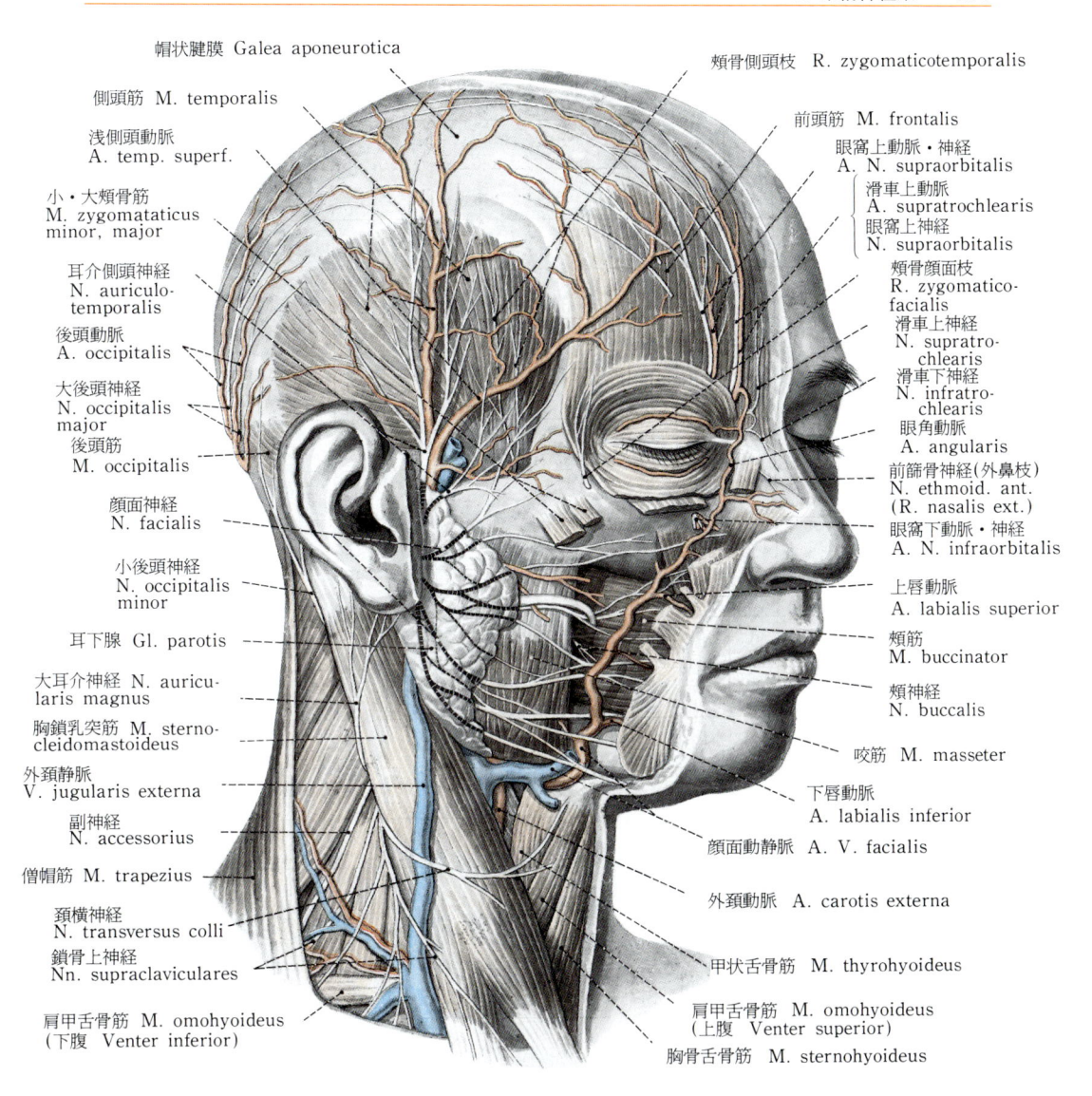

図 392 頭頸部浅層の血管と神経

ら眼窩にはいり，上斜筋に行く（図171，380，387）．

　脳神経は一般に脳の腹側から発しているのであって，滑車神経はただ一つの例外として脳の背側から出ることに注意されたい（図359，360）．この神経は 中脳の滑車神経核を出ると，中脳水道の背側で 左右のものが交叉して脳外に出るので，たとえば 右の滑車神経は他の運動性脳神経の左のものに相当する．

5 三叉神経

三叉神経* n. trigeminus は脳神経のうちでもっとも大きく，知覚性の部分と運動性の部

452　神経系

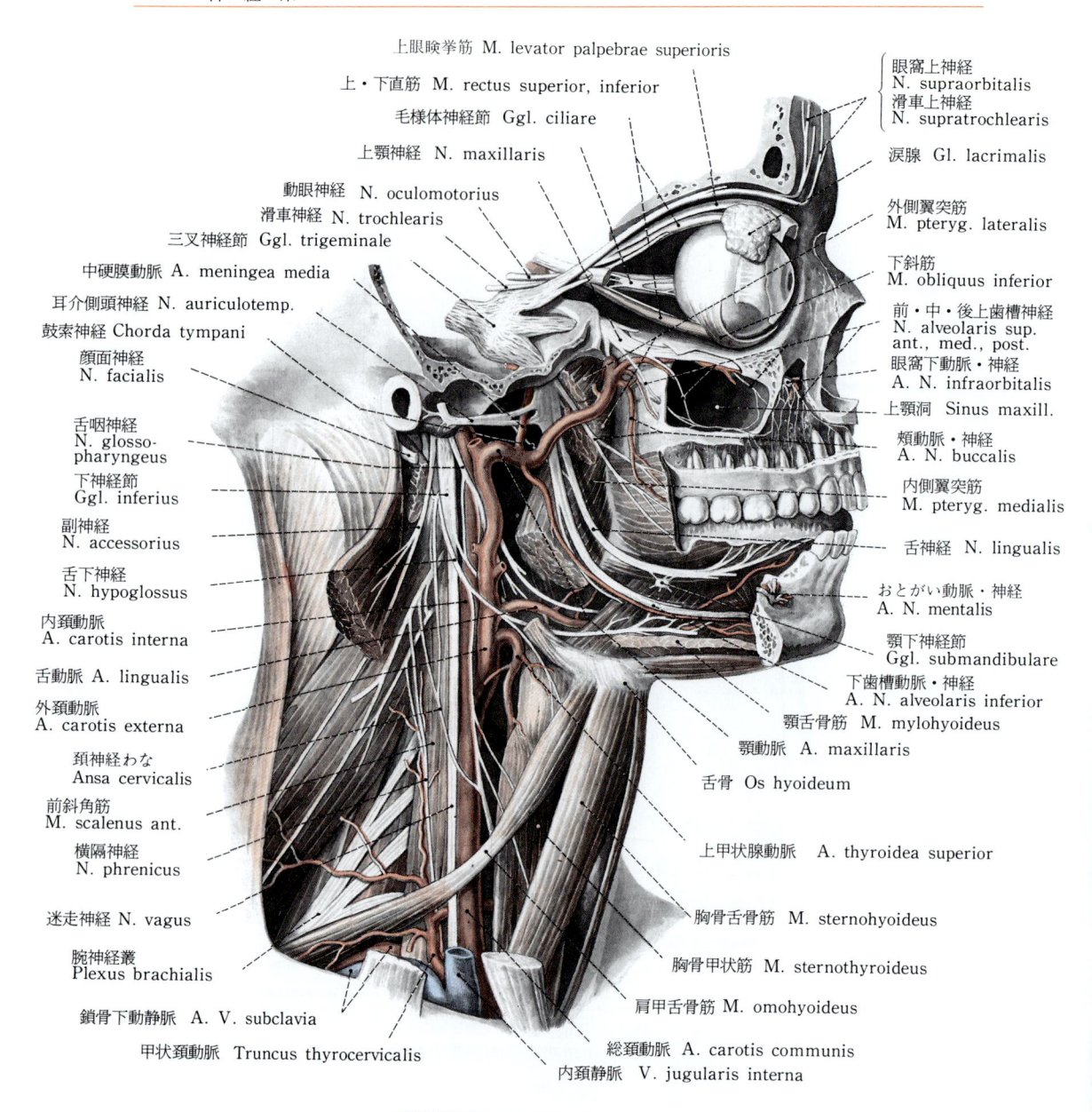

図393　頭頸部深層の血管と神経

分とから成っている．前者は 顔面の皮膚と鼻腔・口腔の粘膜，そして歯髄に分布して その知覚を伝導し，後者は **咀嚼筋**その他 若干の小筋の運動を支配している．知覚性の部分を**知覚根** radix sensoria，運動性の部分を**運動根** radix motoria というが，前者は後者に比べると はるかに太いから，**大部*** portio major とよばれ，これに対して運動性の部分は **小部*** portio minor とよばれる．両根は相並んで橋の外側部から起こり，蝶形骨体の後外

側で脳硬膜の両葉の間に**三叉神経節*** ggl. trigeminale[1] をつくって眼神経・上顎神経・下顎神経の3枝に分かれる．三叉神経という名は ここから出ている．運動根は神経節の形成に関与せず，知覚根の内側を通って下顎神経に合流する（図380，387，394〜398，401）．

1. 眼神経* n. ophthalmicus

三叉神経の第1枝で，同名の動脈と同じ領域に分布し，眼窩の内容・前頭部・鼻腔などの知覚を伝える．この神経は視覚とは何も直接の関係はないのであって，その作用の上で視神経と混同しないように注意されたい．三叉神経節から前上方に向かって分かれた眼神経は，**上眼窩裂**から眼窩にはいり，そのなかで つぎの諸枝に分かれる．

① **テント枝** r. tentorii: 眼神経が眼窩にはいる前に分かれる細枝で，後方へ走って脳硬膜（とくに小脳テント）に分布する．

② **涙腺神経*** n. lacrimalis: 涙腺・外眼角付近の皮膚・粘膜に分布してその知覚をつかさどる（涙腺の分泌線維は 吻合によって頬骨神経から この神経の末梢部に伝えられる）．

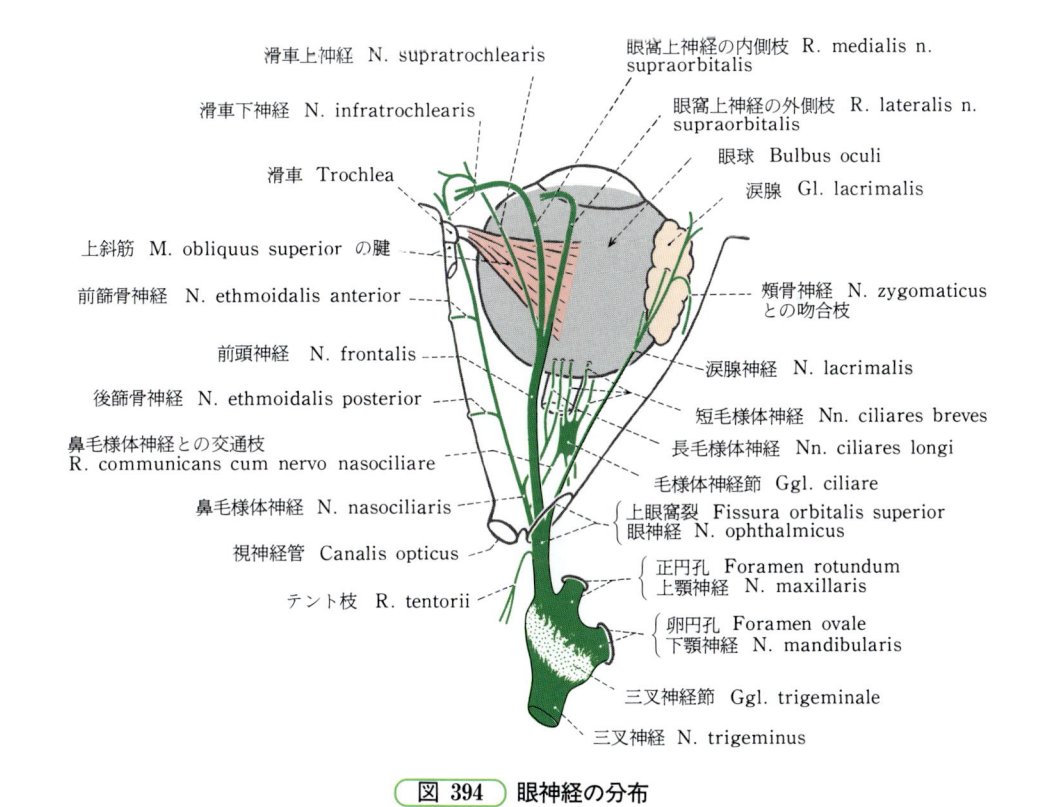

図394 眼神経の分布
右側の眼窩とその内容を上から見る．

---
1) **半月神経節** ggl. semilunare とも**ガッセル神経節** ggl. Gasseri ともいう．Achilles Pirminius Gasser (1505〜1577)はウイーンの外科医．

454　神経系

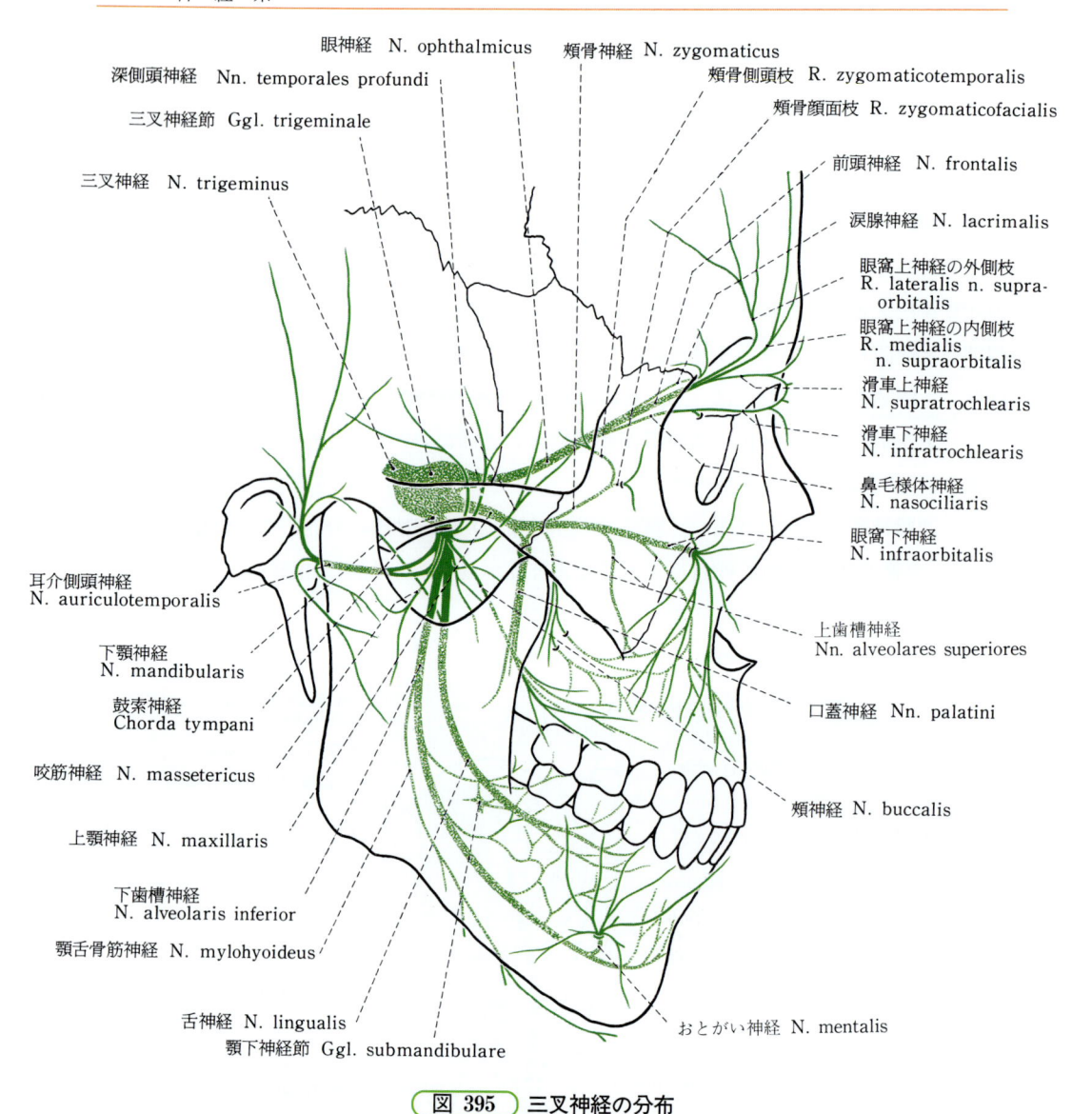

図 395　三叉神経の分布

③ **前頭神経*** n. frontalis：　眼神経の本幹で，上眼瞼挙筋の上を前へ走り，**滑車上神経** n. supratrochlearis と**眼窩上神経** n. supraorbitalis の内・外側枝の 3 枝に分かれて，動脈とともに眼窩口の上縁をまわって前頭部に現われ，前頭部と その付近の皮膚に分布する．

④ **鼻毛様体神経*** n. nasociliaris：　前頭神経の下層で上直筋と視神経との間を前の方へ走り，その本幹は 2 条の**篩骨神経** nn. ethmoidales となって眼窩の内側壁を貫き，鼻腔の上前半の粘膜に分布する．数条の細い**長毛様体神経*** nn. ciliares longi は後方から眼球のなかに進入し，強膜・角膜・眼球血管膜(葡萄膜)などの知覚をつかさどっている(図 394，395)．

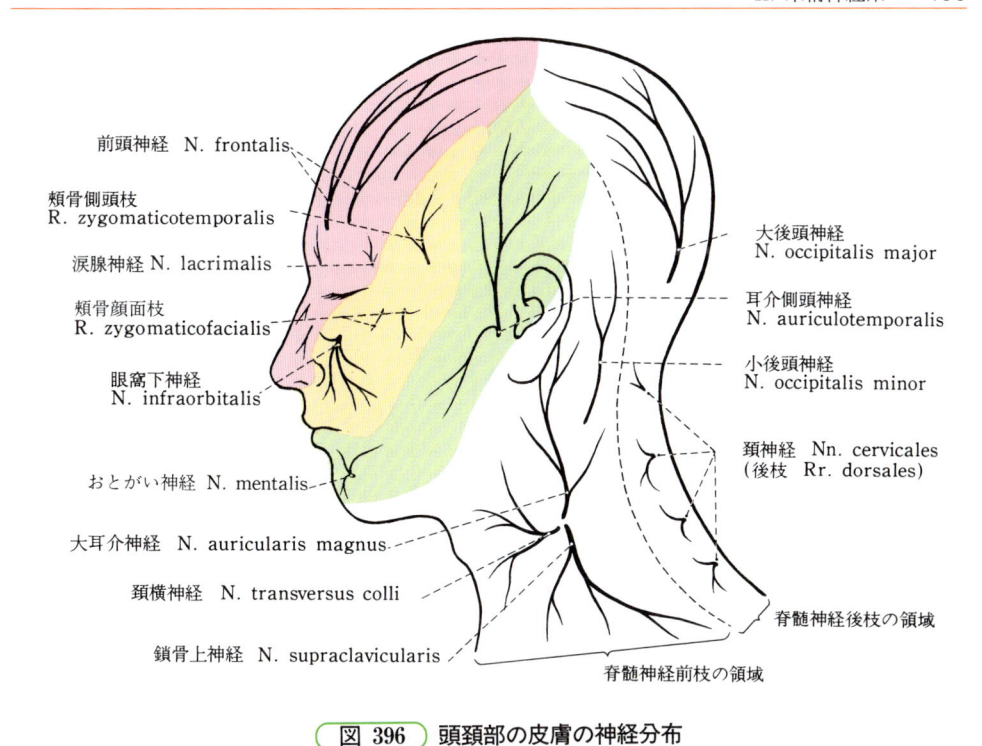

図 396 頭頸部の皮膚の神経分布
三叉神経の第1枝の領域はピンク，第2枝の領域は黄色，第3枝の領域は緑．

毛様体神経節* ggl. ciliare： 自律神経系に属する米粒より小さい神経節で，眼窩の後隅に近く視神経の外側に接している．その後側では動眼神経・鼻毛様体神経・交感神経と細い枝で連絡し，前側からは数条の細い**短毛様体神経*** nn. ciliares breves が出て眼球に分布している．この神経によって，動眼神経と交感神経の運動線維が毛様体と虹彩に送られる（図 393, 394, 401）．

2. 上顎神経* n. maxillaris

三叉神経の第2枝で，知覚根からくる知覚性の線維だけから成り，上顔部の皮膚・口蓋および上顎部の粘膜（および歯髄）・鼻粘膜の後部に行く．三叉神経節から前方に出て，蝶形骨大翼の**正円孔**を貫いて翼口蓋窩にはいり，つぎの諸枝に分かれる（図 395）．

① **硬膜枝** r. meningeus： すでに頭蓋腔のなかで本幹から分かれ，脳硬膜に分布する細枝である．

② **頬骨神経** n. zygomaticus： 下眼窩裂を通って眼窩にはいり，その外側壁に沿って前進し，**頬骨側頭枝** r. zygomaticotemporalis と**頬骨顔面枝** r. zygomaticofacialis の2枝に分かれ，おのおの頬骨を貫いて側頭部と頬骨部の皮膚に分布する（図 392, 395, 398）．

③ **眼窩下神経*** n. infraorbitalis： 上顎神経の最大枝である．翼口蓋窩から前に進み，下眼窩裂を通って眼窩にはいり，眼窩下溝・眼窩下管を経て眼窩下孔から顔面に現われ，

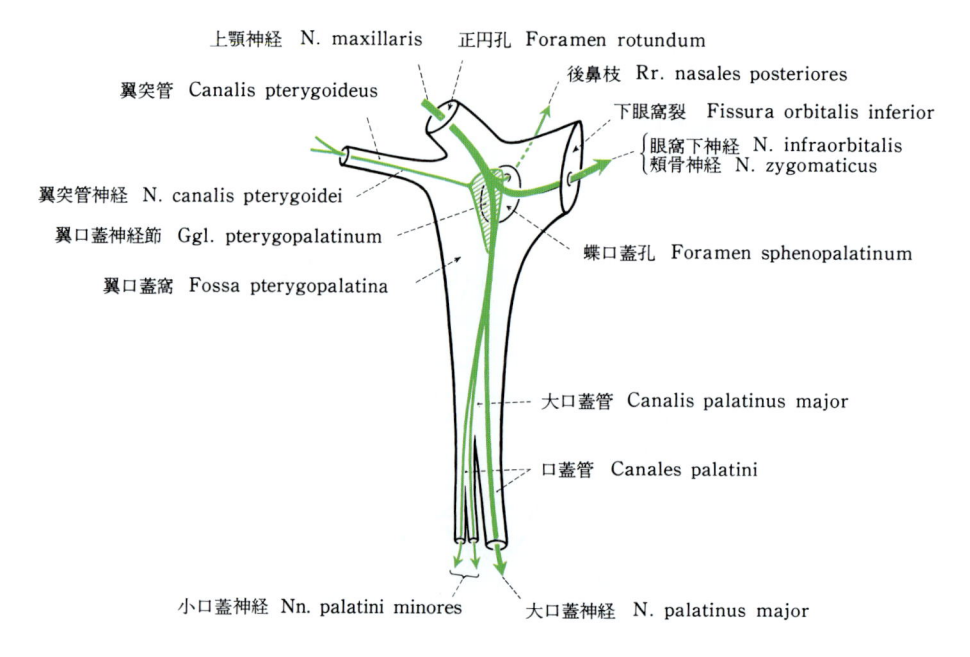

図 397 翼口蓋窩とそのなかを通る神経
右側の翼口蓋窩を外側から見る．

上顔部の皮膚と粘膜に分布する．すなわち下眼瞼・上唇・鼻翼・上顎の歯肉などの知覚はこの神経によって伝えられる(図395, 398)．

④ **上歯槽神経*** nn. alveolares superiores： 数条あり，上顎神経の本幹と眼窩下神経とから分かれて，上顎洞の外側壁と前壁の歯槽管のなかを走り，たがいに吻合して**上歯神経叢** plexus dentalis superior をつくったのち，上顎の歯に枝を送っている(図391, 393)．

⑤ **翼口蓋神経** nn. pterygopalatini： 翼口蓋窩のなかで本幹から下の方に分かれ，**口蓋神経*** nn. palatini となって下行口蓋動脈とともに口蓋管のなかを下降し，口蓋に至る．そのうち**大口蓋神経*** n. palatinus major は大口蓋孔を出ると前進して，硬口蓋の粘膜と付近の歯肉に分布し，**小口蓋神経** nn. palatini minores は小口蓋孔を出て後走し，軟口蓋と口蓋扁桃に分布している．なお この神経からは翼口蓋窩のなかで数条の**後鼻枝*** rr. nasales posteriores が分かれ，蝶口蓋孔を通って鼻腔の後下半の粘膜に分布している(鼻腔の前上半は篩骨神経―眼神経の枝から支配される)(図395, 397, 400)．

翼口蓋神経節* ggl. pterygopalatinum： これもまた自律神経系に属する神経節で，翼口蓋窩のなかで上顎神経の内側に密着している．翼口蓋神経と連絡するほかに，後からは**翼突管神経** n. canalis pterygoideiを受けている．翼突管神経は**大錐体神経*** n. petrosus major (顔面神経の枝)と**深錐体神経*** n. petrosus profundus (交感神経の枝)が合同したもので，前者は涙腺の分泌線維を含む(図397, 401,「伝導路」の項参照)．

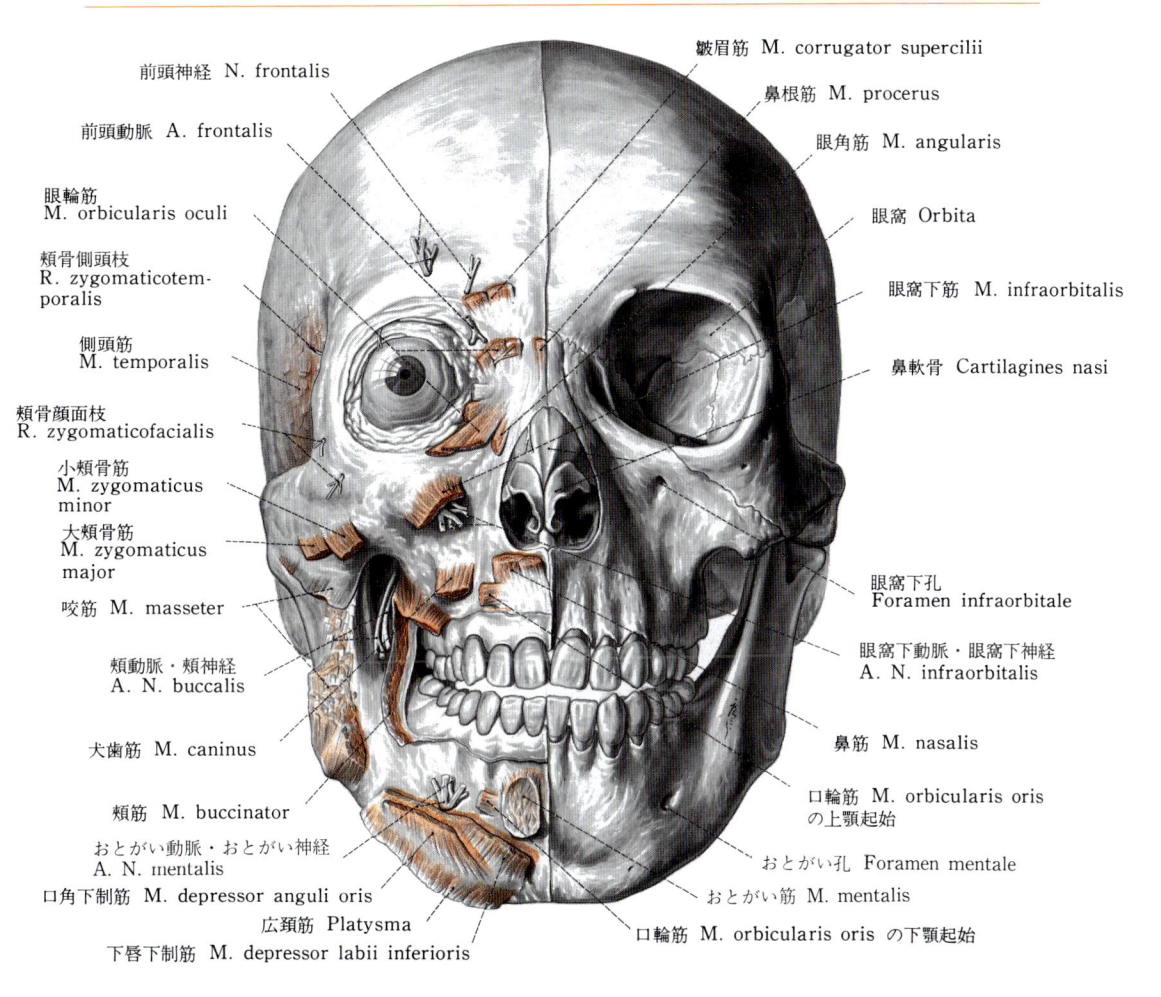

図 398 顔面の筋・血管・神経
左側はさらした骨の状態.

3. 下顎神経* n. mandibularis

下顎から側頭部にかけての知覚を つかさどるとともに，咀嚼筋その他 若干の筋の運動を支配する神経で，三叉神経の運動性線維は すべて この神経のなかにはいる．三叉神経節を出た知覚根の第3枝は，運動根をあわせて 蝶形骨大翼の**卵円孔**を貫いて 側頭下窩に現われ，すぐに つぎの諸枝に分かれる（図 393，395）．

① **硬膜枝** r. meningeus： 卵円孔の直下で本幹から分かれ，中硬膜動脈とともに棘孔を通って再び頭蓋腔にはいり，脳硬膜に分布する細枝である．

このように，三叉神経の3枝は いずれもその基部において 脳の硬膜へ知覚枝を送るが，なお同様の枝は迷走神経からも出ている．ただし これらの硬膜枝は いずれも細くて，しかも比較的かたい結合組織のなかを通るので，剖出して観察することが ほとんど不可能である．**頭痛**は多くの場合 これらの硬膜枝が刺激されるために起こる現象であると言われる．

② **咀嚼筋枝***： 主として運動性の神経で，運動部の運動性線維は ほとんど大部分がこのなかにはいっている．**咬筋神経** n. massetericus は外側翼突筋の上を通って下顎切痕から咬筋の内側面にはいり，**深側頭神経** nn. temporales profundi は前後2本あって，やはり外側翼突筋の上縁から側頭筋のなかにはいり，また**内側翼突筋神経** n. pterygoideus medialis と**外側翼突筋神経** n. pterygoideus lateralis は上方から，それぞれ同名の筋に進入する．なお **口蓋帆張筋**と**鼓膜張筋**も下顎神経から支配されている．

③ **頰神経** n. buccalis： 外側翼突筋を貫いて前下方に走り，頰部の粘膜と皮膚に分布して その知覚をつかさどっている．(頰筋の運動は顔面神経の支配下にあり，頰神経は頰筋を素通りしている)(図393, 395, 398)．

④ **耳介側頭神経*** n. auriculotemporalis： 卵円孔の下から後の方に走り，外側翼突筋と下顎頚との内側を経て，顎関節の後ろから上に曲がり，耳下腺を貫いて 外耳道の前を上行し，浅側頭動脈に伴って 側頭部の皮膚に分布する．耳下腺もまた この神経から分泌枝を受けているという(図392, 393, 395)．

⑤ **下歯槽神経*** n. alveolaris inferior： 両翼突筋の間を通って弓なりに前下に走り，同名の血管とともに下顎枝の内側にある下顎孔をはいる．下顎管を前へ走りながら細枝を下顎の歯・歯根膜・歯槽壁などに与えたのち，本幹は おとがい孔から下顎骨の外に出て **おとがい神経*** n. mentalis となり，おとがい部・下唇・歯肉に分布する(図393, 395, 398)．

顎舌骨筋神経 n. mylohyoideus： 下歯槽神経が下顎孔にはいる すぐ上のところで分かれる細い枝で，下顎骨の内側面にある同名溝のなかを前進し，おとがいの下部の皮膚に分布する．その経過中に運動性の線維を顎舌骨筋と顎二腹筋の前腹とに与える(図395)．

⑥ **舌神経*** n. lingualis： 下歯槽神経の前方を これと並んで走り，口腔底と舌の粘膜に分布する(図393, 395)．

この神経には その基部の近くで **鼓索神経*** chorda tympani[1] が合流している．鼓索神経は顔面神経の枝で，木綿糸ほどの太さに過ぎないが，そのなかには舌の前2/3から来る**味覚線維**と，顎下腺と舌下腺に対する分泌線維を含んでいるので，重要なものである．顎下腺と舌下腺の分泌線維は，あとで述べる顎下神経節を経て これらの腺に分布している(「顔面神経」，「伝導路」の項参照，図393, 395, 401, 424, 436)．

耳神経節* ggl. oticum[2]： 自律神経系に属する神経節で，卵円孔のすぐ下で下顎神経の内側に付いている．小錐体神経および交感神経と連絡するとともに，2～3本の枝を下顎神経のなかに送っている．**小錐体神経** n. petrosus minor は鼓室神経(舌咽神経の枝)の末梢で，そのなかに耳下腺の分泌線維を含む(図401, 436)．

---

1) 「鼓索」とは「鼓室の中を通るひも」という意味である．
2) ドイツの解剖学者 Friedrich Arnold(1803～1890)が1826年に発見し，聴器といろいろな意味で密接な関係があるとして"Ohrknoten"と名づけた．しかし実際は両者の間には何の関係もない．

顎下神経節* ggl. submandibulare： 前述の毛様体神経節・翼口蓋神経節・耳神経節と同系の自律性神経節で，舌神経に付属し，顎下腺のすぐ上にある．舌神経のなかを通る鼓索神経の分泌線維と，顔面動脈にまつわりついている交感神経線維とが，この神経節にはいり，これからは顎下腺と舌下腺の分泌線維が出ている(図393，401，436)．

6 外転神経

外転神経* n. abducens は動眼神経および滑車神経と姉妹関係にあり，眼球の運動に関与している．橋と延髄との境から起こり，脳底を前進して上眼窩裂から眼窩にはいり，**外側直筋に分布する**(図171，380，387，391)．

外側直筋は眼球を「外転」させるから，その筋を支配する神経を「外転」神経と名づけたのである．

7 顔面神経

顔面神経* n. facialis は主として**顔面筋に分布して**その運動をつかさどる．しかし この

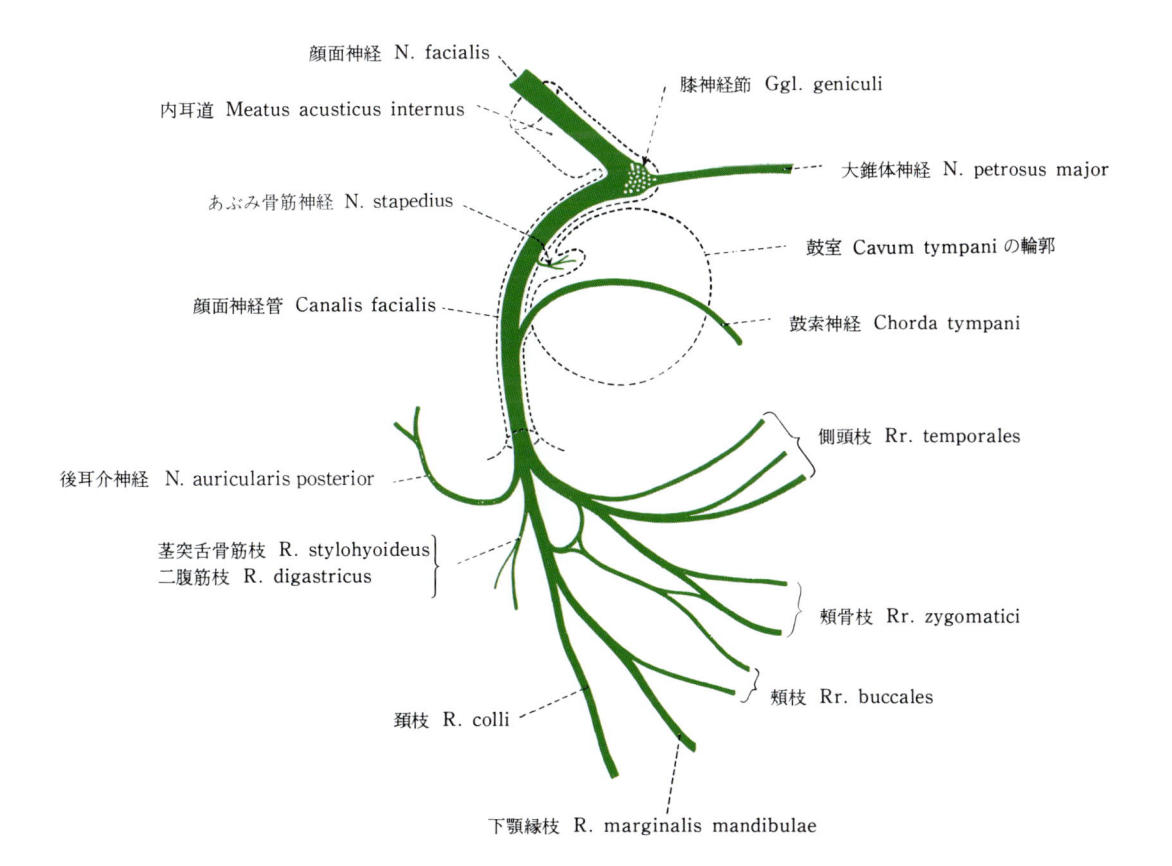

図 399　顔面神経の分岐(模型図)

460　神経系

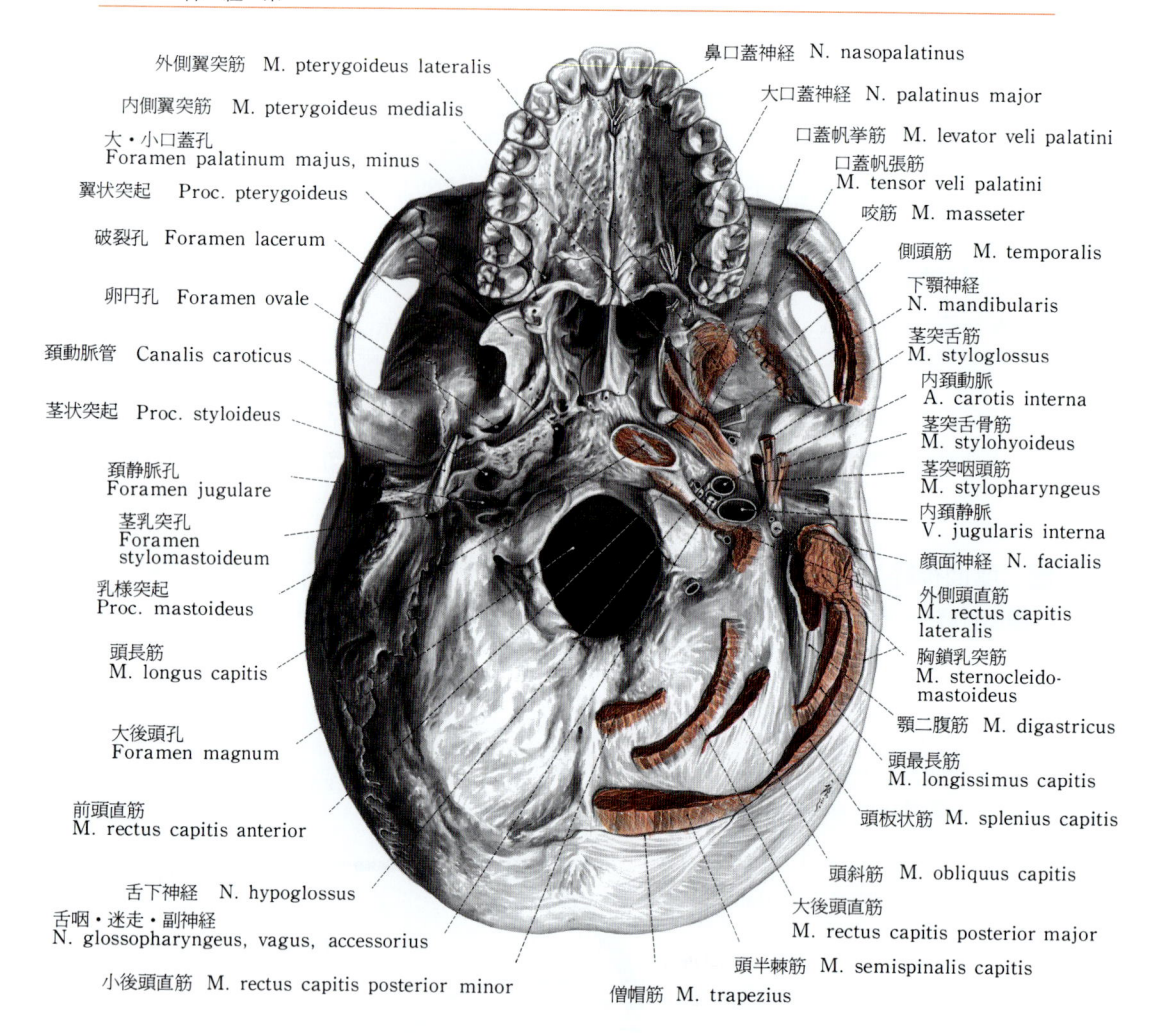

図 400　頭蓋下面の筋・血管・神経
右側は さらした骨の状態．

　神経には，このほかに なおわずかながら 分泌線維と味覚線維が含まれていて，これらの線維は初めのうちは 運動性の線維とは明瞭に区別される別の束を成している．それで この部分を とくに**中間神経*** n. intermedius と名づける．運動性の部分(狭義の顔面神経)と中間神経とは，あい並んで 橋と延髄の境において 外転神経のすぐ外側から始まっている．内耳神経とともに**内耳道**にはいり，その道底で内耳神経と分かれて**顔面神経管**にはいり，すぐに膝神経節をつくって直角に後方にまがり，鼓室の後壁のなかを弓状に下方に走り，茎乳突孔から頭蓋の外に出て，その終枝に分かれる(図 380，387，392，399〜401，455)．

　運動性の部分と中間神経とは，内耳道底に達するまでは たがいに独立の束をなしているが，顔面神経管にはいってからは混合し，共通の結合組織の被膜で包まれているから，両者を分離することは不可能である．その関係は三叉神経における運動根と知覚根の関係と同じである．

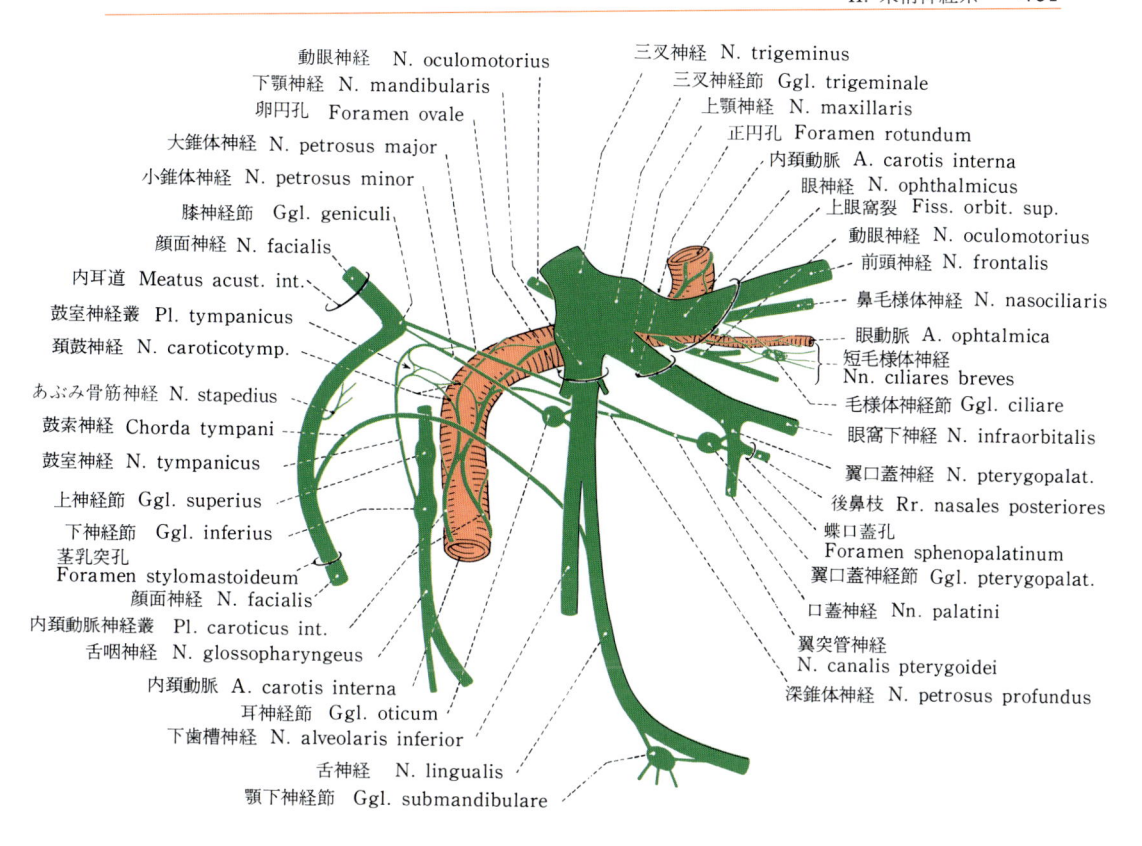

図 401 三叉神経と近隣神経との間の連絡（半模型図）

　膝神経節* ggl. geniculi は顔面神経が側頭骨の顔面神経管を通るさい, 膝のように曲がる場所にある. 中間神経の求心性線維の細胞体が ここに集合している. すなわち, 他の知覚性脳神経の神経節と同様に, 脊髄神経節に相当している（図399, 421, 424）.

　顔面神経の枝の主要なものをあげると,

　① **大錐体神経*** n. petrosus major: 顔面神経管のなかで膝神経節から起こって前内側の方に走り, 深錐体神経（交感神経）と合して**翼突管神経** n. canalis pterygoidei となり, 翼突管を通って翼口蓋神経節にはいっている. そのなかには涙腺の分泌線維が含まれていると言われる（図399, 401）.

　② **あぶみ骨筋神経** n. stapedius: 顔面神経管のなかで分かれてあぶみ骨筋に行く小さい枝である（図399, 401）.

　③ **鼓索神経*** chorda tympani: 顔面神経が茎乳突孔を出るすぐ手前で分かれ, 上の方へ逆行して鼓室にはいり, つち骨ときぬた骨との間を通り, 錐体鼓室裂を貫いて顎関節の内側に出て, 側頭下窩において舌神経に加わる細い神経である. そのなかには舌の前2/3の味覚線維と顎下腺・舌下腺の分泌線維が含まれている（「舌神経」の項参照, 図393, 395, 401, 424, 436）.

④ **終　枝**：顔面神経管のなかで以上の諸枝を出した本幹は，茎乳突孔を出る．そしてすぐに細い枝を後頭部の皮筋，顎二腹筋の後腹および茎突舌骨筋に与え，それから耳下腺のなかで網状に神経叢をつくり，これから顔面に多数の枝を放射状に派出して，すべての顔面筋に分布している．

　　顔面神経は顔面に分布して表情運動を支配するのであって，決して顔面の知覚をつかさどるのではない．顔面神経の知覚枝は舌の味覚に関与しているだけである．だから もし顔面神経が茎乳突孔を出たところで切断されたり，その他の原因で伝導障害を受けると，**顔面神経麻痺**が起こって，その側の表情運動は停止するが，顔面の知覚は三叉神経の支配下にあるから，おかされることはない．伝導の中断が顔面神経管内で起こると，その位置に応じて上記の表情筋の麻痺のほかに，味覚障害と唾液分泌障害，または さらに聴覚障害（あぶみ骨筋の麻痺）や涙の分泌障害が起こってくる．これらの症状は 臨床上 顔面神経のおかされている場所を診断する目標となる．

8　内耳神経

内耳神経* n. vestibulocochlearis[1)] は橋と延髄との境のところで顔面神経の外側に接して起こり，顔面神経とともに内耳道にはいり，その道底で**前庭神経*** n. vestibularis と**蝸牛神経*** n. cochlearis とに分かれる．前庭神経は内耳道底で**前庭神経節*** ggl. vestibulare をつくったのち，内耳の平衡斑と膨大部稜に分布し，平衡覚の伝導にあたる．蝸牛神経は蝸牛の骨軸のなかで **らせん神経節*** ggl. spirale をつくって 蝸牛のらせん器に分布し，聴覚をつかさどっている（「平衡聴覚器」の項参照，図 171, 380, 387, 454, 460, 461）．

9　舌咽神経

舌咽神経* n. glossopharyngeus はその名の示すように，主として舌と咽頭に分布して，その知覚・運動・分泌をつかさどる．内耳神経の下 すなわちオリーブの後ろから起こり，**頚静脈孔**を通って頭蓋の外に出て，内頚動脈の外側を下り，舌枝と咽頭枝に分かれる（図 179, 360, 380, 381, 387, 393）．その知覚線維束は 頚静脈孔の入口のところで それぞれ**上神経節*** ggl. superius, **下神経節*** ggl. inferius をつくっている（図 402）．舌咽神経の主要な枝をあげる．

① **鼓室神経*** n. tympanicus：下神経節から起こり，鼓室の下壁を貫いて鼓室にはいり，その内側壁を上行し，上壁を貫いて**小錐体神経*** n. petrosus minor となって既述の耳神経節にはいる．そのなかに耳下腺の分泌線維を含んでいる（図 401, 402, 436）．

② **舌　枝*** rr. linguales：前下方に走って，舌の後 1/3 すなわち舌根部の粘膜に分布し，その味覚と知覚をつかさどる（「舌神経」の項参照）（舌の運動は舌咽神経とは関係な

---

1) B.N.A.では n. acusticus（聴神経）といったが，平衡覚器と聴覚器に分布するので，I.N.A. では n. statoacusticus（直訳すれば，平衡聴覚神経）となった．n. vestibulocochlearis は直訳すれば前庭蝸牛神経である．なお 古くから慣用されていた n. octavus（第 8 脳神経）も P.N.A.には並び認められている．

迷走神経　N. vagus	舌咽神経　N. glossopharyngeus
副神経　N. accessorius	上神経節　Ggl. superius
硬膜枝　R. meningeus	鼓室神経　N. tympanicus
舌下神経　N. hypoglossus	上神経節　Ggl. superius
内枝　R. internus	下神経節　Ggl. inferius
外枝　R. externus	内頚動脈神経　N. caroticus
第1頚神経　N. cervicalis I	頚静脈神経　N. jugularis
耳介枝　R. auricularis	下神経節　Ggl. inferius
	咽頭枝　Rr. pharyngei
第2頚神経　N. cervicalis II	舌枝　R. lingualis
	舌筋枝　R. lingualis
	咽頭神経叢　Plexus pharyngeus
	上頚神経節　Ggl. carvicale superius
頚神経わな　Ansa cervicalis への連絡枝	
迷走神経　N. vagus	
上心臓枝　Rr. cardiaci superiores	
	上喉頭神経　N. laryngeus superior
交感神経幹　Truncus sympathicus	上心臓神経　N. cardiacus superior

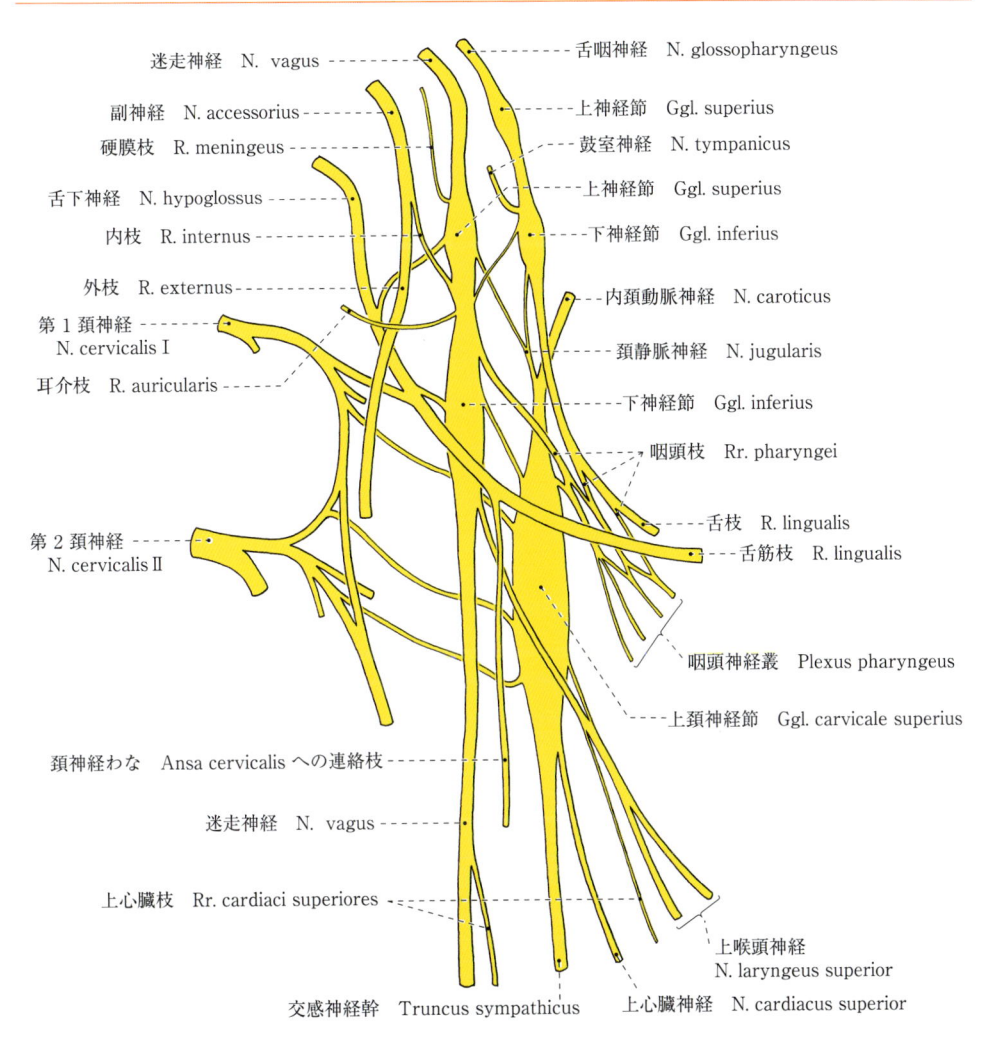

図 402　下位脳神経と近隣神経との間の連絡（半模型図）

く，後述の舌下神経の支配下にあることに注意せよ）．

③ **茎突咽頭筋枝** r. m. stylopharyngei： 茎突咽頭筋に進入して，その運動を支配する．

④ **咽頭枝*** rr. pharyngei： 数条あり，咽頭の外側を下ってその全壁に分布している．そして 迷走神経および交感神経の咽頭枝とともに **咽頭神経叢*** plexus pharyngeus をつくり，咽頭粘膜の知覚，咽頭腺の分泌，咽頭筋の運動を支配する（図 402）．

🔟 迷走神経

迷走神経* n. vagus は頚・胸・腹（骨盤を除く）部のすべての**内臓に分布して，その知覚・運動・分泌を支配する**重要な神経である．その太さは三叉神経には及ばないが，分布範囲の点では脳神経中の第一位にある．このように，迷走神経は脳神経でありながら腹部まで

も伸びており，昔はその経過や末梢的分布が複雑で分かりにくかったため「迷走」という名が付けられたのである．

舌咽神経の下で延髄のオリーブの後側から起こり，舌咽神経・副神経とともに**頚静脈孔**を通って頭蓋の外に出る．そこから内頚動脈，ついで総頚動脈の後外側に沿って側頚部を下り（図114），右は右鎖骨下動脈，左は大動脈弓の前を横ぎって 胸腔にはいり（図150），**気管支の後ろ**を経て 食道の両側に達し，食道とともに横隔膜を貫いて さらに腹腔にはいる（図360, 380, 381, 387）．

迷走神経の知覚線維は 頚静脈孔の中と下とで，それぞれ **上神経節*** ggl. superius, **下神経節*** ggl. inferius をつくっている（図402）．経過中の枝の主要なものをあげる．

① **硬膜枝** r. meningeus： 上神経節から分かれる細枝で，逆行して頭蓋腔にはいり，後頭蓋窩の脳硬膜に分布する（「三叉神経の硬膜枝」の項参照）．

② **耳介枝** r. auricularis： 上神経節から起こり，外側に向かって側頭骨を貫いて耳介と外耳道との一部に分布し，その知覚をつかさどる[1]（図403）．

③ **咽頭枝** rr. pharyngei： 下神経節から出て咽頭の側壁から後壁に至り，舌咽神経・交感神経とともに**咽頭神経叢*** plexus pharyngeus をつくっている．咽頭神経叢はすでに舌神経の項で述べたように，咽頭の諸筋に運動性線維を，咽頭と舌根部の粘膜に知覚性線維を送っている．咽頭筋のうち，茎突咽頭筋だけは舌咽神経から直接の運動枝を受けており，また 口蓋筋のうち 口蓋帆張筋以外のものは，すべて咽頭神経叢から運動枝を受けている．舌咽神経と迷走神経とは神経叢においてだけでなく，もっと基部においても吻合をいとなんでいるから，末梢の枝が舌咽神経から起こっているか，迷走神経から起こっているかを解剖学的に識別することは不可能である．

④ **上喉頭神経*** n. laryngeus superior： 下神経節から出て，下って喉頭の上部に達し，内外の2枝に分かれる．外枝は主として運動性で，喉頭咽頭筋の外面に沿って下り，その筋および輪状甲状筋に分布する．内枝は知覚性で，上喉頭動脈とともに舌骨と甲状軟骨の間に張っている膜を貫いて喉頭の内部にはいり，舌根・喉頭蓋および喉頭の粘膜に分布している．

⑤ **反回神経*** n. laryngeus recurrens： 右は右鎖骨下動脈，左は大動脈弓の前で本幹から分かれ，それぞれ これらの動脈の下を回って 再び上行し，気管と食道の間の溝を上り，**下喉頭神経** n. laryngeus inferior となって 輪状筋以外の喉頭筋を支配する（図150, 401）．

⑥ **心臓枝*** rami cardiaci： 上下2対ある．**上心臓枝** r. cardiacus superior は 頚部において本幹から起こり，**下心臓枝** r. cardiacus inferior は反回神経から分かれ，ともに大動脈弓の壁上で交感神経とともに**心臓神経叢*** plexus cardiacus をつくり，心臓に分布して

---

[1] 耳垢をとるさいなどに外耳道の皮膚を刺激すると，反射的に咳(せき)の出る人があるが，これは迷走神経の耳介枝が刺激されるためであるという．

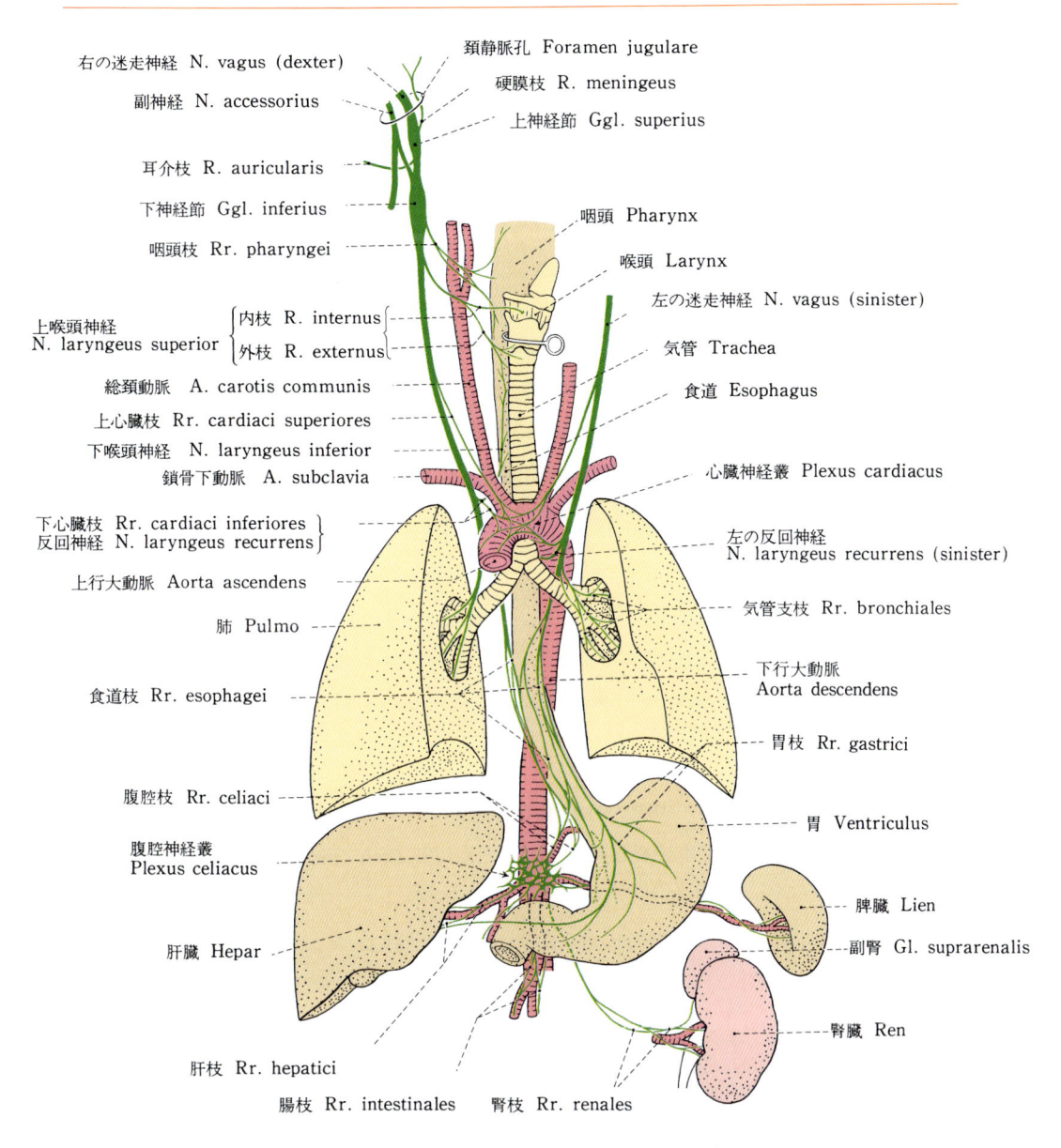

図 403 迷走神経の分布全景（半模型図）

いる．そのうち 迷走神経の線維は心臓の運動を抑制し，交感神経の方は 反対に心臓の運動を促進する（図 403, 435）．

⑦ **食道枝** rami esophagei： 頸部では反回神経から，胸部では本幹から多数の枝が分かれて，食道壁に分布している（図 403, 435）．

⑧ **気管枝**＊ rami tracheales は数本あって，反回神経から出ており，**気管支枝**＊ rami bronchiales は胸部の本幹から出る多数の小枝で，気管支の壁上で交感神経とともに**肺神**

経叢* plexus pulmonalis をつくって肺の内部に分布している(図 403, 435).

⑨ **終枝**: 食道とともに横隔膜を貫いて腹腔にはいり, 腹腔神経叢(後述)をはじめ若干の神経叢をつくって, 骨盤を除いた腹部のすべての内臓(胃・小腸・大腸上半・肝臓・膵臓・脾臓・腎臓・腎上体など)に分布する. ただし 解剖によって 迷走神経の正確な末梢分布を決定することは不可能である(図 403, 435).

11 副神経

副神経 n. accessorius[1] は多数の根によって 迷走神経のすぐ下で オリーブ後側および頚髄の側索から起こり, 全部が一幹となって迷走神経とともに**頚静脈孔**にはいる. そのなかで 2 部に分かれ, **内枝** r. internus は直ちに迷走神経のなかに はいって その一成分となるが, **外枝** r. externus は頚静脈孔を出て下外方に下り, 上位の頚神経と合して胸鎖乳突筋と僧帽筋に分布する. 内枝の線維も運動性で, 前にのべた咽頭神経叢の口蓋筋・咽頭筋・喉頭筋に行く線維は, おそらく この内枝を通じて副神経から由来しているものと考えられる(図 171, 360, 380, 387, 392, 393, 402).

12 舌下神経

舌下神経* n. hypoglossus はすべての舌筋に運動線維を送る神経で, その分布領域が舌下部に相当しているところから その名をえている. 延髄の錐体とオリーブの間から発し, 後頭骨の**舌下神経管**を貫いて頭蓋の外に出て, 迷走神経・内頚動脈・外頚動脈などの外側を斜に前下方に横ぎり, 2 本の終枝に分かれる(図 179, 360, 362, 380, 381, 387, 393, 402).

① **舌筋枝** rr. linguales: 前方に進み, すべての舌筋群と おとがい舌骨筋に分布する.
② **吻合枝**: 総頚動脈の外側を下り, 上位頚神経の前枝の枝と吻合して**頚神経わな*** ansa cervicalis をつくる. 頚神経わな からは舌骨下筋群の各筋に枝を送っている.

詳細な研究によると, 舌下神経は舌筋群に運動線維を与えるので, おとがい舌骨筋および舌骨下筋群のすべては頚神経わなを通って頚神経から支配されるという.

13 脳神経の総括的考察

脳神経は このあとで述べる脊髄神経とは異なり, 各対が すべて形態学的に同質というわけではなく, 異質なものの寄り合いである.

嗅神経は普通の知覚末梢神経とは異なるので, 本来は脳神経にかぞえるべきものではない.
視神経は本来 中枢神経の一部である. これを便宜上 末梢神経に加えるとしても, ほかの脳神経とは全く別種のものであることを忘れてはならない.

第 3 (動眼)・第 4 (滑車)・第 6 (外転) の 3 者は運動性[2] の神経で, いずれも眼筋に分布すると

---

1) 迷走神経の付属神経という考えから付けられた名である.
2) 運動性脳神経には, その末梢経過中に, もよりの知覚神経から 吻合によって知覚線維(筋紡錘や腱紡錘に分布する深部知覚性線維)が供給される.

いう共通性をもっている．眼筋は眼球に付着する横紋筋であるが，理論形態学的には体幹の骨格筋に属する．この点からいうと，これら3脳神経は脊髄神経の前根に相当する．

第5脳神経(三叉神経)と第7脳神経(顔面神経)とは本来それぞれ**第1鰓弓(顎弓)**および**第2鰓弓(舌骨弓)**に所属する神経である．鰓弓は表面が皮膚と粘膜で包まれていて，内部にこれを動かす筋があるから，その神経は当然 知覚性の部分と運動性の部分とから成るわけで，三叉神経が知覚根と運動根とから，顔面神経が中間神経(知覚性)と狭義の顔面神経(運動性)とから成るのは そのためである．この両神経をあわせて**顔面神経群** Facialisgruppe d. と総称する．

第8脳神経(内耳神経)は水生脊椎動物では 特殊な感覚器官 **側線系** Seitenliniensystem d. に分布して，水流の感受と身体の平衡感覚に関与していたものである．動物が陸上生活をいとなむようになるとともに，側線系が聴覚器と平衡覚器とに分化した．聴覚と平衡覚とは感覚自体として全く性質の異なるものであるにかかわらず，その感受器官 すなわち内耳が ほとんど同一の構造から成っていることは，おそらく こうした発生由来にもとづくものであろう．

第9(舌咽)・第10(迷走)・第11(副)の3脳神経は比較解剖学的には**迷走神経群** Vagusgruppe d. と総称されるもので，下等脊椎動物では集まって一つの脳神経を成し，第3以下の鰓弓に分布している．この神経群の運動性の部分が副神経であって，その外枝は胸鎖乳突筋と僧帽筋に行くが，内枝は舌咽神経や迷走神経に混入して その運動線維をなしている．

最後に**第12脳神経(舌下神経)**であるが，これは比較解剖学的に言うと，もともと脊髄神経である．現に魚類・両生類では そうなっている．ところが 系統発生の過程中に，最上位の頚椎が頭蓋に取りこまれてしまった結果として，爬虫類以上の動物では舌下神経も脳神経に変わったのであって，したがって これは脊髄神経の前根[1]に相当するものである．そうすると 舌筋は，それが舌下神経で支配されている限り，体幹の骨格筋に属するものと考えるべきで，上記の鰓弓筋と内臓筋とは全く別の筋群である．

以上のように考察すると，第3以下10対の脳神経は大きく4群に分けられる．1) 眼筋を動かす運動神経(第3・4・6神経)，2) 本来の脊髄神経前根(第12神経)，3) 鰓弓の神経(第5・7・9・10・11神経)，4) 側線系の神経(第8神経)．

知覚神経が中枢を離れたばかりのところで**知覚神経節**をつくっていることは，脳神経にも脊髄神経にも一貫した通性である．すなわち三叉神経の三叉神経節，顔面神経の膝神経節，内耳神経の前庭神経節と らせん神経節，舌咽神経の上神経節と下神経節，迷走神経の上神経節と下神経節は，いずれも脊髄神経後根の脊髄神経節と相同のものである．これらの神経節のなかにある知覚神経細胞は，本来 中枢神経のなかにあったものが，末梢神経の方へ走り出したもので，内耳神経におけるものは双極性であるが，ほかは みな偽単極性である．

B. 脊髄神経

1 脊髄神経

脊髄神経* nn. spinales は脊髄から発する末梢神経で 31 対あり，1 対ずつ左右の椎間孔から外に出る．これを脊柱の区分にしたがい，つぎの 5 群に分ける(図331, 337, 338)．

① **頚 神 経*** nn. cervicales ……………… 8 対($C_1 \sim C_8$)
② **胸 神 経*** nn. thoracici ……………… 12対($Th_1 \sim Th_{12}$)
③ **腰 神 経*** nn. lumbales ……………… 5 対($L_1 \sim L_5$)

---

1) 前頁の脚注参照．

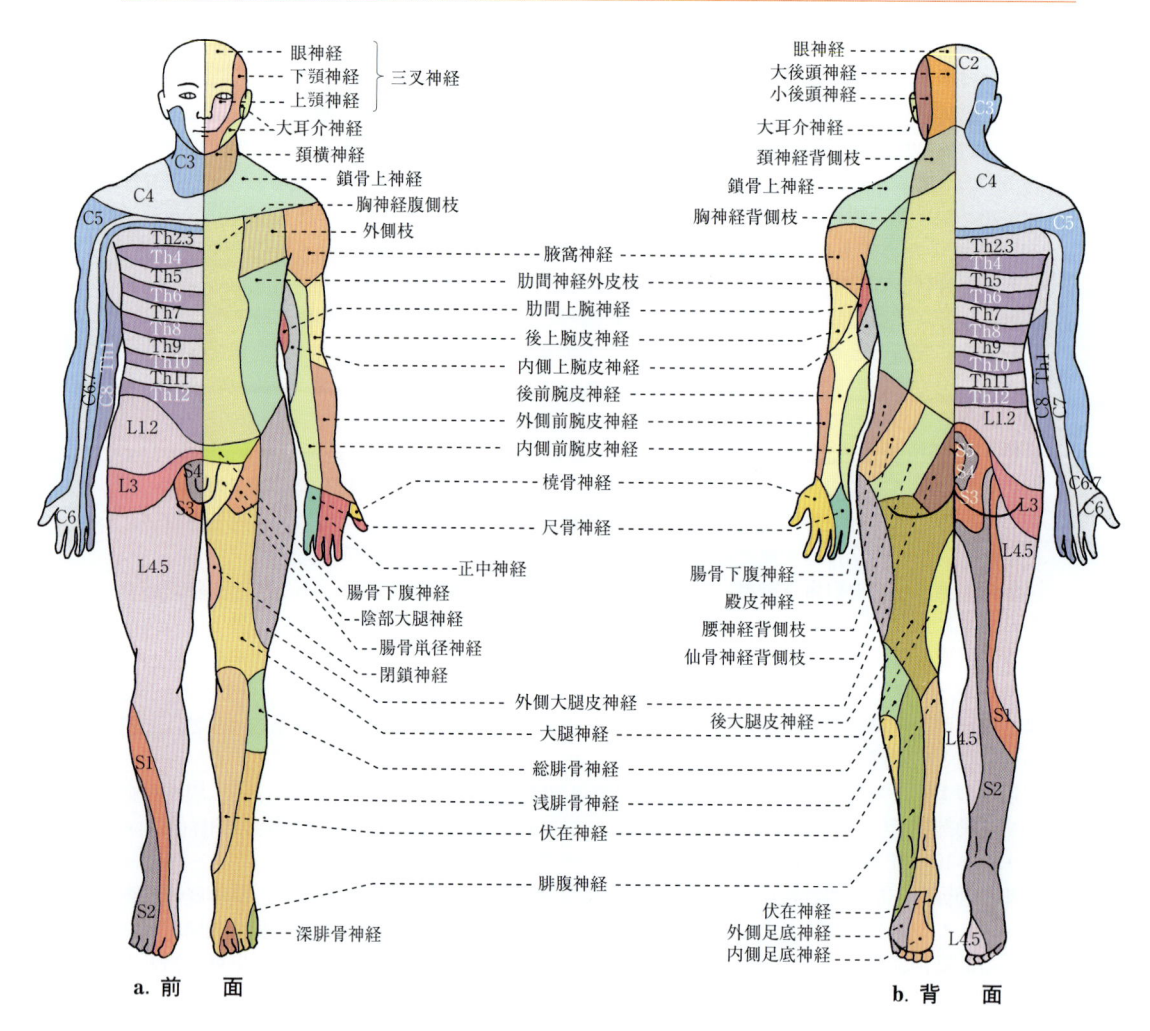

図 404 脊髄神経の各節の皮膚への分布（右半身）と，各皮神経の分布（左半身）

a. 前　面　　　　b. 背　面

　　　④　仙骨神経* nn. sacrales ･･････････････････ 5対(S_1～S_5)
　　　⑤　尾骨神経　n. coccygeus ････････････････ 1対(Co)[1]

　第1頸神経 C_1 は後頭骨と第1頸椎との間から，第8頸神経 C_8 は第7頸椎と第1胸椎との間から出るから，頸神経の数は頸椎の数よりも一つ多く，番号は**すぐ下の椎骨の番号**と一致している．ところが　この順で進むと，第1胸神経 Th_1 は第1・第2胸椎の間の椎間孔を出ることになり，以下　順次これにしたがうから，胸神経以下では脊髄神経の数は　それぞれ相当部の椎骨の数と同じであり，その番号は**すぐ上の椎骨の番号**と一致している．

　脊髄神経は各対　必ずしも同じ大きさではない．C_1 から C_7 まで次第に強大となり，それ

---

[1] Co は *Co*ccygeus の Co. で，o は数字の零ではない．Cervicales の C と区別するため Co としたもので，さいわい尾骨神経は1対しかないので，番号は付ける必要がないのである．

から再び細くなる．Th_1〜Th_{12} は ほとんど同じ太さであるが，L_1 から再び その太さを増して，S_1 に至って最大となり，以下 順次 細くなって，Co は非常に小さい神経となっている．このように 各部で発達の異なるのは，その支配領域の広さが体幹の高さによって ちがっているからである．たとえば 下部頚神経と腰仙骨神経の発達の著しいのは，これらがその高さの体幹だけでなく，そこからのび出した上肢や下肢をも支配しているためである（脊髄の「頚膨大」および「腰膨大」の項参照）．

脊髄神経は 脳神経とちがって，各対いずれも 同様の構造と同様の分布状態を示している．すなわち，すべて**前根*** radix ventralis と**後根*** radix dorsalis として，それぞれ脊髄の前外側溝と後外側溝から発し，1本に集まって椎間孔から脊柱管の外に出る．**前根は運動性**の線維から成り，**後根は知覚性**の線維から成る．後根は椎間孔のなかで**脊髄神経節*** ggl. spinale をつくっている（図 171, 340）．これは知覚ニューロンの細胞体が集まって出来た ふくらみである（図 417〜419）．

脊髄神経の前根が運動性で 後根が知覚性であることは，すでに前世紀の初めから知られていた事実で，これを発見者の名にちなみ **ベルの法則** Bell's law e., または**ベル-マジャンディの法則** Bell-Magendie law e.[1] という．しかし 今日の知見からすれば，この法則は多少 修正されなければならない．前根のなかには運動性線維のほかに交感神経線維が混じっており，また後根のなかにも遠心性に走る副交感神経線維が走っているからである．この点に関しては，なお後章の「自律神経系」の項を参照されたい．

椎間孔を出た脊髄神経は すぐに2種の小枝を出す．その一つは1本の**硬膜枝** r. meningeus で非常に細く，椎間孔を逆行して各相当部位の脊髄硬膜に分布し，その知覚をつかさどっている．もう一つは**交通枝*** r. communicans（図 340, 434）で，ふつう1本であるが，2〜3本のこともあり，もよりの交感神経節に連絡している（「交感神経」および「伝導路」の項参照）．

本幹もまた椎間孔を出るや否や**前枝*** r. ventralis と**後枝*** r. dorsalis に分かれる．それぞれの支配区域は はっきりと定まっていて，後枝は体幹の背部に，前枝は体幹の外側部と腹側部に分布している（図 409）．だから一般に前枝の方が後枝よりも強大である．なお **上肢と下肢は前枝の支配区域**に属し，後枝とは関係のないことに注意すべきである．

各脊髄神経は 体幹を上から下へと分節的に支配している．脊髄の どの高さから発する知覚線維が，皮膚の どの領域に分布するかを 図 404 の右半身に示す．このような帯状の知覚分布を**皮膚分節（デルマトーム）** dermatome e. という．デルマトームは 胴（とくに胸部）では，横縞模様がよく保たれているが，体肢では長軸に沿って伸びている．デルマトームに従って感覚障害（知覚の消失やしびれ）がみられる患者では，脊髄ないし脊髄根での障害が疑われる．ちなみに 末梢の脊髄神経の分布は，デルマトームとは まったく異なるパターンを示す（図 404 の左半身）．

---

1) Sir Charles Bell は英国の生理学者（1763〜1820）．Francois Magendie はフランスの生理学者（1783〜1855）．

脊髄神経は前枝も後枝も ともに混合性で，皮膚その他に行く知覚線維と 骨格筋に行く運動線維とを含んでいる．すなわち前根と後根の線維は前枝と後枝に分かれるまでに，完全に混合してしまっているのである．

2 脊髄神経の後枝

椎間孔の出口で前枝と分かれて後方に行き，2枝に分かれる．両枝とも固有背筋に運動枝を与えたのち，体幹背面の皮膚に分布する(図409)．

脊髄神経では 一般に前枝の方が後枝より強くて太いことは すでに述べたが，C_2 だけは例外で，その関係が逆になっている．

C_1 の後枝をとくに**後頭下神経** n. suboccipitalis とよぶ．この神経は項部の諸筋を支配するだけで，皮枝をもっていない．しかし C_1 にも後根は はっきりと存在するのであって，その線維は後頭下神経のなかに はいって 深部知覚をつかさどっているものと思われる．

C_2 の後枝は いくつかの筋枝を出したのち，**大後頭神経*** n. occipitalis major となって後頭動脈とともに走り，後頭部の皮膚に分布している．胸神経以下の脊髄神経後枝については，とくに重要なことはない．

3 脊髄神経の前枝

体幹の外側部と腹側部ならびに体肢に分布するもので，上に述べた後枝に比べると，おおむね強大である．31対の前枝は，胸神経を除き みな脊柱の両側で上下たがいに吻合して神経叢をつくっている．神経叢が出来ていることは身体構成材料の分節的配分が乱れているしるしで，体肢に行く神経で神経叢がとくによく発達しているのは，そのためである．各脊髄神経と神経叢との関係は つぎの通りである．

C_1〜C_4 …………頚神経叢 ⎫
C_4〜Th_1 …………腕神経叢 ⎭ 頚腕神経叢

Th_1〜Th_{12} ………肋間神経(神経叢をつくらない)

Th_{12}〜L_4 ………腰神経叢 ⎫
L_4〜S_5 …………仙骨神経叢 ⎭ 腰仙骨神経叢

Co ……………… S_4・S_5と小さい神経わなをつくる．

4 頚神経叢

頚神経叢* plexus cervicalis は頚部とその隣接部を支配している．C_1〜C_4の前枝で構成され，胸鎖乳突筋におおわれて側頚部にある(図331，405)．その枝の主のものをあげる．

1. 皮 枝

① **小後頭神経*** n. occipitalis minor →後頭部

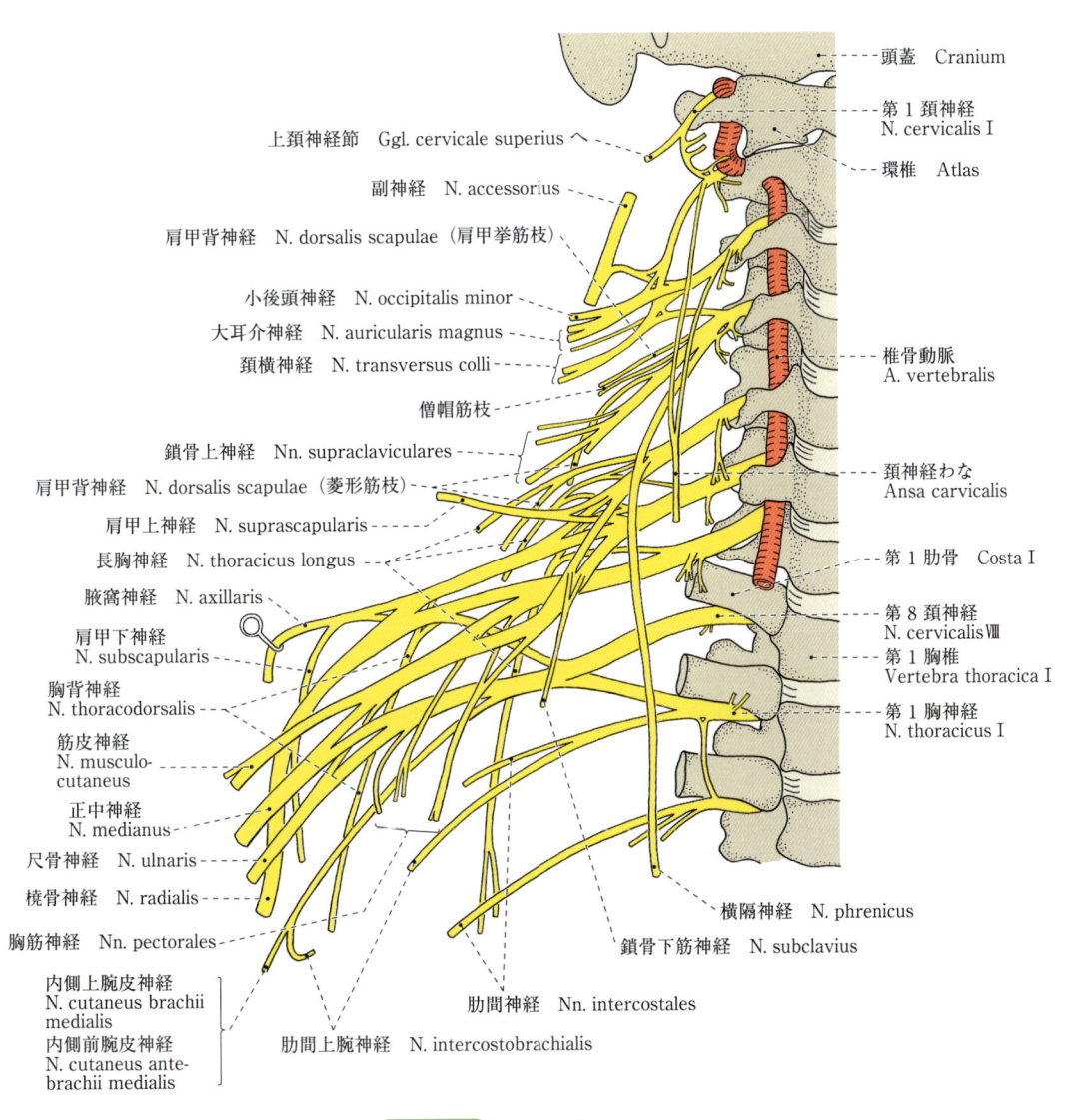

図 405　頚神経叢と腕神経叢

② **大耳介神経*** n. auricularis magnus →耳介の後部および耳下腺の付近
③ **頚横神経*** n. transversus colli →側頚部および前頚部
④ **鎖骨上神経*** nn. supraclaviculares →鎖骨の上下および骨

これらはいずれも**胸鎖乳突筋の後縁**から皮下に現われ，①は胸鎖乳突筋と僧帽筋との間を斜に後上へ，②は胸鎖乳突筋の表面を上の方へ，③は胸鎖乳突筋の表面を前の方へ，④は数枝に分かれて鎖骨の表面を下の方へ走り，全体として放射状に分散して上述の各分布区域の皮膚に行っている（図 392，393，396，405）．

2. 筋　枝

　後頚筋群に枝を与えるほか，副神経と吻合して胸鎖乳突筋と僧帽筋に，また**頚神経わな*** ansa cervicalis として舌下神経と吻合しながら，舌骨下筋群に枝を送っている．このほか頚神経叢の筋枝として **横隔神経*** n. phrenicus（図 149, 393）が重要である．これは C_4 を主体に，その上下の頚神経 1〜2 本から成る．頚神経叢を出ると **前斜角筋の前**を下って胸腔にはいり，**心嚢と縦隔胸膜の間**を通って横隔膜に達し（そのとき**肺門の前**を通るが，迷走神経は肺門の後ろを下がるから注意せよ），その筋に分布している．途中で 心嚢と胸膜にも知覚枝を送っている．

5　腕神経叢

　腕神経叢* plexus brachialis は上肢全体 すなわち自由上肢と上肢帯を支配する 強大な神経叢である．上肢帯には その所属筋として浅胸筋と浅背筋が付属しているから，腕神経叢の運動枝は 皮枝よりも さらに分布範囲をひろげて，胸背部の表層にまで及んでいる．C_5〜C_8 の前枝と C_4，Th_1 の前枝の一部とから成る．前斜角筋の後ろを通り，上中下の 3 束をつくって下外側の方に下り，鎖骨下動脈の上側に沿って，鎖骨の後下から腋窩に及んでいる（図 331, 405, 408）．これから出る末梢枝を **鎖骨上部**と**鎖骨下部** の 2 群に分けるのが一般であるが，意味がないと思うので，本書では胸背部と上肢帯に行く筋枝群と自由上肢を支配する末梢枝群とに分けて記す．

1. 胸背部と上肢帯に行く筋枝群

　これは大まかな分布領域を記したもので，胸背部の筋群というのは実は 浅胸筋群と，僧帽筋を除いた浅背筋群とである．

　① **胸筋神経*** nn. pectorales： 鎖骨の後下を通って大胸筋と小胸筋の間に達し，これらの両筋に（胸肩峰動脈の胸筋枝とともに走る）（図 405, 406）．

　② **肩甲背神経*** n. dorsalis scapulae： 腕神経叢から背方に向かって出て，肩甲挙筋と菱形筋に．

　③ **長胸神経*** n. thoracicus longus： 腋窩の内側壁のなかを下り，外側から前鋸筋に（図 405, 406, 408）．

　④ **鎖骨下筋神経** n. subclavius： 木綿糸ほどの細枝で，鎖骨下筋に．

　⑤ **肩甲上神経*** n. suprascapularis： 肩甲切痕を通って肩甲骨の上縁から背面へ下り，棘上筋と棘下筋に（同名血管とともに走る）（図 405, 406）．

　⑥ **肩甲下神経*** nn. subscapulares： 肩甲骨の前面におもむき，肩甲下筋と大円筋に（図 405）．

　⑦ **胸背神経*** n. thoracodorsalis： 肩甲骨の外側縁に沿って同名血管とともに下り，広背筋に（図 405, 406, 408）．

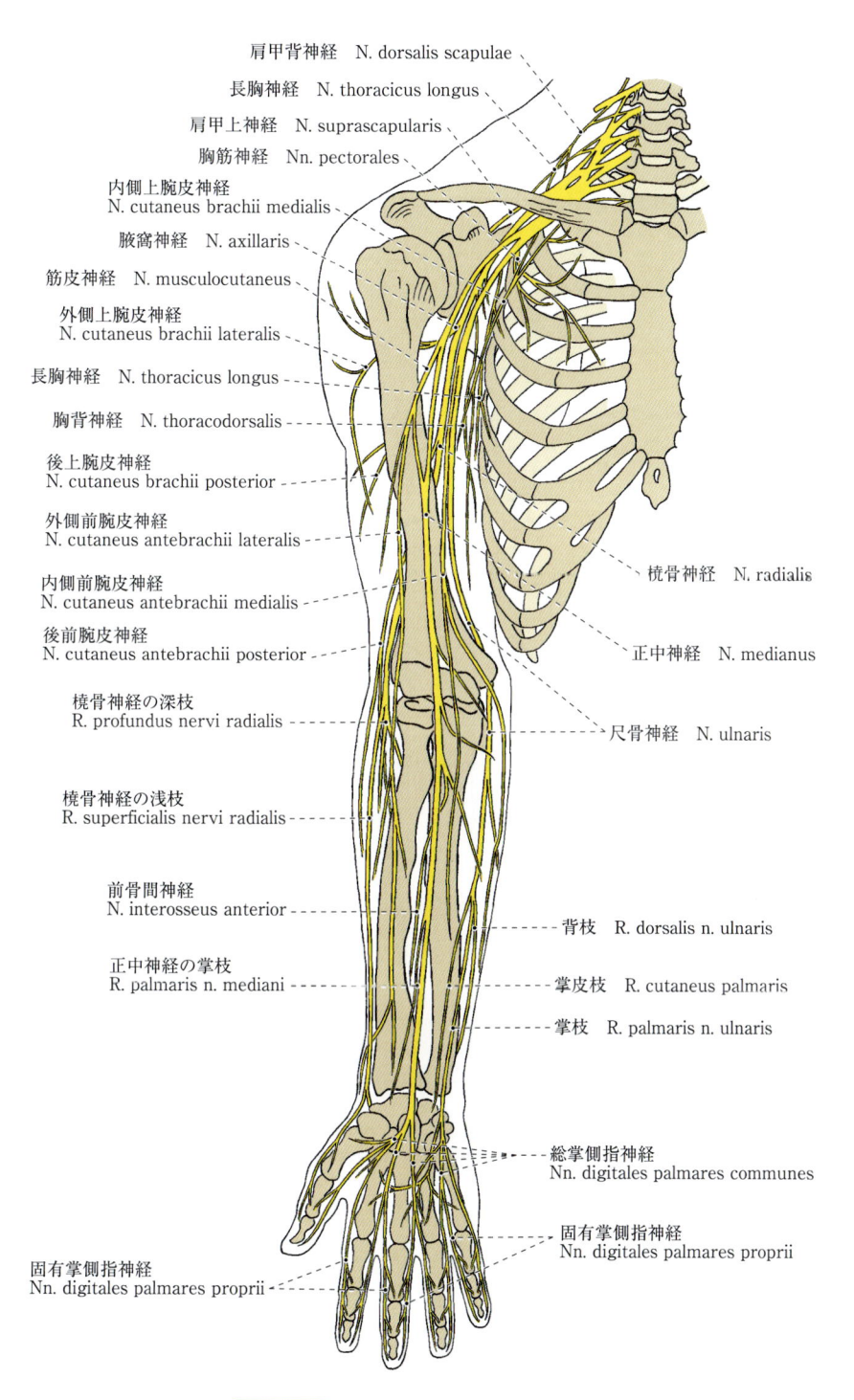

図 406　上肢の神経（腕神経叢とその枝）

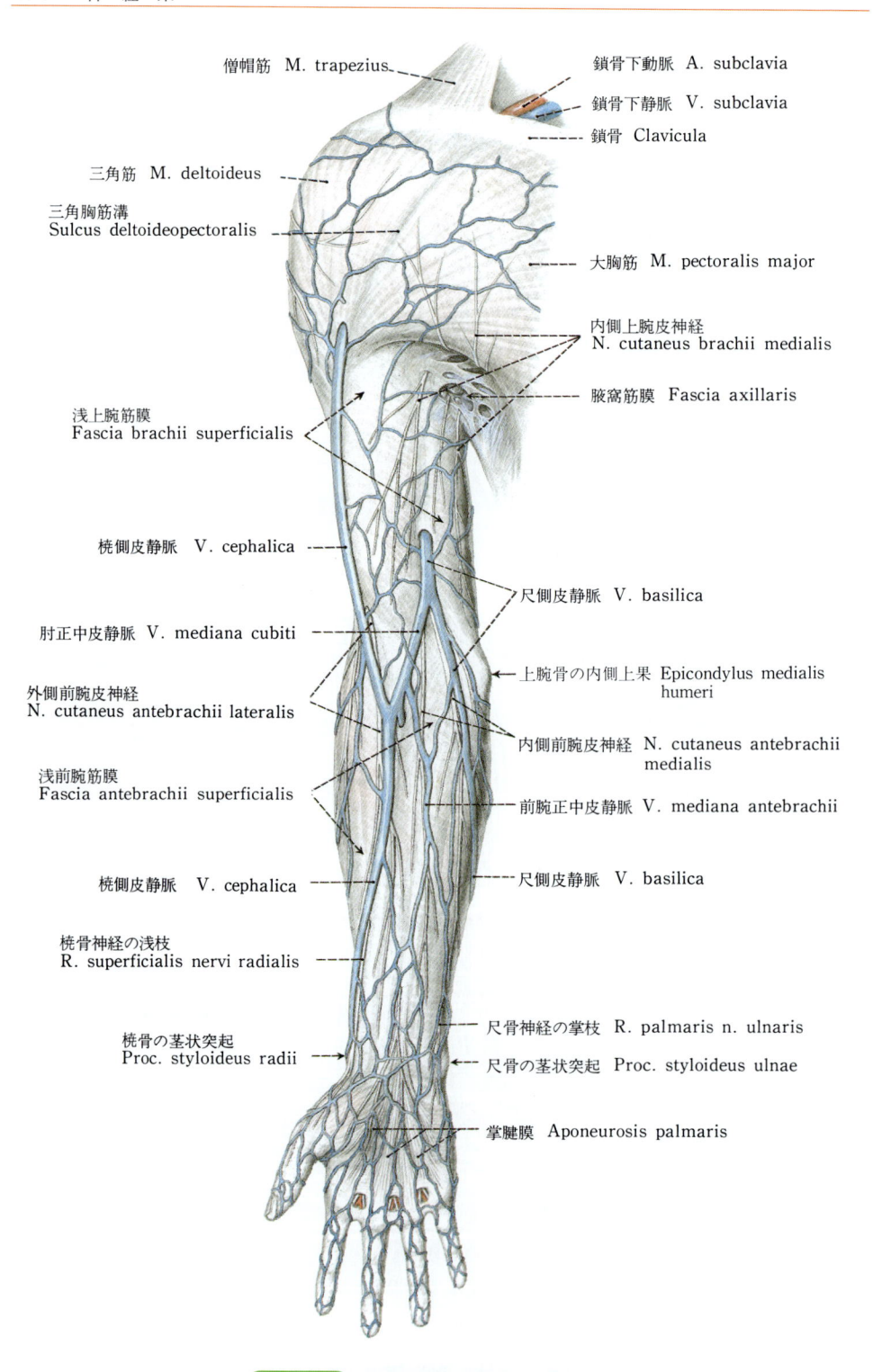

図 407　上肢表層の血管と神経（前面）

II. 末梢神経系　475

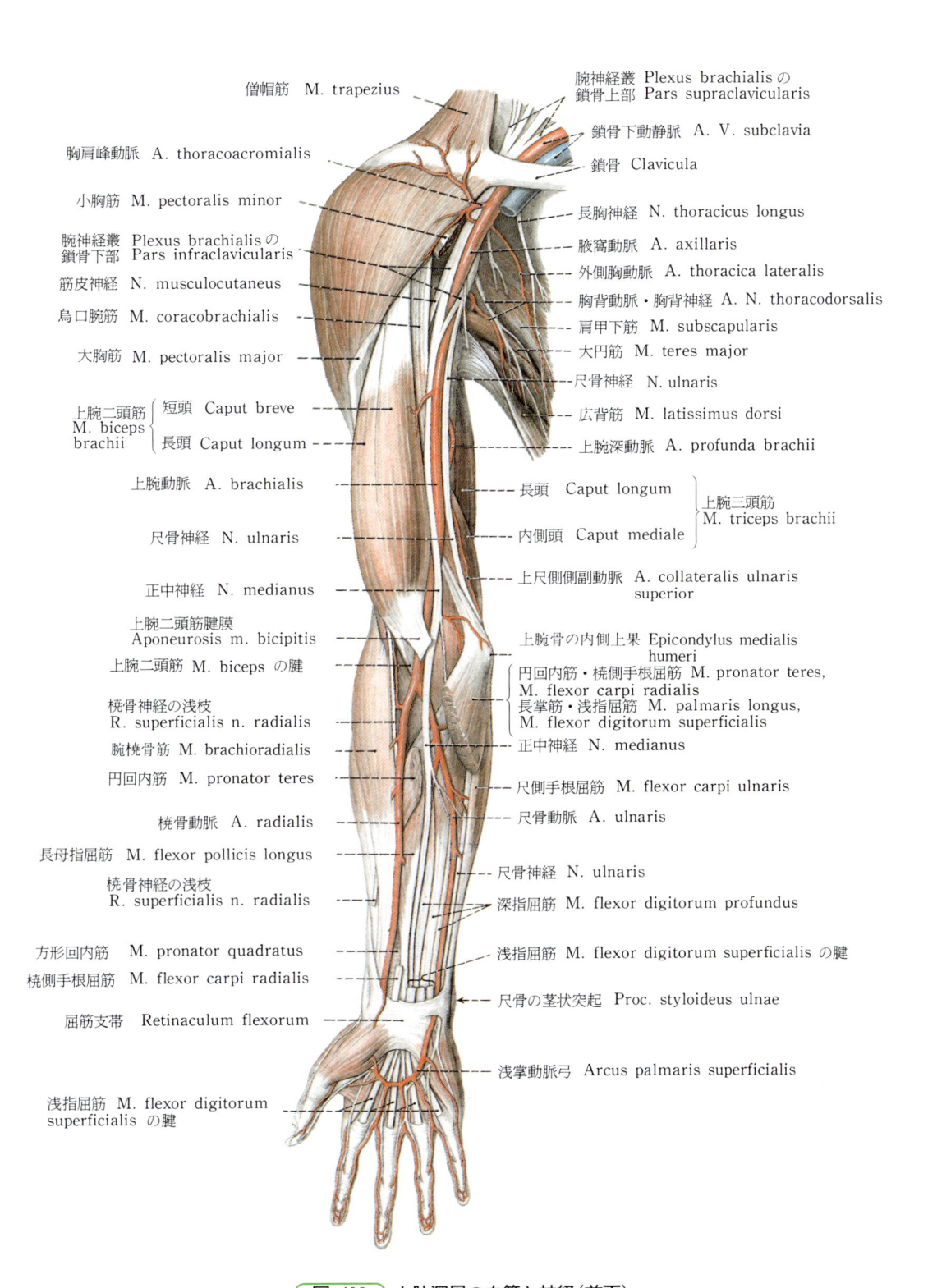

僧帽筋　M. trapezius
腕神経叢 Plexus brachialis の鎖骨上部 Pars supraclavicularis
胸肩峰動脈　A. thoracoacromialis
鎖骨下動静脈　A. V. subclavia
鎖骨　Clavicula
小胸筋　M. pectoralis minor
長胸神経　N. thoracicus longus
腕神経叢 Plexus brachialis の鎖骨下部 Pars infraclavicularis
腋窩動脈　A. axillaris
筋皮神経　N. musculocutaneus
外側胸動脈　A. thoracica lateralis
烏口腕筋　M. coracobrachialis
胸背動脈・胸背神経　A. N. thoracodorsalis
大胸筋　M. pectoralis major
肩甲下筋　M. subscapularis
大円筋　M. teres major
上腕二頭筋 M. biceps brachii｛短頭 Caput breve
尺骨神経　N. ulnaris
広背筋　M. latissimus dorsi
長頭 Caput longum
上腕深動脈　A. profunda brachii
上腕動脈　A. brachialis
長頭　Caput longum ｜上腕三頭筋
内側頭　Caput mediale ｜M. triceps brachii
尺骨神経　N. ulnaris
上尺側側副動脈　A. collateralis ulnaris superior
正中神経　N. medianus
上腕二頭筋腱膜　Aponeurosis m. bicipitis
上腕骨の内側上果　Epicondylus medialis humeri
上腕二頭筋 M. biceps の腱
円回内筋・橈側手根屈筋　M. pronator teres, M. flexor carpi radialis
橈骨神経の浅枝　R. superficialis n. radialis
長掌筋・浅指屈筋　M. palmaris longus, M. flexor digitorum superficialis
腕橈骨筋　M. brachioradialis
正中神経　N. medianus
円回内筋　M. pronator teres
尺側手根屈筋　M. flexor carpi ulnaris
橈骨動脈　A. radialis
尺骨動脈　A. ulnaris
長母指屈筋　M. flexor pollicis longus
尺骨神経　N. ulnaris
橈骨神経の浅枝　R. superficialis n. radialis
深指屈筋　M. flexor digitorum profundus
方形回内筋　M. pronator quadratus
浅指屈筋　M. flexor digitorum superficialis の腱
橈側手根屈筋　M. flexor carpi radialis
尺骨の茎状突起　Proc. styloideus ulnae
屈筋支帯　Retinaculum flexorum
浅掌動脈弓　Arcus palmaris superficialis
浅指屈筋 M. flexor digitorum superficialis の腱

図 408　上肢深層の血管と神経（前面）

⑧ **腋窩神経*** n. axillaris： 後上腕回旋動脈とともに外側腋窩隙を通って肩の背面に出て，小円筋と三角筋に筋枝を与えたのち，**上外側上腕皮神経** n. cutaneus brachii lateralis superior として上腕の後外側の皮膚に(図405，406)．

2. 自由上肢への神経群

これは一般に長大で，多くは筋枝と皮枝を あわせもっている．

① **筋皮神経*** n. musculocutaneus： 腕神経叢から外側に向かって出て，上腕の屈筋群を斜に貫き，これらの筋に枝を与えたのち，**外側前腕皮神経** n. cutaneus antebrachii lateralis として前腕橈側の皮膚に分布する(図405～408)．

② **正中神経*** n. medianus： 上腕動脈とともに上腕の前尺側を上腕二頭筋の尺側縁に沿って走り，下って肘窩に達し，さらに前腕屈側の浅深両筋群の間を通って手掌にはいり，放射状にその終枝に分かれる．その経過中に数多の筋枝を出して，尺側手根屈筋と深指屈筋(尺側半)を除く すべての前腕屈筋群ならびに外側の手筋群を支配し，また 皮枝は手掌の橈側半を支配している(図129，130，405～408)．

③ **尺骨神経*** n. ulnaris： 正中神経の尺側に出て，上腕の後尺側を皮膚と上腕筋膜とだけに おおわれて下る．ついで 上腕骨の**内側上果と肘頭の間**を通り，尺側手根屈筋の起始部を貫いて前腕の前面に出て，この筋に おおわれながら 尺骨動脈に伴って下り，途中で2終枝に分かれて手掌と手背との尺側に分布する．その経過中に筋枝を尺側手根屈筋・深指屈筋(尺側半)ならびに内側の手筋群に与え，皮枝を手掌と手背の尺側半に送る(図129，130，405～408)．

　この神経は上腕骨の内側上顆の後ろを通るところでは皮膚と骨との間を走っているから，外部から圧迫を受けやすい．試みに尺骨の肘頭と上腕骨の内側上果との間を指で強く圧すと，電気に触れたような異様感が小指の先まで感じられるであろう．

④ **橈骨神経*** n. radialis： 尺骨神経の後側から出て，上腕深動脈とともに上腕三頭筋を貫いて(この筋の外側頭と内側頭との間を通る)**上腕骨の後面**を斜に下橈側に走り，さらに前下方にねじれて 腕橈骨筋の起始の下を通り，肘窩の橈側部に現われる．すなわち橈骨神経は上腕骨に よじれながら絡みついているのである．本幹は肘窩で深浅2枝に分かれて前腕の橈側を手に向かう．その経過中 筋枝を上腕と前腕のすべての伸筋に与え，皮枝を上腕と前腕の背面ならびに手背の橈側半に送る(図129，130，405～408)．

⑤ **腕神経叢の皮枝**： 上にあげた諸神経のほかに，腕神経叢から直接に**内側上腕皮神経** n. cutaneus brachii medialis と**内側前腕皮神経** n. cutaneus antebrachii medialis という2本の皮枝が出ている(図407)．

6 肋間神経

肋間神経* nn. intercostales は Th_1～Th_{12} の前枝で12対ある．同名動静脈に伴って各肋

間隙を走る．上位の肋間神経は終始 同一の肋間隙を走るが，下位のものは 肋骨弓を越えてさらに斜に正中部まで進むから，腹壁も大部分の領域が 肋間神経によって 後方から前下方へと貫かれることになる．このようにして 肋間神経は随所に小枝を出して すべての固有胸筋・上下の後鋸筋・前腹筋および側腹筋を支配し，また 前後2本の皮枝は 胸腹部の前面と側面の皮膚に分布する（図331, 409）．

　　肋間神経は胸部では はじめ内肋間筋を貫いて前走するが，前の方では 内肋間筋と胸横筋の間を通る．腹部では主として内腹斜筋と腹横筋の間を通る．肋間隙における神経と血管の位置関係は一定している．各肋骨下縁の内側に静脈が，その下に動脈が，さらにその下に神経が走るから，各肋骨の上縁のところには血管も神経もない．だから胸郭の穿刺を行なうときには肋骨のすぐ上を刺すがよい．第12肋間神経は「肋間」にはなくて最後の「肋骨の下」を通るというので，**肋下神経** n. subcostalis と呼ばれる．

7 腰神経叢

腰神経叢* plexus lumbalis は Th$_{12}$〜L$_4$の前枝によってつくられ，腰椎の両側で大腰筋の中に かくれている．その筋枝は 腹筋下部・内寛骨筋・大腿の伸筋・大腿の内転筋などの諸筋群を支配し，皮枝は鼠径部・外陰部・大腿の前面・下腿の内側などの皮膚に分布している．その主な枝をあげる（図150, 331, 410）．

① **腸骨下腹神経*** n. iliohypogastricus： 第12肋間神経（肋下神経）の下を これと並んで前下方に下り，筋枝を側腹筋群に，皮枝を下腹部と殿部に与える（図150, 410）．

② **腸骨鼠径神経*** n. ilioinguinalis： ①のすぐ下を これと並行して走り，筋枝を側腹

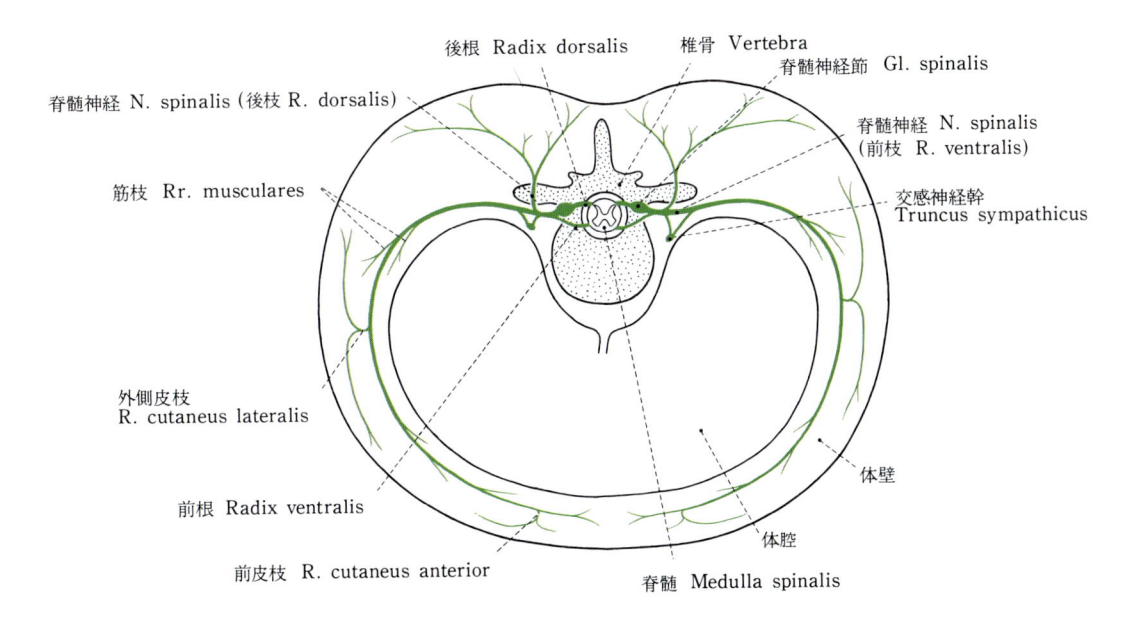

図 409 脊髄神経の分布（模型図）
腹部における水平断として，1対の腰神経の全経過を水平面上に投影した．

478 神経系

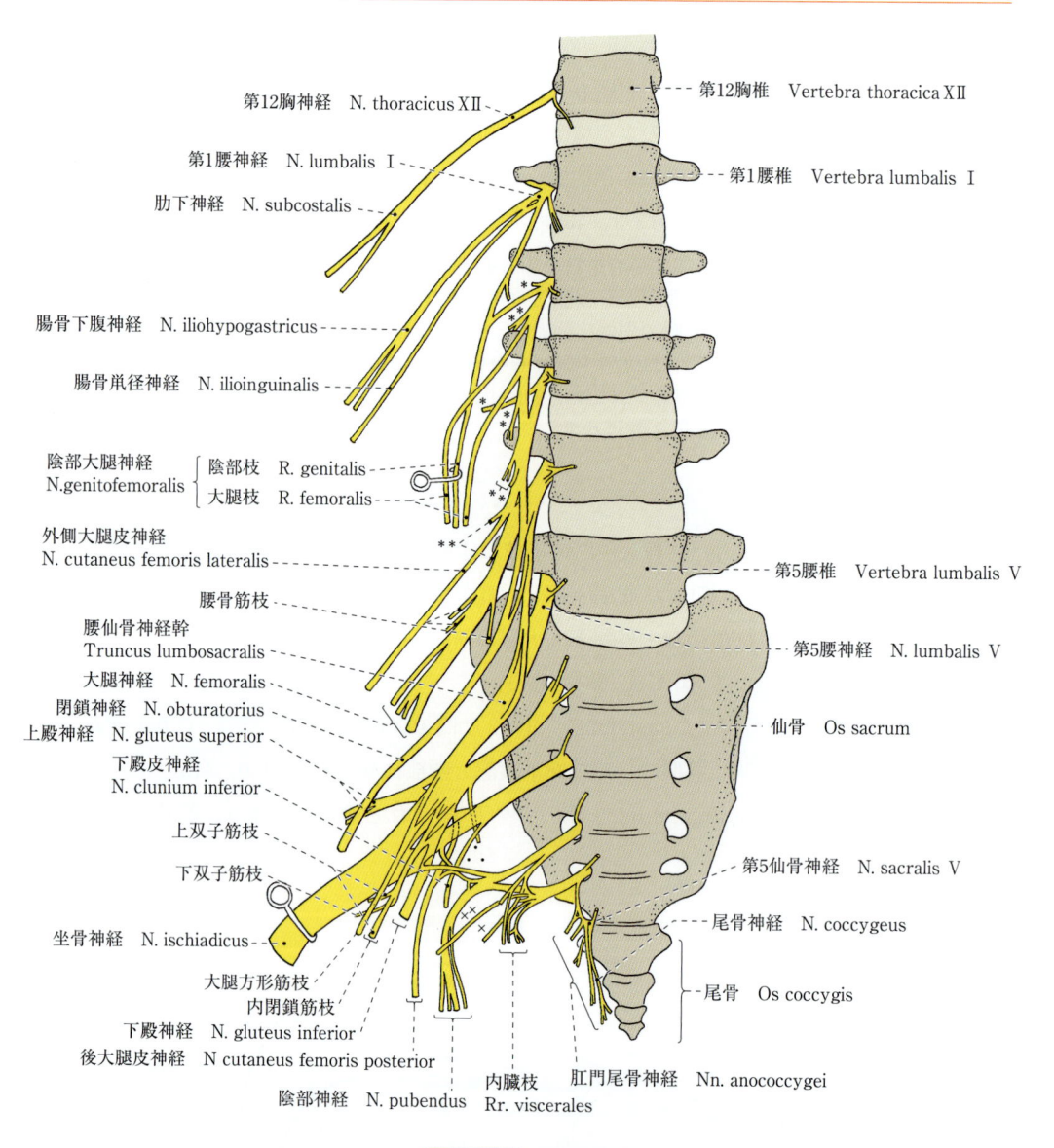

図 410 腰仙骨神経叢

図中ラベル：
- 第12胸神経 N. thoracicus XII
- 第1腰神経 N. lumbalis I
- 肋下神経 N. subcostalis
- 腸骨下腹神経 N. iliohypogastricus
- 腸骨鼡径神経 N. ilioinguinalis
- 陰部大腿神経 N.genitofemoralis ― 陰部枝 R. genitalis／大腿枝 R. femoralis
- 外側大腿皮神経 N. cutaneus femoris lateralis
- 腰骨筋枝
- 腰仙骨神経幹 Truncus lumbosacralis
- 大腿神経 N. femoralis
- 閉鎖神経 N. obturatorius
- 上殿神経 N. gluteus superior
- 下殿皮神経 N. clunium inferior
- 上双子筋枝
- 下双子筋枝
- 坐骨神経 N. ischiadicus
- 大腿方形筋枝
- 内閉鎖筋枝
- 下殿神経 N. gluteus inferior
- 後大腿皮神経 N cutaneus femoris posterior
- 陰部神経 N. pubendus
- 内臓枝 Rr. viscerales
- 肛門尾骨神経 Nn. anococcygei
- 第12胸椎 Vertebra thoracica XII
- 第1腰椎 Vertebra lumbalis I
- 第5腰椎 Vertebra lumbalis V
- 第5腰神経 N. lumbalis V
- 仙骨 Os sacrum
- 第5仙骨神経 N. sacralis V
- 尾骨神経 N. coccygeus
- 尾骨 Os coccygis

＊は腰方形筋枝および大小腰筋枝，∴は梨状筋枝，××は肛門挙筋枝，×は尾骨筋枝

筋群の下部に与えたのち，精索（あるいは子宮円索）とともに鼡径管を通って浅鼡径輪から皮下に現われ，男では陰囊に，女では大陰唇に分布する（図150, 410）.

③ **陰部大腿神経** n. genitofemoralis： 細い神経で，大腰筋のなかで2枝に分かれ，一は精索（または子宮円索）に伴行して陰囊（または大陰唇）とその付近に，他は鼡径部の皮膚に分布する（図150, 410）.

④ **外側大腿皮神経** n. cutaneus femoris lateralis： 腰方形筋と腸骨筋の前を斜に外下方に下り，上前腸骨棘の内側で鼡径靱帯の下をくぐり，大腿外側部の皮膚に分布する（図

II. 末梢神経系　479

- 外側大腿皮神経　N. cutaneus femoris lateralis
- 大腿神経　N. femoralis
- 仙骨神経叢　Plexus sacralis
- 閉鎖神経　N. obturatorius
- 大腿神経　N. femoralis
- 前皮枝　Rr. cutanei anteriores
- 筋枝　Rr. musculares
- 伏在神経　N. saphenus
- 筋枝　Rr. musculares
- 膝蓋下枝　R. infrapatellaris
- 脛骨神経　N. tibialis
- 内側下腿皮枝　Rr. cutanei cruris mediales
- 浅腓骨神経　N. fibularis superficialis
- 内側足底神経　N. plantaris medialis
- 外側足底神経　N. plantaris lateralis

- 第5腰神経　N. lumbalis V
- 第1仙骨神経　N. sacralis I
- 下殿神経　N. gluteus inferior
- 陰部神経　N. pudendus
- 下殿皮神経　Nn. clunium inferiores
- 後大腿皮神経　N. cutaneus femoris posterior
- 坐骨神経　N. ischiadicus
- 脛骨神経　N. tibialis
- 外側腓腹皮神経　N. cutaneus surae lateralis
- 腓腹神経　N. suralis
- 内側踵骨枝　R. calcanearis medialis

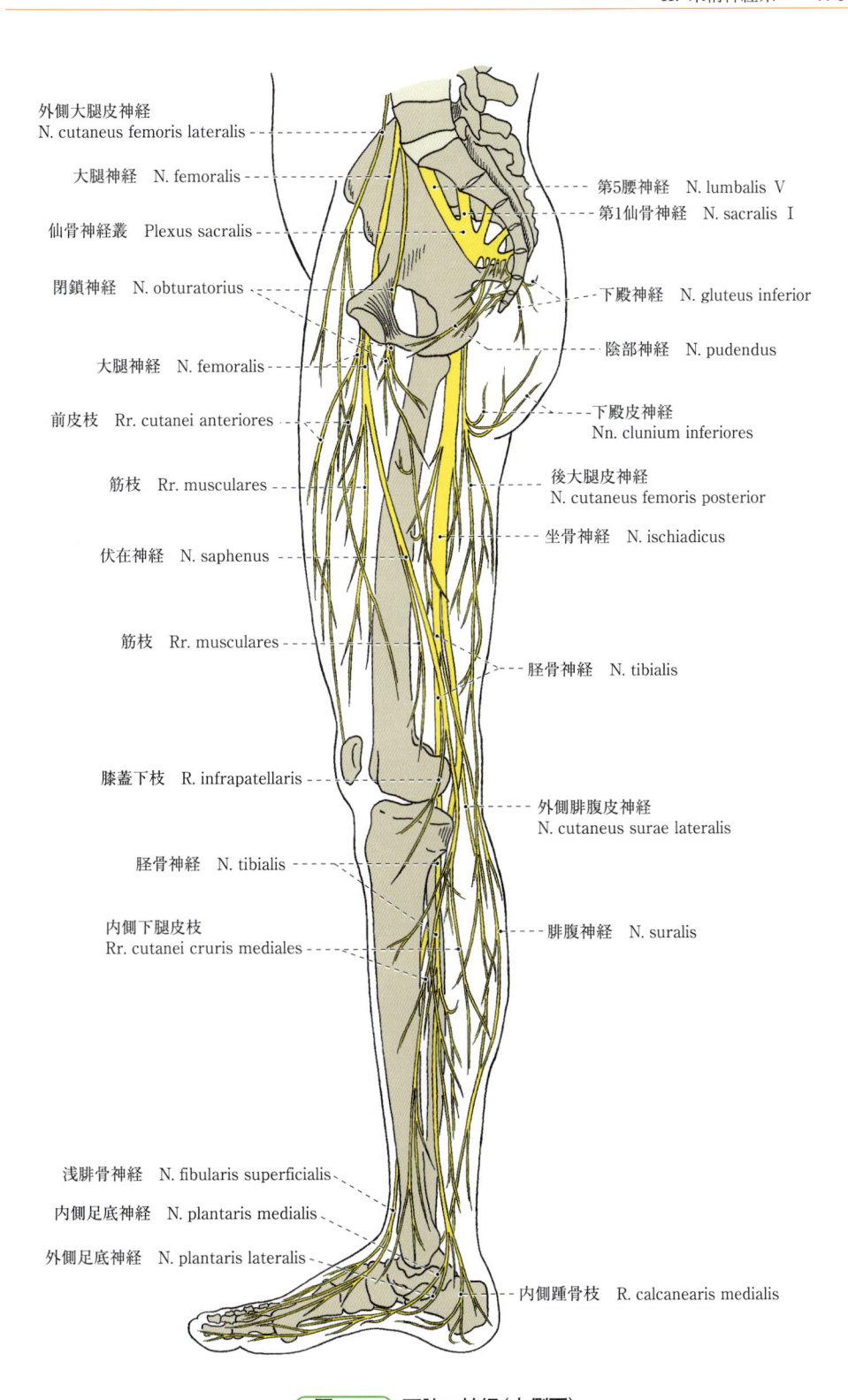

図 411　下肢の神経（内側面）

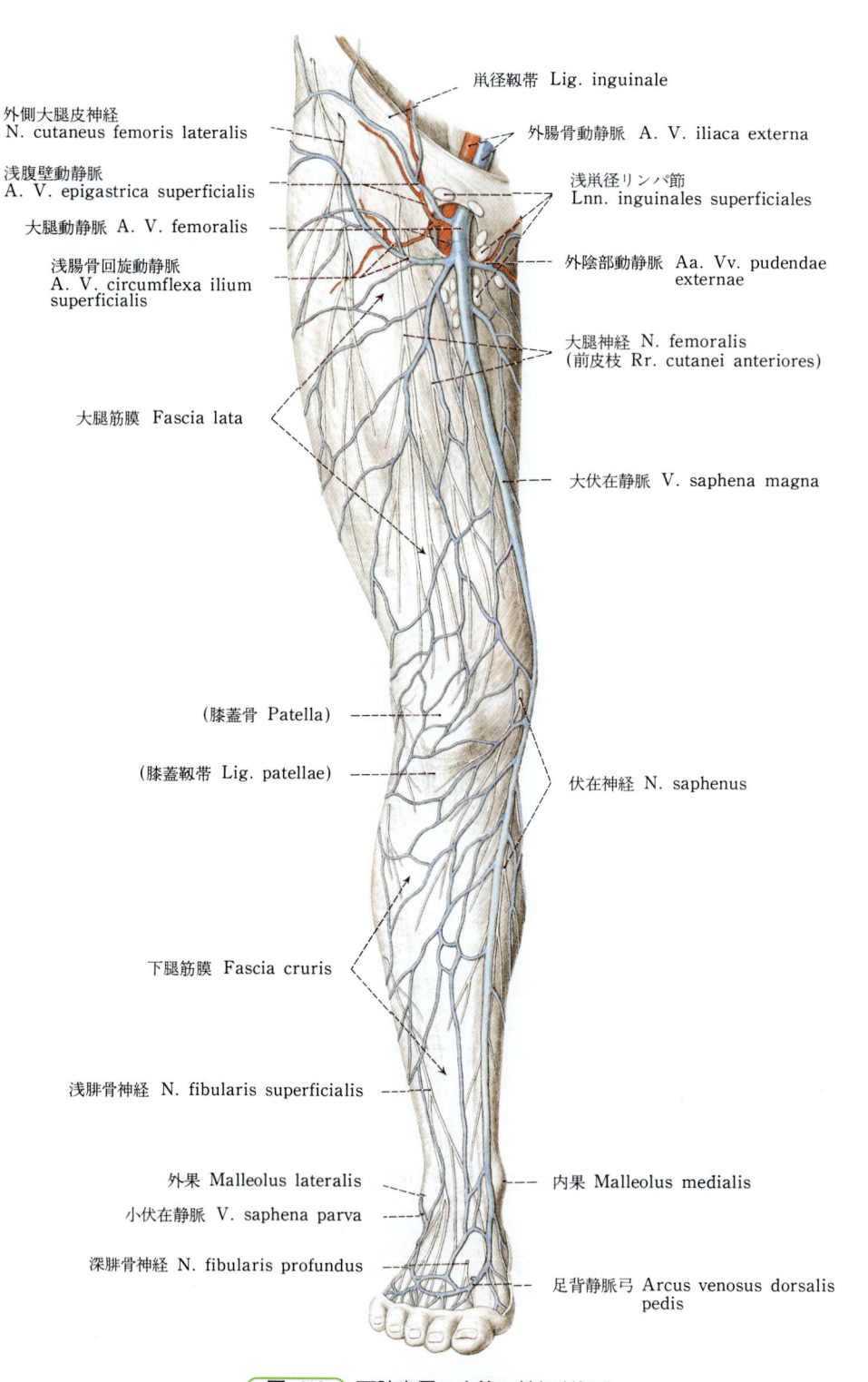

図 412　下肢表層の血管と神経（前面）

II. 末梢神経系　　481

上前腸骨棘　Spina iliaca ant. sup.
（大腿筋膜張筋　M. tensor fasciae latae）
鼡径靱帯　Lig. inguinale
外側大腿皮神経　N. cutaneus femoris lateralis
深腸骨回旋動脈　A. circumflexa ilium profunda
外側大腿回旋動脈　A. circumflexa femoris lateralis
縫工筋　M. sartorius
内側大腿回旋動脈　A. circumflexa femoris medialis
大腿深動脈　A. profunda femoris
大腿動脈　A. femoralis

大腿四頭筋 M. quadriceps femoris
- 中間広筋　M. vastus intermedius
- 大腿直筋　M. rectus femoris
- 外側広筋　M. vastus lateralis
- 内側広筋　M. vastus medialis

膝蓋骨　Patella
総腓骨神経　N. fibularis communis
深腓骨神経　N. fibularis profundus
浅腓骨神経　N. fibularis superficialis
長腓骨筋　M. fibularis longus
前脛骨筋　M. ribialis anterior
長指伸筋　M. extensor digitorum longus
短腓骨筋　M. fibularis brevis
浅腓骨神経　N. fibularis superficialis
上伸筋支帯　Retinaculum mm. extensorum superius
外果　Malleolus lateralis
短指伸筋　M. extensor digitorum brevis
短母指伸筋　M. extensor hallucis brevis

大腿神経　N. femoralis
外腸骨動静脈　A. V. iliaca externa
閉鎖神経　N. obturatorius
恥骨筋　M. pectineus
長内転筋　M. adductor longus
短内転筋　M. adductor brevis
大内転筋　M. adductor magnus
長内転筋　M. adductor longus
薄筋　M. gracilis
伏在神経　N. saphenus
縫工筋　M. sartorius
下行膝動脈　A. genus descendens
膝蓋動脈網　Rete patellae
腓腹筋　M. gastrocnemius
ひらめ筋　M. soleus
脛骨　Tibia
前脛骨動脈　A. tibialis anterior
内果　Malleolus medialis
下伸筋支帯　Retinaculum mm. extensorum inferius
長母指伸筋　M. extensor hallucis longus
長指伸筋　M. extensor digitorum longus

図 413　下肢深層の血管と神経（前面）

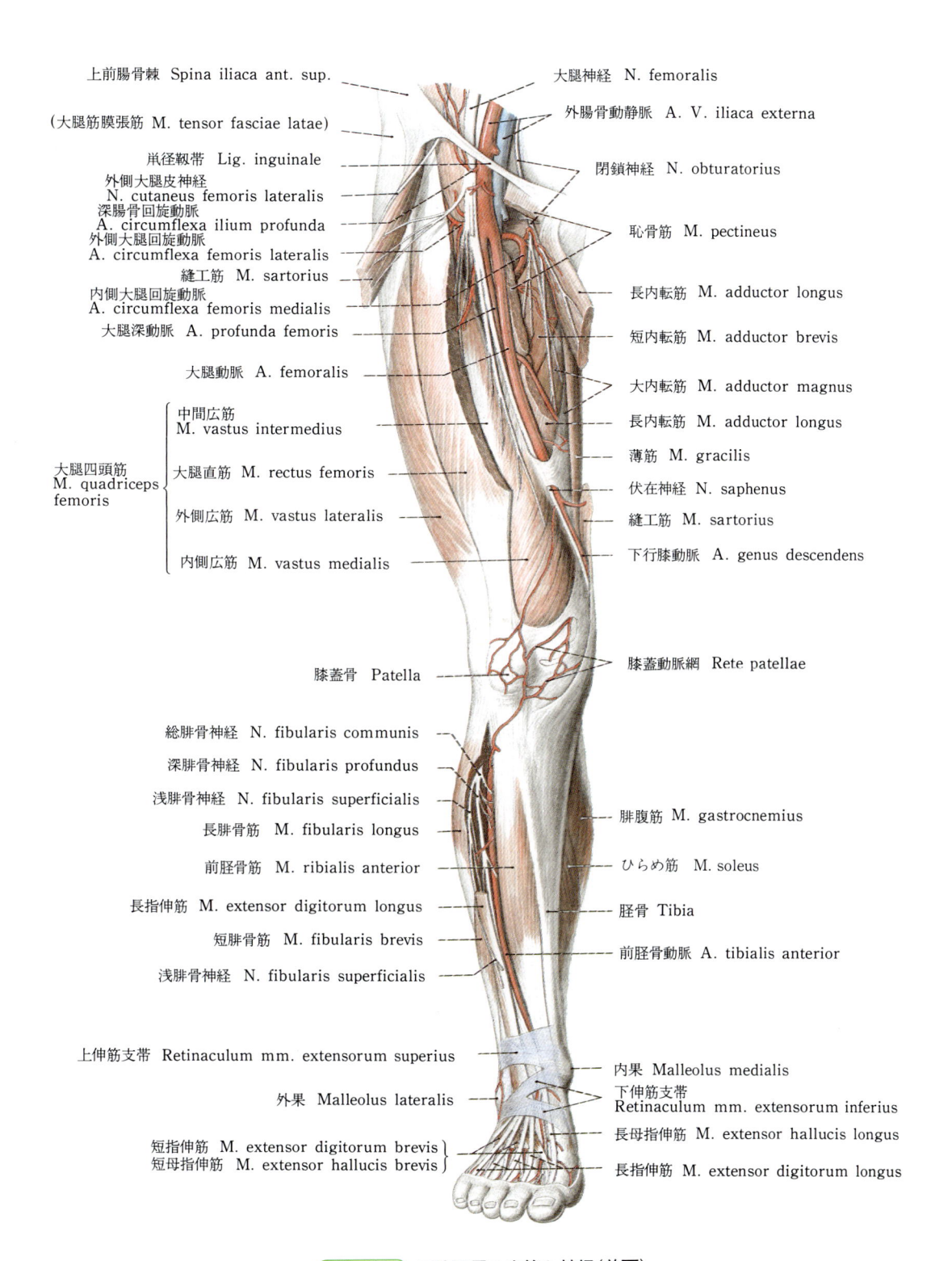

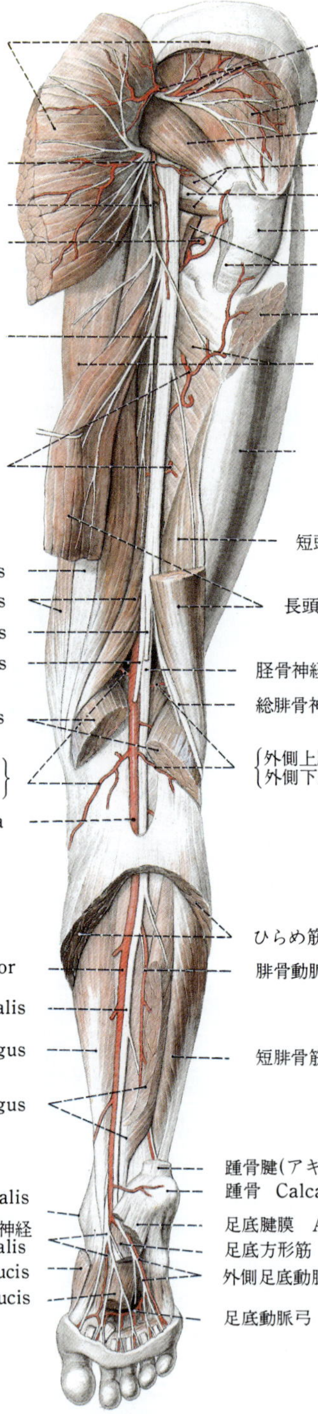

中殿筋　M. gluteus medius
大殿筋　M. gluteus maximus
上殿動脈　A. glutea superior
上殿神経　N. gluteus superior
小殿筋　M. gluteus minimus
梨状筋　M. piriformis
双子筋　Mm. gemelli
下殿動脈　A. glutea inferior
下殿神経　N. gluteus inferior
内閉鎖筋　M. obturatorius internus の腱
大転子　Trochanter major
内側大腿回旋動脈　A. circumflexa femoris medialis
大腿方形筋　M. quadratus femoris
大殿筋　M. gluteus maximus
坐骨神経　N. ischiadicus
大内転筋　M. adductor magnus
腸脛靱帯　Tractus iliotibialis
貫通動脈　Aa. perforantes
短頭　Caput breve
大腿二頭筋　M. biceps femoris
半腱様筋　M. semitendinosus
半膜様筋　M. semimembranosus
長頭　Caput longum
内側腓腹皮神経　N. cutaneus surae medialis
筋枝　R. muscularis
脛骨神経　N. tibialis
総腓骨神経　N. fibularis communis
腓腹筋　M. gastrocnemius
内側上膝動脈　A. genus superior medialis
内側下膝動脈　A. genus inferior medialis
外側上膝動脈　A. genus superior lateralis
外側下膝動脈　A. genus inferior lateralis
膝窩動脈　A. poplitea
ひらめ筋　M. soleus
後脛骨動脈　A. tibialis posterior
腓骨動脈　A. fibularis
脛骨神経　N. tibialis
長指屈筋　M. flexor digitorum longus
短腓骨筋　M. fibularis brevis
長母指屈筋　M. flexor hallucis longus
踵骨腱（アキレス腱）　Tendo calcaneus (Achillis)
踵骨　Calcaneus
内果　Malleolus medialis
足底腱膜　Aponeurosis plantaris
内側足底動脈・内側足底神経　A. N. plantaris medialis
足底方形筋　M. quadratus plantae
母指外転筋　M. abductor hallucis
外側足底動脈・外側足底神経　A. N. plantaris lateralis
母指内転筋　M. adductor hallucis
足底動脈弓　Arcus plantaris

図 414　下肢深層の血管と神経（後面）

150，410，412).

　⑤　**大腿神経*** n. femoralis：　腰神経叢の最大枝である．大腰筋と腸骨筋との間を外下方に下り，両筋とともに鼡径靱帯の下(筋裂口)を通って大腿の前面に出る．そこで筋枝を大腿の伸筋群に，皮枝を大腿前側の皮膚に与える．終枝の一つ **伏在神経** n. saphenus は斜に下腿の内側に下り，その皮膚に分布する(図 121，331，410〜413)．

　⑥　**閉鎖神経*** n. obturatorius：　腰筋の内側を下って骨盤にはいり，同名動脈とともに閉鎖孔を通って大腿上部の内側に出て，筋枝を大腿の内転筋群に，皮枝を大腿内側の皮膚に与える(図 313，410，411，413)．

8　仙骨神経叢

　仙骨神経叢* plexus sacralis[1] は L_4〜S_5 の前枝から成り，骨盤の後壁を大坐骨孔に向かって斜に下る強大な神経叢である．筋枝を外寛骨筋・大腿屈筋・下腿および足のすべての筋・会陰筋に与え，皮枝を殿部・大腿の後側・下腿および足・外陰部の皮膚に送る．その枝の主なものをあげる(図 313，331，410，411).

　①　**上殿神経*** n. gluteus superior：　梨状筋の上で大坐骨孔を通って殿部の深層に出て，中殿筋・小殿筋・大腿筋膜張筋に分布する(図 410，414)．

　②　**下殿神経*** n. gluteus inferior：　梨状筋の下で大坐骨孔から殿部の深層に出て，大殿筋に分布する(図 410，414)．

　③　**坐骨神経*** n. ischiadicus：　人体中 最大の神経で ペン軸ほどの太さがあり，末梢までの長さは1m以上もある．梨状筋の下で下殿神経とともに大坐骨孔を出て，大殿筋と大腿二頭筋の長頭とに おおわれて大腿の後側に下り，筋枝を すべての大腿屈筋群に与えたのち，膝窩のやや上方で総腓骨神経と脛骨神経に分かれる(図 142，331，410，411，414)．

　ⓐ　**総腓骨神経*** n. fibularis (peroneus) communis：　大腿二頭筋の内側縁に沿って下の方に下り，腓骨頭のすぐ下で腓骨の外側を前下の方へまわり，その終枝に分かれる(図 413，414)．

　1)　**外側腓腹皮神経** n. cutaneus surae lateralis：　膝窩において総腓骨神経と分かれ，下腿外側の皮膚に分布する．

　2)　**深腓骨神経*** n. fibularis (peroneus) profundus：　腓骨上端の外側で，長腓骨筋と長指伸筋との起始部を貫いて下腿前側の深部に出て，前脛骨動脈と並んで下り，足背部に行く．その経過中に筋枝を下腿の伸筋群と足背の諸筋とに与え，皮枝を足背の一部に送る(図 412，413)．

　3)　**浅腓骨神経*** n. fibularis (peroneus) superficialis：　深腓骨神経の外側で下腿の表

---

1)　以前には仙骨神経叢に「坐骨神経叢」plexus ischiadicus と「陰部神経叢」plexus pudendus を区別したが，P.N.A.ではこの区別をやめた．

層を下って足背に行く．筋枝を腓骨筋に，皮枝を足背の皮膚に与える(図412)．

　ⓑ **脛骨神経*** n. tibialis： 総腓骨神経から内側に分かれて膝窩の中央を下行し，下腿の後側の深層(ひらめ筋と後脛骨筋との間)を後脛骨動脈と並んで下り，内果の後ろで**内側足底神経*** n. plantaris medialis と**外側足底神経*** n. plantaris lateralis に分かれて足底に行く．その経過中に筋枝を下腿の屈筋と足底の諸筋に，皮枝を下腿の後面と足底の皮膚に送る(図143, 411, 414)．

　④ **後大腿皮神経*** n. cutaneus femoris posterior： 梨状筋の下で大坐骨孔を通って坐骨神経の内側に出て，大殿筋の下縁で皮下に現われ，殿部と大腿後面の皮膚に分布する(図410, 411)．

　⑤ **陰部神経*** n. pudendus： 内陰部動静脈とともに前下方へ走り，骨盤の下壁を貫いて会陰に出て，筋枝を会陰筋に，皮枝を会陰と外陰部の皮膚に与える(図411, 412)．

9 尾骨神経

　尾骨神経 n. coccygeus はヒトでは非常に退化している．S_4 と S_5 の前枝の一部とともに小さい神経わなをつくり，その枝によって尾骨付近の筋と皮膚を支配する(図410)．

C. 自律神経系

　末梢神経には，以上に述べた脳脊髄神経系のほかに **自律神経系*** autonomic nervous system e., autonomes Nervensystem d.[1)]がある．この系の神経は おもに平滑筋と腺に分布して，その運動と分泌を調節するものである．したがって 自律神経の支配領域は 主として脈管と内臓ということになるが，このほか 汗腺・脂腺・立毛筋・内眼筋などの腺や筋も その支配下にある．

　　自律神経には**求心性線維**も含まれる．内臓や血管壁に知覚性の神経線維が分布していて，たとえば大・小内臓神経のなかに求心性の線維が混じっていることは実験的にも証明されている．迷走神経にも胃や腸の粘膜からの求心性線維が上行し，たとえば嘔吐中枢に達して，胃腸からの侵襲性刺激に反射的に対応することが知られている．

　脳脊髄神経は文字通り末梢神経で，単に中枢と終末器官の連絡路であるにすぎない．これに反して，自律神経は形態学的に脳や脊髄との連絡が弱く，それに引きかえて末梢の経過中に豊富な神経節をそなえているから，機能的には中枢神経からの支配を受けることが少なく，ほとんど独立して行動している(自律性に富んでいる)．平滑筋の運動や腺の分泌が大脳の意志に随わず，無意識的に，すなわち反射的に起こるのは そのためである．この

---

1) 次頁の脚注を見よ．

ように 自律神経は いわゆる植物性機能(消化・呼吸・生殖・循環・分泌など)を調節するから，**植物性神経系*** vegetatives Nervensystem d. ともよばれる．

　自律神経系の機能は それが自主的であるとは言っても，中枢神経から 完全に独立しているものではない．このことは 形態学的に両者の間に連絡のあること(後述)からも すでに考えられるが，事実 自律神経に支配される現象のなかに，中枢神経系からの影響を受けるものが少なくないのである．悲しいときに涙の分泌が起こること，怒りにさいして顔面が蒼白になったり(血管の収縮)，反対に紅潮すること(血管の拡張)，精神的興奮に伴って心臓の拍動が速くなることなどは，日常経験することで，これらはいずれも，自律神経が中枢 ことに大脳皮質からの影響を受けている しるしである．

　自律神経は**交感神経系**と**副交感神経系**に区別される[1]．この両系は同一終末器官に二重に分布し，反対の作用を及ぼすことが一般である．たとえば 心臓には 交感神経と，副交感神経に属する迷走神経の両者が分布し，前者は心臓の機能を促進するのに対して，後者は これを抑制するのである．

　以上は生理学的な差異であるが，形態学的にも 両者の間に 著しい違いがある．すなわち交感神経は脳脊髄神経とは独立の一系統をなし，ただ交通枝で連絡しているだけであるのに対して，副交感神経は脳神経と脊髄神経のなかに潜入している．それで 形態学的に脳脊髄神経と副交感神経とを分離することは，その末梢部すなわち神経が終末器官に分布するところを見届けない限り，不可能なのである．また 交感神経では その末梢枝はほとんど常に血管 ことに動脈に伴って その外膜のなかを走っている．こうして交感神経が血管系全体に分布するのに対し，副交感神経は 内臓そのものの細胞に向かい，血管への分布は限られている．

　腸の壁には豊富な自律神経の網が存在し，**壁内神経叢** intramural plexus e. とよばれる．これは腸壁に内在する多数のニューロン(その数は脊髄のニューロンを凌ぐという)から成り，系統発生的に もっとも古い神経系であって，脳，脊髄がおかされても 完全に独自に作動しつづける．習慣上 副交感神経に入れられるが，**腸管神経** enteric nerves あるいは**壁内神経系** intramural nervous system として**第3の自律神経系**と考えるのが正しい．

　膵臓，肺など 腸由来の器官のなかにある神経節(叢)のほか，腸管・腹膜と密接な関連のもとに発生する心臓(心房壁)の神経細胞も，腸管神経系に入れられる．

　系統発生学からみると，「第3」の腸管神経こそ，ヒドラ(腔腸動物)の腸以来 存続する，

---

[1] デンマークに生まれオランダで医学を学び，パリ大学教授となって偉大な解剖学者の名をほしいままにした J. B. Winslow(1669〜1760)は，すでに今日の自律神経系に関する概念をおよそつかんでいた学者で，交感神経幹とその枝を grand sympathique(大交感神経)，若干の脳神経に含まれている内臓枝(今日の副交感神経)を petit symphathique(小交感神経)，迷走神経を sympathique intermédiaire(中間交感神経)と名づけた(1732)．「交感」とは内臓諸器官の間の交互作用というほどの意味で，この概念は のちに「反射」という言葉で置換えられて今日に至った．Winslow の交感神経に対して autonomics(自律神経)の名を与え，これを sympathetics(交感神経) と parasympathetics(副交感神経)とに区別した(1905)のは英国の生理学者でケンブリッジ大学教授だった J. N. Langley(1852〜1925)である．この時 Langley は腸の壁内神経を第3の自律神経とみなしたのだが，後年これが副交感神経に入れられてしまった．

古き第1の神経系である．ヒドラでは上皮内に円錐状の「感覚神経」が散在して，壁内ニューロンとシナプスをつくっていることが古くから知られていた．腸の内腔の化学的情報を受容する細胞(ニューロンと同等の細胞なのでパラニューロン paraneuron とよばれる)と，これと連結して壁内神経叢をつくるニューロンは，すべての無脊椎動物と脊椎動物の腸に そのまま存続し，ヒトの腸でも 脳・脊髄から独立して 腸の自動能を支えている(藤田恒夫・小林 繁，1984)．

　副交感神経の系統発生は古く，脳脊髄神経とともに内臓を標的として発達したと考えられる．これに対して交感神経の歴史は新しく，血管を標的としている．内皮と中膜(平滑筋層)をもつ血管は円口類(ヤツメウナギ)で現われるが，この血管の平滑筋を支配し 血流を調節するために新設されたのが交感神経系であって，動脈にからまりながら全身にひろがった(W.H. Gaskell, 1916；三木成夫，1988；重井達朗，1998)．そして 二次的に，腺や内臓の平滑筋にも分布したと考えられる．交感神経幹はサメでは ごく不完全で，硬骨魚，両生類で明瞭になる．

●交感神経系

　交感神経系 sympathetic nervous system e., sympathisches Nervensystem d.はつぎの3部から成り立っている(図415，434)．

　①　**交感神経幹*** truncus sympathicus, sympathetic trunk e., Grenzstrang d.：　交感神経系の本幹で，脊柱の両側にあり，上は頭蓋底から下は尾骨に及んでいる．そのなかに20余個の**幹神経節*** ganglia trunci sympathici が並ぶので，全体は数珠のようである．

　　　幹神経節は はじめ各椎骨(したがって各脊髄神経)に相当して 分節的に発生するのであるが，隣接神経節間に癒合が起こるので，成体では その数が椎骨の数より ずっと減っている．

　②　**交通枝*** rr. communicantes：　各脊髄神経とそれに対応する幹神経節とを結ぶ短い吻合枝である．ふつう各脊髄神経に1条ずつあるが，2条のことも少なくなく，ときには3条もあることがある．交感神経系は これによって脊髄神経と，したがって また 脊髄と連絡している．

　交通枝には**白交通枝** rr. communicantes albi と**灰白交通枝** rr. communicantes grisei とがある．白交通枝は有髄線維の束で，後述の節前線維(＝脊髄側角の神経細胞の神経突起)であり，灰白交通枝は無髄線維の束で，節後線維(＝幹神経節の神経細胞の神経突起)から成る．この両種の交通枝は独立していることもあるが，両者が1本の神経のなかに混入することが多い．

　③　**末梢枝***：　交感神経幹から起こる神経線維束で，内臓・脈管をはじめ すべての腺と平滑筋に分布する．末梢枝は一般に脳脊髄神経よりも細く，主として無髄線維から出来ているため，色調があまり白くなく，多くは動脈に伴って走り，かつ動脈の壁上に網状の神

前斜角筋 M. scalenus anterior	上頚神経節 Ggl. cervicale superius
腕神経叢 Plexus brachialis	中・下頚神経節 Ggl. cervicale medium, inferius
	上・中・下頚心臓神経 N. cardiacus cervicalis superior, medius, inferior
肋間神経 Nn. intercostales	肺枝 Rr. pulmonales
肋間筋 Mm. intercostales	大動脈枝 Rr. aortici
	幹神経節 Ggl. trunci sympathici
交通枝 Rr. communicantes	交感神経幹 Truncus sympathicus
	大内臓神経 N. splanchnicus major
横隔膜 Diaphragma	小内臓神経 N. splanchnicus minor
	腹腔神経節 Ggl. celiacum
腰方形筋 M. quadratus lumborum	下腸間膜神経節 Ggl. mesentericum inferius
大腰筋 M. psoas major	
小腰筋 M. psoas minor	
総腸骨動脈 A. iliaca communis	
	交感神経骨盤部 Pars pelvina systematis sympathici
仙骨神経叢 Plexus sacralis	

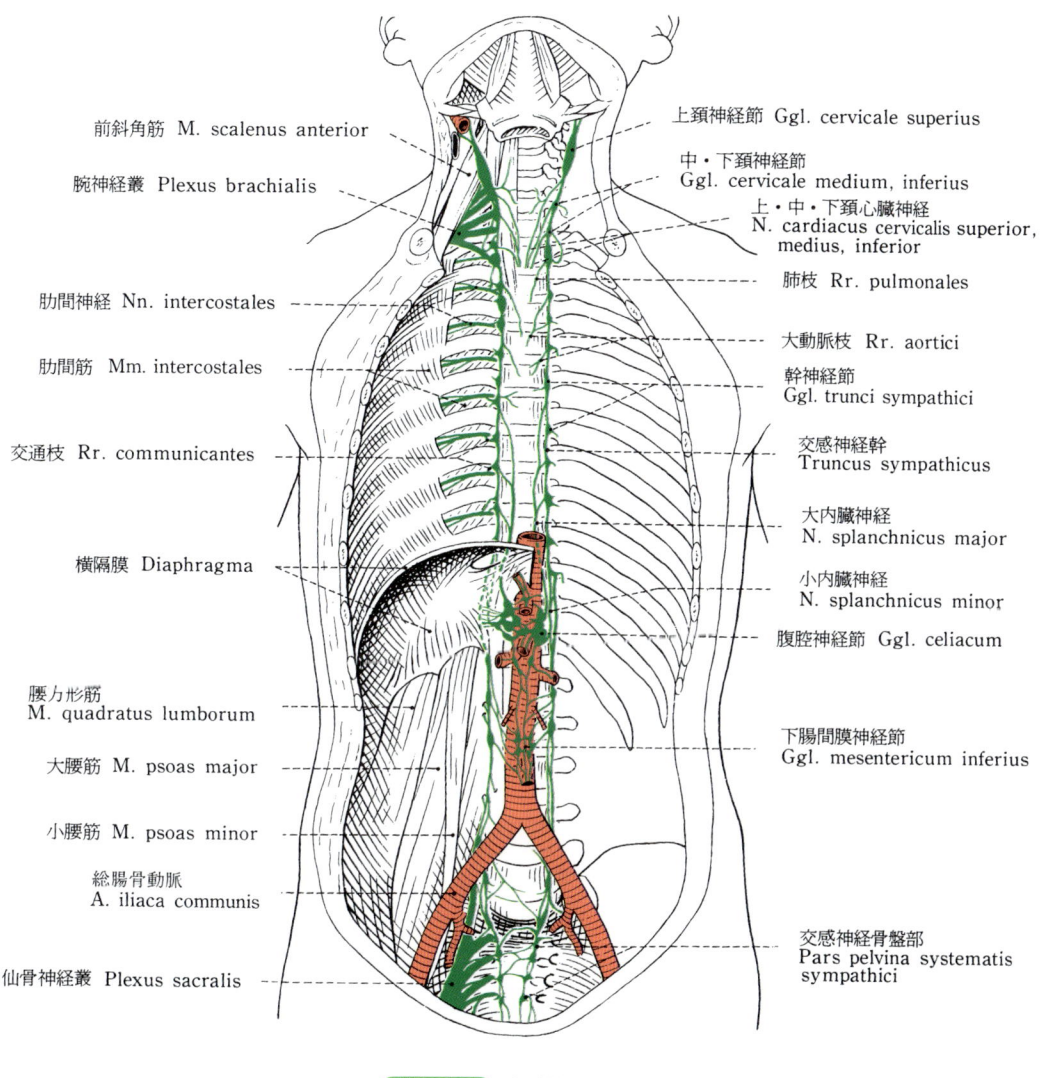

図 415 交感神経系の全景
左側では肋間神経も除いてある．

経叢をつくっている．神経叢のなかには しばしば神経細胞が含まれている．

交感神経を その部位にしたがって**頭頚部** pars cephalica et cervicalis，**胸部** pars thoracica，**腹部** pars abdominalis，**骨盤部** pars pelvina の4部に分ける．

1 頭 頚 部

交感神経幹は側頚部において内頚動脈と総頚動脈の後ろ，迷走神経のすぐ内側を これらと並んで走り，上は のびて内頚動脈神経となり，下は胸部の交感神経幹に続いている．その経過中には ふつう3個の神経節をもっている．**上頚神経節*** ganglion cervicale superius はきわめて大きく（長さ約2 cm, 幅6〜8 mm），紡錘形をしている．その高さは第3〜4頸椎に相当している．これに対して**中頸神経節** ganglion cervicale medium はずっと小さく，およそ第6頸椎の高さにある．この神経節は欠けていることが少なくない．**下頸神経節** ganglion cervicale inferius も比較的小さく，第7頸椎の高さで鎖骨下動脈の後に位している．

　下頸神経節は第1胸神経節と完全に，または部分的に融合していることが しばしばで，このようなものは**星状神経節*** ggl. stellatum とよばれる．しかし星状神経節の名は，第1胸神経節または下頸神経節の別名として用いられることもある．

　末梢枝は 頭頸部の諸器官と心臓とに分布している．その主なものをあげる．

　① **内頸動脈神経*** n. caroticus internus： 交感神経幹の直接の続きとして上頸神経節から上の方へ伸び出し，内頸動脈に伴って頭蓋腔にはいり，動脈の壁上で神経叢をつくりながら，動脈とともに枝分かれする．その経過中に**深錐体神経*** n. petrosus profundus という枝を出して 翼口蓋神経節と連絡し，また 眼動脈壁上の神経叢からは毛様体神経節に枝を与える（「翼口蓋神経節」および「毛様体神経節」の項参照，図401）．

　② **外頸動脈神経*** nn. carotici externi： 上頸神経節から分かれ，外頸動脈に伴行してほぼその流域に分布する．その顔面動脈壁上にある神経叢からは顎下神経節に，中硬膜動脈壁上の神経叢からは耳神経節に，それぞれ枝が与えられる（「顎下神経節」と「耳神経節」の項参照）．

　③ **喉頭咽頭枝** rr. laryngopharyngei： 上頸神経節から出て，一部は上喉頭神経（迷走神経の枝）とともに喉頭に行き，一部は舌咽神経および迷走神経の枝とともに**咽頭神経叢** plexus pharyngeus をつくって咽頭に分布する．

　④ **心臓枝**： 上・中・下頸神経節から それぞれ1本の**上・中・下頸心臓神経*** n. cardiacus cervicalis superior, medius, inferior を出している（図 395）．これらは下って胸腔にはいり，大動脈弓の壁上で 迷走神経の心臓枝とともに **心臓神経叢*** plexus cardiacus（図 403）をつくり，心臓に分布する．その末梢の一部は刺激伝導系とも密接な関係を示す．

2　胸　部

　交感神経幹は頭頸部から胸腔にはいり，胸膜の壁側葉におおわれながら胸部脊柱の両側を下り，横隔膜を貫いて腹腔にはいる．その経過中には10〜12個の**胸神経節*** ganglia thoracica があり，これらは交通枝によって各肋間神経と連絡するとともに，末梢枝を動脈と諸内臓に送っている．末梢枝の主なものをあげる．

　① **胸心臓神経** nn. cardiaci thoracici： 上位の胸神経節（通常第2〜5胸神経節）から出る細枝で，上述の心臓神経叢にはいる．

　② **肺　枝** rr. pulmonales と **食道枝** rr. esophagei：これらは上位の胸神経節から起こり，迷走神経とともに それぞれ **肺神経叢** plexus pulmonalis および **食道神経叢** plexus esophagus をつくって 肺と食道に分布する（図434）．

　③　**大内臓神経*** n. splanchnicus major と **小内臓神経*** n. splanchnicus minor：前者は中位の胸神経節（第5～9）から，後者は下位の胸神経節（第10～12）から起こり，胸椎体の外側に沿って斜に前下方に下り，横隔膜を貫いて腹腔に出て，すぐに腹腔神経叢と上腸間膜動脈神経叢にはいる．

3　腹　部

　交感神経幹は胸部のそれに続いて腰椎の両側を下り，下は骨盤部に連なっている．その経過中には4～5個の**腰神経節*** ganglia lumbalia があり，これらは一方では交通枝によって各腰神経と連絡するとともに，他方では臓側枝（**腰内臓神経** nn. splanchnici lumbales）を下記の神経叢に送る．

　①　**腹腔神経節*** plexus celiacus：　大動脈の横隔膜貫通部の直下で，腹腔動脈と上腸間膜動脈の基部の周囲にある．大小内臓神経および腰神経節の臓側枝と迷走神経の終枝とから成る．

　②　**上腸間膜動脈神経叢** plexus mesentericus superior：　上腸間膜動脈の基部を囲む．

　③　**下腸間膜動脈神経叢** plexus mesentericus inferior：　下腸間膜動脈の基部にある．

　これらの神経叢のなかには よく発達した神経細胞塊があり，それを主体に考えた場合にこれらを**腹腔神経節** ggl. celiacum，**上・下腸間膜動脈神経節** ggl. mesentericum superius, inferius とよぶ．各神経叢から派出する多数の枝は，腹大動脈とその臓側枝の壁上で著しい神経叢をつくりながら，上記の動脈に伴行して末梢に走り，骨盤以外の腹部内臓に分布する（図415, 434）．　また 左右の腹腔神経節をあわせて**太陽神経節** ganglion solare とよぶ．この神経節から出る神経が，太陽の光のように放射状に走るからである．

　　　これらの神経節は いずれも脊柱の前側にあるので，脊柱の両わきにある交感神経の幹神経節
　　　（486頁）と対立させて，**椎前神経節** prevertebral ganglia e., Prävertebralganglien d. とよぶ
　　　ことがある．

　④　**上下腹神経叢** plexus hypogastricus superior：　腰神経節の臓側枝と腹大動脈壁上の交感神経叢の枝が正中部で合して出来たもので，仙骨の前を骨盤腔に下り，後述の骨盤神経叢の形成にあずかる．

4　骨　盤　部

　骨盤部の神経幹は腹部のそれに続いて仙骨の前面にあり，各側4～5個の**仙骨神経節*** ggll. sacralia をもっている．これらの神経節もまた交通枝によって仙骨神経および尾骨神経と連絡し，その臓側枝（仙骨内臓神経 nn. splanchnici sacrales）は仙骨神経の臓側枝（**骨盤内臓神経** nn. splanchnici pelvini）とともに 直腸と膀胱の外側部で強大な**下下腹神経叢** plexus hypogastricus inferior （**骨盤神経叢** plexus pelvinus）をつくり，直腸・膀胱・生殖器などの骨盤内臓に分布する（図415, 434）．

●副交感神経系

副交感神経系 parasympathetic nervous system e., parasympathisches Nervensystem d. が脳脊髄神経のなかに含まれるものであることは すでに述べたが，副交感性の神経線維を含有する脳脊髄神経は，およそ つぎのようなものである(図435)．

① **動眼神経*** n. oculomotorius： 毛様体筋と瞳孔括約筋に分布して その運動を調節．
② **顔面神経*** n. facialis： 涙腺・顎下腺・舌下腺などに行って，その分泌を調節．
③ **舌咽神経*** n. glossopharyngeus： 耳下腺に分布して，その分泌を調節．
④ **迷走神経*** n. vagus： 頚部・胸部・腹部(骨盤を除く)のすべての内臓に分布して，その平滑筋部の運動と腺の分泌を調節する．
⑤ **仙骨神経*** nn. sacrales の臟側枝(**骨盤内臓神経**)： 骨盤の内臓に分布する．

このほかに，各脊髄神経の後根のなかを通る副交感神経線維が存在すると考えられている(呉 建)．その末梢的分布は，主として皮膚の汗腺と立毛筋であるという．

　以上のように自律神経系を脳脊髄神経系に対立させ，しかもそのなかに交感神経と副交感神経とを区別することは，むしろ生理学的ないし薬理学的な分類法であって，形態学的立場からは，この分類は必ずしも妥当であるとは言いがたい．少なくとも脳脊髄神経系から副交感神経を区別することは，肉眼解剖学としては 相当の困難が伴うのである．ゆえに著者は むしろ形態学的には脳脊髄神経系と交感神経系とを対立させ，脳脊髄神経のなかには交感神経と拮抗的な作用をいとなむ線維群が含まれている，とする方が納得しやすいと考える．そして 腸にはこれらから独立して，壁内神経系が存在するのである(485, 486頁)．

D. 神経系の伝導路

神経系の機能の本質は 刺激を末梢から中枢に導き，興奮を中枢から末梢に伝えることにある．このように刺激と興奮が末梢から中枢に，あるいは中枢から末梢に達するには，一般に数個のニューロンを順次に経過するものであって，このニューロンの連鎖を**伝導路**という．神経系の機能を理解するためには，各伝導路の経過と たがいの連絡についての解剖学的知識が必要である．

伝導路の数は極めて多く，その経路は非常に複雑である．のみならず今日なお未知の領域も多い．それで本書では ごく重要なものだけを取り上げることとし，理解を容易にするため，なるべく模型化して述べて行きたいと思う．

伝導路を大別すると，① **求心性伝導路**，② **遠心性伝導路**，③ **反射路**の3種となる．このうち①は末梢の知覚装置あるいは感覚器官から始まり大脳や小脳の皮質に至るもので，すなわち**上行性の経路**であり，②は大脳皮質またはその他の運動ないし分泌の中枢から起こって末梢の終末器官すなわち筋または腺に至るもので，したがって**下行性の経路**である．これに反して③は①と②とをその経過の途中で連ねているもので，大脳皮質を通らな

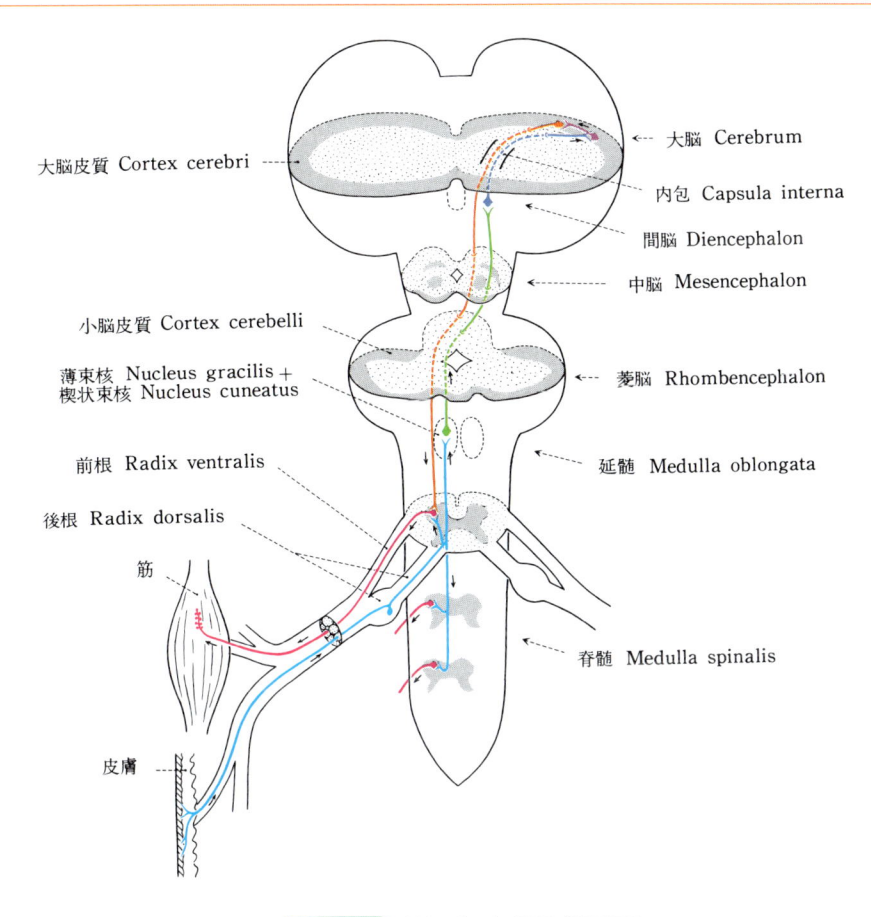

図 416 神経系の伝導路（模型図）
皮膚からの知覚に応じて 1) 反射弓を通って，2) 大脳皮質の運動領を経て，3) 前根の運動神経細胞に運動命令が伝えられるところを示した．

い．伝導路のなかには，上の 3 種のうちの いずれに入れるべきかに困るようなものもある．理解を助けるために，まず反射路から述べよう．

1 反 射 路

　脊髄神経の知覚線維は後根を経て脊髄にはいり，その本幹は後索のなかを延髄に向かって上行し，さらに 大脳皮質に達するが，その経過中に 脊髄のなかで多数の側副枝を出して運動性伝導路に連絡している．このようにして **大脳皮質を通らない** 知覚→中枢→運動という伝導路が構成されているのであって，このような経路を**反射路** reflex tract e., Reflexbahn d. または**反射弓*** reflex arc e., Reflexbogen d. という．反射弓に さらに つぎの 2 種を区別する．

　① **単純反射弓** simple reflex arc e.： 後根細胞の神経突起の側副枝が直接に前根細胞に連絡して生じる反射弓で，ただ 2 個のニューロンから出来ているにすぎない（図 417）．

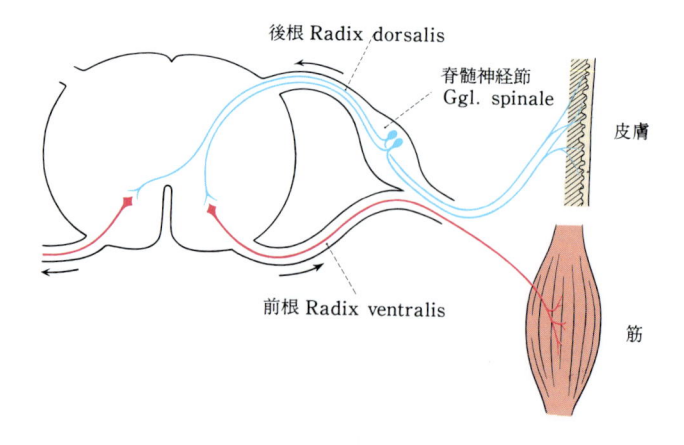

図 417　直接反射弓の模型図

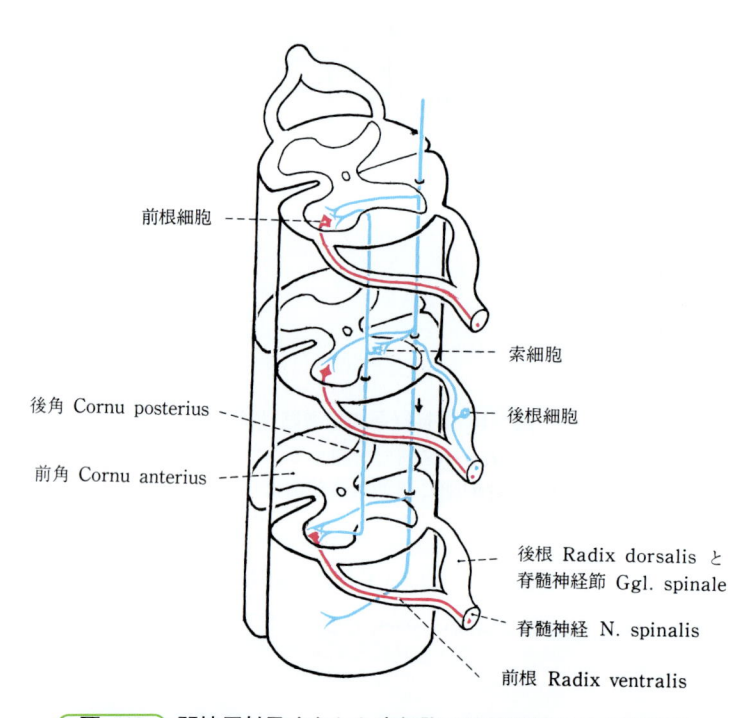

図 418　間接反射弓すなわち索細胞の連絡関係を示す模型図

② **複合反射弓** complex reflex arc e.：後根細胞と前根細胞との間に 1 個ないし数個の索細胞が介在しているもので，したがって 3 個以上のニューロン連鎖から成っている（図 418）．

索細胞の細胞体はもちろん灰白質の中にあるのであるが，その神経突起は一度灰白質の外に出て上行または下行し，再び灰白質の中にはいるのである．脊髄白質の深層すなわち灰白質の周囲の部分はこのような索細胞の線維によって占められている．

反射弓を通って起こる運動を**反射運動** reflex movement e., Reflexbewegung d. という．反

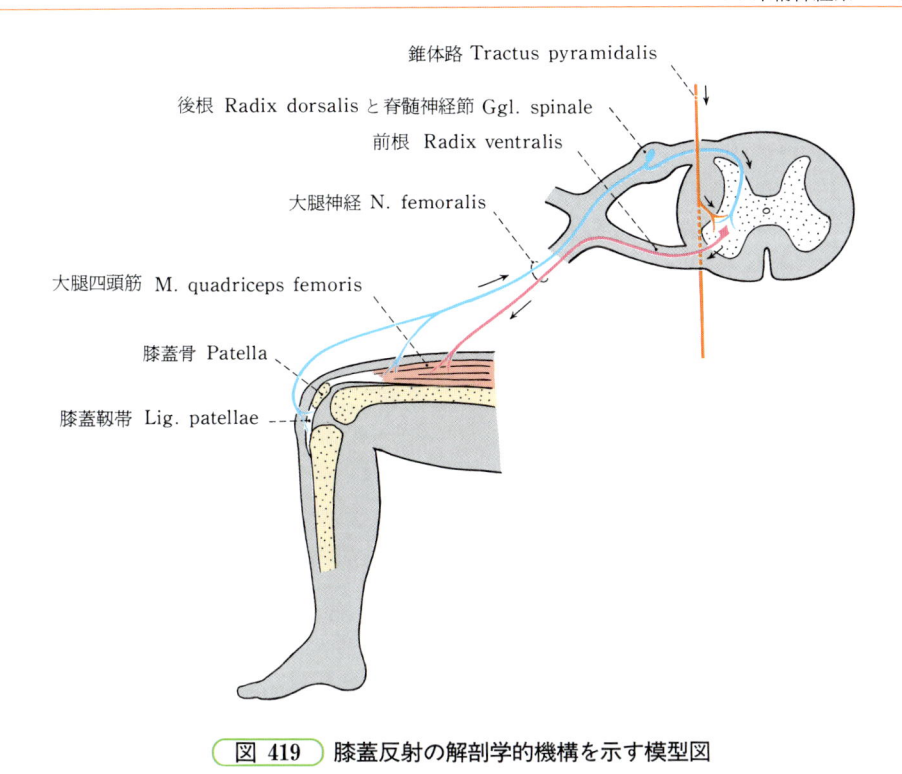

膝蓋骨 Patella
膝蓋靱帯 Lig. patellae
大腿四頭筋 M. quadriceps femoris
大腿神経 N. femoralis
前根 Radix ventralis
後根 Radix dorsalis と脊髄神経節 Ggl. spinale
錐体路 Tractus pyramidalis

図 419 膝蓋反射の解剖学的機構を示す模型図

射運動には大脳皮質は全く関与していないのであるから，われわれが無意識(たとえば睡眠中)に行なう運動は すべて反射運動である．反射運動は一般に目的にかなった防御運動で，系統発生的に言えば，随意運動より古い型のものである．(動物が下等になればなるほど，その運動が反射性になっている．)また われわれが日常生活において絶えず反復する運動(たとえば歩行)は初めは大脳皮質の運動領の支配を受けるが，充分習得されると 次第に反射的に行なわれるようになる．こうして 反射弓の存在によって，まず大脳皮質は その負担を軽くすることが出来る．われわれが歩きながら物事を考えることの出来るのも，眠っていても火に足が触れれば，これを引込めるのも，この例である．反射弓の存在によって刺激と興奮の伝わる経路が短縮されていることは，急速を要する防衛運動には必要なことである．

　腱を打つと，その腱の所属する筋が瞬間的に収縮する．この現象を **腱反射** tendon reflex e., Sehnenreflex d. という．その機構は，腱をたたくことで筋が伸び，その結果 筋紡錘や腱紡錘が刺激され，この刺激が知覚神経を通って脊髄に行き，ここで前根細胞を刺激するので，このための興奮が運動神経を経て 筋に伝えられるのである．腱反射は臨床上 病気の診断に重要なものであるが，それは腱反射の減弱・消失が末梢神経・脊髄・筋の障害を意味し，腱反射の亢進は錐体路の故障ないし脱落を物語るからである(図 419)．臨床上もっともよく観察されるのは，**膝蓋(腱)反射** knee jerk e., Kniesehnenreflex d. と**アキレス腱反射** Achilles jerk e., Achillessehnenreflex d. である．

脳神経もまた脊髄神経と同様に反射弓の構成にあずかっている．その単純反射弓は主として延髄・橋・中脳などの脳幹内に限られているが，複合反射弓は脊髄神経との間にもつくられている．

単純反射弓は主として同側性で，しかも小範囲の反射運動(たとえば種々の腱反射)を行

なうにすぎないが，複合反射弓は それよりも複雑で広範囲な運動を行なう．反射の意味を広く解釈するならば，後述の小脳を経過する上行性および下行性伝導路をはじめ，錐体外路性運動経路なども，一種の複合反射弓と考えて さしつかえない．

平滑筋への運動路と腺への分泌路もまた大脳皮質とは直接に連絡がないから，これらも反射弓の下行脚にほかならないが，これらは自律神経に所属するものであるから，項を改めて述べることにしよう．

2　求心性伝導路

求心性伝導路 centripetal tracts e., zentripetale Bahnen d. は**上行伝導路** ascending tracts e., aufsteigende Bahnen d. ともよばれ，末梢からの刺激を中枢に導く経路の総称である．これを さらに 知覚・味覚・嗅覚・視覚・聴覚・平衡覚などの伝導路に分ける．

1. 知覚伝導路* sensory tracts e., sensible Bahnen d.

主として皮膚と粘膜からの刺激(触覚・圧覚・痛覚・温覚・冷覚など)と筋・腱・関節などの いわゆる深部知覚とを大脳皮質へ導くものである．このさい 注意すべきは，これらの基本知覚は それぞれの通る神経線維が定まっていて，同一の線維のなかを各種の刺激が通るのではないことである．末梢神経内の知覚線維は 脊髄神経節の後根細胞の樹状突起であるから，途中で中断されることなく **脊髄神経節** ggl. spinale にはいる．脊髄神経節か

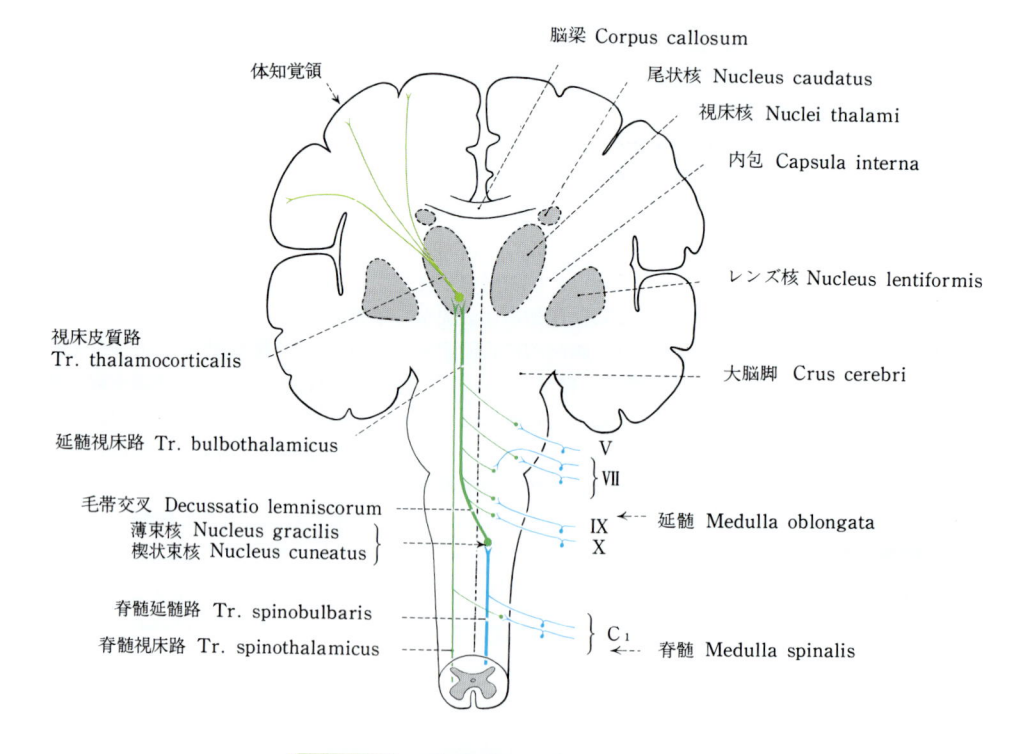

図 420　知覚伝導路の模型図 ［西，改変］

ら出る線維は脊髄神経の後根を通って脊髄に進入し，ここで つぎの3系統に分かれる（図342, 420）．

① 脊髄にはいった線維はT状に上下に分かれ，それぞれ多数の側副枝を出して脊髄のなかを下行または上行する．下行するものは束をなして後索のなかを下り，次第に後角のなかに終わる．これは後根線維を下位の体節の運動ニューロンと連絡させ，広汎な反射運動を起こさせるためのものである（図418,「反射路」の項参照）．上行するものは もっぱら後索のなかを走り（図342）（下半身から来るものは薄束をつくり，上半身からの線維は楔状束をつくる），後索の上端にある**薄束核*** nucleus gracilis と**楔状束核*** nucleus cuneatus に終わる（図361）．以上が第1ニューロンの範囲で，これを**脊髄延髄路** tractus spinobulbaris という．薄束核と楔状束核の神経細胞から発する線維は，延髄で**内弓状線維** fibrae arcuatae internae となって正中部に向かって走り，さらに正中線を越えて反対側に渡り（**毛帯交叉*** decussatio lemniscorum）（図361），脳幹を上行して視床に終わる．これを**延髄視床路** tractus bulbothalamicus といい，第2ニューロンの神経突起の集束から出来ている．それらの線維は第4脳室の腹側部と中脳水道の外腹側部で比較的よくまとまった強大な束をつくっているから，これを**内側毛帯*** lemniscus medialis（図363, 364）という．視床の神経細胞（第3ニューロン）から出る線維は**内包** capsula interna を通過して大脳皮質の体知覚領へ行く．これを**視床皮質路** tractus thalamocorticalis という（図420）．

ヒトにおける臨床的観察の結果，この経路には高級な触覚と深部知覚が通ることが明らかにされている．なお この経路の一部は延髄のなかで薄束核および楔状束核から分かれ，同側および反対側の下小脳脚を通って小脳に行く．

② 後根を経て脊髄に はいった知覚線維の一部は 脊髄後角の索細胞に終わり，索細胞（第2ニューロン）から出る線維は直ちに反対側に渡って（図420）側索の表層を上行し（図342, 423），内側毛帯の背外側に接して走り，一部は中脳の上丘に，他は視床に終わる．前者を**脊髄視蓋路*** tractus spinotectalis，後者を**脊髄視床路*** tractus spinothalamicus という．脊髄視蓋路は 上丘で 視蓋脊髄路その他の遠心性経路と連絡して，複雑な反射弓をつくっているが，大脳皮質との直接の連絡はない．これに反して，脊髄視床路は皮膚や粘膜の痛覚・温覚・冷覚ならびに下級な触覚を伝えるもので，視床核から さらに第3ニューロンが始まり，その神経突起は前述の視床皮質路の一部となって，内包を通って大脳皮質の知覚領に達する（図420）．

知覚性脳神経の伝導路も脊髄神経とほぼ同様の経過を示す．すなわち末梢から来る知覚線維は各脳神経所属の**知覚神経節**にはいり，その神経細胞から発する線維（神経突起）は橋または延髄にはいって，それぞれ所属の核に終わる（図420, 421, 422）．ここで知覚神経節というのは，三叉神経では三叉神経節，顔面神経では膝神経節，舌咽神経では上神経節と下神経節，迷走神経では上神経節と下神経節で，これらは いずれも脊髄神経節に相当するものである．

496　神経系

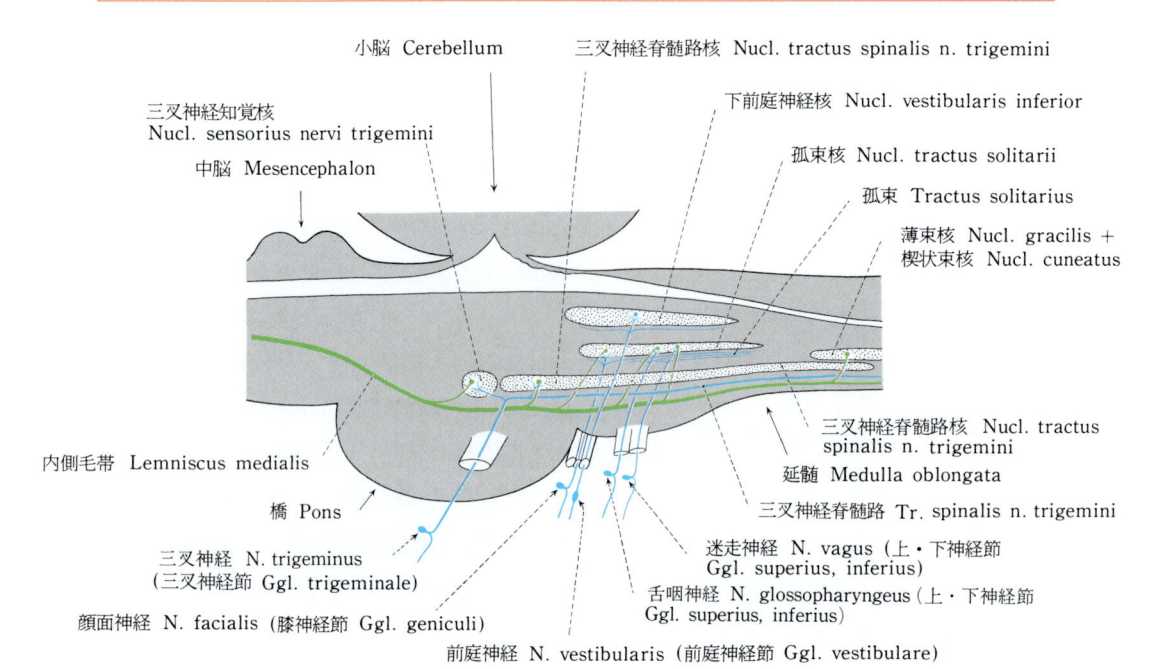

図 421　知覚性脳神経核の模型図
脳幹を側面から見たところ．

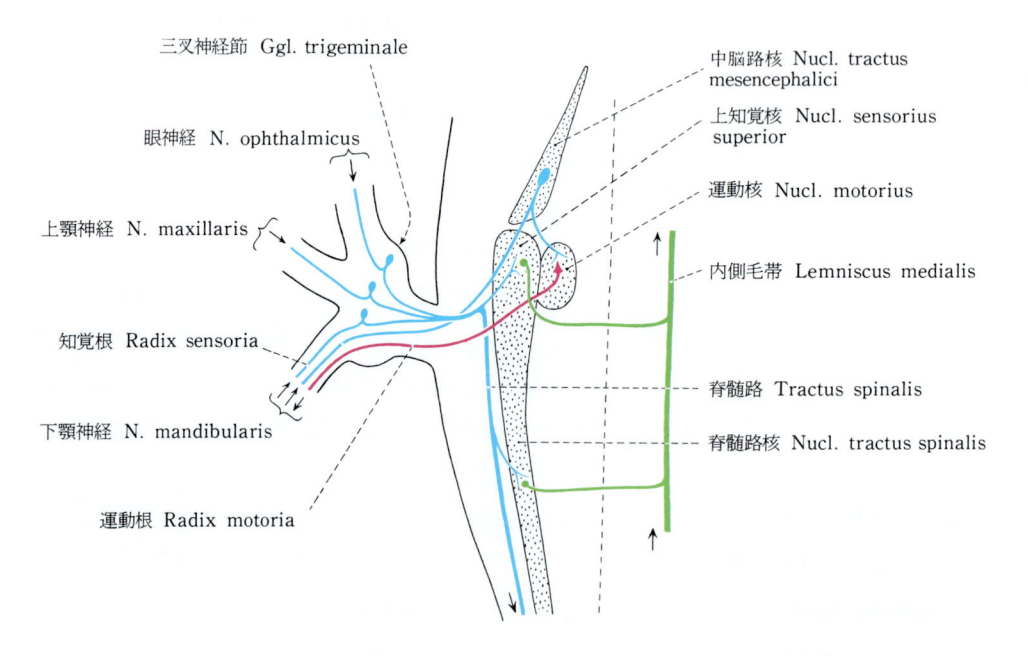

図 422　三叉神経の諸核とその中枢性および末梢性連絡（模型図）

これらの知覚性脳神経の核を**知覚核** nucleus sensorius または **終止核** nucleus terminationis といい，およそ脊髄灰白質の後角の一部と薄束核・楔状束核に相当すると考えてよい．これらの終止核の細胞(第2ニューロンの細胞)の神経突起は 直ちに交叉して 反対側に渡り，脊髄から上って来る内側毛帯に加わり，結局視床を経て大脳皮質に達する(図420)．

以上のように，知覚伝導路は大脳皮質に達するまでに，1) いずれも **3個のニューロン**から成り，2) 脊髄または脳幹で かならず一度 **交叉**し，3) **内包を通過**しているのである．

脊髄後根の知覚線維が脊髄でT状に分かれ，一部が下行することは述べたが，このような関係は知覚性脳神経にも認められる．それらの下行性線維は それぞれ まとまった束(たとえば**三叉神経脊髄路*** tractus spinalis nervi trigemini, **孤束*** tractus solitarius)となって下行し，やがて索細胞に終わり，やはり反射弓の構成にあずかっている．これらの脳神経に所属する索細胞は，それぞれ集まって核をなしている．**三叉神経脊髄路核** nucleus tractus spinalis n. trigemini, **孤束核** nucleus tractus solitarii などがそれである(図359, 421, 422)．

③ 脊髄神経後根の線維は脊髄にはいったのち，その側副枝の一部は同側の脊髄灰白質内の索細胞(胸髄核および前角と後角との移行部)に終わり(図423)，この索細胞の神経突起は再び同側(一部は反対側)の側索の表層を束をなして上行する．その一半は側索表層の後部を占め，延髄から下小脳脚(索状体)を通って小脳虫部の皮質に終わっていて，これを**後脊髄小脳路*** tractus spinocerebellaris posterior[1] という．他の半分は脊髄の横断面上では後脊髄小脳路の前に接して走り，橋の上端の高さまで登って急に後方に折れ返り，上小脳脚(結合腕)を通って これも小脳虫部の皮質に終わっている．これを**前脊髄小脳路***

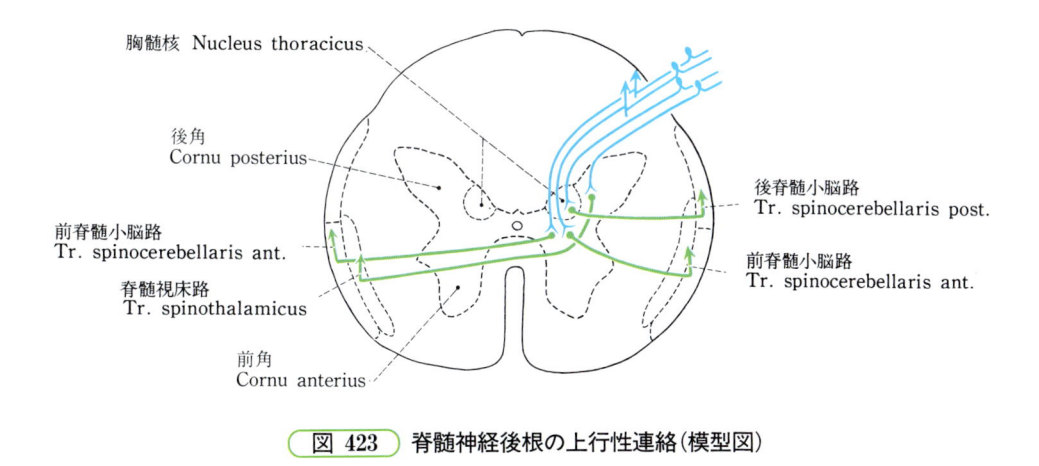

図 423 脊髄神経後根の上行性連絡(模型図)

---

1) 一名 **フレクシヒの束** Flechsig's fasciculus e., Flechsigsches Bündel d. という．Paul Emil Flechsig (1847〜1929)はドイツ Leipzig の著名な精神病学者．

tractus spinocerebellaris anterior[1] という（図 423，430）．

　これらの両経路は いずれも 2 個のニューロンから成り，交叉することなく 同側性に走る（ただし前脊髄小脳路の線維は脊髄内で一部交叉するという）．小脳皮質から先の連絡は主として後述の小脳と中脳，中脳と脊髄とを結ぶ経路すなわち錐体外路によって再び脊髄の前根細胞へ戻ってくるのであって，大脳皮質へは通じていない．脊髄小脳路は筋や腱や関節からの深部知覚を伝えるもので，一種の広範囲な反射経路の一部をなし，この経路を通る刺激は意識に上らない．

2. 味覚伝導路* gustatory tract e., Geschmacksbahn d.

　舌の前 2/3 から発する味覚神経線維は，はじめ三叉神経の舌神経に集まるが，のちに鼓索神経のなかを通って顔面神経にはいり，これとともに延髄にはいる．膝神経節を構成している神経細胞は（そのすべてではないかも知れないが）この味覚伝導路の第 1 ニューロンに属するものである．また 舌の後ろ 1/3 の領域に属する味覚線維は舌咽神経の舌枝に集まり，やはり舌咽神経の上下神経節のなかで神経細胞をつくり，その神経突起は舌咽神経

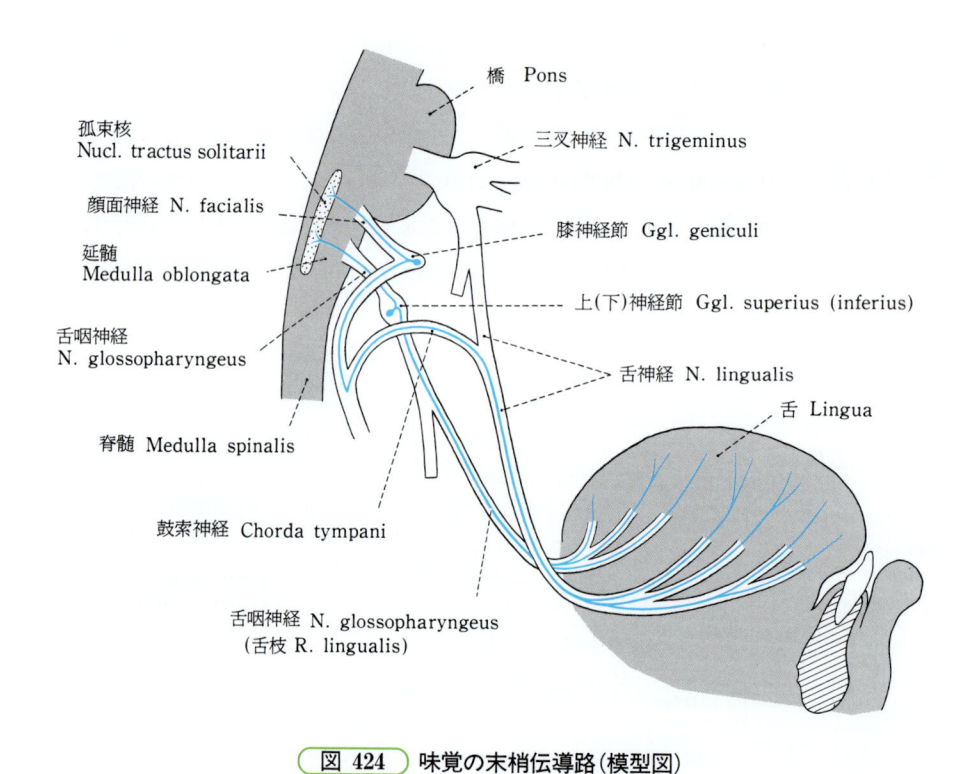

図 424　味覚の末梢伝導路（模型図）

---

1) 一名 **ガワーズの束** Gowers' tract e., Gowerssches Bündel d. という．Sir. William R. Gowers（1845〜1915）は英国の著名な神経学者．

の本幹とともに延髄にはいる（図424）．以上の味覚第1ニューロンの線維はいずれも延髄の孤束核に終わり（図421），孤束核から発する第2ニューロンの線維は反対側に交叉して前述の内側毛帯に加わり，視床で第3ニューロンとなって 内包を経て 大脳の味覚領に達する．すなわち 味覚経路は知覚伝導路と その基本的な経路は変わらない．

3. 平衡覚伝導路* Gleichgewichtsbahn d.

平衡覚をつかさどる末梢器官は内耳の半規管と前庭である．これらから発する神経線維は，内耳神経の一部である前庭神経をつくって脳幹にはいる．この第1ニューロンの神経細胞体が内耳のなかで前庭神経節をつくっていることは，すでに述べた通りである．第2ニューロンは菱形窩底の外側部にある前庭神経核の細胞から始まり，一部は小脳に行き，他は後述の**前庭脊髄路*** tractus vestibulospinalis（図421）として下行している．

このように，平衡覚の伝導路は上行性のものでありながら，大脳皮質との関係がうすいところに その特徴がある．このことは，平衡覚そのものが われわれの意識に上ることが少ない点からも うなずかれる．すなわち，その形態要素の大部分は反射弓の形成に関与しているのであって，上記の前庭脊髄路は 後述のように 重要な下行性伝導路として脊髄の前根細胞に連絡しており，また 小脳に行く経路も，結局は小脳を介して 下行性伝導路に連絡するのである．

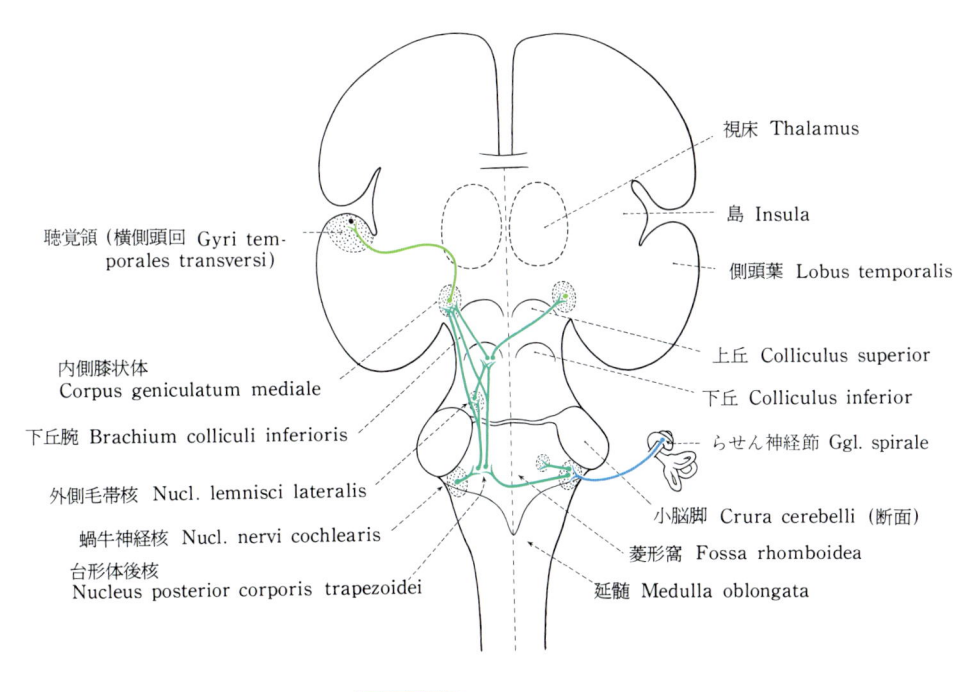

図 425 聴覚伝導路（模型図）

4. 聴覚伝導路* auditory tract e., Hörbahn d.

内耳の蝸牛から発する神経線維は らせん神経節をつくったのち，集まって 蝸牛神経となり，脳幹にはいって菱形窩底の外側部にある蝸牛神経核に終わっている．これから出る第2ニューロンの線維は 菱形窩底のなかを反対側に交叉し，上行して一部は中脳蓋の下丘に，他は視床に終わる．これから発する第3ニューロンの線維は 内包を通って 大脳皮質の聴覚領に放散している．聴覚伝導路は中脳のなかでは内側毛帯の背外側部に比較的密集する束をつくっている．この束を**外側毛帯*** lemniscus lateralis という（図363, 425）．

この経路も その経過中に いくつかの運動性脳神経核（ことに眼球運動を支配する神経の核）と連絡し，反射弓をつくっている．

5. 視覚伝導路* visual tract e., Sehbahn d.

以上の上行性伝導路は，いずれも形態学的には知覚伝導路と相同のものであるが，視覚

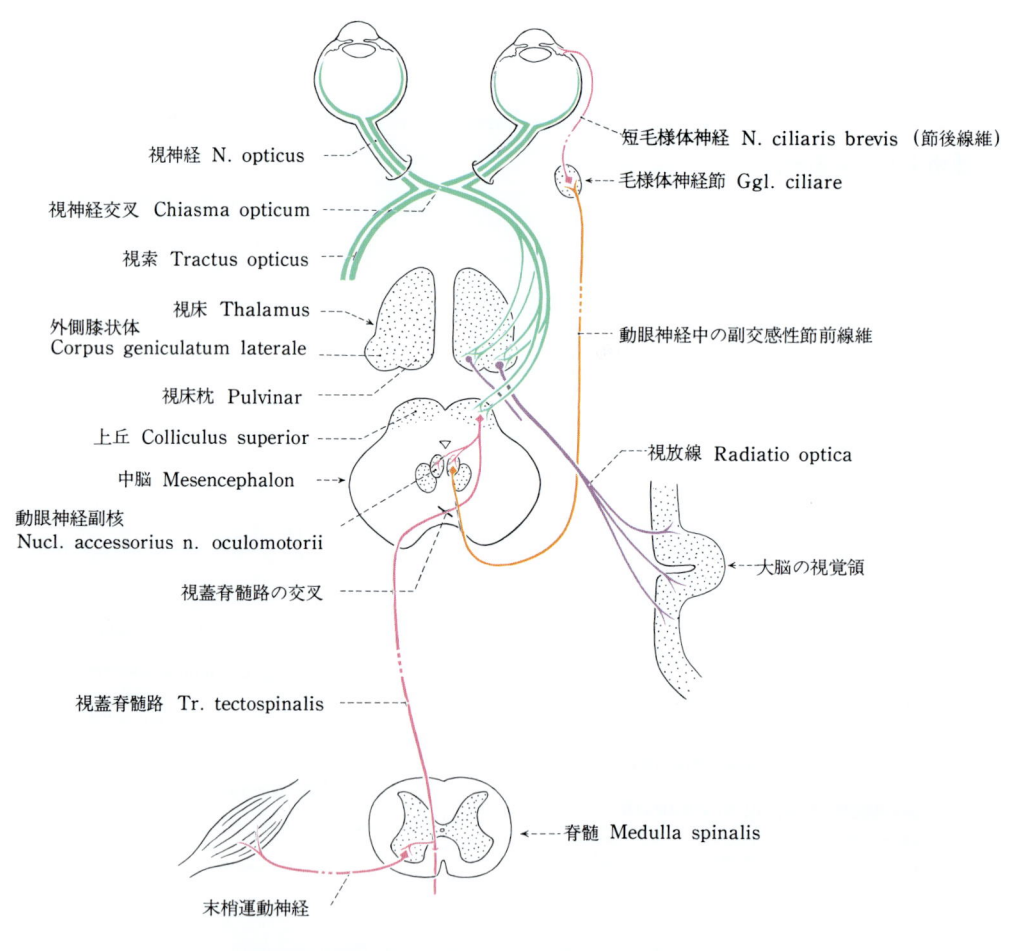

図 426 視覚の伝導路とそれに関連した伝導路（模型図）

伝導路は 本来 大脳内部の伝導路とみなすべきものであって，その経過やニューロンの構成も前者とは全く おもむきを異にしている．

　網膜における杆状体と錐状体が視覚伝導路の第1ニューロンの細胞であり，第2および第3ニューロンも網膜内にあることは，後に視覚器の項で述べる（図448）．第3ニューロンの神経突起は眼球後極に集まって視神経となって眼球を出て行く．視神経は視神経交叉のところで いわゆる**半交叉**を行なって 視索となり，外側膝状体・視床枕および中脳蓋の上丘に終わる．外側膝状体から発する第4ニューロンは，内包を通って大脳皮質の視覚中枢に放散している．視床枕と上丘に終わるものは反射路の形成に関与しているだけで，視覚領との連絡はない（図426）．

　半交叉というのは，眼球の内側半から発する線維だけが交叉し，外側半から来る線維は交叉しない状態をいう（図426）．いま もし右の視神経が切断されると，右の眼から来る刺激の伝導は中断されるから，ちょうど右眼を閉じた場合と同様の視覚障害が起こる．ところが 視神経交叉より中枢部 たとえば右の視索が切断されると，両眼の網膜の右側半からの伝導が遮断されるから，左右の眼とも視野の左半が消える．

　視覚伝導路にも一つの重要な反射弓が付属している．これは上丘において接続しているもので，運動性の脳神経核に行くとともに，脊髄の前角にも終わっているから，視蓋延髄路および視蓋脊髄路と呼ばれる（図426，432）．その詳細は下行性伝導路の項で述べよう．

6. 嗅覚伝導路 olfactory tract e., Riechbahn d.

　嗅覚伝導路の第1ニューロンは，鼻腔の粘膜上皮の**嗅細胞** olfactory cell e. そのもので，その神経突起は嗅神経となって篩板を貫き，嗅球にはいり，ここで第2ニューロンすなわち**僧帽細胞** mitral cell e., Mitralzelle d. の樹状突起と連絡する．この連絡部は各ニューロンが一つずつ球状体をつくっている．これを**嗅糸球体*** glomerulus olfactorius という．僧

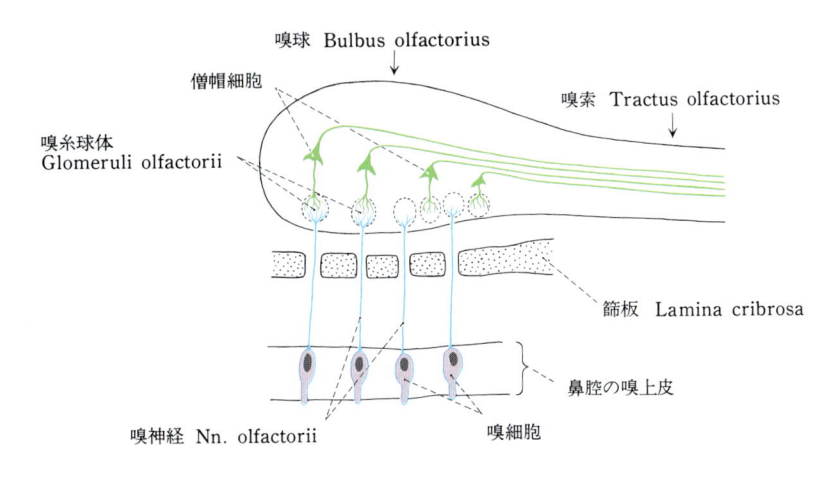

図 427　嗅神経と嗅脳の神経連絡（模型図）

帽細胞の神経突起は嗅索のなかを後方へ走って，嗅野とその付近に終わり，それから種々の路を通って海馬傍回に至り，その嗅覚領に終わる．このほか嗅覚路の一部は嗅覚領を経由することなく，嗅索から直接に中脳の網様体に行き，また一部は **大脳辺縁系** lymbic system e. (431頁)を経て，同じく中脳の網様体に行っている(図372,「脳幹網様体系」の項参照)．これらの経路は，さらに下行性の網様体脊髄路を経て，運動性脳神経の起始核や脊髄神経の前根細胞へと連絡しているから，これによって 嗅覚に対する さまざまな横紋筋の反射運動が起こりうる(図427)．

　乳頭体から視床に行く線維は第3脳室の側壁のなかで著明な束をつくっている．これは肉眼的にも剖出できるもので，**乳頭視床束** fasciculus mamillothalamicus (一名 **ヴィックダジールの束** Vicq d'Azyr's bundle e.[1])という．

3　遠心性伝導路

遠心性伝導路 centrifugal tracts e., zentrifugale Bahnen d. を また **下行性伝導路** descending tracts e., absteigende Bahnen d. ともいう．中枢の興奮を末梢に伝えるもので，運動伝導路と分泌伝導路とから成っている．運動伝導路は さらに 随意筋に行くものと不随意筋に行くものとに区別されるが，後者と分泌伝導路とは自律神経系に属するものであるから，一般の慣例にしたがって あとで別個に扱うこととし，ここでは随意筋に行く経路についてだけ述べよう．

1. 錐体路* tractus pyramidalis, pyramidal tract e., Pyramidenbahn d.

　大脳皮質の運動領から発し，脳神経ないし脊髄神経を経て骨格筋その他の横紋筋に至る経路である．**随意運動**はこの経路を通って行なわれるものであるから，以下に述べる多数の運動伝導路のうちで もっとも重要なものである．しかし 系統発生学的にみると，この経路は 哺乳類において初めて現われた 新しい伝導路である．哺乳類のなかでも，錐体路はヒトで最高の発達をとげている．乳児では錐体路が未発達で，からだの運動はほとんどすべて後述の錐体外路によって行なわれる．

　錐体路は大脳皮質の運動領(中心前回)にある**ベッツの錐体細胞**[2] pyramidal cell of Betz e. という神経細胞から起こる(426頁)．これから発する線維は内包・大脳脚・橋を経て延髄の錐体に達する(錐体路の名はここから出ている)(図361, 362, 426)．ここで その大部分は交叉(**錐体交叉*** decussatio pyramidum)して 反対側の脊髄側索のなかを下り，順次 脊髄前角の前根細胞に終わる(**錐体側索路*** tractus pyramidalis lateralis)．交叉しない残りの線維は 同側の脊髄前索のなかを下りながら 順次に交叉して，すぐに反対側の前根細胞に終わる(**錐体前索路*** tractus pyramidalis anterior)．以上が第1ニューロンである(図

---

1) Félix Vicq d'Azyr(1748～1794)はフランスの著名な解剖学者．
2) 錐体細胞は錐体路の名称とは関係がない．顕微鏡でみた この細胞の形が錐の頭のようなのである．

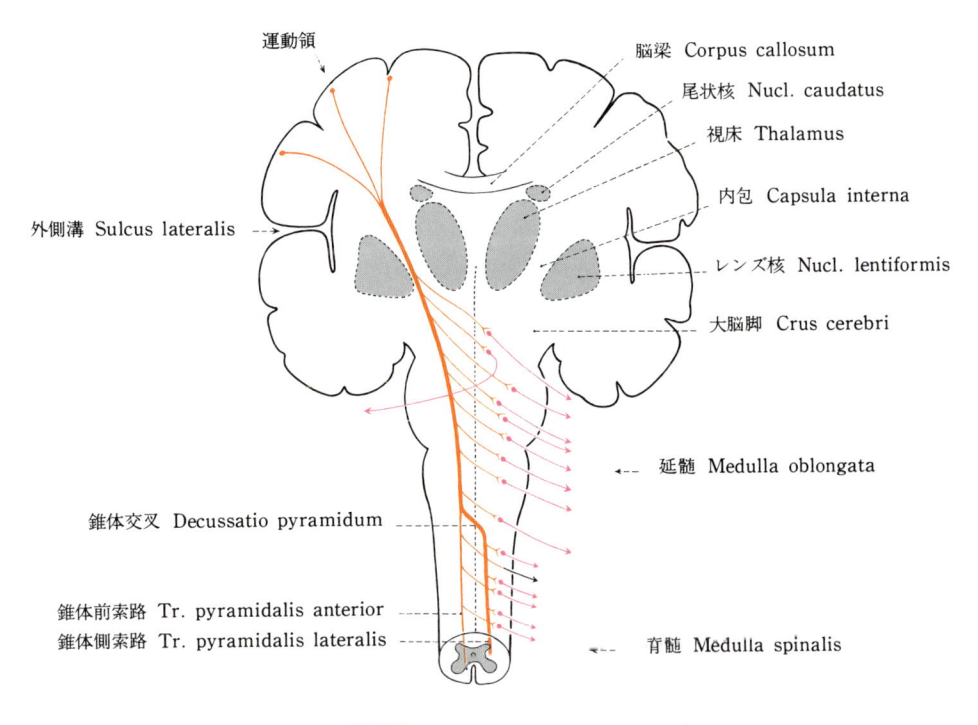

図 428 錐体路の模型図〔西，改変〕

342)．つぎに 脊髄の前根細胞から始まる線維は，前根を通って脊髄神経のなかにはいり，途中で中絶することなく末梢に及んで随意筋に分布する．以上が第2ニューロンである（図 361〜364, 416）．

なお 錐体路の線維の一部は脳幹のなかで交叉し，反対側の脳神経の運動核（脊髄の前角に相当するもの）に終わり，これから発する線維は それぞれの運動性脳神経となって，標的の随意筋に達する．

このように **錐体路は2個のニューロン**からなること，そして 必ず一度 **交叉**して反対側の随意筋に行くことが その特性である．

錐体路の第1ニューロンは 大脳皮質から始まって 脊髄または脳幹に行くから，また前者を **皮質脊髄路*** tractus corticospinalis, 後者を **皮質延髄路*** tractus corticonuclearis という．

2. 錐体外路 tractus extrapyramidales, extrapyramidal tracts e., Extrapyramidalbahnen d.

錐体路以外の運動性伝導路を**錐体外路***としてまとめ，錐体路に対立させることがある（橋小脳系と線条淡蒼系だけを錐体外路とする人もある）．錐体外路によっては，一般に不随意的あるいは無意識的の随伴運動や筋の緊張に対する衝動が導かれるのであるが，一々の詳細に関しては今日なお不明の点が少なくない．

図中ラベル：
- 大脳の前頭葉 Lobus frontalis
- 尾状核 Nucleus caudatus
- 前頭橋(核)路 Tr. frontopontinus
- 内包 Capsula interna
- 視床核 Nuclei thalami
- レンズ核 Nucleus lentiformis
- 側頭・後頭橋(核)路 Tr. temporopontinus, occipitopontinus
- 大脳の後頭葉 Lobus occipitalis と側頭葉 Lobus temboralis
- 赤核 Nucleus ruber
- 小脳赤核路の交叉
- 上小脳脚 Pedunculus cerebellaris sup.（結合腕 Brachium conjunctivum）
- 小脳赤核路 Tr. cerebellorubralis
- 歯状核 Nucleus dentatus
- 皮質橋(核)路 Tr. corticopontini
- プルキンエ細胞（小脳皮質 Cortex cerebelli）
- 中心被蓋路 Tr. tegmentalis centralis
- 中小脳脚 Pedunculus cerebellaris medius（橋腕 Brachium pontis）
- 橋核 Nuclei pontis
- 下小脳脚 Pedunculus cerebellaris inferior（索状体 Corpus restiforme）
- 橋(核)小脳路 Tr. pontocerebellares
- オリーブ核 Nucleus olivaris
- オリーブ小脳路 Tr. olivocerebellaris
- オリーブ脊髄路 Tr. olivospinalis（三稜路）

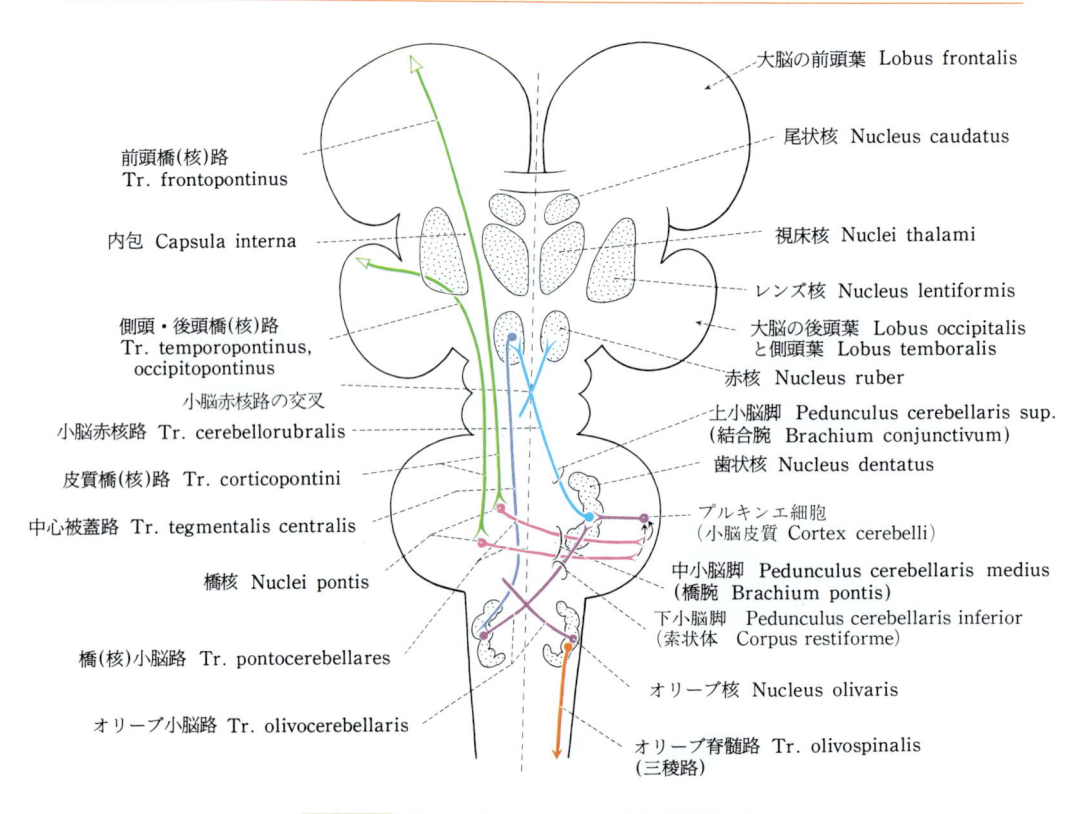

図 429 橋と小脳を経由する錐体外路（模型図）

① 橋と小脳を経由する伝導路

　大脳の前頭葉・側頭葉の皮質神経細胞から発する神経突起は，それぞれ強大な線維束をつくって内包に集まり，さらに大脳脚を通って橋にはいり，ここで橋核に終わる（図362）．以上が第1ニューロンで，これを**皮質橋(核)路*** tractus corticopontini という．橋核細胞の神経突起は橋のなかを横走して反対側に渡り，中小脳脚(橋腕)となって小脳髄質のなかに進入し，放散して小脳半球の皮質に終わる（図429，430）．以上が第2ニューロンで，これを**橋(核)小脳路*** tractus pontocerebellares という．この小脳皮質細胞(プルキンエ細胞)の神経突起は歯状核で中継されて　上小脳脚(結合腕)のなかにはいり，交叉して主として反対側の赤核に終わる．赤核から発する新たな神経線維は**中心被蓋路*** tractus tegmentalis centralis(**赤核オリーブ路*** tractus rubro-olivaris)となって同側のオリーブ核に終わる（図362）．オリーブ核からは**三角束*** fasciculus triangularis（**三稜路** Dreikantenbahn d.，**オリーブ脊髄路** tractus olivospinalis)が発し，脊髄の前索と側索との移行部の表層を下り，次第に前角に進入して前根細胞に連絡している．なお その伝導路には 途中オリーブから反対側の小脳歯状核に至る回路 すなわち **オリーブ小脳路** tractus olivocerebellaris が付属している．上記の伝導路は小脳の運動調節作用を筋系に伝達するものと考えられる（図363，429，430）．

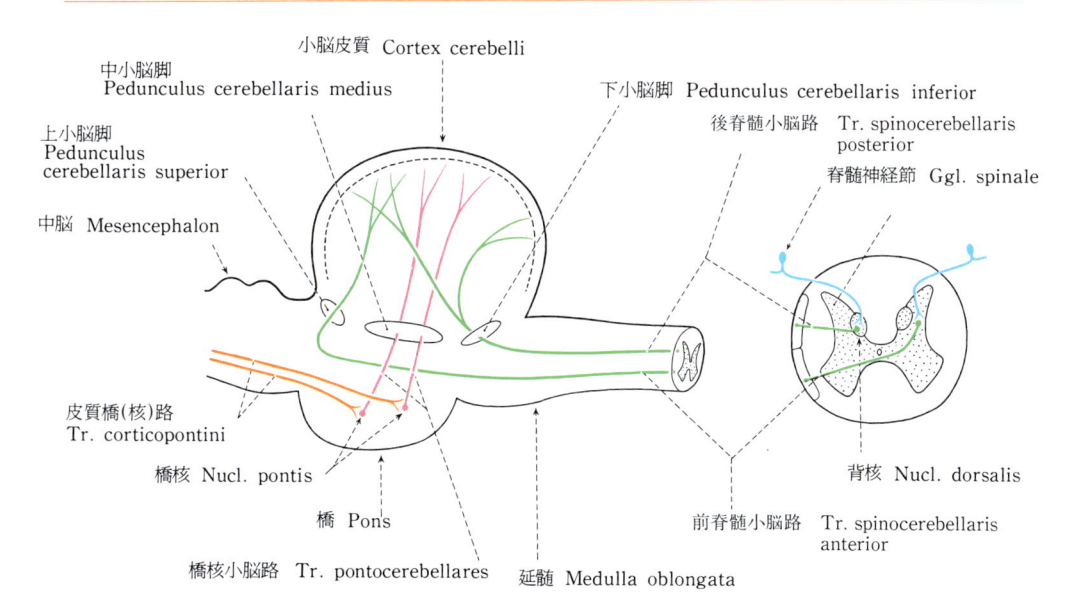

図 430　小脳皮質に終わる主要伝導路（模型図）

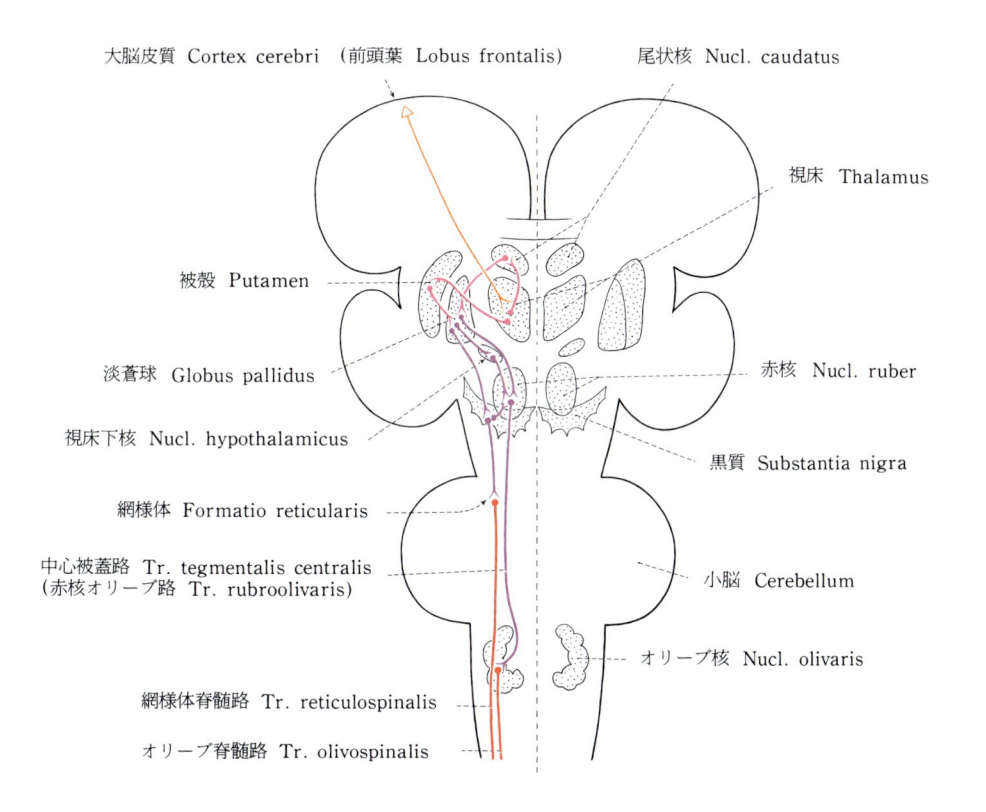

図 431　線条体と淡蒼球を経由する錐体外路（模型図）
これは概略図で，実際はもっと複雑で，まだ明らかにされていない点も多い．

② 線条体と淡蒼球を経由する伝導路

大脳前頭葉の皮質の運動性神経細胞から出る神経線維は，同側と反対側の視床の腹側部に終わり，視床から発する線維は，同側の線条体，ついで淡蒼球にはいって それぞれ中継される．淡蒼球から出る線維は一部は直接に，一部は視床下核と黒質で中継され，同側と反対側の赤核に終わる．なお 線維の一部は赤核へは行かずに中脳蓋の上丘に終わる．つぎに 赤核からの興奮は前述の中心被蓋路，ついで オリーブ脊髄路(三稜路)を通り(図342，363)，また 上丘からの興奮は，後述の視蓋脊髄路(図342)によって 脊髄の前根細胞に伝えられる．なお赤核から下降する線維の一部は 脳幹の網様体でも終わっている(そのさきは**網様体脊髄路** tractus reticulospinalis となって脊髄に下る)．この経路は筋の緊張・不随意運動などに関係するもので，したがって 大脳皮質との連絡は あまり強くない．前にも述べた通り，鳥類以下の動物では錐体路がなく，この経路が運動伝導路の もっとも重要な地位を占めている(図431)．

③ 視蓋脊髄路* tractus tectospinalis

中脳の上丘(＝視蓋)から発し，その大部分は交叉し，一部は交叉せずに脊髄前索(前正中裂に面した表層部)を下り，線維の末端は順次 前角の前根細胞に終わる(図342)．上丘は先に述べた通り，視覚経路その他 多数の求心性経路と連絡があるから，視蓋脊髄路は いわゆる視覚反射その他の反射弓の遠心脚をなすものである．たとえば 体に危険を及ぼすように外界の状況が目に映じたときに，反射的に防衛や逃避の運動を起こしたり，あるいは視覚によって身体の平衡を調節するための経路である．

④ 前庭脊髄路* tractus vestibulospinalis

延髄の外側前庭神経核から発する線維束で，末端はやはり前根細胞に連絡している．すなわち，上記の核の神経細胞が出る神経突起は同側性に下降して脊髄にはいり，前索のなかを錐体路の前に沿って走っている(図342, 432)．この伝導路は前庭神経とともに反射弓をつくっており，身体の姿勢を反射的に正しく保つことに役立つ．

⑤ 内側縦束* fasciculus longitudinalis medialis

知覚性脳神経の終止核，なかでも外側前庭神経核の神経突起の集束である．経路の一部は対側に交叉し，一部は同側を走る．そのいずれもが上行および下行し，末端は脳幹の運動性脳神経起始核(ことに眼球運動の起始核)と脊髄前角との運動細胞に終わる．中脳と延髄では，中脳水道と第4脳室の腹側壁のなかを正中線の両側に左右相接して走り，脊髄では前索後端部で前角の基部の内側部にある(図342, 361～364, 432)．この伝導路は 要するに 知覚性脳神経に付属する索細胞の神経突起の束であって，脳神経に関する間接反射弓の一部をなしている．ゆえに頭部(ことに眼球)や頚部，さらに下って体幹や体肢の調和的共同運動は この伝導路によって行なわれる．

上記の運動伝導路は，結局いずれも脊髄前角の前根細胞に終わるのであって，ここでは一つの前根細胞に，すべての種類の運動性伝導路の線維が終わっている．すなわち，末梢神経系の

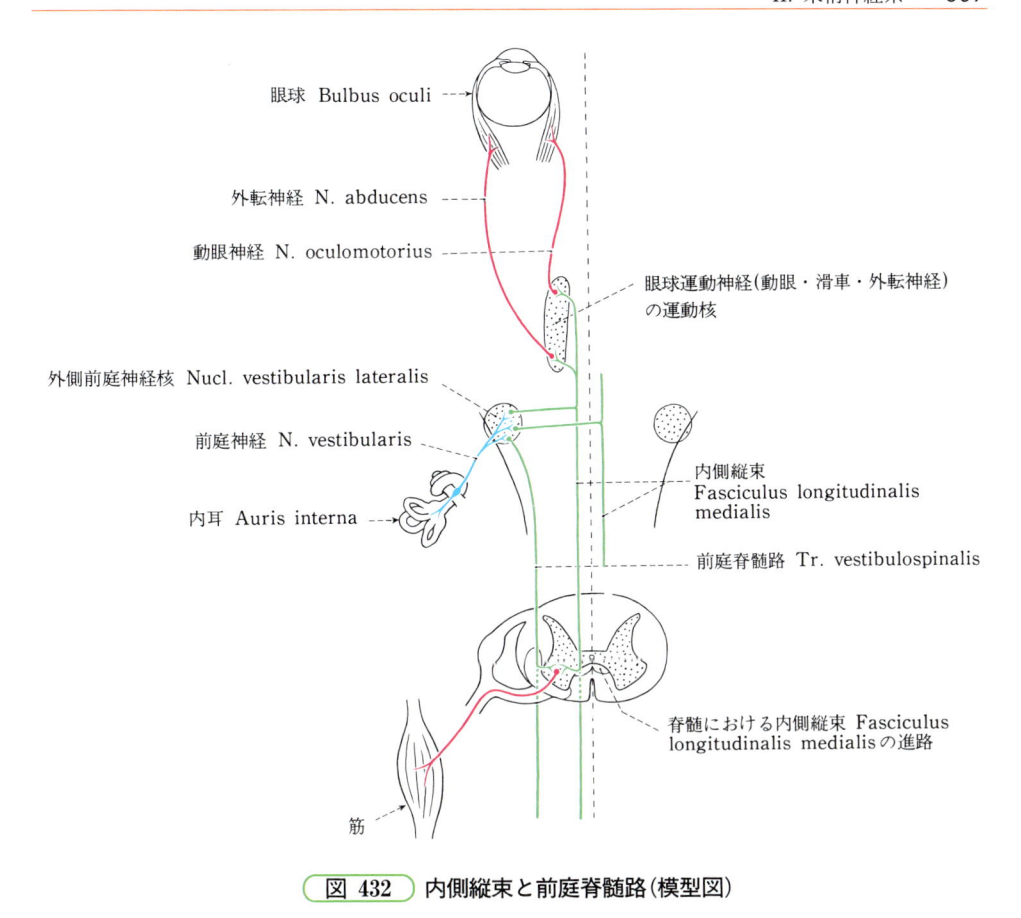

図中ラベル:
- 眼球 Bulbus oculi
- 外転神経 N. abducens
- 動眼神経 N. oculomotorius
- 眼球運動神経（動眼・滑車・外転神経）の運動核
- 外側前庭神経核 Nucl. vestibularis lateralis
- 前庭神経 N. vestibularis
- 内耳 Auris interna
- 内側縦束 Fasciculus longitudinalis medialis
- 前庭脊髄路 Tr. vestibulospinalis
- 脊髄における内側縦束 Fasciculus longitudinalis medialis の進路
- 筋

図 432 内側縦束と前庭脊髄路（模型図）

1本の運動神経線維のなかを，あらゆる種類の運動性興奮が共同で通るわけで，これを**終末共通路** final common path e. という．こういう意味からすれば，錐体路には末梢部すなわち第2ニューロンを加えない方が正しい．

4 自律神経系の伝導路

すべての平滑筋の運動と腺の分泌は，およそ反対の作用を有する2種の自律神経系から支配されている．その一つは**交感神経系*** sympathetic nervous system e., sympathisches Nervensystem d. であり，他は**副交感神経系*** parasympathetic nervous system e., parasympathisches Nervensystem d. である．すでに述べたように，交感神経系は独立の末梢神経系をつくっているが，副交感神経系の線維は いくつかの脳神経（動眼神経・顔面神経・舌咽神経・迷走神経）と一部の脊髄神経（仙骨神経）のなかに含まれている．

自律神経系の伝導路の起原は脳幹と脊髄で，大脳皮質とは直接の連絡をもたず，脳幹や脊髄のなかで上述の求心性伝導路と連絡して反射弓をつくっている．言いかえると，自律神経系の興奮は すべて反射性で，これが その自律的なゆえんである．

自律神経系における伝導路はすべて2個のニューロンから構成されているとの考えがあ

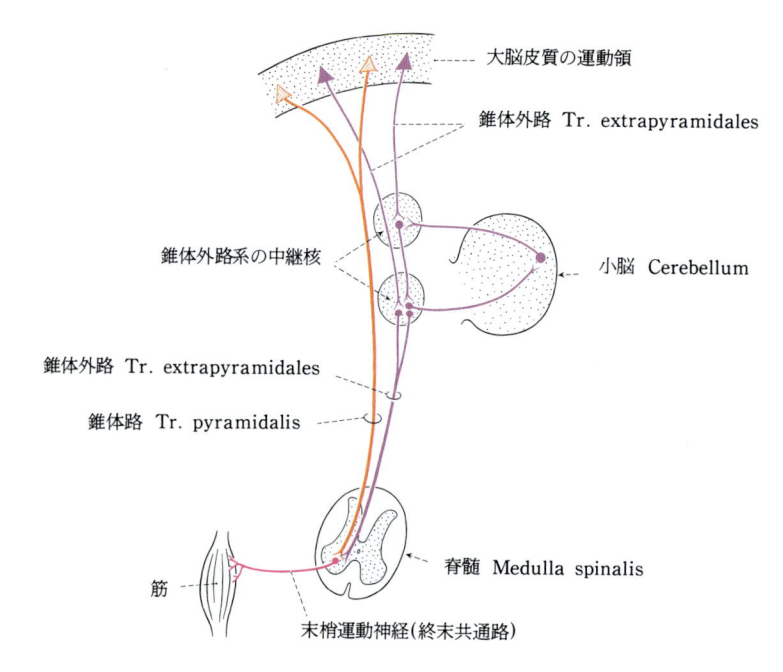

図 433 錐体外路と錐体路の関係を示す模型図
錐体路は脊髄まで中断されることがない．

る[1]．すなわち 第1ニューロンの細胞は脳幹または脊髄のなかにあって，これから出る遠心性線維を**節前線維*** preganglionic fiber e., präganglionäre Faser d. といい，第2ニューロンの細胞は末梢の自律性神経節のなかにあって，これから出る遠心性線維を**節後線維*** postganglionic fiber e., postganglionäre Faser d. という．

1. 交感神経系の主な伝導路

第1ニューロンの細胞は **胸髄と腰髄の側角** にある．これから出る節前線維は まず胸神経と腰神経の前根を，ついで交通枝を通って**交感神経幹**にはいり，その幹神経節その他の末梢神経節のなかで第2ニューロンに連絡する．第2ニューロンの細胞体から出る節後線維は，一部は再び交通枝を通って脳脊髄神経のなかに混入して これとともに，他は交感神経の末梢枝となって，全身の平滑筋性および腺性の器官に分布する（図437）．

交感神経内の求心性線維： 内臓に分布する交感神経系のなかに求心性線維が含まれていることは，各種の実験的研究の結果から明らかである．しかし その正確な経過や連絡については不詳の点が多い．また この求心性線維が どんな種類の知覚を伝導するかも，十分には分かっていない．この線維を交感神経の一部と考えるか，交感神経のなかを走る脳脊髄神経とみなすかについても，学者によって見解が異なる．

---

1) 自律神経の伝導路が2個のニューロンから成るというのは，Langley の生理学的実験による おおまかな結論で，形態学的には まだ証明されていない．また この種の実験が自律性伝導路のすべてについて行なわれたものでもない．

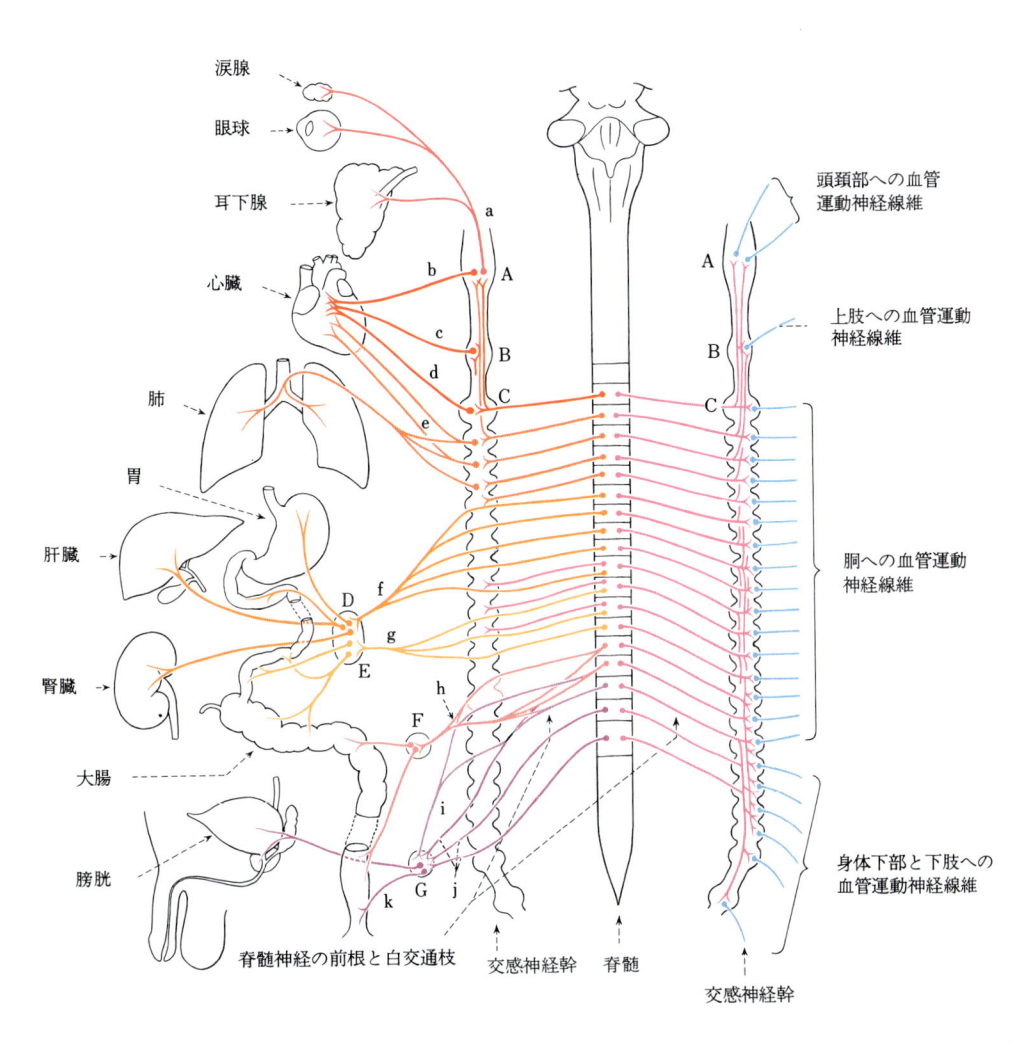

A：上頚神経節　Ggl. cervicale superius
B：中頚神経節　Ggl. cervicale medium
C：下頚神経節　Ggl. cervicale inferius
D：腹腔神経節　Ggl. celiacum
E：上腸間膜神経節　Ggl. mesentericum superius
F：下腸間膜神経節　Ggl. mesentericum inferius
G：下下腹神経節　Ggl. hypogastricum inferius
　（骨盤神経叢　Plex. pelvinus）
a：内頚動脈神経　N. caroticus internus
b, c, d：上・中・下 頚心臓神経　N. cardiacus cervicalis, superior, medius, inferior
e：胸心臓神経　Nn. cardiaci thoracici
f：大内臓神経　N. splanchnicus major
g：小内臓神経　N. splanchnicus minor
h：腰内臓神経　Nn. splanchnici lumbales
i：上下腹神経叢　Plex. hypogastricus superior
　（仙骨前神経　N. presacralis）
j：仙骨内臓神経　Nn. splanchnici sacrales
k：骨盤内臓神経　Nn. splanchnici pelvini

図 434 交感神経の内臓諸器官（左側）と身体末梢部（右側）への分布（模型図）
[Larsell，改変]

A：毛様体神経節　Ggl. ciliare　　　　B：翼口蓋神経節　Ggl. pterygopalatinum
C：顎下神経節　Ggl. submandibulare　　D：耳神経節　Ggl. oticum

図 435 副交感神経の内臓諸器官への分布（模型図）［Larsell，改変］

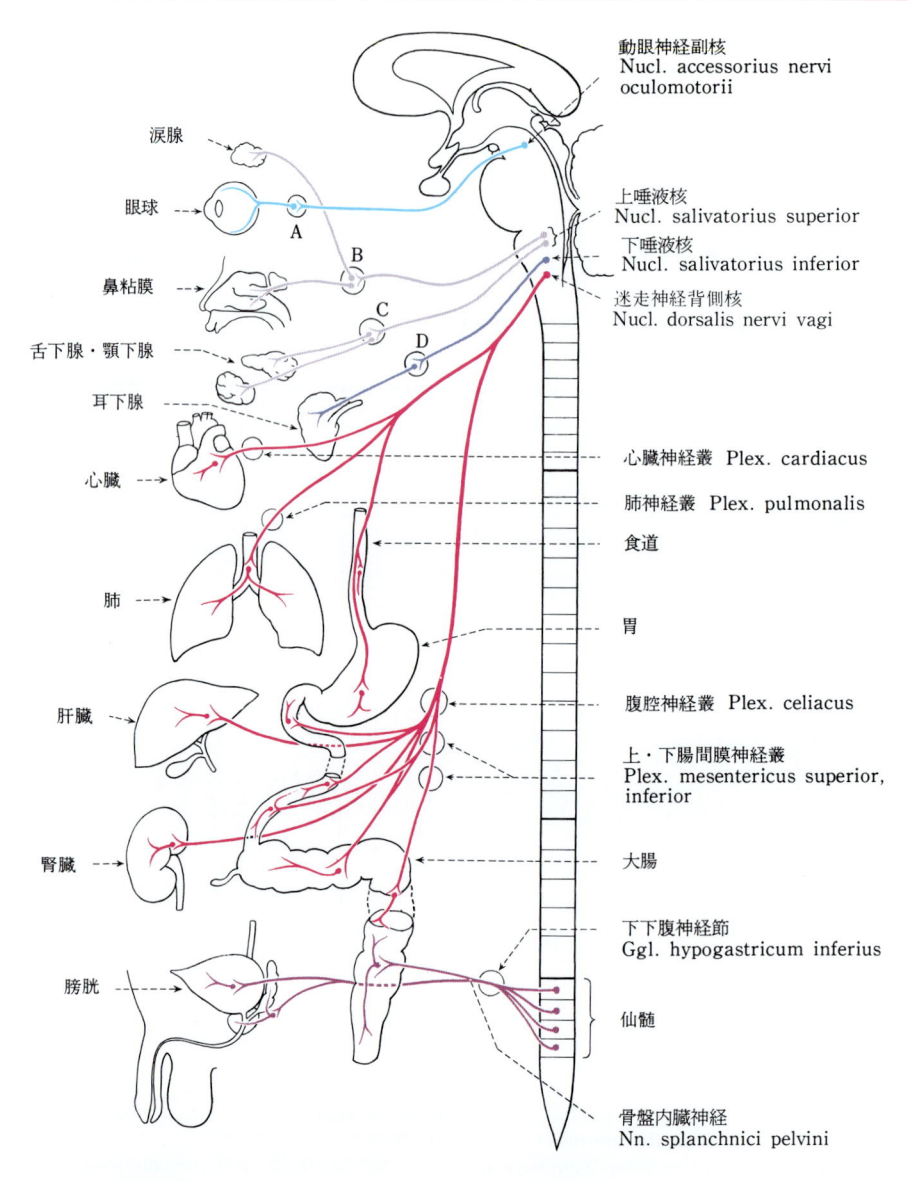

　内臓疾患がしばしば一定区域の皮膚の過敏をひき起こす．このような過敏帯を**ヘッド帯** Head's zone e., Headsche Zone d. という[1]．これは罹患した器官からの刺激が交感神経内の求心性線維を伝って交通枝から脊髄神経節に送られるので（図437 青色），内臓の痛みがこの脊髄

---

1) Henry Head（1861〜1940）は英国の神経学者．

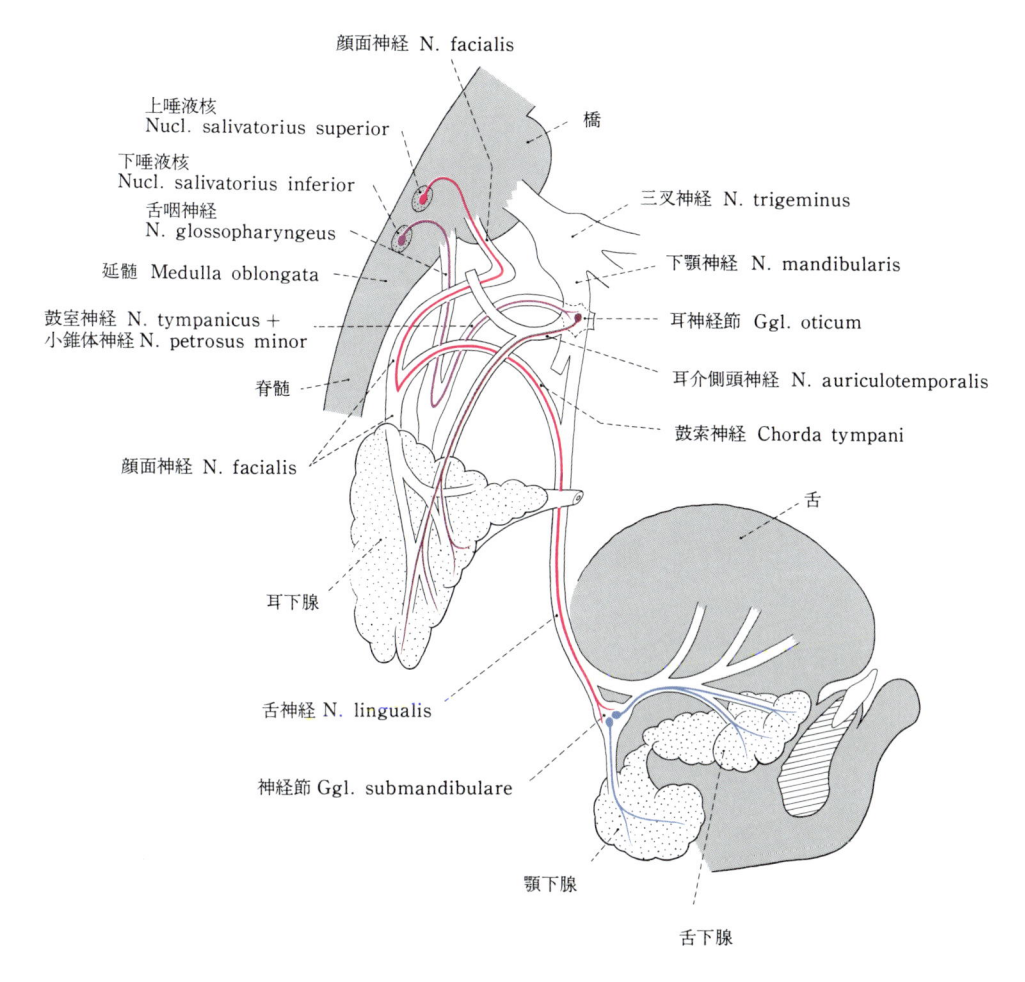

図 436 唾液腺の分泌伝導路（模型図）

神経節の支配領域の皮膚に投影されることによるものと説明されている．

手掌，足底，会陰部をはじめ，皮膚の諸領域からの刺激によって，脊髄や脳幹を介して，交感神経または副交感神経が内臓に変化（心拍数，胃運動，膀胱の運動など）をひきおこすことが示されている（**体性-自律神経反射**—佐藤昭夫）．鍼・灸のメカニズムも，この反射路の研究から次第に解明されるであろう．

2. 副交感神経の主な伝導路

① **動眼神経** n. oculomotorius 内の副交感性線維： 節前線維は中脳にある動眼神経副核から発し，はじめ動眼神経のなかを走り，連絡枝から毛様体神経節のなかにはいる．節後線維は この神経節の神経細胞から起こり，眼球のなかにはいり，毛様体と虹彩に分布して，毛様体筋と瞳孔括約筋の運動を支配する（図 352，435）．

② **顔面神経** n. facialis 内の副交感性線維： 涙腺・顎下腺・舌下腺などの分泌線維を含んでいる．その起始核は橋にある．涙腺に行く線維は 顔面神経から その膝神経節を素通

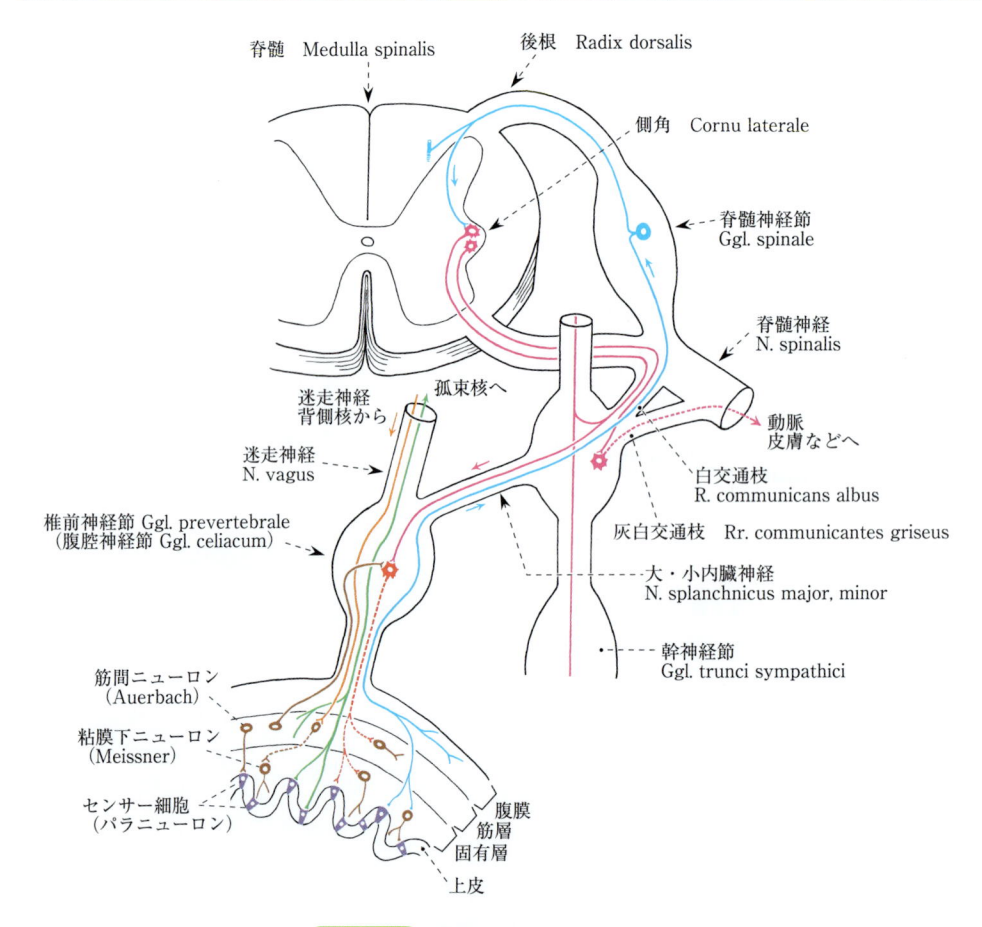

図 437 腸管の神経支配（模型図）
赤：交感神経，オレンジ：迷走神経の遠心性線維，緑：迷走神経の求心性線維，茶：腸壁内のニューロン，青：知覚線維
自律神経の実線は節前神経線維，点線は節後神経線維．

りして大錐体神経のなかにはいり，翼口蓋神経節の細胞（第2ニューロン）に終わる．この細胞から発する節後線維は　頬骨神経を経て　涙腺神経に吻合し，涙腺に分布するという．顎下腺と舌下腺に行く線維は**上唾液核*** nucleus salivatorius superior（または**顔面神経分泌核***）（図359，360，436）から出て，鼓索神経から舌神経を経て顎下神経節にはいり，これから発する節後線維は　これら両腺に分布して　その分泌を調節する．

③ **舌咽神経** n. glossopharyngeus 内の副交感性線維：　耳下腺の分泌線維を含む．その節前線維は延髄の起始核すなわち**下唾液核*** nucleus salivatorius inferior（または**舌咽神経分泌核***）（図359，360）から発し，鼓室神経・小錐体神経を経て耳神経節にはいり，これから始まる節後線維は，耳介側頭神経を経て耳下腺に分布する（図436）．

④ **迷走神経** n. vagus の副交感性線維：　頚部・胸部・腹部（骨盤を除く）のすべての内臓に分布して　その運動と分泌を調節している．起始核は　延髄における**迷走神経背側核***

nucleus dorsalis n. vagi (図359, 360) である．これから出る節前線維は，迷走神経の末梢枝の主要構成要素として末梢に走り，頸胸腹部の自律性神経節を素通りして，所定の器官にはいる．節前線維と節後線維の中継部が どこであるかについては 不明な点が多いが，だいたいにおいて 各器官の壁上ないし壁内にある神経節が考えられる (図435, 437).

　　交感神経の場合 (508頁) と同様に副交感神経にも**求心性線維**が含まれており，とくに迷走神経には多数の内臓知覚性（一般に意識にのぼらない）の求心性線維が走っている (図437).

　⑤　**脊髄神経** nn. spinales 内の副交感性線維: 起始細胞は脊髄灰白質（後角基底部）にあり，それから発する節前線維は各後根を通って脊髄神経節にはいり，ここで中継された節後線維は皮膚に分布して 立毛と発汗とを抑制するとともに，血管に分布して これを拡張させると言われる（呉 建）.

　⑥　**仙骨神経** nn. sacrales 内の副交感性線維: 仙髄には上に記した一般的な脊髄副交感神経のほかに，古くから知られている特殊な副交感神経系がある．その節前線維は仙髄の前角と後角との中間部から起こり，前根を通って（一般の脊髄副交感神経は後根を通る） $S_2 \sim S_4$ のなかにはいり，臓側枝すなわち**骨盤内臓神経*** nn. splanchnici pelvini (または**勃起神経*** nn. erigentes) の主要素となる．節後線維への中継は おそらく各支配器官の付近にある神経叢のなかで起こるものと想像される．節後線維の分布区域は骨盤内臓と外陰部で，すなわち排便・排尿・射精・勃起などの機能に関与している (図435).

　こんなわけで，いわゆる内臓の副交感性線維は 主として迷走神経と仙骨神経とに含まれており，前者は頸・胸・腹部に，後者は骨盤部に分布する．

感覚器

感覚器* organa sensuum, sense organs e., Sinnesorgane d. は外来の物理的ならびに化学的刺激を感受するのが その役目である．高等動物では 外皮・視覚器・平衡聴覚器・味覚器・嗅覚器の5種が区別される．これが いわゆる五感器である．しかし ごく下等な動物では まだ五感器の分化を見ず，各種の刺激は すべて身体の表面で感受されるのであって，高等動物において，**感覚器の主要部がいずれも外胚葉**から出来てくるという個体発生的事実は，この系統発生の歴史をよく物語っている(図332).

感覚器は**知覚神経の終末装置**である．感覚器と神経系とは解剖学的にも生理学的にも密接に連繋しているのであって，そのいずれが欠けていても刺激の感受は出来ない．

A. 外　皮

外皮 integumentum commune とは 体の外表をおおう皮膚と その変形物(角質器と皮膚腺)の総称である．その全体が感覚器としてだけの役割を演じているわけではないが，器官系の分類の便宜上 ここで取り扱うことになっている．

1 皮　膚

皮膚* cutis, skin e., Haut d. は身体の表面をおおう数mm～数cmの厚さの丈夫な被膜で，感覚器としては もっとも原始的な状態を保っている．すなわち 皮膚が担当する感覚は触覚・圧覚・痛覚・温覚・冷覚などで，機械的刺激と温度に関するもの一切を含み，他の感覚器のように特殊化したものではない．

こうした 感覚器としての作用のほかに，皮膚は なお体表の保護・排泄作用・体温の調節などを いとなみ，また 皮下脂肪には栄養を貯蔵している．

皮膚の色調は人種的に著しい差異があり，それによって全人種が白色・黄色・銅色・黒色の4群に大別されていることは周知の通りである．しかし 皮膚の色は 同一人種内でも個人的に また男女によって多少の差があり(一般に男の方が黒い)，また 年齢の進むとともに色調が濃くなる．同一個体においても 体部によって その色にかなり著しい相違があり，日光にさらされている部位は衣服で包まれている部位より暗く，体肢の伸側は屈側より暗く，また外陰部・肛門の周囲・乳頭・乳輪部などは とくに色素の沈着が著しい．このような色調の差異は，表皮の胚芽層の細胞のなかにある褐色の色素—**メラニン** melanin e. の多少による．

　　赤ん坊の皮膚が その名の示すように 紅色を帯びているのは，メラニン色素の量が少ないことと，表皮の角化度が弱いために 血液の色が すき透って見えるからである．口唇の赤色唇縁，包皮の内面，小陰唇の前庭面などが赤いのも 同じ理由である．

　　皮膚のメラニン色素が太陽の紫外線の照射に対する防衛装置であることは間違いないが，そればかりとは言えない．外陰部・乳頭と乳輪・肛門周辺などに見られる多量の色素は，異性の

図 438　頭皮の断面（顕微鏡図）

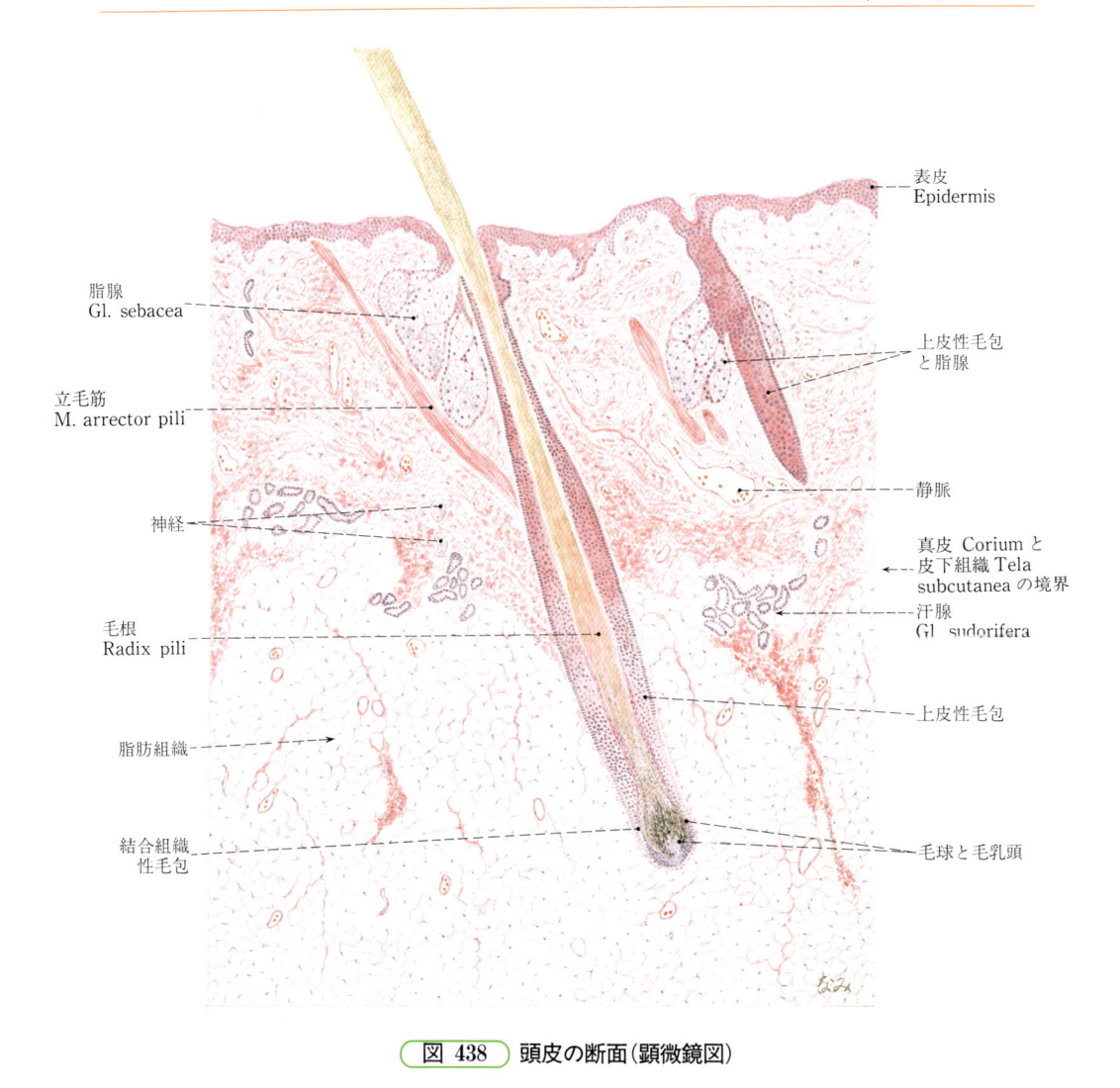

目をひくためのものと考えられる．女が妊娠すると なぜ これらの部分の色素が増すのかは不明である．

手掌と足底の皮膚は，構造も機能も一般体部の皮膚と著しく異なっている．ここには毛がなく，一面が細かい隆線すなわち**皮膚小稜*** cristae cutis, Hautleisten d. の集団から成る**皮膚理紋*** epidermal ridge configuration e., Hautleistenfigur d. でおおわれる．これは物を握ったり 物に触れたりするさいに，滑らないようにするため（汗腺が小稜の頂に開いているのも そのため），および 感覚を鋭敏にするための装置であると考えられる．皮膚理紋はその小稜のパターンが各個人に特有，しかも生まれてから死ぬまで変わらない（万人不同，生涯不変）ので，法医学上 重要な意味をもっている．皮膚理紋のうちで 指にあるもの

を**指紋** finger print e., Leistenfigur der Fingerbeere d., 手掌や足底にあるものを**掌紋*** palm print e., Leistenfigur des Handtellers d., **足底紋*** sole print e., Leistenfigur der Fußsohle d. という．

　手掌と足底の皮膚に分布する汗腺は，ほかの一般体部の汗腺とちがって，体温調節にあずからず，精神的な興奮にさいして発汗する．

▶ 構　造 ◀

　皮膚は粘膜と同様に3層から成るが(図154, 438, 439)，各層とも 粘膜よりは はるかに丈夫に出来ていて，機械的刺激に対する抵抗力が強い．

　① **表　皮*** epidermis： 皮膚の最表層は重層扁平上皮で おおわれる．上皮に ちがいないが，皮膚の上皮に限って 習慣上 表皮とよぶ．表皮の細胞は基底部の**胚芽層*** stratum germinativum で絶えず分裂増殖している．この部では 細胞の形は立方形ないし円柱形であるが，その上の**果粒層*** stratum granulosum では多角形となり，表層に行くにしたがって次第に扁平化し，ついに角化して核を失い(**角質層*** stratum corneum)，表面から剝げ落ちる．いわゆる体垢(あか)は この死滅した表皮細胞に汗や脂肪などが浸みこんだものである．胚芽層は その細胞内に メラニンの果粒を含んでいる．これが皮膚の色調を決定する主な要素であることは上に述べた．メラニンは少数の**メラニン細胞** melanocyte　e., Melanozyt d. によって産生され，それが胚芽層の一般細胞に分配されるのである．

　手掌と足底の皮膚は 表皮が著しく厚く，色素果粒が少なく，また果粒層と角質層との間

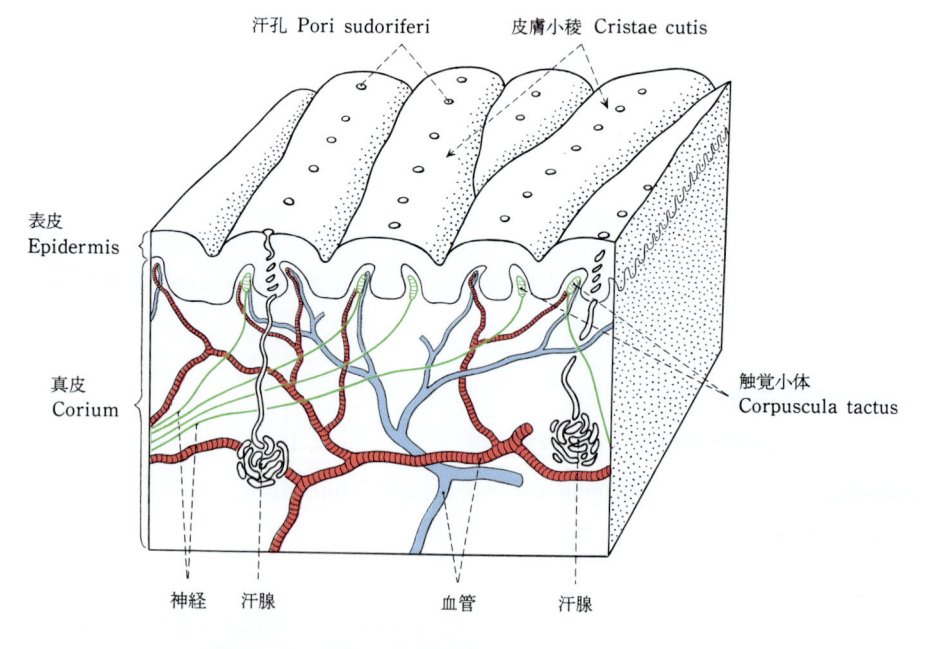

図 439　皮膚の構造を示す立体模型図(手掌の皮膚)

に**淡明層** stratum lucidum という一見 無構造の1層が介在している．

② **真　皮*** corium： 表皮の下にある比較的厚い丈夫な層で，粘膜の固有層に相当する．太い膠原線維が密に交織した結合組織[1]から出来ている．真皮の表面から表皮に向かって無数の小突起が出ていて，これを**皮膚乳頭*** papillae cutis という．乳頭は一般の皮膚では特殊な排列を示さないが，手掌や足底の皮膚では これが各小稜に相当して 整然と2列に並び，その間に汗腺の導管が1列に走っている（図439）．

真皮のなかにもメラニン産生細胞（**メラニン細胞** melanocyte e.）が存在する．しかし この細胞は皮膚に褐色や黒色を与えるのでなくて，むしろ青色を与える[2]．小児の殿部や背に見られる青色の斑紋（**蒙古斑*** Mongolian spot or sacral spot e., Mongolenfleck d.）は真皮内にメラニン細胞が多量に存在するためである．蒙古斑は日本人からアメリカインデアンに至るまで，蒙古人種に特有のもので，それがなぜ特定の人種に出現するのか，何のために存在するのかは謎である．

③ **皮下組織*** tela subcutanea, subcutaneous tissue e., Unterhautgewebe d.： 最深層で，疎性結合組織から成り，皮膚を筋膜その他の深部構造に結びつけている．皮下組織は多量の脂肪組織（**皮下脂肪***）をふくみ，栄養分の貯蔵場をなすと同時に体温の発散を防いでいる．女性や子供では この脂肪組織が とくによく発達しているから，体表の輪郭は丸みを帯びている．

すでに述べたように，皮膚は一つの感覚器官であるから，**知覚神経の終末**が種々の様式で分布している．皮膚に見られる神経終末の主なものをあげる．

① **自由終末*** free ending e., freie Endigung d.： 知覚神経線維の末端が樹の枝のように分岐して表皮のなかに進入し，特殊な終末装置をつくることなく終わるものである．神経線維は表皮に進入するに先立って，その髄鞘とシュワン鞘を捨て，裸の軸索となる．

② **触覚小体*** tactile corpuscle e., Tastkörperchen d. または **マイスネル小体** Meissner's corpuscle e., Meissnersches Körperchen d.： 皮膚乳頭（の一部のもの）のなかに見られる長円体状の終末装置（長径およそ50μm）で，特殊細胞の集団のなかに，裸になった知覚神経線維の末端が侵入して終わっている．

③ **層板小体*** lamellar corpuscle e., Lamellenkörperchen d. または**ファーテル・パチニ小体** Pacinian corpuscle e., Vater-Pacinisches Körperchen d.： 真皮の深層から皮下組織にかけて存在する小体で，やはり長円体状をしているが，かなり大きい（長さ0.5 mm前後）ので，うまく剖出すれば肉眼で認めることが出来る．指頭の皮膚に多く見られる．神

---

1) 皮革（靴やかばんの革）は主として真皮で，これに少量の皮下組織が付いている．表皮は皮革製造のさいに剝脱してしまう．
2) 一般に皮膚ばかりでなく組織の深部にある暗い色調の物体は，表面から見ると青く見える．剃りたての頭が青いのは毛根が透視されるのであり，いれ墨を刺青というのは真皮にはいった墨が青く見えるからであり，白人の眼の青いのは虹彩を透してその後面の網膜色素上皮が見えるためであり，脳の青斑locus ceruleusも深部にあるメラニン色素の透過による．皮静脈が実際の静脈血の色より青く見えるのも同じ理由からである．

経線維の末端をふくむ中軸を，特殊な結合組織が層板状に とり巻いている．

　神経終末の種類や分布状態は 皮膚の部位によって異なり，手掌や足底(ことに指頭)では触覚小体や層板小体がよく発達しているし，また外陰部の皮膚では **陰部神経小体** genital corpuscle e., Genitalnervenkörperchen d. という特殊の終末装置が見られる．

2　皮　膚　腺

　皮膚腺 cutaneous glands e., Hautdrüsen d. は表皮が真皮または皮下組織のなかへ陥入して出来たもので，ヒトでは つぎの3種類がある．

　① **脂　腺*** gll. sebaceae, sebaceous glands e., Talgdrüsen d.： 皮膚の表面に **皮脂** sebum l., e., Talg d. を分泌して その保護をする腺である．単一胞状腺で 普通は数葉に分かれている．脂腺は毛髪に所属しており，毛包の上部に開いているから，皮脂は毛と毛包の間から皮膚の表面に にじみ出るわけである．

　脂腺を欠く毛は ほとんどないから(睫毛には脂腺がない)，その分布は全身的である．手掌と足底には毛がないため，脂腺もない．しかし 必ずしも 毛のないところに脂腺なしというわけではなく，包皮の内面と亀頭の表面(**包皮腺*** gll. preputiales)，小陰唇，乳頭などには，毛と関係のない **独立脂腺** freie Talgdrüse d. が直接に皮膚の表面に開いている．後述の瞼板腺も一種の独立脂腺であり，また 口唇の赤唇縁に独立脂腺をもつ人がいる．

　脂腺の分泌機序は 普通の腺と異なっている．すなわち その壁の細胞自身が脂肪化し，崩壊して分泌されるのであって，失われた細胞は残存する腺細胞の分裂によって補われる．このような腺を **全分泌腺*** holocrine gland e., holokrine Drüse d. という．(分泌のさいに腺細胞が崩壊しない 通常の腺を **部分分泌腺*** merocrine gland e., merokrine Drüse d. という)．

　② **汗　腺*** gll. sudoriferae, sweat glands e., Schweißdrüsen d.： 汗を分泌して排泄作用と体温調節作用を いとなむ腺である．全身の皮膚に分布しているが，とくに 手掌・足底・腋窩・陰嚢・大陰唇などに発達が著しい．また 亀頭部や結膜のように 粘膜様の性状をそなえた皮膚には，汗腺が見られない．

　長い単一管状腺で，その腺体は糸球状に わだかまって，真皮の深層または皮下組織のなかにある．導管は らせん状に巻きながら表皮を貫き，皮膚の表面に開いている(図438，439)．分泌物すなわち汗は，水と 食塩を主とする若干の電解質から成っている．

　汗腺には2種類ある．全身一般の皮膚に分布する汗腺は，体温の上昇に反応して汗を出し，体表をぬらして体温を下げるものである．これに対して手掌と足底に分布する汗腺は，精神的な緊張に応じて(交感神経の作用で)汗を出すもので，体温とは関係がない．手掌と足底では，すべての汗腺導管は皮膚理紋の小稜の上に1列に開口する(図439)．この部を湿らせて，物に触れたり，物を握ったりするときに，手や足が滑らないようにしている．とくに危急時の動作や敵との闘争にさいして，手掌と足底の神経性発汗が役立つのである．

③ **アポクリン(汗)腺** apocrine(sweat)gland e., apokrine(Schweiß)Drüse d.： 汗腺の一種ではあるが，上記の通常の汗腺に比べると はるかに太くて 腺腔の大きい分泌部をもつため，顕微鏡下で一見して区別されるものである．さらに重要な特徴は，その腺細胞の上部細胞質が くびれ，ちぎれて分泌物に混入する―すなわち**離出分泌，アポクリン分泌**を行なうことである．

アポクリン汗腺の分泌物には特有の臭気があり，異性を引きつける一種のフェロモンとしての意義をもつものである．ヒトでは体臭の主要素をなし，特定の体部に見いだされる．すなわち腋窩・乳頭の周囲(**乳輪腺** gll. areolares)，外耳道(**耳道腺** gll. ceruminosae)，肛門部(**肛門周囲腺** gll. circumanales)，眼瞼の睫毛付近(**睫毛腺** gll. ciliares)，鼻翼などの皮膚に分布している．とくに**腋窩腺*** gll. axillares は腋窩に広く豊富に分布し，通常の汗腺と混じりあって存在する．

腋臭(わきが)は白人や黒人では正常の現象で，ほとんどすべての人にあるが，蒙古人種，とくに日本人では少数の人に，しかも 軽度のものが見られるに過ぎない．しかし 腋臭のない人でも腋窩部にアポクリン汗腺がないというのではなく，ただ その量が少なく，かつ その活動が弱いというにすぎない．

④ **乳 房*** mamma： 乳を分泌する腺であるが，男では退化して分泌機能をもたない．女の乳房は人種的，個人的に，また同一人でも年齢や授乳の如何によって，その形が異なる．乳房は乳房体と乳頭とに分けられる．

乳房体 corpus mammae には，皮膚と厚い脂肪層とで包まれた **乳腺*** gl. mammaria, mammary gland e., Milchdrüse d. がある．乳腺は 15～20 個の**乳腺葉** lobi glandulae mammariae の集団で，各乳腺葉は比較的多量の結合組織のなかに埋まった複合管状胞状腺である．導管すなわち**乳管** ductus lactiferi は各葉に 1 本ずつあり，開口部の近くで つ

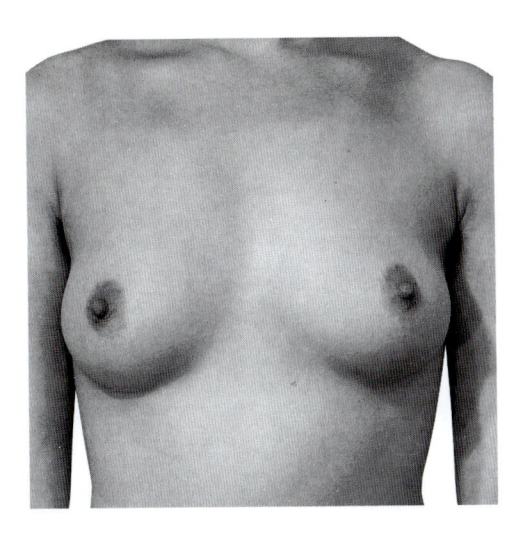

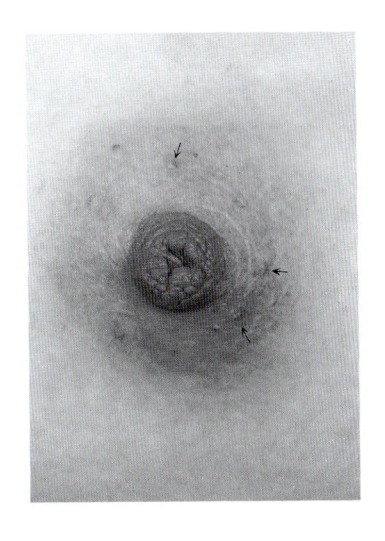

図 440　乳房(20歳の未婚者)
右図は左図の左側の乳房，矢印は乳輪腺．

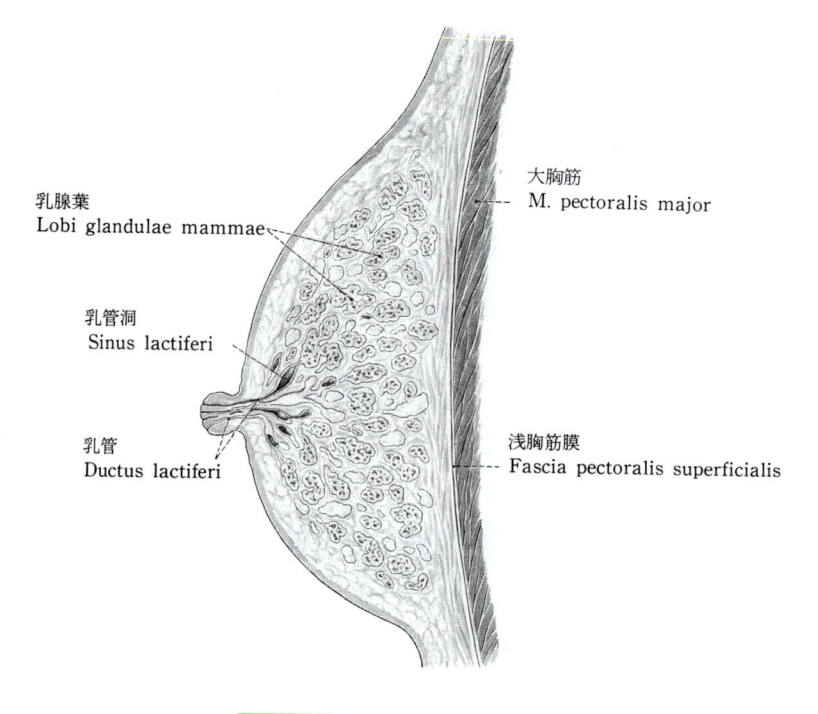

図 441　女性の乳房（矢状断面）

ぽ状の**乳管洞** sinus lactiferi をつくったのち，各自 乳頭に開く．男や未成熟の女では 乳腺は主として結合組織から出来ていて，そのなかに多少の導管は見られるが，終末部の発達を欠いている．

　乳頭*（ちくび）papilla mammae, nipple e., Zitze d. は乳房の先の まるく とび出した部分である．その基部を囲んで**乳輪*** areola mammae という色素の多い部があり，ここに多数の**乳輪腺*** gll. areolares（または**モントゴメリ腺** gll. Montgomeri）がある．これは汗腺と乳腺の中間型をなす腺で，妊娠時から授乳期にかけて肥大して 乳汁様の分泌物を出す．乳頭とその基部には 多量の平滑筋線維が含まれているから，これに触れると 反射的に収縮を起こして，乳頭が突出したり，その皮膚に小じわをつくったりする．

3　角質器

　角質器 horny organs e., Hornorgane d. は表皮が角化変形したもので，人体では爪と毛がこれに属している．しかし 広く哺乳類や下等脊椎動物をながめると，このほかに種々の角質器が認められる．たとえば牛や羊の角（鹿の角は全部骨質である），鯨のひげ，鳥類の羽毛や くちばし なども角質器である．

　① **毛*** pili, hairs e., Haare d.：　体表のほとんど全面に密生している針状の角質器で，体表の保護，体温の保存などの役目をもっている．このほか ある種の動物では，感覚器のはたらきをする毛がある（例：猫や鼠のひげ）．

毛には**毛根*** radix pili と**毛幹** scapus pili とが区別される．毛根は皮膚に埋没している部分で，その末端の**毛球*** bulbus pili は，なかに **毛乳頭*** papilla pili を包んでいる．毛球は表皮の胚芽層に相当する部分で，毛の成長をつかさどり，毛乳頭は皮膚の乳頭に相当する結合組織性の部分で，血管に富み，毛球に栄養分を供給している．

毛根を さやのように包む被膜を**毛包*** folliculus pili といい，内外2層から成っている．内層は表皮性で毛根を直接に包み，表面の表皮に続いており，外層は結合組織で出来ている(図438)．毛を引き抜くと，その根に半透明の寒天様のものが付いてくるが，これが毛包である．毛包には脂腺(既述)と立毛筋が付属している．

立毛筋* m. arrector pili は平滑筋である．毛根の皮膚面に対する鈍角側にあって，毛との間に脂腺をはさんでいる．したがって これが収縮すると毛を立たせて，皮膚の表面に鳥肌をつくり，また脂腺の内容を押し出す．

胎児の体表は はじめ一様に **生毛***(うぶげ)lanugo でおおわれているが，胎生後半期に交代して はじめて**頭毛***(かみのけ)capilli, **眉毛***(まゆげ)supercilia, **睫毛***(まつげ)cilia, **鼻毛**(はなげ)vibrissae, **耳毛**(みみげ)tragi などの局所的差別を生じ，青春期になると，さらに第二次性徴として**陰毛***(かくしげ)pubes, **腋毛***(わきげ)hirci, **須毛***(ひげ)barba なども発生する．

このような分化した毛を**終生毛** terminal hair e., Terminalhaar d. という．耳毛は永く生毛の状態に止まり，老年期にはいって はじめて終生毛に変わることが多い．

毛の伸びる速さは，毛の種類により，また 個人的 人種的 年齢的に多少の差はあるが，10日間に2〜5mmである．一般に 太い毛は細い毛より成長速度が大きい．

毛には おのおの一定の寿命があり，たとえば 睫毛は約150日，眉毛は約100日，頭髪は3〜5年である．一般に毛が一定の長さに達すると 成長が止まり，脱落して再び その毛球から新世代の毛を発生する．頭毛は放置すると ずいぶん長くなるが，それは その生命が長いからである．これに比べると，須毛・腋毛・陰毛などは短く，眉毛・鼻毛・生毛などは さらに短いが，これは主として これらの毛の生命が短いことによるのである．

老化その他の原因で 毛球の栄養が悪くなると，毛の新生は行なわれないので **禿げ**とな

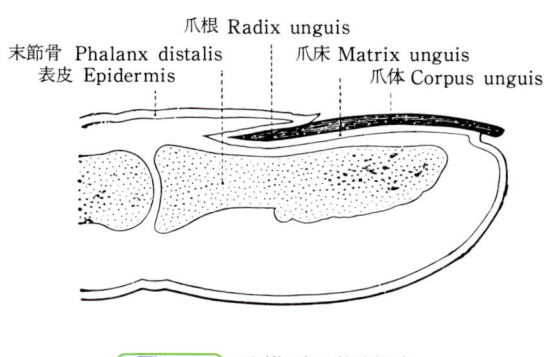

図 442　爪(指端の縦断面)

524　感 覚 器

図 443 爪を上からみる

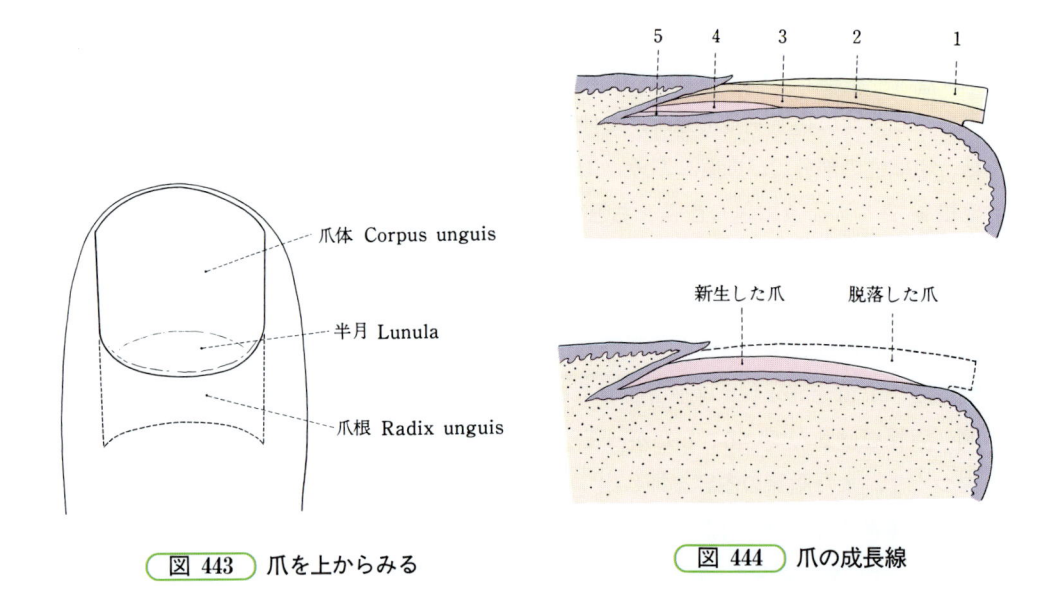

図 444 爪の成長線

り，または色素の欠乏のために**白毛**(しらが)となる．禿げや白毛に 遺伝的関係 すなわち体質が著しく影響していることは，周知の通りである．

　毛の色調は亜麻色から漆黒色まで種々あり，その形状もまた 直毛から縮毛まで 多種多様で，これらは いずれも重要な人種的特徴である．

② **爪*** unguis, nail e., Nagel d.： 指さきの背面にある角質板で，体と根とを区別する．**爪体** corpus unguis は露出している部分で，その下層の**爪床*** matrix unguis は表皮の胚芽層と真皮から成っている．**爪根*** radix unguis は爪の基部で，皮膚のなかに埋まっている (図 442)．

　爪の成長は，爪根と爪体基部との胚芽層によって行なわれる．この成長圏は爪体の基部において，白色の**半月*** lunula として認められることが多い(図 443)．爪の成長速度も，個人的に，また 年齢的に多少の差があるが，性差はない．手の爪では 20 歳頃までが もっとも成長が速く，100 日で約 1 cm 伸びる(寺田春水)．それでも 爪根の端から自由縁まで伸びるには，およそ 4〜5 ヵ月を要する．指の長軸に直角の方向に発育するのではなく，図 444 に示すように 斜の成長線で伸びてゆく．

B. 視 覚 器

　視覚器* organum visus, organ of sight e., Sehorgan d. は光を感受する器官で，眼窩のなかにおさめられている．視覚器の主部をなすのは眼球で，これに眼瞼・結膜・涙器・眼筋などの副眼器が付属している．

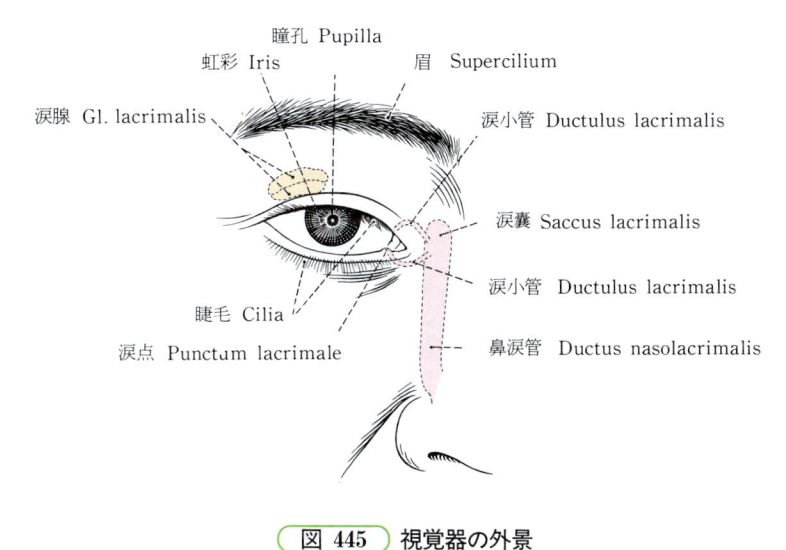

図 445 視覚器の外景
涙器は透視的に点線で示してある．

1 眼 球

眼球* bulbus oculi, eyeball e., Augapfel d. は眼窩の内部を充たしている球形の器官である．その前後両極を それぞれ**前極** polus anterior，**後極** polus posterior といい，両極を結ぶ直線を**眼球軸*** axis bulbi と名づける．眼球軸は形態学的な概念で，後述の角膜・瞳孔・水晶体・硝子体などの光学的諸要素の中心を貫いているが，生理学的概念である**視軸** axis opticus とは完全には一致していない（平均およそ5°ずれている）．後極のやや下内側からは**視神経*** n. opticus が眼球内に進入している．

眼球は3層の被膜から成る外郭と，その内部を充たす透明な内容とによって つくられている．

1. 眼球の外郭

外から内に向かって 外膜・中膜・内膜の3層がある．

① **眼球外膜** tunica externa bulbi（**眼球線維膜** tunica fibrosa bulbi）は眼球の最外層をなす被膜で，その主部は緻密な結合組織線維で出来ているから，丈夫で しかも弾性がある．眼球外郭の支柱をなして その形を保つとともに，内容を保護している．外膜をさらに強膜と角膜の2部に区別する．

強膜* sclera[1] は眼球の大部分を包む かたい白い膜で，前方は角膜に続き，後方は眼球後極の内下側で視神経によって貫かれている．強膜の前縁には 角膜に近く **強膜静脈洞***

---

[1] 以前は鞏膜と書いたが，鞏は字がむつかしいので，強膜と改められた．「硬膜」にするのもよいが，脳や脊髄にそれがあるので，混同をさけるために強膜になった．しかし，よく考えてみれば，鞏膜も脳硬膜のつづきだから，「（眼球）硬膜」としてもよかったのである．

526 感 覚 器

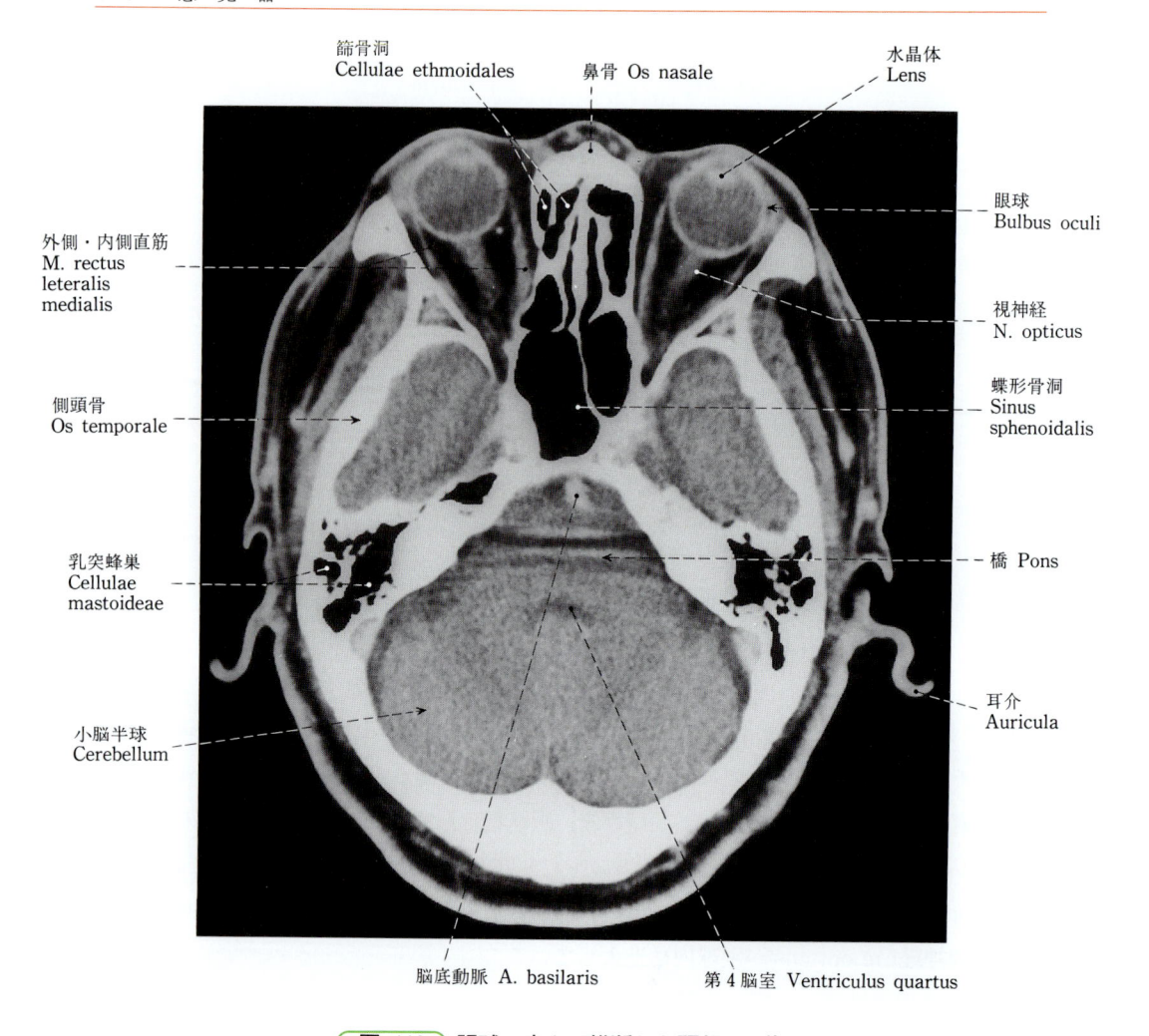

図 446 眼球の高さで横断した頭部 CT 像
水晶体，視神経などに注意．
［新潟大学放射線医学教室　酒井邦夫教授の提供］

sinus venosus sclerae（または**シュレムの管** Schlemm's canal e.）が輪状に走っている．これは後述の眼房水を吸収する場所で，毛様体静脈に続いている．強膜は(角膜とともに)脳硬膜のつづきである(図 448)．

　角膜* cornea[1]は強膜の前に続く時計皿状の部で，透明である．表面は眼球結膜のつづきの重層扁平上皮で おおわれ，また後面は一層の立方上皮で おおわれていて，その間に結合組織性の実質がある．

---

1) 爪のような角質組織で出来ているように見えるので 付けられた名であろうが，実際は角質とは およそかけ離れた構造である．

図中ラベル（上から、左側・右側）:

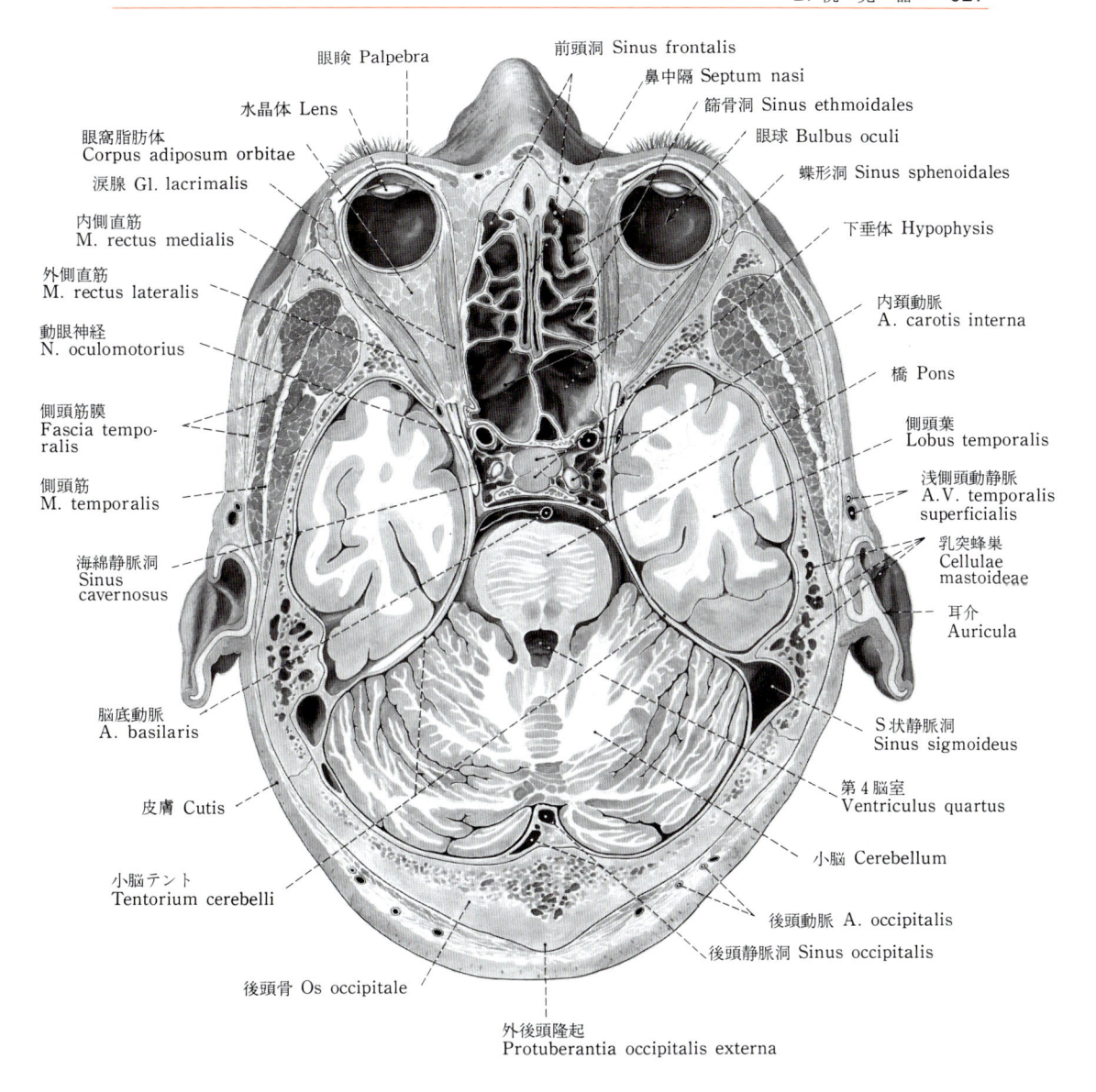

左側:
- 眼窩脂肪体 Corpus adiposum orbitae
- 涙腺 Gl. lacrimalis
- 内側直筋 M. rectus medialis
- 外側直筋 M. rectus lateralis
- 動眼神経 N. oculomotorius
- 側頭筋膜 Fascia temporalis
- 側頭筋 M. temporalis
- 海綿静脈洞 Sinus cavernosus
- 脳底動脈 A. basilaris
- 皮膚 Cutis
- 小脳テント Tentorium cerebelli
- 後頭骨 Os occipitale

上部中央:
- 眼瞼 Palpebra
- 水晶体 Lens
- 前頭洞 Sinus frontalis
- 鼻中隔 Septum nasi
- 篩骨洞 Sinus ethmoidales

右側:
- 眼球 Bulbus oculi
- 蝶形洞 Sinus sphenoidales
- 下垂体 Hypophysis
- 内頚動脈 A. carotis interna
- 橋 Pons
- 側頭葉 Lobus temporalis
- 浅側頭動静脈 A.V. temporalis superficialis
- 乳突蜂巣 Cellulae mastoideae
- 耳介 Auricula
- S状静脈洞 Sinus sigmoideus
- 第4脳室 Ventriculus quartus
- 小脳 Cerebellum
- 後頭動脈 A. occipitalis
- 後頭静脈洞 Sinus occipitalis
- 外後頭隆起 Protuberantia occipitalis externa

図 447 頭部の水平断面

　生体で「白目」の部分は，強膜の前部が眼球結膜を通して見えているのであり，また「黒目」の部分は，透明な角膜を通して虹彩と瞳孔とが見えているのである．

　強膜と角膜とは顕微鏡的構造は大した差異はないように見える．ところが生体では，一方はほとんど光を透さないのに，他方は完全に透明である．その理由の詳細は省くとして，つまるところは角膜では膠原線維と線維間物質のあいだに屈折率の差がないのに反し，強膜ではその差が著しくて，そこで光の乱反射や屈折が起こるのである．

② **眼球中膜** tunica media bulbi（**眼球血管膜** tunica vasculosa bulbi）： これらは軟ら

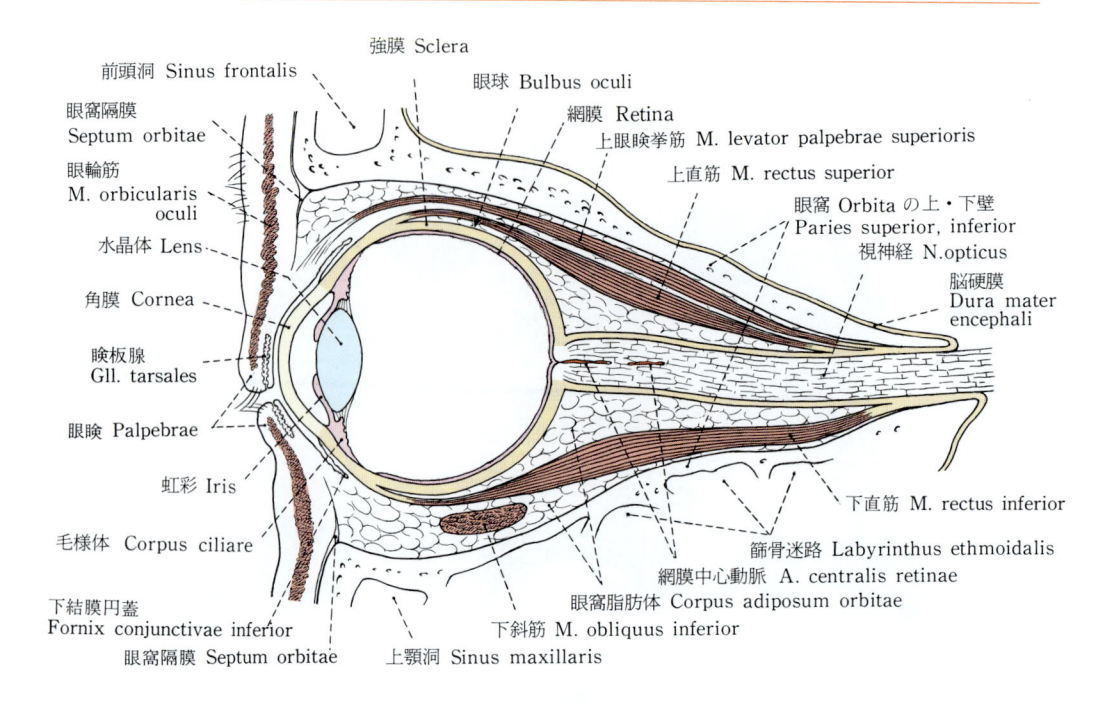

図 448 眼窩とその内容の矢状断面（半模型図）

かい組織の層で，**葡萄膜*** uvea ともよばれる．血管と神経に富み（眼球の血管は みなこの層を通路としている），多量のメラニン色素を含んでいるために黒褐色をしている．これにさらに脈絡膜・毛様体・虹彩の3部を区別する．

　脈絡膜* choroidea[1]は強膜の内面をおおい，外部からの光線を遮断する用をなすとともに，また 血管の通路をなしている（図449）．

　毛様体* corpus ciliare[2] は脈絡膜の前に続く肥厚部で，輪状に水晶体を取りまいている．毛様体の内部には平滑筋性の**毛様体筋*** m.ciliaris があって，水晶体の弯曲を調節する役目をもっている．というのは，毛様体筋の線維は 眼球に対して その子午線の方向と輪状の方向とに走っているので，これが収縮すると 毛様体の隆起が高まり，その結果 水晶体を引っぱっている毛様体小帯が ゆるむから，水晶体は自らの弾性で曲率を増すのである．反対に 毛様体筋が弛緩すれば 水晶体は扁平になる（図449）．

　虹彩* iris[3] は毛様体の前にある円板で，その中央は**瞳孔*** pupilla によって貫かれてい

---

1) 「脈絡」とは血管とか脈管というほどの意味で，この膜が血管に富んでいるために名づけられたものである．choroideaは「chorion（絨毛膜）のような」という形容詞を名詞化して使っているのであるが，chorionは血管が多い膜なので，choroideaは転化して「血管に富んだ」という意味になり，そこで「脈絡」という邦訳が生じたのである．
2) 毛様体は 内面すなわち硝子体の方から見ると，毛様体突起 proc. ciliares が並んでいて，睫毛（まつげ）cilia のような観を与えるところから付けられた名である．
3) iris はもともと虹（にじ）という意味で，虹彩を虹にたとえたもの．ちなみに「彩」は「あや」，「模様」などという意味である．

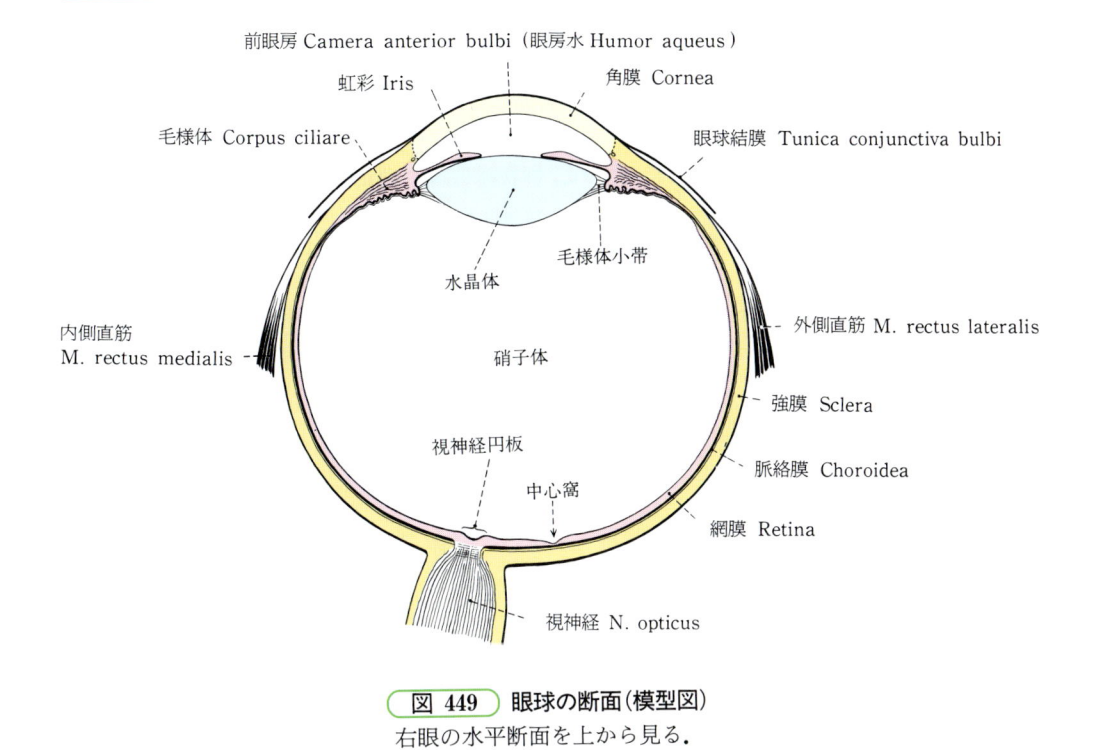

図 449 眼球の断面（模型図）
右眼の水平断面を上から見る．

る．虹彩の内部には平滑筋性の**瞳孔括約筋*** m. sphincter pupillae（副交感神経により支配されている）と**瞳孔散大筋*** m. dilator pupillae（交感神経により支配されている）がある．前者は輪状，後者は放射状に走る筋線維から成っていて，それぞれ瞳孔を縮小または拡大して眼球内にはいる光の量を調節する．すなわち虹彩は写真機の絞りに相当するものである（図449）．

　③　**眼球内膜** tunica interna bulbi：　中膜の内面を裏づけている**広義の網膜**で，発生学的には脳の一部が伸び出した眼胞から生じる．これに色素上皮層と狭義の網膜とを区別する．

　色素上皮層* stratum pigmenti は六角柱状の細胞から成る単層立方上皮で，内膜の外層をなしている．細胞の中には多量のフスチン fuscin e., d. という色素果粒を蔵している．

　網膜* retina l., e., Netzhaut d. は色素上皮層の内面にある．眼球のもっとも主要な，感光膜の部分である．網膜の後部には視神経の進入部に相当して円形の**視神経円板*** discus nervi optici（**視神経乳頭*** papilla nervi optici）があり，そのやや外側には，ほぼ眼球の後極に長円形の**黄斑*** macula lutea がある．視神経円板は色素上皮層を欠くため白色を呈し，また後述の視神経も欠けているから，全く視力のないところである．視野の盲斑は　この視神経円板のために生じるものである．黄斑は　黄色の色素を含んでいるために　生体における眼底検査では黄褐色に見える．この部は　すり鉢形に凹んでいて　**中心窩*** fovea centralis とよばれ，物の像を　もっとも明瞭に見るところである（図449）．

　網膜は前述の通り　脳の一部が伸び出したものであるから，これを構成する組織は　主と

して神経組織で，その神経細胞は3層に排列している．最外層は第1ニューロンに当たる**視細胞** visual cell e., Sehzelle d. の層である．視細胞には2種あり，一つは**杆状体*** rod e., Stäbchen d., 他は**錐状体*** cone e., Zapfen d. という細胞質突起を色素上皮層に向かって出している．杆状体は光(明るさ)に反応し，錐状体は色を弁別する受容体である．杆状体は網膜の周辺部で密度が大きく，錐状体は中心窩と その付近に とくに密集して分布している．

　網膜の中層は 第2ニューロン，最内層は 第3ニューロンをなす神経細胞層である．普通の染色(ヘマトキシリン-エオジン染色)では，これらのニューロンの細胞だけが認められ，ニューロンの核が美しく青く染まって，外から内へ**外果粒層*** outer nuclear layer e., äußere Körnerschicht d., **内果粒層*** inner nuclear layer e., innere Körnerschicht d., **神経細胞層*** ganglion cell layer e., Ganglienzellenschicht d. の3層に排列している(図450の右半)．図450の左半には，銀染色や電子顕微鏡によって知られた各ニューロンの形態と連絡の有様が図示してある．第3ニューロンの神経突起は 網膜の最内層を通って 視神経円板に集まり，強膜を貫き 視神経となって脳に行く．

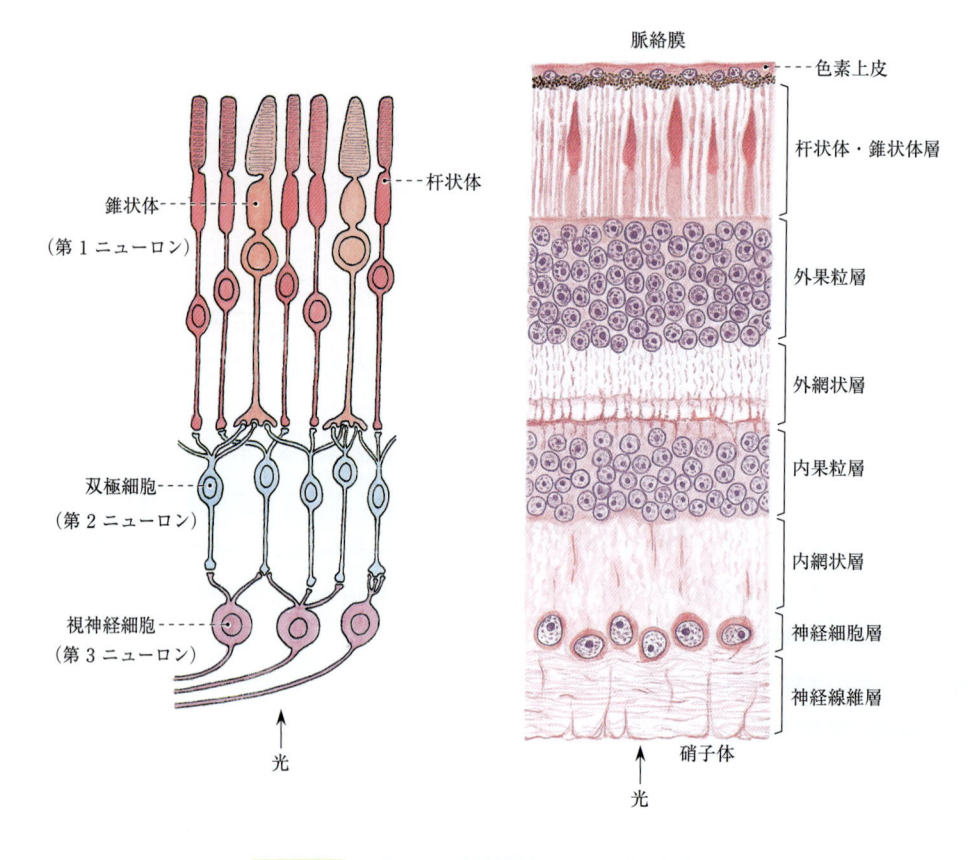

図 450　**網膜の構築模型図(左)と顕微鏡像(右)**
光はこの図の下方から来る．

錐状体と杆状体は その機能がちがっている．**錐状体**は 明るい場所で働き，視力よく，かつ色を感じるが，**杆状体**は 暗所で弱い光をも感じることが出来るが，視力 悪く，色は感じない．これら両者の機能と分布の相違を考えあわせると，われわれの視野の中央部は 物がはっきり見えて 色もよく感じるのに，周辺部に行くにしたがって物の像が ぼんやりし，色覚が弱まってゆくことが理解できる．先天性の色盲は 錐状体の機能の異常ないし脱落による．鳥類は一般に錐状体の発達がよく，杆状体は少ないから，夜は目が見えない(夜盲症のことを俗に「とり目」というのは そのためである)．反対に ネコやネズミのような夜行性動物は 杆状体の発達が著しく，鳥類でも フクロウなどは全く錐状体を欠いている．

毛様体と虹彩をおおう網膜の部分は神経性要素を欠き，単層上皮だけから成っている．

2. 眼球の内容

すべて透明物質で出来ており，眼球の屈折装置をなしている．

① **眼房水***(または**水様液**) humor aqueus： 角膜と虹彩との間の空間すなわち**前眼房** camera anterior bulbi と虹彩・水晶体・毛様体間の空間すなわち**後眼房** camera posterior bulbi とを充たしている一種のリンパ液である．これは毛様体と虹彩によって分泌され，上記の強膜静脈洞に排出され，緩慢な循環を している(図 449)．

> 何かの原因でこのリンパ循環に障害を起こし，そのために眼球内圧(眼圧)の高まった状態を**緑内障** glaucoma l., e. という．

② **水晶体*** lens l., e., Linse d.： 眼の屈折装置のうちで もっとも重要なもので，虹彩の直後にある．直径 約 9 mm，厚さ 4 mm 前後の両凸レンズのかたちの透明体で，生体では餅のように軟らかで，かつ弾性に富む．その周辺部において 線維性の**毛様体小帯*** zonula ciliaris(**チン小帯** zonula Zinni)[1]によって毛様体に支持されている．

水晶体の前後両面は弯曲度がちがっていて，常に後面の方が前面よりも強く曲がっている．また これらの両面は，厳密に言えば 決して球面の一部には相当しない，特殊な弯曲状態を示している(図 449)．

> 水晶体は老化とともに弾力性を減じ，弯曲度が減って扁平になる．また黄白色に濁ってくることがあり，この状態を**白内障** cataracta l., e. という．白内障の手術では，白濁した水晶体を取り除き，人工のレンズで置きかえる．

水晶体の弯曲度は毛様体筋の作用によって調節されるのであって，毛様体筋が弛緩すると弯曲度を減じ，収縮すると弯曲度が増すことは，すでに毛様体のところで述べた．

③ **硝子体***(**ガラス体**) corpus vitreum, vitreous body e., Glaskörper d.： 水晶体の後ろの広い空間を充たす 寒天のような透明体で，微細な線維網と その隙を充たす液体とから成っている(図 449)．

視覚の生じる機序： 外界の ある一点から発する光の束は，角膜・水様液・水晶体・硝

---

[1] Johann Gottfried Zinn(1727～1759)はドイツのゲッティンゲン大学で解剖学と植物を研究し，内科学主任教授と大学植物園長を兼任した．医学史に残る名著 "Descriptio anatomica oculi humani iconibus illustrata"(ヒト眼球解剖学図説)を残して，32歳で世を去った．

子体を通過して眼底に達する．光線は これらの透明体を通過する間に，各部の屈折率にしたがって一定の割合に屈折される．なかでも水晶体は屈折装置の主部をなし，毛様体筋によって自在に その曲率を変化して，光の束を網膜上の一点に集合させる．要するに物体の像は水晶体によって網膜の上に その焦点を結びうるのである．こうして 網膜の上に生じる像は倒像である(図 451)[1]．

網膜の上に投じられた光は錐状体と杆状体を刺激し，これが網膜内の第2および第3ニューロンに伝えられ，第3ニューロンの神経突起である視神経によって脳に導かれる．光は前の方から来て眼球を通り，まず第3，第2ニューロンの層を貫いてから錐状体杆状体層に達することに注意しよう．

眼球はカメラに極めてよく似ている．レンズの作用は水晶体がつとめ，乾板やフィルムは網膜，絞りは虹彩，シャッターは眼瞼と考えることが出来る．ただし 眼球とカメラの著しいちがいは，眼球が遠近の調節をする(ピントをあわせる)ために水晶体の曲率を変えるのに対し，カメラはレンズの形はそのままで，レンズとフィルムの距離を変えるという点である．

2 副眼器

1. 眼　瞼*(まぶた) palpebra, eyelid e., Augenlid d.

眼球の前をおおう板状の軟部で，眼にはいる光をさえぎる．眼球を保護するとともに，涙で眼球をうるおしたり，角膜の表面を清浄に保ったりする役目をもつ(図 452)．

上下眼瞼の裂け目を**眼瞼裂*** rima palpebrarum といい，その両端で上下の眼瞼が相会するところを **内眼角** angulus oculi medialis および **外眼角** angulus oculi lateralis という．

眼瞼の前面には，その自由縁の近くを これとほぼ並行に走る溝(**上・下眼瞼溝** sulcus palpebralis superior, inferior)が認められることがある．このようなものを**二重瞼**(ふたえまぶた)と

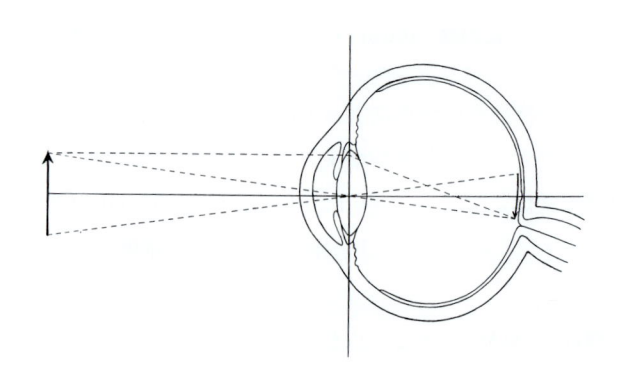

図 451 物体の像が眼底に映る光学的機構

---

[1] 倒像を倒像と見ないのは 視覚中枢での解釈による．両眼に物を見ながら 二物とは思わないのも，同じ理由である．

いい，溝のないものを**一重瞼**（ひとえまぶた）という．しかし上眼瞼溝が比較的 眼瞼縁に近く，しかも その上部の皮膚が **被覆ひだ** Deckfalte d. として 溝の前に垂れ下がっている場合には，外見上は一重瞼に見える．もっとも この場合には，眼を閉じると眼瞼縁が被覆ひだの下から顔を出し，二重瞼となる．また被覆ひだは内眼角部で斜に下内側に向かって弓形に走り，眼瞼裂の内側端を おおっていることがある．このようなものを**瞼鼻ひだ** plica palpebronasalis または，黄色人種に頻度が高いというので，**蒙古ひだ** * Mongolenfalte d. ともよばれる．

眼瞼には 上下とも 自由縁に**睫毛** *（まつげ）cilia, eyelashes e., Wimpern d. があり，また上眼瞼の上部には，眼窩の上縁に相当して 弓形の**眉毛** *（まゆげ）supercilia, eyebrow e., Braue d. がある．睫毛の役割が異物の目にはいるのを防ぐのにあることは疑いないが，眉毛の意味は はっきりしない．おそらく額の汗が目に流れこむのを防ぐのであろう．

▶**構　造**◀

眼瞼は外面は皮膚，内面は眼瞼結膜から成り，両者の間には前に筋板，後ろに眼瞼板がある．筋板は眼輪筋の眼瞼部で，眼瞼裂を輪状に取り巻き，目を閉じる役目をもっている．これに対して 目を開くのは 主として後述の上眼瞼挙筋の収縮による．**眼瞼板** * tarsus は眼瞼の支柱をなす三日月形の板状体で，上下両眼瞼の自由縁側の半分にだけ存在する．緻密な結合組織から成り，軟骨様の硬さと弾性をもち，眼球の前面に一致した弯曲をなす．

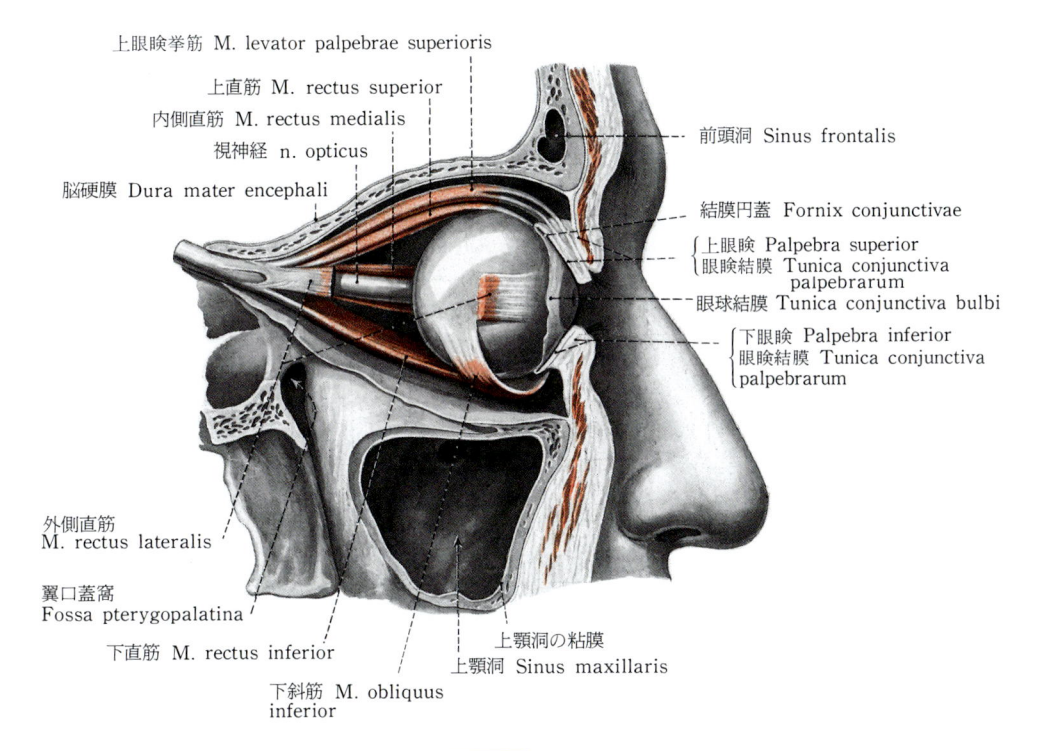

図 452　眼　筋
眼窩の外側壁を切除したところ，外側直筋は中部が切除してある．

眼瞼板の中には**瞼板腺*** gll. tarsales（**マイボームの腺** Meibomian glands e.）があって，睫毛の後ろに1列に開口している．瞼板腺は一種の脂腺で，その分泌物は眼瞼の自由縁に塗られて，涙が顔面に流れ出すのを防ぐ．瞼板腺の開口部は 分泌物が出ていれば 肉眼的に観察することが出来る．

2. 結　膜* tunica conjunctiva

　眼球の前面（ただし角膜部を除く）と眼瞼の後面とを おおう 柔らかい薄い膜である．角膜とともに直接外界と接触するので，目の外因性疾患の大多数は ここに発生する（結膜炎 conjunctivitis など）．結膜の眼瞼に属する部分を**眼瞼結膜** tunica conjunctiva palpebrarum，眼球を おおう部分を**眼球結膜** tunica conjunctiva bulbi，これら両部の移行するところを**結膜円蓋*** fornix conjunctivae という（図452）．

　眼球結膜は内眼角部で上下に走る**半月ひだ** plica semilunaris をつくっている．これは鳥類や爬虫類で よく発達している **瞬膜** membrana nictitans（一名 **第3眼瞼** palpebra tertia）に相当するものである．なお 半月ひだの内側部の結膜は **涙丘** caruncula lacrimalis という円い高まりになっている．おそらく目を閉じるときに，内眼角部の涙を残さず涙点の方へ押し出すための装置であろう（図445）．

　結膜は重層の立方上皮をかぶり，その表面は常に涙で うるおされている．性状は粘膜であるが，発生学的には 顔面の皮膚が まくれこんで出来たものである．結膜には色素が少なく，上皮も上記の通りで全く角化を見ないため，内部の血管がよく透視される．

3. 涙　器 apparatus lacrimalis

　涙を分泌する涙腺と，これを鼻腔に導出する涙路とから成っている（図445, 453）．涙が眼球をうるおし，また これを洗う役目をもつことは言うまでもない．

　　悲しいときに涙を流すのは人類の特徴で，表情の発達の一部として涙器を動員するようになったと考えられる．

　涙腺* gl. lacrimalis, lacrimal gland e., Tränendrüse d.：　眼球の上外側にある小指頭大の腺で，組織像は漿液性の複合管状腺である．上下の2部（**眼窩部** pars orbitalis と **眼瞼部** pars palpebralis）から成り，多数の導管によって上の結膜円蓋の外側部に開く．

　涙路：　上下の眼瞼の内眼角の近くにある**涙点*** puncta lacrimalia から上下1本ずつの**涙小管*** canaliculi lacrimales となって内側へ走り，**涙囊*** saccus lacrimalis に開いている．涙点は細い針の針孔ほどの大きさがあるから，肉眼で らくに観察することが出来る．涙囊は鼻根両側の涙囊窩にある小囊で，明瞭な境めなしに**鼻涙管*** ductus nasolacrimalis[1)]

---

1) ラテン名では 骨格における管を *canalis* nasolacrimalis，その内腔を粘膜がおおったものを *ductus* nasolacrimalisという．日本名ではその区別をせず，両者を同じく鼻涙管という（「緒論」の20頁および「骨半規管」と「膜半規管」を参照）．

```
上眼瞼挙筋    上瞼板 Tarsus superior    前頭骨 Os frontale  上斜筋 M. obliquus superior
M. levator palpebrae
superioris                                                    滑車 Trochlea

                                                              涙小管
  涙腺 Gl. lacrimalis                                          Canaliculus lacrimalis

       眼窩縁の断面                                              涙嚢 Saccus lacrimalis

  頬骨
  Os zygomaticum

                                                              粘膜
  下斜筋
  M. obliquus
  inferior
                                                              鼻涙管
                                                              Ductus nasolacrimalis
       上顎骨 Maxilla
              眼窩下孔 Foramen infraorbitale   上顎洞 Sinus maxillaris
```

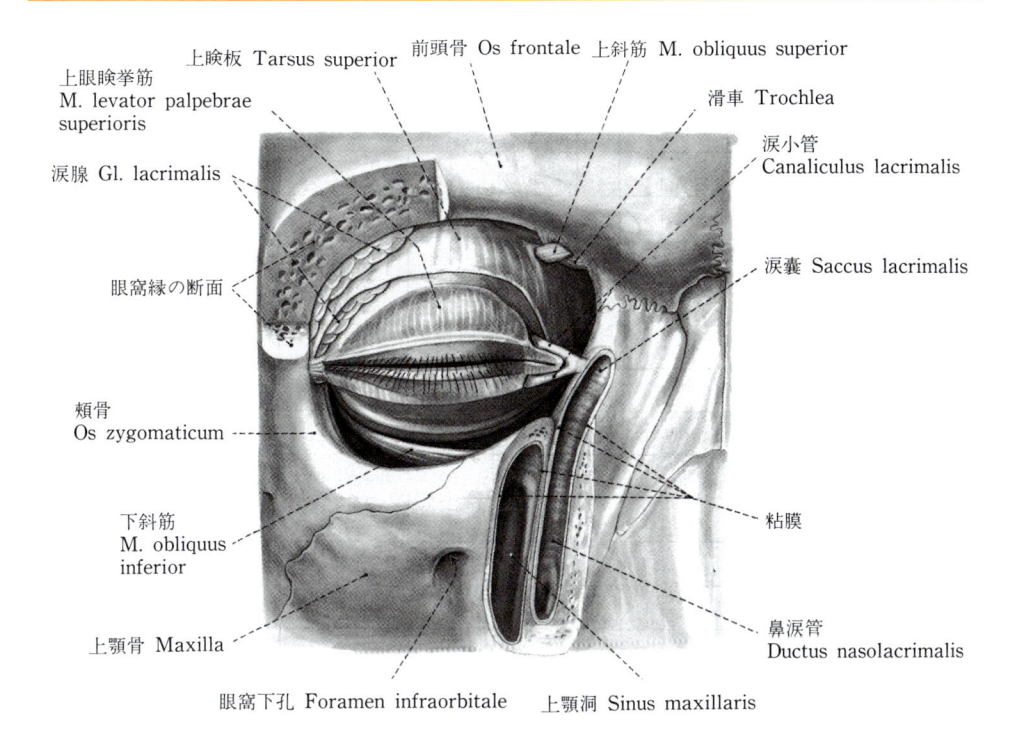

図 453 涙　器

に続き，下行して下鼻道に注ぐ(骨格系の「鼻涙管」の項参照)．涙腺の開口部と涙点との位置関係は注意すべきで，涙腺から分泌された涙が，重力の作用によって 眼球の前面をつたって これを洗ったのちに，涙点から流れ去るようになっている(図 445，453)．

4. 眼　筋

眼球の運動を支配する小筋で，すべて横紋筋である．直接 眼球に付く筋は 4 個の直筋と 2 個の斜筋とであるが，このほかに なお上眼瞼に付く筋が一つある(図 448，452)．

① **上直筋** * m. rectus superior ⎫ これらは，眼窩の後端において共通に視神経を囲ん
② **下直筋** * m. rectus inferior ⎪ で起こり，前方へ走って①は眼球の上面に，②は下
③ **内側直筋** * m. rectus medialis ⎬ 面に，③は内側面に，④は外側面に付く．
④ **外側直筋** * m. rectus lateralis ⎭

⑤ **上斜筋** * m. obliquus superior: 上記の諸筋と同様に 眼窩の後端から起こって③の上を前に走り，その腱は眼窩の前上内側隅で急に外後方に折れて，眼球の上面に付く．腱が折れ返るところは 軟骨性の**滑車** * trochlea によって支持されている．

⑥ **下斜筋** * m. obliquus inferior: 眼窩の前下内側隅すなわち涙嚢の直下から起こり，眼球の下を後外側へ走って 眼球の後外側面に付く．

⑦ **上眼瞼挙筋** * m. levator palpebrae superioris: ①と並行して その上を前方に走

り，その腱は三味線のばちのように広がって 上眼瞼のなかに放散している．

作用： ①～④ は それぞれ眼球を上，下，内側，外側の方に向ける．すなわち ①と② および ③と④ は たがいに ほぼ対抗している．⑤ は眼球を下外側の方に，⑥ は上外側の方に向ける（ただし詳しい点になると，さまざまな問題がある．生理学書を参照されたい）．⑦ は眼球には関係なく，上眼瞼を引きあげる．

　　自然の状態では ①と⑦ は共同動作を いとなみ，上方を見るときに 同時に上眼瞼も引きあげられるようになっている．眼球だけを上に向け，眼瞼はそのままに保とうとすれば，どうしても 眼輪筋の助けを借りて 眼瞼裂を閉じなければならない．

神経： ④ は外転神経，⑤ は滑車神経，そのほかは すべて動眼神経（図391）．

　眼筋の神経支配を記憶するには，つぎのように考えればよい．上斜筋は「滑車」をもっているから滑車神経，外側直筋は眼球を「外転」させるから外転神経，ほかはみな動眼神経．事実滑車神経や外転神経という名前は，その名の示す通りの筋を支配するから付けられたもので，昔は上斜筋のことを滑車筋，外側直筋のことを外転筋とよんでいた．筋だけが改名され，神経は元のままの名前でよんでいるのである．

　眼球の運動だけのために3対の独立脳神経が存在することは注目に値する．その理由の一つは，おそらく眼球の運動が微妙に，かつ正確に行なわれる必要があるからであろうが，これだけでは ないはずである．

C．平衡聴覚器

平衡聴覚器* organum vestibulocochleare は**平衡覚器*** organum vestibulare と**聴覚器*** organum cochleare の総称で，外耳・中耳・内耳の3部から出来ている．このうち外耳と中耳は もっぱら聴覚器に属するが，内耳は聴覚器と平衡覚器の共存する場所である（図454）．

　生理学的立場からみれば，聴覚と平衡覚は全く種類のちがった感覚であるが，解剖学の方から考えると，聴覚器と平衡覚器の共存体である内耳は，発生学的にも比較解剖学的にも，また局所解剖学的にも極めて密接な関係にあり，両者を分離することは不可能である．

1 外　耳

外耳* auris externa, external ear e., äußeres Ohr d. は外界からの音波を集めて中耳に導く漏斗状の部分で，耳介と外耳道から成る．

1. 耳　介* auricula, auricle e., Ohrmuschel d.

　外耳孔を囲む貝がら状の部分（介は貝と同義）で，なかに弾性軟骨の支柱をもつ．獣類では一般に耳介がよく発達し，自由にこれを動かすことが出来るが，ヒトでは むしろ退化している．耳介の上後端部に 人によって見られる**耳介結節** tuberculum auriculae（一名

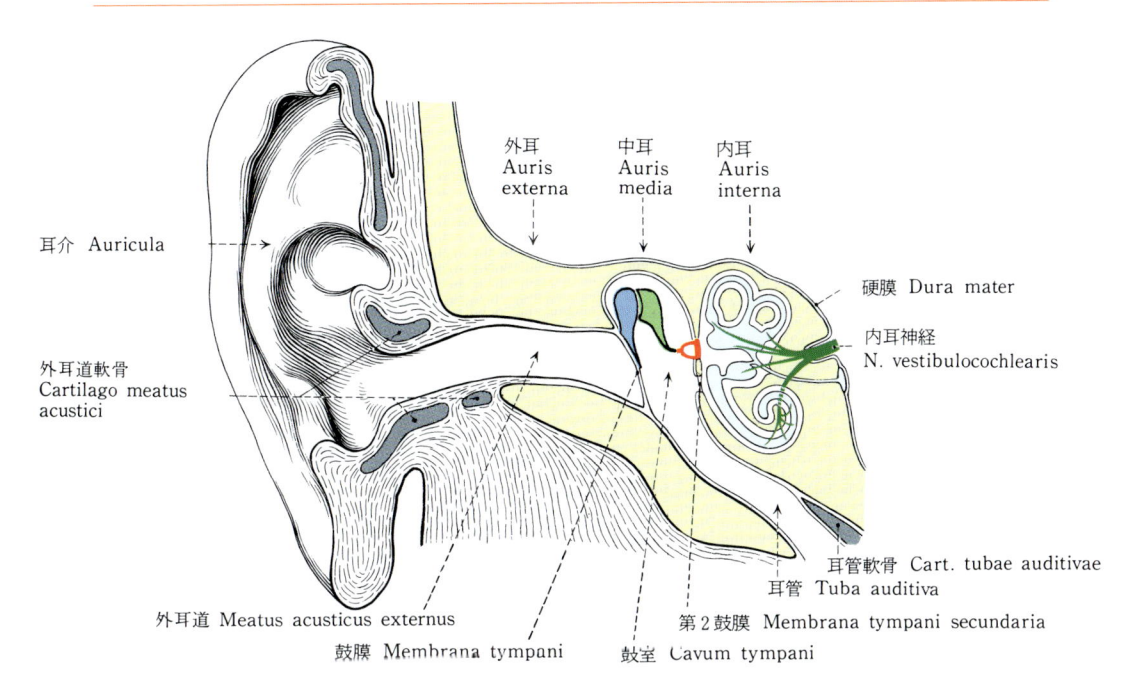

図 454 平衡聴覚器の構成を示す模型図

ダーウイン結節 Darwinian tubercle e.)は動物の長い耳介の先端に相当する[1]．

耳介には さきに顔面筋のところで述べた**外耳介筋**のほかに，耳介の内部に終始する**内耳介筋**がある．内耳介筋は ふつう6個あって，いずれも至って小さいが，横紋筋性で顔面神経の支配を受けている．

> ヒトが動物のように耳介を動かすことの出来ないのは，その必要がないため 動かす習慣がないからで，もし支配神経を たとえば電気的に刺激すれば，耳介は動くのである．練習によってある程度まで動かせる人も少なくない．

2. 外耳道* meatus acusticus externus

耳介の前下部にある**外耳孔** porus acusticus externus から始まり，鼓膜に終わる管状部である．その長さは2～3cmで，軽いS状の弯曲を描きつつ，ほぼ内側の方に向かっている．外耳道は外側 約1/3がその壁に軟骨の支柱をもっており，内側 約2/3が骨性外耳道に相当する部分である（図454）．

外耳道の内面を おおう皮膚には**耳道腺*** gll. ceruminosae がある．腋窩汗腺に似たアポクリン腺で，その分泌物は **耳垢** cerumen の主成分をなす．乾性で剝脱した表皮のような耳垢をもつ人と，軟性でワセリンのような耳垢の人がいる．

軟性の耳垢は黄色くて苦味がある．統計的には，腋臭のある人は軟性の耳垢を分泌すること

---

1) Charles Robert Darwin(1809～1882)すなわち進化論の提唱者として有名なDarwinである．

が多い．

2 中耳

中耳* auris media, middle ear e., mittleres Ohr d. は外耳から来る音の振動を適当の強さに変えて，これを内耳に伝えるところで，外耳の内側に位置している．正常な中耳には空気がはいっている．中耳の主要な腔所を**鼓室*** という（図454，455）．鼓室と外耳のあいだは**鼓膜*** によって境されている．鼓室のなかには3個の**耳小骨*** の連鎖がはいっている．

1. 鼓　膜* membrana tympani, tympanic or drum membrane e., Trommelfell d.

　外耳と中耳とを完全に境する，和紙のような外観の薄膜である．形はほぼ円形，直径は約1cm，平面的な膜ではなく，すげがさ状に内側に向かって浅く凹んでいる．その陥凹部の中心を**鼓膜臍*** umbo membranae tympani という．鼓膜臍から上の方へ**つち骨条*** stria mallearis という白い線条が走っている．鼓膜の内側面に付いている つち骨柄が透けて見えているのである．つち骨条の上端の上の方には鼓膜の緊張のゆるんだ領域があって，これを**弛緩部*** pars flaccida といい，これに対して残りの大部を**緊張部*** pars tensa という．これらの形状と名称は 臨床上 重要なものである．

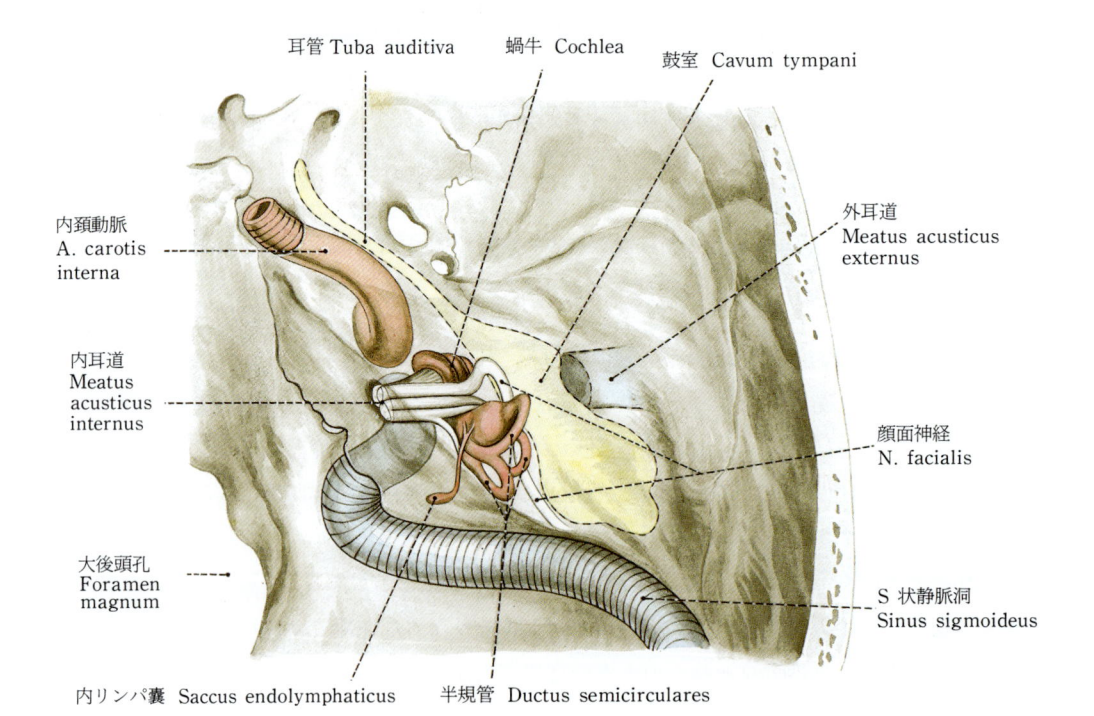

図 455　平衡聴覚器の全景透視図［Tandler，改変］
右側の錐体とその付近を上から見たところ．

鼓膜は外耳道に対して直角の方向にあるのではなくて，外側面は前下外方に向いている．このような傾斜は，おそらく 激しい音の震動に対して 鼓膜の破れることを防ぐものと考えられる．

鼓膜は顕微鏡的に観察すると 3 層の構造を示している．中層は放射状と輪状とに走る膠原線維で織りなされ，外層は外耳道の皮膚の続きをなす重層扁平上皮により，また内層は鼓室の粘膜上皮の続きである単層の立方上皮によって おおわれる．鼓膜が **両面で空気に面している**ことは，この薄い組織にとって特異なことである．

2. 鼓　室* cavum tympani[1]

側頭骨の錐体のなかにある小室で，その形は非常に複雑である．外側壁には鼓膜があって，これによって外耳と完全に隔てられ，前壁の上部には耳管が開いて(**耳管鼓室口*** ostium tympanicum tubae)，これによって咽頭腔と通じている．内側壁は内耳との隔壁であり，さらした骨では ここには 2 個の孔(**前庭窓*** fenestra vestibuli と **蝸牛窓*** fenestra cochleae)があり，内耳と中耳とは この両窓によって交通しているが，生体では前者は あぶみ骨の底により，後者は **第 2 鼓膜*** membrana tympani secundaria によって塞がれている．また 鼓室の後壁は乳突部に接し，その上部には**乳突洞** antrum mastoideum という洞窟があって，後述の乳突蜂巣への入口になっている(「側頭骨」の項参照)．

乳突蜂巣* cellulae mastoideae は乳様突起の内部にある多数の小室で，その壁は極めてうすい中耳の粘膜のつづきで おおわれている．ゆえに中耳炎は乳突炎を併発しやすい．

> 乳突蜂巣の存在の意味もまた 副鼻腔と同様に 骨を軽くするためであろうが，このような迷路状の腔所があるために，炎症は長くここにとどまり，慢性中耳炎が人類(昔も今も とくに発展途上国の人々)を苦しめることになる．

3. 耳小骨* ossicula auditus とその筋

耳小骨は中耳の主要な構造で，つぎの 3 個から成る．

① **つち骨*** malleus，② **きぬた骨*** incus，③ **あぶみ骨*** stapes

これらは 小豆粒ほどの小骨で，おのおの その名の示すような形をしている．つち骨は最外側にあって 鼓膜の内側面に癒着し，あぶみ骨は最内側にあって，その底によって前庭窓を塞いでいる．つち骨ときぬた骨，きぬた骨とあぶみ骨の間は 関節で連結されており，3 骨は一種の てこを形づくっている．

耳小骨には鼓膜張筋とあぶみ骨筋という 2 個の小筋が付着して，鼓膜を張ったり弛めたりしている．いずれも横紋筋である．

① **鼓膜張筋*** m. tensor tympani : 鼓膜張筋半管のなかにある．耳管の上を これと並

---

[1] tympanum はオーケストラで使う timpani (釜形太鼓)で，一方にだけ皮が張ってある．その形から言うと，中耳はこれにそっくりだが，強いて理窟をこねれば，中耳には内側に第 2 鼓膜がある点がちがっている．

んで走り，その腱は外方に折れて つち骨に付く．神経： 三叉神経の第3枝すなわち下顎神経の枝．作用： つち骨を内方に引いて鼓膜を緊張させる．

② **あぶみ骨筋*** m. stapedius： 筋体は鼓室後壁の骨質に埋まっており，腱は骨から首を出して あぶみ骨に付く．その大きさは小豆粒ぐらいで，人体中 最小の横紋筋である．神経： 顔面神経の枝．作用： 鼓膜を弛める(①の対抗筋)．

4. 耳　管* tuba auditiva[1)]

咽頭と鼓室とを連絡する管で，これによって鼓室と外界との気圧の平衡が保たれている．管は扁平で，安静時には管腔は塞(ふさ)がっており，嚥(えん)下(げ)運動のときにだけ，口蓋帆張筋の作用で管腔が開き，咽頭の方から空気が通じる．長さは 3～4 cm で，**咽頭口*** ostium pharyngeum によって咽頭鼻部の外側壁に始まり(図 348)，後外方に走って**鼓室口*** ostium tympanicum によって鼓室の前壁に開く．その咽頭半は壁に軟骨の支柱をもっており，鼓室半は側頭骨の耳管半管のなかにある(「側頭骨」と「咽頭」の項参照，図 455)．

5. 中耳の粘膜

鼓室と乳突蜂巣の壁，耳小骨の表面，鼓膜の内側面などは いずれも極めて薄い粘膜でおおわれ，その続きは耳管の内腔を裏づけて咽頭粘膜に連なっている．耳管鼓室口の付近では 線毛をそなえている．線毛は鼓室から耳管へ向けて異物や炎症産物を送るよう，波動している．

中耳の粘膜は，蝸牛窓においては 第2鼓膜をつくって 中耳と内耳とを境している．粘膜の上皮は一般に単層立方上皮であるが，耳小骨や鼓膜の表面では とくに丈が低い．

耳小骨は「裸のまま鼓室のなかに露出している」というような誤解をしないよう，注意しておきたい．正常な生体において 骨が自由表面をもって外界に露出することは ありえない．

3　内　耳

内耳* auris interna, internal ear e., inneres Ohr d. は平衡覚と聴覚を受容する装置の存在するところで，したがって平衡聴覚器の枢要部をなし，内耳神経はここに分布している．その位置は側頭骨の錐体の内部で，中耳の内側に接している．前後の最大径およそ 20 mm，幅およそ 10 mm．構造が極めて複雑であるのに，小型の器官である．

内耳の構造を一言にして表現すれば，骨質のなかに閉じこめられた複雑な洞窟と，そのなかにある膜性の管系とである．前者を**骨迷路*** labyrinthus osseus，後者を**膜迷路*** labyrinthus membranaceus という．骨迷路の壁は 厚さ 2～3 mm の緻密骨質で出来ているか

[1)] tuba auditiva 耳管に対し，臨床方面では その発見者の名にちなんだ**エウスタキオ管** eustachian tube または略して「欧氏管」という名称がよく使われる．B. E. Eustachio(16 世紀のはじめ～1574)はイタリアの解剖学者．

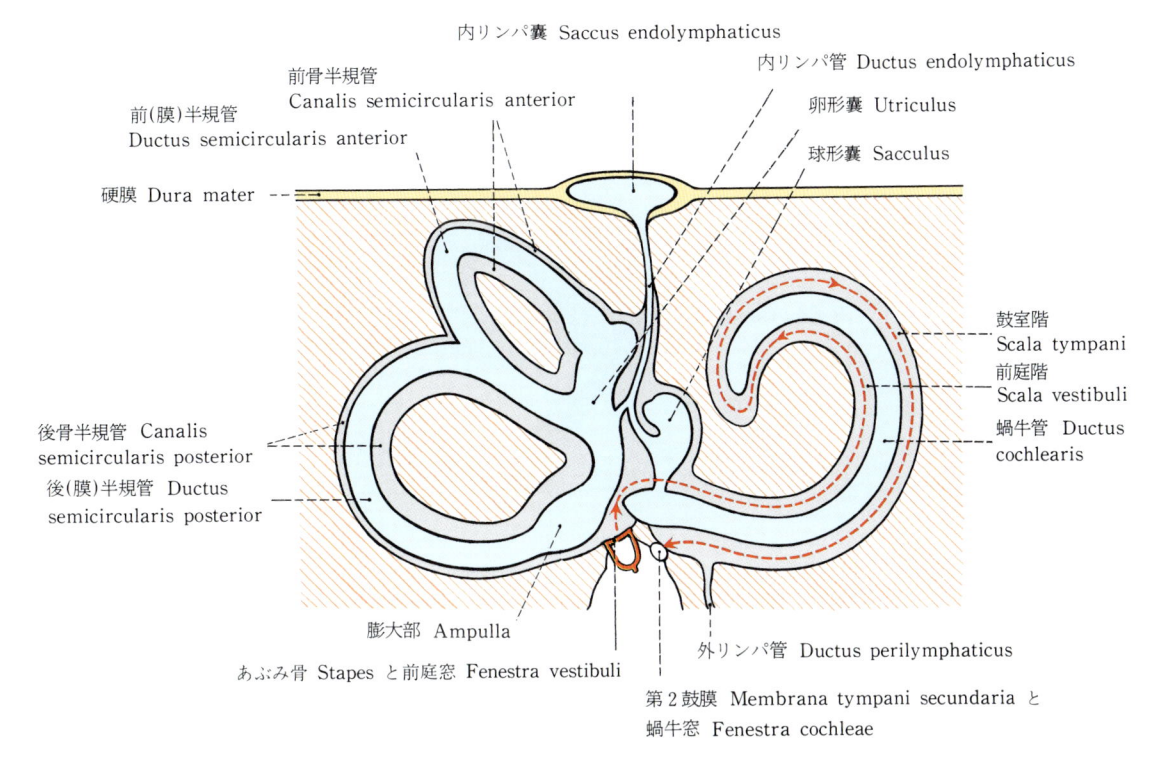

図 456 内耳の模型図
線影部は骨質，水色部は膜迷路，赤の破線と矢印は外リンパの中を音波が伝わる経路．

ら，錐体の断面をつくると，その他の部分から明瞭に区別できる．

内耳の空隙は すべて液体で満たされている．このうち 骨迷路と膜迷路との間にある液体を**外リンパ*** perilympha，膜迷路の内部にあるものを**内リンパ*** endolympha とよぶ（図 454，459，460）．

1. 骨迷路* labyrinthus osseus, bony labyrinth e., knöchernes Labyrinth d.

これは前庭・半規管・蝸牛の3部に分けられる．その内側は 骨壁を隔てて 内耳道の道底に接している（図 454，457）．

① **前　庭*** vestibulum, vestibule e., Vorhof d.： 骨迷路の中部を占めている．さらした骨では**前庭窓*** fenestra vestibuli によって鼓室と連絡し，また細い**前庭水管** aqueductus vestibuli によって側頭骨錐体の後面で頭蓋腔に通じている．なお 前庭の内側壁には3個の小孔があって 内耳道と交通している．自然体では 前庭神経の通るところである．

② **骨半規管*** canales semiculares, osseous semicircular canals e., knöcherne Bogengänge d.： 前庭の後上方に展開する3個の半円形の管である．そのうち **外側半規管** canalis semicircularis lateralis は水平位にあり，**前半規管** c. s. anterior と**後半規管** c.

542 感覚器

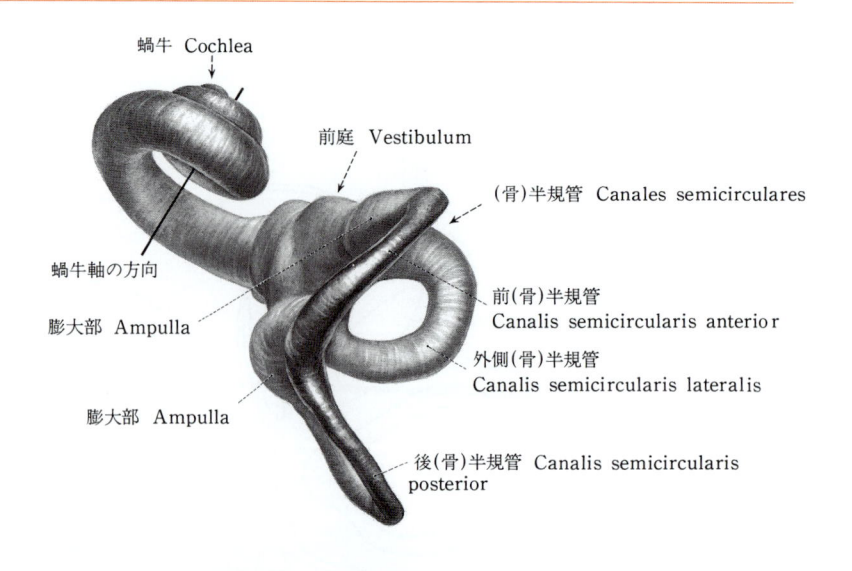

図 457　骨迷路の鋳型
右側のものを上から見る，図 455，456 参照．

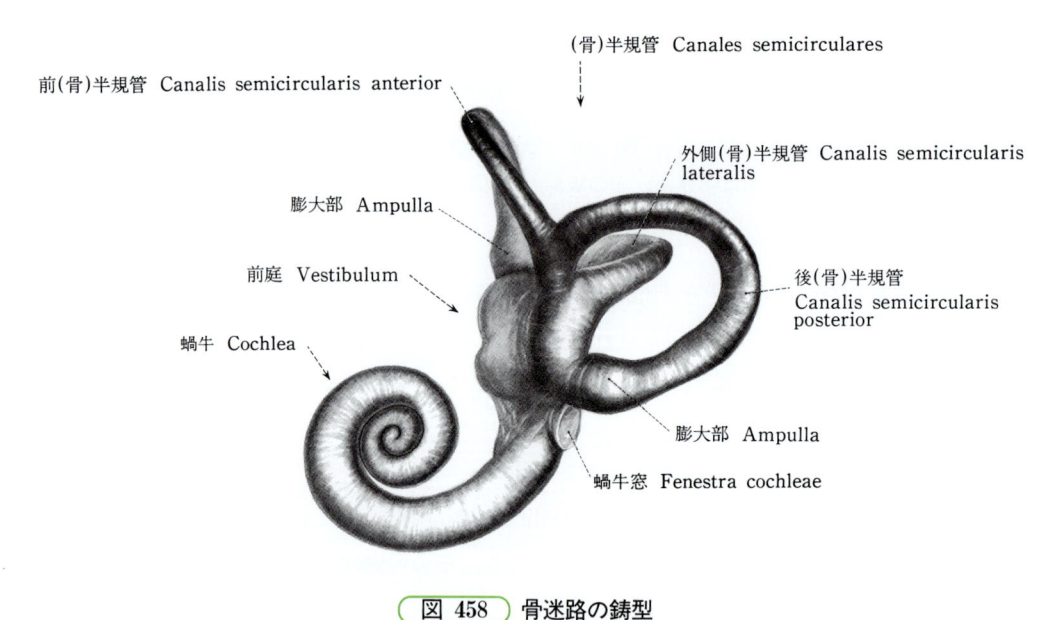

図 458　骨迷路の鋳型
右側のものを前内側から見る，図 455，456 参照．

s. posterior は それぞれ錐体の軸に直角と並行に位置しているから，これら3管の決定する平面は たがいに直交している．各管は その両脚で前庭に開口し，両脚のうちの1脚はいずれも**膨大部*** ampulla という膨らみをつくっている．

　③　**蝸　牛*** cochlea l., e., Schnecke d.：　前庭の前下方にある巻貝状の部分である．その基底は内側すなわち内耳道の方へ，その頂は外側すなわち鼓室の方へ向いている．蝸牛

膜半規管
Ductus semicircularis

内リンパ Endolympha

外リンパ Perilympha

骨迷路 Labyrinthus osseus

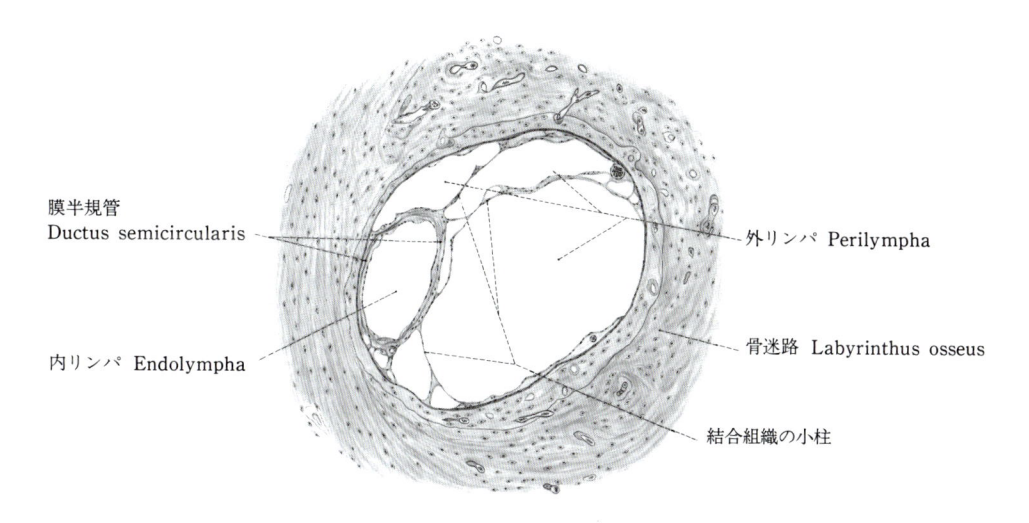

結合組織の小柱

図 459　半規管の横断面　×40 ［Rauber-Kopsch］

の内腔 すなわち **蝸牛らせん管*** canalis spiralis cochleae は前庭の前下部から始まり，約2巻半のらせんを描いたのち，**蝸牛頂** cupula cochleae で盲状に終わっている．

らせんの中軸を **蝸牛軸*** modiolus という．蝸牛軸からは **骨らせん板*** lamina spiralis ossea という回り階段状の板状部を張り出して，管を不完全に内側と外側の両部に分けている．その外側半を**前庭階*** scala vestibuli，内側半を**鼓室階*** scala tympani という．蝸牛らせん管は管の起始部において前庭階が前庭に，鼓室階が蝸牛窓によって鼓室に連絡しているほか，なお**蝸牛小管** canaliculus cochleae によって頭蓋底に通じている．

2. 膜迷路* labyrinthus membranaceus, membranous labyrinth e., häutiges Labyrinth d.

膜迷路は骨迷路のなかにある管系で，だいたい骨迷路に似た形をしている．膜迷路の各部は たがいに連絡しており，その内腔は どこにも開放していないから，全体として完全な閉鎖管系で，そのなかに**内リンパ*** endolympha という液体を満たしている．膜迷路にはつぎの諸部分が区別される(図454, 456)．

① **卵形嚢*** utriculus と **球形嚢*** sacculus：前庭のなかにある2個の小嚢で，卵形嚢は後ろ，球形嚢は前にある．球形嚢からは**内リンパ管*** ductus endolymphaticus という細管が出て，前庭小管のなかを通り，側頭骨錐体の後面で 脳硬膜下の**内リンパ嚢*** saccus endo-lymphaticus という嚢に終わっている．卵形嚢は細い管によって内リンパ管に連絡している(図456)．卵形嚢と球形嚢の内面には，感覚細胞(有毛細胞)から成る長円形の**平衡斑*** maculae staticae がある．その上面には 平衡石(炭酸カルシウムの結晶)を含むゼリー状の膜が乗っていて，一定方向への線加速度によって石が動くのを，有毛細胞が感知する仕組みになっている．

544　感　覚　器

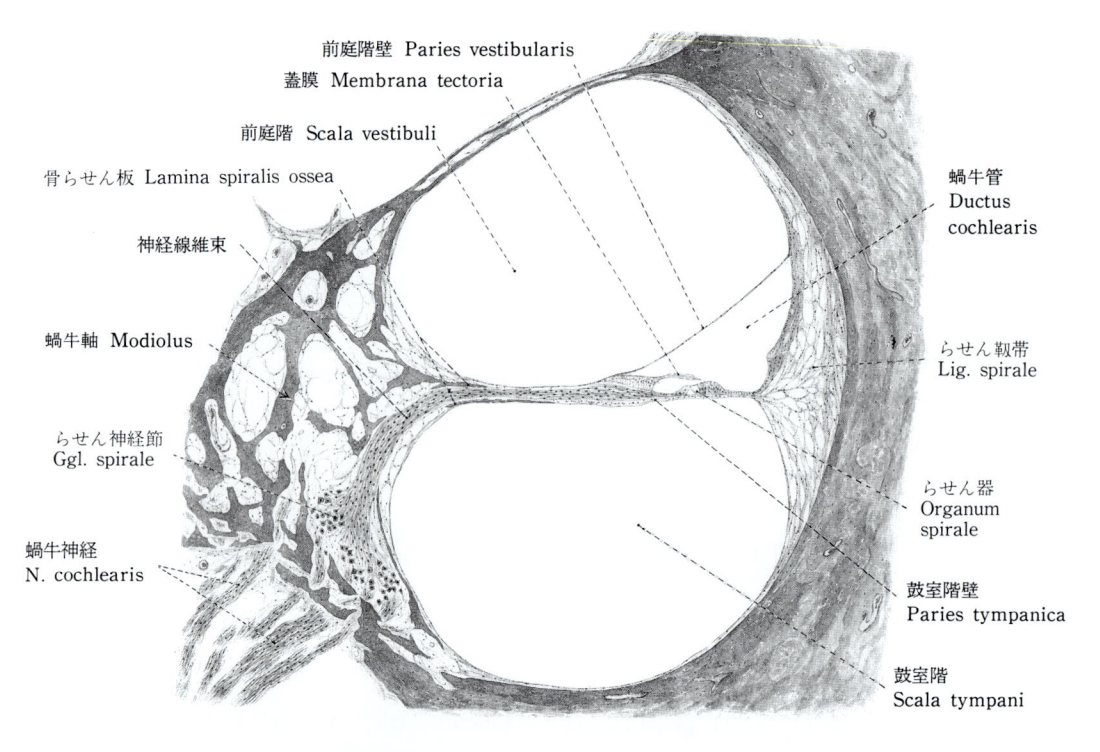

図 460　蝸牛の一つの回転の横断面　×35

② **膜半規管*** ductus semicirculares, membranous semicircular canals e., häutige Bogengänge d.：　骨半規管のなかにある3個の半輪状の管で，各管は両脚で卵形嚢に連なっている．骨半規管の膨大部のなかでは膜半規管もまた**膨大部*** ampulla をつくり，その内面に，半規管の走向に直交して**膨大部稜*** crista ampullaris という土手状の隆起がある．この隆起の上に 長い線毛をもつ感覚(有毛)細胞が並び，とんがり帽子のような ゼリー状物質を頂いている．膜半規管のなかの内リンパが回転加速度によって動くと，この帽子がまがり，有毛細胞がそれを感知する．

③ **蝸牛管*** ductus cochlearis：　蝸牛らせん管のなかを走る管で，その起始部は細管によって球形嚢に連なり，末端は蝸牛頂で盲状に終わっている．

　蝸牛をその骨軸の方向に切断して見ると，蝸牛管は骨らせん板の自由縁から起こり，それに向かい合う蝸牛らせん管の壁に付いているから，その断面は三角形で，骨らせん板とともに らせん管を完全に前庭階と鼓室階とに分けている．

　前庭階* scala vestibuli は前庭に始まり，蝸牛のなかを らせん状に上って ついに蝸牛頂に達し，ここで鼓室階に移行する．鼓室階は再び らせんを描いて下り，第2鼓膜に達する．蝸牛管の床(鼓室階の天井)は うすい**基底板** lamina basilaris で出来ており，その上に感覚上皮で出来た堤防状の**らせん器*** organum spirale，一名 **コルチ器** organum Cortii[1])

---

1)　Marquis Alfonso Corti(1822～1876)はイタリアに生まれ ウィーン大学に学んだ顕微解剖学者．内耳のほか網膜の組織学にも貢献した．

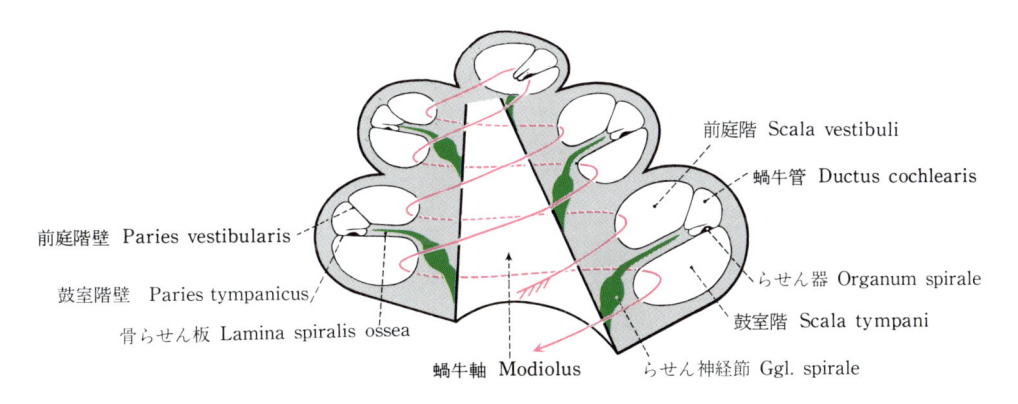

図 461　蝸牛の断面（半模型図）

が，蝸牛管腔に向かって もり上がっている．コルチ器には特定の配置をとる感覚細胞（有毛細胞）が立ち並び，その上に 屋根のひさしのように 蓋膜というゼリー状の層が かぶっている．内リンパの振動によって基底板がゆれると，蓋膜とのずれによって有毛細胞が刺激されると考えられている．

内耳神経* は内耳道を通って その道底に達し，ここで 内耳の内側壁に当たる骨壁を貫いて，**蝸牛神経*** をらせん器に，**前庭神経*** を平衡斑と膨大部稜に送っている．蝸牛神経は蝸牛軸のなかで らせん神経節* をつくり，前庭神経は内耳道の底で**前庭神経節*** をつくっている（「内耳神経」の項参照）．

4　音響感受の機序

　耳介によって集められた音波は 外耳道を経て鼓膜に達し，これを振動させる．鼓膜の振動は つち骨・きぬた骨・あぶみ骨と伝わり，前庭窓から さらに内耳の外リンパに伝えられる．外リンパの振動は前庭窓から前庭階を上り，蝸牛頂において鼓室階に移り，ついに第2鼓膜に達して消失する．このようにして 外リンパが振動すると，そのなかにある膜迷路の壁もまた振動を受けて，その壁上の らせん器の感覚上皮を刺激し，その興奮は蝸牛神経によって脳に導かれる．

　すなわち 外耳を通ってくる気体の振動は 中耳で固体の振動となり，内耳でさらに液体の振動に変わり，これが らせん器によって感受されるのである．

　このほか，外耳を経過することなく，外皮や骨を経て直接に内耳に達する振動もまた音覚を生じる（**骨伝導**）．頭を掻くと音が聞こえるのは その例である．

　平衡覚は主として前庭内の平衡斑と半規管内の膨大部稜において受容される．そのうち前者は頭部の位置感覚（頭の方向変化すなわち傾斜の感受）と線加速度の感受に，後者は頭部の運動感覚（とくに各半規管の内リンパを動かす回転加速度の感受）にあずかる．

日本名索引

ラテン名における略字は a.＝arteria, aa.＝arteriae, art.＝articulatio, artt.＝articulationes, ggl.＝ganglion, ggll.＝ganglia, gl.＝glandula, gll.＝glandulae, lig.＝ligamentum, ligg.＝ligamenta, m.＝musculus, mm.＝musculi, n.＝nervus, nn.＝nervi, proc.＝processus, r.＝ramus, rr.＝rami, v.＝vena, vv.＝venae. 日本名に続いて，原則としてラテン名，英語名，ドイツ語名を記したが，いずれも重要なものだけにとどめた．

あ

アウエルバッハ神経叢 Auerbach's plexus ……217
アキレス腱 tendo Achillis, Achilles tendon
　　……………………………………162, 162注
アキレス腱反射 Achilles jerk ………………493
アクチビン activin ……………………………14
アクチン actin ………………………………109
アショッフ, L. ……………………………327注
アストログリア（星状膠細胞）astroglia………384
アセチルコリン acetylcholine ………………382
アダムのりんご Adam's apple ………239, 241
アデノイド adenoids …………………………204
アドレナリン adrenaline ……………………298
アパタイト結晶 ………………………………32
アポクリン（汗）腺 apocrine (sweat) gland ……521
アポクリン分泌 ………………………………521
アミラーゼ amylase …………………………229
アランチウス, L.C. ………………………361注
アランチウス管 ductus Arantii ……………361
アランチウス索 lig. Arantii …………………362
アルノルド, F. ……………………………458注
アンギオテンシン angiotensin ……………256注
アンドロゲン androgens ……………………242
あぶみ骨 stapes ………………………………539
あぶみ骨筋 m. stapedius ……………………540
あぶみ骨筋神経 n. stapedius ………………461
間細胞 interstitial cell, Zwischenzelle ………266
浅島 誠 …………………………………………14
足 pes ……………………………………………19
足の関節 artt. pedis …………………………99
頭 caput …………………………………………18
後産（あとざん）………………………………280
鞍隔膜 diaphragma sellae …………………408

い

イエナ解剖学名 Jenaische Nomina Anatomica
　　(I.N.A.) …………………………………14
インスリン insulin ……………………………231
医範提綱 ………………………15, 177注, 228注
胃 ventriculus, stomach, Magen
　　………………………………166, 167, 168, 207
──の筋層 ……………………………………211
──の構造 ……………………………………209
──の漿膜 ……………………………………211
──の脈管と神経 ……………………………211
胃十二指腸動脈 a. gastroduodenalis ………344
胃小窩 foveola gastrica ……………………209
胃体 corpus ventriculi ………………………207
胃底 fundus ventriculi ………………………207
胃底腺 fundic gland, Fundusdrüse …………209
移行上皮 transitional epithelium, Übergangs-
　　epithel ……………………………………4, 261
遺伝子系図学 gene genealogy …………………11
一重瞼（ひとえまぶた）………………………533
咽頭 pharynx, Rachen ………………190, 203
咽頭腔 cavum pharyngis ……………………203
咽頭口 ostium pharyngeum …………………540
咽頭枝 rr. pharyngei
　　……………（舌咽神経の）463,（迷走神経の）464
咽頭神経叢 plexus pharyngeus ……463, 464, 488
咽頭腺 gll. pharyngeae ………………………204
咽頭扁桃 tonsilla pharyngea 190, 203, 204, 233
陰核 clitoris …………………………………282
陰核脚 crus clitoridis ………………………282
陰核筋膜 fascia clitoridis ……………………111
陰核深動脈 a. profunda clitoridis …………348
陰核動脈 a. clitoridis …………………………349
陰核背動脈 a. dorsalis clitoridis ……………348
陰茎 penis ………………………………………269
陰茎海綿体 corpus cavernosum penis ………270
陰茎脚 crus penis ……………………………270
陰茎筋膜 fascia penis …………………111, 270
陰茎根 radix penis ……………………………269
陰茎深動脈 a. profunda penis ………………271
陰茎体 corpus penis …………………………269
陰茎中隔 septum penis ………………………271
陰茎動脈 a. penis ……………………………349
陰茎背動脈 a. dorsalis penis …………………271
陰嚢 scrotum, Hodensack …………………266
陰嚢縫線 rhaphe scroti ………………………266
陰部神経 n. pudendus …………………286, 484
陰部神経小体 genital corpuscle ……………520
陰部神経叢 plexus pudendus ………286, 483注
陰部大腿神経 n. genitofemoralis ……………478

陰毛 pubes, Schamhaare ……………282,523
陰裂 rima pudendi ……………………282

───── う ─────

ヴァゾプレッシン vasopressin ……………409
ヴァルサルヴァ洞 sinus Valsalvae …………323
ヴィックダジール, F. …………………502 注
ヴィックダジールの束 Vicq d'Azyr's bundle…502
ウイリス動脈輪 Willis circle………………445
ウィルヒョウ・ロバンの腔隙 Virchow-Robin space ………………………………449
ウインスロウ, J.B. …………………485 注
ヴェルニッケ, K. ……………………430 注
ヴェルニッケの中枢 Wernicke's center ………430
うなじ(項)nucha ………………………18
うぶげ(生毛)lanugo ……………………523
右心耳 auricula dextra …………………320
右心室 ventriculus dexter ………………320
右心房 atrium dextrum …………………320
右葉(肝臓の)lobus dexter hepatis ………223
宇田川玄真 ……………………15,177 注,228 注
烏口突起 proc. coracoideus ……………83,142
烏口腕筋 m. coracobrachialis ……………143
上中啓三 ………………………………298
運動根 radix motoria ……………………452
運動終板 motor end-plate ………………115
運動神経 motor nerve ……………………380
運動性言語中枢 …………………………428
運動性失語症 motor aphasia ……………429
運動前野 premotor area…………………427
運動伝導路 ……………………393,421,425
運動野 motor area ………………………426

───── え ─────

S状結腸 colon sigmoideum ………………220
S状静脈洞 sinus sigmoideus………………355
M細胞 M cell ……………………216,218
エウスタキオ, B. E. …………………540 注
エウスタキオ管 eustachian tube …………540
エストロゲン estrogen ……………………275
エナメル質 enamel, Schmelz ………………186
エナメル小柱 enamel rod, Schmelzprisma …187
会陰 perineum, Damm ……………………284
会陰動脈 a. perinealis……………………349
永久歯 dentes permanentes, permanent teeth 183
栄養血管 …………………………………250
栄養孔 foramen nutricium ………………42
栄養動脈 a. nutricia ……………………42
液性調節 …………………………………379
液性免疫 …………………………………316
腋窩 axilla, armpit, Achselhöhle …………18,371
腋窩神経 n. axillaris ……………………140,476
腋窩腺 gll. axillares ………………………521
腋窩動脈 a. axillaris ……………………340

腋窩リンパ節 lymphonodi axillares……………371
腋臭 ………………………………………521
腋毛 hirci …………………………………523
円回内筋 m. pronator teres ………………147
円柱上皮 columnar epithelium, Zylinderepithel
 …………………………………………3,175
延髄 medulla oblongata……………………397
延髄視床路 tractus bulbothalamicus …………495
遠位 distalis ………………………………20
遠心性神経 centrifugal nerves ………………380
遠心性伝導路 centrifugal tracts ……………502
鉛直板 lamina perpendicularis …………47,49
塩基好性細胞 ……………………………409 注
嚥下 ……………………………204,241 注,398

───── お ─────

オーガナイザー organizer ……………………13
オキシトシン oxytocin ……………………409
オステオン osteon …………………………32
オッディの括約筋 Oddi's sphincter ……………227
オリーブ oliva ……………………………398
オリーブ核 nucleus olivaris ………………418
オリーブ小脳路 tractus olivocerebellaris ……504
オリーブ脊髄路 tractus olivospinalis ………504
オリゴデンドログリア(希突起膠細胞)………384
おとがい下動脈 a. submentalis ……………336
おとがい筋 m. mentalis …………………121
おとがい結節 tuberculum mentale……………50
おとがい孔 foramen mentale ………………50
おとがい神経 n. mentalis …………………458
おとがい唇溝 sulcus mentolabialis …………183
おとがい舌筋 m. genioglossus ……190,195,197
おとがい舌骨筋 m. geniohyoideus ……………126
おとがい動脈 a. mentalis …………………338
おとがい隆起 protuberantia mentalis ………50
黄色骨髄 yellow marrow …………………29
黄色靱帯 lig. flavum ……………………73
黄体 corpus luteum ……………………275
黄体化ホルモン luteinizing hormone(LH)
 …………………………………………275,409
黄体ホルモン ……………………………275
黄斑 macula lutea ………………………529
嘔吐 ………………………………………398
横隔胸膜 pleura diaphragmatica ……………250
横隔神経 n. phrenicus ……………135,170,472
横隔膜 diaphragma, Zwerchfell
 ……………………………135,167,168,169,366
横隔面(肺の)facies diaphragmatica …………245
横筋(喉頭の)transversus …………………242
横筋筋膜 fascia transversalis ………………139
横径(骨盤の)diameter transversa …………101
横口蓋ひだ plicae palatinae transversae ……191
横口蓋縫合 sutura palatina transversa ………66
横行結腸 colon transversum ………168,220,288
横行結腸間膜 mesocolon transversum …288,291

横静脈洞 sinus transversus ……………355
横舌筋 m. transversus linguae ……………197
横洞溝 sulcus sinus transversi ……………65
横突間筋 mm. intertransversarii ……………131
横突起 proc. transversus ……………70
横突孔 foramen transversarium ……………71
横披裂筋 m. arytenoideus transversus ………242
横紋筋線維 striated muscle fiber ……………108
横紋筋組織 striated muscular tissue ……………6
大槻玄沢 ……………15

━━━━━━ か ━━━━━━

カウパー, W. ……………269 注
カウパー腺 Cowper's gland ……………269 注
ガストリン gastrin ……………210
ガッセル, A.P. ……………453 注
ガッセル神経節 ggl. Gasseri ……………453 注
カハール, S. Ramon y ……………383
ガラス体（硝子体）corpus vitreum ……………531
ガラス軟骨（硝子軟骨）hyaline cartilage ………5
カルシトニン calcitonin ……………296
ガワーズ, W.R. ……………498 注
ガワーズの束 Gower's tract ……………498 注
かみのけ（頭毛）capilli ……………523
下 inferior ……………20
下咽頭収縮筋 m. constrictor pharyngis inferior
　……………205, 237, 239
下横隔動脈 a. phrenica inferior ……………314
下角（側脳室の）cornu inferius ……………413
下顎窩 fossa mandibularis ……………45, 55
下顎角 angulus mandibulae ……………51
下顎管 canalis mandibulae ……………52
下顎頚 collum mandibulae ……………52
下顎孔 foramen mandibulae ……………51
下顎後静脈 v. retromandibularis ……………353
下顎骨 mandibula, Unterkiefer ……………50
下顎枝 r. mandibulae ……………50
下顎神経 n. mandibularis ……………121, 457
下顎切痕 incisura mandibulae ……………52
下顎体 corpus mandibulae ……………50
下顎頭 caput mandibulae ……………52
下下腹神経叢 plexus hypogastricus inferior ……489
下眼窩裂 fissura orbitalis inferior ……………56, 61
下眼瞼溝 sulcus palpebralis inferior ……………532
下関節突起 proc. articularis inferior ……………71
下丘 colliculus inferior ……………404, 420
下丘核 nucleus colliculi inferioris ……………420
下頚神経節 ggl. cervicale inferius ……………488
下頚心臓神経 n. cardiacus cervicalis inferior 488
下後鋸筋 m. serratus posterior inferior ………131
下行結腸 colon descendens ……………168, 220, 288
下行口蓋動脈 a. palatina descendens ……………338
下甲状腺静脈 vv. thyroideae inferiores ………353
下甲状腺動脈 a. thyroidea inferior ……………295, 339
下行性伝導路 descending tracts ……………502

下行大動脈 aorta descendens ……………333
下喉頭神経 n. laryngeus inferior ………242, 464
下行部（十二指腸の）pars descendens …………211
下肢 membrum inferius ……………19
　──の骨 ……………91, 102
下矢状静脈洞 sinus sagittalis inferior ………355
下歯槽神経 n. alveolaris inferior ……………458
下歯槽動脈 a. alveolaris inferior ……………338
下肢帯の骨 ……………91
下斜筋 m. obliquus inferior ……………535
下十二指腸曲 flexura duodeni inferior ………211
下小脳脚 pedunculus cerebellaris inferior
　……………398, 402, 421
下唇 labium inferius ……………182
下唇下制筋 m. depressor labii inferioris ……119
下伸筋支帯 retinaculum extensorum inferius 164
下神経節 ggl. inferius
　……………（舌咽神経の）462,（迷走神経の）464
下唇小帯 frenulum labii inferioris ……………183
下心臓枝 r. cardiacus inferior ……………464
下唇動脈 a. labialis inferior ……………336
下膵十二指腸動脈 a. pancreaticoduodenalis
　inferior ……………344
下垂体 hypophysis, pituitary…191, 233, 234, 408
下錐体静脈洞 sinus petrosus inferior …………355
下垂体門脈系 hypophyseal portal system ……410
下髄帆 velum medullare inferius……………403
下前腸骨棘 spina iliaca anterior inferior………91
下前庭神経核 nucleus vestibularis inferior …417
下前頭回 gyrus frontalis inferior ……………411
下側頭回 gyrus temporalis inferior ……………411
下腿 crus ……………19
下腿筋膜 fascia cruris……………164
下腿三頭筋 m. triceps surae ……………162
下大静脈 v. cava inferior ……………171, 358
下唾液核 nucleus salivatorius inferior …417, 512
下腸間膜静脈 v. mesenterica inferior ……170, 358
下腸間膜動脈 a. mesenterica inferior
　……………170, 171, 344
下腸間膜動脈神経節 ggl. mesentericum inferius
　……………489
下腸間膜動脈神経叢 plexus mesentericus
　inferior ……………489
下腸間膜リンパ節 lymphonodi mesenterici
　inferiores ……………373
下直筋 m. rectus inferior ……………535
下直腸静脈 v. rectalis inferior ……………360
下直腸動脈 a. rectalis inferior ……………349
下殿神経 n. gluteus inferior ……………153, 483
下殿動脈 a. glutea inferior ……………349
下頭斜筋 m. obliquus capitis inferior …………131
下橈尺関節 art. radioulnaris distalis……………89
下鼻甲介 concha nasalis inferior 48, 58, 191, 234
下鼻道 meatus nasi inferior ……………58, 234
下部（十二指腸の）pars inferior ……………211
下腹壁動脈 a. epigastrica inferior ……………349

下葉(肺の) lobus inferior ……………167, 245
化学受容器 chemoreceptor………………334
化学伝達 chemical transmission …………382
加生歯 Zuwachszähne…………………183
果(顆) condylus ……………………………21
果粒球 granulocytes ……………………315
果粒層 stratum granulosum ……………518
蝸牛 cochlea, Schnecke …………………542
蝸牛管 ductus cochlearis ………………544
蝸牛軸 modiolus …………………………543
蝸牛小管 canaliculus cochleae …………543
蝸牛神経 n. cochlearis ……………462, 545
蝸牛窓 fenestra cochleae ………………539
蝸牛頂 cupula cochleae …………………543
蝸牛らせん管 canalis spiralis cochleae ………543
介在部 intercalated portion………199, 200
回外 supinatio, supination ………89, 114
回外筋 supinator …………………………114
回外筋(前腕の) m. supinator ……………148
回結腸リンパ節 lymphonodi ileocolici ………373
回旋 rotatio ………………………………114
回旋筋 rotator ……………………………114
回旋筋(脊柱の) mm. rotatores …………131
回旋枝 r. circumflexus …………………328
回腸 ileum ………………167, 173, 212
回転 gyrus ……………………402, 411
回内 pronatio, pronation …………89, 114
回内筋 pronator …………………………114
回盲口 ostium ileocecale ………………220
回盲弁 valva ileocecalis…………………220
灰白交通枝 rr. communicantes grisei ………486
灰白交連 commissura grisea ……………393
灰白質 substantia grisea, gray substance
……………………………………385, 392
灰白翼核 nucleus alae cinereae …………417
灰白隆起動脈 a. tuberis cinerei …………444
海馬 hippocampus ………………………431
海馬傍回 gyrus parahippocampalis……………412
海馬傍回鈎 uncus gyri parahippocampalis …412
海綿質 substantia spongiosa ………28, 31
海綿静脈洞 sinus cavernosus……………355
海綿体洞 cavernous sinuses ……………271
海綿体部(尿道の) pars spongiosa ………272
開放性血管 ………………………………365
解体新書 ……………………15, 177 注
解剖学 anatomy ……………………………2
解剖学用語 ……………………………14, 15
解剖頚 collum anatomicum ………………84
外 externus ………………………………19
外陰部(女の) pudendum femininum ………282
外果(そとくるぶし) malleolus lateralis…………94
外果粒層 outer nuclear layer …………530
外眼角 angulus oculi lateralis …………532
外筋周膜 perimysium externum …………109
外頚静脈 v. jugularis externa …………355
外頚動脈 a. carotis externa ……………336

外頚動脈神経 nn. carotici externi …………488
外後頭隆起 protuberantia occipitalis externa 54
外肛門括約筋 m. sphincter ani externus
……………………………220, 261, 283, 286
外耳 auris externa, external ear…………536
外耳介筋 …………………………………118
外耳孔 porus acusticus externus ………55, 537
外耳道 meatus acusticus externus ……44, 55, 537
外精筋膜 fascia spermatica externa ……266
外舌筋 ……………………………………197
外側 lateralis ……………………………19
外側腋窩隙 ………………………………145
外側果 condylus lateralis
………………………(脛骨の)93, (大腿骨の)92
外側環軸関節 art. atlantoaxialis lateralis ……75
外側胸動脈 a. thoracica lateralis…………340
外側口(第4脳室の) apertura lateralis …403, 431
外側溝 sulcus lateralis …………………411
外側広筋 m. vastus lateralis……………154
外側膝状体 corpus geniculatum laterale 406, 420
外側上果 epicondylus lateralis …………84, 92
外側仙骨稜 crista sacralis lateralis ………72
外側線条体動脈 rr. striati laterales, lateral
  striate artery ……………………444, 448
外側前庭神経核 nucleus vestibularis lateralis 417
外側前腕皮神経 n. cutaneus antebrachii lateralis
……………………………………………476
外側足底神経 n. plantaris lateralis ……484
外側側副靱帯 lig. collaterale fibulare …………99
外側大腿回旋動脈 a. circumflexa femoris
  lateralis ………………………………351
外側大腿皮神経 n. cutaneus femoris lateralis 478
外側直筋 m. rectus lateralis ……………535
外側頭 caput laterale ……………………144
外側頭直筋 m. rectus capitis lateralis …………131
外側半規管 canalis semicircularis lateralis …541
外側半月 meniscus lateralis ………………99
外側腓腹皮神経 n. cutaneus surae lateralis …483
外側毛帯 lemniscus lateralis ……421, 422, 500
外側翼突筋 m. pterygoideus lateralis …121
外側翼突筋神経 n. pterygoideus lateralis ……458
外側輪状披裂筋 m. cricoarytenoideus lateralis
……………………………………………242
外腸骨静脈 v. iliaca externa……………360
外腸骨動脈 a. iliaca externa……………349
外腸骨リンパ節 lymphonodi iliaci externi …375
外椎骨静脈叢 plexus venosi vertebrales externi
……………………………………………357
外転 abductio ……………………………114
外転筋 abductor …………………………114
外転神経 n. abducens………………400, 459
外転神経核 nucleus nervi abducentis ……417
外套 pallium ……………………………411
外頭蓋底 basis cranii externa ……………61
外尿道口 ostium urethrae externum ……271, 282
外胚葉 ectoderm …………………………10

外皮 integumentum commune ……………516
外鼻 nasus externus ………………………233
外鼻孔 naris ………………………………233
外腹斜筋 m. obliquus externus abdominis …138
外分泌腺 exocrine gland ……………………179
外閉鎖筋 m. obturatorius externus ……………154
外包 capsula externa ……………………425, 425 注
外膜（内臓の）tunica adventitia………………177
外膜（脈管の）tunica externa ………………309
外リンパ perilympha ……………………541
外肋間筋 mm. intercostales externi ……………134
顔 facies ……………………………………18
角質器 horny organs, Hornorgane ……………522
角質層 stratum corneum ………………………518
角膜 cornea ………………………………526
核（中枢神経の）nucleus in the CNS ……………385
隔膜部（尿道の）pars membranacea ……………272
顎下三角 trigonum submandibulare ……………126
顎下腺 gl. submandibularis ……………………201
顎下腺管 ductus submandibularis ………………201
顎下リンパ節 lymphonodi submandibulares……370
顎間骨 os intermaxillare, Zwischenkiefer 11, 48
顎関節 art. temporomandibularis, jaw joint,
　　　　Kiefergelenk …………………………67
顎舌骨筋 m. mylohyoideus ………………126, 190
顎舌骨筋神経 n. mylohyoideus ………………458
顎舌骨筋線 linea mylohyoidea ………………50
顎舌骨神経溝 sulcus mylohyoideus ……………50
顎動脈 a. maxillaris ……………………………337
顎二腹筋 m. digastricus ………………………125
片麻痺 ………………………………………425
肩 shoulder, Schulter ……………………………18
括約筋 sphincter …………………………………114
割礼 ……………………………………………270 注
滑液 synovia ………………………………………38
滑液鞘（腱の）vagina synovialis tendinis 112, 150
滑液包 bursa synovialis………………………111, 150
滑車 trochlea ………………………………112,
　　　（上斜筋の）450 注, 535,（上腕骨の）84
滑車上神経 n. supratrochlearis………………454
滑車上動脈 a. supratrochlearis …………336, 337
滑車神経 n. trochlearis ……………………404, 450
滑車神経核 nucleus nervi trochlearis …………418
滑車切痕 incisura trochlearis ………………85
滑膜 membrana synovialis, synovial membrane
　　　………………………………………………38
汗腺 gll. sudoriferae, sweat glands,
　　　Schweißdrüsen ……………………………520
肝胃間膜 lig. hepatogastricum ………………291
肝円索 lig. teres hepatis ………………223, 362
肝鎌状間膜 lig. falciforme hepatis ……………291
肝管 ductus hepaticus ………………………226, 227
肝細胞索 hepatic cell cord………………………224
肝十二指腸間膜 lig. hepatoduodenale …169, 291
肝静脈 vv. hepaticae ………………171, 226, 358
肝小葉 hepatic lobule ……………………………224

肝臓 hepar, liver, Leber 166, 170, 172, 222, 288
　　──の構造 ……………………………………224
肝門 porta hepatis ……………………………222
肝リンパ節 lymphonodi hepatici ………………374
杆状体 rod ……………………………………530
冠状静脈洞 sinus coronarius ……………………329
冠状動脈 aa. coronariae (cordis) ………………328
冠状縫合 sutura coronalis ………………………66
間細胞 interstitial cell, Zwischenzelle ………266
間質 interstitium ……………………………174
間質性成長 interstitial growth ……………………36
間脳 diencephalon …………………………395, 405
間膜 ……………………………………………180, 288
寛骨 os coxae, hip-bone, Hüftbein ……………91
寛骨臼 acetabulum ………………………………91
幹細胞 stem cell ……………………315, 381, 388 注
幹細胞神経系 stem cell nervous system
　　　………………………………………381, 388 注
幹神経節 ggll. trunci sympathici ………………486
感覚器 sensory system …………………………10
感覚器 sense organs, Sinnesorgane ……………516
感覚神経 sensory nerves ……………………380
感覚性失語症 sensory aphasia ………………430
管 canalis …………………………………………22
管状腺 tubular gland ……………………………178
管状胞状腺 tubulo-alveolar gland ………………178
関節 articulatio, joint, Gelenk ……………………37
　　──の運動 …………………………………113
　　──の構造 …………………………………38
　　──の種類 …………………………………39
関節円板 discus articularis …………………38
関節窩 fossa articularis, Gelenkpfanne ………38
関節腔 cavum articulare, joint cavity,
　　　Gelenkhöhle …………………………………38
関節結節 tuberculum articulare ……………45
関節唇（股関節の）labrum acetabulare ……96
関節唇（肩関節の）labrum glenoidale ………88
関節頭 caput articulare, Gelenkkopf …………38
関節突起 proc. condylaris ………………………52
関節軟骨 cartilago articularis, Gelenkknorpel
　　　………………………………………………29, 38
関節半月 meniscus articularis ………………38, 99
関節包 capsula articularis, Gelenkkapsel ……38
関節面 facies articularis ………………………38
環軸関節 artt. atlantoaxiales ……………………75
環椎 atlas …………………………………………71
環椎後頭関節 art. atlantooccipitalis …………75
含気骨 os pneumaticum ………………………27
岩様部 pars petrosa ……………………………44
眼窩 orbita, Augenhöhle ……………………57, 60
眼窩下管 canalis infraorbitalis ……………48, 61
眼窩下筋 m. infraorbitalis ……………………119
眼窩下孔 foramen infraorbitale ……………48, 61
眼窩下溝 sulcus infraorbitalis ………………48, 61
眼窩下神経 n. infraorbitalis ……………………455
眼窩下動脈 a. infraorbitalis ……………………338

眼角筋 m. angularis··················119
眼角静脈 v. angularis··················353
眼角動脈 a. angularis··················336
眼窩口 aditus orbitae ··················60
眼窩上神経 n. supraorbitalis··················454
眼窩上動脈 a. supraorbitalis··················336
眼球 bulbus oculi, eyeball··················525
眼球外膜 tunica externa bulbi··················525
眼球筋膜 fascia bulbi··················111
眼球血管膜 tunica vasculosa bulbi··················527
眼球結膜 tunica conjunctiva bulbi··················534
眼球軸 axis bulbi··················525
眼球鞘 vaginae bulbi··················111
眼球線維膜 tunica fibrosa bulbi··················525
眼球中膜 tunica media bulbi··················527
眼球内膜 tunica interna bulbi··················529
眼筋··················535
眼瞼 palpebra, eyelid··················532
眼瞼結膜 tunica conjunctiva palpebrarum···534
眼瞼板 tarsus··················533
眼瞼裂 rima palpebrarum··················532
眼神経 n. ophthalmicus··················453
眼動脈 a. ophthalmica··················335
眼房水 humor aqueus··················531
眼輪筋 m. orbicularis oculi··················119
顔面横動脈 a. transversa faciei··················337
顔面筋 facial muscles··················116
顔面静脈 v. facialis··················353
顔面神経 n. facialis······117, 400, 459, 490, 511
顔面神経核 nucleus nervi facialis··················417
顔面神経管 canalis facialis··················47, 63, 65
顔面神経群··················467
顔面神経分泌核··················512
顔面神経麻痺··················117, 462
顔面頭蓋 Gesichtsschädel··················53
顔面動脈 a. facialis··················336

━━━ き ━━━

キース, A.··················326 注
キース・フラックの結節 Keith-Flack's node 326
キネシン kinesin··················382
キモトリプシノゲン chymotrypsinogen·······229
キュヴィエ, G.··················12
キラーT細胞 killer T cell··················316
きぬた骨 incus··················539
木原卓三郎··················312
気管 trachea··················206, 237, 242
——の構造··················244
気管気管支リンパ節 lymphonodi tracheobronchiales··················371
気管支 bronchus··················169, 171, 243, 247
——の構造··················244, 247
気管枝 (迷走神経の) rr. tracheales··················465
気管支枝 (迷走神経の) rr. bronchiales··········465
気管支縦隔リンパ本幹 truncus bronchomediastinalis··················371
気管支静脈 vv. bronchiales··················250
気管支腺 gl. bronchialis··················244, 247
気管支動脈 aa. bronchiales··················249, 333, 342
気管支肺リンパ節 lymphonodi bronchopulmonales··················371
気管腺 gll. tracheales··················244
気管内異物··················243
気管軟骨 cartilagines tracheales··················244
気管分岐部 bifurcatio tracheae··················243
気管リンパ節 lymphonodi tracheales··········372
気胸 pneumothorax··················252
希突起膠細胞 oligodendroglia··················384
奇静脈 v. azygos··················171, 356
記憶··················431
起始 (筋の) origo··················112
起始核 nuclei originis··················414
基節骨 phalanx proximalis··················87, 96
基礎層板 basic lamellae, Grundlamellae··········32
基底果粒細胞 basal-granulated cell··················215
基底細胞 (嗅上皮の) basal cell of the olfactory epithelium··················236
基底板 (コルチ器の) lamina basilaris··········544
基底膜 basement membrane··················3
亀頭 glans··················269, 282
器官 organ··················8, 174
器官系 organ system··················8
機能解剖学··················12
機能局在 (大脳皮質の)··················426
機能的終動脈··················307, 328
疑核 nucleus ambiguus··················415
逆行変性 ascending degeneration, retrograde Degeneration··················387
弓状動脈 a. arcuata···(腎臓の) 258, (足背の) 351
旧皮質 archicortex··················431
臼歯 dentes molares, molars, Mahlzähne······185
臼歯腺 gll. molares··················199
求心性神経 centripetal nerves··················380
求心性線維 (自律神経系の)··················484, 508, 513
求心性伝導路 centripetal tracts··················494
球海綿体筋 m. bulbocavernosus··················286
球関節 art. spheroidea, ball-and-socket joint, Kugelgelenk··················39
球形嚢 sacculus··················543
嗅覚伝導路 olfactory tract··················501
嗅球 bulbus olfactorius··················233, 413
嗅細胞 olfactory cell, Riechzelle··················236, 501
嗅索 tractus olfactorius··················413
嗅糸球体 glomerulus olfactorius··················501
嗅上皮 olfactory epithelium, Riechepithel···236
嗅神経 nn. olfactorii··················190, 237, 413, 449
嗅脳 rhinencephalon··················412
嗅部 (鼻腔の) regio olfactoria cavi nasi······236
嗅葉 lobus olfactorius··················412
巨核球 megakaryocytes··················315

挙筋隆起 torus levatorius *191, 203, 234*
距骨 talus *94*
距腿関節 art. talocruralis *99*
共生 *13*
協力筋 synergist *114*
峡(甲状腺の)isthmus *294*
峡部(子宮の)isthmus uteri *278*
狭心症 *330*
胸横筋 m. transversus thoracis *135*
胸郭 thorax, Brustkorb *77*
胸郭下口 apertura thoracis inferior *81*
胸郭上口 apertura thoracis superior *81*
胸管 ductus thoracicus, thoracic duct ... *250, 368*
胸筋筋膜 fascia pectoralis *136*
胸筋神経 nn. pectorales *132, 472*
胸腔 cavum thoracis *81, 81注*
胸肩峰動脈 a. thoracoacromialis *340*
胸骨 sternum, Brustbein *78*
胸骨下角 angulus infrasternalis *81*
胸骨角 angulus sterni *79*
胸骨甲状筋 m. sternothyroideus *127*
胸骨舌骨筋 m. sternohyoideus *127*
胸骨穿刺 sternal puncture *79*
胸骨端 extremitas sternalis *82*
胸骨部(横隔膜の)pars sternalis *366*
胸骨傍リンパ節 lymphonodi parasternales ... *371*
胸鎖関節 art. sternoclavicularis *87*
胸鎖乳突筋 m. sternocleidomastoideus *124*
胸神経 nn. thoracici *467*
胸神経節 ganglia thoracica *488*
胸心臓神経 nn. cardiaci thoracici *488*
胸髄 Brustmark *391*
胸髄核 nucleus thoracicus *394*
胸腺 thymus *166, 317, 365*
　　──の構造，機能 *366*
胸腺依存域 thymus dependent area *319*
胸腺外(分化)T 細胞 extrathymic (ally
　　differentiated) T cells *316, 317*
胸大動脈 aorta thoracica *342*
胸椎 vertebrae thoracicae, Brustwirbel ... *71, 250*
胸内筋膜 fascia endothoracica *136*
胸背神経 n. thoracodorsalis *128, 472*
胸膜 pleura, Brustfell *180, 250*
胸膜液 liquor pleurae *252*
胸膜炎 *252注*
胸膜腔 cavum pleurae *252*
胸膜頂 cupula pleurae *166*
胸膜洞 recessus pleuralis *252*
胸腰筋膜 fascia thoracolumbalis *132*
胸肋関節 art. sternocostalis *80*
強縮症 tetany *296*
強膜 sclera *525*
強膜静脈洞 sinus venosus sclerae *525*
橋 pons *399, 421*
橋核 nuclei pontis *419*
橋(核)小脳路 tractus pontocerebellaris *421, 504*

橋底部 pars basilaris pontis *400*
橋背部 pars dorsalis pontis *400*
橋被蓋 tegmentum pontis *400*
橋腕 brachium pontis *400, 403, 421*
頬咽頭筋膜 fascia buccopharyngea *123*
頬筋 m. buccinator *119*
頬骨 os zygomaticum, malar bone, Jochbein ... *49*
頬骨眼窩動脈 a. zygomaticoorbitalis *337*
頬骨顔面枝 r. zygomaticofacialis *455*
頬骨弓 arcus zygomaticus, Jochbogen ... *55*
頬骨神経 n. zygomaticus *455*
頬骨側頭枝 r. zygomaticotemporalis *455*
頬骨突起 proc. zygomaticus
　　............... (上顎骨の)*48*, (側頭骨の)*44, 55*
頬脂肪体 corpus adiposum buccae *121*
頬神経 n. buccalis *458*
頬腺 gll. buccales *199*
頬動脈 a. buccalis *338*
曲精細管 tubuli seminiferi contorti *264*
棘 spina *21*
棘下筋 m. infraspinatus *140*
棘下筋筋膜 fascia infraspinata *150*
棘間筋 mm. interspinales *131*
棘間靱帯 lig. interspinale *73*
棘筋 m. spinalis *131*
棘孔 foramen spinosum *44, 56, 62, 64*
棘上筋 m. supraspinatus *140*
棘上筋筋膜 fascia supraspinata *150*
棘上靱帯 lig. supraspinale *73*
棘突起 proc. spinosus, Dornfortsatz *70*
近位 proximalis *20*
筋(筋肉)musculus, muscle, Muskel *108*
　　──の顕微鏡的構造 *109*
　　──の作用 *113*
　　──の神経 *114*
筋系 muscular system *8*
筋形質 sarcoplasm *6*
筋型動脈 *309*
筋原線維 myofibril *6, 109*
筋耳管管 canalis musculotubarius *46, 63*
筋周膜 perimysium *109*
筋上皮細胞 myoepithelial cell *199*
筋層 tunica muscularis
　　............ *176*, (小腸の)*214*, (食道の)*207*
筋組織 muscular tissue, Muskelgewebe *6*
筋頭 caput *110*
筋突起(下顎骨の)proc. coronoideus *52*
筋突起(披裂軟骨の)proc. muscularis *239*
筋内膜 endomysium *109*
筋尾 cauda *110*
筋皮神経 n. musculocutaneus *141, 476*
筋腹 venter *110*
筋紡錘 muscle spindle *116*
筋膜 fascia *110*
筋裂孔 lacuna musculorum *164*
緊張部 pars tensa *538*

く

クッパー細胞 Kupffer cell ……………………226
クモ膜 arachnoidea ……………………390, 437
クモ膜下腔 cavum subarachnoideale …390, 439
クモ膜下出血 ……………………………………439
クモ膜下槽 cisternae subarachnoideales ……439
クモ膜果粒 granulationes arachnoideales
　　……………………………………………438, 441
クモ膜バリア細胞層 arachnoid barrier cell
　　layer ……………………………………………438
クラークの柱 columna Clarki ………………394
グラーフ卵胞 graafian follicle ………………274
グリア細胞(神経膠細胞) ……………7, 381, 384
グリソン, F. ………………………………224 注
グリソン鞘 Glisson's capsule …………………224
クリプトパッチ cryptopatch …………216, 317
グルカゴン glucagon ……………………………231
クレチン病 cretinism …………………………296
クローム親和系 chromaffin system …………299
クローム親和細胞 chromaffin cell …………298
区域気管支 bronchus segmentalis ……………246
空腸 jejunum …………………………167, 173, 212
屈曲 flexio ………………………………………113
屈筋 flexor ………………………………………113
屈筋支帯 retinaculum flexorum ………150, 164
鞍関節 art. sellaris, saddle joint, Sattel-
　　gelenk ……………………………………………41

け

ゲーテ, J.W. von ……………………………11, 48
ゲーリング, W.J. ………………………………13
毛 pili, hairs ……………………………………522
外科頚 collum chirurgicum ……………………84
脛骨 tibia …………………………………………93
脛骨神経 n. tibialis ……………………162, 484
脛骨粗面 tuberositas tibiae ……………………93
脛腓関節 art. tibiofibularis ……………………99
形質細胞 plasma cells …………………………316
形態学 morphology …………………………2, 11
形態発生 morphogenesis ………………………10
系統解剖学 …………………………………………2
系統発生 phylogeny ……………………………10
茎状突起 proc. styloideus
　　…(前腕骨の) 85, (側頭骨の) 45, 63, (楔骨の) 86
茎突咽頭筋 m. stylopharyngeus ………………204
茎突咽頭筋枝 r. m. stylopharyngei ……………463
茎突舌筋 m. styloglossus ………………195, 197
茎突舌骨筋 m. stylohyoideus …………………126
茎乳突孔 foramen stylomastoideum …47, 63, 65
頚 collum …………………………………………18, 20
頚横神経 n. transversus colli …………………471
頚横動脈 a. transversa colli ……………………340
頚窩 fossa jugularis ……………………………125
頚管 canalis cervicis ……………………………278
頚筋膜 fascia cervicalis ………………………127
頚静脈孔 foramen jugulare ……………………63
頚神経 nn. cervicales …………………………467
頚神経叢 plexus cervicalis ……………………470
頚神経わな ansa cervicalis ……………………466
頚髄 Halsmark …………………………………391
頚切痕 incisura jugularis ………………………79
頚長筋 m. longus colli …………………………127
頚椎 vertebrae cervicales, Halswirbel ………71
頚動脈-海綿静脈洞瘻 carotid-cavernous fistula
　　……………………………………………………444
頚動脈管 canalis caroticus ………………63, 64
頚動脈サイフォン carotid siphon ……………444
頚動脈三角 trigonum caroticum ……………127
頚動脈小体 glomus caroticum, carotid body
　　……………………………………………299, 334
頚動脈洞 sinus caroticus ………………………335
頚動脈洞症状 ……………………………………335
頚膨大 intumescentia cervicalis ……………388
頚リンパ本幹 truncus jugularis ………………369
血圧受容器 pressoreceptor ……………………335
血液 blood, Blut ………………………………314
血液脳関門 blood-brain barrier, Blut-Hirn-
　　Schranke ……………………………………384
血管 blood vessel ………………………………303
　——の構造 ………………………………………308
血管系 blood-vessel system ……………………303
血管裂孔 lacuna vasorum ……………………164
血球 blood cells, Blutzellen …………………314
血球分化 ……………………………………………315
血漿 blood plasma, Blutplasma ……………314
血小板 blood platelets …………………………315
血清 serum ………………………………………314
結核性リンパ節炎 lymphadenitis colli tuber-
　　culosa …………………………………370 注
結合組織 connective tissue, Bindegewebe ……4
結合組織性骨 membrane bone, Bindegewebs-
　　knochen ………………………………………34
結合腕 brachium conjunctivum ………403, 422
結節 tuberculum …………………………………21
結節間溝 sulcus intertubercularis ……………84
結腸 colon, Grimmdarm ………………………220
結腸ひも tenia coli ……………………167, 220
結腸膨起 haustra coli …………………………220
結腸リンパ節 lymphonodi colici ……………373
結膜 tunica conjunctiva ………………………534
結膜炎 conjunctivitis …………………………534
結膜円蓋 fornix conjunctivae …………………534
楔状骨 …………………………………………43 注
楔状骨(第1) os cuneiforme mediale …………95
楔状骨(第3) os cuneiforme laterale …………95
楔状骨(第2) os cuneiforme intermedium ……95
楔状束 fasciculus cuneatus ……………390, 398
楔状束核 nucleus cuneatus ……………419, 495
楔部 cuneus ……………………………………412
月経 ………………………………………275, 279

月状骨 os lunatum ································ 86
瞼板腺 gll. tarsales ······························ 534
瞼鼻ひだ plica palpebronasalis ··············· 533
犬歯 dentes canini, canines, Eckzähne ······· 184
犬歯筋 m. caninus ································ 119
肩関節 art. humeri, shoulder joint, Schulter-
　gelenk ·· 87
肩甲回旋動脈 a. circumflexa scapulae ········ 340
肩甲下筋 m. subscapularis ······················ 140
肩甲下筋筋膜 fascia subscapularis ············ 150
肩甲下神経 nn. subscapulares ············ 140, 472
肩甲下動脈 a. subscapularis ···················· 340
肩甲挙筋 m. levator scapulae ·················· 130
肩甲棘 spina scapulae ···························· 83
肩甲骨 scapula, Schulterblatt ···················· 83
肩甲上神経 n. suprascapularis ··········· 140, 472
肩甲上動脈 a. suprascapularis ················· 339
肩甲舌骨筋 m. omohyoideus ··················· 126
肩甲切痕 incisura scapulae ······················ 83
肩甲背神経 n. dorsalis scapulae ········· 130, 472
肩鎖関節 art. acromioclavicularis ··············· 87
肩峰 acromion ····································· 83
肩峰端 extremitas acromialis ···················· 82
剣状突起 proc. xiphoideus ······················ 79
腱 tendo, Sehne ·································· 110
腱画 intersectio tendinea ······· 110,（腹直筋の）137
腱索 chordae tendineae ························ 322
腱中心 centrum tendineum ···················· 135
腱反射 tendon reflex ···························· 493
腱紡錘 tendon spindle ·························· 116
腱膜 aponeurosis ································ 110
顕微解剖学 ··· 2
言語野 speech areas ···························· 428
原口背唇 ··· 13
原始骨髄腔 ······································· 35
原始卵胞 primordial follicle ···················· 274
原尿 ··· 258

こ

コーン, A. ····································· 299 注
ゴルジ, C. ·· 383
コルチ, M. A. ································· 545 注
コルチ器 organum Cortii, Corti's organ ······ 544
コルチコステロイド corticosteroids ············ 298
コレシストキニン cholecystokinin (CCK) 215, 231
コロイド colloid ································· 296
小金井良精 ···································· 383 注
古生物学 palaeontology ························· 11
古皮質 paleocortex ······························ 431
呼吸運動 ··· 134
呼吸器 respiratory organs, Atmungsorgane ··· 231
呼吸器系 respiratory system ······················ 8
呼吸細気管支 bronchiolus respiratorius ······· 246
呼吸上皮 respiratory epithelium ··············· 247
呼吸部（鼻腔の）regio respiratoria cavi nasi ··· 236

固有肝動脈 a. hepatica propria ······ 170, 226, 344
固有口腔 cavum oris proprium ················ 182
固有背筋 ··· 131
固有卵巣索 lig. ovarii proprium ··········· 272, 278
股関節 art. coxae, hip joint, Hüftgelenk ········ 96
虎斑物質 tigroid substance ···················· 381
孤束 tractus solitarius ····················· 417, 497
孤束核 nucleus tractus solitarii ·········· 417, 497
孤立リンパ小節 folliculus lymphaticus
　solitarius ···································· 215
個体発生 ontogeny ······························ 10
鼓索神経 chorda tympani ········ 198, 458, 461
鼓室 cavum tympani ················ 46, 538, 539
鼓室階 scala tympani ··························· 543
鼓室口 ostium tympanicum ···················· 540
鼓室神経 n. tympanicus ······················· 462
鼓室部 pars tympanica ·························· 44
鼓膜 membrana tympani, tympanic membrane
　·· 538
鼓膜臍 umbo membranae tympani ··········· 538
鼓膜張筋 m. tensor tympani ··················· 539
鼓膜張筋半管 semicanalis musculi tensoris
　tympani ······································ 46
五臓六腑 ···································· 174 注
口蓋 palatum, palate, Gaumen ················ 189
口蓋咽頭弓 arcus palatopharyngeus ·········· 190
口蓋咽頭筋 m. palatopharyngeus ········ 192, 204
口蓋管 canales palatini ······················ 56, 61
口蓋骨 palatinum, palatine bone, Gaumenbein 49
口蓋神経 nn. palatini ·························· 456
口蓋垂 uvula ···································· 189
口蓋垂筋 m. uvulae ····························· 192
口蓋舌弓 arcus palatoglossus ·················· 189
口蓋舌筋 m. palatoglossus ····················· 192
口蓋腺 gll. palatinae ···························· 199
口蓋突起 proc. palatinus ························ 48
口蓋帆 velum palatinum ············ 189, 204, 233
口蓋帆挙筋 m. levator veli palatini ············ 192
口蓋帆張筋 m. tensor veli palatini ············ 192
口蓋扁桃 tonsilla palatina, palatine tonsil
　··· 190, 203
口蓋縫線 rhaphe palati ························· 191
口角 angulus oris ······························· 183
口角下制筋 m. depressor anguli oris ········· 119
口角挙筋 m. levator anguli oris ··············· 119
口峡 fauces ································ 182, 190
口腔 cavum oris, oral cavity, Mundhöhle ··· 182
口腔前庭 vestibulum oris ······················ 182
口腔粘膜 ·· 182
口唇 labia oris ····························· 182, 190
口唇腺 gll. labiales ······························ 199
口底 Mundboden ······························· 182
口部（咽頭の）pars oralis ················· 190, 204
口輪筋 m. orbicularis oris ······················ 121
口裂 rima oris ·································· 182
孔 foramen ······································ 22

広頚筋 platysma ……………………………… 123
広背筋 m. latissimus dorsi ……………… 128
甲状頚動脈 truncus thyrocervicalis……… 339
甲状舌管 ductus thyroglossus …………… 193
甲状舌骨筋 m. thyrohyoideus ………… 127, 237
甲状舌骨膜 membrana thyrohyoidea ……… 239
甲状腺 gl. thyroidea, thyroid gland,
　　Schilddrüse ……………………… 166, 294
甲状腺機能亢進症 hyperthyroidism ……… 296
甲状腺刺激ホルモン thyrotropic hormone…… 409
甲状軟骨 cartilago thyroidea, thyroid
　　cartilage ……………………………… 238
甲状披裂筋 m. thyroarytenoideus ………… 242
交感神経 sympathetic nerves ………… 329, 379
交感神経幹 truncus sympathicus, Grenzstrang
　　…………………………………… 171, 250, 486
交感神経系 sympathetic nervous system
　　……………………………… 393, 485, 486, 507
交通枝 r. communicans
　　………（交感神経幹の）486,（脊髄神経の）469
交連線維 commissural fibers……………… 425
好塩基球 basophils ………………………… 315
好酸球 eosinophils ………………………… 315
好中球 neutrophils ………………………… 315
抗体 antibody ……………………………… 316
抗利尿ホルモン antidiuretic hormone ……… 409
肛門 anus ……………………… 220, 261, 273, 283
肛門挙筋 m. levator ani ……………… 283, 286
肛門牽引筋 m. retractor ani ……………… 221
肛門周囲腺 gll. circumanales……………… 521
肛門直腸リンパ節 lymphonodi anorectales … 375
岬角 promontorium ………………………… 76
後 posterior ………………………………… 19
後外側溝 sulcus lateralis posterior ……… 388
後外側動脈群 posterolateral arteries ……… 448
後角 cornu posterius（灰白質）393,（側脳室の）413
後下小脳動脈 a. cerebelli inferior posterior … 444
後眼房 camera posterior bulbi …………… 531
後極 polus posterior ……………………… 525
後筋（喉頭の）posticus …………………… 242
後筋麻痺 posticus paralysis ……………… 242
後脛骨筋 m. tibialis posterior …………… 162
後脛骨動脈 a. tibialis posterior…………… 351
後交通動脈 a. communicans posterior
　　…………………………………… 336, 444, 446
後骨間動脈 a. interossea posterior ……… 342
後根（脊髄神経の）radix dorsalis, dorsal root
　　………………………………………… 390, 469
後索 funiculus posterior ………… 390, 393, 394
後索核 nuclei funiculi posterioris ………… 419
後枝（脊髄神経の）r. dorsalis …………… 469
後耳介筋 m. auricularis posterior ………… 118
後耳介動脈 a. auricularis posterior……… 336
後室間枝 r. interventricularis posterior……… 328
後斜角筋 m. scalenus posterior ………… 127
後縦隔 …………………………………… 252

後縦隔リンパ節 lymphonodi mediastinales
　　posteriores……………………………… 371
後縦靱帯 lig. longitudinale posterius ……… 73
後上歯槽動脈 a. alveolaris superior posterior 338
後上腕回旋動脈 a. circumflexa humeri
　　posterior ……………………………… 340
後正中溝 sulcus medianus posterior …… 388, 398
後脊髄小脳路 tractus spinocerebellaris
　　posterior ……………………………… 497
後脊髄動脈 a. spinalis posterior ………… 442
後仙骨孔 foramina sacralia dorsalia …… 73, 76
後側頭泉門 fonticulus mastoideus………… 67
後大腿皮神経 n. cutaneus femoris posterior… 484
後大脳動脈 a. cerebri posterior ……… 445, 446
後頭果 condylus occipitalis ……………… 63
後頭蓋窩 fossa cranii posterior …………… 65
後頭下神経 n. suboccipitalis ……………… 470
後頭下穿刺 ………………………………… 440
後頭筋 m. occipitalis ……………………… 117
後頭骨 os occipitale, occipital bone, Hinter-
　　hauptbein ……………………………… 43
後頭前頭筋 m. occipitofrontalis ………… 117
後頭動脈 a. occipitalis …………………… 336
後頭葉 lobus occipitalis …………………… 411
後頭鱗 squama occipitalis ………………… 43
後頭リンパ節 lymphonodi occipitales……… 369
後内側動脈群 posteromedial arteries ……… 448
後脳 metencephalon …………………… 395, 399
後半規管 canalis semicircularis posterior …… 541
後鼻孔 choana ………………… 57, 62, 203, 234
後鼻枝（小口蓋神経の）rr. nasales posteriores 456
後脈絡叢動脈 a. choroidea posterior …… 448
後葉 lobus posterior ……………………… 409
後輪状披裂筋 m. cricoarytenoideus posterior 242
恒常性 homeostasis …………………… 379 注
虹彩 iris …………………………………… 528
咬筋 m. masseter ……………………… 121, 201
咬筋筋膜 fascia masseterica ……………… 123
咬筋神経 n. massetericus ………………… 458
咬合面 occlusal surface …………………… 185
咬頭 tubercula dentis ……………………… 185
鈎状突起 proc. coronoideus ……………… 85
鈎突窩 fossa coronoidea ………………… 84
喉頭 larynx, Kehlkopf …………………… 237
　　──の筋 ………………………………… 242
　　──の性差 ……………………………… 241
　　──の軟骨 ……………………………… 238
喉頭咽頭枝 rr. laryngopharyngei ………… 488
喉頭蓋 epiglottis, Kehldeckel ………… 191, 241
喉頭蓋軟骨 cartilago epiglottica ………… 239
喉頭腔 cavum laryngis …………………… 240
喉頭口 aditus laryngis ………………… 238, 240
喉頭腺 gll. laryngeae ……………………… 242
喉頭部（咽頭の）pars laryngea ………… 190, 204
喉頭隆起 prominentia laryngea …………… 239
硬口蓋 palatum durum ………… 189, 233, 234

硬膜 dura mater, pachymeninx …390, 434, 438	根動脈 aa. radices ……442
——の神経 ……437	混合神経 ……380
硬膜下腔 cavum subdurale ……390	混合腺 mixed gland, gemischte Drüse ……198
硬膜枝 r. meningeus ……455, 457, 464, 469	
硬膜静脈 vv. meningeae ……354	
硬膜静脈洞 sinus durae matris ……355	━━ さ ━━
項 nucha ……18	
項筋膜 fascia nuchae ……131	サイロキシン thyroxine ……296
項靱帯 lig. nuchae ……73, 125, 131, 206	さや動脈 sheathed arteries ……365
溝 sulcus ……402, 411	左心耳 auricula sinistra ……320
睾丸(精巣) ……264	左心室 ventriculus sinister ……320
膠原線維 collagen fiber ……4	左心房 atrium sinistrum ……320
興奮 excitation ……379	左葉(肝臓の) lobus sinister hepatis ……223
声変わり ……241, 242	鎖骨 clavicula, Schlüsselbein ……82
黒質 substantia nigra ……404, 420	鎖骨下筋 m. subclavius ……132
腰 lumbus ……18	鎖骨下筋神経 n. subclavius ……472
骨格 skelton ……27	鎖骨下静脈 v. subclavia ……355
骨格筋 skeletal muscle ……108	鎖骨下動脈 a. subclavia ……338
骨格筋線維 skeletal muscle fiber ……6	鎖骨下リンパ本幹 truncus subclavius ……371
骨格系 skeletal system ……8	鎖骨上神経 nn. supraclaviculares ……471
骨芽細胞 osteoblast ……32, 35	鎖骨切痕 incisura clavicularis ……79
骨化点 ossification center ……35	坐骨 os ischii ……91
骨間筋 mm. interossei ……149, 163	坐骨海綿体筋 m. ischiocavernosus ……286
骨間膜 membrana interossea ……89, 99	坐骨棘 spina ischiadica ……92
骨結合 synostosis ……37	坐骨結節 tuber ischiadicum ……92
骨口蓋 palatum osseum ……61	坐骨神経 n. ischiadicus ……160, 483
骨細管 bone canalicules, Knochenkanälchen …6	坐骨神経叢 plexus ischiadicus ……483 注
骨細胞 osteocyte, Knochenzelle ……5, 32, 35	坐骨直腸窩 fossa ischiorectalis ……283
骨小腔 bone lacuna, Knochenhöhle ……6	臍静脈 v. umbilicalis ……361
骨髄 medulla ossium, bone marrow, Knochenmark ……29, 315	臍静脈索 chorda v. umbilicalis ……362
	臍動脈 a. umbilicalis ……348, 361
骨髄穿刺 ……29 注	臍動脈索 lig. umbilicale mediale …346, 349, 362
骨層板 bone lamella, Knochenlamelle ……6	臍傍静脈 vv. paraumbilicales ……360
骨組織 bone tissue, Knochengewebe ……5	臍輪 anulus umbilicalis ……137
骨粗鬆症 osteoporosis ……33	再生不良性貧血 ……316
骨端線 linea epiphysialis, Epiphysenlinie …29, 36	采状ひだ plica fimbriata ……195
骨端軟骨 epiphysial cartilage, Epiphysenknorpel ……29, 36	細気管支 bronchiolus ……246
	細胞 cellula, cell, Zelle ……2
骨盤 pelvis, Becken ……99	細胞学 cytology ……3
——の計測線 ……100	細胞構築(大脳皮質の) cytoarchitectonic ……423
——の性差 ……101	細胞性免疫 ……316
骨盤隔膜 diaphragma pelvis ……286	細網細胞 reticular cell, Retikulumzelle ……5
骨盤下口 apertura pelvis inferior ……100	細網線維 reticular fibers ……5
骨半規管 canales semicirculares ……541	細網組織 reticular tissue ……5
骨盤腔 cavum pelvis, Beckenhöhle ……100	最上胸動脈 a. thoracica suprema ……340
骨盤上口 apertura pelvis superior ……100	最上肋間静脈 v. intercostalis suprema ……353
骨盤神経叢 plexus pelvinus ……489	最上肋間動脈 a. intercostalis suprema ……339
骨盤内臓神経 nn. splanchnici pelvini ……489, 490, 513	最長筋 m. longissimus ……131
	鰓弓 branchial arch, Kiemenbögen ……367, 467
骨鼻腔 cavum nasi osseum ……57 注	杯細胞 goblet cell, Becherzelle ……178, 214
骨膜 periosteum, Periost ……29	索細胞 fasciculus cells ……393
骨迷路 labyrinthus osseus ……47, 540, 541	索状体 corpus restiforme ……398, 402, 421
骨らせん板 lamina spiralis ossea ……543	三角筋 m. deltoideus ……140
根管 canalis radicis dentis, root canal ……185	三角筋(おとがいの) m. triangularis ……119
根尖 apex dentis ……185	三角骨 os triquetrum ……86
根尖孔 foramen apicis dentis ……185	三角束 fasciculus triangularis ……504
	三叉神経 n. trigeminus ……121, 196, 400, 451

三叉神経運動核 nucleus motorius nervi
　　trigemini ……………………………………417
三叉神経上知覚核 nucleus sensorius superior
　　nervi trigemini ……………………………417
三叉神経脊髄路 tractus spinalis nervi trigemini
　　…………………………………………417, 497
三叉神経脊髄路核 nucleus tractus spinalis
　　nervi trigemini ……………………417, 497
三叉神経節 ggl. trigeminale ………………453
三叉神経中脳路核 nucleus tractus mesencepha-
　　lici nervi trigemini …………………………417
三尖弁 valva tricuspidalis, tricuspid valve …322
三稜路 Dreikantenbahn ………………………504
産道 ……………………………………………100
散大筋 dilatator ………………………………114
酸好性細胞 ………………………………409 注

――――― し ―――――

G 細胞 …………………………………………210
シナプス synapse ……………………………382
シナプス下ひだ ………………………………115
シナプス間隙 …………………………………115
シナプス小胞 synaptic vesicle …………115, 383
シャーピー線維 Sharpey's fiber …………30, 188
シュペーマン, H. ………………………………13
シュレムの管 Schlemm's canal ……………526
シュワン, T. ……………………………… 382 注
シュワン細胞 Schwann cell …………7, 115, 382
シュワン鞘 Schwann sheath ……………7, 382
ショパール関節 Chopart's joint ………………99
シルヴィウス, F. ……………………………411 注
シルヴィウス裂溝 Sylvian fissure …………411
しり(殿部) clunes ………………………………19
子宮 uterus, Gebärmutter ……………173, 277
　――の月経，妊娠による変化 ………………279
　――の構造 ……………………………………278
子宮円索 lig. teres uteri ……………………278
子宮外妊娠 ……………………………………276
子宮筋層 myometrium ………………279, 280
子宮腔 cavum uteri …………………………278
子宮頚 cervix uteri ……………………278, 279
子宮頚腺 gll. cervicales ……………………279
子宮口 ostium uteri …………………………278
子宮広間膜 lig. latum uteri ……………………278
子宮腺 gll. uterinae …………………………279
子宮体 corpus uteri …………………………277
子宮腟部 portio vaginalis ……………………278
子宮底 fundus uteri …………………………278
子宮動脈 a. uterina …………………………349
子宮内膜 endometrium ……………………279
子宮傍組織 parametrium ……………………279
支持細胞(嗅上皮の) sustentacular cell ………236
支持組織 connective tissue, Stützgewebe ……4
支質 stroma …………………………………174
示指伸筋 m. extensor indicis ………………148

矢状 sagittalis …………………………………19
矢状縫合 sutura sagittalis ……………………66
糸球体 glomerulus …………………………257
糸球体囊 glomerular capsule ………………257
糸状乳頭 papillae filiformes ………………195
自然気胸 ………………………………………252
刺激 stimulus …………………………………379
刺激伝導系 conducting system, Reizleitungs-
　　system ………………………………………326
指骨(足の) ossa digitorum pedis ……………96
指骨(手の) ossa digitorum manus …………87
指伸筋 m. extensor digitorum ……………147
指節間関節(足の) artt. interphalangeae pedis …99
指節間関節(手の) artt. interphalangeae manus …90
指節骨 phalanx …………………………87, 96
指紋 finger print ……………………………518
脂腺 gll. sebaceae, sebaceous glands,
　　Talgdrüsen ………………………………520
脂肪組織 adipose tissue, Fettgewebe …………4
脂肪被膜 capsula adiposa …………………254
視蓋 tectum opticum ………………403 注, 420 注
視蓋脊髄路 tractus tectospinalis ……………506
視覚器 organum visus, organ of sight ……524
視覚伝導路 visual tract ………………420, 500
視覚野 visual area ……………………………428
視細胞 visual cell ……………………………530
視索 tractus opticus …………………………410
視索上核 nucleus supraopticus ………408, 409
視索上動脈 a. supraoptica …………………444
視軸 axis opticus ……………………………525
視床 thalamus ……………………………405, 420
視床外側核 nucleus lateralis thalami ………420
視床核 nuclei thalami ………………………420
視床下部 hypothalamus ……………………407
　――の漏斗 infundibulum ……………………65
視床下部下垂体路 tractus hypothalamo-hypo-
　　physeus ……………………………………409
視床膝状体動脈 thalamogeniculate arteries …448
視床前核 nucleus anterior thalami …………420
視床穿通動脈 a. thalamoperforata ……444, 448
視床枕 pulvinar ………………………406, 420
視床内側核 nucleus medialis thalami ………420
視床脳 thalamencephalon …………………405
視床皮質路 fasciculus (tractus) thalamocor-
　　ticalis …………………………………423, 495
視神経 n. opticus ………………410, 449, 525
視神経円板 discus nervi optici ……………529
視神経管 canalis opticus ……………43, 60, 64
視神経交叉 chiasma opticum ………………410
視神経乳頭 papilla nervi optici ……………529
歯冠 corona dentis …………………………185
歯頚 collum dentis …………………………185
歯根 radix dentis ……………………………185
歯根管 canalis radicis dentis, root canal ……185
歯根尖 apex dentis …………………………185
歯根尖孔 foramen apicis dentis ……………185

歯根膜 periodontium, periodontal membrane *188*
歯周炎 periodontitis *188*
歯周組織 periodontium *188*
歯状核 nucleus dentatus *423*
歯状靱帯 lig. denticulatum *390*
歯髄 pulpa dentis, dental pulp, Zahnpulpa *187*
歯髄腔 cavum dentis, pulp cavity *185*
歯槽 alveola (dentalis) *48, 50, 185, 187*
歯槽孔 foramina alveolaria *48*
歯槽突起 proc. alveolaris *48*
歯突起 dens *71*
歯肉 gingiva, gum, Zahnfleisch *188*
歯列弓 arcus dentalis *183*
篩骨 os ethmoidale, ethmoid bone, Siebbein *47*
篩骨神経 nn. ethmoidales *454*
篩骨洞 sinus ethmoidales *235*
篩骨動脈 aa. ethmoidales *336*
篩骨蜂巣 cellulae ethmoidales *47*
篩骨迷路 labyrinthus ethmoidalis *47*
篩状斑 macula cribrosa *312*
篩板 lamina cribrosa *47, 63, 233, 234*
耳介 auricula, auricle *536*
――の筋 *118*
耳介結節 tuberculum auriculae *536*
耳介枝(迷走神経の)r. auricularis *464*
耳介側頭神経 n. auriculotemporalis *458*
耳下腺 gl. parotis *200*
耳下腺管 ductus parotideus *200*
耳下腺筋膜 fascia parotidea *123*
耳下腺乳頭 papilla parotidea *201*
耳下腺リンパ節 lymphonodi parotidei *369*
耳管 tuba auditiva *540*
耳管咽頭口 ostium pharyngeum tubae auditivae *191, 203, 233*
耳管鼓室口 ostium tympanicum tubae *539*
耳管半管 semicanalis tubae auditivae *46*
耳管隆起 torus tubarius *203, 234*
耳垢 cerumen *537*
耳小骨 ossicula auditus *539*
耳状面 facies auricularis *73, 91*
耳神経節 ggl. oticum *458*
耳道腺 gll. ceruminosae *521, 537*
耳毛 tragi *523*
自由終末 free ending *519*
自律神経系 autonomic nervous system *484*
――の伝導路 *507*
茸状乳頭 papillae fungiformes *193*
色素嫌性細胞 *409* 注
色素上皮層 stratum pigmenti *529*
軸索 axon, Achsenzylinder *7, 382*
軸椎 axis *71*
舌 lingua, tongue, Zunge *190, 192*
失語症 *428, 429*
室間孔 foramen interventriculare *413, 431*
室ひだ plica vestibularis *241*
室傍核 nucleus paraventricularis *408, 409*

膝窩 poples, Kniekehle *19, 160*
膝蓋(腱)反射 knee jerk *154, 493*
膝蓋骨 patella, Kniescheibe *94*
膝蓋靱帯 lig. patellae *154*
膝窩筋 m. popliteus *162*
膝窩動脈 a. poplitea *351*
膝窩リンパ節 lymphonodi poplitei *374*
膝関節 art. genus, knee joint *99*
膝十字靱帯 ligg. cruciata genus *99*
膝神経節 ggl. geniculi *461*
実質 parenchyma *174*
実質器官 *174*
車軸関節 art. trochoidea, trochoid joint, Radgelenk *40*
射精 ejaculation *268, 286*
射精管 ductus ejaculatorius *268*
射乳 *409*
射乳ホルモン *409*
斜角筋 mm. scaleni *127*
斜角筋隙 Scalenuslücke *127*
斜径(骨盤の) diameter obliqua *101*
斜披裂筋 m. arytenoideus obliquus *242*
斜裂 fissura obliqua *168, 245*
尺骨 ulna *85*
尺骨神経 n. ulnaris *147, 476*
尺骨動脈 a. ulnaris *340*
尺側手根屈筋 m. flexor carpi ulnaris *147*
尺側手根伸筋 m. extensor carpi ulnaris *147*
尺側皮静脈 v. basilica *356*
手関節 hand joints, Handgelenk *89*
手骨 ossa manus *86*
手根 carpus *18*
手根間関節 art. intercarpea *89*
手根骨 ossa carpi *86*
手根中手関節 artt. carpometacarpeae *89*
手掌 palma manus *18*
――の皮膚 *517*
手掌腱膜 aponeurosis palmaris *150*
手背 dorsum manus *18*
手背筋膜 fascia dorsalis manus *151*
主細胞(胃の)chief cell *209*
主膵管 *230*
主部(下垂体前葉の)pars principalis *409* 注
須毛 barba *523*
腫瘍の転移 *318*
種子骨 ossa sesamoidea, sesamoid bones *87, 96, 112*
受精 *276*
受容器 receptor *379*
樹状突起 dendrite *7, 381*
舟状窩 fossa navicularis *272*
舟状骨(足の) os naviculare *95*
舟状骨(手の) os scaphoideum *86*
終止核 nucleus terminationis *414, 497*
終室 ventriculus terminalis *433*
終生毛 terminal hair, Terminalhaar *523*

終動脈 endartery ……………………306, 328
終脳 telencephalon ……………………395
終末共通路 final common path ……………507
終末細気管支 bronchiolus terminalis …246, 247
終末部 terminal portion, Endstück …………178
集合管 collecting tube, Sammelrohr ………257
集合細管 collecting tubule ……………………257
集合リンパ小節 folliculus lymphaticus
　aggregatus, lymphonoduli aggregati
　…………………………………215, 218, 317
十二指腸 duodenum ……………………170, 211
十二指腸空腸曲 flexura duodenojejunalis ……211
十二指腸腺 gl. duodenalis ……………………212
重層扁平上皮 …………………………………3, 175
重訂解体新書 ……………………………………15
絨毛 intestinal villi, villus ……………………212
絨毛膜 chorion …………………………………279
縦隔 mediastinum ……………………………252
縦隔胸膜 pleura mediastinalis ………………252
縦舌筋 m. longitudinalis linguae ……………197
瞬膜 membrana nictitans ……………………534
循環系 circulatory system＝脈管系
処女膜 hymen …………………………………280
処女膜痕 carunculae hymenales ……………281
処女膜閉鎖 atresia hymenalis ………………281
所属リンパ節 regional nodes ………………318
鋤骨 vomer ………………………………………48
小陰唇 labium minus pudendi ………………282
小円筋 m. teres minor ………………………140
小角 cornu minus ………………………………52
小臼歯 dentes premolares ……………………185
小胸筋 m. pectoralis minor …………………132
小頬骨筋 m. zygomaticus minor ……………119
小結節 tuberculum minus ……………………84
小口(漿膜の) stoma, stigma …………………180
小口蓋孔 foramina palatina minora …………61
小口蓋神経 nn. palatini minores ……………456
小口蓋動脈 aa. palatinae minores …………338
小膠細胞 microglia ……………………………384
小後頭神経 n. occipitalis minor ……………470
小後頭直筋 m. rectus capitis posterior minor 131
小骨盤 pelvis minor ……………………………99
小坐骨孔 foramen ischiadicum minus ………96
小鎖骨上窩 fossa supraclavicularis minor …125
小坐骨切痕 incisura ischiadica minor ………92
小指外転筋 m. abductor digiti minimi …149, 163
小指球 hypothenar ……………………………150
小指伸筋 m. extensor digiti minimi …………147
小指対立筋 m. opponens digiti minimi …149, 163
小十二指腸乳頭 papilla duodeni minor ……230
小循環 …………………………………………305
小循環系 ………………………………………331
小錐体神経 n. petrosus minor ………458, 462
小前庭腺 gll. vestibulares minores …………284
小泉門 fonticulus posterior …………………67
小唾液腺 ………………………………………198

小腸 intestinum tenue, small intestine,
　Dünndarm ……………………………………211
　――の脈管と神経 ……………………………216
　――のリンパ管 ………………………………216
小殿筋 m. gluteus minimus …………………153
小頭(上腕骨の) capitulum ……………………84
小動脈迷路 arteriolar labyrinth ……………365
小動脈毛細血管束 ……………………………364
小内臓神経 n. splanchnicus minor ……484, 489
小児麻痺 ………………………………………393
小脳 cerebellum, Kleinhirn …………………401
　――の内部構造 ………………………………423
小脳延髄槽 cisterna cerebellomedullaris ……439
小脳鎌 falx cerebelli …………………………437
小脳虫部 vermis cerebelli ……………………401
小脳テント tentorium cerebelli ………………436
小脳半球 hemispherium cerebelli …………401
小部(三叉神経の) portio minor ………………452
小伏在静脈 v. saphena parva ………………360
小胞(甲状腺の) follicle ………………………294
小網 omentum minus ………168, 169, 211, 291
小葉 lobulus, lobule …………………………174
小葉間結合組織 interlobular connective tissue
　…………………………………………174, 224
小葉間静脈 interlobular vein ………………226
小葉間胆管 interlobular bile duct …………226
小葉間動脈 a. interlobularis, interlobular artery
　…………………………………………226, 258
小腰筋 m. psoas minor ………………152, 172
小翼 ala minor …………………………………43
小菱形骨 os trapezoideum ……………………86
小弯 curvatura minor …………………………208
松果体 corpus pineale ………………………407
消化管 digestive tract, Verdauungskanal ……180
消化器系 digestive system ……………………8
消化腺 digestive glands, Verdauungsdrüsen…180
笑筋 m. risorius ………………………………119
掌紋 palm print ………………………………518
硝子体 corpus vitreum, vitreous body ……531
硝子軟骨 hyaline cartilage, Knorpelgewebe ……5
睫毛 cilia, eyelashes ……………………523, 533
睫毛腺 gll. ciliares ……………………………521
漿液 serous fluid ……………………………179
漿液腺 serous gland …………………………198
漿膜 tunica serosa …………………177, 179, 214
漿膜腔 serous cavity …………………………179
踵骨 calcaneus …………………………………94
踵骨腱 tendo calcaneus ………………………162
上 superior ……………………………………20
上衣 ependyma ………………………………431
上咽頭収縮筋 m. constrictor pharyngis superior
　…………………………………………………205
上横隔動脈 rr. phrenicae superiores …………342
上外側上腕皮神経 n. cutaneus brachii lateralis
　superior ………………………………………476
上顎骨 maxilla, Oberkiefer ……………………48

上顎神経 n. maxillaris ……………………455
上顎体 corpus maxillae …………………48
上顎洞 sinus maxillaris …………………48, 235
上顎洞炎 ……………………………234 注
上顎洞裂孔 hiatus maxillaris ……………48
上下垂体動脈 a. hypophysialis …………444
上下腹神経叢 plexus hypogastricus superior 489
上眼窩裂 fissura orbitalis superior
　　　　………………………43, 60, 64, 450
上眼瞼挙筋 m. levator palpebrae superioris…535
上眼瞼溝 sulcus palpebralis superior ……532
上関節窩 fovea articularis superior ………71
上関節突起 proc. articularis superior ……71
上丘 colliculus superior …………404, 420
上頚神経節 ggl. cervicale superius ………487
上頚心臓神経 n. cardiacus cervicalis superior 488
上行咽頭動脈 a. pharyngea ascendens ……337
上後鋸筋 m. serratus posterior superior ……131
上行頚動脈 a. cervicalis ascendens………339
上行結腸 colon ascendens……168, 220, 288
上行口蓋動脈 a. palatina ascendens ………336
上行枝（下顎骨の）ascending ramus ……50 注
上甲状腺静脈 v. thyroidea superior ………353
上甲状腺動脈 a. thyroidea superior …295, 336
上項線 linea nuchae superior ………………54
上行大動脈 aorta ascendens…………171, 333
上行伝導路 ascending tracts ………………494
上喉頭神経 n. laryngeus superior…237, 242, 464
上行腰静脈 v. lumbalis ascendens …356, 358
上肢 membrum superius …………………18
　　——の筋 ………………………………139
　　——の骨格 ……………………………82
　　——の骨 ………………………………102
上耳介筋 m. auricularis superior …………118
上視交叉動脈 a. chiasmatica superior ……444
上矢状静脈洞 sinus sagittalis superior ……355
上矢状洞溝 sulcus sinus sagittalis superioris …65
上歯神経叢 plexus dentalis superior ………456
上歯槽神経 nn. alveolares superiores ……456
上肢帯の骨 ………………………………82
上斜筋 m. obliquus superior ………………535
上十二指腸曲 flexura duodeni superior ………211
上小脳脚 pedunculus cerebellaris superior
　　　　…………………………………403, 422
上小脳動脈 a. cerebelli superior …………445
上唇 labium superius ……………………182
上唇挙筋 m. levator labii superioris ………119
上伸筋支帯 retinaculum extensorum superius 164
上神経節 ggl. superius
　　　　………（舌咽神経の）462,（迷走神経の）464
上唇小帯 frenulum labii superioris ………183
上心臓枝 r. cardiacus superior ……………464
上唇動脈 a. labialis superior………………336
上唇鼻翼挙筋 m. levator labii superioris
　　alaeque nasi ……………………………119
上膵十二指腸動脈 a. pancreaticoduodenalis
　　superior ………………………………344
上錐体静脈洞 sinus petrosus superior………355
上髄帆 velum medullare superius …………403
上前腸骨棘 spina iliaca anterior superior ……91
上前庭神経核 nucleus vestibularis superior …417
上前頭回 gyrus frontalis superior …………411
上側頭回 gyrus temporalis superior ………411
上唾液核 nucleus salivatorius superior 417, 512
上大静脈 v. cava superior …………………352
上腸間膜静脈 v. mesenterica superior …170, 358
上腸間膜動脈 a. mesenterica superior
　　　　…………………………170, 171, 216, 344
上腸間膜動脈神経節 ggl. mesentericum
　　superius ………………………………489
上腸間膜動脈神経叢 plexus mesentericus
　　superior ………………………………489
上直筋 m. rectus superior …………………535
上直腸静脈 v. rectalis superior……………360
上直腸動脈 a. rectalis superior……………344
上殿神経 n. gluteus superior …………153, 483
上殿動脈 a. glutea superior ………………349
上頭斜筋 m. obliquus capitis superior ……131
上橈尺関節 art. radioulnaris proximalis ………88
上皮 epithelium, Epithel ……………175, 213
上鼻甲介 concha nasalis superior …58, 191, 234
上皮小体 gll. parathyroideae, parathyroid
　　glands, Epithelkörperchen ……………296
上皮性脈絡板 lamina choroidea epithelialis …434
上皮組織 epithelial tissue …………………3
上鼻道 meatus nasi superior ………58, 234
上皮様細胞 epitheloid cells ………………308
上部（十二指腸の）pars superior……………211
上腹壁動脈 a. epigastrica superior ………338
上葉（肺の）lobus superior……………167, 245
上腕 brachium………………………………18
上腕筋 m. brachialis ………………………143
上腕筋膜 fascia brachii ……………………150
上腕骨 humerus, Oberarmbein ……………83
上腕骨果 condylus humeri …………………84
上腕三頭筋 m. triceps brachii ……………144
上腕深動脈 a. profunda brachii …………340
上腕二頭筋 m. biceps brachii ……………141
情動 …………………………………………431
静脈 vena, vein……………………………303
　　——の構造 ……………………………309
　　——の弁 ……………………………310
静脈角 angulus venosus, venous angle,
　　Venenwinkel ……………………368 注, 371
静脈管 ductus venosus …………………361
静脈管索 lig. venosum ……………223, 362
静脈系 ……………………………………351
静脈血 ……………………………………304
静脈注射 ……………………………………356
食作用 phagocytosis ………………………315
食道 esophagus, Speiseröhre……205, 237, 250
食道枝（迷走神経の）rr. esophagei……………465

食道静脈 vv. esophageae ……………………359
食道神経叢 plexus esophageus ………………488
食道腺 gll. esophageae …………………………206
食道動脈 aa. esophageae ………………………342
食道裂孔 hiatus esophageus …………………136
植物性神経系 vegetatives Nervensystem ……485
触覚小体 tactile corpuscle ……………………519
心外膜 epicardium ………………………326, 330
心筋梗塞 myocardial infarction ……307, 328
心筋層 myocardium ……………………………325
心筋組織 cardiac muscular tissue, Herzmuskelgewebe ……………………………………6
心耳 auriculae cordis …………………………168
心軸 axis cordis …………………………………319
心室中隔 septum interventriculare …………319
心尖 apex cordis …………………………………319
心臓 cor, heart, Herz …………168, 169, 303, 319
——の血管 ………………………………………328
——の神経 ………………………………………329
心臓骨 Herzknocken ……………………………326
心臓骨格 Herzskelett …………………………326
心臓枝 rr. cardiaci
　　　(交感神経の) 488, (迷走神経の) 464
心臓遮断 heart block ……………………328 注
心臓神経叢 plexus cardiacus ……329, 464, 488
心臓弁膜症 ………………………………………324
心底 basis cordis ………………………………319
心内膜 endocardium ……………………………324
心嚢 Herzbeutel …………………………………330
心房性ナトリウム利尿ペプチド ………………294
心房中隔 septum interatriale …………………319
心膜 pericardium ……………167, 180, 330, 366
心膜液 liquor pericardii ………………………330
心膜腔 cavum pericardii ………………………330
伸筋 extensor ……………………………………113
伸筋支帯 retinaculum extensorum …………150
伸展 extensio ……………………………………113
神経下垂体 neurohypophysis …………………409
神経管 neural tube ……………………………395
神経系 nervous system …………………………9
神経系幹細胞 nervous system stem cell
　　　　　　…………………………381, 388 注
神経元(ニューロン) ………………7, 381, 383
神経原線維 neurofibrils ………………………381
神経膠細胞 neuroglial cell, Gliazelle 7, 381, 384
神経細管 neurotubules …………………381, 382
神経細糸 neurofilaments ………………381, 382
神経細胞 nerve cell, Nervenzelle ………7, 381
——の変性と再生 ………………………………387
神経細胞層 ganglion cell layer ………………530
神経細胞突起 …………………………………381
神経細胞微細構造 ……………………………381
神経周膜 perineurium …………………386, 438
神経終末 nerve terminal, Nervenendigung …382
神経鞘 neurilemma ……………………………382
神経上膜 epineurium …………………386, 391, 438

神経節 ganglion …………………………………386
神経線維 nerve fiber, Nervenfaser …………7, 381
神経組織 nervous tissue, Nervengewebe ………7
神経伝達物質 neurotransmitter ………………382
神経突起 neurite ……………………………7, 381
神経内膜 endoneurium ………………………385
神経フィラメント(神経細糸) …………381, 382
神経分泌 neurosecretion ………………………409
唇交連 commissura labiorum …………………183
浸解(骨の) maceration …………………………30
真結合線 conjugata vera ………………………101
真皮 corium ……………………………………519
深会陰横筋 m. transversus perinei profundus 286
深顔面リンパ節 lymphonodi faciales profundi 370
深頚動脈 a. cervicalis profunda ………………340
深頚リンパ節 lymphonodi cervicales profundi
　　　…………………………………………370
深指屈筋 m. flexor digitorum profundus ……147
深掌動脈弓 arcus palmaris profundus ………340
深錐体神経 n. petrosus profundus ……456, 488
深側頭神経 nn. temporales profundi …………458
深鼠径輪 anulus inguinalis profundus …138, 349
深鼠径リンパ節 lymphonodi inguinales profundi
　　　…………………………………………375
深腸骨回旋動脈 a. circumflexa ilium profunda
　　　…………………………………………346
深腓骨神経 n. fibularis profunds …161, 162, 483
進化論 ……………………………………………12
新皮質 neocortex ………………………………431
人工気胸 …………………………………………252
人体解剖学 ………………………………………2
人類学 anthropology ……………………………11
陣痛 ………………………………………………409
腎盂(腎盤) ……………………………………257
腎小体 renal corpuscle, Nierenkörperchen …257
腎上体(副腎) ………………………………171, 297
腎静脈 v. renalis …………………………259, 358
腎錐体 pyramides renales ……………………256
腎臓 ren, kidney, Niere ……………171, 172, 254
——の構造 ………………………………………257
腎単位 nephron …………………………………257
腎柱 columnae renales …………………………257
腎動脈 a. renalis …………………………258, 346
腎乳頭 papillae renales ………………………257
腎杯 calices renales ……………………………257
腎盤 pelvis renalis, renal pelvis, Nierenbecken
　　　…………………………………………257
腎門 hilus renalis ………………………………256
靱帯 ligamentum, ligament …………………27, 39
靱帯結合 syndesmosis …………………………37

す

頭一:「とう一」の項を見よ
水晶体 lens ………………………………………531
水頭症 ……………………………………………441

水平 horizontalis ················19
水平板 lamina horizontalis ················49
水平裂 fissura horizontalis ········168, 245
水様液(眼房水) ················531
垂直舌筋 m. verticalis linguae ········197
錐状体 cone ················530
錐体 pyramis ············44, 398
錐体外路 tractus extrapyramidales ······419, 503
錐体筋 m. pyramidalis ···············137
錐体交叉 decussatio pyramidum ······420, 502
錐体鼓室裂 fissura petrotympanica ·······63
錐体前索路 tractus pyramidalis anterior ······502
錐体側索路 tractus pyramidalis lateralis ······502
錐体葉 lobus pyramidalis ················294
錐体路 tractus pyramidalis, pyramidal tract
　　················420, 421, 425, 502
膵液 pancreatic juice ················231
膵管 ductus pancreaticus ················230
膵管造影 ················228
膵臓 pancreas ············170, 173, 228
　——の構造 ················230
　——の消化酵素 ················229
　——の発生 ············230, 293
膵体 corpus pancreatis ················229
膵島 pancreatic islet ················231
膵頭 caput pancreatis ················229
膵島癌 ················228
膵尾 cauda pancreatis ················229
膵脾リンパ節 lymphonodi pancreaticolienales 374
髄 ················319
髄液 ············303, 434, 440
　——の循環 ················441
髄液循環系 ················303
髄核 nucleus pulposus ················73
髄腔 cavum medullare ················27
髄構築(大脳皮質の) myeloarchitectonic ········423
髄質(腎臓の) medulla renis ················256
髄鞘 myelin sheath, Markscheide ·······7, 382
髄体(小脳の) corpus medullare ················423
髄脳 myelencephalon ················395
髄膜 meninges ················434
皺眉筋 m. corrugator supercilii ················119
杉田玄白 ············15, 177 注
鈴木文太郎 ················15

━━━━ せ ━━━━

セクレチン secretin ············215, 231
セメント質 cementum, Zement ········187
セルトリ細胞 Sertoli cell ················265
セロトニン serotonin ················215
背 dorsum, Rücken ················18
正円孔 foramen rotundum ········43, 56, 64
正中 medianus ················19
正中環軸関節 art. atlantoaxialis mediana ······75
正中口 apertura mediana ············403, 431
正中口蓋縫合 sutura palatina mediana ········66
正中神経 n. medianus ············147, 476
正中仙骨動脈 a. sacralis mediana ········332, 351
正中仙骨稜 crista sacralis mediana ········72
生殖器 genital organs, Geschlechtsorgane
　········252, 262, (男の)263, (女の)272
生殖器系 genital system ················9
生殖細胞(精細胞) ················265
生命樹 arbor vitae ················423
生毛 lanugo ················523
成熟卵胞 ripe follicle ················274
成長ホルモン growth hormone ········36, 409
声帯 ················241 注
声帯筋 m. vocalis ············241, 242
声帯靱帯 lig. vocale ················241
声帯突起 proc. vocalis ················239
声帯ひだ plica vocalis ············241, 242
声門 glottis ············241, 242
性腺刺激ホルモン gonadotropins ········275, 409
星状膠細胞 astrocyte ················384
星状細静脈 venula stellata ················259
星状神経節 ggl. stellatum ················488
精管 ductus deferens, deferent duct,
　Samenleiter················267, 346
精管動脈 a. ductus deferentis ················349
精丘 colliculus seminalis ················272
精細管 tubuli seminiferi, seminiferous
　tubules, Samenkanälchen ················265
精細胞 germ cell, Keimzelle ················265
精索 funiculus spermaticus, spermatic cord,
　Samenstrang ················139, 268
精子 spermatozoon ············264, 266
精子細胞 spermatid ················266
精娘細胞 secondary spermatocyte ········266
精上皮 germinal epithelium, Keimepithel······265
精巣 testis, Hoden ················264
　——の下降 descensus testis ················267
　——の構造 ················264
精巣間膜 mesorchium ················263
精巣挙筋 m. cremaster ············266, 268
精巣縦隔 mediastinum testis················264
精巣上体 epididymis, Nebenhoden ········264
精巣上体管 ductus epididymidis ················265
精巣鞘膜 tunica vaginalis testis ···266, 267, 293
精巣静脈 v. testicularis················170, 358
精巣垂 appendix testis ················263
精巣停滞 retentio testis ················267
精巣導帯 gubernaculum testis ················278
精巣動脈 a. testicularis ················346
精巣網 rete testis ················265
精巣輸出管 ductuli efferentes testis ········265
精祖細胞 spermatogonium················266
精嚢 vesicula seminalis ················268
精母細胞 primary spermatocyte ················266
赤核 nucleus ruber ············404, 420
赤核オリーブ路 tractus rubro-olivaris ···421, 504

赤色骨髄 …………………………………29
赤色唇縁 …………………………………183
赤脾髄 red pulp …………………………365
脊髄 medulla spinalis, spinal cord,
　　Rückenmark…………………………388
　　――の血管 …………………………442
脊髄円錐 conus medullaris ……………388
脊髄延髄路 tractus spinobulbaris ……495
脊髄硬膜 dura mater spinalis …………435
脊髄視蓋路 tractus spinotectalis ……495
脊髄視床路 tractus spinothalamicus …495
脊髄静脈 vv. spinales ……………357, 443
脊髄神経 nn. spinales ………379, 390, 467
　　――の副交感性線維 ………………513
脊髄神経節 ggl. spinale …………391, 494
脊髄膜 meninges spinales ………………434
脊柱 columna vertebralis, vertebral column,
　　Wirbelsäule…………………………68
　　――の運動 …………………………77
脊柱管 canalis vertebralis, vertebral canal,
　　Wirbelkanal…………………………76
切痕 incisura ……………………………21
切歯 dentes incisivi, incisors, Schneidezähne 184
切歯管 canalis incisivus………49, 60, 61, 191
切歯孔 foramen incisivum ………49, 60, 61
切歯骨 os incisivum ………………11, 48
切歯乳頭 papilla incisiva ………………191
赤血球 erythrocytes, red blood cells …315
　　――の破壊 …………………364, 365
節後線維 postganglionic fiber …………508
節前線維 preganglionic fiber……………508
舌咽神経 n. glossopharyngeus
　　……………196, 198, 398, 462, 490, 512
舌咽神経分泌核 ………………………512
舌下小丘 caruncula sublingualis…195, 201
舌下神経 n. hypoglossus 197, 198, 398, 466, 467
舌下神経核 nucleus nervi hypoglossi …414
舌下神経管 canalis hypoglossi………43, 63
舌下腺 gl. sublingualis ……………191, 201
舌下ひだ plica sublingualis ……………195
舌骨 os hyoideum, hyoid bone, Zungenbein
　　…………………………………52, 190
舌骨下筋 infrahyale Muskeln …………126
舌骨筋 Zungenbeinmuskeln ……………125
舌骨上筋 suprahyale Muskeln …………125
舌骨舌筋 m. hyoglossus …………………197
舌根 radix linguae ………………………192
舌枝(舌咽神経の)rr. linguales …………462
舌小帯 frenulum linguae ………………195
舌小胞 folliculus lingualis ………………196
舌静脈 v. lingualis ………………………353
舌神経 n. lingualis …………191, 196, 198, 458
舌尖 apex linguae ………………………192
舌腺 gll. linguales ………………………199
舌体 corpus linguae……………………192
舌動脈 a. lingualis ………………………336

舌乳頭 papillae linguales ………………193
舌扁桃 tonsilla lingualis, lingual tonsil 196, 203
舌盲孔 foramen cecum linguae …………193
仙棘靱帯 lig. sacrospinale ………………96
仙結節靱帯 lig. sacrotuberale …………96
仙骨 os sacrum, Kreuzbein ……………72
仙骨管 canalis sacralis …………………72
仙骨神経 nn. sacrales ……………468, 490
　　――の副交感性線維 ………………513
仙骨神経節 ggll. sacralia ………………489
仙骨神経叢 plexus sacralis ……………483
仙髄 Kreuzmark …………………………391
仙腸関節 art. sacroiliaca ………………96
仙椎 vertebrae sacrales …………………72
泉門 fonticulus, fontanelle ……………66
浅会陰横筋 m. transversus perinei superficialis
　　…………………………………………286
浅筋膜 superficial fascia ………………111
浅頚リンパ節 lymphonodi cervicales super-
　　ficiales ……………………………370
浅指屈筋 m. flexor digitorum superficialis …147
浅掌動脈弓 arcus palmaris superficialis ……340
浅側頭静脈 v. temporalis superficialis …353
浅側頭動脈 a. temporalis superficialis …337
浅鼠径輪 anulus inguinalis superficialis……138
浅鼠径リンパ節 lymphonodi inguinales
　　superficiales ………………………375
浅背筋膜 fascia dorsalis superficialis …131
浅腓骨神経 n. fibularis superficialis …161, 483
浅腹筋膜 fascia abdominalis superficialis……139
穿通枝 penetrating branches …………448
腺 glandula, gland, Drüse ……………177
腺性下垂体 adenohypophysis …………408
線維芽細胞 fibroblast ……………………4
線維三角 trigona fibrosa ………326, 327
線維軟骨 fibrocartilage, Faserknorpel …5
線維軟骨結合 symphysis …………………37
線維被膜(腎臓の)capsula fibrosa ………254
線維輪 anulus fibrosus………………73, 326
線条体 corpus striatum………………412, 425
線条体枝 rr. striati ……………………448
線条部 striated portion …………199, 200, 202
線毛上皮 ciliated epithelium, Flimmerepithel …4
全分泌腺 holocrine gland ………………520
前 anterior ………………………………19
前外側溝 sulcus lateralis anterior ……388
前外側動脈群 anterolateral arteries …448
前角 cornu anterius
　　………………(灰白質の)393,(側脳室の)413
前角細胞 anterior horn cells, Vorderhornzellen
　　…………………………………………393
前下小脳動脈 a. cerebelli inferior anterior …444
前眼房 camera anterior bulbi …………531
前鋸筋 m. serratus anterior ……………132
前極 polus anterior ……………………525
前筋(喉頭の)anticus ……………………242

前脛骨筋 m. tibialis anterior ･････････････160
前脛骨動脈 a. tibialis anterior ･････････････351
前交通動脈 ･･････････････････････････････336
前交連 commissura anterior ･････････412, 425
前骨間動脈 a. interossea anterior ･････････342
前根（脊髄神経の）radix ventralis, ventral root
　････････････････････････････････390, 469
前索 funiculus anterior ･･･････388, 393, 394
前枝（脊髄神経の）r. ventralis ･･････････469
前耳介筋 m. auricularis anterior ･･････････118
前篩骨動脈 a. ethmoidalis anterior ････････190
前室間枝 r. interventricularis anterior ･････328
前斜角筋 m. scalenus anterior ･････････････127
前縦隔 ･････････････････････････････････252
前縦隔リンパ節 lymphonodi mediastinales
　anteriores ･･････････････････････････371
前縦靱帯 lig. longitudinale anterius ････････73
前障 claustrum ･･････････････････････････425
前上歯槽動脈 aa. alveolares superiores
　anteriores ･･････････････････････････338
前上腕回旋動脈 a. circumflexa humeri anterior
　････････････････････････････････････340
前正中裂 fissura mediana anterior ･････388, 392
前脊髄小脳路 tractus spinocerebellaris anterior
　････････････････････････････････････497
前脊髄動脈 a. spinalis anterior･････････････442
前舌腺 gl. lingualis anterior ･･･････････････190
前仙骨孔 foramina sacralia pelvina ･････73, 76
前側頭泉門 fonticulus sphenoidalis ･････････67
前大脳動脈 a. cerebri anterior ･･･････336, 446
前庭 vestibulum, Vorhof･･･････････････22, 541
前庭階 scala vestibuli ･･････････････543, 544
前庭球 bulbus vestibuli ･････････････････282
前庭神経 n. vestibularis ････････････462, 545
前庭神経節 ggl. vestibulare ･････････462, 545
前庭水管 aqueductus vestibuli ･････････････541
前庭脊髄路 tractus vestibulospinalis･････499, 506
前庭窓 fenestra vestibuli ･･････････････539, 541
前頭 frontalis ････････････････････････････19
前頭回，上，中，下 gyrus frontalis superior,
　medius, inferior ･････････････････････411
前頭蓋窩 fossa cranii anterior ･･･････････････63
前頭極動脈 a. frontopolaris ････････････････446
前頭筋 m. frontalis ･････････････････････117
前頭骨 os frontale, frontal bone, Stirnbein ･･･47
前頭神経 n. frontalis ････････････････････454
前頭直筋 m. rectus capitis anterior ･････････127
前頭洞 sinus frontalis ･･････････････47, 235
前頭突起 proc. frontalis ････････････････････48
前頭葉 lobus frontalis ･･････････････････411
前頭葉切断術 lobotomy ････････････････411注
前頭鱗 squama frontalis ･････････････････47
前内側動脈群 anteromedial arteries ････････448
前脳 prosencephalon ････････････････････395
前半規管 canalis semicircularis anterior ･････541
前脈絡叢動脈 a. choroidea anterior 336, 444, 448

前有孔質 substantia perforata anterior･･････412
前葉 lobus anterior ･･････････････････････408
前立腺 prostata ･････････････････････････268
前立腺小室 utriculus prostaticus ･･････････272
前立腺部 pars prostatica ･･････････････････272
前腕 antebrachium･･･････････････････････18
前腕筋膜 fascia antebrachii ･････････････150
前腕正中皮静脈 v. mediana antebrachii･･････356
蠕動 peristalsis, Peristaltik ･････････････176

━━━━ そ ━━━━

咀嚼筋 muscles of mastication, Kaumuskeln 121
鼠径管 canalis inguinalis ･･････････････138, 267
鼠径靱帯 lig. inguinale ･･････････････138, 139
鼠径ヘルニア hernia inguinalis･････138, 267, 349
鼠径リンパ節 lymphonodi inguinales ････････374
粗線 linea aspera ･････････････････････････92
粗面 tuberositas ･･･････････････････････････21
組織 tissue, Gewebe･･････････････････････3
組織液 tissue fluid, Gewebssaft ･･････304, 314
組織学 histology ･････････････････････････3
疎性結合組織 loose connective tissue,
　lockeres Bindegewebe ･････････････････4
双子筋 mm. gemelli ････････････････････153
爪根 radix unguis ･･････････････････････524
爪床 matrix unguis ････････････････････524
爪体 corpus unguis ･････････････････････524
爪半月 lunula･･････････････････････････524
相似 analogy ････････････････････････････12
相同 homology ･････････････････････････12
桑実胚 morula ･･････････････････････････10
僧帽筋 m. trapezius ･･･････････････････128
僧帽細胞 mitral cell･･････････････････････501
僧帽弁 valva mitralis, mitral valve ････････322
層板小体 lamellar corpuscle ･･････････････519
総肝管 ductus hepaticus communis ････････227
総肝動脈 a. hepatica communis ･･･････････344
総頸動脈 a. carotis communis ･･････206, 334
総骨間動脈 a. interossea communis ･･･････342
総胆管 ductus choledochus ････････････････227
総腸骨静脈 v. iliaca communis ･････････････360
総腸骨動脈 a. iliaca communis ･････････････347
総腓骨神経 n. fibularis communis ･･････････483
総鼻道 meatus nasi communis ･･････････58, 234
造血 hematopoiesis ･････････････････････315
造血幹細胞 hematopoietic stem cell ･･･････315
象牙芽細胞 odontoblast ･･････････････････187
象牙細管 dentinal tubule, Dentinkanälchen ･･･186
象牙質 dentin ･･･････････････････････････186
象牙線維 dentin fiber, Dentinfaser ････････186
蔵志 ･･････････････････････････････････174注
臓器････････････････････････････････8注, 174注
臓側葉 lamina visceralis ････････････････179
足骨 ossa pedis ･････････････････････････94
足根 tarsus ･･････････････････････････････19

足根骨 ossa tarsi ……………………… *94*
足根中足関節 artt. tarsometatarseae ……… *99*
足底筋 m. plantaris ………………………… *162*
足底腱膜 aponeurosis plantaris ……………… *164*
足底動脈 a. plantaris ……………………… *351*
足底動脈弓 arcus plantaris ……………… *351*
足底の皮膚 ………………………………… *517*
足底方形筋 m. quadratus plantae ………… *163*
足底紋 sole print ………………………… *518*
足背筋膜 fascia dorsalis pedis …………… *164*
足背静脈弓 arcus venosus dorsalis pedis …… *360*
足背動脈 a. dorsalis pedis ………………… *351*
側角 cornu laterale ………………………… *393*
側筋 lateralis ……………………………… *242*
側索 funiculus lateralis ……………… *388, 393, 394*
側線系 ……………………………………… *467*
側頭窩 fossa temporalis …………………… *55*
側頭回，上，中，下 gyrus temporalis superior,
　　medius, inferior ……………………… *411*
側頭下窩 fossa infratemporalis …………… *55*
側頭筋 m. temporalis ……………………… *121*
側頭筋膜 fascia temporalis ……………… *121, 123*
側頭骨 os temporale, temporal bone,
　　Schläfenbein …………………………… *44*
側頭葉 lobus temporalis …………………… *411*
側脳室 ventriculus lateralis ……………… *413, 431*
側副溝 sulcus collateralis ………………… *412*
側副路 collateral circulation ……………… *308*

━━━━━━━━ た ━━━━━━━━

ダーウイン, C. R. ………………… *12, 537* 注
ダーウイン結節 Darwinian tubercle ……… *537*
ダイテルス核 nucleus Deitersi ………… *417*
ダグラス, J. ……………………………… *292* 注
ダグラス窩 Douglas pouch ……………… *292* 注
タバチエール tabatière f. ………………… *148*
たこ足細胞 podocyte ……………………… *257*
田原 淳 ………………………… *326, 327* 注
田原の結節 Tawara's node ……………… *326*
多裂筋 m. multifidus ……………………… *131*
唾液腺 salivary gland, Speicheldrüse ……… *198*
楕円関節 art. ellipsoidea, ellipsoid joint,
　　Ellipsoidgelenk ……………………… *40*
太陽神経節 ggl. solare …………………… *489*
体 corpus …………………………………… *20*
体幹 truncus, trunk ……………………… *18*
体腔 coelom ………………………………… *180*
体循環 systemic circulation ……………… *304*
体循環系 …………………………………… *331*
体神経系 somatic nervous system ………… *380*
体性-自律神経反射 ………………………… *511*
体知覚野 somatosensory area …………… *427*
対抗筋 antagonist ………………………… *114*
胎盤 placenta ……………………………… *280*
帯状回 gyrus cinguli ……………………… *412*

帯状溝 sulcus cinguli ……………………… *412*
帯状動脈 a. cingularis …………………… *446*
大陰唇 labium majus pudendi …………… *282*
大円筋 m. teres major …………………… *140*
大角 cornu majus ………………………… *52*
大臼歯 dentes molares, molars, Mahlzähne *185*
大胸筋 m. pectoralis major ……………… *132*
大頬骨筋 m. zygomaticus major ………… *119*
大結節 tuberculum majus ………………… *84*
大口蓋孔 foramen palatinum majus ……… *61*
大口蓋神経 n. palatinus major …………… *456*
大口蓋動脈 a. palatina major …………… *338*
大後頭孔（大孔）foramen magnum ……… *43, 63, 65*
大後頭神経 n. occipitalis major ………… *470*
大後頭直筋 m. rectus capitis posterior major *131*
大骨盤 pelvis major ……………………… *99*
大坐骨孔 foramen ischiadicum majus …… *96*
大鎖骨上窩 fossa supraclavicularis major … *125*
大坐骨切痕 incisura ischiadica major …… *92*
大耳介神経 n. auricularis magnus ……… *471*
大十二指腸乳頭 papilla duodeni major … *222, 227*
大循環 ……………………………………… *305*
大循環系 …………………………………… *331*
大静脈孔 foramen venae cavae ………… *136*
大錐体神経 n. petrosus major …………… *456, 461*
大前庭腺 gl. vestibularis major ………… *282*
大泉門 fonticulus anterior ……………… *66*
大槽 cisterna magna ……………………… *439* 注
大腿 femur ………………………………… *19, 90*
大腿管 canalis femoralis ………………… *164*
大腿筋膜 fascia lata ……………………… *163*
大腿筋膜張筋 m. tensor fasciae latae …… *153*
大腿骨 femur, Schenkelbein ……………… *92*
大腿骨頚 collum femoris ………………… *92*
大腿骨頭 caput femoris …………………… *92, 285*
大腿骨頭靱帯 lig. capitis femoris ……… *96*
大腿三角 trigonum femorale ……………… *154*
大腿四頭筋 m. quadriceps femoris ……… *154*
大腿静脈 v. femoralis …………………… *139*
大腿神経 n. femoralis …………… *139, 154, 483*
大腿深動脈 a. profunda femoris ………… *351*
大腿直筋 m. rectus femoris ……………… *154*
大腿動脈 a. femoralis …………………… *139, 349*
大腿二頭筋 m. biceps femoris …………… *160*
大大脳静脈 v. cerebri magna …………… *355, 448*
大腿ヘルニア hernia femoralis ………… *164*
大腿方形筋 m. quadratus femoris ……… *153*
大腿輪 anulus femoralis ………………… *139, 164*
大唾液腺 ……………………………………… *200*
大腸 intestinum crassum, large intestine,
　　Dickdarm ……………………………… *217*
　　――の構造 ……………………………… *220*
大転子 trochanter major ………………… *92, 285*
大殿筋 m. gluteus maximus ……………… *153, 172*
大動脈 aorta ……………………………… *332*
大動脈弓 arcus aortae, Aortenbogen …… *334*

大動脈洞 sinus aortae ……………………………*323*
大動脈弁 valva aortae, aortic valve ………*323*
大動脈傍体 corpora paraaortica ……………*299*
大動脈裂孔 hiatus aorticus ……………………*135*
大内臓神経 n. splanchnicus major ………*484*, *489*
大内転筋 m. adductor magnus ……………*154*
大脳 cerebrum, Großhirn ………………*395* 注
大脳横裂 fissura transversa cerebri…………*411*
大脳外側窩槽 cisterna fossae lateralis cerebri*439*
大脳核 nuclei cerebri ……………………………*424*
大脳鎌 falx cerebri ……………………………*436*
大脳基底核 basal ganglia …………………*424*
大脳脚(狭義の) crus cerebri ……………*404*
大脳脚(広義の) pedunculus cerebri ………*404*
大脳縦裂 fissura longitudinalis cerebri ………*411*
大脳静脈 vv. cerebri ……………………………*448*
大脳髄質 substantia medullaris ……………*425*
大脳動脈輪 circulus arteriosus ……………*445*
大脳半球 hemispherium cerebri ……………*410*
　――の内部構造 …………………………*423*
大脳皮質 cortex cerebri ………………………*423*
大脳辺縁系 lymbic system …………*431*, *502*
大部(三叉神経の) portio major ……………*452*
大伏在静脈 v. saphena magna ……*139*, *360*
大網 omentum majus …………*166*, *211*, *291*
大腰筋 m. psoas major ……………*152*, *172*
大翼 ala major …………………………………*43*
大菱形骨 os trapezium ………………………*86*
大弯 curvatura major ………………………*208*
代生歯 successional teeth, Ersatzzähne ………*183*
第一次リンパ性器官 …………………………*367*
第3眼瞼 palpebra tertia ……………………*534*
第3脳室 ventriculus tertius……………*410*, *431*
第3腓骨筋 m. fibularis tertius ……………*161*
第2鼓膜 membrana tympani secundaria ……*539*
第4脳室 ventriculus quartus ………*403*, *431*
第4脳室脈絡叢 plexus choroideus ventriculi
　quarti ……………………………………*403*
高峰譲吉 ………………………………………*298*
脱腸 ……………………………………………*267*
脱落膜 decidua ………………………………*280*
単一腺 simple gland ……………………………*178*
単球 monocytes ………………………………*315*
単純反射弓 simple reflex arc……………*491*
単層扁平上皮 …………………………………*3*
胆汁 bile, Galle ………………………………*222*
胆汁色素 ………………………………………*365*
胆嚢 vesica fellea, gall bladder, Gallenblase
　……………………………*166*, *170*, *227*
胆嚢管 ductus cysticus ……………………*227*
胆路 ……………………………………………*227*
淡蒼球 globus pallidus ………………………*424*
淡明層 stratum lucidum………………………*519*
短指屈筋 m. flexor digitorum brevis ………*163*
短指伸筋 m. extensor digitorum brevis………*162*
短掌筋 m. palmaris brevis……………………*149*

短小指屈筋 m. flexor digiti minimi brevis
　……………………………………*149*, *163*
短頭 caput breve ……………………………*142*
短橈側手根伸筋 m. extensor carpi radialis brevis
　………………………………………………*147*
短内転筋 m. adductor brevis……………………*154*
短腓骨筋 m. fibularis brevis ………………*161*
短母指外転筋 m. abductor pollicis brevis ……*149*
短母指屈筋(足の) m. flexor hallucis brevis …*163*
短母指屈筋(手の) m. flexor pollicis brevis …*149*
短母指伸筋(足の) m. extensor hallucis brevis *162*
短母指伸筋(手の) m. extensor pollicis brevis *148*
短毛様体神経 nn. ciliares breves ……………*455*
痰 sputa ………………………………………*244*
男性ホルモン …………………………………*242*
弾性円錐 conus elasticus ……………………*295*
弾性型動脈 ……………………………………*309*
弾性線維 elastic fiber ………………………*4*
弾性軟骨 elastic cartilage ……………………*5*

━━━━━ ち ━━━━━

チロキシン thyroxine ……………………*296*
チン, J. G.…………………………………*531* 注
チン小帯 zonula Zinni …………………………*531*
弛緩部 pars flaccida …………………………*538*
知覚核 nucleus sensorius …………*414*, *497*
知覚根 radix sensoria ………………………*452*
知覚神経 sensory nerves ……………………*380*
知覚神経節 sensory ganglia…………*467*, *495*
知覚伝導路 sensory tracts …………*425*, *494*
恥丘 mons pubis ………………………………*282*
恥垢 smegma……………………………………*270*
恥骨 os pubis, pubis, pubic bone, Schambein…*92*
恥骨弓 arcus pubis ……………………………*101*
恥骨筋 m. pectineus …………………*139*, *154*
恥骨結合 symphysis pubica ……………*96*, *173*
恥骨結節 tuberculum pubicum ……………*92*
智歯 dentes serotini, wisdom tooth, Weis-
　heitszähne…………………………………*185*
置換骨 cartilage bone, Ersatzknochen ……*34*, *35*
緻密質 substantia compacta …………………*28*
腟 vagina, Scheide……………………*173*, *280*
腟円蓋 fornix vaginae ………………………*280*
腟前庭 vestibulum vaginae ……………………*282*
腟前庭球動脈 a. bulbi vestibuli ……………*348*
中咽頭収縮筋 m. constrictor pharyngis medius
　……………………………………*205*, *237*
中間外側核 nucleus intermediolateralis………*393*
中間広筋 m. vastus intermedius ……………*154*
中間神経 n. intermedius ……………………*460*
中間仙骨稜 crista sacralis intermedia …………*72*
中間部(下垂体前葉の) pars intermedia ……*409* 注
中空器官 …………………………………………*175*
中頚神経節 ggl. cervicale medium ……………*488*
中頚心臓神経 n. cardiacus cervicalis medius *488*

中硬膜静脈 vv. meningeae mediae ……… *354*
中硬膜動脈 a. meningea media ……… *337*
中耳 auris media, middle ear ……… *538*
中斜角筋 m. scalenus medius ……… *127*
中手 metacarpus ……… *18*
中手骨 ossa metacarpalia ……… *86*
中手指節関節 artt. metacarpophalangeae ……… *89*
中小脳脚 pedunculus cerebellaris medius
……… *400, 403, 421*
中心窩 fovea centralis ……… *529*
中心管 canalis centralis ……… *388, 391, 433*
中心溝 sulcus centralis ……… *411*
中心後回 gyrus postcentralis ……… *411, 427*
中心枝 rr. centrales ……… *448*
中心静脈 v. centralis ……… *224*
中心前回 gyrus precentralis ……… *411, 426*
中心動脈 central artery ……… *365*
中心被蓋路 tractus tegmentalis centralis
……… *421, 422, 504*
中心部(側脳室の) pars centralis ……… *413*
中枢神経系 central nervous system ……… *379*
──の脈管 ……… *442*
中枢神経構造 ……… *385*
中節骨 phalanx media ……… *87, 96*
中前頭回 gyrus frontalis medius ……… *411*
中足 metatarsus ……… *19*
中足骨 ossa metatarsalia ……… *96*
中足指節関節 artt. metatarsophalangeae ……… *99*
中側頭回 gyrus temporalis medius ……… *411*
中大脳動脈 a. cerebri media ……… *336, 446, 448*
中直腸静脈 ……… *360*
中直腸動脈 a. rectalis media ……… *349*
中殿筋 m. gluteus medius ……… *153*
中頭蓋窩 fossa cranii media ……… *63*
中脳 mesencephalon ……… *395, 403, 422*
中脳蓋 tectum mesencephali ……… *403*
中脳水道 aqueductus cerebri ……… *403, 405, 431*
中胚葉 mesoderm ……… *10*
中鼻甲介 concha nasalis media ……… *58, 191, 234*
中鼻道 meatus nasi medius ……… *58, 234*
中膜 tunica media ……… *309*
中葉(肺の) lobus medius ……… *167, 245*
虫垂 appendix vermiformis, vermiform
 process, Wurmfortsatz ……… *218*
虫垂間膜 mesoappendix ……… *218*
虫様筋 mm. lumbricales ……… *149, 163*
肘窩 fossa cubitalis ……… *18*
肘関節 art. cubiti, elbow joint, Ellenbogen-
 gelenk ……… *88*
肘筋 m. anconeus ……… *145*
肘正中皮静脈 v. mediana cubiti ……… *356*
肘頭 olecranon ……… *85*
肘頭窩 fossa olecrani ……… *84*
肘リンパ節 lymphonodi cubitales ……… *371*
長胸神経 n. thoracicus longus ……… *133, 472*
長指屈筋 m. flexor digitorum longus ……… *162*

長指伸筋 m. extensor digitorum longus ……… *161*
長掌筋 m. palmaris longus ……… *147*
長足底靱帯 lig. plantare longum ……… *99*
長頭 caput longum ……… *141, 144*
長橈側手根伸筋 m. extensor carpi radialis
 longus ……… *147*
長内転筋 m. adductor longus ……… *154*
長腓骨筋 m. fibularis longus ……… *161*
長母指外転筋 m. abductor pollicis longus ……… *148*
長母指屈筋(足の) m. flexor hallucis longus ……… *162*
長母指屈筋(手の) m. flexor pollicis longus ……… *147*
長母指伸筋(足の) m. extensor hallucis longus *161*
長母指伸筋(手の) m. extensor pollicis longus *148*
長毛様体神経 nn. ciliares longi ……… *454*
鳥距溝 sulcus calcarinus ……… *412, 428*
鳥距動脈 calcarine artery ……… *446*
腸陰窩 intestinal crypt ……… *214, 220*
腸管神経 enteric nerves ……… *485*
腸管神経系 enteric nervous system ……… *379*
腸間膜 mesenterium ……… *169, 173, 212, 215, 292*
腸間膜リンパ節 lymphonodi mesenterici ……… *373*
腸筋神経叢 plexus myentericus ……… *217*
腸脛靱帯 tractus iliotibialis ……… *164*
腸骨 os ilium, Darmbein ……… *91*
腸骨窩 fossa iliaca ……… *91*
腸骨下腹神経 n. iliohypogastricus ……… *477*
腸骨筋 m. iliacus ……… *139, 152*
腸骨筋膜 fascia iliaca ……… *164*
腸骨鼡径神経 n. ilioinguinalis ……… *477*
腸骨大腿靱帯 lig. iliofemorale ……… *96*
腸骨翼 ala ossis ilium ……… *91*
腸骨稜 crista iliaca ……… *91*
腸骨リンパ節 lymphonodi iliaci ……… *375*
腸腺 gl. intestinalis ……… *214*
腸恥窩 fossa iliopectinea ……… *154*
腸恥筋腱弓 arcus iliopectineus ……… *164*
腸恥隆起 eminentia iliopubica ……… *92*
腸腰筋 m. iliopsoas ……… *139, 152*
腸腰動脈 a. iliolumbalis ……… *349*
腸リンパ本幹 truncus intestinalis ……… *372*
腸肋筋 m. iliocostalis ……… *131*
蝶形骨 os sphenoidale, sphenoid bone, Keilbein
……… *43*
蝶形(骨)洞 sinus sphenoidalis ……… *43, 190, 235*
蝶口蓋孔 foramen sphenopalatinum ……… *56*
蝶口蓋動脈 a. sphenopalatina ……… *338*
蝶篩陥凹 recessus sphenoethmoidalis ……… *234*
蝶番関節 ginglymus, hinge joint, Scharnier-
 gelenk ……… *39*
聴覚器 organum cochleare ……… *536*
聴覚性言語中枢 ……… *429*
聴覚伝導路 auditory tract ……… *420, 500*
聴覚野 auditory area ……… *428*
直細動脈 arteriola recta ……… *258*
直静脈洞 sinus rectus ……… *355*
直精細管 tubuli seminiferi recti ……… *264*

直腸 rectum, Mastdarm･････････････････････220
直腸子宮窩 excavatio rectouterina ･････273,292
直腸静脈叢 plexus venosus rectalis ････････360
直腸膀胱窩 excavatio rectovesicalis
　････････････････････････････････261,269,292
直立歩行････････････････････････････････153

━━━━ つ ━━━━

ツッケルカンドル, E. ･･･････････････････299 注
ツッケルカンドルの器官 Zuckerkandl's organ 299
つち骨 malleus ･･････････････････････････539
つち骨条 stria mallearis･･････････････････538
椎間円板 discus intervertebralis･･････････････73
椎間関節 art. intervertebralis ････････････････73
椎間孔 foramina intervertebralia ･････････････76
椎間板ヘルニア intervertebral disc hernia ･･･73
椎弓 arcus vertebrae･･････････････････････69
椎孔 foramen vertebrale ･･･････････････････69
椎骨 vertebra ･････････････････････････････69
椎骨静脈 v. vertebralis ･････････････････353
椎骨動脈 a. vertebralis, vertebral artery
　････････････････････････････････338,443,444
椎骨脳底動脈系 ･････････････････････････444
椎前筋 mm. prevertebrales ･････････････････127
椎前隙 spatium prevertebrale･･････････125,128
椎前神経節 prevertebral ganglia ････････････489
椎体 corpus vertebrae ････････････････････69
椎体静脈 vv. basivertebrales ･･････････････357
爪 unguis, nail ･･･････････････････････････524

━━━━ て ━━━━

T 細胞 T cells･･･････････････････････316,366
T 細胞受容体 T cell receptor ･･････････316,366
T リンパ球 T lymphocytes ･････････････316,366
デーデルライン杆菌 ････････････････････281
テタニー tetany･･････････････････････････297
デルマトーム（皮膚分節）･･･････････････469
テント枝 r. tentorii ･･････････････････････453
手 manus ････････････････････････････････18
定形結合組織 ･････････････････････････････4
停止（筋の）insertio ･････････････････････112
停留睾丸 ･････････････････････････････････267
伝導路 ･･･････････････････････････････････490
殿部 clunes ･･････････････････････････････19

━━━━ と ━━━━

ドーパミン dopamine ･････････････････････420
トリプシノゲン trypsinogen ･･････････････229
トルコ鞍 sella turcica, Turkish saddle･････43,63
橈骨 radius ････････････････････････････85
橈骨手根関節 art. radiocarpea ･･･････････89
橈骨神経 n. radialis ･･････････････････148,476
橈骨粗面 tuberositas radii ･･････････････85
橈骨動脈 a. radialis･･････････････････････340
橈側手根屈筋 m. flexor carpi radialis ･･･････147
橈側皮静脈 v. cephalica ･････････････････356
投射線維 projection fibers ･･････････････････425
豆状骨 os pisiforme ･････････････････････86
島 insula ･･････････････････････････････411
透明中隔 septum pellucidum････････････････412
糖尿病 diabetes mellitus･････････････････231
頭 caput ････････････････････････････････20
頭蓋 cranium, skull, Schädel ･････････････42,53
頭蓋冠 calvaria ･････････････････････････53
頭蓋腔 cavum cranii, cranial cavity,
　Schädelhöhle ･････････････････････････53,63
頭蓋骨 ossa cranii ････････････････････････43
頭関節 Kopfgelenk･････････････････････････73
頭長筋 m. longus capitis ･･････････････････127
頭頂後頭溝 sulcus parietooccipitalis ････････412
頭頂骨 os parietale, parietal bone, Scheitelbein
　･･47
頭頂葉 lobus parietalis ･････････････････411
頭痛 ･････････････････････････････････････457
頭半棘筋 m. semispinalis capitis ･････････131
頭毛 capilli ･･････････････････････････････523
洞房結節（洞結節）sinuatrial node, sinus node 326
洞様毛細血管 ･･･････････････････････････226
胴 torso･･････････････････････････････････18
動眼神経 n. oculomotorius･････404,450,490,511
動眼神経核 nucleus nervi oculomotorii ･･････418
動静脈吻合 arteriovenous anastomosis ･･････308
動脈 arteria, artery, Arterie･････････････････303
　──の構造 ･････････････････････････････309
動脈管 ductus arteriosus ･･････････････････361
動脈管索 lig. arteriosum ････････････････362
動脈血 ･･･････････････････････････････････304
動脈口 ostium arteriosum ･････････････････320
動脈弁 ･････････････････････････････････323
導管 excretory duct, Ausführungsgang ･･････178
導出静脈 vv. emissariae ･････････････････354
瞳孔 pupilla ････････････････････････････528
瞳孔括約筋 m. sphincter pupillae ･･･････････529
瞳孔散大筋 m. dilator pupillae･･･････････････529
独立脂腺 ･････････････････････････････････520
貪食能 phagocytosis ･･･････････････････････315

━━━━ な ━━━━

ナチュラルキラー細胞 natural killer cells･･････316
内 internus ･･････････････････････････････19
内陰部動脈 a. pudenda interna･･･････････････349
内果（うちくるぶし）malleolus medialis ･･･････93
内果粒層 inner nuclear layer ･･････････････530
内眼角 angulus oculi medialis ･･････････････532
内弓状線維 fibrae arcuatae internae ･････421,495
内胸静脈 v. thoracica interna ･････････････353
内胸動脈 a. thoracica interna ･･････････････338
内筋（喉頭の）internus ･･････････････････242

内筋周膜 perimysium internum ……………109
内頚静脈 v. jugularis interna………125,206,353
内頚動脈 a. carotis interna …………335,443
内頚動脈神経 n. caroticus internus ……………488
内後頭隆起 protuberantia occipitalis interna……65
内肛門括約筋 m. sphincter ani internus 220,261
内耳 auris interna, internal ear …………540
内耳介筋 ……………………………………118
内耳神経 n. vestibulocochlearis
　　　　　　　　　　　　400,462,467,545
内耳道 meatus acusticus internus …………47,65
内精筋膜 fascia spermatica interna …………266
内舌筋 ……………………………………197
内臓 viscera, Eingeweide ……………174
内臓学 viscerology ……………174
内臓筋 visceral muscle ……………108
内臓神経系 visceral nervous system …………380
内臓頭蓋 viscerocranium ……………53
内側 medialis ……………19
内側腋窩隙 ……………145
内側果 condylus medialis
　　　　　　　　　　(脛骨の)93,(大腿骨の)92
内側広筋 m. vastus medialis…………154
内側膝状体 corpus geniculatum mediale 406,420
内側縦束 fasciculus longitudinalis medialis
　　　　　　　　　　　　　　421,422,506
内側上果 epicondylus medialis …………84,92
内側上腕皮神経 n. cutaneus brachii medialis 476
内側線条体動脈 rr. striati mediales…………444
内側前庭神経核 nucleus vestibularis medialis 417
内側前腕皮神経 n. cutaneus antebrachii medialis
　　　　　　　　　　　　　　　　　476
内側足底神経 n. plantaris medialis …………484
内側側副靱帯 lig. collaterale tibiale …………99
内側大腿回旋動脈 a. circumflexa femoris
　　medialis ……………351
内側直筋 m. rectus medialis …………535
内側頭 caput mediale ……………144
内側半月 meniscus medialis ……………99
内側毛帯 lemniscus medialis………421,422,495
内側翼突筋 m. pterygoideus medialis…………121
内側翼突筋神経 n. pterygoideus medialis……458
内腸骨静脈 v. iliaca interna ……………360
内腸骨動脈 a. iliaca interna ……………348
内腸骨リンパ節 lymphonodi iliaci interni……375
内椎骨静脈叢 plexus venosi vertebrales interni
　　　　　　　　　　　　　　　357,390
内転 adductio ……………114
内転筋 adductor ……………114
内尿道口 ostium urethrae internum 262,271,282
内胚葉 entoderm……………10
内皮 endothelium……………3
内腹斜筋 m. obliquus internus abdominis……138
内分泌系 endocrine system ……………9
内分泌腺 endocrine gland …………179,293
内閉鎖筋 m. obturatorius internus …………153

内包 capsula interna …………425,495,497
内膜 tunica intima …………309
内リンパ endolympha …………541,543
内リンパ管 ductus endolymphaticus …………543
内リンパ嚢 saccus endolymphaticus …………543
内肋間筋 mm. intercostales interni…………134
中山の孔 …………441
鍋島祥男 …………438
軟口蓋 palatum molle …………189,233,234
軟骨 cartilago, Knorpel …………27
軟骨結合 synchondrosis …………37
軟骨組織 cartilaginous tissue, Knorpelgewebe…5
軟膜 pia mater, leptomeninx …………439

━━━━━━━━━ に ━━━━━━━━━

ニッスル小体 Nissl's body …………381
ニューロン neuron…………7,381,383
　──の変性と再生 …………387
二次小節 …………319
二次性徴 …………275
二次変性 secondary degeneration …………387
二重瞼 …………532
二尖弁 valva bicuspidalis …………322
肉眼解剖学 …………2
肉様膜 tunica dartos …………266,270
乳管 ductus lactiferi …………521
乳管洞 sinus lactiferi …………522
乳臼歯 milk molars …………185
乳歯 dentes decidui, milk teeth …………183
乳腺 gl. mammaria, mammary gland, Milch-
　　drüse …………521
乳腺刺激ホルモン lactogenic hormone …………409
乳腺葉 lobi glandulae mammariae …………521
乳頭 papilla mammae, nipple …………522
乳頭筋 mm. papillares …………322
乳頭視床束 fasciculus mamillothalamicus …502
乳頭体 corpus mamillare …………65,407,431
乳頭体動脈 a. mamillaris …………444
乳頭突起 proc. mamillaris …………72
乳突洞 antrum mastoideum …………539
乳突蜂巣 cellulae mastoideae …………46,539
乳糜 chylus, chyle …………315,368 注
乳糜槽 cisterna chyli …………217,368
乳房 mamma …………521
乳房体 corpus mammae …………521
乳様突起 proc. mastoideus …………45,55,63
乳輪 areola mammae …………522
乳輪腺 gll. areolares …………521,522
尿管 ureter, Harnleiter …………170,259
尿管口 ostium ureteris …………262
尿細管 tubulus renalis, urinary tubule,
　　Harnkanälchen …………257
尿生殖隔膜 diaphragma urogenitale …………286
尿生殖三角 trigonum urogenitale …………286
尿道 urethra, Harnröhre

·················173, (男の)271, (女の)282
尿道海綿体 corpus spongiosum penis ············271
尿道括約筋 m. sphincter urethrae ·········282, 286
尿道球 bulbus penis·······························286
尿道球腺 gl. bulbourethralis ····················269
尿道腺 gll. urethrales ····························272
尿崩症 ··409
人字縫合(ラムダ縫合) ······························66
人中 philtrum ···183

ね

ネフロン nephron····································257
粘液水腫 myxedema ································296
粘液腺 mucous gland, Schleimdrüse ·········198
粘膜 tunica mucosa, mucous membrane,
　　Schleimhaut ··································175, 207
粘膜下神経叢 plexus submucosus ·······213, 217
粘膜下組織 tela submucosa ···176, 207, 213, 214
粘膜筋板 lamina muscularis mucosae
　　·································176, 207, 213, 214
粘膜固有層 lamina propria mucosae
　　··176, 207, 213

の

ノイロン(ニューロン) ·················7, 381, 383
ノイロン説 ···383 注
ノルアドレナリン noradrenaline············298, 382
脳 encephalon, brain, Gehirn ···················395
　　——の重さ ·····································395
　　——のリンパ管 ·······························449
脳幹 brain stem, Hirnstamm ············396, 413
脳幹核 ···414
脳弓 fornix ····································412, 425
脳弓回 gyrus fornicatus ··························412
脳硬膜 dura mater encephali ···················435
脳室 ··397
脳室系 ···431
脳室周囲器官 circumventricular organs·····441
脳神経 nn. craniales, cerebral, cranial
　　nerves, Hirnnerven ··················379, 449
　　——の核 ···414
脳脊髄液 liquor cerebrospinalis, cerebrospinal
　　fluid ···434, 440
　　——の循環 ·····································441
脳底動脈 a. basilaris ························339, 444
脳頭蓋 Hirnschädel ··································53
脳内部構造 ··413
脳膜 meninges encephali ·························434
脳梁 corpus callosum ·······················412, 425
　　——の男女差 ·······························395 注
脳梁溝 sulcus corporis callosi ··················412
脳梁周囲動脈 a. pericallosa ·····················446

は

ハーヴェイ, W.·························303 注, 310 注
パーキンソン病 ······································420
バーゼル解剖学名 Basler Nomina Anatomica
　　(B.N.A.) ··14
パイエル板 Peyer's patch·················215, 317
ハイモア, N.·····································235 注
ハイモア腔 Highmore's antrum ··········235 注
ハヴァース管 Haversian canal ·············32, 42
ハヴァース系 Haversian system··················32
パッキオニ, A.···································439 注
パッキオニ果粒 Pacchionian bodies ··········439
ハッサル小体 Hassall's corpuscle ············367
パネート細胞 Paneth cell ·······················214
パラガングリオン paraganglion ···············299
パラトルモン parathormone, parathyroid
　　hormone··296
パラニューロン paraneuron ·············334, 486
パリ解剖学名 Pariser Nomina Anatomica
　　(P.N.A.) ··15
バルトリン, T.·······················282 注, 368 注
バルトリン腺 Bartholin's gland ··········282 注
ハンチントン舞踏病 ······························424
バンティング, F.G.······························231 注
はなげ(鼻毛) ······························233, 236, 523
破骨細胞 osteoclast ··································32
破裂孔 foramen lacerum ···························64
歯 dens, tooth, Zahn ······························183
馬尾 cauda equina ·································391
背核 nucleus dorsalis ·····························394
背側蝸牛神経核 nucleus cochlearis dorsalis ···417
背側膵 pancreas dorsale ·························230
背側腸間膜 mesenterium dorsale················293
肺 pulmo, lung, Lunge ············166, 167, 245
　　——の構造 ·····································246
肺間膜 lig. pulmonale ·····························250
肺胸膜 pleura pulmonalis·················250, 366
肺区域 segmentum bronchopulmonale ·······246
肺循環 pulmonary circulation ··················305
肺循環系 ···331
肺静脈 vv. pulmonales ···············170, 249, 331
肺小葉 lobulus pulmonis, pulmonary lobule 247
肺神経叢 plexus pulmonalis ··············465, 488
肺尖 apex pulmonis ························168, 245
肺底 basis pulmonis ································245
肺動脈 a. pulmonalis ······························249
肺動脈(幹) truncus pulmonalis ················331
肺動脈弁 valva trunci pulmonalis, pulmonary
　　valve ·······································323, 331
肺胞 alveolus pulmonis ····························247
肺胞管 ductus alveolaris ·························247
肺門 hilus pulmonis ························169, 246
肺門リンパ節 Hilusdrüsen ······················371
肺葉 ··245
肺リンパ節 lymphonodi pulmonales ············371

胚 embryo ……………………………………… 10
胚芽層 stratum germinativum ………………… 518
胚上皮 germinal epithelium, Keimepithel　274 注
胚中心 germinal center, Keimzentrum … 203, 319
排泄 excretion …………………………………… 177
排泄腔括約筋 m. sphincter cloacae …………… 286
排卵 ovulation …………………………………… 274
白交通枝 rr. communicantes albi …………… 486
白質 substantia alba, white substance … 385, 392
白線 linea alba ………………………………… 137
白体 corpus albicans …………………………… 275
白内障 cataracta ……………………………… 531
白脾髄 white pulp ……………………………… 365
白膜 tunica albuginea
　………（陰茎の）270,（精巣の）264,（卵巣の）274
薄筋 m. gracilis ………………………………… 154
薄束 fasciculus gracilis ………………… 390, 398
薄束核 nucleus gracilis ………………… 419, 495
白血球 leucocytes, white blood cells ………… 315
白血病 …………………………………………… 316
発情 estrus ……………………………………… 275
発生学 embryology ……………………………… 10
発生機序 Entwicklungsmechanik ……………… 13
反回神経 n. laryngeus recurrens ……… 242, 464
反射運動 reflex movement …………………… 492
反射弓 reflex arc ……………………………… 491
反射路 reflex tract …………………………… 491
半関節 amphiarthrosis ………………………… 41
半奇静脈 v. hemiazygos ……………………… 356
半棘筋 m. semispinalis ……………………… 131
半月神経節 ggl. semilunare ………………… 453 注
半月ひだ plica semilunaris …………… 220, 534
半月弁 valvulae semilunares ………………… 323
半腱様筋 m. semitendinosus ………………… 160
半交叉 …………………………………… 449, 501
半膜様筋 m. semimembranosus ……………… 160
伴行静脈 v. comitans, Begleitvene ………… 351
板間静脈 vv. diploicae ………………………… 354
板間層 diploë …………………………… 29, 354
板状筋 m. splenius …………………………… 131

━━━━━ ひ ━━━━━

B 細胞 B cells …………………………… 316, 366
B リンパ球 B lymphocytes …………… 316, 366
ヒス Jr., W. …………………………………… 327 注
ヒスの束 bundle of His ……………………… 327
ビリルビン bilirubin ………………………… 365
ひげ（須毛：しゅもう）barba ……………… 523
ひとえまぶた（一重瞼）……………………… 533
ひらめ筋 m. soleus …………………………… 162
比較解剖学 comparative anatomy ……… 11, 12
皮下組織 tela subcutanea, subcutaneous tissue
　………………………………………………… 519
皮筋 Hautmuskel ……………………………… 108
皮質（小脳の）cortex cerebelli ……………… 423

皮質（腎臓の）cortex renis …………………… 256
皮質延髄路 tractus corticonuclearis ………… 503
皮質橋（核）路 tractus corticopontini 421, 425, 504
皮質枝 rr. corticales ………………………… 446
皮質脊髄路 tractus corticospinalis ………… 503
皮静脈 v. cutanea, cutaneous vein, Hautvene 351
皮膚 cutis, skin, Haut ………………………… 516
皮膚小稜 cristae cutis ………………………… 517
皮膚腺 cutaneous glands …………………… 520
皮膚乳頭 papillae cutis ……………………… 519
皮膚分節 dermatome ………………………… 469
皮膚理紋 epidermal ridge configuration,
　Hautleistenfigur …………………………… 517
披裂軟骨 cartilago arytenoidea, arytenoid
　cartilage ……………………………………… 239
泌尿器 urinary organs, Harnorgane ………… 252
泌尿器系 urinary system ……………………… 9
泌尿生殖器系 urogenital system …………… 252
被蓋 tegmentum ……………………………… 404
被殻 putamen ………………………………… 424
被膜 capsula …………………………………… 174
脾小節 lymphonoduli lienales ……………… 365
脾静脈 ………………………………… 358, 365
脾髄 pulpa lienis ……………………………… 365
脾臓 lien, spleen, Milz ……………… 169, 317, 363
　――の構造 ………………………………… 365
脾柱 trabeculae lienis ………………………… 365
脾柱静脈 trabecular vein …………………… 363
脾柱動脈 trabecular artery ………………… 363
脾洞 splenic sinuses ………………………… 365
脾動脈 a. lienalis ……………………… 344, 365
脾被膜 capsula lienis ………………………… 365
脾門 hilus lienis ……………………………… 364
腓骨 fibula ……………………………………… 93
腓骨筋支帯 retinaculum musculorum fibularium
　………………………………………………… 164
腓骨動脈 a. fibularis ………………………… 351
腓腹筋 m. gastrocnemius …………………… 162
尾骨筋 m. coccygeus ………………… 138, 286
尾骨小体 glomus coccygeum ………………… 308
尾骨神経 n. coccygeus ………………… 468, 484
尾状核 nucleus caudatus …………………… 424
尾状葉 lobus caudatus ……………………… 223
尾椎 vertebrae coccygeae, Steißwirbel ……… 73
眉毛 supercilia, eyebrow ……………… 523, 533
微小循環 …………………………………… 306
鼻咽道 meatus nasopharyngeus ……… 58, 234
鼻筋 m. nasalis ……………………………… 119
鼻腔 cavum nasi, nasal cavity, Nasenhöhle
　………………………………………… 57, 233
鼻骨 os nasale, nasal bone, Nasenbein ……… 48
鼻根 radix nasi ……………………………… 233
鼻根筋 m. procerus ………………………… 118
鼻唇溝 sulcus nasolabialis …………………… 183
鼻切痕 incisura nasalis ………………………… 48
鼻尖 apex nasi ……………………………… 233

鼻前庭 vestibulum nasi ……………………235
鼻中隔 septum nasi………………57, 190, 234
鼻中隔弯曲 deviatio septi nasi…………234 注
鼻背 dorsum nasi ……………………………233
鼻部（咽頭の）pars nasalis ………………203
鼻毛 vibrissae …………………233, 236, 523
鼻毛様体神経 n. nasociliaris ………………454
鼻翼 ala nasi ………………………………233
鼻涙管（骨格の）canalis nasolacrimalis ……58, 61
鼻涙管（自然体の）ductus nasolacrimalis
　………………………………234, 235, 534
膝（ひざ）genu ………………………………19
膝（ひざ）－：「しつ」の項を見よ
肘（ひじ）cubitus, elbow, Ellenbogen ………18
肘（ひじ）－：「ちゅう」の項を見よ
左胃静脈 v. gastrica sinistra ……………358, 359
左胃大網動脈 a. gastroepiploica sinistra ……344
左胃動脈 a. gastrica sinistra ………………344
左胃リンパ節 lymphonodi gastrici sinistri …374
左冠状動脈 a. coronaria sinistra ……………328
左線維三角 trigonum fibrosum sinistrum ……326
筆毛動脈 penicillar arteries …………………365
表情筋 mimic muscles ………………………116
表皮 epidermis ………………………………518

―――――― ふ ――――――

ファーテル・パチニ小体 Pacinian corpuscle…519
ファロピウス, G. ………………276 注, 310 注
フィブリン fibrin ……………………………314
フォルクマン管 Volkmann's canal ………32, 42
フラック, M. ………………………………326 注
プルキンエ, J.E. ……………………………327 注
プルキンエ細胞 Purkinje cell ………………423
プルキンエ線維 Purkinje fiber ……………327
ブルンネル腺 Brunner's gland ……………212
フレクシヒ, P.E. ……………………………497 注
フレクシヒの束 Flechsig's fasciculus………497 注
ブローカ, P. …………………………………428
ブローカの中枢 Broca's center ……………428
ブロートマン, K. ……………………………426
プロゲステロン progesterone …………275, 279
プロラクチン prolactin ……………………409
ふたえまぶた（二重瞼）……………………532
不動毛 stereocilia …………………………268
付加成長 appositional growth ………………36
部分分泌腺 merocrine gland ………………520
葡萄膜 uvea …………………………………528
伏在神経 n. saphenus ………………………483
伏在裂孔 hiatus saphenus ……………139, 164
副交感神経 parasympathetic nerves …………379
　――の伝導路 ……………………………511
副交感神経系 parasympathetic nervous system
　…………………………………485, 490, 507
副交感性線維（脊髄神経の）513,（仙骨神経の）513
副睾丸（精巣上体）…………………………264

副甲状腺（上皮小体）………………………296
副細胞 mucous neck cell ……………………209
副腎 gl. suprarenalis, adrenal gland, Nebenniere ……………………………171, 297
　――の機能 ………………………………298
　――の構造 ………………………………298
副神経 n. accessorius ……………128, 398, 466
副神経核 nucleus nervi accessorii …………415
副腎髄質 adrenal medulla …………………298
副-腎動脈 a. renalis accessoria ……………346
副腎動脈 a. suprarenalis ……………………345
副腎皮質 adrenal cortex ……………………298
副腎皮質刺激ホルモン adrenocorticotropic
　hormone …………………………………409
副膵管 ductus pancreaticus accessorius ……230
副突起 proc. accessorius ……………………72
副半奇静脈 v. hemiazygos accessoria ………356
副鼻腔 sinus paranasales …………………60, 234
腹（はら）abdomen …………………………18
腹横筋 m. transversus abdominis …………138
腹腔口（卵管の）ostium abdominale ………276
腹腔神経節 ggl. celiacum …………………489
腹腔神経叢 plexus celiacus …………………489
腹腔動脈 truncus celiacus ……………211, 344
腹腔リンパ節 lymphonodi celiaci ………374
腹呼吸 …………………………………135 注
腹側蝸牛神経核 nucleus cochlearis ventralis 417
腹側膵 pancreas ventrale ……………………230
腹側腸間膜 mesenterium ventrale …………293
腹大動脈 aorta abdominalis …………………343
腹直筋 m. rectus abdominis ………………137
腹直筋鞘 vagina musculi recti abdominis …137
腹膜 peritoneum, Bauchfell ……180, 286, 289
腹膜液 liquor peritonei ……………………286
腹膜腔 cavum peritonei ……………………286
腹膜後器官 retroperitoneal organs …………288
腹膜鞘状突起 processus vaginalis peritonei …267
腹膜垂 appendices epiploicae …………167, 221
複合腺 compound gland ……………………178
複合反射弓 complex reflex arc ……………492
吻合 anastomosis …………………………306
噴門 cardia …………………………………207
分界溝（舌の）sulcus terminalis ……………192
分界線 linea terminalis ………………………99
分界稜 crista terminalis ……………………326
分節構造 Metamerie ………………………137 注
分泌 secretion ………………………………177
分泌神経 secretory nerve ……………………380
分泌部 secretory portion …………………178

―――――― へ ――――――

ペケ, J. ……………………………………368 注
ベスト, C.H. ………………………………231 注
ヘッケル, E. …………………………………12
ベッツ錐体細胞 pyramidal cells of Betz 426, 502

ヘッド, H. ……………………………………………510 注
ヘッド帯 Head's zone ……………………………510
ペプシノゲン pepsinogen ………………………210
ペプシン pepsin …………………………………210
ペプチド性生理活性物質 ………………………382
ヘモグロビン hemoglobin ………………………314
ベル, C. ……………………………………………469 注
ベルの法則 Bell's law …………………………469
ベル-マジャンディの法則 Bell-Magendie law 469
ヘルパーT細胞 …………………………………316
ペンフィールド, W. ……………………………426
ヘンレのわな Henle's loop ……………………257
平滑筋 ……………………………………………108
平滑筋組織 smooth muscular tissue ………………6
平衡覚器 organum vestibulare …………………536
平衡覚伝導路 ……………………………………499
平衡聴覚器 organum vestibulocochleare ………536
平衡斑 maculae staticae …………………………543
平面関節 art. plana ………………………………41
閉鎖孔 foramen obturatum ………………………92
閉鎖神経 n. obturatorius ……………………154, 483
閉鎖動脈 a. obturatoria …………………………349
閉鎖膜 membrana obturatoria ……………………92
壁細胞 parietal cell ………………………………209
壁側胸膜 pleura parietalis ………………………250
壁側葉 lamina parietalis …………………………179
壁内神経系 intramural nervous system
 …………………………………………217, 379, 485
壁内神経叢 intramural plexus ……………………485
臍（へそ） …………………………………137, 289
臍—：「さい—」の項を見よ
片葉 flocculus ……………………………………402
辺縁帯 marginal zone ……………………………365
扁桃 tonsilla, tonsil, Mandel ……………………202, 317
扁桃体 corpus amygdaloideum …………425, 431
扁平上皮 Plattenepithel ……………………………3
弁心臓 ………………………………………………321
弁尖 cuspis ………………………………………322

ほ

ホイヤー・グローサー器官 Hoyer-Grosser's
 organ ……………………………………………308
ボウマン嚢 Bowman's capsule …………………257
ボタロ, L. …………………………………………361 注
ボタロ管 ductus Botalli …………………………361
ボタロ管開存 patent Botallo's duct ……………363
ボタロ索 lig. Botalli ………………………………362
ホメオボックス遺伝子 homeobox gene …………13
ホルモン hormone …………………………179, 293
歩調とり（心臓の）pace maker …………326, 329
母指外転筋 m. abductor hallucis ………………163
母指球 thenar ……………………………………150
母指対立筋 m. opponens pollicis ………………149
母指内転筋（足の）m. adductor hallucis ……163
母指内転筋（手の）m. adductor pollicis ……149

方形回内筋 m. pronator quadratus ……………147
方形葉 lobus quadratus …………………………223
包茎 phymosis …………………………………270 注
包皮 preputium ……………………………………270
包皮腺 gll. preputiales ………………………270, 520
放出因子 releasing factors ………………………410
胞状腺 alveolar gland ……………………………178
胞胚 blastula ………………………………………10
縫合 sutura ……………………………………37, 66
縫工筋 m. sartorius ………………………………153
房室結節 atrioventricular node …………………326
房室口 ostium atrioventriculare ………………319
房室束 fasciculus atrioventricularis ……………327
房室弁 valvae atrioventriculares ………………322
傍小胞細胞 parafollicular cell …………………296
帽状腱膜 galea aponeurotica ………………117, 123
膀胱 vesica urinaria, urinary bladder,
 Harnblase ……………………………173, 261
 ——の構造 ……………………………………262
膀胱三角 trigonum vesicae ……………………262
膀胱子宮窩 excavatio vesicouterina ……273, 292
膀胱動脈 aa. vesicales …………………………348
膨大部 ampulla ……………………………268, 542, 544
膨大部稜 crista ampullaris ……………………544
頬 bucca …………………………………………183
勃起 erection …………………………………271, 286
勃起神経 nn. erigentes …………………………513
骨 os, bone, Knochen ……………………………27
 ——の血管と神経 ……………………………42
 ——の顕微鏡的構造 …………………………32
 ——の晒し, 浸解 ……………………………30
 ——の発生と成長 ……………………………33
 ——の連結 ……………………………………37

ま

マイスナー神経叢 Meissner's plexus ……………217
マイスネル小体 Meissner's corpuscle …………519
マイボーム腺 Meibomian glands ………………534
マクロファージ ……………………………………5, 226
マジャンディ, F. …………………………………469 注
マルピギー, マルチェロ ………………………303 注
マルピギー小体 Malpighian corpuscle …………257
まつげ（睫毛：しょうもう） …………………523, 533
まぶた（眼瞼） …………………………………532
まゆげ（眉毛：びもう） ………………………523, 533
膜性骨 membrane bone, Bindegewebsknochen 34
膜性部 pars membranacea ……………………326
膜性壁 paries membranaceus …………………244
膜半規管 ductus semicirculares ………………544
膜迷路 labyrinthus membranaceus ……540, 543
末梢神経系 peripheral nervous system …379, 449
末梢神経の構造 …………………………………385
末節骨 phalanx distalis ………………………87, 96

み

ミオシン myosin ······ 109
ミクログリア（小膠細胞）······ 384
ミンコウスキー, O. ······ 231注
みみげ（耳毛：じもう）······ 523
味覚伝導路 gustatory tract ······ 498
味孔 taste pore ······ 196
味細胞 taste cell, Geschmackszelle ······ 196
味蕾 taste bud, Geschmacksknospe ······ 196
右胃静脈 ······ 358
右胃大網動脈 a. gastroepiploica dextra ······ 344
右胃動脈 a. gastrica dextra ······ 344
右胃リンパ節 lymphonodi gastrici dextri ······ 374
右冠状動脈 a. coronaria dextra ······ 328
右線維三角 trigonum fibrosum dextrum ······ 326
右リンパ本幹 ductus lymphaticus dexter ······ 368
幹細胞 stem cell ······ 315, 381, 388注
脈管系 vascular system, Gafäßsystem ······ 9, 303
──胎生期の ······ 361
脈管の脈管 vasa vasorum ······ 310
脈拍 pulsation ······ 303
脈絡叢 plexus choroideus ······ 434, 441
脈絡叢動脈 aa. choroideae ······ 448
脈絡組織 tela choroidea ······ 410, 434
脈絡膜 choroidea ······ 528

む

無髄線維 unmyelinated fiber, marklose Faser
······ 7, 382
胸（むね）thorax ······ 18

め

メドゥーサの頭 caput medusae ······ 360
メラトニン melatonin ······ 407
メラニン melanin ······ 516
メラニン細胞（皮膚の）melanocyte ······ 518, 519
明中心 ······ 319
迷走神経 n. vagus
······ 125, 170, 206, 242, 329, 398, 463, 490, 512
迷走神経群 ······ 415, 467
迷走神経背側核 nucleus dorsalis nervi vagi ······ 415
免疫グロブリン immunoglobulin ······ 316
免疫抗体 ······ 316, 318

も

モントゴメリ腺 gll. Montgomeri ······ 522
モンロー孔 foramen Monroi ······ 431
毛幹 scapus pili ······ 523
毛球 bulbus pili ······ 523
毛根 radix pili ······ 523
毛細血管 vas capillare, blood capillary ······ 304
──の発見 ······ 303注
毛細血管後小静脈 postcapillary venule ······ 319
毛細胆管 bile capillary ······ 225
毛細リンパ管 lymph capillary ······ 310
毛帯交叉 decussatio lemniscorum ······ 421, 495
毛乳頭 papilla pili ······ 523
毛包 folliculus pili ······ 523
毛様体 corpus ciliare ······ 528
毛様体筋 m. ciliaris ······ 528
毛様体小帯 zonula ciliaris ······ 531
毛様体神経節 ggl. ciliare ······ 455
毛様体突起 proc. ciliares ······ 528注
盲腸 cecum, Blinddarm ······ 218
網嚢 bursa omentalis ······ 169, 291
網嚢孔 foramen epiploicum ······ 291
網膜 retina ······ 529
網膜中心動脈 a. centralis retinae ······ 336
網様体 formatio reticularis ······ 393, 419, 421, 422
網様体脊髄路 tractus reticulospinalis ······ 506
網様体賦活系 ······ 419
蒙古斑 Mongolian spot, Mongolenfleck ······ 519
蒙古ひだ Mongolenfalte ······ 533
門 hilus ······ 21
門脈 v. portae, portal vein, Pfortader
······ 211, 216, 226, 358
門脈圧亢進症 ······ 359

や

山脇東洋 ······ 174注

ゆ

輸出管（腎臓の）vas efferens ······ 257
輸出管（リンパ節の）vasa efferentia ······ 318, 319
輸入管（腎臓の）vas afferens ······ 257
輸入管（リンパ節の）vasa afferentia ······ 318, 319
有郭乳頭 papillae vallatae ······ 193
有鈎骨 os hamatum ······ 86
有髄線維 myelinated fiber, markhaltige Faser
······ 7, 382
有頭骨 os capitatum ······ 86
幽門 pylorus ······ 207
幽門括約筋 m. sphincter pylori ······ 211
幽門口 ostium pyloricum ······ 208
幽門腺 gl. pylorica, pyloric gland ······ 210
幽門前庭 pyloric antrum ······ 208
幽門部 pars pylorica ······ 207
幽門リンパ節 lymphonodi pylorici ······ 373
指 digiti ······ （足の）19,（手の）18

よ

用不用説 ······ 13
羊膜 amnion ······ 279
葉 lobus ······ 21
葉間動脈 a. interlobaris renis ······ 255, 258

葉気管支 bronchus lobaris……………246
葉状乳頭 papillae foliatae……………193
腰筋 m. psoas……………………………139
腰静脈 vv. lumbales……………………358
腰神経 nn. lumbales……………………467
腰神経節 ggll. lumbalia………………489
腰神経叢 plexus lumbalis……………477
腰髄 Lendenmark………………………391
腰椎 vertebrae lumbales, Lendenwirbel ……72
腰椎穿刺 lumbar puncture……391,439
腰動脈 aa. lumbales……………………347
腰内臓神経 nn. splanchnici lumbales……489
腰背腱膜 aponeurosis lumbodorsalis……128
腰部パラガングリオン paraganglion lumbale 299
腰方形筋 m. quadratus lumborum……138
腰膨大 intumescentia lumbalis………388
腰リンパ節 lymphonodi lumbales……375
腰リンパ本幹 truncus lumbalis………374
翼口蓋窩 fossa pterygopalatina………56
翼口蓋神経 nn. pterygopalatini………456
翼口蓋神経節 ggl. pterygopalatinum……456
翼状突起 proc. pterygoideus………43,62
翼突窩 fossa pterygoidea………………62
翼突管 canalis pterygoideus……44,56,64
翼突管神経 n. canalis pterygoidei……456,461
翼突筋静脈叢 plexus pterygoideus……353

―― ら ――

ラマルク, J.B.P.…………………………13
ラムダ(状)縫合 sutura lambdoidea……66
ラモニ・カハール, S. (カハール, S.Ramon y) 383
ラングレイ, J.N. ………………485 注,508 注
ランゲルハンス, P. ………………………231 注
ランゲルハンス島 islet of Langerhans……231
らせん器 organum spirale……………544
らせん神経節 ggl. spirale………462,545
らせん動脈 a. helicina…………………271
卵円窩 fossa ovalis…………………320,362
卵円孔 foramen ovale…43,55,62,64,320,361
卵円孔開存 patent foramen ovale……363
卵管 tuba uterina, oviduct, fallopian tube,
　　Eileiter ………………………………276
卵管間膜 mesosalpinx…………………276
卵管峡部 isthmus tubae uterinae……276
卵管采 fimbriae…………………………276
卵管膨大部 ampulla tubae uterinae…276
卵形嚢 utriculus…………………………543
卵巣 ovarium, ovary, Eierstock………272
　　――の下降 descensus ovarii………267
　　――の構造……………………………274
卵巣間膜 mesovarium…………………272
卵巣静脈 v. ovarica……………………358
卵巣動脈 a. ovarica……………………346
卵巣門 hilus ovarii……………………272
卵胞 ovarian follicle……………………274

卵胞刺激ホルモン follicle stimulating
　　hormone(FSH)……………………275,409
卵胞上皮細胞……………………………274
卵胞ホルモン……………………………275
卵母細胞…………………………………274

―― り ――

リーベルキューン腺 Lieberkühn's gland……214
リスフラン関節 Lisfranc's joint………99
リパーゼ lipase…………………………229
リンネ, C. ………………………………12
リンパ lympha, lymph……………304,314
リンパ咽頭輪……………………………203
リンパ管 lymphatic vessel, lymphatic……310,368
　　――肝臓の……………………………374
　　――心臓の……………………………372
　　――膵臓の……………………………374
　　――腸の………………………………374
　　――の起始部…………………………311
　　――の構造……………………………313
　　――肺の………………………………372
　　――脾臓の……………………………374
リンパ管系…………………………310,368
リンパ球 lymphocytes……………315,316
リンパ球浸潤 lymphocyte infiltration……215,317
リンパ小節 lymphonodulus, lymph nodule
　　………………………………………215,317
リンパ髄………………………………319
リンパ性器官 lymphatic organ………317
リンパ性組織 lymphoid tissue…………5
リンパ節 lymph node, Lymphknoten……317,318
リンパ洞 lymphatic sinus……………319
リンパ本幹 trunci lymphatici………368
梨状陥凹 recessus piriformis……204,237
梨状筋 m. piriformis…………………153
梨状口 apertura piriformis………48,57
離出分泌………………………………521
立方骨 os cuboideum……………………95
立方上皮 cuboidal epithelium…………4
立毛筋 m. arrector pili………………523
隆起 protuberantia……………………21
隆起核 nuclei tuberales………………408
隆起部(下垂体前葉の)pars tuberalis……409 注
菱形窩 fossa rhomboidea………………403
菱形筋 m. rhomboideus…………………130
菱脳 rhombencephalon…………………395
緑内障 glaucoma………………………531
輪状甲状関節 art. cricothyroidea……239
輪状甲状筋 m. cricothyroideus………242
輪状甲状靱帯 lig. cricothyroideus…239
輪状軟骨 cartilago cricoidea…………239
輪状ひだ plica circularis……………212
輪帯 zona orbicularis……………………96
鱗状縫合 sutura squamosa………………66
鱗部(側頭骨の)pars squamosa…………44

る

ルドベック, O. ……………………………… *310* 注
涙器 apparatus lacrimalis ……………………… *534*
涙丘 caruncula lacrimalis ……………………… *534*
涙骨 os lacrimale, lacrimal bone, Tränenbein *48*
涙小管 canaliculi lacrimales …………………… *534*
涙腺 gl. lacrimalis, lacrimal gland …………… *534*
涙腺神経 n. lacrimalis ………………………… *453*
涙点 puncta lacrimalia ………………………… *534*
涙嚢 saccus lacrimalis ………………………… *534*
涙嚢窩 fossa sacci lacrimalis ……………………… *61*
類型学 typology ………………………………… *11*
類洞 sinusoidal capillaries, sinusoids ………… *226*

れ

レニン renin ……………………………… *256* 注, *293*
レンズ核 nucleus lentiformis ………………… *424*
裂隙線 split line, Spaltlinie ……………………… *32*
連合線維 association fibers …………………… *425*
連合野 association area ……………………… *430*

ろ

漏斗 infundibulum ……………………………… *408*
漏斗(卵管の)infundibulum tubae uterinae … *276*
肋横突関節 art. costotransversaria …………… *80*
肋頚動脈 truncus costocervicalis ……………… *339*
肋椎関節 art. costovertebralis ………………… *80*
肋軟骨 cartilago costalis ………………………… *78*
肋膜(胸膜) ……………………………… *180*, *250*
肋下神経 n. subcostalis ……………………… *477*
肋間静脈 vv. intercostales …………………… *356*
肋間神経 nn. intercostales ……………… *134*, *476*
肋間動脈 aa. intercostales …………………… *342*
肋間リンパ節 lymphonodi intercostales ……… *371*
肋硬骨 os costale ………………………………… *78*
肋骨 costae, ribs, Rippen ……………………… *77*
肋骨横隔洞 recessus costodiaphragmaticus … *366*
肋骨弓 arcus costalis, Rippenbogen …………… *81*
肋骨胸膜 pleura costalis ……………………… *250*
肋骨挙筋 mm. levatores costarum …………… *131*
肋骨結節 tuberculum costae …………………… *78*
肋骨縦隔洞 recessus costomediastinalis ……… *366*
肋骨切痕 incisurae costales …………………… *79*
肋骨部(横隔膜の)pars costalis ……………… *366*
肋骨面 facies costalis ………………………… *245*

わ

ワラー, A.V. ……………………………… *387* 注
ワラーの変性 Wallerian degeneration ……… *387*
ワラーの法則 Waller's law …………………… *387*
ワルダイエル, W. von ………………… *7* 注, *383* 注
ワレンベルグ症候群 Wallenberg's syndrome *445*
わきが(腋臭) …………………………………… *521*
わきげ(腋毛：えきもう) ……………………… *523*
腕尺関節 art. humeroulnaris …………………… *88*
腕神経叢 plexus brachialis …………………… *472*
腕橈関節 art. humeroradialis …………………… *88*
腕橈骨筋 m. brachioradialis ………………… *147*
腕頭静脈 v. brachiocephalica ………………… *353*
腕頭動脈 truncus brachiocephalicus ………… *334*

欧名索引

A

abdomen 腹 …… 18
abdomino-thoracic arch 肋骨弓 …… 81
abductio 外転 …… 114
abductor 外転筋 …… 114
acetabulum 寛骨臼 …… 91
acetylcholine アセチルコリン …… 382
Achilles jerk アキレス腱反射 …… 493
Achilles tendon アキレス腱 …… 162
Achselhöhle 腋窩 …… 18
Achsenzylinder 軸索 …… 7, 382
acromion 肩峰 …… 83
ACTH(adrenocorticotropic hormone) …… 409
actin アクチン …… 109
activin アクチビン …… 14
Adam's apple アダムのりんご …… 239
adductio 内転 …… 114
adductor 内転筋 …… 114
adenohypophysis 腺性下垂体 …… 408
adenoids アデノイド …… 204
adipose tissue 脂肪組織 …… 4
aditus laryngis 喉頭口 …… 238, 240
aditus orbitae 眼窩口 …… 60
adrenal cortex 副腎皮質 …… 298
adrenal gland 副腎 …… 297
adrenal medulla 副腎髄質 …… 298
adrenaline アドレナリン …… 298
adrenocorticotropic hormone 副腎皮質刺激ホルモン …… 409
ala major 大翼 …… 43
ala minor 小翼 …… 43
ala nasi 鼻翼 …… 233
ala ossis ilium 腸骨翼 …… 91
alveola(dentalis)歯槽 …… 48, 50, 185, 187
alveolar gland 胞状腺 …… 178
alveolus pulmonis 肺胞 …… 247
amnion 羊膜 …… 279
amphiarthrosis 半関節 …… 41
ampulla 膨大部 …… 268, 542, 544
ampulla tubae uterinae 卵管膨大部 …… 276
amylase アミラーゼ …… 229
analogy 相似 …… 12
anastomosis 吻合 …… 306
anatomy 解剖学 …… 2
androgens アンドロゲン …… 242
angiotensin アンギオテンシン …… 256 注

angulus infrasternalis 胸骨下角 …… 81
angulus mandibulae 下顎角 …… 51
angulus oculi lateralis 外眼角 …… 532
angulus oculi medialis 内眼角 …… 532
angulus oris 口角 …… 183
angulus sterni 胸骨角 …… 79
angulus venosus 静脈角 …… 368 注
ANP(atrial natriuretic peptide) …… 293
ansa cervicalis 頸神経わな …… 466
antagonist 対抗筋 …… 114
antebrachium 前腕 …… 18
anterior 前 …… 19
anterior horn cells 前角細胞 …… 393
anterolateral arteries 前外側動脈群 …… 448
anteromedial arteries 前内側動脈群 …… 448
anthropology 人類学 …… 11
antibody 抗体 …… 316
anticus 前筋(喉頭の) …… 242
antidiuretic hormone 抗利尿ホルモン …… 409
antrum mastoideum 乳突洞 …… 539
anulus femoralis 大腿輪 …… 139, 164
anulus fibrosus 線維輪 …… 73, 326
anulus inguinalis profundus 深鼠径輪 …… 138
anulus inguinalis superficialis 浅鼠径輪 …… 138
anulus umbilicalis 臍輪 …… 137
anus 肛門 …… 220, 261, 273, 283
aorta 大動脈 …… 332
aorta abdominalis 腹大動脈 …… 343
aorta ascendens 上行大動脈 …… 171, 333
aorta descendens 下行大動脈 …… 333
aorta thoracica 胸大動脈 …… 342
Aortenbogen 大動脈弓 …… 334
aortic valve 大動脈弁 …… 323
apertura lateralis 外側口(第4脳室の) …… 403, 431
apertura mediana 正中口 …… 403, 431
apertura pelvis inferior 骨盤下口 …… 100
apertura pelvis superior 骨盤上口 …… 100
apertura piriformis 梨状口 …… 57
apertura thoracis inferior 胸郭下口 …… 81
apertura thoracis superior 胸郭上口 …… 81
apex cordis 心尖 …… 319
apex dentis(歯)根尖 …… 185
apex linguae 舌尖 …… 192
apex nasi 鼻尖 …… 233
apex pulmonis 肺尖 …… 168, 245
apocrine(sweat)gland アポクリン(汗)腺 …… 521
aponeurosis 腱膜 …… 110

aponeurosis lumbodorsalis 腰背腱膜 …………128
aponeurosis palmaris 手掌腱膜 ……………150
aponeurosis plantaris 足底腱膜 ……………164
apparatus lacrimalis 涙器 …………………534
appendices epiploicae 腹膜垂 …………167, 221
appendix testis 精巣垂 ……………………263
appendix vermiformis 虫垂 ………………218
appositional growth 付加成長 ……………36
aqueductus cerebri 中脳水道 ………403, 405, 431
aqueductus vestibuli 前庭水管 ……………541
arachnoid barrier cell layer クモ膜バリア
　細胞層 …………………………………438
arachnoidea クモ膜 …………………390, 437
Arantius, J. C. ……………………………361 注
arbor vitae 生命樹 …………………………423
archicortex 旧皮質 …………………………431
arcus aortae 大動脈弓 ……………………334
arcus costalis 肋骨弓 ………………………81
arcus dentalis 歯列弓 ……………………183
arcus iliopectineus 腸恥筋弓 ………………164
arcus palatoglossus 口蓋舌弓 ……………189
arcus palatopharyngeus 口蓋咽頭弓 ………190
arcus palmaris profundus 深掌動脈弓 ……340
arcus palmaris superficialis 浅掌動脈弓 ……340
arcus plantaris 足底動脈弓 ………………351
arcus pubis 恥骨弓 ………………………101
arcus venosus dorsalis pedis 足背静脈弓 ……360
arcus vertebrae 椎弓 ………………………69
arcus zygomaticus 頬骨弓 …………………55
areola mammae 乳輪 ………………………522
armpit 腋窩 ………………………………18
Arnold, Friedrich …………………………458
arteria, Arterie 動脈 ………………………303
aa. alveolares superiores anteriores
　前上歯槽動脈 …………………………338
a. alveolaris inferior 下歯槽動脈 …………338
a. alveolaris superior posterior 後上歯槽動脈 338
a. angularis 眼角動脈 ……………………336
a. arcuata 弓状動脈 …（腎臓の）258,（足背の）351
a. auricularis posterior 後耳介動脈 ………336
a. axillaris 腋窩動脈 ………………………340
a. basilaris 脳底動脈 ………………339, 444
aa. bronchiales 気管支動脈 ……249, 333, 342
a. buccalis 頬動脈 …………………………338
a. bulbi vestibuli 腟前庭球動脈 ……………348
a. carotis communis 総頚動脈 ………206, 334
a. carotis externa 外頚動脈 ………………336
a. carotis interna 内頚動脈 ……………335, 443
a. centralis retinae 網膜中心動脈 …………336
a. cerebelli inferior anterior 前下小脳動脈 …444
a. cerebelli inferior posterior 後下小脳動脈 …444
a. cerebelli superior 上小脳動脈 …………445
a. cerebri anterior 前大脳動脈 ……………446
a. cerebri media 中大脳動脈 ………………446
a. cerebri posterior 後大脳動脈 ………445, 446
a. cervicalis ascendens 上行頚動脈 ………339
a. cervicalis profunda 深頚動脈 ……………340
a. chiasmatica superior 上視交叉動脈 ……444
aa. choroideae 脈絡叢動脈 ………………448
a. choroidea anterior 前脈絡叢動脈 ……444, 448
a. choroidea posterior 後脈絡叢動脈 ………448
a. cingularis 帯状動脈 ……………………446
a. circumflexa femoris lateralis 外側大腿
　回旋動脈 ………………………………351
a. circumflexa femoris medialis 内側大腿
　回旋動脈 ………………………………351
a. circumflexa humeri anterior 前上腕
　回旋動脈 ………………………………340
a. circumflexa humeri posterior 後上腕
　回旋動脈 ………………………………340
a. circumflexa ilium profunda 深腸骨回旋動脈
　……………………………………………346
a. circumflexa scapulae 肩甲回旋動脈 ………340
a. clitoridis 陰核動脈 ……………………349
a. communicans posterior 後交通動脈 …444, 446
aa. coronariae（cordis）冠状動脈 …………328
a. coronaria dextra 右冠状動脈 ……………328
a. coronaria sinistra 左冠状動脈 …………328
a. dorsalis clitoridis 陰核背動脈 …………348
a. dorsalis pedis 足背動脈 …………………351
a. dorsalis penis 陰茎背動脈 ………………271
a. ductus deferentis 精管動脈 ……………349
a. epigastrica inferior 下腹壁動脈 …………349
a. epigastrica superior 上腹壁動脈 ………338
aa. esophageae 食道動脈 …………………342
aa. ethmoidales 篩骨動脈 …………………336
a. ethmoidalis anterior 前篩骨動脈 ………190
a. facialis 顔面動脈 ………………………336
a. femoralis 大腿動脈 ………………139, 349
a. fibularis 腓骨動脈 ………………………351
a. frontopolaris 前頭極動脈 ………………446
a. gastrica dextra 右胃動脈 ………………344
a. gastrica sinistra 左胃動脈 ………………344
a. gastroduodenalis 胃十二指腸動脈 ………344
a. gastroepiploica dextra 右胃大網動脈 ……344
a. gastroepiploica sinistra 左胃大網動脈 ……344
a. glutea inferior 下殿動脈 ………………349
a. glutea superior 上殿動脈 ………………349
a. helicina らせん動脈 ……………………271
a. hepatica communis 総肝動脈 ……………344
a. hepatica propria 固有肝動脈 …170, 226, 344
a. hypophysialis 上下垂体動脈 ……………444
a. iliaca communis 総腸骨動脈 ……………347
a. iliaca externa 外腸骨動脈 ………………349
a. iliaca interna 内腸骨動脈 ………………348
a. iliolumbalis 腸腰動脈 …………………349
a. infraorbitalis 眼窩下動脈 ………………338
aa. intercostales 肋間動脈 …………………342
a. intercostalis suprema 最上肋間動脈 ……339
a. interlobaris renis 葉間動脈 …………255, 258
a. interlobularis 小葉間動脈 ………………258
a. interossea anterior 前骨間動脈 …………342

a. interossea communis 総骨間動脈 ……………342
a. interossea posterior 後骨間動脈 ……………342
a. labialis inferior 下唇動脈 ……………………336
a. labialis superior 上唇動脈 …………………336
a. lienalis 脾動脈 ………………………………344
a. lingualis 舌動脈 ……………………………336
aa. lumbales 腰動脈 ……………………………347
a. mamillaris 乳頭体動脈 ………………………444
a. maxillaris 顎動脈 ……………………………337
a. meningea media 中硬膜動脈 ………………337
a. mentalis おとがい動脈 ………………………338
a. mesenterica inferior 下腸間膜動脈
　……………………………………170, 171, 344
a. mesenterica superior 上腸間膜動脈
　……………………………………170, 171, 344
a. nutricia 栄養動脈 ……………………………42
a. obturatoria 閉鎖動脈 ………………………349
a. occipitalis 後頭動脈 ………………………336
a. ophthalmica 眼動脈 …………………………335
a. ovarica 卵巣動脈 ……………………………346
a. palatina ascendens 上行口蓋動脈 …………336
a. palatina descendens 下行口蓋動脈 …………338
a. palatina major 大口蓋動脈 …………………338
aa. palatinae minores 小口蓋動脈 ……………338
a. pancreaticoduodenalis inferior 下膵
　十二指腸動脈 ……………………………344
a. pancreaticoduodenalis superior 上膵
　十二指腸動脈 ……………………………344
a. penis 陰茎動脈 ………………………………349
a. pericallosa 脳梁周囲動脈 …………………446
a. perinealis 会陰動脈 …………………………349
a. pharyngea ascendens 上行咽頭動脈 ………337
a. phrenica inferior 下横隔動脈 ……………344
a. plantaris 足底動脈 …………………………351
a. poplitea 膝窩動脈 ……………………………351
a. profunda brachii 上腕深動脈 ………………340
a. profunda clitoridis 陰核深動脈 ……………348
a. profunda femoris 大腿深動脈 ………………351
a. profunda penis 陰茎深動脈 …………………271
a. pudenda interna 内陰部動脈 ………………349
a. pulmonalis 肺動脈 …………………………249
a. radialis 橈骨動脈 ……………………………340
aa. radices 根動脈 ……………………………442
a. rectalis inferior 下直腸動脈 ………………349
a. rectalis media 中直腸動脈 …………………349
a. rectalis superior 上直腸動脈 ………………344
a. renalis 腎動脈 ………………………258, 346
a. renalis accessoria 副-腎動脈 ……………346
a. sacralis mediana 正中仙骨動脈 ……………351
a. sphenopalatina 蝶口蓋動脈 …………………338
a. spinalis anterior 前脊髄動脈 ………………442
a. spinalis posterior 後脊髄動脈 ……………442
a. subclavia 鎖骨下動脈 ………………………338
a. submentalis おとがい下動脈 ………………336
a. subscapularis 肩甲下動脈 …………………340
a. supraoptica 視索上動脈 ……………………444

a. supraorbitalis 眼窩上動脈 …………………336
a. suprarenalis 副腎動脈 ………………………345
a. suprascapularis 肩甲上動脈 ………………339
a. supratrochlearis 滑車上動脈 …………336, 337
a. temporalis superficialis 浅側頭動脈 ………337
a. testicularis 精巣動脈 ………………………346
a. thalamoperforata 視床穿通動脈 ……………444
a. thoracica interna 内胸動脈 …………………338
a. thoracica lateralis 外側胸動脈 ……………340
a. thoracica suprema 最上胸動脈 ……………340
a. thoracoacromialis 胸肩峰動脈 ……………340
a. thyroidea inferior 下甲状腺動脈 ……295, 339
a. thyroidea superior 上甲状腺動脈 ……295, 336
a. tibialis anterior 前脛骨動脈 ………………351
a. tibialis posterior 後脛骨動脈 ……………351
a. transversa colli 頚横動脈 …………………340
a. transversa faciei 顔面横動脈 ………………337
a. tuberis cinerei 灰白隆起動脈 ………………444
a. ulnaris 尺骨動脈 ……………………………340
a. umbilicalis 臍動脈 ………………………348, 361
a. uterina 子宮動脈 ……………………………349
a. vertebralis 椎骨動脈 ………………338, 444
aa. vesicales 膀胱動脈 ………………………348
a. zygomaticoorbitalis 頬骨眼窩動脈 …………337
arteriola recta 直細動脈 ………………………258
arteriolar labyrinth 小動脈迷路 ………………365
arteriovenous anastomosis 動静脈吻合 ………308
artery 動脈 ……………………………………303
articulatio 関節 …………………………………37
art. acromioclavicularis 肩鎖関節 ……………87
artt. atlantoaxiales 環軸関節 …………………75
art. atlantoaxialis lateralis 外側環軸関節 ……75
art. atlantoaxialis mediana 正中環軸関節 ……75
art. atlantooccipitalis 環椎後頭関節 …………75
artt. carpometacarpeae 手根中手関節 …………89
art. costotransversaria 肋横突関節 ……………80
art. costovertebralis 肋椎関節 …………………80
art. coxae 股関節 ………………………………96
art. cricothyroidea 輪状甲状関節 ……………239
art. cubiti 肘関節 ………………………………88
art. ellipsoidea 楕円関節 ………………………40
art. genus 膝関節 ………………………………99
art. humeri 肩関節 ……………………………87
art. humeroradialis 腕橈関節 …………………88
art. humeroulnaris 腕尺関節 …………………88
art. intercarpea 手根間関節 …………………89
artt. interphalangeae manus 指節間関節(手の) 90
artt. interphalangeae pedis 指節間関節(足の) 99
art. intervertebralis 椎間関節 …………………73
artt. metacarpophalangeae 中手指節関節 ……89
artt. metatarsophalangeae 中足指節関節 ……99
artt. pedis 足の関節 ……………………………99
art. plana 平面関節 ……………………………41
art. radiocarpea 橈骨手根関節 ………………89
art. radioulnaris distalis 下橈尺関節 …………89
art. radioulnaris proximalis 上橈尺関節 ………88

art. sacroiliaca 仙腸関節	96
art. sellaris 鞍関節	41
art. spheroidea 球関節	39
art. sternoclavicularis 胸鎖関節	87
art. sternocostalis 胸肋関節	80
art. talocruralis 距腿関節	99
artt. tarsometatarseae 足根中足関節	99
art. temporomandibularis 顎関節	67
art. tibiofibularis 脛腓関節	99
art. trochoidea 車軸関節	40
arytenoid cartilage 披裂軟骨	239
ascending degeneration 逆行変性	387
ascending ramus 上行枝(下顎骨の)	50 注
ascending tracts 上行伝導路	494
Aschoff, Ludwig	327 注
association area 連合野	430
association fibers 連合線維	425
astrocyte 星状膠細胞(アストログリア)	384
atlas 環椎	71
Atmungsorgane 呼吸器	231
atresia hymenalis 処女膜閉鎖	281
atrial natriuretic peptide (ANP)	293
atrioventricular node 房室結節	326
atrium dextrum 右心房	320
atrium sinistrum 左心房	320
auditory area 聴覚野	428
auditory tract 聴覚伝導路	500
Auerbach's plexus アウエルバッハ神経叢	217
Augenhöhle 眼窩	57
auricle, auricula 耳介	536
auriculae cordis 心耳	168
auricula dextra 右心耳	320
auricula sinistra 左心耳	320
auris externa 外耳	536
auris interna 内耳	540
auris media 中耳	538
Ausführungsgang 導管	178
autonomic nervous system 自律神経系	484
axilla 腋窩	18
axis 軸椎	71
axis bulbi 眼球軸	525
axis cordis 心軸	319
axis opticus 視軸	525
axon 軸索	7, 382

B

B cells B細胞	316
B lymphocytes Bリンパ球	316
Backenzähne 臼歯	185
ball-and-socket joint 球関節	39
Banting, Frederick G.	231 注
barba 須毛(ひげ)	523
Bartholin, Thomas	282 注, 368 注
Bartholin's gland バルトリン腺	282 注
basal cell of the olfactory epithelium 基底細胞(嗅上皮の)	236
basal ganglia 大脳基底核	424
basal-granulated cell 基底果粒細胞	215
basement membrane 基底膜	3
basic lamellae 基礎層板	32
basis cordis 心底	319
basis cranii externa 外頭蓋底	61
basis pulmonis 肺底	245
Basler Nomina Anatomica (B.N.A.) バーゼル解剖学名	14
basophils 好塩基球	315
Bauchfell 腹膜	286
Bauchspeicheldrüse 膵臓	229
Becherzelle 杯細胞	178, 214
Becken 骨盤	99
Beckenhöhle 骨盤腔	100
Begleitvene 伴行静脈	351
Bell, Sir Charles	469 注
Bell-Magendie law ベル-マジャンディの法則	469
Bell's law ベルの法則	469
Best, Charles H.	231 注
Betz pyramidal cells ベッツ錐体細胞	426
bifurcatio tracheae 気管分岐部	243
bile 胆汁	222
bile capillary 毛細胆管	225
bilirubin ビリルビン	365
Bindegewebe 結合組織	4
Bindegewebsknochen 膜性骨, 結合組織性骨	34
blastula 胞胚	10
Blinddarm 盲腸	218
blood 血液	314
blood-brain barrier 血液脳関門	384
blood capillary 毛細血管	304
blood cells 血球	314
blood plasma 血漿	314
blood platelets 血小板	315
blood vessel 血管	303
blood-vessel system 血管系	303
Blut 血液	314
Blut-Hirn-Schranke 血液脳関門	384
Blutplasma 血漿	314
Blutzellen 血球	314
bone 骨	27
bone canalicules 骨細管	6
bone lacuna 骨小腔	6
bone lamella 骨層板	6
bone marrow 骨髄	29
bone tissue 骨組織	5
Botallo, L.	361 注
Bowman's capsule ボウマン嚢	257
brachium 上腕	18
brachium conjunctivum 結合腕	403, 422
brachium pontis 橋腕	400, 403, 421
brain 脳	395
brain stem 脳幹	396, 413
branchial arch 鰓弓	367, 467

Broca, Paul	428 注
Broca's center ブローカの中枢	428
Brodmann, Korbinian	426 注
bronchiolus 細気管支	246
bronchiolus respiratorius 呼吸細気管支	246
bronchiolus terminalis 終末細気管支	246
bronchus 気管支	169, 171, 243, 247
bronchus lobaris 葉気管支	246
bronchus segmentalis 区域気管支	246
Brunner's gland ブルンネル腺	212
Brustbein 胸骨	78
Brustfell 胸膜	250
Brustkorb 胸郭	77
Brustmark 胸髄	391
Brustwirbel 胸椎	71
bucca 頰	183
bulbus oculi 眼球	525
bulbus olfactorius 嗅球	233, 413
bulbus penis 尿道球	286
bulbus pili 毛球	523
bulbus vestibuli 前庭球	282
bundle of His ヒスの束	327
bursa omentalis 網嚢	169, 291
bursa synovialis 滑液包	111

C

Cajal, Ramon y, S.	383
calcaneus 踵骨	94
calcarine artery 鳥距動脈	446
calcitonin カルシトニン	296
calices renales 腎杯	257
calvaria 頭蓋冠	53
camera anterior bulbi 前眼房	531
camera posterior bulbi 後眼房	531
canaliculus cochleae 蝸牛小管	543
canaliculi lacrimales 涙小管	534
canalis 管	22
canalis caroticus 頸動脈管	63, 64
canalis centralis 中心管	388, 391, 433
canalis cervicis 頸管	278
canalis facialis 顔面神経管	47, 63, 65
canalis femoralis 大腿管	164
canalis hypoglossi 舌下神経管	43, 63
canalis incisivus 切歯管	49, 60, 61, 191
canalis infraorbitalis 眼窩下管	48, 61
canalis inguinalis 鼠径管	138, 267
canalis mandibulae 下顎管	52
canalis musculotubarius 筋耳管	46, 63
canalis nasolacrimalis 鼻涙管	58, 61
canalis opticus 視神経管	43, 60, 64
canales palatini 口蓋管	56, 61
canalis pterygoideus 翼突管	44, 56, 64
canalis radicis dentis(歯)根管	185
canalis sacralis 仙骨管	73
canales semicirculares 骨半規管	541
canalis semicircularis anterior 前半規管	541
canalis semicircularis lateralis 外側半規管	541
canalis semicircularis posterior 後半規管	541
canalis spiralis cochleae 蝸牛らせん管	543
canalis vertebralis 脊柱管	76
canines 犬歯	184
capilli 頭毛(かみのけ)	523
capitulum 小頭(上腕骨の)	84
capsula 被膜	174
capsula adiposa 脂肪被膜	254
capsula articularis 関節包	38
capsula externa 外包	425, 425 注
capsula fibrosa 線維被膜(腎臓の)	254
capsula interna 内包	425, 495
capsula lienis 脾被膜	365
capus 筋頭	110
caput 頭	18, 20
caput articulare 関節頭	38
caput breve 短頭	142
caput femoris 大腿骨頭	92, 285
caput laterale 外側頭	144
caput longum 長頭	141, 144
caput mandibulae 下顎頭	52
caput mediale 内側頭	144
caput medusae メドゥーサの頭	360
caput pancreatis 膵頭	229
cardia 噴門	207
cardiac muscular tissue 心筋組織	6
carotid body 頸動脈小体	299
carotid-cavernous fistula 頸動脈－海綿静脈洞瘻	444
carotid siphon 頸動脈サイフォン	444
carpus 手根	18
cartilage bone 置換骨	34
cartilagines tracheales 気管軟骨	244
cartilaginous tissue 軟骨組織	5
cartilago 軟骨	27
cartilago articularis 関節軟骨	29, 38
cartilago arytenoidea 披裂軟骨	239
cartilago costalis 肋軟骨	78
cartilago cricoidea 輪状軟骨	239
cartilago epiglottica 喉頭蓋軟骨	239
cartilago epiphysialis 骨端軟骨	29
cartilago thyroidea 甲状軟骨	238
carunculae hymenales 処女膜痕	281
caruncula lacrimalis 涙丘	534
caruncula sublingualis 舌下小丘	195, 201
cataracta 白内障	531
cauda 筋尾	110
cauda equina 馬尾	391
cauda pancreatis 膵尾	229
cavernous sinuses 海綿体洞	271
cavum articulare 関節腔	38
cavum cranii 頭蓋腔	53, 63
cavum dentis 歯髄腔	185
cavum laryngis 喉頭腔	240

cavum medullare 髄腔 ……………………27
cavum nasi 鼻腔 ……………………57, 233
cavum nasi osseum 骨鼻腔 ……………57 注
cavum oris 口腔 ……………………………182
cavum oris proprium 固有口腔 …………182
cavum pelvis 骨盤腔 ……………………100
cavum pericardii 心膜腔 …………………330
cavum peritonei 腹膜腔 …………………286
cavum pharyngis 咽頭腔 …………………203
cavum pleurae 胸膜腔 ……………………252
cavum subarachnoideale クモ膜下腔 …390, 439
cavum subdurale 硬膜下腔 ………………390
cavum thoracis 胸腔 ………………………81
cavum tympani 鼓室 …………………46, 539
cavum uteri 子宮腔 ………………………278
cecum 盲腸 ………………………………218
cell, cellula 細胞 …………………………2
cellulae ethmoidales 篩骨蜂巣 ……………47
cellulae mastoideae 乳突蜂巣 ………46, 539
cementum セメント質 ……………………187
central artery 中心動脈 …………………365
central nervous system 中枢神経系 ……379
centrifugal nerve 遠心性神経 ……………380
centrifugal tracts 遠心性伝導路 …………502
centripetal nerves 求心性神経 ……………380
centripetal tracts 求心性伝導路 …………494
centrum tendineum 腱中心 ………………135
cerebellum 小脳 …………………………401
cerebral nerves 脳神経 …………………449
cerebrospinal fluid 脳脊髄液 ……………440
cerebrum 大脳 …………………………395 注
cerumen 耳垢 ……………………………537
cervix uteri 子宮頸 ………………………278
chemical transmission 化学伝達 …………382
chemoreceptor 化学受容器 ………………334
chiasma opticum 視神経交叉 ……………410
chief cell 主細胞(胃の) …………………209
choana 後鼻孔 …………………57, 62, 203, 234
cholecystokinin (CCK) コレシストキニン ……215
Chopart's joint ショパール関節 …………99
chordae tendineae 腱索 …………………322
chorda tympani 鼓索神経 ………198, 458, 461
chorda v. umbilicalis 臍静脈索 …………362
chorion 絨毛膜 …………………………279
choroidea 脈絡膜 ………………………528
chromaffin cell クローム親和細胞 ………298
chromaffin system クローム親和系 ………299
chyle, chylus 乳糜 ……………………315, 368 注
chymotrypsinogen キモトリプシノゲン ……229
cilia 睫毛(まつげ) …………………523, 533
ciliated epithelium 線毛上皮 ………………4
circulatory system 循環系 ………………303
circulus arteriosus 大脳動脈輪 …………445
circumventricular organs 脳室周囲器官 ……441
cisterna cerebellomedullaris 小脳延髄槽 ……439
cisterna chyli 乳糜槽 ……………………368

cisterna fossae lateralis cerebri 大脳外側窩槽
　…………………………………………439
cisterna magna 大槽 …………………439 注
cisternae subarachnoideales クモ膜下槽 …439
claustrum 前障 …………………………425
clavicula 鎖骨 ……………………………82
clitoris 陰核 ……………………………282
clunes 殿部(しり) ………………………19
cochlea 蝸牛 ……………………………542
coelom 体腔 ……………………………180
collagen fiber 膠原線維 …………………4
collateral circulation 側副路 ……………308
collecting tube 集合管 …………………257
collecting tubule 集合細管 ………………257
colliculus inferior 下丘 …………………404
colliculus seminalis 精丘 ………………272
colliculus superior 上丘 …………………404
colloid コロイド …………………………296
collum 頚 ……………………………18, 20
collum anatomicum 解剖頚 ………………84
collum chirurgicum 外科頚 ………………84
collum dentis 歯頚 ………………………185
collum femoris 大腿骨頚 …………………92
collum mandibulae 下顎頚 ………………52
colon 結腸 ………………………………220
colon ascendens 上行結腸 ………168, 220, 288
colon descendens 下行結腸 ………168, 220, 288
colon sigmoideum S状結腸 ………………220
colon transversum 横行結腸 ……168, 220, 288
columna Clarki クラークの柱 ……………394
columnae renales 腎柱 …………………257
columna vertebralis 脊柱 …………………68
columnar epithelium 円柱上皮 ……………3
commissura anterior 前交連 …………412, 425
commissura grisea 灰白交連 ……………393
commissura labiorum 唇交連 ……………183
commissural fibers 交連線維 ……………425
comparative anatomy 比較解剖学 ………11, 12
complex reflex arc 複合反射弓 ……………492
compound gland 複合腺 …………………178
concha nasalis inferior 下鼻甲介 48, 58, 191, 234
concha nasalis media 中鼻甲介 ……58, 191, 234
concha nasalis superior 上鼻甲介 …58, 191, 234
conducting system 刺激伝導系 …………326
condylus 果(顆) …………………………21
condylus humeri 上腕骨果 ………………84
condylus lateralis 外側果
　………………………(脛骨の)93,(大腿骨の)92
condylus medialis 内側果
　………………………(脛骨の)93,(大腿骨の)92
condylus occipitalis 後頭果 ………………63
cone 錐状体 ……………………………530
conjugata vera 真結合線 …………………101
conjunctivitis 結膜炎 ……………………534
connective tissue 結合組織(支持組織) ……4
conus elasticus 弾性円錐 …………………295

conus medullaris 脊髄円錐 ……………388
cor 心臓 ……………168, 169, 303, 319
corium 真皮 ……………………519
cornea 角膜 ……………………526
cornu anterius 前角
　………(灰白質の)393,(側脳室の)413
cornu inferius 下角(側脳室の)………413
cornu laterale 側角 ………………393
cornu majus 大角 …………………52
cornu minus 小角 …………………52
cornu posterius 後角
　………(灰白質の)393,(側脳室の)413
corona dentis 歯冠 ………………185
corpora paraaortica 大動脈傍体 ……299
corpus 体 ……………………………20
corpus adiposum buccae 頬脂肪体 ……121
corpus albicans 白体 ………………275
corpus amygdaloideum 扁桃体 …425, 431
corpus callosum 脳梁 …………412, 425
corpus cavernosum penis 陰茎海綿体 …270
corpus ciliare 毛様体 ……………528
corpus geniculatum laterale 外側膝状体 406, 420
corpus geniculatum mediale 内側膝状体
　……………………………406, 420
corpus linguae 舌体 ………………192
corpus luteum 黄体 ………………275
corpus mamillare 乳頭体 ……65, 407, 431
corpus mammae 乳房体 ……………521
corpus mandibulae 下顎体 …………50
corpus maxillae 上顎体 ……………48
corpus medullare 髄体(小脳の) ……423
corpus pancreatis 膵体 ……………229
corpus pineale 松果体 ……………407
corpus renis 陰茎体 ………………269
corpus restiforme 索状体 …398, 402, 421
corpus spongiosum penis 尿道海綿体 …271
corpus striatum 線条体 ………412, 425
corpus unguis 爪体 ………………524
corpus uteri 子宮体 ………………277
corpus ventriculi 胃体 ……………207
corpus vertebrae 椎体 ……………69
corpus vitreum 硝子体 ……………531
cortex cerebelli 皮質 ……………423
cortex cerebri 大脳皮質 …………423
cortex renis 皮質(腎臓の) …………256
Corti, Marquis Alfonso …………545 注
corticosteroids コルチコステロイド ……298
Corti's organ コルチ器 ……………544
costae 肋骨 …………………………77
Cowper, William ………………269 注
Cowper's gland カウパー腺 ………269 注
cranial cavity 頭蓋腔 ………………53, 63
cranial nerves 脳神経 ……………449
cranium 頭蓋 ………………………42
cretinism クレチン病 ………………296
cricoid cartilage 輪状軟骨 …………239

crista ampullaris 膨大部稜 …………544
cristae cutis 皮膚小稜 ……………517
crista iliaca 腸骨稜 ………………91
crista sacralis intermedia 中間仙骨稜 ……72
crista sacralis lateralis 外側仙骨稜 ……72
crista sacralis mediana 正中仙骨稜 ……72
crista terminalis 分界稜 …………326
crus 下腿 …………………………19
crus cerebri 大脳脚 ………………404
crus clitoridis 陰核脚 ……………282
crus penis 陰茎脚 …………………270
cryptopatch クリプトパッチ …216, 317
cubitus 肘 …………………………18
cuboidal epithelium 立方上皮 ………4
cuneus 楔部 ………………………412
cupula cochleae 蝸牛頂 ……………543
cupula pleurae 胸膜頂 ……………166
curvatura major 大弯 ……………208
curvatura minor 小弯 ……………208
cuspis 弁尖 ………………………322
cutaneous glands 皮膚腺 …………520
cutaneous vein 皮静脈 ……………351
cutis 皮膚 …………………………516
Cuvier, G. …………………………12
cytoarchitectonic 細胞構築(大脳皮質の) ……423
cytology 細胞学 …………………3

D

Damm 会陰 ………………………284
Darmbein 腸骨 ……………………91
Darwin, Charles R. ……………12, 537 注
Darwinian tubercle ダーウイン結節 ……537
decidua 脱落膜 ……………………280
decussatio lemniscorum 毛帯交叉 …421, 495
decussatio pyramidum 錐体交叉 …420, 502
deferent duct 精管 ………………267
dendrite 樹状突起 ………………7, 381
dens 歯 …………………………183
dens 歯突起(軸椎の) ………………71
dental pulp 歯髄 …………………187
dentes 歯 …………………………183
dentes canini 犬歯 ………………184
dentes decidui 乳歯 ………………183
dentes incisivi 切歯 ………………184
dentes molares 臼歯, 大臼歯 ………185
dentes permanentes 永久歯 ………183
dentes premolares 小臼歯 ………185
dentes serotini 智歯 ……………185
dentin 象牙質 ……………………186
dentin fiber 象牙線維 ……………186
dentinal tubule 象牙細管 …………186
Dentinfaser 象牙線維 ……………186
Dentinkanälchen 象牙細管 ………186
dermatome 皮膚分節(デルマトーム) …469
descending tracts 下行性伝導路 ……502

descensus ovarii 卵巣の下降 ････････････････267
descensus testis 精巣の下降 ････････････････267
deviatio septi nasi 鼻中隔弯曲 ･･････････234 注
diabetes mellitus 糖尿病 ･････････････････231
diameter obliqua 斜径（骨盤の）･･････････101
diameter transversa 横径（骨盤の）･････････101
diaphragma 横隔膜･･････135, 167, 168, 169, 366
diaphragma pelvis 骨盤隔膜 ････････････････286
diaphragma sellae 鞍隔膜 ･････････････････408
diaphragma urogenitale 尿生殖隔膜 ････････286
Dickdarm 大腸 ･･････････････････････････217
diencephalon 間脳 ･････････････････395, 405
digestive glands 消化腺 ･･････････････････180
digestive system 消化器系 ･････････････････8
digestive tract 消化管 ･･･････････････････180
digiti 指･･･････････････････(手の) 18, (足の) 19
dilatator 散大筋 ････････････････････････114
diploë 板間層 ･･････････････････････29, 354
discus articularis 関節円板 ････････････････38
discus intervertebralis 椎間円板 ･･･････････73
discus nervi optici 視神経円板 ･････････････529
distalis 遠位 ････････････････････････････20
dopamine ドーパミン ････････････････････42
Dornfortsatz 棘突起 ･････････････････････70
dorsal root 後根 ････････････････････････390
dorsum 背（せなか）･･････････････････････18
dorsum manus 手背 ･･････････････････････18
dorsum nasi 鼻背 ･･･････････････････････233
Douglas, James ････････････････････････292 注
Douglas pouch ダグラス窩 ･････････････292 注
Dreikantenbahn 三稜路 ･･････････････････504
Drüse 腺 ････････････････････････････････177
ductuli efferentes testis 精巣輸出管 ･･････265
ductus alveolaris 肺胞管 ･････････････････247
ductus Arantii アランチウス管 ･･･････････361
ductus arteriosus 動脈管 ････････････････361
ductus Botalli ボタロ管 ･･････････････････361
ductus choledochus 総胆管 ･･････････････227
ductus cochlearis 蝸牛管 ････････････････544
ductus cysticus 胆嚢管 ･･････････････････227
ductus deferens 精管 ････････････････267, 346
ductus ejaculatorius 射精管 ･････････････268
ductus endolymphaticus 内リンパ管 ･････543
ductus epididymidis 精巣上体管 ･････････265
ductus hepaticus 肝管 ･･････････････226, 227
ductus hepaticus communis 総肝管 ･････227
ductus lactiferi 乳管 ････････････････････521
ductus lymphaticus dexter 右リンパ本幹･･･368
ductus nasolacrimalis 鼻涙管 ･･････234, 235, 534
ductus pancreaticus 膵管 ････････････････230
ductus pancreaticus accessorius 副膵管････230
ductus parotideus 耳下腺管 ･････････････200
ductus semicirculares 膜半規管 ･･････････544
ductus submandibularis 顎下腺管 ････････201
ductus thoracicus 胸管 ･･････････････250, 368
ductus thyroglossus 甲状舌管 ････････････193
ductus venosus 静脈管 ･･････････････････361
Dünndarm 小腸 ･････････････････････････211
duodenum 十二指腸 ･････････････････170, 211
dura mater 硬膜 ････････････････････390, 434
dura mater encephali 脳硬膜 ･････････････435
dura mater spinalis 脊髄硬膜 ････････････435

E

Eckzähne 犬歯 ･･････････････････････････184
ectoderm 外胚葉 ･････････････････････････10
Eierstock 卵巣 ･････････････････････････272
Eileiter 卵管 ･･･････････････････････････276
Eingeweide 内臓 ････････････････････････174
ejaculation 射精 ････････････････････････268
elastic cartilage 弾性軟骨 ･･･････････････････5
elastic fiber 弾性線維 ･････････････････････4
elbow 肘 ･････････････････････････････････18
elbow joint 肘関節 ･･･････････････････････88
Ellenbogen 肘 ･･･････････････････････････18
Ellenbogengelenk 肘関節 ･････････････････88
ellipsoid joint 楕円関節 ･･････････････････40
embryo 胚 ･･････････････････････････････10
embryology 発生学 ･･･････････････････････10
eminentia iliopubica 腸恥隆起 ････････････92
enamel エナメル質 ･････････････････････186
enamel rod エナメル小柱 ････････････････187
encephalon 脳 ･･････････････････････････395
endartery 終動脈 ･･･････････････････････306
endocardium 心内膜 ････････････････････324
endocrine gland 内分泌腺 ･･････････････179, 293
endocrine system 内分泌系 ････････････････9
endolympha 内リンパ ･･･････････････541, 543
endometrium 子宮内膜 ･････････････････279
endomysium 筋内膜 ････････････････････109
endoneurium 神経内膜 ･････････････････385
endothelium 内皮 ･････････････････････････3
Endstück 終末部 ･･･････････････････････178
enteric nerves 腸管神経 ･････････････････485
enteric nervous system 腸管神経系 ･･････379
entoderm 内胚葉 ･････････････････････････10
Entwicklungsmechanik 発生機序 ･････････13
eosinophils 好酸球 ･････････････････････315
ependyma 上衣 ････････････････････････431
epicardium 心外膜 ･････････････････326, 330
epicondylus lateralis 外側上果 ･････････84, 92
epicondylus medialis 内側上果 ･････････84, 92
epidermal ridge configuration 皮膚理紋 ･･･517
epidermis 表皮 ････････････････････････518
epididymis 精巣上体 ･･･････････････････264
epiglottis 喉頭蓋 ･･･････････････････191, 241
epineurium 神経上膜 ･･････････････386, 391, 438
Epiphysenknorpel 骨端軟骨 ･･･････････29, 36
Epiphysenlinie 骨端線 ･･･････････････････29
epiphysial cartilage 骨端軟骨 ･･････････････36
Epithel 上皮 ･･･････････････････････････175

epithelial tissue 上皮組織 ……………………3
epithelium 上皮 ………………………175, 213
Epithelkörperchen 上皮小体 ………………296
epitheloid cells 上皮様細胞 ………………308
erection 勃起 …………………………………271
Ersatzknochen 置換骨 ………………………34
Ersatzzähne 代生歯 …………………………183
erythrocytes 赤血球 …………………………315
esophagus 食道 ………………205, 237, 250
estrogen エストロゲン ……………………275
estrus 発情 …………………………………275
ethmoid bone 篩骨 …………………………47
eustachian tube ………………………540 注
Eustachio, B. E. ………………………540 注
excavatio rectouterina 直腸子宮窩 ……273, 292
excavatio rectovesicalis 直腸膀胱窩
　　　　　　　　　……………261, 269, 292
excavatio vesicouterina 膀胱子宮窩 ……273, 292
excitation 興奮 ………………………………379
excretion 排泄 ………………………………177
excretory duct 導管 …………………………178
exocrine gland 外分泌腺 ……………………179
extensio 伸展 ………………………………113
extensor 伸筋 ………………………………113
external ear 外耳 ……………………………536
externus 外 ……………………………………19
extrathymic (ally differentiated) T cells
　　胸腺外(分化)T細胞 ……………………316
extremitas acromialis 肩峰端 ………………82
extremitas sternalis 胸骨端 ………………82
eyeball 眼球 …………………………………525
eyebrow 眉毛(まゆげ) ……………………533
eyelashes 睫毛(まつげ) ……………………533
eyelid 眼瞼(まぶた) ………………………532

━━━━━ F ━━━━━

facial muscles 顔面筋 ………………………116
facies 顔 ………………………………………18
facies articularis 関節面 ……………………38
facies auricularis 耳状面 …………………73, 91
facies costalis 肋骨面 ………………………245
facies diaphragmatica 横隔面(肺の) ………245
fallopian tube 卵管 …………………………276
Fallopius, Gabriel ……………276 注, 310 注
falx cerebelli 小脳鎌 ………………………437
falx cerebri 大脳鎌 …………………………436
fascia 筋膜 …………………………………110
fascia abdominalis superficialis 浅腹筋膜 …139
fascia antebrachii 前腕筋膜 ………………150
fascia brachii 上腕筋膜 ……………………150
fascia buccopharyngea 頬咽頭筋膜 ………123
fascia bulbi 眼球筋膜 ………………………111
fascia cervicalis 頚筋膜 ……………………127
fascia clitoridis 陰核筋膜 …………………111
fascia cruris 下腿筋膜 ………………………164

fascia dorsalis manus 手背筋膜 ……………151
fascia dorsalis pedis 足背筋膜 ……………164
fascia dorsalis superficialis 浅背筋膜 ……131
fascia endothoracica 胸内筋膜 ……………136
fascia iliaca 腸骨筋膜 ………………………164
fascia infraspinata 棘下筋膜 ………………150
fascia lata 大腿筋膜 ………………………163
fascia masseterica 咬筋筋膜 ………………123
fascia nuchae 項筋膜 ………………………131
fascia parotidea 耳下腺筋膜 ………………123
fascia pectoralis 胸筋筋膜 …………………136
fascia penis 陰茎筋膜 ………………111, 270
fascia spermatica externa 外精筋膜 ………266
fascia spermatica interna 内精筋膜 ………266
fascia subscapularis 肩甲下筋膜 …………150
fascia supraspinata 棘上筋膜 ………………150
fascia temporalis 側頭筋膜 …………121, 123
fascia thoracolumbalis 胸腰筋膜 …………132
fascia transversalis 横筋筋膜 ………………139
fasciculus atrioventricularis 房室束 ………327
fasciculus cells 索細胞 ……………………393
fasciculus cuneatus 楔状束 …………390, 398
fasciculus gracilis 薄束 ………………390, 398
fasciculus longitudinalis medialis 内側縦束
　　　　　　　　　　　　　………421, 506
fasciculus mamillothalamicus 乳頭視床束 …502
fasciculus thalamocorticalis 視床皮質路 423, 495
fasciculus triangularis 三角束 ……………504
Faserknorpel 線維軟骨 ………………………5
fauces 口峡 ……………………………182, 190
femur 大腿，大腿骨 …………………19, 92
fenestra cochleae 蝸牛窓 …………………539
fenestra vestibuli 前庭窓 ……………539, 541
Fettgewebe 脂肪組織 …………………………4
fibrae arcuatae internae 内弓状線維 ……421, 495
fibrin フィブリン …………………………314
fibroblast 線維芽細胞 …………………………4
fibrocartilage 線維軟骨 ………………………5
fibula 腓骨 …………………………………93
fimbriae 卵管采 ……………………………276
final common path 終末共通路 ……………507
finger print 指紋 ……………………………518
fissura horizontalis 水平裂 …………168, 245
fissura longitudinalis cerebri 大脳縦裂 ……411
fissura mediana anterior 前正中裂 ……388, 392
fissura obliqua 斜裂 …………………168, 245
fissura orbitalis inferior 下眼窩裂 ………56, 61
fissura orbitalis superior 上眼窩裂 …43, 60, 64
fissura petrotympanica 錐体鼓室裂 …………63
fissura Sylvii シルヴィウス裂溝 …………411
fissura transversa cerebri 大脳横裂 ………411
Flack, Martin …………………………326 注
Flechsig, Paul Emil …………………497 注
Flechsig's fasciculus フレクシヒの束 ……497 注
flexio 屈曲 …………………………………113
flexor 屈筋 …………………………………113

flexura duodeni inferior 下十二指腸曲 ……… *211*
flexura duodeni superior 上十二指腸曲 ……… *211*
flexura duodenojejunalis 十二指腸空腸曲 ……… *211*
Flimmerepithel 線毛上皮 ……………………… *4*
flocculus 片葉 …………………………………… *402*
follicle 小胞（甲状腺の）……………………… *294*
follicle stimulating hormone (FSH)
　　卵胞刺激ホルモン …………………… *275 , 409*
folliculus lingualis 舌小胞 ……………………… *196*
folliculus lymphaticus aggregatus
　　集合リンパ小節 ……………………………… *215*
folliculus lymphaticus solitarius
　　孤立リンパ小節 ……………………………… *215*
folliculus pili 毛包 ……………………………… *523*
fontanelle 泉門 ………………………………… *66*
fonticulus 泉門 ………………………………… *66*
fonticulus anterior 大泉門 …………………… *66*
fonticulus mastoideus 後側頭泉門 …………… *67*
fonticulus posterior 小泉門 …………………… *67*
fonticulus sphenoidalis 前側頭泉門 ………… *67*
foramen 孔 ……………………………………… *22*
foramina alveolaria 歯槽孔 …………………… *48*
foramen apicis dentis（歯）根尖孔 …………… *185*
foramen cecum linguae 舌盲孔 ……………… *193*
foramen epiploicum 網嚢孔 …………………… *291*
foramen incisivum 切歯孔 ……………… *49 , 60 , 61*
foramen infraorbitale 眼窩下孔 ………………*48 , 61*
foramen interventriculare 室間孔 ……… *413 , 431*
foramina intervertebralia 椎間孔 …………… *76*
foramen ischiadicum majus 大坐骨孔 ……… *96*
foramen ischiadicum minus 小坐骨孔 ……… *96*
foramen jugulare 頚静脈孔 …………………… *63*
foramen lacerum 破裂孔 ……………………… *64*
foramen magnum 大後頭孔 ………………… *43 , 63*
foramen mandibulae 下顎孔 ………………… *51*
foramen mentale おとがい孔 ………………… *50*
foramen Monroi モンロー孔 ………………… *431*
foramen nutricium 栄養孔 …………………… *42*
foramen obturatum 閉鎖孔 …………………… *92*
foramen ovale 卵円孔 … *43 , 55 , 62 , 64 , 320 , 361*
foramina palatina minora 小口蓋孔 ………… *61*
foramen palatinum majus 大口蓋孔 ………… *61*
foramen rotundum 正円孔 ……………… *43 , 56 , 64*
foramina sacralia dorsalia 後仙骨孔 ……… *73 , 76*
foramina sacralia pelvina 前仙骨孔 ……… *73 , 76*
foramen sphenopalatinum 蝶口蓋孔 ………… *56*
foramen spinosum 棘孔 ………………*44 , 56 , 62 , 64*
foramen stylomastoideum 茎乳突孔 ……*47 , 63 , 65*
foramen transversarium 横突孔 ……………… *71*
foramen venae cavae 大静脈孔 ……………… *136*
foramen vertebrale 椎孔 ……………………… *69*
formatio reticularis 網様体 ……… *393 , 419 , 421*
fornix 脳弓 ……………………………… *412 , 425*
fornix conjunctivae 結膜円蓋 ………………… *534*
fornix vaginae 腟円蓋 ………………………… *280*
fossa articularis 関節窩 ……………………… *38*

fossa coronoidea 鈎突窩 ……………………… *84*
fossa cranii anterior 前頭蓋窩 ………………… *63*
fossa cranii media 中頭蓋窩 ………………… *63*
fossa cranii posterior 後頭蓋窩 ……………… *65*
fossa cubitalis 肘窩 …………………………… *18*
fossa iliaca 腸骨窩 …………………………… *91*
fossa iliopectinea 腸恥窩 …………………… *154*
fossa infratemporalis 側頭下窩 ……………… *55*
fossa ischiorectalis 坐骨直腸窩 ……………… *283*
fossa jugularis 頚窩 ………………………… *125*
fossa mandibularis 下顎窩 ………………… *45 , 55*
fossa navicularis 舟状窩 …………………… *272*
fossa olecrani 肘頭窩 ………………………… *84*
fossa ovalis 卵円窩 ………………………… *320 , 362*
fossa pterygoidea 翼突窩 …………………… *62*
fossa pterygopalatina 翼口蓋窩 ……………… *56*
fossa rhomboidea 菱形窩 …………………… *403*
fossa sacci lacrimalis 涙嚢窩 ………………… *61*
fossa supraclavicularis major 大鎖骨上窩 … *125*
fossa supraclavicularis minor 小鎖骨上窩 … *125*
fossa temporalis 側頭窩 ……………………… *55*
fovea articularis superior 上関節窩 ………… *71*
fovea centralis 中心窩 ……………………… *529*
foveola gastrica 胃小窩 ……………………… *209*
free ending 自由終末 ……………………… *519*
frenulum labii inferioris 下唇小帯 ………… *183*
frenulum labii superioris 上唇小帯 ………… *183*
frenulum linguae 舌小帯 …………………… *195*
frontal bone 前頭骨 …………………………… *47*
frontalis 前頭 ………………………………… *19*
FSH (follicle stimulating hormone) …… *275 , 409*
fundic gland 胃底腺 ………………………… *209*
fundus uteri 子宮底 ………………………… *278*
fundus ventriculi 胃底 ……………………… *207*
Fundusdrüse 胃底腺 ………………………… *209*
funiculus anterior 前索 ……………………… *388 , 393*
funiculus lateralis 側索 ……………………… *388 , 393*
funiculus posterior 後索 …………………… *390 , 393*
funiculus spermaticus 精索 ……………… *139 , 268*

──────── G ────────

Gafäßsystem 脈管系 ………………………… *303*
galea aponeurotica 帽状腱膜 ……………… *117 , 123*
gall bladder, Gallenblase 胆嚢 ……………… *227*
Galle 胆汁 …………………………………… *222*
ganglion 神経節 ……………………………… *386*
ggl. celiacum 腹腔神経節 …………………… *489*
ggl. cervicale inferius 下頚神経節 ………… *488*
ggl. cervicale medium 中頚神経節 ………… *488*
ggl. cervicale superius 上頚神経節 ………… *487*
ggl. ciliare 毛様体神経節 …………………… *455*
ggl. Gasseri ガッセル神経節 ……………… *453* 注
ggl. geniculi 膝神経節 ……………………… *461*
ggl. inferius 下神経節
　　……………（舌咽神経の）*462* ,（迷走神経の）*464*

ggl. lumbalia 腰神経節 …………………… 489
ggl. mesentericum inferius 下腸間膜動脈
　神経節 …………………………………… 489
ggl. mesentericum superius 上腸間膜動脈
　神経節 …………………………………… 489
ggl. oticum 耳神経節 ……………………… 458
ggl. pterygopalatinum 翼口蓋神経節 …… 456
ggll. sacralia 仙骨神経節 ………………… 489
ggl. semilunare 半月神経節 …………… 453 注
ggl. solare 太陽神経節 …………………… 489
ggl. spinale 脊髄神経節 ……………… 391, 494
ggl. spirale らせん神経節 ………………… 462
ggl. stellatum 星状神経節 ………………… 488
ggl. superius 上神経節
　……………………（舌咽神経の）462,（迷走神経の）464
ggll. thoracica 胸神経節 …………………… 488
ggl. trigeminale 三叉神経節 ……………… 453
ggll. trunci sympathici 幹神経節 ………… 486
ggl. vestibulare 前庭神経節 ……………… 462
ganglion cell layer 神経細胞層 …………… 530
Gasser, Achilles Pirminius ……………… 453 注
gastrin ガストリン ………………………… 210
Gaumen 口蓋 ……………………………… 189
Gaumenbein 口蓋骨 ………………………… 49
Gebärmutter 子宮 ………………………… 277
Gehirn 脳 …………………………………… 395
Gehring, W. J. ……………………………… 13
Gelenk 関節 ………………………………… 37
Gelenkhöhle 関節腔 ………………………… 38
Gelenkkapsel 関節包 ………………………… 38
Gelenkknorpel 関節軟骨 ……………… 29, 38
Gelenkkopf 関節頭 …………………………… 38
Gelenkpfanne 関節窩 ………………………… 38
gemischte Drüse 混合腺 ………………… 198
gene genealogy 遺伝子系図学 …………… 11
genital corpuscle 陰部神経小体 ………… 520
genital organs 生殖器 …………………… 252
genital system 生殖器系 …………………… 9
genu 膝 ……………………………………… 19
germ cell 精細胞 ………………………… 265
germinal center 胚中心 ……………… 203, 319
germinal epithelium 精上皮，"胚上皮"
　……………………………………… 265, 274 注
Geschlechtsorgane 生殖器 ……………… 252
Geschmacksknospe 味蕾 ………………… 196
Geschmackszelle 味細胞 ………………… 196
Gesichtsschädel 顔面頭蓋 ………………… 53
Gewebe 組織 ………………………………… 3
Gewebssaft 組織液 …………………… 304, 314
gingiva 歯肉 ……………………………… 188
ginglymus 蝶番関節 ……………………… 39
gland, glandula 腺 ………………………… 177
gll. areolares 乳輪腺 ………………… 521, 522
gll. axillares 腋窩腺 ……………………… 521
gll. bronchiales 気管支腺 …………… 244, 247
gll. buccales 頬腺 ………………………… 199

gl. bulbourethralis 尿道球腺 …………… 269
gll. ceruminosae 耳道腺 ……………… 521, 537
gll. cervicales 子宮頚腺 ………………… 279
gll. ciliares 睫毛腺 ……………………… 521
gll. circumanales 肛門周囲腺 …………… 521
gl. duodenalis 十二指腸腺 ……………… 212
gll. esophageae 食道腺 ………………… 206
gl. intestinalis 腸腺 ……………………… 214
gll. labiales 口唇腺 ……………………… 199
gl. lacrimalis 涙腺 ……………………… 534
gll. laryngeae 喉頭腺 …………………… 242
gll. linguales 舌腺 ……………………… 199
gl. lingualis anterior 前舌腺 …………… 190
gl. mammaria 乳腺 ……………………… 521
gll. molares 臼歯腺 ……………………… 199
gll. Montgomeri モントゴメリ腺 ……… 522
gll. palatinae 口蓋腺 …………………… 199
gll. parathyroideae 上皮小体 …………… 296
gl. parotis 耳下腺 ……………………… 200
gll. pharyngeae 咽頭腺 ………………… 204
gll. preputiales 包皮腺 ……………… 270, 520
gl. pylorica 幽門腺 ……………………… 210
gll. sebaceae 脂腺 ……………………… 520
gl. sublingualis 舌下腺 ……………… 191, 201
gl. submandibularis 顎下腺 …………… 201
gll. sudoriferae 汗腺 …………………… 520
gl. suprarenalis 副腎（腎上体）… 171, 297
gll. tarsales 瞼板腺 ……………………… 534
gl. thyroidea 甲状腺 ………………… 166, 294
gll. tracheales 気管腺 …………………… 244
gll. urethrales 尿道腺 …………………… 272
gll. uterinae 子宮腺 …………………… 279
gll. vestibulares minores 小前庭腺 …… 284
gl. vestibularis major 大前庭腺 ……… 282
glans 亀頭 …………………… 177 注, 269, 282
glaucoma 緑内障 ………………………… 531
Gliazelle 神経膠細胞（グリア細胞）… 7, 381, 384
Glisson, Francis ………………………… 224 注
Glisson's capsule グリソン鞘 …………… 224
globus pallidus 淡蒼球 ………………… 424
glomerular capsule 糸球体嚢 …………… 257
glomerulus 糸球体 ……………………… 257
glomerulus olfactorius 嗅糸球体 ……… 501
glomus caroticum 頚動脈小体 ……… 299, 334
glomus coccygeum 尾骨小体 …………… 308
glottis 声門 ……………………………… 241
glucagon グルカゴン …………………… 231
goblet cell 杯細胞 ………………… 178, 214
Goethe, Johann Wolfgang von ……… 11, 48
Golgi, Camilo …………………………… 383
gonadotropins 性腺刺激ホルモン … 275, 409
Gowers, Sir. William R. ……………… 498 注
Gowers' tract ガワーズの束 …………… 498 注
graafian follicle グラーフ卵胞 ………… 274
granulationes arachnoideales クモ膜果粒 … 438
granulocytes 果粒球 …………………… 315

gray substance 灰白質	385, 392
Grenzstrang 交感神経幹	486
Grimmdarm 結腸	220
Großhirn 大脳	395 注
growth hormone 成長ホルモン	409
Grundlamellae 基礎層板	32
gubernaculum testis 精巣導帯	278
gum 歯肉	188
gustatory tract 味覚伝導路	498
gyrus 回転	402, 411
gyrus cinguli 帯状回	412
gyrus fornicatus 脳弓回	412
gyrus frontalis superior, medius, inferior 前頭回, 上, 中, 下	411
gyrus parahippocampalis 海馬傍回	412
gyrus postcentralis 中心後回	411
gyrus precentralis 中心前回	411
gyrus temporalis superior, medius, inferior 側頭回, 上, 中, 下	411

H

Haeckel, Ernst	12
hairs 毛	522
Halsmark 頚髄	391
Halswirbel 頚椎	71
Handgelenk, hand joints 手関節	89
Harnblase 膀胱	261
Harnkanälchen 尿細管	257
Harnleiter 尿管	259
Harnorgane 泌尿器	252
Harnröhre 尿道	(女の)282,(男の)271
Harvey, William	303 注, 310 注
Hassall's corpuscle ハッサル小体	367
haustra coli 結腸膨起	220
Haut 皮膚	516
Hautleistenfigur 皮膚理紋	517
Hautmuskel 皮筋	108
Hautvene 皮静脈	351
Haversian canal ハヴァース管	32
Haversian system ハヴァース系	32
Head, Henry	510 注
Head's zone ヘッド帯	510
heart 心臓	168, 169, 303, 319
heart block 心臓遮断	328 注
hematopoiesis 造血	315
hematopoietic stem cell 造血幹細胞	315
hemispherium cerebelli 小脳半球	401
hemispherium cerebri 大脳半球	410
hemoglobin ヘモグロビン	314
Henle's loop ヘンレのわな	257
hepar 肝臓	166, 170, 172, 222, 288
hepatic cell cord 肝細胞索	224
hepatic lobule 肝小葉	224
hernia femoralis 大腿ヘルニア	164
hernia inguinalis 鼠径ヘルニア	138, 267
Herz 心臓	168, 169, 303, 319
Herzbeutel 心嚢	330
Herzknocken 心臓骨	326
Herzmuskelgewebe 心筋組織	6
Herzskelett 心臓骨格	326
hiatus aorticus 大動脈裂孔	135
hiatus esophageus 食道裂孔	136
hiatus maxillaris 上顎洞裂孔	48
hiatus saphenus 伏在裂孔	139, 164
Highmore, Nathaniel	235 注
Highmore's antrum ハイモア腔	235 注
hilus 門	21
hilus lienis 脾門	364
hilus ovarii 卵巣門	272
hilus pulmonis 肺門	169, 246
hilus renalis 腎門	256
Hilusdrüsen 肺門リンパ節	371
hinge joint 蝶番関節	39
Hinterhauptbein 後頭骨	43
hip-bone 寛骨	91
hip joint 股関節	96
hippocampus 海馬	431
hirci 腋毛（わきげ）	523
Hirnnerven 脳神経	449
Hirnschädel 脳頭蓋	53
Hirnstamm 脳幹	396, 413
His Junior, Wilhelm	327 注
histology 組織学	3
Hoden 精巣	264
Hodensack 陰嚢	266
holocrine gland 全分泌腺	520
homeobox gene ホメオボックス遺伝子	13
homeostasis 恒常性	379 注
homology 相同	12
horizontalis 水平	19
hormone ホルモン	179, 293
Hornorgane, horny organs 角質器	522
Hoyer-Grosser's organ ホイヤー・グローサー器官	308
Hüftbein 寛骨	91
Hüftgelenk 股関節	96
humerus 上腕骨	83
humor aqueus 眼房水（水様液）	531
hyaline cartilage 硝子軟骨	5
hymen 処女膜	280
hyoid bone 舌骨	52
hyperthyroidism 甲状腺機能亢進症	296
hypophyseal portal system 下垂体門脈系	410
hypophysis 下垂体	191, 233, 234, 408
hypothalamus 視床下部	407
hypothenar 小指球	150

I

ileum 回腸	167, 173, 212
immunoglobulin (IG) 免疫グロブリン	316

incisors 切歯 …………………………………… 184
incisura 切痕 …………………………………… 21
incisura clavicularis 鎖骨切痕 ………………… 79
incisurae costales 肋骨切痕 …………………… 79
incisura ischiadica major 大坐骨切痕 ………… 92
incisura ischiadica minor 小坐骨切痕 ………… 92
incisura jugularis 頚切痕 ……………………… 79
incisura mandibulae 下顎切痕 ………………… 52
incisura nasalis 鼻切痕 ………………………… 48
incisura scapulae 肩甲切痕 …………………… 83
incisura trochlearis 滑車切痕 ………………… 85
incus きぬた骨 ………………………………… 539
inferior 下 ……………………………………… 20
infrahyale Muskeln 舌骨下筋 ………………… 126
infundibulum 漏斗(視床下部の) ………… 65, 408
infundibulum tubae uterinae 漏斗(卵管の) … 276
inner nuclear layer 内果粒層 ………………… 530
insertio 停止(筋の) …………………………… 112
insula 島 ……………………………………… 411
insulin インスリン …………………………… 231
integumentum commune 外皮 ……………… 516
intercalated portion 介在部 …………… 199, 200
interlobular artery 小葉間動脈 ……………… 226
interlobular bile duct 小葉間胆管 …………… 226
interlobular connective tissue 小葉間結合組織
………………………………………………… 174
interlobular vein 小葉間静脈 ………………… 226
internal ear 内耳 ……………………………… 540
internus 内 …………………………………… 19
internus 内筋(喉頭の) ………………………… 242
intersectio tendinea 腱画 ……………… 110, 137
interstitial cell 間細胞 ………………………… 266
interstitial growth 間質性成長 ………………… 36
interstitium 間質 ……………………………… 174
intervertebral disc hernia 椎間板ヘルニア …… 73
intestinal crypt 腸陰窩 ………………… 214, 220
intestinal villi 絨毛 …………………………… 212
intestinum crassum 大腸 …………………… 217
intestinum tenue 小腸 ……………………… 211
intramural nervous system 壁内神経系
……………………………………… 217, 379, 485
intramural plexus 壁内神経叢 ……………… 485
intumescentia cervicalis 頚膨大 …………… 388
intumescentia lumbalis 腰膨大 ……………… 388
iris 虹彩 ……………………………………… 528
islet of Langerhans ランゲルハンス島 ……… 231
isthmus 峡(甲状腺の) ………………………… 294
isthmus tubae uterinae 卵管峡部 …………… 276
isthmus uteri 峡部(子宮の) ………………… 278

───── J ─────

jaw joint 顎関節 ……………………………… 67
jejunum 空腸 ……………………… 167, 173, 212
Jenaische Nomina Anatomica (I.N.A.)
　イエナ解剖学名 ……………………………… 14

Jochbein 頬骨 ………………………………… 49
Jochbogen 頬骨弓 …………………………… 55
joint 関節 ……………………………………… 37
joint cavity 関節腔 …………………………… 38

───── K ─────

Kaumuskeln 咀嚼筋 ………………………… 121
Kehldeckel 喉頭蓋 …………………………… 241
Kehlkopf 喉頭 ………………………………… 237
Keilbein 蝶形骨 ………………………………… 43
Keimepithel 精上皮, "胚上皮" ……… 265, 274 注
Keimzelle 精細胞 …………………………… 265
Keimzentrum 胚中心 ………………… 203, 319
Keith, Sir Arthur …………………………… 326 注
Keith-Flack's node キース・フラックの結節 326
kidney 腎臓 ………………………………… 254
Kiefergelenk 顎関節 …………………………… 67
Kiemenbögen 鰓弓 …………………… 367, 467
killer T cell キラーT細胞 …………………… 316
kinesin キネシン ……………………………… 382
Kleinhirn 小脳 ……………………………… 401
knee jerk 膝蓋(腱)反射 ……………………… 493
knee joint 膝関節 ……………………………… 99
Kniekehle 膝窩 ………………………………… 19
Kniescheibe 膝蓋骨 …………………………… 94
Knochen 骨 …………………………………… 27
Knochengewebe 骨組織 ……………………… 5
Knochenhöhle 骨小腔 ………………………… 6
Knochenkanälchen 骨細管 …………………… 6
Knochenlamelle 骨層板 ……………………… 6
Knochenmark 骨髄 …………………………… 29
Knochenzelle 骨細胞 ………………………… 32
Knorpel 軟骨 ………………………………… 27
Knorpelgewebe 軟骨組織 …………………… 5
Kohn, A. ……………………………………… 299 注
Kopfgelenk 頭関節 …………………………… 73
Kreuzbein 仙骨 ………………………………… 72
Kreuzmark 仙髄 …………………………… 391
Kugelgelenk 球関節 ………………………… 39
Kupffer cell クッパー細胞 …………………… 226

───── L ─────

labia oris 口唇 ………………………… 182, 190
labium inferius 下唇 ………………………… 182
labium majus pudendi 大陰唇 ……………… 282
labium minus pudendi 小陰唇 ……………… 282
labium superius 上唇 ………………………… 182
labrum acetabulare 関節唇 ………………… 96
labrum glenoidale 関節唇 …………………… 88
labyrinthus ethmoidalis 篩骨迷路 …………… 47
labyrinthus membranaceus 膜迷路 …… 540, 543
labyrinthus osseus 骨迷路 ………… 47, 540, 541
lacrimal bone 涙骨 …………………………… 48
lacrimal gland 涙腺 ………………………… 534

lactogenic hormone 乳腺刺激ホルモン	409
lacuna musculorum 筋裂孔	164
lacuna vasorum 血管裂孔	164
Lamarck, J. B. P.	13
lamellar corpuscle 層板小体	519
lamina basilaris 基底板(コルチ器の)	544
lamina choroidea epithelialis 上皮性脈絡板	434
lamina cribrosa 篩板	47, 63, 233, 234
lamina horizontalis 水平板	49
lamina muscularis mucosae 粘膜筋板	176, 207, 213, 214
lamina parietalis 壁側葉	179
lamina perpendicularis 鉛直板	47, 49
lamina propria mucosae 粘膜固有層	176, 207, 213
lamina spiralis ossea 骨らせん板	543
lamina visceralis 臓側葉	179
Langerhans, Paul	231注
Langley, J. N.	485注, 508注
lanugo 生毛(うぶげ)	523
large intestine 大腸	217
larynx 喉頭	237
lateral striate artery 外側線条体動脈	448
lateralis 外側	19
lateralis 側筋(喉頭の)	242
Leber 肝臓	222
lemniscus lateralis 外側毛帯	421, 500
lemniscus medialis 内側毛帯	421, 495
Lendenmark 腰髄	391
Lendenwirbel 腰椎	72
lens 水晶体	531
leptomeninx 軟膜	439
leucocytes 白血球	315
LH (luteinizing hormone)	275, 279, 409
Lieberkühn's gland リーベルキューン腺	214
lien 脾臓	169, 317, 363
ligament, ligamentum 靱帯	27, 39
lig. Arantii アランチウス索	362
lig. arteriosum 動脈管索	362
lig. Botalli ボタロ索	362
lig. capitis femoris 大腿骨頭靱帯	96
lig. collaterale fibulare 外側側副靱帯	99
lig. collaterale tibiale 内側側副靱帯	99
lig. cricothyroideus 輪状甲状靱帯	239
ligg. cruciata genus 膝十字靱帯	99
lig. denticulatum 歯状靱帯	390
lig. falciforme hepatis 肝鎌状間膜	291
lig. flavum 黄色靱帯	73
lig. hepatoduodenale 肝十二指腸間膜	169, 291
lig. hepatogastricum 肝胃間膜	291
lig. iliofemorale 腸骨大腿靱帯	96
lig. inguinale 鼡径靱帯	138, 139
lig. interspinale 棘間靱帯	73
lig. latum uteri 子宮広間膜	278
lig. longitudinale anterius 前縦靱帯	73
lig. longitudinale posterius 後縦靱帯	73
lig. nuchae 項靱帯	73, 125, 131, 206
lig. ovarii proprium 固有卵巣索	272, 278
lig. patellae 膝蓋靱帯	154
lig. plantare longum 長足底靱帯	99
lig. pulmonale 肺間膜	250
lig. sacrospinale 仙棘靱帯	96
lig. sacrotuberale 仙結節靱帯	96
lig. supraspinale 棘上靱帯	73
lig. teres hepatis 肝円索	223, 362
lig. teres uteri 子宮円索	278
lig. umbilicale mediale 臍動脈索	346, 349, 362
lig. venosum 静脈管索	223, 362
lig. vocale 声帯靱帯	241
linea alba 白線	137
linea aspera 粗線	92
linea epiphysialis 骨端線	29
linea mylohyoidea 顎舌骨筋線	50
linea nuchae superior 上項線	54
linea terminalis 分界線	99
lingua 舌	190, 192
lingual tonsil 舌扁桃	203
Linné, Carl von	12
lipase リパーゼ	229
liquor cerebrospinalis 脳脊髄液	440
liquor pericardii 心膜液	330
liquor peritonei 腹膜液	286
liquor pleurae 胸膜液	252
Lisfranc's joint リスフラン関節	99
liver 肝臓	222
lobotomy 前頭葉切断術	411注
lobule, lobulus 小葉	174
lobulus pulmonis 肺小葉	247
lobus 葉	21
lobus anterior 前葉	408
lobus caudatus 尾状葉	223
lobus dexter hepatis 右葉(肝臓の)	223
lobus frontalis 前頭葉	411
lobi glandulae mammariae 乳腺葉	521
lobus inferior 下葉(肺の)	167, 245
lobus medius 中葉(肺の)	167, 245
lobus occipitalis 後頭葉	411
lobus olfactorius 嗅葉	412
lobus parietalis 頭頂葉	411
lobus posterior 後葉	409
lobus pyramidalis 錐体葉	294
lobus quadratus 方形葉	223
lobus sinister hepatis 左葉(肝臓の)	223
lobus superior 上葉(肺の)	167, 245
lobus temporalis 側頭葉	411
lockeres Bindegewebe 疎性結合組織	4
loose connective tissue 疎性結合組織	4
lumbar puncture 腰椎穿刺	391
lumbus 腰	18
lung, Lunge 肺	245
lunula 爪半月	524
luteinizing hormone (LH) 黄体化ホルモン	

............................275, 279, 409
lymbic system 大脳辺縁系 431, 502
lymph, lympha リンパ 304, 314
lymph capillary 毛細リンパ管 310
lymph node リンパ節 317, 318
lymph nodule リンパ小節 317
lymphadenitis colli tuberculosa 結核性
　リンパ節炎 ....370 注
lymphatic リンパ管 310
lymphatic organ リンパ性器官 317
lymphatic sinus リンパ洞 319
lymphatic vessel リンパ管 310
Lymphknoten リンパ節 317, 318
lymphocyte infiltration リンパ球浸潤 ...215, 317
lymphocytes リンパ球 315, 316
lymphoid tissue リンパ性組織 5
lymphonodus リンパ節 317, 318
lymphonodi anorectales 肛門直腸リンパ節 ...375
lymphonodi axillares 腋窩リンパ節 371
lymphonodi bronchopulmonales 気管支肺
　リンパ節 371
lymphonodi celiaci 腹腔リンパ節 374
lymphonodi cervicales profundi 深頚リンパ節
　..................................370
lymphonodi cervicales superficiales
　浅頚リンパ節 370
lymphonodi colici 結腸リンパ節 373
lymphonodi cubitales 肘リンパ節 371
lymphonodi faciales profundi 深顔面リンパ節
　..................................370
lymphonodi gastrici dextri 右胃リンパ節 374
lymphonodi gastrici sinistri 左胃リンパ節 ...374
lymphonodi hepatici 肝リンパ節 374
lymphonodi ileocolici 回結腸リンパ節 373
lymphonodi iliaci 腸骨リンパ節 375
lymphonodi iliaci externi 外腸骨リンパ節 ...375
lymphonodi iliaci interni 内腸骨リンパ節 ...375
lymphonodi inguinales 鼠径リンパ節 374
lymphonodi inguinales profundi 深鼠径
　リンパ節 375
lymphonodi inguinales superficiales
　浅鼠径リンパ節 375
lymphonodi intercostales 肋間リンパ節 371
lymphonodi lumbales 腰リンパ節 375
lymphonodi mediastinales anteriores
　前縦隔リンパ節 371
lymphonodi mediastinales posteriores
　後縦隔リンパ節 371
lymphonodi mesenterici 腸間膜リンパ節 373
lymphonodi mesenterici inferiores
　下腸間膜リンパ節 373
lymphonodi occipitales 後頭リンパ節 369
lymphonodi pancreaticolienales 膵脾
　リンパ節 374
lymphonodi parasternales 胸骨傍リンパ節 ...371
lymphonodi parotidei 耳下腺リンパ節 369
lymphonodi poplitei 膝窩リンパ節 374
lymphonodi pulmonales 肺リンパ節 371
lymphonodi pylorici 幽門リンパ節 373
lymphonodi submandibulares 顎下リンパ節　370
lymphonodi tracheales 気管リンパ節　........372
lymphonodi tracheobronchiales 気管気管支
　リンパ節 371
lymphonodulus リンパ小節 317
lymphonoduli aggregati 集合リンパ小節 317
lymphonoduli lienales 脾小節 365

M

M cell　M細胞 216, 218
maceration 浸解（骨の） 30
macula cribrosa 篩状斑 312
macula lutea 黄斑 529
maculae staticae 平衡斑 543
Magen 胃 207
Magendie, Francois ....469 注
Mahlzähne 臼歯，大臼歯 185
malar bone 頬骨 49
malleolus lateralis 外果（そとくるぶし）.......94
malleolus medialis 内果（うちくるぶし）......93
malleus つち骨 539
Malpighi, Marcello ....303 注
Malpighian corpuscle マルピギー小体 257
mamma 乳房 521
mammary gland 乳腺 521
Mandel 扁桃 202
mandibula 下顎骨 50
manus 手 18
marginal zone 辺縁帯 365
markhaltige Faser 有髄線維 382
marklose Faser 無髄線維 382
Markscheide 髄鞘 7, 382
Mastdarm 直腸 220
matrix unguis 爪床 524
maxilla 上顎骨 48
meatus acusticus externus 外耳道　...44, 55, 537
meatus acusticus internus 内耳道 47, 65
meatus nasi communis 総鼻道 58, 234
meatus nasi inferior 下鼻道 58, 234
meatus nasi medius 中鼻道 58, 234
meatus nasi superior 上鼻道 58, 234
meatus nasopharyngeus 鼻咽道 58, 234
medialis 内側 19
medianus 正中 19
mediastinum 縦隔 252
mediastinum testis 精巣縦隔 264
medulla oblongata 延髄 397
medulla ossium 骨髄 29
medulla renis 髄質（腎臓の）..............256
medulla spinalis 脊髄 388
megakaryocytes 巨核球 315
Meibomian glands マイボーム腺 534

Meissner's corpuscle マイスネル小体	519
Meissner's plexus マイスナー神経叢	217
melanin メラニン	516
melanocyte メラニン細胞(皮膚の)	518, 519
melatonin メラトニン	407
membrana interossea 骨間膜	89, 99
membrana nictitans 瞬膜	534
membrana obturatoria 閉鎖膜	92
membrana synovialis 滑膜	38
membrana thyrohyoidea 甲状舌骨膜	239
membrana tympani 鼓膜	538
membrana tympani secundaria 第2鼓膜	539
membrane bone 膜性骨, 結合組織性骨	34
membrum inferius 下肢	19
membrum superius 上肢	18
meninges 髄膜	434
meninges encephali 脳膜	434
meninges spinales 脊髄膜	434
meniscus articularis 関節半月	38
meniscus lateralis 外側半月	99
meniscus medialis 内側半月	99
menstruation 月経	275, 279
merocrine gland 部分分泌腺	520
mesencephalon 中脳	395, 403
mesenterium 腸間膜	169, 173, 212, 215, 292
mesenterium dorsale 背側腸間膜	293
mesenterium ventrale 腹側腸間膜	293
mesoappendix 虫垂間膜	218
mesocolon transversum 横行結腸間膜	288, 291
mesoderm 中胚葉	10
mesorchium 精巣間膜	263
mesosalpinx 卵管間膜	276
mesovarium 卵巣間膜	272
metacarpus 中手	18
Metamerie 分節構造	137 注
metatarsus 中足	19
metencephalon 後脳	395, 399
microglia 小膠細胞(ミクログリア)	384
middle ear 中耳	538
Milchdrüse 乳腺	521
milk molars 乳臼歯	185
milk teeth 乳歯	183
Milz 脾臓	317, 363
mimic muscles 表情筋	116
Minkowsky, Oskar	231 注
mitral cell 僧帽細胞	501
mitral valve 僧帽弁	322
mixed gland 混合腺	198
modiolus 蝸牛軸	543
molars 臼歯, 大臼歯	185
Mongolenfalte 蒙古ひだ	533
Mongolenfleck, Mongolian spot 蒙古斑	519
monocytes 単球	315
mons pubis 恥丘	282
morphogenesis 形態発生	10
Morphologie, morphology 形態学	2, 11
morula 桑実胚	10
motor aphasia 運動性失語症	429
motor area 運動野	426
motor end-plate 運動終板	115
motor nerve 運動神経	380
MRI (magnetic resonance imaging)	379, 399
mucous gland 粘液腺	198
mucous membrane 粘膜	175, 207
mucous neck cell 副細胞	209
Mundboden 口底	182
Mundhöhle 口腔	182
muscle 筋(筋肉)	108
muscle spindle 筋紡錘	116
muscles of mastication 咀嚼筋	121
muscular system 筋系	8
muscular tissue 筋組織	6
musculus 筋(筋肉)	108
m. abductor digiti minimi 小指外転筋	149, 163
m. abductor hallucis 母指外転筋	163
m. abductor pollicis brevis 短母指外転筋	149
m. abductor pollicis longus 長母指外転筋	148
m. adductor brevis 短内転筋	154
m. adductor hallucis 母指内転筋(足の)	163
m. adductor longus 長内転筋	154
m. adductor magnus 大内転筋	154
m. adductor pollicis 母指内転筋(手の)	149
m. anconeus 肘筋	145
m. angularis 眼角筋	119
m. arrector pili 立毛筋	523
m. arytenoideus obliquus 斜披裂筋	242
m. arytenoideus transversus 横披裂筋	242
m. auricularis anterior 前耳介筋	118
m. auricularis posterior 後耳介筋	118
m. auricularis superior 上耳介筋	118
m. biceps brachii 上腕二頭筋	141
m. biceps femoris 大腿二頭筋	160
m. brachialis 上腕筋	143
m. brachioradialis 腕橈骨筋	147
m. buccinator 頬筋	119
m. bulbocavernosus 球海綿体筋	286
m. caninus 犬歯筋	119
m. ciliaris 毛様体筋	528
m. coccygeus 尾骨筋	138, 286
m. constrictor pharyngis inferior 下咽頭収縮筋	205, 237, 239
m. constrictor pharyngis medius 中咽頭収縮筋	205, 237
m. constrictor pharyngis superior 上咽頭収縮筋	205
m. coracobrachialis 烏口腕筋	143
m. corrugator supercilii 皺眉筋	119
m. cremaster 精巣挙筋	266, 268
m. cricoarytenoideus lateralis 外側輪状披裂筋	242
m. cricoarytenoideus posterior 後輪状披裂筋	242
m. cricothyroideus 輪状甲状筋	242

m. deltoideus 三角筋 …………………… 140
m. depressor anguli oris 口角下制筋 ………… 119
m. depressor labii inferioris 下唇下制筋 …… 119
m. digastricus 顎二腹筋 ………………… 125
m. dilator pupillae 瞳孔散大筋 ………… 529
m. extensor carpi radialis brevis 短橈側
　手根伸筋 …………………………… 147
m. extensor carpi radialis longus 長橈側
　手根伸筋 …………………………… 147
m. extensor carpi ulnaris 尺側手根伸筋 …… 147
m. extensor digiti minimi 小指伸筋 ………… 147
m. extensor digitorum 指伸筋 …………… 147
m. extensor digitorum brevis 短指伸筋 …… 162
m. extensor digitorum longus 長指伸筋 …… 161
m. extensor hallucis brevis 短母指伸筋(足の) 162
m. extensor hallucis longus 長母指伸筋(足の) 161
m. extensor indicis 示指伸筋 ……………… 148
m. extensor pollicis brevis 短母指伸筋(手の) 148
m. extensor pollicis longus 長母指伸筋(手の) 148
m. fibularis brevis 短腓骨筋 ……………… 161
m. fibularis longus 長腓骨筋 ……………… 161
m. fibularis tertius 第3腓骨筋 …………… 161
m. flexor carpi radialis 橈側手根屈筋 …… 147
m. flexor carpi ulnaris 尺側手根屈筋 ……… 147
m. flexor digiti minimi brevis 短小指屈筋
　……………………………………… 149, 163
m. flexor digitorum brevis 短指屈筋 ……… 163
m. flexor digitorum longus 長指屈筋 ……… 162
m. flexor digitorum profundus 深指屈筋 …… 147
m. flexor digitorum superficialis 浅指屈筋 … 147
m. flexor hallucis brevis 短母指屈筋(足の) … 163
m. flexor hallucis longus 長母指屈筋(足の) … 162
m. flexor pollicis brevis 短母指屈筋(手の) … 149
m. flexor pollicis longus 長母指屈筋(手の) … 147
m. frontalis 前頭筋 ……………………… 117
m. gastrocnemius 腓腹筋 ………………… 162
mm. gemelli 双子筋 ……………………… 153
m. genioglossus おとがい舌筋 …… 190, 195, 197
m. geniohyoideus おとがい舌骨筋 ………… 126
m. gluteus maximus 大殿筋 …………… 153, 172
m. gluteus medius 中殿筋 ………………… 153
m. gluteus minimus 小殿筋 ……………… 153
m. gracilis 薄筋 ………………………… 154
m. hyoglossus 舌骨舌筋 ………………… 197
m. iliacus 腸骨筋 ………………………… 139, 152
m. iliocostalis 腸肋筋 …………………… 131
m. iliopsoas 腸腰筋 ……………………… 139, 152
m. infraorbitalis 眼窩下筋 ………………… 119
m. infraspinatus 棘下筋 ………………… 140
mm. intercostales externi 外肋間筋 ……… 134
mm. intercostales interni 内肋間筋 ……… 134
mm. interossei 骨間筋 …………………… 149, 163
mm. interspinales 棘間筋 ………………… 131
mm. intertransversarii 横突間筋 …………… 131
m. ischiocavernosus 坐骨海綿体筋 ………… 286
m. latissimus dorsi 広背筋 ……………… 128

m. levator anguli oris 口角挙筋 …………… 119
m. levator ani 肛門挙筋 ……………… 283, 286
m. levator labii superioris 上唇挙筋 ……… 119
m. levator labii superioris alaeque nasi
　上唇鼻翼挙筋 ………………………… 119
m. levator palpebrae superioris 上眼瞼挙筋 535
m. levator scapulae 肩甲挙筋 …………… 130
m. levator veli palatini 口蓋帆挙筋 ……… 192
mm. levatores costarum 肋骨挙筋 ………… 131
m. longissimus 最長筋 …………………… 131
m. longitudinalis linguae 縦舌筋 ………… 197
m. longus capitis 頭長筋 ………………… 127
m. longus colli 頚長筋 …………………… 127
mm. lumbricales 虫様筋 ……………… 149, 163
m. masseter 咬筋 …………………… 121, 201
m. mentalis おとがい筋 ………………… 121
m. multifidus 多裂筋 …………………… 131
m. mylohyoideus 顎舌骨筋 ………… 126, 190
m. nasalis 鼻筋 ………………………… 119
m. obliquus capitis inferior 下頭斜筋 ……… 131
m. obliquus capitis superior 上頭斜筋 …… 131
m. obliquus externus abdominis 外腹斜筋 … 138
m. obliquus inferior 下斜筋 ……………… 535
m. obliquus internus abdominis 内腹斜筋 … 138
m. obliquus superior 上斜筋 ……………… 535
m. obturatorius externus 外閉鎖筋 ……… 154
m. obturatorius internus 内閉鎖筋 ……… 153
m. occipitalis 後頭筋 …………………… 117
m. occipitofrontalis 後頭前頭筋 ………… 117
m. omohyoideus 肩甲舌骨筋 …………… 126
m. opponens digiti minimi 小指対立筋 149, 163
m. opponens pollicis 母指対立筋 ………… 149
m. orbicularis oculi 眼輪筋 ……………… 119
m. orbicularis oris 口輪筋 ……………… 121
m. palatoglossus 口蓋舌筋 ……………… 192
m. palatopharyngeus 口蓋咽頭筋 ………… 192
m. palmaris brevis 短掌筋 ……………… 149
m. palmaris longus 長掌筋 ……………… 147
mm. papillares 乳頭筋 …………………… 322
m. pectineus 恥骨筋 ………………… 139, 154
m. pectoralis major 大胸筋 ……………… 132
m. pectoralis minor 小胸筋 ……………… 132
m. piriformis 梨状筋 …………………… 153
m. plantaris 足底筋 …………………… 162
m. popliteus 膝窩筋 …………………… 162
mm. prevertebrales 椎前筋 ……………… 127
m. procerus 鼻根筋 …………………… 118
m. pronator quadratus 方形回内筋 ……… 147
m. pronator teres 円回内筋 ……………… 147
m. psoas 腰筋 …………………………… 139
m. psoas major 大腰筋 ……………… 152, 172
m. psoas minor 小腰筋 ……………… 152, 172
m. pterygoideus lateralis 外側翼突筋 …… 121
m. pterygoideus medialis 内側翼突筋 …… 121
m. pyramidalis 錐体筋 ………………… 137
m. quadratus femoris 大腿方形筋 ……… 153

m. quadratus lumborum 腰方形筋 ……… *138*
m. quadratus plantae 足底方形筋 ……… *163*
m. quadriceps femoris 大腿四頭筋 ……… *154*
m. rectus abdominis 腹直筋 …………… *137*
m. rectus capitis anterior 前頭直筋 …… *127*
m. rectus capitis lateralis 外側頭直筋 ……… *131*
m. rectus capitis posterior major 大後頭直筋 *131*
m. rectus capitis posterior minor 小後頭直筋 *131*
m. rectus femoris 大腿直筋 …………… *154*
m. rectus inferior 下直筋 ……………… *535*
m. rectus lateralis 外側直筋 …………… *535*
m. rectus medialis 内側直筋 …………… *535*
m. rectus superior 上直筋 ……………… *535*
m. retractor ani 肛門牽引筋 …………… *221*
m. rhomboideus 菱形筋 ………………… *130*
m. risorius 笑筋 ………………………… *119*
mm. rotatores 回旋筋 …………………… *131*
m. sartorius 縫工筋 ……………………… *153*
mm. scaleni 斜角筋 ……………………… *127*
m. scalenus anterior 前斜角筋 ………… *127*
m. scalenus medius 中斜角筋 ………… *127*
m. scalenus posterior 後斜角筋 ……… *127*
m. semimembranosus 半膜様筋 ……… *160*
m. semispinalis 半棘筋 ………………… *131*
m. semispinalis capitis 頭半棘筋 ……… *131*
m. semitendinosus 半腱様筋 …………… *160*
m. serratus anterior 前鋸筋 …………… *132*
m. serratus posterior inferior 下後鋸筋 … *131*
m. serratus posterior superior 上後鋸筋 … *131*
m. soleus ひらめ筋 ……………………… *162*
m. sphincter ani externus 外肛門括約筋
　　　……………………… *220 , 261 , 283 , 286*
m. sphincter ani internus 内肛門括約筋 *220 , 261*
m. sphincter cloacae 排泄腔括約筋 …… *286*
m. sphincter pupillae 瞳孔括約筋 ……… *529*
m. sphincter pylori 幽門括約筋 ………… *211*
m. sphincter urethrae 尿道括約筋 …… *282 , 286*
m. spinalis 棘筋 ………………………… *131*
m. splenius 板状筋 ……………………… *131*
m. stapedius あぶみ骨筋 ……………… *540*
m. sternocleidomastoideus 胸鎖乳突筋 … *124*
m. sternohyoideus 胸骨舌骨筋 ………… *127*
m. sternothyroideus 胸骨甲状筋 ……… *127*
m. styloglossus 茎突舌筋 …………… *195 , 197*
m. stylohyoideus 茎突舌骨筋 ………… *126*
m. stylopharyngeus 茎突咽頭筋 ……… *204*
m. subclavius 鎖骨下筋 ………………… *132*
m. subscapularis 肩甲下筋 …………… *140*
m. supinator 回外筋 …………………… *148*
m. supraspinatus 棘上筋 ……………… *140*
m. temporalis 側頭筋 …………………… *121*
m. tensor fasciae latae 大腿筋膜張筋 …… *153*
m. tensor tympani 鼓膜張筋 …………… *539*
m. tensor veli palatini 口蓋帆張筋 …… *192*
m. teres major 大円筋 ………………… *140*
m. teres minor 小円筋 ………………… *140*

m. thyroarytenoideus 甲状披裂筋 …… *242*
m. thyrohyoideus 甲状舌骨筋 ……… *127 , 237*
m. tibialis anterior 前脛骨筋 ………… *160*
m. tibialis posterior 後脛骨筋 ………… *162*
m. transversus abdominis 腹横筋 …… *138*
m. transversus linguae 横舌筋 ………… *197*
m. transversus perinei profundus 深会陰横筋 *286*
m. transversus perinei superficialis 浅会陰
　横筋 ……………………………………… *286*
m. transversus thoracis 胸横筋 ……… *135*
m. trapezius 僧帽筋 …………………… *128*
m. triangularis 三角筋 ………………… *119*
m. triceps brachii 上腕三頭筋 ………… *144*
m. triceps surae 下腿三頭筋 ………… *162*
m. uvulae 口蓋垂筋 …………………… *192*
m. vastus intermedius 中間広筋 ……… *154*
m. vastus lateralis 外側広筋 …………… *154*
m. vastus medialis 内側広筋 …………… *154*
m. verticalis linguae 垂直舌筋 ………… *197*
m. vocalis 声帯筋 …………………… *241 , 242*
m. zygomaticus major 大頬骨筋 ……… *119*
m. zygomaticus minor 小頬骨筋 ……… *119*
Muskel 筋（筋肉）……………………… *108*
Muskelgewebe 筋組織 …………………… *6*
myelencephalon 髄脳 …………………… *395*
myelin sheath 髄鞘 ……………………… *7 , 382*
myelinated fiber 有髄線維 ……………… *7 , 382*
myeloarchitectonic 髄構築（大脳皮質の）…… *423*
myocardial infarction 心筋梗塞 ……… *307 , 328*
myocardium 心筋層 …………………… *325*
myoepithelial cell 筋上皮細胞 ………… *199*
myofibril 筋原線維 ………………………… *6*
myometrium 子宮筋層 ………………… *279*
myosin ミオシン ………………………… *109*
myxedema 粘液水腫 …………………… *296*

N

nail 爪 …………………………………… *524*
naris 外鼻孔 …………………………… *233*
nasal bone 鼻骨 ………………………… *48*
nasal cavity 鼻腔 …………………… *57 , 233*
Nasenbein 鼻骨 ………………………… *48*
Nasenhöhle 鼻腔 …………………… *57 , 233*
nasus externus 外鼻 …………………… *233*
natural killer cells ナチュラルキラー細胞 … *316*
Nebenhoden 精巣上体 ………………… *264*
Nebenniere 副腎 ………………………… *297*
neocortex 新皮質 ……………………… *431*
nephron 腎単位，ネフロン ……………… *257*
nerve cell 神経細胞 …………………… *7 , 381*
nerve fiber 神経線維 …………………… *7 , 381*
nerve terminal 神経終末 ……………… *382*
Nervenendigung 神経終末 …………… *382*
Nervenfaser 神経線維 ………………… *7 , 381*
Nervengewebe 神経組織 ………………… *7*

Nervenzelle 神経細胞 ……………………… 7, 381
nervous system 神経系 ……………………… 9, 379
　　——central 中枢神経系 ……………………… 379
　　——enteric 腸管神経系 ……………………… 379
　　——intramural 壁内神経系 ……………………… 379
　　——peripheral 末梢神経系 ……………………… 379
　　——somatic 体神経系 ……………………… 380
　　——stem cell 神経系幹細胞 ………381, 388 注
　　——visceral 内臓神経系 ……………………… 380
nervous tissue 神経組織 ……………………… 7
nervus 神経
　n. abducens 外転神経 ……………………… 459
　n. accessorius 副神経 ……………………… 466
　n. acusticus 内耳神経 ……………………… 462 注
　n. alveolaris inferior 下歯神経 ……………… 458
　nn. alveolares superiores 上歯槽神経 ……… 456
　n. auricularis magnus 大耳介神経 …………… 471
　n. auriculotemporalis 耳介側頭神経 ………… 458
　n. axillaris 腋窩神経 ……………………… 476
　n. buccalis 頬神経 ……………………… 458
　n. canalis pterygoidei 翼突管神経 …… 456, 461
　nn. cardiaci thoracici 胸心臓神経 …………… 488
　n. cardiacus cervicalis inferior 下頸心臓神経 488
　n. cardiacus cervicalis medius 中頸心臓神経 488
　n. cardiacus cervicalis superior 上頸心臓神経
　　　……………………………………………… 488
　nn. carotici externi 外頸動脈神経 …………… 488
　n. caroticus internus 内頸動脈神経 ………… 488
　nn. cervicales 頸神経 ……………………… 467
　nn. ciliares breves 短毛様体神経 …………… 455
　nn. ciliares longi 長毛様体神経 ……………… 454
　n. coccygeus 尾骨神経 ……………… 468, 484
　n. cochlearis 蝸牛神経 ……………………… 462
　nn. craniales 脳神経 ……………………… 449
　n. cutaneus antebrachii lateralis 外側前腕
　　皮神経 ……………………………………… 476
　n. cutaneus antebrachii medialis 内側前腕
　　皮神経 ……………………………………… 476
　n. cutaneus brachii lateralis superior
　　上外側上腕皮神経 ………………………… 476
　n. cutaneus brachii medialis 内側上腕皮神経 476
　n. cutaneus femoris lateralis 外側大腿皮神経 478
　n. cutaneus femoris posterior 後大腿皮神経 484
　n. cutaneus surae lateralis 外側腓腹皮神経 …483
　n. dorsalis scapulae 肩甲背神経 …………… 472
　nn. erigentes 勃起神経 ……………………… 513
　nn. ethmoidales 篩骨神経 ………………… 454
　n. facialis 顔面神経 ……………… 459, 490, 511
　n. femoralis 大腿神経 ……………… 139, 483
　n. fibularis ……………………………………… 483
　n. fibularis communis 総腓骨神経 ………… 483
　n. fibularis profunds 深腓骨神経 …………… 483
　n. fibularis superficialis 浅腓骨神経 ………… 483
　n. frontalis 前頭神経 ……………………… 454
　n. genitofemoralis 陰部大腿神経 …………… 478
　n. glossopharyngeus 舌咽神経 198, 462, 490, 512

　n. gluteus inferior 下殿神経 ……………… 483
　n. gluteus superior 上殿神経 ……………… 483
　n. hypoglossus 舌下神経 ……………… 198, 466
　n. iliohypogastricus 腸骨下腹神経 ………… 477
　n. ilioinguinalis 腸骨鼡径神経 ……………… 477
　n. infraorbitalis 眼窩下神経 ………………… 455
　nn. intercostales 肋間神経 ………………… 476
　n. intermedius 中間神経 …………………… 460
　n. ischiadicus 坐骨神経 …………………… 483
　n. lacrimalis 涙腺神経 ……………………… 453
　n. laryngeus inferior 下喉頭神経 …………… 464
　n. laryngeus recurrens 反回神経 …………… 464
　n. laryngeus superior 上喉頭神経 …… 237, 464
　n. lingualis 舌神経 ……………… 191, 198, 458
　nn. lumbales 腰神経 ……………………… 467
　n. mandibularis 下顎神経 ………………… 457
　n. massetericus 咬筋神経 ………………… 458
　n. maxillaris 上顎神経 ……………………… 455
　n. medianus 正中神経 ……………………… 476
　n. mentalis おとがい神経 ………………… 458
　n. musculocutaneus 筋皮神経 ……………… 476
　n. mylohyoideus 顎舌骨筋神経 …………… 458
　n. nasociliaris 鼻毛様体神経 ……………… 454
　n. obturatorius 閉鎖神経 …………………… 483
　n. occipitalis major 大後頭神経 …………… 470
　n. occipitalis minor 小後頭神経 …………… 470
　n. octavus 内耳神経 ……………………… 462 注
　n. oculomotorius 動眼神経 ………… 450, 490, 511
　nn. olfactorii 嗅神経 ……………… 190, 237, 413, 449
　n. ophthalmicus 眼神経 …………………… 453
　n. opticus 視神経 ……………… 410, 449, 525
　nn. palatini 口蓋神経 ……………………… 456
　nn. palatini minores 小口蓋神経 …………… 456
　n. palatinus major 大口蓋神経 ……………… 456
　nn. pectorales 胸筋神経 …………………… 472
　n. peroneus (n. fibularis) …………………… 483
　n. petrosus major 大錐体神経 ……… 456, 461
　n. petrosus minor 小錐体神経 ……… 458, 462
　n. petrosus profundus 深錐体神経 …… 456, 488
　n. phrenicus 横隔神経 ……………… 170, 472
　n. plantaris lateralis 外側足底神経 ………… 484
　n. plantaris medialis 内側足底神経 ………… 484
　n. pterygoideus lateralis 外側翼突筋神経 …… 458
　n. pterygoideus medialis 内側翼突筋神経 …… 458
　nn. pterygopalatini 翼口蓋神経 …………… 456
　n. pudendus 陰部神経 ……………… 286, 484
　n. radialis 脛骨神経 ……………………… 476
　nn. sacrales 仙骨神経 ……………… 468, 490
　n. saphenus 伏在神経 ……………………… 483
　nn. spinales 脊髄神経 ……………… 390, 467
　nn. splanchnici lumbales 腰内臓神経 ……… 489
　n. splanchnicus major 大内臓神経 ………… 489
　n. splanchnicus minor 小内臓神経 ………… 489
　nn. splanchnici pelvini 骨盤内臓神経 … 489, 513
　n. stapedius あぶみ骨筋神経 ……………… 461
　n. statoacusticus 内耳神経 ………………… 462 注

n. subclavius 鎖骨下筋神経 ……………… *472*
n. subcostalis 肋下神経 ……………………… *477*
n. suboccipitalis 後頭下神経 ……………… *470*
n. subscapulares 肩甲下神経 ……………… *472*
nn. supraclaviculares 鎖骨上神経 ………… *471*
n. supraorbitalis 眼窩上神経 ……………… *454*
n. suprascapularis 肩甲上神経 …………… *472*
n. supratrochlearis 滑車上神経 …………… *454*
nn. temporales profundi 深側頭神経 ……… *458*
nn. thoracici 胸神経 ………………………… *467*
n. thoracicus longus 長胸神経 …………… *472*
n. thoracodorsalis 胸背神経 ……………… *472*
n. tibialis 脛骨神経 ………………………… *484*
n. transversus colli 頸横神経 ……………… *471*
n. trigeminus 三叉神経 …………………… *451*
n. trochlearis 滑車神経 …………………… *450*
n. tympanicus 鼓室神経 …………………… *462*
n. ulnaris 尺骨神経 ………………………… *476*
n. vagus 迷走神経 *125, 170, 206, 463, 490, 512*
n. vestibularis 前庭神経 …………………… *462*
n. vestibulocochlearis 内耳神経 …………… *462*
n. zygomaticus 頬骨神経 ………………… *455*
neural tube 神経管 ………………………… *395*
neurilemma 神経鞘 ………………………… *382*
neurite 神経突起 ………………………… *7, 381*
neurofibrils 神経原線維 …………………… *381*
neurofilaments 神経細糸（神経フィラメント）
 ……………………………………… *381, 382*
neuroglial cell 神経膠細胞（グリア細胞）
 …………………………………… *7, 381, 384*
neurohypophysis 神経下垂体 ……………… *409*
neuron ニューロン ……………………… *7, 381*
neurosecretion 神経分泌 …………………… *409*
neurotransmitter 神経伝達物質 …………… *382*
neurotubules 神経細管 ……………… *381, 382*
neutrophils 好中球 ………………………… *315*
Niere 腎臓 ………………………………… *254*
Nierenbecken 腎盤 ………………………… *257*
Nierenkörperchen 腎小体 ………………… *257*
nipple 乳頭 ………………………………… *522*
Nissl's body ニッスル小体 ………………… *381*
NK cell (natural killer cell) ……………… *316*
NMR (nuclear magnetic resonance) …… *399*
noradrenaline ノルアドレナリン ………… *298*
nucha 項 …………………………………… *18*
nucleus 核（中枢神経の）………………… *385*
nucleus alae cinereae 灰白翼核 …………… *417*
nucleus ambiguus 疑核 …………………… *415*
nucleus anterior thalami 視床前核 ……… *420*
nucleus caudatus 尾状核 ………………… *424*
nuclei cerebri 大脳核 ……………………… *424*
nucleus cochlearis dorsalis 背側蝸牛神経核 *417*
nucleus cochlearis ventralis 腹側蝸牛神経核 *417*
nucleus colliculi inferioris 下丘核 ………… *420*
nucleus cuneatus 楔状束核 ………… *419, 495*
nucleus Deitersi ダイテルス核 …………… *417*

nucleus dentatus 歯状核 …………………… *423*
nucleus dorsalis 背核 ……………………… *394*
nucleus dorsalis nervi vagi 迷走神経背側核 *415*
nuclei funiculi posterioris 後索核 ………… *419*
nucleus gracilis 薄束核 ……………… *419, 495*
nucleus intermediolateralis 中間外側核 …… *393*
nucleus lateralis thalami 視床外側核 …… *420*
nucleus lentiformis レンズ核 ……………… *424*
nucleus medialis thalami 視床内側核 …… *420*
nucleus motorius nervi trigemini 三叉神経
 運動核 …………………………………… *417*
nucleus nervi abducentis 外転神経核 …… *417*
nucleus nervi accessorii 副神経核 ………… *415*
nucleus nervi facialis 顔面神経核 ………… *417*
nucleus nervi hypoglossi 舌下神経核 …… *414*
nucleus nervi oculomotorii 動眼神経核 … *418*
nucleus nervi trochlearis 滑車神経核 …… *418*
nucleus olivaris オリーブ核 ……………… *418*
nuclei originis 起始核 ……………………… *414*
nucleus paraventricularis 室傍核 …… *408, 409*
nuclei pontis 橋核 ………………………… *419*
nucleus pulposus 髄核 ……………………… *73*
nucleus ruber 赤核 …………………… *404, 420*
nucleus salivatorius inferior 下唾液核 *417, 512*
nucleus salivatorius superior 上唾液核 *417, 512*
nucleus sensorius 知覚核 …………… *414, 497*
nucleus sensorius superior nervi trigemini
 三叉神経上知覚核 ……………………… *417*
nucleus supraopticus 視索上核 ……… *408, 409*
nucleus terminationis 終止核 ……… *414, 497*
nuclei thalami 視床核 ……………………… *420*
nucleus thoracicus 胸髄核 ………………… *394*
nucleus tractus mesencephalici nervi trigemini
 三叉神経中脳路核 ……………………… *417*
nucleus tractus solitarii 孤束核 ……… *417, 497*
nucleus tractus spinalis nervi trigemini
 三叉神経脊髄路核 ……………… *417, 497*
nuclei tuberales 隆起核 …………………… *408*
nucleus vestibularis inferior 下前庭神経核 *417*
nucleus vestibularis lateralis 外側前庭神経核 *417*
nucleus vestibularis medialis 内側前庭神経核 *417*
nucleus vestibularis superior 上前庭神経核 *417*

O

Oberarmbein 上腕骨 ………………………… *83*
Oberkiefer 上顎骨 ………………………… *48*
occipital bone 後頭骨 ……………………… *43*
occlusal surface 咬合面 …………………… *185*
Oddi's sphincter オッディの括約筋 ……… *227*
odontoblast 象牙芽細胞 …………………… *187*
olecranon 肘頭 ……………………………… *85*
olfactory cell 嗅細胞 ………………… *236, 501*
olfactory epithelium 嗅上皮 ……………… *236*
olfactory tract 嗅覚伝導路 ………………… *501*
oligodendroglia 希突起膠細胞 …………… *384*

oliva オリーブ	398
omentum majus 大網	166, 211, 291
omentum minus 小網	168, 169, 211, 291
ontogeny 個体発生	10
oral cavity 口腔	182
orbita 眼窩	57, 60
organ 器官	8
organ system 器官系	8
organizer オーガナイザー	13
organum cochleare 聴覚器	536
organum Cortii コルチ器	544
organa sensuum 感覚器	516
organum spirale らせん器	545
organum vestibulare 平衡覚器	536
organum vestibulocochleare 平衡聴覚器	536
organum visus 視覚器	524
origo 起始(筋の)	112
os 骨	27
os capitatum 有頭骨	86
ossa carpi 手根骨	86
os costale 肋硬骨	78
os coxae 寛骨	91
ossa cranii 頭蓋骨	43
os cuboideum 立方骨	95
os cuneiforme intermedium 楔状骨(第2)	95
os cuneiforme laterale 楔状骨(第3)	95
os cuneiforme mediale 楔状骨(第1)	95
ossa digitorum manus 指骨(手の)	87
ossa digitorum pedis 指骨(足の)	96
os ethmoidale 篩骨	47
os frontale 前頭骨	47
os hamatum 有鈎骨	86
os hyoideum 舌骨	52, 190
os ilium 腸骨	91
os incisivum 切歯骨	48
os intermaxillare 顎間骨	48
os ischii 坐骨	91
os lacrimale 涙骨	48
os lunatum 月状骨	86
ossa manus 手骨	86
ossa metacarpalia 中手骨	86
ossa metatarsalia 中足骨	96
os nasale 鼻骨	48
os naviculare 舟状骨	95
os occipitale 後頭骨	43
os parietale 頭頂骨	47
ossa pedis 足骨	94
os pisiforme 豆状骨	86
os pneumaticum 含気骨	27
os pubis 恥骨	92
os sacrum 仙骨	72
os scaphoideum 舟状骨	86
os sesamoideum 種子骨	87, 96, 112
os sphenoidale 蝶形骨	43
ossa tarsi 足根骨	94
os temporale 側頭骨	44
os trapezium 大菱形骨	86
os trapezoideum 小菱形骨	86
os triquetrum 三角骨	86
os zygomaticum 頬骨	49
ossicula auditus 耳小骨	539
ossification center 骨化点	35
osteoblast 骨芽細胞	32, 35
osteoclast 破骨細胞	32
osteocyte 骨細胞	5, 32, 35
osteon オステオン	32
osteoporosis 骨粗鬆症	33
ostium abdominale 腹腔口(卵管の)	276
ostium arteriosum 動脈口	320
ostium atrioventriculare 房室口	319
ostium ileocecale 回盲口	220
ostium pharyngeum 咽頭口	540
ostium pharyngeum tubae auditivae 耳管咽頭口	191, 203, 233
ostium pyloricum 幽門口	208
ostium tympanicum 鼓室口	540
ostium tympanicum tubae 耳管鼓室口	539
ostium ureteris 尿管口	262
ostium urethrae externum 外尿道口	271, 282
ostium urethrae internum 内尿道口	262, 271, 282
ostium uteri 子宮口	278
outer nuclear layer 外果粒層	530
ovarian follicle 卵胞	274
ovarium, ovary 卵巣	272
oviduct 卵管	276
ovulation 排卵	274
oxytocin オキシトシン	409

P

Pacchioni, Antonine	439 注
Pacchionian bodies パッキオニ果粒	439
pace maker 歩調とり(心臓の)	326, 329
pachymeninx 硬膜	439
Pacinian corpuscle ファーテル・パチニ小体	519
palaeontology 古生物学	11
palate 口蓋	189
palatine bone 口蓋骨	49
palatine tonsil 口蓋扁桃	203
palatinum 口蓋骨	49
palatum 口蓋	189
palatum durum 硬口蓋	189, 233, 234
palatum molle 軟口蓋	189, 233, 234
palatum osseum 骨口蓋	61
paleocortex 古皮質	431
pallium 外套	411
palma manus 手掌	18
palm print 掌紋	518
palpebra 眼瞼(まぶた)	532
palpebra tertia 第3眼瞼	534
pancreas 膵臓	170, 173, 228

pancreas dorsale 背側膵	230
pancreas ventrale 腹側膵	230
pancreatic islet 膵島	231
pancreatic juice 膵液	231
Paneth cell パネート細胞	214
papillae cutis 皮膚乳頭	519
papilla duodeni major 大十二指腸乳頭	222, 227
papilla duodeni minor 小十二指腸乳頭	230
papillae filiformes 糸状乳頭	195
papillae foliatae 葉状乳頭	193
papillae fungiformes 茸状乳頭	193
papilla incisiva 切歯乳頭	191
papillae linguales 舌乳頭	193
papilla mammae 乳頭	522
papilla nervi optici 視神経乳頭	529
papilla parotidea 耳下腺乳頭	201
papilla pili 毛乳頭	523
papillae renales 腎乳頭	257
papillae vallatae 有郭乳頭	193
parafollicular cell 傍小胞細胞	296
paraganglion パラガングリオン	299
paraganglion lumbale 腰部パラガングリオン	299
parametrium 子宮傍組織	279
paraneuron パラニューロン	334, 486
parasympathetic nerves 副交感神経	379
parasympathetic nervous system 副交感神経系	485, 490, 507
parathormone パラトルモン	296
parathyroid glands 上皮小体	296
parathyroid hormone (PTH)	296
parenchyma 実質	174
paries membranaceus 膜性壁	244
parietal bone 頭頂骨	47
parietal cell 壁細胞	209
Pariser Nomina Anatomica (P.N.A.) パリ解剖学名	15
pars basilaris pontis 橋底部	400
pars centralis 中心部(側脳室の)	413
pars costalis 肋骨部(横隔膜の)	366
pars descendens 下行部(十二指腸の)	211
pars dorsalis pontis 橋背部	400
pars flaccida 弛緩部	538
pars inferior 下部(十二指腸の)	211
pars intermedia 中間部(下垂体前葉の)	409 注
pars laryngea 喉頭部(咽頭の)	190, 204
pars membranacea 隔膜部(尿道の) 272, 膜性部	326
pars nasalis 鼻部(咽頭の)	203
pars oralis 口部(咽頭の)	190, 204
pars petrosa 岩様部	44
pars principalis 主部(下垂体前葉の)	409 注
pars prostatica 前立腺部	272
pars pylorica 幽門部	207
pars spongiosa 海綿体部(尿道の)	272
pars squamosa 鱗部(側頭骨の)	44
pars sternalis 胸骨部(横隔膜の)	366
pars superior 上部(十二指腸の)	211
pars tensa 緊張部	538
pars tuberalis 隆起部(下垂体前葉の)	409 注
pars tympanica 鼓室部	44
patella 膝蓋骨	94
patent Botallo's duct ボタロ管開存	363
patent foramen ovale 卵円孔開存	363
Pax 6	13
PCV (postcapillary venule)	319
Pecquet, Jean	368 注
pedunculus cerebellaris inferior 下小脳脚	398, 402, 421
pedunculus cerebellaris medius 中小脳脚	400, 403, 421
pedunculus cerebellaris superior 上小脳脚	403, 422
pedunculus cerebri 大脳脚	404
pelvis 骨盤	99
pelvis major 大骨盤	99
pelvis minor 小骨盤	99
pelvis renalis 腎盤	257
penetrating branches 穿通枝	448
Penfield, Wilder	426 注
penicillar arteries 筆毛動脈	365
penis 陰茎	269
pepsin ペプシン	210
pepsinogen ペプシノゲン	210
pericardium 心膜	167, 180, 330, 366
perilympha 外リンパ	541
perimysium 筋周膜	109
perimysium externum 外筋周膜	109
perimysium internum 内筋周膜	109
perineum 会陰	284
perineurium 神経周膜	386, 438
periodontal membrane 歯根膜	188
periodontitis 歯周炎	188
periodontium 歯根膜, 歯周組織	188
periosteum, Periost 骨膜	29
peripheral nervous system 末梢神経系	379
peristalsis, Peristaltik 蠕動	176
peritoneum 腹膜	180, 286, 289
permanent teeth 永久歯	183
pes 足	19
Peyer's patch パイエル板	215, 317
Pfortader 門脈	358
phagocytosis 食作用(貪食能)	315
phalanx 指骨	87, 96
phalanx distalis 末節骨	87, 96
phalanx media 中節骨	87, 96
phalanx proximalis 基節骨	87, 96
pharyngeal tonsil 咽頭扁桃	203
pharynx 咽頭	190, 203
philtrum 人中	183
phylogeny 系統発生	10
phyloric antrum 幽門前庭	208
phymosis 包茎	270 注

pia mater 軟膜	438
pili 毛	522
pituitary 下垂体	408
placenta 胎盤	280
plasma cells 形質細胞	316
Plattenepithel 扁平上皮	3
platysma 広頚筋	123
pleura 胸膜	180, 250
pleura costalis 肋骨胸膜	250
pleura diaphragmatica 横隔胸膜	250
pleura mediastinalis 縦隔胸膜	252
pleura parietalis 壁側胸膜	250
pleura pulmonalis 肺胸膜	250, 366
plexus brachialis 腕神経叢	472
plexus cardiacus 心臓神経叢	329, 464, 488
plexus celiacus 腹腔神経節	489
plexus cervicalis 頚神経叢	470
plexus choroideus 脈絡叢	434
plexus choroideus ventriculi quarti 第4脳室脈絡叢	403
plexus dentalis superior 上歯神経叢	456
plexus esophageus 食道神経叢	488
plexus hypogastricus inferior 下下腹神経叢	489
plexus hypogastricus superior 上下腹神経叢	489
plexus ischiadicus 坐骨神経叢	483 注
plexus lumbalis 腰神経叢	477
plexus mesentericus inferior 下腸間膜動脈神経叢	489
plexus mesentericus superior 上腸間膜動脈神経叢	489
plexus myentericus 腸筋神経叢	217
plexus pelvinus 骨盤神経叢	489
plexus pharyngeus 咽頭神経叢	463, 464, 488
plexus pterygoideus 翼突筋静脈叢	353
plexus pudendus 陰部神経叢	286, 483 注
plexus pulmonalis 肺神経叢	465, 488
plexus sacralis 仙骨神経叢	483
plexus submucosus 粘膜下神経叢	213, 217
plexus venosi vertebrales externi 外椎骨静脈叢	357
plexus venosi vertebrales interni 内椎骨静脈叢	357, 390
plexus venosus rectalis 直腸静脈叢	360
plica circularis 輪状ひだ	212
plica fimbriata 采状ひだ	195
plicae palatinae transversae 横口蓋ひだ	191
plica palpebronasalis 瞼鼻ひだ	533
plica semilunaris 半月ひだ	220, 534
plica sublingualis 舌下ひだ	195
plica vestibularis 室ひだ	241
plica vocalis 声帯ひだ	241
pneumothorax 気胸	252
podocyte たこ足細胞	257
polus anterior 前極	525
polus posterior 後極	525
pomum adami	239 注
pons 橋	399
poples 膝窩	19, 160
porta hepatis 肝門	222
portal vein 門脈	358
portio major 大部(三叉神経の)	452
portio minor 小部(三叉神経の)	452
portio vaginalis 子宮膣部	278
porus acusticus externus 外耳孔	55, 537
postcapillary venule(PCV)毛細血管後小静脈	319
posterior 後	19
posterolateral arteries 後外側動脈群	448
posteromedial arteries 後内側動脈群	448
postganglionic fiber 節後線維	508
posticus 後筋(喉頭の)	242
posticus paralysis 後筋麻痺	242
preganglionic fiber 節前線維	508
premotor area 運動前野	427
preputium 包皮	270
pressoreceptor 血圧受容器	335
prevertebral ganglia 椎前神経節	489
primary spermatocyte 精母細胞	266
primordial follicle 原始卵胞	274
process, processus 突起	21
proc. accessorius 副突起	72
proc. alveolaris 歯槽突起	48
proc. articularis inferior 下関節突起	71
proc. articularis superior 上関節突起	71
proc. ciliares 毛様体突起	528 注
proc. condylaris 関節突起	52
proc. coracoideus 烏口突起	83
proc. coronoideus 筋突起	52
proc. coronoideus 鈎状突起(尺骨の)	85
proc. frontalis 前頭突起	48
proc. mamillaris 乳頭突起	72
proc. mastoideus 乳様突起	45, 55, 63
proc. muscularis 筋突起(披裂軟骨の)	239
proc. palatinus 口蓋突起	48
proc. pterygoideus 翼状突起	43, 62
proc. spinosus 棘突起	70
proc. styloideus 茎状突起 …(側頭骨の)45, 63, (前腕骨の)85, (橈骨の)86	
proc. transversus 横突起	70
proc. vaginalis peritonei 腹膜鞘状突起	267
proc. vocalis 声帯突起	239
proc. xiphoideus 剣状突起	79
proc. zygomaticus 頬骨突起 (上顎骨の)48, (側頭骨の)44, 55	
progesterone プロゲステロン	275
projection fibers 投射線維	425
prolactin プロラクチン	409
prominentia laryngea 喉頭隆起	239
promontorium 岬角	76
pronation 回内	89, 114
pronator 回内筋	114
prosencephalon 前脳	395
prostata 前立腺	268

protuberantia 隆起 …… 21
protuberantia mentalis おとがい隆起 …… 50
protuberantia occipitalis externa 外後頭隆起 54
protuberantia occipitalis interna 内後頭隆起 65
proximalis 近位 …… 20
PTH (parathyroid hormone) …… 296
pubes 陰毛 …… 282, 523
pubic bone 恥骨 …… 92
pubis 恥骨 …… 92
pudendum femininum 外陰部(女の) …… 282
pulmo 肺 …… 166, 167, 245
pulmonary circulation 肺循環 …… 305
pulmonary lobule 肺小葉 …… 247
pulmonary valve 肺動脈弁 …… 323
pulp cavity 歯髄腔 …… 185
pulpa dentis 歯髄 …… 187
pulpa lienis 脾髄 …… 365
pulsation 脈拍 …… 303
pulvinar 視床枕 …… 406, 420
puncta lacrimalia 涙点 …… 534
pupilla 瞳孔 …… 528
Purkinje, Johannes Evangelista …… 327 注
Purkinje cell プルキンエ細胞 …… 423
Purkinje fiber プルキンエ線維 …… 327
putamen 被殻 …… 424
pyloric gland 幽門腺 …… 210
pylorus 幽門 …… 207
pyramidal cells of Betz ベッツの錐体細胞 …… 502
pyramidal tract 錐体路 …… 502
pyramides renales 腎錐体 …… 256
pyramis 錐体 …… 44, 398

R

Rachen 咽頭 …… 203
Radgelenk 車軸関節 …… 40
radius 橈骨 …… 85
radix dentis 歯根 …… 185
radix dorsalis 後根(脊髄神経の) …… 390, 469
radix linguae 舌根 …… 192
radix motoria 運動根 …… 452
radix nasi 鼻根 …… 233
radix penis 陰茎根 …… 269
radix pili 毛根 …… 523
radix sensoria 知覚根 …… 452
radix unguis 爪根 …… 524
radix ventralis 前根(脊髄神経の) …… 390, 469
Ramon y Cajal, S. …… 383
ramus 枝 …… 22
r. auricularis 耳介枝(迷走神経の) …… 464
rr. bronchiales 気管支枝(迷走神経の) …… 465
rr. cardiaci 心臓枝 …… 464, 488
r. cardiacus inferior 下心臓枝 …… 464
r. cardiacus superior 上心臓枝 …… 464
rr. centrales 中心枝 …… 448
r. circumflexus 回旋枝 …… 328

r. communicans 交通枝
　　　　(脊髄神経の)469,(交感神経幹の)486
rr. communicantes albi 白交通枝 …… 486
rr. communicantes grisei 灰白交通枝 …… 486
rr. corticales 皮質枝 …… 446
r. dorsalis 後枝(脊髄神経の) …… 469
rr. esophagei 食道枝(迷走神経の) …… 465
r. interventricularis anterior 前室間枝 …… 328
r. interventricularis posterior 後室間枝 …… 328
rr. laryngopharyngei 喉頭咽頭枝 …… 488
rr. linguales 舌枝(舌咽神経の) …… 462
r. m. stylopharyngei 茎突咽頭筋枝 …… 463
r. mandibulae 下顎枝 …… 50
r. meningeus 硬膜枝 …… 455, 457, 464, 469
rr. nasales posteriores 後鼻枝(小口蓋神経の) …… 456
rr. pharyngei 咽頭枝
　　　　(舌咽神経の)463,(迷走神経の)464
rr. phrenicae superiores 上横隔動脈 …… 342
rr. striati 線条体枝 …… 448
rr. striati laterales 外側線条体動脈 …… 444
rr. striati mediales 内側線条体動脈 …… 444
r. tentorii テント枝 …… 453
rr. tracheales 気管枝(迷走神経の) …… 465
r. ventralis 前枝(脊髄神経の) …… 469
r. zygomaticofacialis 頬骨顔面枝 …… 455
r. zygomaticotemporalis 頬骨側頭枝 …… 455
receptor 受容器 …… 379
recessus costodiaphragmaticus 肋骨横隔洞 …… 366
recessus costomediastinalis 肋骨縦隔洞 …… 366
recessus piriformis 梨状陥凹 …… 204, 237
recessus pleuralis 胸膜洞 …… 252
recessus sphenoethmoidalis 蝶篩陥凹 …… 234
rectum 直腸 …… 220
red blood cells 赤血球 …… 315
red pulp 赤脾髄 …… 365
reflex arc 反射弓 …… 491
reflex movement 反射運動 …… 492
reflex tract 反射路 …… 491
regio olfactoria cavi nasi 嗅部(鼻腔の) …… 236
regio respiratoria cavi nasi 呼吸部(鼻腔の) 236
regional nodes 所属リンパ節 …… 318
Reizleitungssystem 刺激伝導系 …… 326
Rektussystem …… 126 注
releasing factors 放出因子 …… 410
remodelling of the bone …… 32
ren 腎臓 …… 171, 172, 254
renal corpuscle 腎小体 …… 257
renal pelvis 腎盤 …… 257
renin レニン …… 256 注
respiratory epithelium 呼吸上皮 …… 247
respiratory organs 呼吸器 …… 231
respiratory system 呼吸器系 …… 8
rete testis 精巣網 …… 265
retentio testis 精巣停滞 …… 267
reticular cell 細網細胞 …… 5
reticular fibers 細網線維 …… 5

reticular tissue 細網組織 ……………………5
Retikulumzelle 細網細胞 ……………………5
retina 網膜 …………………………………529
retinaculum extensorum 伸筋支帯 ………150
retinaculum extensorum inferius 下伸筋支帯 164
retinaculum extensorum superius 上伸筋支帯
　……………………………………………164
retinaculum flexorum 屈筋支帯 ……150, 164
retinaculum musculorum fibularium 腓骨筋
　支帯 ………………………………………164
retrograde Degeneration 逆行変性 ………387
retroperitoneal organs 腹膜後器官 ………288
rhaphe palati 口蓋縫線 ……………………191
rhaphe scroti 陰嚢縫線 ……………………266
rhinencephalon 嗅脳 ………………………412
rhombencephalon 菱脳 ……………………395
ribs 肋骨 ……………………………………77
Riechepithel 嗅上皮 ………………………236
Riechzelle 嗅細胞 …………………………236
rima oris 口裂 ……………………………182
rima palpebrarum 眼瞼裂 …………………532
rima pudendi 陰裂 …………………………282
ripe follicle 成熟卵胞 ……………………274
Rippen 肋骨 …………………………………77
Rippenbogen 肋骨弓 ………………………81
rod 杆状体 …………………………………530
root canal (歯)根管 ………………………185
rotatio 回旋 ………………………………114
rotator 回旋筋 ……………………………114
Rücken 背(せなか) …………………………18
Rückenmark 脊髄 …………………………388
Rudbeck, Olaus ………………………310 注

━━━━━ S ━━━━━

sacculus 球形嚢 ……………………………543
saccus endolymphaticus 内リンパ嚢 ……543
saccus lacrimalis 涙嚢 ……………………534
saddle joint 鞍関節 …………………………41
sagittalis 矢状 ………………………………19
salivary gland 唾液腺 ……………………198
Samenkanälchen 精細管 …………………265
Samenleiter 精管 …………………………267
Samenstrang 精索 …………………………268
Sammelrohr 集合管 ………………………257
sarcoplasm 筋形質 …………………………6
Sattelgelenk 鞍関節 ………………………41
scala tympani 鼓室階 ……………………543
scala vestibuli 前庭階 …………………543, 544
Scalenuslücke 斜角筋隙 …………………127
scapula 肩甲骨 ……………………………83
scapus pili 毛幹 ……………………………523
Schädel 頭蓋 ………………………………42
Schädelhöhle 頭蓋腔 ………………………53, 63
Schambein 恥骨 ……………………………92
Schamhaare 陰毛 …………………………282

Schamlippe, große, kleine 大, 小陰唇 ……282
Scharniergelenk 蝶番関節 …………………39
Scheide 腟 …………………………………280
Scheitelbein 頭頂骨 ………………………47
Schenkelbein 大腿骨 ………………………92
Schilddrüse 甲状腺 ………………………294
Schläfenbein 側頭骨 ………………………44
Schleimdrüse 粘液腺 ……………………198
Schleimhaut 粘膜 …………………175, 207
Schlemm's canal シュレムの管 …………526
Schlüsselbein 鎖骨 …………………………82
Schmelz エナメル質 ………………………186
Schmelzprisma エナメル小柱 ……………187
Schnecke 蝸牛 ……………………………542
Schneidezähne 切歯 ………………………184
Schulter 肩 …………………………………18
Schulterblatt 肩甲骨 ………………………83
Schultergelenk 肩関節 ……………………87
Schwann cell シュワン細胞 ………7, 382
Schwann sheath シュワン鞘 ………7, 382
Schwann, Theodor …………………382 注
Schweißdrüsen 汗腺 ………………………520
sclera 強膜 ………………………………525
scrotum 陰嚢 ………………………………266
sebaceous glands 脂腺 ……………………520
secondary degeneration 二次変性 ………387
secondary spermatocyte 精娘細胞 ………266
secretin セクレチン ………………………215
secretion 分泌 ……………………………177
secretory nerve 分泌神経 …………………380
secretory portion 分泌部 …………………178
segmentum bronchopulmonale 肺区域 ……246
Sehne 腱 ……………………………………110
sella turcica トルコ鞍 ………………43, 63
semicanalis musculi tensoris tympani
　鼓膜張筋半管 ………………………………46
semicanalis tubae auditivae 耳管半管 ……46
seminiferous tubules 精細管 ………………265
sense organs 感覚器 ………………………516
sensory aphasia 感覚性失語症 ……………430
sensory ganglia 知覚神経節 ………467, 495
sensory nerves 知覚神経 …………………380
sensory system 感覚器 ……………………10
sensory tracts 知覚伝導路 …………………494
septum interatriale 心房中隔 ……………319
septum interventriculare 心室中隔 ………319
septum nasi 鼻中隔 …………………57, 190, 234
septum pellucidum 透明中隔 ……………412
septum penis 陰茎中隔 ……………………271
serotonin セロトニン ……………………215
serous cavity 漿膜腔 ………………………179
serous fluid 漿液 ………………………179
serous gland 漿液腺 ………………………198
Sertori cell セルトリ細胞 …………………265
serum 血清 ………………………………314
sesamoid bones 種子骨 ……………………87

欧名	日本語	頁
Sharpey's fiber	シャーピー線維	30, 188
sheathed arteries	さや動脈	365
shoulder	肩	18
shoulder joint	肩関節	87
Siebbein	篩骨	47
simple gland	単一腺	178
simple reflex arc	単純反射弓	491
Sinnesorgane	感覚器	516
sinuatrial node	洞房結節(洞結節)	326
sinus aortae	大動脈洞	323
sinus caroticus	頚動脈洞	335
sinus cavernosus	海綿静脈洞	355
sinus coronarius	冠状静脈洞	329
sinus durae matris	硬膜静脈洞	355
sinus ethmoidales	篩骨洞	235
sinus frontalis	前頭洞	47, 235
sinus lactiferi	乳管洞	522
sinus maxillaris	上顎洞	48, 235
sinus node	洞房結節(洞結節)	326
sinus paranasales	副鼻腔	60, 234
sinus petrosus inferior	下錐体静脈洞	355
sinus petrosus superior	上錐体静脈洞	355
sinus rectus	直静脈洞	355
sinus sagittalis inferior	下矢状静脈洞	355
sinus sagittalis superior	上矢状静脈洞	355
sinus sigmoideus	S状静脈洞	355
sinus sphenoidalis	蝶形(骨)洞	43, 190, 235
sinus transversus	横静脈洞	355
sinus Valsalvae	ヴァルサルヴァ洞	323
sinus venosus sclerae	強膜静脈洞	525
sinusoidal capillaries, sinusoids	類洞	226
skeletal muscle	骨格筋	108
skeletal muscle fiber	骨格筋線維	6
skeletal system	骨格系	8
skelton	骨格	27
skin	皮膚	516
skull	頭蓋	42
small intestine	小腸	211
smegma	恥垢	270
smooth muscular tissue	平滑筋組織	6
sole print	足底紋	518
somatic nervous system	体神経系	380
somatosensory area	体知覚野	427
Spaltlinie	裂隙線	32
spatium prevertebrale	椎前隙	125, 128
speech areas	言語野	428
Speicheldrüse	唾液腺	198
Speiseröhre	食道	205
Spemann, Hans		13
spermatic cord	精索	268
spermatid	精子細胞	266
spermatogonium	精祖細胞	266
spermatozoon	精子	264, 266
sphenoid bone	蝶形骨	43
sphincter	括約筋	114
spina	棘	21
spina iliaca anterior inferior	下前腸骨棘	91
spina iliaca anterior superior	上前腸骨棘	91
spina ischiadica	坐骨棘	92
spina scapulae	肩甲棘	83
spinal cord	脊髄	388
spleen	脾臓	317, 363
splenic sinuses	脾洞	365
split line	裂隙線	32
sputa	痰	244
squama frontalis	前頭鱗	47
squama occipitalis	後頭鱗	43
stapes	あぶみ骨	539
Steißwirbel	尾椎	73
stem cell	幹細胞	315, 381, 388
stereocilia	不動毛	268
sternal puncture	胸骨穿刺	79
sternum	胸骨	78
stigma	小口(漿膜の)	180
stimulus	刺激	379
Stirnbein	前頭骨	47
stoma	小口(漿膜の)	180
stomach	胃	207
stratum corneum	角質層	518
stratum germinativum	胚芽層	518
stratum granulosum	果粒層	518
stratum lucidum	淡明層	519
stratum pigmenti	色素上皮層	529
stria mallearis	つち骨条	538
striated muscular tissue	横紋筋組織	6
striated portion	線条部	202
stroma	支質	174
Stützgewebe	支持組織	4
subcutaneous tissue	皮下組織	519
substantia alba	白質	385, 392
substantia compacta	緻密質	28
substantia grisea	灰白質	385, 392
substantia medullaris	大脳髄質	425
substantia nigra	黒質	404, 420
substantia perforata anterior	前有孔質	412
substantia spongiosa	海綿質	28
successional teeth	代生歯	183
sulcus	溝	402, 411
sulcus calcarinus	鳥距溝	412
sulcus centralis	中心溝	411
sulcus cinguli	帯状溝	412
sulcus collateralis	側副溝	412
sulcus corporis callosi	脳梁溝	412
sulcus infraorbitalis	眼窩下溝	48, 61
sulcus intertubercularis	結節間溝	84
sulcus lateralis	外側溝	411
sulcus lateralis anterior	前外側溝	388
sulcus lateralis posterior	後外側溝	388
sulcus medianus posterior	後正中溝	388, 398
sulcus mentolabialis	おとがい唇溝	183
sulcus mylohyoideus	顎舌骨神経溝	50
sulcus nasolabialis	鼻唇溝	183

sulcus palpebralis inferior 下眼瞼溝 ………… *532*
sulcus palpebralis superior 上眼瞼溝 ………… *532*
sulcus parietooccipitalis 頭頂後頭溝 ………… *412*
sulcus sinus sagittalis superioris 上矢状洞溝 … *65*
sulcus sinus transversi 横洞溝 ………………… *65*
sulcus terminalis 分界溝（舌の） …………… *192*
supercilia 眉毛（まゆげ）……………… *523*, *533*
superficial fascia 浅筋膜 ……………………… *111*
superior 上 ……………………………………… *20*
supinatio, supination 回外 ………………… *89*, *114*
supinator 回外筋 ……………………………… *114*
suprahyale Muskeln 舌骨上筋 ……………… *125*
sustentacular cell 支持細胞（嗅上皮の）……… *236*
sutura 縫合 ……………………………………… *37*
sutura coronalis 冠状縫合 ……………………… *66*
sutura lambdoidea ラムダ（状）縫合 ………… *66*
sutura palatina mediana 正中口蓋縫合 ……… *66*
sutura palatina transversa 横口蓋縫合 ……… *66*
sutura sagittalis 矢状縫合 ……………………… *66*
sutura squamosa 鱗状縫合 …………………… *66*
sweat glands 汗腺 …………………………… *520*
Sylvian fissure シルヴィウス裂溝 …………… *411*
Sylvius, Francois de la Boë ……………… *411* 注
sympathetic nerves 交感神経 …………… *329*, *379*
sympathetic nervous system 交感神経系
　……………………………………… *485*, *486*, *507*
symphysis 線維軟骨結合 ……………………… *37*
symphysis pubica 恥骨結合 ………………… *96*, *173*
synapse シナプス …………………………… *382*
synaptic vesicle シナプス小胞 ……………… *383*
synchondrosis 軟骨結合 ……………………… *37*
syndesmosis 靱帯結合 ………………………… *37*
synergist 協力筋 ……………………………… *114*
synostosis 骨結合 ……………………………… *37*
synovia 滑液 …………………………………… *38*
synovial membrane 滑膜 ……………………… *38*
systemic circulation 体循環 ………………… *304*

=== T ===

T cells T細胞 ………………………………… *316*
T cell receptor(TCR) T細胞受容体 … *316*, *366*
T lymphocytes Tリンパ球 …………………… *316*
tabatière タバチエール ……………………… *148*
tactile corpuscle 触覚小体 …………………… *519*
Talgdrüsen 脂腺 ……………………………… *520*
talus 距骨 ……………………………………… *94*
tarsus 眼瞼板 ………………………………… *533*
tarsus 足根 …………………………………… *19*
taste bud 味蕾 ………………………………… *196*
taste cell 味細胞 ……………………………… *196*
taste pore 味孔 ……………………………… *196*
Tawara's node 田原の結節 ………………… *326*
TCR(T cell receptor)………………… *316*, *366*
tectum mesencephali 中脳蓋 ……………… *403*
tectum opticum 視蓋 ……………… *403* 注, *420* 注

teeth 歯 ……………………………………… *183*
tegmentum 被蓋 ……………………………… *404*
tegmentum pontis 橋被蓋 …………………… *400*
tela choroidea 脈絡組織 ………………… *410*, *434*
tela subcutanea 皮下組織 …………………… *519*
tela submucosa 粘膜下組織 … *176*, *207*, *213*, *214*
telencephalon 終脳 …………………………… *395*
temporal bone 側頭骨 ………………………… *44*
tendo 腱 ……………………………………… *110*
tendo Achillis アキレス腱 …………………… *162*
tendo calcaneus 踵骨腱 ……………………… *162*
tendon reflex 腱反射 ………………………… *493*
tendon spindle 腱紡錘 ……………………… *116*
tenia coli 結腸ひも ………………………… *167*, *220*
tentorium cerebelli 小脳テント ……………… *436*
terminal hair, Terminalhaar 終生毛 ………… *523*
terminal portion 終末部 ……………………… *178*
testis 精巣 …………………………………… *264*
tetany テタニー，強縮症 ……………… *296*, *297*
thalamencephalon 視床脳 …………………… *405*
thalamogeniculate arteries 視床膝状体動脈 … *448*
thalamoperforating arteries 視床穿通動脈 … *448*
thalamus 視床 …………………………… *405*, *420*
thenar 母指球 ………………………………… *150*
thoracic duct 胸管 …………………………… *368*
thorax 胸，胸郭 ……………………………… *18*, *77*
thymus 胸腺 …………………………… *166*, *317*, *365*
thymus dependent area 胸腺依存域 ………… *319*
thyroid cartilage 甲状軟骨 ………………… *238*
thyroid gland 甲状腺 ………………………… *294*
thyrotropic hormone 甲状腺刺激ホルモン … *409*
thyroxine チロキシン，サイロキシン ……… *296*
tibia 脛骨 ……………………………………… *93*
tigroid substance 虎斑物質 ………………… *381*
tissue 組織 ……………………………………… *3*
tissue fluid 組織液 ………………………… *304*, *314*
tongue 舌 …………………………………… *192*
tonsil, tonsilla 扁桃 ……………………… *202*, *317*
tonsilla lingualis 舌扁桃 ………………… *196*, *203*
tonsilla palatina 口蓋扁桃 ……………… *190*, *203*
tonsilla pharyngea 咽頭扁桃 ……… *203*, *204*, *233*
torso 胴 ………………………………………… *18*
torus levatorius 挙筋隆起 ……………… *191*, *203*, *234*
torus tubarius 耳管隆起 ………………… *203*, *234*
trabeculae lienis 脾柱 ……………………… *365*
trabecular artery 脾柱動脈 ………………… *363*
trabecular vein 脾柱静脈 …………………… *363*
trachea 気管 ……………………………… *206*, *237*, *242*
tractus bulbothalamicus 延髄視床路 ……… *495*
tractus corticonuclearis 皮質延髄路 ……… *503*
tractus corticopontini 皮質橋（核）路 …… *421*, *504*
tractus corticospinalis 皮質脊髄路 ………… *503*
tractus extrapyramidales 錐体外路 ………… *503*
tractus hypothalamo-hypophyseus 視床下部
　下垂体路 …………………………………… *409*
tractus iliotibialis 腸脛靱帯 ………………… *164*

tractus olfactorius 嗅索 ································ *413*
tractus olivocerebellaris オリーブ小脳路 ······· *504*
tractus olivospinalis オリーブ脊髄路 ············· *504*
tractus opticus 視索 ······································ *410*
tractus pontocerebellaris 橋(核)小脳路　*421,504*
tractus pyramidalis 錐体路 ···············*420,421,502*
tractus pyramidalis anterior 錐体前索路 ······ *502*
tractus pyramidalis lateralis 錐体側索路 ······ *502*
tractus reticulospinalis 網様体脊髄路 ··········· *506*
tractus rubro-olivaris 赤核オリーブ路 ···*421,504*
tractus solitarius 孤束 ·····························*417,497*
tractus spinalis nervi trigemini 三叉神経
　脊髄路 ···*417,497*
tractus spinobulbaris 脊髄延髄路 ···················· *495*
tractus spinocerebellaris anterior 前脊髄
　小脳路 ·· *497*
tractus spinocerebellaris posterior 後脊髄
　小脳路 ·· *497*
tractus spinotectalis 脊髄視蓋路 ····················· *495*
tractus spinothalamicus 脊髄視床路 ··············· *495*
tractus tectospinalis 視蓋脊髄路 ······················ *506*
tractus tegmentalis centralis 中心被蓋路
　···*421,504*
tractus thalamocorticalis 視床皮質路 ···*423,495*
tractus vestibulospinalis 前庭脊髄路 ···*499,506*
tragi 耳毛 ·· *523*
Tränenbein 涙骨 ··· *48*
transitional epithelium 移行上皮 ············*1,261*
transversus 横筋(喉頭の) ································ *242*
tricuspid valve 三尖弁 ····································· *322*
trigona fibrosa 線維三角 ································· *326*
trigonum caroticum 頸動脈三角 ···················· *127*
trigonum femorale 大腿三角 ·························· *154*
trigonum fibrosum dextrum 右線維三角 ······· *326*
trigonum fibrosum sinistrum 左線維三角 ····· *326*
trigonum submandibulare 顎下三角 ·············· *126*
trigonum urogenitale 尿生殖三角 ··················· *286*
trigonum vesicae 膀胱三角 ······························ *262*
trochanter major 大転子 ·························*92,285*
trochlea 滑車
　······*112*,(上斜筋の)*450* 注*,535*,(上腕骨の)*84*
trochoid joint 車軸関節 ···································· *40*
truncus, trunk 体幹 ·· *18*
truncus brachiocephalicus 腕頭動脈 ············· *334*
truncus bronchomediastinalis 気管支縦隔
　リンパ本幹 ·· *371*
truncus celiacus 腹腔動脈 ························*211,344*
truncus costocervicalis 肋頸動脈 ··················· *339*
truncus intestinalis 腸リンパ本幹 ··················· *372*
truncus jugularis 頸リンパ本幹 ······················ *369*
truncus lumbalis 腰リンパ本幹 ······················· *374*
trunci lymphatici リンパ本幹 ························ *368*
truncus pulmonalis 肺動脈 ······························ *331*
truncus subclavius 鎖骨下リンパ本幹 ··········· *371*
truncus sympathicus 交感神経幹 ···*171,250,486*
truncus thyrocervicalis 甲状頸動脈 ··············· *339*

trypsinogen トリプシノゲン ·························· *229*
tuba auditiva 耳管 ·· *540*
tuba uterina 卵管 ·· *276*
tuber ischiadicum 坐骨結節 ······························ *92*
tubercula dentis 咬頭 ····································· *185*
tuberculum 結節 ·· *21*
tuberculum articulare 関節結節 ······················ *45*
tuberculum auriculae 耳介結節 ····················· *536*
tuberculum costae 肋骨結節 ···························· *78*
tuberculum majus 大結節 ································ *84*
tuberculum mentale おとがい結節 ·················· *50*
tuberculum minus 小結節 ································ *84*
tuberculum pubicum 恥骨結節 ························ *92*
tuberositas 粗面 ··· *21*
tuberositas radii 橈骨粗面 ······························· *85*
tuberositas tibiae 脛骨粗面 ······························ *93*
tubular gland 管状腺 ····································· *178*
tubuli seminiferi 精細管 ································· *265*
tubuli seminiferi contorti 曲精細管 ·············· *264*
tubuli seminiferi recti 直精細管 ···················· *264*
tubulo-alveolar gland 管状胞状腺 ················· *178*
tubulus renalis 尿細管 ··································· *257*
tunica adventitia 外膜
　·· *177*
tunica albuginea 白膜
　·········· (陰茎の)*270*,(精巣の)*264*,(卵巣の)*274*
tunica conjunctiva 結膜 ································· *534*
tunica conjunctiva bulbi 眼球結膜 ················ *534*
tunica conjunctiva palpebrarum 眼瞼結膜 ···*534*
tunica dartos 肉様膜 ······························*266,270*
tunica externa 外膜 ······································· *309*
tunica externa bulbi 眼球外膜 ······················· *525*
tunica fibrosa bulbi 眼球線維膜 ···················· *525*
tunica interna bulbi 眼球内膜 ······················· *529*
tunica intima 内膜 ··· *309*
tunica media 中膜 ··· *309*
tunica media bulbi 眼球中膜 ························· *527*
tunica mucosa 粘膜 ································*175,207*
tunica muscularis 筋層 ···*176,214*,(食道の)*207*
tunica serosa 漿膜 ································*177,179,214*
tunica vaginalis testis 精巣鞘膜 ···*266,267,293*
tunica vasculosa bulbi 眼球血管膜 ··············· *527*
Turkish saddle トルコ鞍 ···························*43,63*
tympanic membrane 鼓膜 ····························· *538*
typology 類型学 ·· *11*

U

Übergangsepithel 移行上皮 ······················*4,261*
ulna 尺骨 ··· *85*
umbo membranae tympani 鼓膜臍 ··············· *538*
uncus gyri parahippocampalis 海馬傍回鈎 ···*412*
unguis 爪 ··· *524*
unmyelinated fiber 無髄線維 ······················*7,382*
Unterkiefer 下顎骨 ·· *50*
ureter 尿管 ···*170,259*
urethra 尿道 ···········*173*,(女の)*282*,(男の)*271*

urinary bladder 膀胱 ……………………… *261*
urinary organs 泌尿器 …………………… *252*
urinary system 泌尿器系 …………………… *9*
urinary tubule 尿細管 …………………… *257*
urogenital system 泌尿生殖器系 ………… *252*
uterus 子宮 ……………………………… *173 , 277*
utriculus 卵形嚢 ………………………… *543*
utriculus prostaticus 前立腺小室 ………… *272*
uvea 葡萄膜 ……………………………… *528*
uvula 口蓋垂 …………………………… *189*

V

vagina 腟 ………………………………… *173 , 280*
vaginae bulbi 眼球鞘 …………………… *111*
vagina musculi recti abdominis 腹直筋鞘 … *137*
vagina synovialis tendinis 滑液鞘(腱の) …… *112*
valva aortae 大動脈弁 …………………… *323*
valva bicuspidalis 二尖弁 ………………… *322*
valva ileocecalis 回盲弁 ………………… *220*
valva mitralis 僧帽弁 …………………… *322*
valva tricuspidalis 三尖弁 ……………… *322*
valva trunci pulmonalis 肺動脈弁 ………… *323*
valvae atrioventriculares 房室弁 ………… *322*
valvulae semilunares 半月弁 …………… *323*
vas afferens 輸入管(腎臓の) …………… *257*
vasa afferentia 輸入管(リンパ節の) …… *318*
vas capillare 毛細血管 …………………… *304*
vas efferens 輸出管(腎臓の) …………… *257*
vasa efferentia 輸出管(リンパ節の) …… *318*
vasa vasorum 脈管の脈管 ……………… *310*
vascular system 脈管系 ………………… *9 , 303*
vasopressin ヴァゾプレッシン …………… *409*
vegetatives Nervensystem 植物性神経系 … *485*
vein 静脈 ………………………………… *303*
velum medullare inferius 下髄帆 ………… *403*
velum medullare superius 上髄帆 ………… *403*
velum palatinum 口蓋帆 ………… *189 , 204 , 233*
vena 静脈 ………………………………… *303*
v. angularis 眼角静脈 …………………… *353*
v. azygos 奇静脈 ………………………… *171 , 356*
v. basilica 尺側皮静脈 …………………… *356*
vv. basivertebrales 椎体静脈 …………… *357*
v. brachiocephalica 腕頭静脈 …………… *353*
vv. bronchiales 気管支静脈 …………… *250*
v. cava inferior 下大静脈 ……………… *171 , 358*
v. cava superior 上大静脈 ……………… *352*
v. centralis 中心静脈 …………………… *224*
v. cephalica 橈側皮静脈 ………………… *356*
vv. cerebri 大脳静脈 …………………… *448*
v. cerebri magna 大大脳静脈 ………… *355 , 448*
v. comitans 伴行静脈 …………………… *351*
v. cutanea 皮静脈 ……………………… *351*
vv. diploicae 板間静脈 ………………… *354*
vv. emissariae 導出静脈 ………………… *354*
vv. esophageae 食道静脈 ……………… *359*
v. facialis 顔面静脈 ……………………… *353*
v. femoralis 大腿静脈 …………………… *139*
v. gastrica sinistra 左胃静脈 …………… *359*
v. hemiazygos 半奇静脈 ………………… *356*
v. hemiazygos accessoria 副半奇静脈 …… *356*
vv. hepaticae 肝静脈 …………… *171 , 226 , 358*
v. iliaca communis 総腸骨静脈 ………… *360*
v. iliaca externa 外腸骨静脈 …………… *360*
v. iliaca interna 内腸骨静脈 …………… *360*
vv. intercostales 肋間静脈 ……………… *356*
v. intercostalis suprema 最上肋間静脈 …… *353*
v. jugularis externa 外頸静脈 …………… *355*
v. jugularis interna 内頸静脈 …… *125 , 206 , 353*
v. lingualis 舌静脈 ……………………… *353*
vv. lumbales 腰静脈 …………………… *358*
v. lumbalis ascendens 上行腰静脈 …… *356 , 358*
v. mediana antebrachii 前腕正中皮静脈 …… *356*
v. mediana cubiti 肘正中皮静脈 ………… *356*
vv. meningeae 硬膜静脈 ……………… *354*
vv. meningeae mediae 中硬膜静脈 …… *354*
v. mesenterica inferior 下腸間膜静脈 …… *170*
v. mesenterica superior 上腸間膜静脈 …… *170*
v. ovarica 卵巣静脈 …………………… *358*
vv. paraumbilicales 臍傍静脈 ………… *360*
v. portae 門脈 …………………… *211 , 226 , 358*
vv. pulmonales 肺静脈 ………… *170 , 249 , 331*
v. rectalis inferior 下直腸静脈 ………… *360*
v. rectalis superior 上直腸静脈 ………… *360*
v. renalis 腎静脈 ………………………… *259 , 358*
v. retromandibularis 下顎後静脈 ………… *353*
v. saphena magna 大伏在静脈 ………… *139 , 360*
v. saphena parva 小伏在静脈 …………… *360*
vv. spinales 脊髄静脈 ………………… *357 , 443*
v. subclavia 鎖骨下静脈 ………………… *355*
v. temporalis superficialis 浅側頭静脈 …… *353*
v. testicularis 精巣静脈 ………………… *170 , 358*
v. thoracica interna 内胸静脈 …………… *353*
v. thyroidea superior 上甲状腺静脈 ……… *353*
vv. thyroideae inferiores 下甲状腺静脈 …… *353*
v. umbilicalis 臍静脈 …………………… *361*
v. vertebralis 椎骨静脈 ………………… *353*
Venenwinkel 静脈角 …………………… *368 注*
venous angle 静脈角 …………………… *368 注*
venter 筋腹 ……………………………… *110*
ventral root 前根 ……………………… *390*
ventriculus 胃 …………………… *166 , 167 , 168 , 207*
ventriculus dexter 右心室 ……………… *320*
ventriculus lateralis 側脳室 …………… *413 , 431*
ventriculus quartus 第4脳室 ………… *403 , 431*
ventriculus sinister 左心室 …………… *320*
ventriculus terminalis 終室 …………… *433*
ventriculus tertius 第3脳室 ………… *410 , 431*
venula stellata 星状細静脈 ……………… *259*
Verdauungsdrüsen 消化腺 ……………… *181*
Verdauungskanal 消化管 ……………… *180*
vermiform process 虫垂 ………………… *218*

vermis cerebelli 小脳虫部 ·················· *401*
vertebra 椎骨 ································ *69*
vertebrae cervicales 頚椎 ················· *71*
vertebrae coccygeae 尾椎 ················· *73*
vertebrae lumbales 腰椎 ··················· *72*
vertebrae sacrales 仙椎 ···················· *72*
vertebrae thoracicae 胸椎 ··········· *71*, *250*
vertebral artery 椎骨動脈 ················ *444*
vertebral canal 脊柱管 ···················· *76*
vertebral column 脊柱 ···················· *68*
vesica fellea 胆囊 ············ *166*, *170*, *227*
vesica urinaria 膀胱 ················ *173*, *261*
vesicula seminalis 精囊 ·················· *268*
vestibulum 前庭 ······················ *22*, *541*
vestibulum nasi 鼻前庭 ·················· *235*
vestibulum oris 口腔前庭 ················ *182*
vestibulum vaginae 腟前庭 ··············· *282*
vibrissae 鼻毛 ················ *233*, *236*, *523*
Vicq d'Azyr, Félix ························ *502* 注
Vicq d'Azyr's bundle ヴィックダジールの束 *502*
villus 絨毛 ································· *212*
Virchow-Robin space ウィルヒョウ・ロバン
　の腔隙 ···································· *449*
viscera 内臓 ································ *174*
visceral muscle 内臓筋 ··················· *108*
visceral nervous system 内臓神経系 ········· *380*
viscerocranium 内臓頭蓋 ················· *53*
viscerology 内臓学 ······················· *174*
visual area 視覚野 ························ *428*
visual cell 視細胞 ························· *530*
visual tract 視覚伝導路 ··················· *500*
vitreous body 硝子体（ガラス体） ········· *531*
Volkmann's canal フォルクマン管 ········· *32*
vomer 鋤骨 ································· *48*
Vorderhornzellen 前角細胞 ··············· *393*
Vorhof 前庭 ································ *22*

W

Waldeyer, Wilhelm von ··············· *7* 注, *383* 注
Wallenberg's syndrome ワレンベルグ症候群 *445*
Waller, Augustus Volney ··············· *387* 注
Wallerian degeneration ワラーの変性 ········ *387*
Waller's law ワラーの法則 ················ *387*
Weisheitszähne 智歯 ······················· *185*
Wernicke, Karl ···························· *430* 注
Wernicke's center ヴェルニッケの中枢 ········ *430*
white blood cells 白血球 ··················· *315*
white pulp 白脾髄 ························· *365*
white substance 白質 ················ *385*, *392*
Willis circle ウイリス動脈輪 ··············· *445*
Winslow, J. B. ···························· *485* 注
Wirbelkanal 脊柱管 ························ *76*
Wirbelsäule 脊柱 ··························· *68*
wisdom tooth 智歯 ························· *185*
Wurmfortsatz 虫垂 ························· *218*

Y

yellow marrow 黄色骨髄 ··················· *29*

Z

Zahn 歯 ···································· *183*
Zahnfleisch 歯肉 ·························· *188*
Zahnpulpa 歯髄 ··························· *187*
Zelle 細胞 ···································· *2*
Zement セメント質 ······················ *187*
Zinn, J. G. ································· *531* 注
zona orbicularis 輪帯 ····················· *96*
zonula ciliaris 毛様体小帯 ················ *531*
zonula Zinni チン小帯 ···················· *531*
Zuckerkandl, E. ···························· *299* 注
Zuckerkandl's organ ツッケルカンドルの器官
 ··· *299*
Zunge 舌 ·································· *192*
Zungenbein 舌骨 ··························· *52*
Zungenbeinmuskeln 舌骨筋 ··············· *125*
Zuwachszähne 加生歯 ···················· *183*
Zwerchfell 横隔膜 ························· *135*
Zwischenkiefer 顎間骨 ····················· *48*
Zwischenzelle 間細胞 ····················· *266*
Zylinderepithel 円柱上皮 ···················· *3*

著者略歴

1903年6月21日，三重県に生まれる．1928年3月，東京帝国大学医学部医学科卒，直ちに同大学解剖学教室に入り解剖学を専攻．1931年，東京高等歯科医学校教授．1933-35年，文部省在外研究員としてドイツに留学．1934年，顔面神経の研究により医学博士．1945年，東京大学教授．その間，1951-53年，アメリカ・ペンシルヴァニア女子医科大学に招聘され，客員教授．著書は「歯の解剖学」(1949),「歯の組織学」(1957),「生体観察」(1950)など．1964年東京大学名誉教授に任ぜられる．1964年4月1日死去．

人体解剖学（改訂第42版）

1947年2月1日　第　1　版　発　行	著　者　藤田恒太郎
1953年2月1日　改訂増補第5版発行	発行者　小立健太
1958年4月25日　改訂増補第8版発行	発行所　株式会社　南江堂
1964年3月30日　改訂増補第12版発行	〒113-8410 東京都文京区本郷三丁目42番6号
1972年4月1日　改訂第19版発行	☎(出版)03-3811-7235　(営業)03-3811-7239
1993年4月1日　第　40　版　発　行	ホームページ https://www.nankodo.co.jp/
1993年10月1日　第　41　版　発　行	印刷　横山印刷／製本　ブックアート
2003年9月15日　第42版第1刷発行	
2022年2月20日　第42版第16刷発行	

Human Anatomy
Ⓒ Tunetaro Fujita, 2003

定価はカバーに表示してあります．
落丁・乱丁の場合はお取り替えいたします．

Printed and Bound in Japan
ISBN 978-4-524-22246-9

本書の無断複写を禁じます．
JCOPY 〈出版者著作権管理機構　委託出版物〉

本書の無断複写は，著作権法上での例外を除き，禁じられています．複写される場合は，そのつど事前に，出版者著作権管理機構 (TEL 03-5244-5088, FAX 03-5244-5089, e-mail: info@jcopy.or.jp) の許諾を得てください．

本書をスキャン，デジタルデータ化するなどの複製を無許諾で行う行為は，著作権法上の限られた例外（「私的使用のための複製」など）を除き禁じられています．大学，病院，企業などにおいて，内部的に業務上使用する目的で上記の行為を行うことは私的使用には該当せず違法です．また私的使用のためであっても，代行業者等の第三者に依頼して上記の行為を行うことは違法です．